PRINCIPES

D'HYGIÈNE MILITAIRE

PAR

LE Dr CHARLES VIRY

MÉDECIN PRINCIPAL DE 1re CLASSE

DIRECTEUR DU SERVICE DE SANTÉ DU 2e CORPS D'ARMÉE

Avec 78 figures intercalées dans le texte

PARIS

ANCIENNE MAISON DELAHAYE

L. BATTAILLE ET Cie, ÉDITEURS

PLACE DE L'ÉCOLE-DE-MÉDECINE

1896

PRINCIPES

D'HYGIÈNE MILITAIRE

PAR

LE Dʳ CHARLES VIRY

MÉDECIN PRINCIPAL DE 1ʳᵉ CLASSE

DIRECTEUR DU SERVICE DE SANTÉ DU 2ᵉ CORPS D'ARMÉE

Avec **78** figures intercalées dans le texte

PARIS

ANCIENNE MAISON DELAHAYE

L. BATAILLE ET Cⁱᵉ, ÉDITEURS

PLACE DE L'ÉCOLE-DE-MÉDECINE

1896

PRINCIPES

D'HYGIÈNE MILITAIRE

PRÉFACE

Ce livre est un résumé de l'état actuel de l'hygiène militaire, particuliérement en France, plutôt qu'un traité dogmatique. J'ai cherché à y être clair pour les lecteurs qui ne font pas de l'hygiéne et des sciences sur lesquelles elle repose l'objet de leurs études habituelles ; j'en ai éliminé non seulement la discussion des doctrines médicales, mais aussi les éléments de l'hygiène générale et à plus forte raison toute notion d'anatomie, de physiologie ou de thérapeutique. J'espère en conséquence qu'il pourra être consulté par mes confrères de l'armée active et de la réserve, aussi bien que par les autres officiers.

Il diffère à beaucoup d'égards de mes ouvrages antérieurs sur l'hygiène militaire. Dans les deux éditions de mon *Manuel* (1), qui s'adressait surtout aux officiers des corps de troupe, j'ai traité des matières de mon enseignement à l'école spéciale militaire (Saint-Cyr). Dans la partie *Hygiène militaire* de l'*Encyclopédie d'hygiène et de médecine publique* (2), je me suis renfermé dans les limites d'un exposé s'adressant plus particulièrement au public médical.

Néanmoins les pages qui suivent sont le résultat du travail entrepris en vue de l'*Encyclopédie*, sous les auspices de M. le Médecin Inspecteur général du service de santé de la marine, en retraite, Jules ROCHARD, l'éminent directeur de cette œuvre considérable. Je ne saurais trop le remercier de m'avoir admis à

---

(1) *Manuel d'hygiène militaire*, suivi d'un *Précis des premiers secours*, 1re édition 1886, 2e édition 1888. — Paris, chez A. DELAHAYE et E. LECROSNIER.

(2) *Encyclopédie d'hygiène et de médecine publique* : Directeur Jules ROCHARD, t. VII ; — *Hygiène militaire*, par Charles VIRY, fascicules 33, 34 et 35 ; — *Hygiène navale*, par Jules ROCHARD, fascicules 35, 36 et 37, chez L. BATTAILLE et Cie, successeurs de A. DELAHAYE et E. LECROSNIER.

l'honneur d'y collaborer, pour une faible part, et je le prie d'agréer ici l'expression de ma respectueuse et sincère gratitude.

J'exprime également ma reconnaissance à mes éditeurs pour la constante affabilité avec laquelle ils m'ont secondé dans mon double travail de l'*Encyclopédie* et du présent volume.

Afin de faire connaître au lecteur le point exact où en sont aujourd'hui les différentes questions indiquées dans les pages qui suivent, il a été placé à la suite des *chapitres* une série de *notes* sous forme d'un *addendum* qui indique les documents les plus importants publiés depuis la mise en pages.

Dans le corps de l'ouvrage et dans ces notes on trouvera cités, ou tout au moins indiqués, les règlements qui ont rendu obligatoires dans l'armée certaines pratiques hygiéniques. Ces prescriptions, outre qu'elles assurent l'exécution des mesures édictées, sont inspirées par le savoir et l'expérience des médecins et des chefs d'armée et tiennent de leurs auteurs une haute valeur scientifique.

L'hygiène, base de la médecine publique, est faite surtout des connaissances de ceux qui pratiquent la médecine des groupes ; c'est dire, qu'en écrivant sur l'hygiène militaire, j'ai été l'écho de mes maîtres et de mes camarades de la médecine militaire ; aussi, je remplis un devoir en leur offrant mes remerciements pour les nombreux matériaux qu'ils ont mis à ma disposition et parmi lesquels j'ai puisé en grande partie les éléments de ce travail.

Amiens   e 5 août 1895.

CH. VIRY.

PRINCIPES
D'HYGIÈNE MILITAIRE

CHAPITRE PREMIER

HYGIÈNE MILITAIRE EN GÉNÉRAL

Si l'on adopte la définition que le médecin inspecteur Arnould a donnée de l'hygiène en général (1), on peut dire que l'hygiène militaire est l'étude : 1° des rapports sanitaires de l'homme présent sous les drapeaux avec le monde extérieur, et 2° des moyens de faire contribuer ces rapports au développement physique du soldat dans le présent et à la viabilité de sa race dans l'avenir.

L'hygiène militaire s'adresse à un groupe d'hommes dont les conditions de vie sont absolument particulières ; elle met en œuvre des moyens d'action qui lui sont propres : aussi a-t-elle un domaine spécial.

Le groupe militaire, examiné dans la plupart des nations européennes et notamment en France, est constitué, pour l'armée active présente sous les drapeaux d'une façon permanente, par des adultes ayant subi une sélection au point de vue de leur valeur corporelle, à peu près du même âge, vivant en commun, le plus souvent dans les localités qui ne sont pas leur lieu d'origine, soumis à une réglementation uniforme quant au logement, à l'alimentation, au vêtement et aux occupations qui leur sont imposées et qui peuvent devenir extrêmement pénibles en campagne. Cette vie réglementée donne naissance à des impressions morales particulières, soit en temps de paix, soit en guerre.

(1) « L'hygiène est l'étude des rapports sanitaires de l'homme avec le monde extérieur et des moyens de faire contribuer ces rapports à la viabilité de l'individu et de l'espèce ». — (J. ARNOULD, *Nouveaux éléments d'hygiène*, Paris, 1881, p. 1).

Quant aux moyens d'action propres à l'hygiène militaire, ils résultent de l'existence, au milieu des troupes, de conseillers hygiéniques qui sont les médecins militaires, de la transformation en règlements sanitaires des avis dont la science et l'expérience ont démontré l'utilité ; puis de l'obéissance à ces prescriptions, assurée par la discipline militaire.

En outre, par le fait même de sa constitution, l'armée peut fournir à la science des informations précises et régulières qui permettent d'apprécier avec sûreté les résultats hygiéniques observés.

De telle sorte que l'étude des questions d'hygiène militaire comprend, à côté des données théoriques et expérimentales qui sont la base des préceptes de l'hygiène, l'exposé des règlements relatifs à l'application de ces préceptes ainsi que la détermination des principes qui règlent l'intervention légale des hygiénistes militaires.

« Ce sont », dit le médecin-inspecteur Dujardin-Beaumetz, « les travaux des médecins et des chirurgiens militaires qui ont fait connaître l'étiologie, la marche et le mode de développement et de propagation des maladies épidémiques les plus graves, la translation des germes infectieux par les troupes en marche, leur aptitude à se constituer en foyers, leur atténuation immédiate et leur extinction rapide par la dissémination des malades sur de larges surfaces de terrain bien exposé, et par le campement bien espacé des soldats sous les tentes : tous ces résultats ont été observés, prévus, annoncés, conseillés avec une autorité scientifique dont l'armée a souvent éprouvé l'heureux effet ; aussi tous les grands médecins de l'armée, Percy, Desgenettes, Larrey, Gama, Bégin, Scrive, qui savaient bien que la discipline fait la force principale des armées, ont-ils conclu de leur vaste expérience, qu'après la discipline, il n'y a de puissant, en garnison comme en campagne, que l'hygiène : sans elle, ainsi que l'a dit Michel Lévy, la médecine n'est qu'une lugubre agitation ; sans elle la chirurgie voit échouer les plus légitimes espérances d'un art dont les blessés ont supporté inutilement les douloureuses pratiques ; sans elle l'administration s'ingénie vainement, et les ressources qu'elle accumule n'empêchent pas le développement des épidémies meurtrières » (1).

Le rôle des médecins militaires est capital en hygiène. Il a d'ailleurs singulièrement grandi en France depuis que la loi du 16 mars 1882 sur l'administration de l'armée, complétée par la loi du 1er juillet 1889, a définitivement établi l'*autonomie du corps de santé militaire,* fonctionnant désormais sous la seule autorité du commandement, avec lequel les médecins correspondent directement. Cette réforme féconde permet en toutes circonstances à l'hygiéniste de faire entendre sa voix à ceux qui, ayant le devoir de l'écouter, ont qualité pour traduire, sous forme d'ordres exécutoires par tous, les conseils donnés au nom de la science.

---

(1) N. T. DUJARDIN-BEAUMETZ, Conférence donnée aux officiers de la garnison d'Alger en 1882.

« Le colonel » dit le décret du 20 octobre 1892, portant règlement sur le service intérieur des troupes, « apporte toute sa sollicitude à la conservation et à la santé des hommes. Tenant compte des indications du médecin chef de service et, s'il y a lieu, des renseignements fournis par le régiment qui l'a précédé dans la localité, il arrête les prescriptions hygiéniques nécessaires. Le même devoir incombe à tout chef de détachement ». Et ce qui est vrai du chef de détachement ou du chef de corps l'est aussi de ceux qui, à tous les échelons plus élevés de la hiérarchie, jusqu'au Ministre de la guerre, exercent un commandement. Le Ministre lui-même a auprès de lui un Directeur du service de santé, son émanation directe, agissant pour lui et par son ordre dans les questions sanitaires. De plus le Ministre consulte, lorsqu'il le désire, un Comité technique ou Conseil de santé, auquel il soumet l'étude des mesures d'hygiène générale. De telle sorte que le médecin militaire se trouve aujourd'hui, à tous les degrés de l'échelle hiérarchique, le conseiller légal du commandement pour toutes les choses intéressant la santé des troupes.

S'il est presque impossible aux médecins militaires actuels de faire individuellement *mieux* que leurs prédécesseurs, les institutions qui les régissent leur permettront assurément de faire *plus*, parce qu'ils feront désormais par eux-mêmes le bien qu'ils ne pouvaient réaliser par le défaut de l'organisation ancienne (1).

Le médecin militaire français, par l'instruction qu'il reçoit, non seulement dans les facultés de médecine, mais encore dans les écoles de médecine militaire (école du service de santé militaire de Lyon — école d'application de médecine et de pharmacie militaires du Val-de-Grâce à Paris), est parfaitement préparé à ce rôle d'hygiéniste qu'il cumule incessamment, pendant tout le cours de sa carrière, avec celui de praticien, d'administrateur et de chef militaire de son service spécial. Aussi possède-t-il, dans les hôpitaux et les formations sanitaires, l'autorité effective et, en toute circonstance, l'autorité morale, qui lui est indipensable pour agir utilement auprès du commandement et de ceux qui, par la spécialité de leur arme ou de leur service, sont appelés à l'exécution des prescriptions hygiéniques. On le trouvera à côté d'eux lorsqu'il sera question de construire des casernements ou des hôpitaux, de choisir l'emplacement d'un camp ou de juger de la qualité des denrées alimentaires, pour ne citer que quelques exemples.

Le médecin militaire est du reste l'éducateur hygiénique de ces officiers. Nos règlements prescrivent que les médecins des corps de troupe fassent chaque année aux officiers et aux sous-officiers des conférences d'hygiène et, à l'école spéciale militaire (Saint-Cyr), comme dans les écoles des sous-officiers (Saint-Maixent, Saumur, Versailles), des méde-

(1) N. T. DUJARDIN-BEAUMETZ, *Archives de médecine et de pharmacie militaires*, 1885, t. V, p. 163.

cins de l'armée enseignent l'hygiène. Cet enseignement vient d'être rétabli à l'école polytechnique et à l'école d'application de l'artillerie et du génie et il a pris l'importance qui lui convient à l'école supérieure de guerre.

Enfin l'hygiène militaire fait incessamment appel aux documents qui, rédigés pour ainsi dire chaque jour par les médecins de l'armée, se centralisent et se groupent pour constituer des rapports statistiques d'ensemble qui permettent de relier les effets aux causes et de juger de la valeur des prescriptions sanitaires. Limitée à des individus comparables entre eux et hiérarchisée dans ses moyens de recherches, cette hygiène spéciale trouve des éléments essentiellement féconds pour sa constitution et ses progrès. C'est ainsi par exemple que l'étude de la mortalité et de la morbidité de l'armée lui assure une base solide, en lui indiquant les points où elle doit particulièrement porter son action bienfaisante.

Les progrès de l'hygiène contemporaine ont contribué à donner aux prescriptions sanitaires une très large place dans les règlements militaires les plus récents, mais l'importance des préceptes propres à conserver les effectifs avait été reconnue de tout temps, surtout pour les armées en campagne.

Le grand nombre des expéditions lointaines des Romains, l'étendue de leurs conquêtes, la stabilité de leurs colonies prouvent que leurs généraux s'entendaient à faire mouvoir des masses armées à travers les climats les plus différents, sans payer un tribut considérable aux maladies qui se déclarent dans les grandes réunions d'hommes. Des déserts de l'Afrique aux forêts de la Germanie, leurs soldats portaient, outre leurs armes, leur nourriture pour plus de quinze jours, tout ce qui était à leur usage, ce qu'il faut pour se retrancher et se fortifier. Comment auraient-ils joui d'une pareille immunité, si une police de salubrité, si une discipline hygiénique assurée par la discipline militaire ne les eussent garantis contre les causes morbides de destruction et contre leurs propres excès ?

Montesquieu remarque que les armées romaines qui faisaient la guerre en tant de climats ne paraissaient pas périr beaucoup par les maladies, au lieu qu'il arrive continuellement aujourd'hui que des armées, sans avoir combattu, se fondent, pour ainsi dire, dans une campagne.

Telle a été, à diverses époques, l'influence des maladies sur les armées en campagne que les fièvres palustres ont sauvé Rome de l'invasion des Gaulois, et qu'il est acquis à notre histoire que, en 1415 après Azincourt, comme en 1792, en Champagne, la dysenterie, ravageant les armées ennemies, a sauvé la France qu'elles allaient inévitablement accabler ; qu'en 1854, le désastre de la Dobrutscha a été causé par le choléra ; qu'en 1859, l'expédition du Maroc a été entravée par le même fléau. Les derniers hommes levés pour la campagne de 1812 étaient d'un âge trop peu avancé : dès les premières marches, les jeunes soldats moururent de faim et de fatigue et bientôt, de 126.000 hommes d'infanterie exclusivement française, il n'en resta pas 64.000. En 1813, Napoléon conduit à la mort des générations de jeunes gens, d'adolescents, d'enfants, comme il les appelait, qui, ainsi que la jeunesse de 1812, fondaient comme la neige, non pas au feu de l'ennemi, mais au souffle empoisonné des maladies épidémiques.

L'empereur lui-même, le soir de la bataille de la Moskowa, n'avait-il pas éprouvé l'importance de la santé pour l'homme de guerre, lorsque, retenu par une fièvre ardente et une dysurie cruelle que renouvelait chaque mouvement trop violent et toute longue et forte émotion, il se sentit physiquement incapable de monter à cheval pour reconnaître les positions et compléter une victoire si chèrement achetée ? Il avait écrit quinze ans plus tôt, en Italie : « La santé est indispensable à la guerre et ne peut être remplacée par rien, » et sur le champ de bataille d'Austerlitz, il s'était écrié : « Ordonner est usé : on n'a qu'un temps pour la guerre ; j'y serai bon encore six ans, après quoi, moi-même, je devrai m'arrêter. » Il ne s'arrêta pas, et la vigueur de notre race fut profondément atteinte dans sa racine.

Les erreurs hygiéniques ont produit dans les armées de véritables désastres.

La guerre de Crimée nous a coûté environ 95.000 hommes. Trois batailles, deux assauts, un combat gigantesque d'artillerie pendant onze mois, un grand nombre de petits engagements, une lutte de tous les jours, de toutes les nuits dans les tranchées, en un mot, le feu de l'ennemi a causé une perte de 10.000 hommes tués, auxquels s'ajoutent 10.000 hommes morts de leurs blessures ; 75.000 sont morts de maladie, et il est prouvé que sur les 10.000 blessés qui ont péri dans les ambulances, la moitié au moins a succombé, non pas aux suites naturelles des blessures, mais à des conditions morbides d'infection : *infection purulente, pourriture d'hôpital, typhus,* toutes maladies évitables par l'application des données de l'hygiène, c'est-à-dire par la dissémination des malades ou des sujets sains, *choléra,* maladie contagieuse dont on eût dû et pu entraver la marche, *dysenterie,* maladie provenant de causes multiples dont plusieurs étaient susceptibles d'être diminuées ou écartées. Et la preuve de la vérité de ces affirmations résulte de la comparaison de nos pertes avec celles de l'armée anglaise, dont le service médical rationnellement dirigé a su éviter, après plusieurs mois d'une cruelle expérience, les fautes hygiéniques de l'administration française.

Nous pourrions multiplier ces exemples, car l'histoire de toutes les expéditions est là pour enseigner la valeur de l'hygiène pendant les guerres.

Cependant l'hygiène militaire ne se borne pas à l'étude de la conservation de la santé des troupes en campagne : l'obligation du service personnel a fait *sujets* de l'hygiène, dès le temps de paix, tous les citoyens du pays : tous, à un moment donné, subissent l'influence physique et morale du milieu militaire. Aussi est-il devenu nécessaire que l'élite de la nation au point de vue physique non seulement n'éprouve pas de déchéance organique par son passage dans l'armée, mais encore en sorte fortifiée, pour porter dans la famille future des éléments de vigueur et de régénération. Il convient en outre que les habitudes de vie contractées au régiment soient conformes à celles qu'il est désirable de voir pénétrer dans toutes les parties du pays : il est nécessaire que le séjour sous les drapeaux constitue une véritable éducation hygiénique. Nous écrivions en 1874 : « Placer l'homme dans des conditions telles que son organisme s'y affaiblisse et que sa mortalité augmente, alors qu'il est possible de faire autrement, c'est une œuvre mauvaise. Ne pas songer que l'homme est un capital qui doit produire un revenu déterminé, empêcher la production en exposant le capital à des stagnations fréquentes qui deviennent sources de dépenses inutiles comme les maladies, ou à la perte complète qu'amène la mort : c'est une faute économique ». L'importance sociale de pareilles erreurs grandit singulièrement, alors que la vie humaine acquiert une valeur d'autant plus élevée dans notre pays, qu'il est établi que la natalité y diminue.

Aussi, malgré sa spécialisation bien réelle, l'hygiène militaire n'est pas sans franchir les limites que lui assigne le particularisme de l'armée : les éléments constitutifs de l'armée retournent à la population civile, apportant à cette dernière des éléments favorables ou défavorables, selon que les règles hygiéniques auront exercé sur les individus une influence bonne ou mauvaise. De plus, la population militaire vit au contact de la population civile, et l'action de l'une sur l'autre se manifeste très fréquemment : elles subissent toutes deux les impressions des milieux cosmiques, urbains ou ruraux par exemple ; elles agissent l'une sur l'autre par l'élaboration dans les organismes des principes nocifs que font naître la densité de la population et la souillure des milieux, ou par l'un quelconque de ces facteurs étiologiques des maladies que ne sauraient arrêter les barrières professionnelles : il est constant qu'un très grand nombre d'épidémies naissent dans nos casernes, importées du dehors, et que d'autre part les troupes en marche ont quelquefois transporté avec elles des germes morbides.

CHAPITRE II

MORTALITÉ ET MORBIDITÉ MILITAIRES

L'étude des maladies du soldat est intimement liée à celle de l'hygiène militaire ; l'étiologie des épidémies, leur prophylaxie et les résultats fournis par la statistique quant au nombre des malades et des morts pour chaque espèce morbide, forment un ensemble dont les parties s'éclairent et se fécondent l'une par l'autre.

De cette étude cependant nous ne donnerons ici que quelques résultats statistiques et nous résumerons au chap. IX la prophylaxie hygiénique des principales maladies pouvant prendre dans l'armée la forme épidémique. Les données numériques que nous exposerons seront particulièrement basées sur la *Statistique médicale de l'armée française.*

ARTICLE I. — MORBIDITÉ ET MORTALITÉ EN TEMPS DE PAIX

La statistique médicale de l'armée française est établie conformément à l'article 5 de la loi du 22 janvier 1851 ; les volumes publiés aujourd'hui comprennent la période 1862-1890, à l'exception des deux années 1870-1871, durant lesquelles la statistique n'a pas pu être établie d'une façon rigoureuse.

§ I. — MORBIDITÉ DANS L'ARMÉE FRANÇAISE

En résumant les chiffres relatifs à la morbidité, fournis par la statistique de l'armée française de 1862 à 1890 inclus, on trouve qu'un effectif moyen annuel de 348,128 hommes présents a fourni pour 1,000 hommes d'effectif présent, 500 malades (en chiffres ronds), traités aux hôpitaux ou aux infirmeries, c'est-à-dire ayant été véritablement malades ou assez sérieusement indisposés. Et ce chiffre moyen est sensiblement le même pour chaque année de la période observée.

En faisant entrer dans les calculs le nombre des malades à la chambre, c'est-à-dire indisponibles pour affections très légères, on doit admettre que pour 1.000 présents il y a annuellement de 2.200 à 3.000 exemptés de toutes catégories (malades à l'hôpital, à l'infirmerie et à la chambre), soit 8 indisponibles par jour pour 1.000 présents.

Si l'on compare ces résultats numériques à ceux fournis par des groupes plus ou moins similaires : employés de chemins de fer, ouvriers d'usine, etc., on voit que les malades sont un peu plus nombreux dans l'armée que dans la population civile. Cette constatation fait croire que le soldat est plus incité que l'ouvrier à avoir recours au médecin, dont les visites gratuites lui procurent du repos, et que le médecin militaire, quoiqu'en pensent ceux qui ne l'ont pas suivi dans son service journalier, admet avec une certaine facilité les doléances d'hommes légèrement indisposés ; et en effet les jeunes soldats, plus ou moins dépaysés à leur arrivée au régiment, trouvent souvent dans son indulgent accueil comme un souvenir de la vie de famille.

Pourtant le nombre des hommes qui viennent ainsi grossir d'une manière factice la proportion des malades légers ne saurait être extrêmement considérable car, en aucune circonstance, le médecin militaire ne peut oublier qu'il détient une partie de la discipline, alors qu'il agit comme expert du commandement, en accordant des dispenses totales ou partielles de service ; il y aurait de sa part faiblesse coupable à exempter de travail, au détriment de leurs camarades, ceux qui n'auraient nul besoin de repos et qui chercheraient à se soustraire par paresse aux obligations de leur profession.

L. Colin se fondant sur la statistique de 1862 à 1872 et comparant le nombre de journées de traitement aux journées de présence, disait :

« 1° Pour chaque soldat, en répartissant sur tous la morbidité totale, il y a, année moyenne, chance de maladie pendant vingt jours ; 2° le nombre annuel des journées d'indisponibilité est à peu près vingt fois plus considérable que celui de l'effectif : de quatre millions pour une armée de 200.000 hommes, de six millions pour une de 300.000, etc. » (1).

Il y a lieu de remarquer que depuis cette époque le nombre des journées d'exemptions pour toute espèce de maladie ou d'indisposition a diminué presque de moitié et que le nombre des journées d'hôpital a considérablement décru. Les causes de ces diminutions sont multiples : il y a d'abord l'application de la loi de 1877 qui assure le traitement des soldats dans les salles militaires des hospices civils par les médecins militaires, puis la facilité plus grande dans la délivrance des congés de convalescence et surtout la mise en vigueur de la loi du 16 mars 1882 sur l'administration de l'armée qui a établi le fonctionnement autonome du service de santé.

(1) L. COLIN, art. *Morbidité* du *Dictionnaire encyclopédique des sciences médicales*, t. XIX, 1876.

Il a été reconnu anciennement que la morbidité pèse surtout sur les soldats présents depuis moins de trois ans. En comparant la morbidité des soldats d'un an avec ceux de deux et trois ans, on a noté les résultats suivants :

En 1888, on a eu 866 malades ayant moins d'un an de service.
 — — 432 — plus   —
En 1889, — 859 — moins —
 — — 483 — plus   —
En 1890, — 826 — moins —
 — — 559 — plus   —

Les maladies les plus fréquentes sont la fièvre typhoïde et la tuberlose. De 1878 à 1890, on a enregistré un total de 80.734 cas de fièvre typhoïde, soit par an 6.210 ou 15 cas par an pour 1.000 hommes d'effectif. Pendant la même période on a observé 18,066 tuberculoses ou 1,388 par an, c'est-à-dire 3,2 pour 1.000 hommes d'effectif. Pourtant ces données numériques exigent quelques observations, comme il sera dit à propos de la mortalité. Et tout d'abord il convient de remarquer que la morbidité par fièvre typhoïde a diminué dès le commencement de l'application des mesures qui datent de la fin de 1887, tendant à l'amélioration de l'eau potable introduite dans nos casernes (v. chap. V, art. VII). Ainsi en 1886, le total des malades par fièvre continue ou typhoïde est de 7.771 ; en 1887 de 5.991 ce qui fait un total, pour ces deux années, de 13.762. En 1888 et 1889 les chiffres correspondants sont 4.883 et 4.412, dont le total 9.295 montre, pour ces deux années comparées aux deux précédentes, une diminution de 4.467 cas (1).

A côté de la fièvre typhoïde et de la tuberculose se placent les autres maladies de l'appareil respiratoire, les fièvres éruptives et toutes les affections contagieuses ou infectieuses.

En Algérie et dans les pays chauds la fièvre palustre et les affections du tube digestif (diarrhée, dysenterie), prennent une très grande importance.

Les maladies dans l'étiologie desquelles les influences météoriques jouent le rôle le plus important n'atteignent pas d'une façon particulière le soldat en garnison, mais un certain nombre des maladies infecto-contagieuses font des apparitions plus ou moins fréquentes, suivant les saisons, telle par exemple la fièvre typhoïde, dont l'exacerbation estivo-automnale annuelle est bien marquée.

Marvaud résumant les principaux travaux sur les maladies vénériennes dans l'armée française (2), constate qu'elles vont diminuant progressivement dans nos garnisons comme l'indiquent les chiffres suivants :

---

(1) SCHNEIDER, *Prophylaxie de la fièvre typhoïde, Revue d'hygiène*, t. XII, 1890, p. 193.
(2) MARVAUD, *Les maladies du soldat*. Paris. 1894, p 783. Voir aussi DIDIOT, *Statistique de la syphilis dans la garnison de Marseille*. 1866 ; MATHIEU, *De la fréquence des ma-*

De 1862 à 1869.....   106 vénériens p. 100 hommes d'effectif.
De 1872 à 1879.....   74   id.
De 1880 à 1888.....   55   id.
De 1889 à 1890.....   45   id.

En 1890, les 23,327 cas de maladies vénériennes observées se répartissent ainsi :

Syphilis...........   4.872 correspondant à une morbidité de 9,1 p. 1.000 h. d'eff.
Chancre mou.......   3.607   id.   6,8   id.
Blennorrhagie (et ses
complications)... 14.848   id.   27,9   id.

Ainsi que l'a dit J. Jeannel, les variations dans le nombre des soldats vénériens traités dans une garnison peuvent, en quelque sorte, servir de mesure pour apprécier la fréquence plus ou moins grande des infections se produisant dans la localité observée, mais il est impossible de comparer rigoureusement la morbidité vénérienne des militaires d'une nation à celle de la population civile. Selon l'opinion de L. Colin, rien n'autorise à croire que les maladies vénériennes sont plus fréquentes chez les soldats que chez les autres habitants des mêmes localités : outre que la totalité des vénériens civils n'est pas connue, et qu'il faut s'en tenir, pour ce qui les concerne, aux chiffres fournis par les hôpitaux, il importe de ne pas oublier que les maladies vénériennes sont toujours plus nombreuses dans les milieux urbains qui sont généralement habités par les troupes, que dans les milieux ruraux.

§ II. — MORTALITÉ DANS L'ARMÉE FRANÇAISE

Le tableau ci-après indique la mortalité de l'armée française à l'intérieur ainsi que les sorties définitives produites dans l'armée à l'intérieur par les retraites ou les réformes pour cause de maladies.

Les rédacteurs de la statistique officielle ont calculé longtemps la mortalité en rapportant le chiffre des décès à l'effectif moyen réglementaire ; nous avons comparé, comme le fait maintenant la statistique, le chiffre des décès à l'effectif moyen des présents, car il nous paraît, qu'au point de vue de l'hygiène, ceux-là seuls qui sont présents offrent un réel intérêt, étant les seuls soumis aux conditions particulières de la vie militaire.

ladies vénériennes dans l'armée française. (Recueil des mémoires de médecine chirurgicale et pharmaceutique militaires, 1882, 3ᵉ sé ie, t. XXXVIII).

Mortalité et sorties définitives de l'armée à l'intérieur pour cause de maladies de 1861 à 1890.

(à l'exclusion des années 1870-1871).

	Effectif moyen des présents.	Nombre des décès.	Proportion des décès pour 1000 hommes présents.	Nombre des sorties définitives de l'armée pour cause de maladies.	Proportion des sorties définitives pour 1000 hommes	Total des décès et des sorties définitives pour cause de maladies.	Proportion pour 1000 hommes présents du total du déchet pour cause de maladies.
Totaux des 27 années	9.399.469	85.205	»	152.933	»	238.138	»
Moyeunes annuelles.	348.128	3.155	9,14	5.664	16	8.719	25

Le chiffre de 9,14 qui montre la proportion des décès par 1.000 hommes présents à l'intérieur pendant la période qui s'étend de 1862 à 1890, tient le milieu entre la mortalité donnée par les premières statistiques et celle observée dans les dernières années. Si l'on divise en effet en trois périodes les 27 années étudiées par la statistique médicale, nous voyons que de 1862 à 1869 la proportion des décès est de 10,10 pour 1.000 hommes présents ; de 1873 à 1881, elle est tombée à 9,33 pour 1.000, et elle n'est plus que 7,88 pour 1.000 hommes de 1882 à 1890.

La mortalité moyenne des 27 années est donc plus élevée que la mortalité actuelle de l'armée française ; mais elle paraît l'être un peu moins que la mortalité de la population civile mâle, laquelle, d'après Bertillon, serait de 10,60 p. 1.000, si l'on ne tient compte que des hommes de 20 à 25 ans, dont l'âge correspond à peu près à celui des soldats observés.

Mais si l'on considère que la population militaire est une population choisie qui a subi une sélection au moment du conseil de révision et des visites médicales d'incorporation, si l'on remarque qu'on élimine incessamment de l'armée, par les congés de réforme et les retraites, tous les malingres qui vont grossir la mortalité civile, on ne tarde pas à reconnaître que ce chiffre 9,14 ne présente pas la mortalité véritablement causée par le séjour dans l'armée.

D'après les supputations de Vallin, en 1871 (1), la mortalité militaire devrait être calculée en tenant compte, non seulement des décès réels, mais encore : a) des décès prévenus par les réformes et la libération, qu'il évalue à 3,59 ; — b) des chances de mortalité écartées par la révision

<hr>

(1) VALLIN, *Réorganisation et recrutement de l'armée en France* (*Gaz. hebd. de méd. et de chir.*, 1871, p. 611) et *De la salubrité de la profession militaire* (*Annales d'hygiène et de médecine légale*, 1868, 3ᵉ série, t. XXI).

et qui équivalent à 3,60 ; — *c*) du bénéfice des visites du rengagement équivalant à 2. En faisant entrer ces différents facteurs en ligne de compte, nous arriverions à 18,33 décès pour 1.000 hommes présents. Quelques-unes de ces évaluations ne sont plus exactes actuellement, mais on est certainement autorisé à ajouter au chiffre 9,14, qui est celui de la proportion des décès survenus sous les drapeaux, le chiffre des décès qui auraient eu lieu dans les corps de troupes si les hommes n'avaient pas quitté le régiment, étant atteints de maladies incurables : soit 3,60 ; en même temps nous soustrairons ce dernier chiffre de celui de la mortalité civile, dans laquelle il figure à tort : et de cette façon l'on peut dire que la mortalité, dans notre armée, a été, de 1862 à 1889, de 12,74 p. 1.000, alors que la mortalité de la population civile comparable, de même âge, a été seulement de 7 p. 1.000.

Il y a loin des chiffres des dernières statistiques publiées à ceux qu'on indique pour des périodes plus anciennes, et la mortalité diminuant d'année en année, prouve d'une façon certaine les heureux progrès de l'hygiène.

On a noté :

En 1812		une mortalité de	27,9	par 1.000	soldats.
De 1820 à 1825		id.	21,4		id.
En 1846		id.	19		id.
De 1846 à 1858		id.	16		id.
De 1862 à 1872		id.	13		id.
De 1873 à 1881		id.	9		id.
En 1883		id.	8,15		id.
En 1889		id.	5,39		id.
En 1890		id.	5.81		id. (1).

Il ne faut cependant pas perdre de vue que, quand bien même le chiffre de nos morts serait égal à celui des décès de la population civile de même âge, il n'y aurait pas lieu de se contenter de ce résultat : nous devons obtenir une mortalité militaire inférieure à la mortalité civile, par l'action continue d'une hygiène toujours en éveil, appliquée à des sujets tenus de lui obéir et ayant subi une sélection au point de vue physique.

Si nous recherchons quelles sont les maladies qui amènent le plus grand nombre des décès annuels de notre armée, nous trouvons que ce sont la *fièvre typhoïde* et la *tuberculose*, dont tantôt l'une tantôt l'autre tient le premier rang et qui, en moyenne, occasionnent à elles deux plus de la moitié des déchets annuels de l'armée (sorties définitives de l'ar-

(1) L'influence de la grippe, peu marquée en 1890, se fait sentir l'année suivante où la mortalité remonte à 7,53 pour 1.000 présents, avec une morbidité générale de 652 p. 1.000 présents. En 1892 la mortalité retombe à 6,24 pour 1.000 présents.

mée par décès, réformes ou retraites). En 1880, par exemple, la fièvre typhoïde seule a causé plus de la moitié de la mortalité générale.

Les tableaux suivants mettent en regard la mortalité générale avec la mortalité par ces deux maladies.

Mortalité (à l'intérieur) par fièvre typhoïde et tuberculose de 1878 à 1890.

	MORTALITÉ générale.	MORTALITÉ par fièvre typhoïde.	MORTALITÉ par tuberculose.	RÉFORMES et retraites par tuberculose.
De 1878 à 1890..............	39.259	13.365	5.808	18.933
Moyenne annuelle	3.012	1.028	446	1.456
Proportion pour 1000 hommes d'effectif.................	7,6	2,6	1,1	3,0

En 1886, on avait enregistré 964 décès par fièvre typhoïde ; en 1887, 863, soit au total pour les deux années 1.727 décès. En 1888, après les réformes indiquées au chap. V, art. VII et commencées en 1887, on notait 801 décès et seulement 641 en 1889, soit un total pour ces deux années de 1442, ou une différence en·moins de 285 décès pour les deux années 1888 et 1889 comparées aux deux années 1886 et 1887 (Schneider, *loc. cit.*)

Mortalité par fièvre typhoïde et par tuberculose suivant l'ancienneté de service.

(Période triennale 1864-1865-1866).

DURÉE DU SERVICE.	EFFECTIF annuel moyen.	DÉCÈS					
		FIÈVRE TYPHOÏDE			TUBERCULOSE		
		Nombre de décès.	Moyenne annuelle.	Proportion pour 1000 hommes.	Nombre de décès.	Moyenne annuelle.	Proportion pour 1000 hommes.
Moins d'un 1 an de service	29.280	406	128	4,37	91	30	1,02
De 1 à 3 ans......	49.100	621	207	4,22	403	134	2,73
De 3 à 5 ans......	80.520	448	149	1,85	490	163	2,63
De 5 à 7 ans.	54.860	203	68	1,24	410	137	2,50
De 7 à 10 ans......	45.840	64	21	0,46	309	103	2,25
De 10 à 14 ans......	29.190	37	12	0,41	293	97	3,32
Plus de 14 ans......	34.400	25	8	0,23	349	116	3,37

Les chiffres de ces tableaux n'ont pas tous la même valeur ; les rédacteurs de la statistique dans les corps de troupes ou les hôpitaux ont inscrit souvent par euphémisme *bronchite chronique,* au lieu de *phtisie* ou de *tuberculose pulmonaire ;* il y a quelques années encore on a enregistré sous le nom de *fièvre continue* ou d'*embarras gastrique fébrile* des faits relevant de la fièvre typhoïde.

D'après Brouardel (1) et Marvaud (loc. cit.) la mortalité par fièvre typhoïde dans la population civile de 183 localités de France, pendant la période 1886-1890 est de 0,56 pour 1.000 personnes de n'importe quel âge. Un tiers environ des décès par fièvre typhoïde revenant aux jeunes gens de 20 à 25 ans qui constituent environ le quart de la population totale, la proportion des décès parmi eux peut être évaluée à 0,72 pour 1.000, ce qui montre combien supérieure a été, jusqu'à ces dernières années, dans l'armée, la mortalité moyenne par cette maladie puisque nous l'évaluons à 2,6 et que Marvaud l'estime à 2,1.

Ce dernier auteur, toutes corrections faites, admet que, dans la population civile, la mortalité par tuberculose est de 1 pour 1.000 habitants, c'est-à-dire moins forte que dans l'armée.

On peut remarquer que la mortalité par fièvre typhoïde comparée à la mortalité par tuberculose a une marche en quelque sorte inverse, relativement à l'âge des soldats. La fièvre typhoïde s'attaque surtout aux recrues, puis son influence va décroissant au fur et à mesure que la durée du service augmente. La tuberculose, au contraire, nécessite pour amener des décès, une incubation plus longue ; elle ne tue guère dans la première année que les hommes arrivés au corps en puissance d'un germe spécifique encore latent, mais, par le fait de la prolongation du séjour sous les drapeaux, aux tuberculeux précédents viennent s'ajouter ceux qui, par leurs antécédents héréditaires ou certaines défectuosités de leur organisme, étaient prédisposés à l'infection tuberculeuse et qui se sont infectés depuis leur séjour à la caserne. De là cette progression marquée de la mortalité par tuberculose en rapport avec l'ancienneté des services. Cependant, par suite de la suppression du rengagement et grâce à une sévérité plus grande au conseil de révision et dans les commissions de réforme, la morbidité et la mortalité par tuberculose ont actuellement de la tendance à diminuer, bien qu'en consultant les statistiques récentes on trouve au premier abord une perte sensiblement supérieure à celle des années précédentes (morbidité, 0,85 p. 1.000 et mortalité 1,05 en 1889). Cette augmentation du déchet n'est qu'apparente, pour une partie au moins des cas observés, étant due au classement plus scientifique qui rapporte à la tuberculose des affections ressortissant réellement à cette maladie et qui étaient classées anciennement sous un certain nombre d'autres rubriques.

---

(1) Brouardel, *La fièvre typhoïde en France.* Rapport au Comité consultatif d'hygiène et de salubrité publique, 20 octobre 1890.

Les autres maladies ont sur la mortalité militaire une influence variable suivant les années, les localités, les saisons, les épidémies, etc.

De 1862 à 1884, on a enregistré 63 décès par nostalgie, soit en moyenne 2,8 par an. Depuis 1884, on n'a plus noté de mort par le fait de cette maladie qui a été anciennement, et surtout à certains moments, assez fréquente dans l'armée.

Il faut attribuer sa disparition aux communications plus rapides entre les différents points du territoire, à la facilité plus grande avec laquelle sont accordées les permissions et les congés de convalescence, à l'amélioration du bien-être du soldat, au progrès des mœurs et à la moindre durée du séjour des hommes au régiment.

Bertillon a montré que la mortalité des officiers est inférieure en France, en temps de paix, à la mortalité des civils de même âge. Cadiot et Proust, sur 429 élèves sortis de l'Ecole polytechnique, ont reconnu que la mortalité est quatre fois moins forte sur ceux qui ont suivi la carrière des armes que sur ceux entrés dans les carrières civiles : ce qui démontre que la vie militaire, avec ses exercices physiques, est salutaire, pourvu que l'homme soit soustrait aux influences nocives résultant notamment de l'habitation collective dans les casernes.

Quant à la répartition de la mortalité générale suivant la durée du service des hommes, on trouve que, de 1875 à 1884, elle a été :

à un an de service de   6,7 pour 1.000 hommes d'effectif.
à deux ans   id.   10,9   id.
à trois ans   id.   9,4   id.
à quatre ans   id.   8,5   id.

Il est d'expérience qu'un contingent annuel perd (par réformes, retraites, etc.) 4 pour 100 de son effectif la première année, 3 pour 100 la deuxième année, et 2 pour 100 les années suivantes.

Avec la loi actuelle qui fixe à trois années la durée de présence sous les drapeaux, en France, l'hygiène prend donc une importance plus grande encore que précédemment et on ne saurait trop se féliciter des résultats qu'elle a obtenus et que nous venons d'indiquer sommairement.

§ III. — MORBIDITÉ ET MORTALITÉ DANS LES ARMÉES ÉTRANGÈRES.

On ne saurait comparer d'une façon précise à la morbidité et à la mortalité de notre armée celles des armées étrangères : tantôt le recrutement est établi sur des bases différentes, comme notamment pour l'armée anglaise, tantôt les éliminations des non-valeurs physiques sont autrement réglées, tantôt les cadres de la statistique diffèrent d'une armée à l'autre au point qu'ils ne peuvent être mis en regard. Il est certain cependant que l'influence heureuse de l'hygiène n'a pas été moindre dans les autres armées que dans la nôtre.

Armée anglaise. — D'après Boisseau, la mortalité de l'armée anglaise (à l'intérieur) a été, jusqu'en 1853, de 17,5 pour 1.000 hommes d'effectif, tandis qu'après la réforme du casernement provoquée par la commission sanitaire qui se réunit en 1855, la mortalité moyenne des trois années se terminant au 31 décembre 1859 est tombée à 4,7 pour 1.000 hommes d'effectif.

De 1875 à 1884, la morbidité et la mortalité ont été conformes aux chiffres qui suivent :

	HOSPITALISÉS pour 1000.	DÉCÉDÉS pour 1000.	RAPATRIÉS pour 1000.	RÉFORMÉS pour 1000.	JOURNÉES d'indisponibilité par homme.
Royaume-Uni.................	843,0	7,20	» »	25,48	15,98
Gibraltar....................	780,0	6,66	29,73	13,68	17,04
Malte.......................	856,2	9,84	29,38	15,81	18,03
Chypre......................	1.710,9	17,50	53,01	17,50	29,84
Egypte......................	1.196,3	24,36	68,84	23,74	27,89
Canada......................	720,7	5,69	23,99	17,06	13,64
Bermudes....................	635,5	7,52	17,37	10,41	12,58
Indes occidentales....	885,0	15,36	26,82	15,46	16,26
Cap de Bonne-Espérance et Sainte-Hélène......	822,3	39,55	57,81	21,31	18,29
Iles Maurice.	2.186,9	17,21	45,20	14,38	28,88
Ceylan....	1.085,4	14,51	38,23	14,11	20,97
Chine et détroits...........	1.030,4	10,53	42,03	17,00	18,07
Inde........................	1.482,9	17,43	38,71	16,63	23,06
Hommes empruntés........	727,1	6,98	» »	» »	» »
MOYENNES........	1.059,10	11,84	38,69	21,36	18,67

En 1885, les chiffres correspondants ont été :

	EFFECTIF moyen.	HOSPITALISÉS pour 1000.	DÉCÉDÉS pour 1000.	RAPATRIÉS pour 1000.	RÉFORMÉS pour 1000.	JOURNÉES d'indisponibilité par homme.
Royaume-Uni	87.105	877,4	6,68	» »	21,61	17,69
Gibraltar........... ..	4.353	1.033,8	8,04	39,28	14,50	21,26
Malte	4.602	923,8	14,77	26,94	12,38	21,57
Chypre........	0.852	1.077,4	21,13	8,21	5,87	15,91
Egypte..............	9.593	1.522,0	28,98	152,40	49,30	29,28
Canada..............	1.273	714,8	7,86	26,70	27,50	14,96
Bermudes............	1.385	493,9	13,10	23,80	5,77	10,23
Indes occidentales.....	0.900	922,2	7,77	18,88	6,66	15,72
Cap de Bonne-Espérance et Sainte-Hélène.....	3.939	881,4	8,89	40,77	21,57	19,03
Iles Maurice.........	0.358	2.508,4	16,76	39,10	13,97	30,09
Ceylan	0.800	1.174,3	9,89	29,66	19,78	23,07
Chine et détroits	2.188	1 121,6	11,43	40,22	21,94	15,68
Inde.................	57.165	1.521,9	15,18	22,79	13,43	25,76
Hommes embarqués ..	3.406	973,5	7,92	» »	» »	» »
TOTAUX ET MOYENNES.	177.928	1.131,4	11,12	39,58	19,79	21,12

En 1889, la mortalité descend au chiffre de 4,57 pour 1.000 hommes, la morbidité pour la même année étant de 730,4 par 1.000 hommes présents. En 1890, la mortalité est de 5,53 et la morbidité de 810 par 1.000 hommes présents.

La mortalité par fièvre typhoïde, dans l'armée anglaise de l'intérieur, a été la suivante :

De 1867 à 1871.... 0,405 pour 1.000 hommes d'effectif.
1872 à 1880.... 0,200   id.
1881 à 1884.... 0,300   id.
1886 à 1887.... 0,400   id.
1888........ 0,340   id.

La phthisie pulmonaire amène d'ordinaire de 1,5 à 3 déchets pour 1.000 hommes d'effectif. En 1888, les décès ont été de 1,23 p. 1.000 et les réformes ou retraites de 1,9 p. 1.000 : soit au total 3,13 p. 1.000 hommes d'effectif. En 1890 les décès de 1,39 et les réformes ou retraites de 2,11 : soit un total de 3,50 pour 1.000.

Les maladies vénériennes y sont fréquentes, comme il sera dit au chapitre IX, par l'absence de police sanitaire de la prostitution.

La dysenterie pèse lourdement sur l'armée coloniale, comme le montrent les chiffres suivants empruntés à M. Kirchner (1).

Pour 1.000 hommes d'effectif on a noté :

Dans la Présidence du Bengale.. 25,4 malades et 0,72 décès en 1886-87
     25,2   id.   0,50   id.   1888
Dans la Présidence de Madras... 65,4   id.   1,8   id.   1886-87
     56,1   id.   1,1   id.   1888
Dans la Présidence de Bombay.. 22,2   id.   0,81   id.   1886-87
     21,2   id.   0,75   id.   1888

Armée allemande. — La mortalité de l'armée allemande, à l'exclusion des deux corps d'armée bavarois, a été de 1873 à 1882, de 5,7 pour 1.000 hommes d'effectif. Elle a continullement diminué de 1873 à 1882. En 1881-1882 elle a été de 5,2 pour 1.000 hommes d'effectif, en 1882-1883 de 4,10, en 1883-1884 de 3,97, en 1887-1888 de 2,7, en 1888-1889 de 3,2. Mais le nombre des réformes et retraites est beaucoup plus considérable qu'en France, puisque, pour la seule année 1881-1882, il s'est élevé à 27,2 pour 1.000 hommes d'effectif : de telle sorte que le total des déchets pour cause de maladie a été, de 1873 à 1882, de 33,6 pour 1.000 hommes d'effectif, et de 34,7 en 1881-1882. En 1882-1883 les réformes ou retraites de différents genres (*Dienstunbrauchbarkeit*, *Halbinvalidität*, *Ganzinvalidität*), ont rejeté de l'armée allemande 29 hommes pour 1.000 d'effectif, soit 11 0/0 de plus que dans l'armée française, dont les pertes de cette nature ont été cependant sensiblement plus élevées dans ces dernières années, par suite notamment de l'expédition du Tonkin.

(1) Martin Kirchner, *Grundriss der Militärgesundheitspflege*, Brunswick, 1892-1893.

La morbidité de l'armée allemande enregistrée dans les statistiques a été, en moyenne, de 1873 à 1882, de 1194,2 pour 1.000 hommes d'effectif, en 1881-1882 de 1134,6 pour 1.000 hommes, en 1888-1889 de 758,9 pour 1.000 hommes d'effectif, représentant 318.978 malades pour un effectif de 420.320 hommes. Cependant, comme le fait remarquer Longuet, cet abaissement ne s'explique pas clairement, d'autant que, depuis 1882-1883, la statistique fait entrer en ligne de compte les malades à la chambre.

De 1829 à 1838, la mortalité annuelle de l'armée prussienne, sur un effectif moyen de 150.000 hommes, avait été de 13,5 pour 1.000 hommes d'effectif.

La morbidité par fièvre typhoïde qui, avant 1872, atteignait 27,9 pour 1.000 hommes d'effectif, est tombée de 1873 à 1882 à 11,6, pour diminuer progressivement en même temps que la mortalité par cette même maladie, comme le montrent les chiffres suivants empruntés à Kirchner *(loc. cit.)*

1883-1884 8,3 malades 0,46 décès pour 1.000 hommes d'effectif.
1884-1885 8,0   id.   0,44   id.
1885-1886 6,8   id.   0,30   id.
1886-1887 5,8   id.   0,33   id.
1887-1888 5,9   id.   0,32   id.
1888-1889 4,9   id.   0,30   id.

On a pensé devoir attribuer cet abaissement de la mortalité au traitement par les bains froids officiellement recommandés, mais elle semble due plutôt à la diminution des malades.

Le typhus pétéchial n'est pas absolument inconnu dans l'armée allemande puisque, de 1873-1874 à 1888-1889, on en a compté 214 cas. Ou bien il est importé, dans les provinces de l'ouest, venant de la Russie, de la Pologne ou de la Hongrie, ou bien il y prend les allures d'une maladie endémique.

Le typhus récurrent, pendant la même période, a atteint 137 soldats.

Kirchner résume, comme il suit, les pertes causées par la tuberculose pour 1.000 hommes d'effectif (décès et radiations définitives de l'armée).

1873-1874	2,8	1881-1882	2,6
1874-1875	2,7	1882-1883	2,9
1875-1876	2,6	1883-1884	3,0
1876-1877	2,4	1884-1885	3,1
1877-1878	2,6	1885-1886	3,1
1878-1879	2,8	1886-1887	3,1
1879-1880	2,7	1887-1888	2,9
1880-1881	2,5	1888-1889	3,0

soit en moyenne 2,8, alors que la morbidité moyenne est de 3,12 pour 1.000 hommes (Jeunehomme).

La variole a pour ainsi dire disparu de l'armée allemande (V. chap. IX).

De 1873 à 1889, dans l'armée de terre, la scarlatine a fourni pour 1.000 hommes d'effectif, 0,93 malades et 0,036 décès ; la rougeole 0,96 malades et 0,003 décès ; la diphtérie 0,121 malades et 0,038 décès.

L'épidémie de grippe de 1889-1890 a frappé 55,263 soldats ou marins, sur lesquels 60 ont succombé (M. Kirchner).

De 1873 à 1889, les maladies vénériennes, dans l'armée de terre, ont été en moyenne, pour 1.000 hommes d'effectif, de 33,2 dont syphilis 8,1 (ibid). Elles sont tombées en 1888-1889 à la proportion de 26,7 pour 1.000 hommes d'effectif.

Armée autrichienne. — Dans l'armée autrichienne, la mortalité qui était, de 1870 à 1882, de 10,67 en moyenne pour 1.000 hommes d'effectif, s'est abaissée progressivement à 8,1 pour 1.000 hommes en 1887, ou plutôt à 6,94, si l'on ne tient pas compte des suicides et des accidents mortels qui ne figurent pas dans les tableaux officiels de la mortalité générale, bien que les suicides soient, en Autriche, quatre fois plus nombreux que dans les autres armées et atteignent une moyenne de 1,25 à 1,30 pour 1.000 hommes. Le tableau ci-contre (pages 20 et 21) emprunté à Longuet *(Archives de médecine et de pharmacie militaire,* t. XIII, p. 371) résume ce qui a trait à la morbidité et à la mortalité de cette armée, pendant la période 1878-1887.

En 1891 les entrées à l'hôpital ont été de 986,3 sur lesquels sont survenus 9,13 décès. Pour les années allant de 1881 à 1890, les moyennes correspondantes donnent 1049,7 et 9,88. Les déchets par décès et réformes, en 1891, ont été de 1,955 ce qui équivaut à 19,45 pour 1.000 hommes d'effectif, chiffre de 2,80 inférieur à celui de l'année précédente.

Si l'on compare la proportion des entrées à l'hôpital durant l'année 1891 à la moyenne des dix dernières années, on trouve que les entrées à l'hôpital se sont élevées de 48,7 pour 1.000 hommes d'effectif, les décès aux hôpitaux de 1,3 et les malades en permanence de 4,36. D'autre part, la durée du traitement de chaque malade a diminué de 1,59 jour.

L'ensemble des vénériens est, en 1891, de 19,603, en diminution de 35,9 sur la moyenne des cinq années précédentes. 323 hommes sont entrés à l'hôpital pour tuberculose, c'est-à-dire 10 par 1.000 de plus que l'année précédente.

La morbidité et la mortalité par fièvre typhoïde de 1882 à 1887, sont indiquées par les chiffres suivants :

En 1882 1,06 malades et 2,5 décès pour 1.000 hommes d'effectif.

1883	5,8	id.	1,1	id.
1884	6,6	id.	1,0	id.
1885	5,1	id.	1,1	id.
1886	5,6	id.	1,1	id.
1887	5,0	id.	1,0	id.
Moyenne..	6,45	id.	1,3	id.

Morbidité et mortalité

(1878-

ANNÉES.	EFFECTIFS.	DÉCÈS.	MORTALITÉ GÉNÉRALE pour 1000 hommes.	SUICIDES	MORTS ACCIDENTELLES.	FIÈVRE TYPHOÏDE				TYPHUS exanthématique.		TUBERCULOSE	
						MORBIDITÉ		MORTALITÉ					
						Cas.	Pour 1000.	Cas.	Pour 1000.	Cas.	Décès.	Décès.	Décès pour 1000.
1878...	323.835	3.823	12,4	314	175	3.391	10,5	1.291	(2) 3,9	67	31	677	2,1
1879...	281.799	3.518	12,5	203	123	3.8 9	13,5	1.070	(2) 3,8	103	41	645	2,3
1880...	254.170	2.263	8,9	305	118	2.233	8,8	523	(2) 2,1	22	6	464	1,8
1881...	254.247	1.673	6,6	346	102	1.738	6,8	325	1,1	81	8	385	1,5
1882...	278.456	2.227	8,0	323	158	2.968	10,6	704	(3) 2,5	51	7	330	1,2
1883...	269.200	1.819	6,7	340	95	1.567	5,8	306	1,1	27	6	427	1,6
1884...	260.575	1.648	6,3	334	115	1.583	6,6	275	1,0	25	3	385	1,5
1885...	263.986	1.594	6,0	331	94	1.358	5,4	304	1,1	26	4	368	1,4
1886...	264.718	1.421	5,3	394	102	1.494	5,6	285	1,1	18	3	348	1,3
1887...	269.845	1.386	5,4	369	119	1.347	5,0	270	1,0	26	3	363	1,3

(1) La morbidité et la mortalité sont rapportées à 1000 hommes d'effectif. — (2) La fréquence de la fièvre typhoïde est réveille dans les mêmes provinces.

Les maladies vénériennes sont plus souvent observées en Hongrie qu'en Autriche. Les moyennes suivantes sont indiquées par Kirchner pour 1.000 hommes d'effectif :

1869	63,1	1877	68,4
1870	81	1879	81,4
1871	69	1880	75.7
1872	62	1881	79
1873	56	1882	73,7
1874	53	1883	73,3
1875	59,5	1884	73,5
1876	66	1889	65,3

Les maladies tuberculeuses sont plus fréquentes dans les garnisons de l'Autriche que dans celles de la Hongrie ; c'est dans les dépôts de cavalerie de la Galicie qu'elles sont les plus nombreuses. Parmi les localités les moins atteintes on remarque celles des bords des fleuves, de la

dans l'armée autrichienne (1)

1887).

PNEUMONIE			PLEURÉSIE			DYSENTERIE			MALADIES VÉNÉRIENNES pour 1000.	VARIOLE			SCARLA-TINE		ROUGEOLE	
Cas.	Décès.	Décès pour 1000.	Cas.	Décès.	Décès pour 1000.	Cas.	Décès.	Décès pour 1000.		Cas.	Décès.	Décès pour 1000.	Cas.	Décès.	Cas.	Décès.
3.030	419	1,3	1.229	56	0,2	901	351	1,1	75,4	1.114	50	0,2	»	»	»	»
2.638	362	1,3	2.236	86	0,3	899	315	1,1	81,4	856	64	0,2	»	»	»	»
2.999	349	1,4	1.157	49	0,2	392	119	0,5	75,7	1.208	64	0,3	49	3	221	2
2.537	226	0,9	1.335	51	0,2	149	24	0,1	79,0	1.104	74	0,3	62	3	338	4
3.136	363	1,3	1.458	59	0,2	286	51	0,2	73,7	1.178	77	0,3	59	6	660	22
2.960	334	1,2	1.732	52	0,2	362	32	0,1	73,3	705	44	0,2	80	6	261	3
2.676	332	1,3	1 340	59	0,2	189	24	0,1	73,5	507	20	0,1	76	3	250	8
3.053	335	1,2	1.394	73	0,3	193	27	0,1	69,0	556	33	0,1	51	3	204	2
2.363	154	0,6	1.288	57	0,2	178	19	0,1	65,8	371	21	0,1	42	1	334	1
2.367	217	0,8	1.229	50	0,2	112	15	0,1	64,0	214	8	0,0	57	3	541	9

imputable aux campagnes de Bosnie et d'Herzégovine et aux fatigues de l'occupation consécutive. — (3) L'épidémie se

Bosnie et quelques petites localités. Elles sont toujours en rapport avec la densité de la population des casernes, plus rares dans les petites villes que dans les grandes (Ludwig Wick).

Armée italienne. — En 1887 la mortalité dans l'armée italienne a été de 8,74 pour 1.000 hommes, sur un effectif permanent de 212.898 hommes. Le chiffre des décès a été 1860 : la fièvre typhoïde n'en a fourni que 269 sur 1.077 cas ; la scarlatine 9 sur 95 cas ; la tuberculose 188 et 236 réformes ; la fièvre intermittente 36 décès sur 5.517 cas ; le choléra 127. La morbidité est représentée par un mouvement général de 760 malades par 1.000 hommes d'effectif, mais dans ce chiffre ne sont pas compris les malades correspondant à ceux qui, en France, sont admis dans les infirmeries. D'autre part, plus de 7.000 hommes sont maintenus dans une situation correspondant à peu près à l'invalidité temporaire des armées allemande et autrichienne, ce qui explique que le déchet par réformes définitives, qui est encore de 3.000, ne monte qu'à 14,01 pour 1.000 hommes d'effectif.

En 1890, l'effectif de l'armée italienne à l'intérieur a été de 221.384 hommes qui ont fourni 176.206 entrées aux hôpitaux ou infirmeries, soit 796 malades par 1.000 hommes d'effectif. Sur 1.000 journées de présence, on a compté 36 journées de maladie. La mortalité a été de 101 officiers ou 6,8 pour 1.000 et de 1.665 hommes de troupe, soit 7,5 pour 1.000. Il y a eu 13 sorties définitives de l'armée par maladie pour 1.000 hommes d'effectif. 2.285 hommes ont été envoyés en congé de convalescence de longue durée sur lesquels 1.175 ont été éliminés ultérieurement. Les pertes totales par réforme ont donc été, en 1890 de 18,3 pour 1.000. Les maladies qui ont causé le plus de décès sont la tuberculose, 1,75 pour 1.000 hommes d'effectif ; la fièvre typhoïde 1,29 pour 1.000 ; la tuberculose a amené 1/4 des réformes ; 2,43 réformes pour 1.000 sont attribués aux hernies (d'après Antony, *Archives de médecine et de pharmacie militaires*, t. XXI, 1893, p. 539).

En 1891 la morbidité (toujours calculée de la même manière) a été de 811 pour 1.000 hommes d'effectif, la mortalité de 9 pour 1.000 hommes d'effectif ; la proportion des militaires réformés de 41 pour 1.000.

Les maladies qui ont causé le plus grand nombre de décès sont la pneumonie, 1,69 pour 1.000 ; la tuberculose, 1,61 pour 1.000 ; la fièvre typhoïde, 1,41 ; la rougeole, 0,57 pour 1.000.

La tuberculose, d'après Sormani, a causé, de 1881 à 1888, une moyenne annuelle de 371 décès, sur lesquels 323 sont attribuables à la tuberculose pulmonaire.

Les décès par fièvre typhoïde ont été, pour la même période, de 375,5.

En 1892, la mortalité générale à l'intérieur a été de 7,1 pour 1.000 hommes d'effectif, sur laquelle 1,26 décès pour 1,000 habitants d'effectif ont été causés par la fièvre typhoïde, 1,38 par la tuberculose.

Armée belge. — L'armée belge a perdu, de 1875 à 1879, 8,34 hommes pour 1.000 présents ; en 1885, seulement 5,3 pour 1.000, la morbidité étant représentée pour cette année par 347,2 pour 1.000. De 1880 à 1884 la mortalité est de 4,6 pour 1.000. Il y a lieu de remarquer que l'armée belge ne possède pas d'infirmerie régimentaire, ce qui tend à augmenter le nombre des entrées à l'hôpital. En 1887, sur un effectif de 48.343 hommes, on a noté 16.319 entrées à l'hôpital, soit 337,6 pour 1.000. La mortalité générale inscrite pour cette même année est de 2,7 pour 1.000, mais elle, ne se rapporte qu'à la mortalité dans les hôpitaux et Longuet estime que la mortalité générale a été d'environ 3,95 pour 1.000. Si on la compare à celle de notre premier corps d'armée, on trouve, que dans ce corps placé dans les conditions climatériques analogues, la mortalité, à la même époque, a été de 3,59 pour 1.000.

En 1891, d'après Antony, la morbidité aurait été de 473 pour 1.000 d'effectif (entrées à l'hôpital), la mortalité hospitalière seule a été de 6,35.

Armée russe. — L'armée russe qui, en 1875, comptait 8,78 décès pour 1.000 hommes d'effectif, en enregistre 8,88 en 1884 et 8,80 en 1885 avec 845,5 malades pour 1.000 hommes d'effectif. Le nombre des réformes et des retraites est beaucoup plus considérable qu'en France, puisque, pour la seule année 1881, le total des déchets de cette nature monte à 40 pour 1.000 hommes d'effectif.

La variole y a fait quelquefois des épidémies graves.

Les maladies vénériennes sont très répandues. Les troupes finnoises notamment ont compté de ce chef, en 1888, 13,7 et, en 1889, 16,4 malades pour 1.000 hommes d'effectif (Kirchner).

Armée des États-Unis. — De 1871 à 1874, la mortalité de l'armée des États-Unis avait été de 10,5 pour les troupes blanches, de 11,75 pour les troupes noires, la moyenne de la mortalité de la population civile mâle de 20 à 30 ans ayant été, durant cette même période de 6,35 pour 1.000 habitants. En 1885-86 on a noté une mortalité de 5,5 décès et 565,5 malades pour 1.000 hommes d'effectif.

Les maladies qui amènent plus particulièrement la morbidité et la mortalité des armées sont, comme on le voit, les maladies contagieuses ou infectieuses, c'est-à-dire les maladies que l'hygiène est capable de faire éviter ou d'enrayer dans leur expansion.

Au point de vue de la fréquence de la fièvre typhoïde, la France a encore le triste privilège d'occuper le premier rang avec l'armée russe et l'armée espagnole (Marvaud), tandis que cette maladie est devenue relativement rare dans l'armée anglaise, plus de moitié moins fréquente dans l'armée belge, diminue d'année en année dans les armées allemande et autrichienne.

En revanche, c'est dans l'armée française que la tuberculose est le plus rare, comme le montrent les chiffres suivants réunis par le médecin principal Jeunehomme.

	Morbidité par tuberculose.	Mortalité par tuberculose.
Armée anglaise.	10 p. 1.000	2,14 p. 1.000
Id. autrichienne..	4,8 id.	1,7 id.
Id. belge	4,3 id.	1,0 id.
Id. allemande..	3,12 id.	0,83 id.
Id. française	2,6 id.	1,11 id.

D'une façon générale notre armée présente un état sanitaire relativement satisfaisant, si l'on s'en rapporte au tableau suivant que nous empruntons à Marvaud (*loc. cit.*, p. 47) : bien que les chiffres qu'il indique ne soient pas recueillis dans des conditions strictement comparables et ne se rapportent pas tous aux dernières statistiques parues, ils donnent cependant une idée d'ensemble qui place au premier rang, quant à son état sanitaire, l'armée belge, au second l'armée anglaise à l'intérieur, et au troisième l'armée française.

ARMÉES.	ENTRÉES aux hôpitaux et aux infirmeries pour 1000 hommes présents.	PERTES		TOTAL des pertes.
		par décès.	par élimination.	
Française à l'intérieur (1888)...	500	6,1	21,0	27,1
Allemande (1883-1884)	849	3,9	29,0	32,9
Autrichienne (1887)......	995 (1)	6,9	15,0 (2)	24,9
Italienne (1887).......	760	8,7	28,0	36,7
Anglaise à l'intérieur (1884-1885,.	877	5,2	20,0	25,2
Belge (1887-1888).............	338 (3)	3,9	17,0	20,0
Russe (1880-1884).............	845	8,9	31,3	40,2
Espagnole (1886).............	?	13,5	30,8	44,3

(1) Y compris les malades à la chambre. — (2) Plus 27 0/0 de l'effectif éliminé par invalidité temporaire. — (3) Pas d'infirmerie régimentaire.

ARTICLE II. — MORBIDITÉ ET MORTALITÉ EN CAMPAGNE.

La morbidité et la mortalité des troupes en campagne, indépendamment des circonstances qui accompagnent les combats, sont au premier chef sous la dépendance de l'hygiène.

Il est établi que, d'une façon générale, en temps de guerre, sous quelque latitude qu'on se batte, les pertes que les armées éprouvent par le feu sont inférieures à celles que causent les maladies. Hodje, d'après A. Laveran (1), évalue à plus des deux tiers les pertes par maladies de la flotte anglaise, pendant les guerres de 1792 à 1815. Durant l'expédition de Walcheren (1809) la mortalité, dans l'armée anglaise, par affections médicales, a été de 346,9 pour 1.000 hommes d'effectif et de 16,7 pour 1.000 par le feu.

De 1808 à 1814, d'après Thomas W. Evans, l'armée avait de 209 à 330 malades par 1.000 hommes d'effectif. Pendant les quarante et un mois finissant en mai 1814, les hôpitaux contenaient une proportion de 225 pour 1.000 de l'armée : et sur ce nombre 1/5 seulement se composait de blessés, les 21 p. 100 ou les 14/25 des malades restant étaient atteints d'affections internes. Lord Wellington disait, qu'en tout temps et en tout lieu, la liste des malades comprend le dixième de tous les soldats.

On ne peut citer que quelques campagnes dans lesquelles la mortalité causée par le feu de l'ennemi a été supérieure à celle amenée par les maladies.

Telle est la campagne d'Egypte (1798-1799). L'armée française, forte de 300.000 hommes a perdu par le feu 4.758 soldats et 4.157 seulement

(1) A. LAVERAN, *Traité des maladies et épidémies des armées*, Paris, 1857, p. 29.

par la maladie, malgré l'épidémie de peste de Jaffa, soit 600 décès de moins par la maladie que par l'action des projectiles : ces heureux résultats sont dus à la stricte observation des ordres hygiéniques de Desgenettes.

Pendant la campagne de 1870-71, sur un effectif moyen de 788.213 hommes, l'armée allemande a perdu 43.182 hommes dont 28.278 tués à l'ennemi, et 14.904 morts de maladies, soit 34,7 pour 1.000 hommes d'effectif moyen morts par le feu et seulement 30,1 morts par maladie. Telle est la conséquence de l'application rigoureuse de mesures prophylactiques scrupuleusement exécutées.

L'expédition anglaise contre les Achantis, en 1874, a été un véritable triomphe pour l'hygiène, puisque, grâce aux précautions prises, sur 1.828 hommes de troupes blanches il n'y a eu, en trois mois, que 31 décès par maladie.

Dans la guerre du Zoulouland (1879) l'armée anglaise compta 838 morts par blessures et 329 par maladies ; la surprise du camp anglais par les Zoulous à Isandhlwana grossit de 530 tués la liste des décédés de cette guerre d'escarmouches et d'embuscades.

Il n'en est pas moins vrai que, dans la plupart des expéditions, la mortalité par maladies a dépassé la mortalité par le feu.

En Crimée, nous avons perdu 95.000 hommes (en chiffres ronds) sur lesquels 75.000 sont morts de maladies et 20.000 par le feu, sur un effectif de 300.900 hommes ; 82 médecins, soit un quart de leur effectif, sont décédés pendant la campagne, par le fait des épidémies.

Du 10 avril 1854 au 31 juin 1856, sur un effectif moyen de 345.000 soldats, l'armée anglaise a enregistré, en Orient, 218,952 entrées à l'hôpital, sur lesquels 11 p. 100 provenaient de blessures reçues sur le champ de bataille, et 89 p. 100 de maladies contractées dans les camps. Pendant les deux années finissant en mars 1856, la mortalité moyenne a été de 23 p. 100, malades, mais s'est élevée à 46,7 p. 100 malades dans certains hôpitaux.

Pendant la guerre d'Italie, en 1859, sur un effectif de 200.000 hommes, nous avons compté 3.664 tués, tandis que 5.000 hommes sont morts de maladies, bien que la campagne n'ait duré que deux mois et ait cessé au moment où le typhus commençait à sévir dans l'armée autrichienne, où la dysenterie et la fièvre typhoïde s'établissaient dans la nôtre.

Au Mexique, la mortalité par le feu a été à celle par maladie comme 10 est à 29.

Pendant la guerre de Sécession, les armées américaines ont perdu : l'armée du Sud : 20.893 hommes tués dans le combat, 120.000 morts par maladies ; l'armée du Nord : 96.701 hommes tués dans les combats, 182.500 hommes morts par maladies.

Pendant la campagne si courte de 1866, sur un effectif de 437,260 hommes, l'armée prussienne a vu périr 11 pour 1.000 hommes par le feu et 14 pour 1.000 par maladies.

L'armée russe du Danube, pendant la guerre de 1877-78, sur un effectif de 592.085, a perdu 102,799 hommes, dont 16.578 par le feu, 44.431 par maladies, les autres disparus par suicide, accident, etc.

Durant la guerre de Bosnie, en 1878, on a noté, dans l'armée autrichienne, 1.326 tués par le feu et 2.080 par maladie.

Dans la campagne du Sud-Oranais, en 1881-82, pour 642 morts de maladie il n'y a eu que 122 tués.

Les maladies observées en campagne relèvent, d'après L. Laveran, de quatre influences principales : influences atmosphériques, méphitisme du sol, méphitisme des lieux habités, alimentation vicieuse. Les maladies sont en réalité les mêmes que celles du temps de paix, mais les facteurs morbides qui les engendrent peuvent prendre en campagne une telle intensité que parfois un nombre prodigieux d'hommes sont attaqués et succombent. Les excès de fatigue, la réparation insuffisante des organismes, les influences morales, ce qu'on a appelé le surmenage, jouent un rôle si important en campagne, que la marche annuelle régulière de certaines affections est complètement troublée, non au début des guerres, mais après que celles-ci ont duré quelque temps, et il est bien établi que les troupes victorieuses ont moins de malades que les armées vaincues et démoralisées. Les endémies des pays occupés et l'influence des climats aggravent aussi quelquefois d'une façon considérable la morbidité et la mortalité des corps expéditionnaires.

C'est ainsi que la statistique de l'armée anglaise aux colonies donne, pour 1885, une morbidité de 1374,8 et une mortalité de 15,4 pour 1.000 hommes d'effectif. A Saïgon, la mortalité de notre armée était encore de 42 pour 1.000 en 1870 ; elle s'est considérablement abaissée depuis et l'histoire médicale du corps d'occupation du Tonkin démontrera une fois de plus l'influence heureuse de prescriptions médicales sagement conçues et strictement suivies.

Si l'on cherche quelle a été la morbidité moyenne des troupes du département de la guerre employées hors de France de 1862 à 1890, on trouve qu'un effectif moyen annuel de 64.772 hommes a fourni une moyenne annuelle de 37.847 malades (hôpitaux et infirmeries), soit 58,4 malades par 1.000 hommes d'effectif.

Quant à la mortalité pour la même période et pour les mêmes effectifs, elle a été de 15,35 pour 1.000 hommes, alors que la proportion des déchets de toute espèce (décès et sorties définitives de l'armée pour cause de maladies) a été 18,38 pour 1.000 hommes.

Pendant les années 1865-1866, le choléra sévit en Algérie ; en 1868 la mortalité et la morbité augmentèrent considérablement par le fait du typhus ; la mortalité et la morbidité furent constamment, en Italie (dont l'occupation cessa en 1870) comme en Algérie, aggravées par les fièvres palustres ; en 1881 on enregistra 1.341 décès dans le corps expéditionnaire de Tunisie et 728 dans les bataillons de la division d'Oran faisant campagne active : sur ces 2.069 décès, 146 ont été causés par le feu, 22 par le massacre de la mission Flatters, 800 sont attribuables à des suicides, accidents, blessures, et 1841 sont dus aux affections internes, notamment à la fièvre typhoïde. Dans les années suivantes, les expéditions du Tonkin firent sentir leur influence par le choléra, la dysenterie et encore la fièvre palustre.

La morbidité et la mortalité par fièvre typhoïde en Algérie et en Tunisie, de 1881 à 1889, sont indiquées par les tableaux suivants :

Morbidité par fièvre typhoïde et tuberculose, de 1881 à 1890 en Algérie et en Tunisie.

	MORBIDITÉ PAR FIÈVRE TYPHOÏDE		MORBIDITÉ PAR TUBERCULOSE	
	Algérie.	Tunisie.	Algérie.	Tunisie.
1881-1890...................	16.258	10.350	1.771	282
Moyenne annuelle...........	1,625	1,035	177,1	28,2
Proportion pour 1000........	23	65	2,3	1

Mortalité par fièvre typhoïde et tuberculose, de 1881 à 1890 en Algérie et en Tunisie.

	MORTALITÉ GÉNÉRALE		MORTALITÉ par FIÈVRE TYPHOÏDE		MORTALITÉ par TUBERCULOSE		DÉCHETS PAR TUBERCULOSE Algérie et Tunisie.
	Algérie.	Tunisie.	Algérie.	Tunisie.	Algérie.	Tunisie.	
1881-1890..........	7.622	2.619	2.960	2.420	631	572	876
Moyenne annuelle.	76,2	26,1	29,6	24	63	57	87,6
Proportion pour 1000	10	10	42	15	0,8	0,8	1

Ces données générales suffisent pour établir qu'il existe dans les armées, en temps de paix comme en guerre, des causes morbides résultant de la vie militaire et qui constituent par conséquent le domaine propre du médecin d'armée : ses efforts, la statistique le prouve, ont été plus d'une fois couronnés de succès en diminuant le nombre des malades et des morts, tandis que la méconnaissance de ses conseils a malheureusement montré, en plus d'une circonstance, combien il importe de tenir grand compte de ses avis fondés sur l'expérience et la science.

CHAPITRE III

RECRUTEMENT ET CONSTITUTION DES ARMÉES

ARTICLE Ier. – CONDITIONS GÉNÉRALES DE L'APTITUDE AU SERVICE
MILITAIRE.

L'histoire du recrutement des armées constitue un chapitre considérable de l'histoire militaire de chaque pays, le recrutement ayant nécessairement varié avec l'état social des diverses puissances. Ce qui est demeuré constant, au milieu des variations amenées par le cours des siècles, c'est la nécessité comprise de tout temps par les chefs d'armée, de n'enrôler que des soldats vigoureux. A Rome, les magistrats intervenaient pour éliminer de l'armée les indignes et les malingres. Les recruteurs de tous les pays ont toujours jeté leur dévolu sur les plus beaux hommes, et l'on sait avec quelle passion le roi de Prusse, Frédéric-Guillaume recherchait, pour son armée, les jeunes gens de haute taille.

Cependant il faut arriver jusqu'à l'époque contemporaine pour trouver, à la base de l'organisation des armées, l'intervention légale d'un expert médical, appliquant des règles scientifiques à la mesure de la valeur corporelle des recrues et assurant ainsi à l'hygiène militaire *des sujets* qui représentent avec certitude, une élite au point de vue physique.

Le 15 brumaire an II (5 novembre 1793), le premier Conseil de santé de la République demandait au Ministre de la Guerre de faire admettre par décret un tableau indiquant les motifs d'exemption et de réforme du service militaire car, disait le Conseil, « le service militaire exige le libre exercice de tous les organes, le soldat qui en a quelqu'un de vicié souffre ; la peine produit la douleur, la douleur les maladies, les maladies affligent l'humanité, affaiblissent les armées, ruinent le trésor public (1) ». Le

---

(1) Lettre du Conseil de santé au Ministre de la Guerre, extraite des archives du Comité technique de santé. — Voyez *Archives de médecine et de pharmacie militaires*, t. XIV, 1889, page 150 et suivantes.

rapport du Conseil de santé fut repris par la Commission de santé du Comité de salut public et approuvé par ce Comité le 2 nivôse an III (22 décembre 1894).

Cette instruction a servi de base à celles qui l'ont suivie, instructions du 14 novembre 1845, du 2 avril 1862, qui resta en vigueur jusqu'à celle du 3 avril 1873, nécessitée par la loi nouvelle sur le recrutement et qui a été remplacée elle-même par celle du 27 février 1877, puis par celle du 17 mars 1890 qui vient d'être remplacée par celle du 13 mars 1894.

« Le service militaire, dit l'instruction du Conseil de santé des armées du 27 février 1877, exige des sujets qui entrent ou qui se trouvent dans l'armée, des conditions d'aptitude intéressant à la fois la population et l'Etat. Les militaires doivent être sains et vigoureux, non-seulement pour exécuter les exercices et les travaux qui leur sont imposés, et résister aux fatigues qui en résultent, mais encore afin de puiser, dans le sentiment de la force organique, l'énergie nécessaire pour lutter contre les intempéries, supporter les privations, braver les obstacles et les périls, s'habituer à toutes les vicissitudes auxquelles expose le métier des armes en temps de guerre et même en temps de paix ».

Ces quelques lignes indiquent bien l'importance du choix des recrues, expliquent pourquoi, aujourd'hui, dans tous les pays, le législateur a souci de l'entourer de garanties scientifiques. La profession militaire est en effet, une des plus rudes que l'on puisse embrasser : la vie en commun particulièrement à l'âge où l'on incorpore les jeunes soldats, les fatigues du service, en temps de paix et surtout en temps de guerre, exposent les individus à des causes de maladies et de mort, auxquelles ne peuvent se soustraire que des organismes bien trempés, et il importe à l'armée de ne pas s'encombrer d'hommes incapables de lui être utiles. De plus les militaires faibles, sont : « une charge pour l'État qu'ils grèvent de journées d'hôpital, une perte pour la société qui pourrait les employer utilement dans d'autres positions, car beaucoup meurent soldats qui auraient pu vivre dans les conditions de la vie civile ». (*Même instruction*).

Les hommes débiles sont absolument incapables de servir en campagne où ils deviennent rapidement la proie des épidémies : ce sont autant d'unités perdues pour le combat et d'embarras pour le commandement dans les marches et le jour de l'action. L'armée est faite pour se battre et ceux-là seuls sont en état de porter utilement les armes pour la défense du pays, qui sont physiquement bien constitués.

Pour déterminer l'aptitude physique au service miltaire, plusieurs facteurs entrent en ligne de compte ; ce sont : notamment l'*âge* et la *taille* auxquels il convient d'ajouter le *poids*, le périmètre *thoracique et les rapports entre ces différents éléments.*

I. **Age**. — L'âge moyen de recrutement en Europe est vingt ans. Il est bien certain qu'à cet âge, le corps n'a pas atteint son maximum de vigueur, le système osseux n'a pas achevé son développement, et c'est de vingt-cinq à trente ans seulement que l'homme acquiert son maximum de force rénale. Si le jeune homme de vingt à vingt-trois ans a en général une force suffisante, avec un maximum de souplesse et de facilité d'accommodation aux habitudes et aux milieux, c'est de vingt-cinq à trente ans qu'il offre le plus de résistance et de vigueur. Aussi les législateurs, en incorporant les contingents vers l'âge de vingt ans et en admettant des engagements volontaires avant cet âge, ont-ils obéi à des considérations d'ordre social, bien plus qu'à des arguments empruntés à la physiologie et à l'hygiène.

Nous avons parlé déjà de l'influence de l'âge sur la morbidité et la mortalité militaires en temps de paix. Cette influence est encore plus marquée en campagne.

La grande armée composée d'hommes de vingt-trois à vingt-cinq ans va presque sans malades de Boulogne à Austerlitz. Les conscrits provenant des levées de 1808 et 1809 et qui n'avaient pas vingt ans, tombent épuisés d'étapes en étapes, remplissant de malades les hôpitaux de la ville de Vienne. En 1813, l'empereur réclamait 300.000 hommes, mais il voulait des hommes faits et non des enfants « qui ne servent qu'à encombrer les hôpitaux. » Pendant la guerre de Crimée, d'après Chenu, le duc de Newcastle informait lord Raglan qu'il avait 2.000 recrues à lui envoyer et ce général répondait : « Je préfère attendre ; ceux que j'ai reçus étaient si jeunes et si peu développés qu'ils ont tous été saisis par les maladies ; ils ont été fauchés comme des épis. » Pendant la guerre de 1870, on a remarqué que les classes de 1869 et 1870 sont celles qui partout ont le plus souffert. Pendant l'expédition de Tunisie, ce sont encore nos jeunes soldats qui ont payé le plus lourd tribut à la fièvre typhoïde. En Algérie, même dans les garnisons, la même loi se vérifie journellement. On n'envoie dans les colonies anglaises que des hommes ayant au moins vingt ans d'âge et une année de service, et Parkes déclare qu'enlever à leur campagne des jeunes gens de dix-huit à vingt ans, c'est se livrer à un véritable gaspillage et se montrer cruel, étant donnée la mortalité du soldat à cet âge.

Notre loi de 1872 sur le recrutement, en réduisant à cinq années le service dans l'armée active, en admettant les engagements volontaires d'un an et de plusieurs années (ils ont été d'environ 25.000 par an), en abaissant l'âge auquel on autorisait les rengagements, a eu pour conséquence de donner une valeur numérique moindre à la moyenne indiquant l'âge de nos soldats présents sous les drapeaux. Ce que nous avons vu de la morbidité et de la mortalité relativement à la durée du service, faisait craindre qu'il ne se produisît en conséquence une augmentation de la mortalité militaire générale : celle-ci non seulement n'a pas augmenté mais même a diminué, ce qui montre bien l'amélioration des autres conditions hygiéniques de notre armée.

La loi de 1889 tout en n'appelant au service que les jeunes gens ayant au moins vingt ans et huit mois, affaiblit encore le chiffre moyen de l'âge des soldats puisque la durée du service dans l'armée active n'est plus que de trois ans : de plus, cette loi, en autorisant le renvoi dans leurs foyers d'une partie des jeunes gens qui ont accompli une année de service, augmente d'une façon appréciable la proportion des hommes les plus jeunes. De plus, le renouvellement incessant des contingents fait que les soldats quittent le service actif au moment où s'achève la période si dangereuse de l'acclimatation militaire, qu'avant 1870 on considérait comme durant deux ou trois années et qui, dans la période de 1862-1869 inclus, a fourni un nombre si considérable de déchets. C'est là une condition défavorable qui vient ajouter son action fâcheuse à l'abaissement de l'âge moyen de nos soldats.

En revanche, nos troupes de la réserve et de l'armée territoriale offriront certainement en campagne, grâce à leur âge, une résistance physique dont témoigne leur attitude pendant les périodes d'instruction, et leur solidité corporelle sera analogue à celle observée, en 1870-71, chez les troupes similaires allemandes.

D'autre part, ne doit-on pas espérer que des jeunes gens que leur séjour dans l'armée a vraisemblablement fortifiés physiquement et moralement et que l'on rend à la vie civile, non plus après sept ans, mais après trois ans de séjour au régiment, vont faire bénéficier le pays tout entier des bonnes habitudes hygiéniques qu'ils ont contractées ? Ne peut-on pas prévoir qu'ils auront une action favorable dans la solution de ce problème social complexe : diminuer, dans notre pays, la mortalité, y augmenter la matrimonalité et la natalité ?

II. Taille, poids, périmètre thoracique. — Rapports entre le poids, la taille et le périmètre thoracique. — L'importance de la taille a été diversement interprétée. Certains ont voulu voir dans son développement l'expression physiologique de la force constitutionnelle et de la résistance vitale aux causes de destruction. Cette opinion est reconnue erronée car les hommes de haute taille sont très souvent d'une constitution médiocre ou faible : la force de résistance résulte en réalité de l'harmonie existant dans le développement de toutes les parties du corps et qu'on rencontre plus fréquemment chez les individus de taille moyenne que chez les sujets de très haute ou de très petite stature. La taille est surtout une question de race, comme le démontrent les études démographiques françaises et étrangères. En France, la moyenne de la taille varie suivant les départements ; cependant, le régime alimentaire, l'état social, etc., modifient l'influence de la race en imprimant à la croissance harmonieuse de l'organisme un mouvement de progression ou d'arrêt, selon que ces conditions sont favorables (aisance, vie au grand air, etc.), ou défavorables (travail dans les manufactures, misère, excès, etc.)

Sous l'ancienne monarchie, les armées françaises permanentes étant peu nombreuses, on a pu ne recruter en France que des hommes de haute taille, mais lors des levées en masse du commencement du siècle, tout homme valide, quelle que fût sa taille, a été requis pour le service.

La loi de l'an VIII a admis le minimum de taille de 1^m,54 ; en 1813 on abaissa ce minimum jusqu'à 1^m,52 pour revenir, en 1832, à 1^m,55 puis, en 1872 et 1889, à 1^m,54.

Ce chiffre semble ne pas pouvoir être abaissé de beaucoup pour le service armé. — Ne faut-il pas que le fantassin soit capable de porter son équipement et de manœuvrer son arme, le cavalier de seller son cheval, l'artilleur d'atteindre toutes les partie du canon ?

Une taille, inférieure à 1^m,54 entraîne, d'après la loi française actuelle, l'ajournement pendant deux ans, puis le classement dans le service auxiliaire.

La taille minima dans les principales armées étrangères est la suivante :

Suède.....	1^m,60
Empire d'Allemagne....	1 ,57
Belgique........................... .	1 ,57
Italie...................................	1 ,56
Suisse	1 ,55
Angleterre........	1 ,50
Espagne	1 ,50
Portugal	1 ,50

L'inaptitude ordinaire des hommes de trop haute taille à supporter longtemps les fatigues du service militaire est un fait démontré et l'excès de taille peut être un cas d'exemption, comme le défaut ou l'insuffisance de taille, toutes les fois que la constitution physique n'est pas développée dans de justes proportions.

Dans nos conseils de révision, l'emploi de la balance n'est pas en usage, comme dans d'autres armées, mais il résulte des travaux de Quételet, Boudin, Allaire, Champouillon, Champenois, Vincent, Bernard, Robert, Seeland, Hammond, etc., qu'il existe un rapport utile à connaître entre la taille, le poids et le périmètre thoracique, bien que la race semble intervenir dans les moyennes des poids comme dans celle des tailles.

La quantité d'air introduite dans les poumons à chaque inspiration (capacité respiratoire) est certainement un des éléments déterminant la force réelle de l'individu et par suite le diamètre de la poitrine est une des données importante à considérer, surtout si on l'envisage dans ses relations avec la taille et le poids.

Dès 1840, Michel Lévy avait éveillé l'attention sur cette question, sans cependant donner aucun chiffre. L. Laveran fit remarquer que si l'on groupe les soldats en forts et en faibles, les premiers ont un périmètre moyen de $0^m,83$ les seconds de $0^m,79$. Allaire, en 1883, avait noté l'importance du périmètre thoracique et cherché à établir la loi qui relie le poids à la taille. Robert (1863) pensait, qu'à $0^m,10$ d'augmentation de la taille, correspondait une augmentation de poids de $3^{kg}.,70$. Bernard établit que la fréquence des maladies était en raison inverse de la largeur de la poitrine, quelle que fut l'élévation de la taille, et fixa à 3,50 le rapport de la taille au poids. Malheureusement les conclusions de ces travaux, entrepris sur des corps de troupe spéciaux, ne sauraient être généralisées avec certitude. Hammond cependant avait calculé qu'un homme de $1^m,65$ doit peser au moins $56^{kg}.,70$ et que chaque centimètre d'augmentation dans sa taille correspondait à $900^{gr}.$ d'augmentation de poids. Hildesheim a étudié la question dans l'armée prussienne et Neudœrfer dans l'armée autrichienne. Ce dernier disait : « Si nous considérons l'homme comme une machine en travail, l'aptitude à l'action de cette machine dépendra de la masse et de la force vive développée en une unité de temps et sera proportionnelle à ces quantités : $L = f (mp)$, c'est-à-dire que L, aptitude à l'action, est une fonction de la masse m et de la force vive p développée en une unité de temps. Par conséquent, l'aptitude à l'action augmentera ou diminuera selon que la masse et la force vive développée en une unité de temps augmenteront ou diminueront elles-mêmes. Admettons que la densité des hommes bien portants soit uniforme, la masse sera proportionnelle à la section transversale du corps multipliée par sa hauteur $m = gh$. La hauteur h est déterminée par la mesure ; la section transversale, c'est-à-dire le développement des muscles et des os, par la pesée. »

En 1873, le capitaine Saniewski publia une traduction des mémoires de Stolaroff et de Seeland (1).

Stolaroff établit le tableau suivant :

NOMBRE des hommes mesurés.	TAILLE.		DEMI-TAILLE	PÉRIMÈTRE thoracique.	POIDS.
55..................	$1^m,534$ à	1,555	$0^m,772$	$0^m,856$	$56^k.270$
726..................	1 ,555	1,600	0 ,789	0 ,861	58 ,210
1.273..................	1 ,600	1,645	0 ,811	0 ,876	61 ,215
1.451..................	1 ,615	1,689	0 ,833	0 ,892	63 ,975
932..................	1 ,689	1.731	0 ,856	0 ,903	66 ,910
376..................	1 ,734	1.778	0 ,878	0 ,911	70 ,165
117..................	1 ,778	1,823	0 ,900	0 ,919	72 ,565
MOYENNES					
4.930..................	1 ,659		0 ,829	0 ,887	63,526

(1) STOLAROFF, *De l'aptitude des recrues au service militaire, déterminée par la mesure de la poitrine et le poids des hommes. Revue militaire russe* de décembre 1871. SEELAND, Rapport sur le même sujet. Traduction des deux mémoires par Saniewski, Paris, 1873.

Ce qui démontre, dit-il, « que chaque centimètre d'augmentation de taille entraîne une augmentation régulière et progressive du poids et du périmètre thoracique absolu, tandis que le périmètre thoracique relatif (rapport du périmètre absolu à la demi-taille) diminue ; c'est-à-dire que plus l'homme est grand moins sa poitrine est relativement développée. Le rapport harmonieux entre la taille, le périmètre thoracique et le poids est surtout sensible chez les hommes de taille moyenne ou petite. Les hommes de $1^m,778$ à $1^m,823$ et au-dessus ont, en proportion, un poids plus petit et une poitrine moins développée, aussi leur constitution est-elle moins résistante. Par conséquent, plus le périmètre thoracique et le poids sont grands, la taille restant dans les limites moyennes, plus l'homme est fortement constitué ». Enfin, il admet que, pour les tailles moyennes, le périmètre thoracique doit être supérieur de deux centimètres au moins à la moitié de la taille et fait de cette mensuration thoracique la véritable base de l'acceptation ou du refus de la recrue. Seeland confirme par des chiffres cette manière de voir.

Stolaroff et Seeland prenaient leurs mesures au niveau des mamelons. On a proposé de placer le ruban métrique sous l'aisselle, puis on a reconnu les avantages que présente la mensuration de la poitrine au-dessous de la saillie des pectoraux.

En 1854 on mesura le thorax d'une partie des soldats prussiens et ce mode d'investigation devint réglementaire en 1867. Cependant, l'instruction allemande du 28 septembre 1875 ne prescrit pas la mensuration pendant l'expiration et Roth et Lex (1877) restent dans l'incertitude sur les chiffres à déterminer. Une instruction ultérieure a fixé à $0^m,80$ le minimum pendant l'expiration et à $0^m,85$ pendant l'inspiration. Fetzer, en 1880, estimait, qu'avec un périmètre de $0^m,76$ et même $0^m,75$, les mesures étant prises au niveau des mamelons, certains sujets étaient encore très aptes au service. Il remarquait du reste que la mensuration thoracique n'a pas grande valeur, car elle n'est pas toujours en rapport avec la capacité pulmonaire et cette dernière n'a pas de relations constantes avec la taille. Il attachait plus d'importance aux pesées : un poids de $60^{kg.}$ indiquerait la limite inférieure de l'aptitude physique ; il serait rare de trouver parmi les hommes de $1,57$ et au-dessus des sujets qui, pesant moins de $60^{kg.}$, feraient de bons soldats. Aujourd'hui la mensuration n'est plus employée que pour les sujets douteux.

En 1867, une instruction destinée aux médecins autrichiens prescrivait la mensuration du thorax par la ligne bimammaire et exigeait que le périmètre de la poitrine dépassât de $0^m,025$ au moins la moitié de la taille. Tout homme, dont la poitrine mesurerait $0^m,79$ et au-dessous, devrait être considéré comme impropre au service militaire. En 1869, il a été prescrit, dans l'armée autrichienne, de ne pas rejeter l'homme bien constitué du reste qui aurait un périmètre inférieur à $0^m,752$, mais d'exempter tout individu dont le périmètre serait inférieur à cette mesure. Aujourd'hui avec ce minimum de périmètre, le conscrit peut être accepté, s'il est bien musclé.

Pour l'armée suisse, en 1875, il fut ordonné d'exempter les hommes dont le périmètre thoracique ne dépasserait pas la demi-taille pour les tailles moyennes ; pour la haute taille, le périmètre thoracique ne devait pas être inférieur à $0^m,80$. La mensuration a été supprimée en 1890.

Dans l'armée anglaise, dit Parkes, le désir de la majeure partie des officiers est d'avoir des hommes de haute taille et les régiments de cavalerie ont les soldats les plus grands. Malgré beaucoup de divergences, on peut admettre, pense-t-il, qu'à dix-neuf ans la moyenne de la taille est de $1^m,65$ (65 pouces) et la moyenne du poids de 60^{kg} (125 livres). Le poids exprimé en livres doit être environ le double de la taille exprimée en pouces. D'après Longmore, les rapports entre l'âge et la taille, le poids et le périmètre thoracique sont indiqués de dix-sept à vingt-deux ans par les chiffres du tableau de la page 36 (nombres réduits en mesures métriques). Et c'est d'après les données de ce tableau, qu'on a établi les règles qui, pour chaque corps de l'armée anglaise, déterminent le périmètre en relation avec la taille exigée.

Au Portugal, d'après l'ordonnance du 20 octobre 1887, on accepte les formules suivantes : $C > \dfrac{A}{2}$ et $\dfrac{P}{A} > 38$ dans lesquelles A représente la taille, C, le périmètre thoracique et P, le poids.

Dans les provinces du nord des États-Unis d'Amérique (d'après Frœlich, *Der Militärartz*, octobre 1891, p. 145), chez les hommes dont la taille est comprise entre 5 pieds 4 pouces et 5 pieds 7 pouces, le périmètre thoracique, mesuré au moment de l'expiration, doit dépasser d'un demi-pouce la moitié de la taille ; chez les hommes dont la taille est comprise entre 5 pieds 8 pouces et 5 pieds 10 pouces et au-delà, le périmètre peut être relativement un peu plus petit.

La relation désirable, d'après l'instruction sur le recrutement, est la suivante :

Taille exprimée en pouces.	Poids exprimé en livres.	Taille exprimée en pouces.	Poids exprimé en livres.
64	128	69	148
65	130	70	155
66	132	71	162
67	134	72	169
68	141	73	176

En Belgique, une instruction de 1880 établit que la relation entre la taille et le poids ne doit pas être inférieure de plus de 7^{kg} au chiffre donné par les décimales de la taille chez les hommes de $1^m,65$ de haut et doit être supérieure à 7^{kg} chez les autres.

| AGE | | NOMBRE d'observations. | TAILLE | | | | | POIDS | | | | | PÉRIMÈTRE THORACIQUE | | |
De	A		Moyenne.	Maximum.	Minimum.	Différence entre les deux.	Accroissement en 5 ans.	Moyenne.	Maximum.	Minimum.	Différence entre les deux.	Augmentation	Moyenne.	Maximum.	Minimum.
17	18	127	1m,64	1m,80	1m,48	0m,32	»	52 k,770	66 k,85	38 k,07	28 k,15	»	0 k,79	0 k,901	0 k,69
18	19	81	1 ,67	1 ,84	1 ,51	0 ,33	0m,03	56 ,850	71 ,05	42 ,02	29 ,03	4 k,08	0 ,80	0 ,90	0 ,71
19	20	114	1 ,68	1 ,85	1 ,51	0 ,34	0 ,04	58 ,680	73 ,32	44 ,04	29 ,28	1 ,83	0 ,81	0 ,901	0 ,72
20	21	139	1 ,71	1 ,86	1 ,57	0 ,29	0 ,03	62 ,975	82 ,06	43 ,35	39 ,25	4 ,03	0 ,83	0 ,95	0 ,71
21	22	106	1 ,71	1 ,82	1 ,60	0 ,22	0 ,00	88 ,150	88 ,63	47 ,67	40 ,96	5 ,17	0 ,82	0 ,94	0 ,70

Jansen, en 1888, estime que chez les individus bien constitués, le poids croît avec la taille dans une proportion constante ; de plus, tout homme de vingt ans qui ne pèse pas au moins 322gr. par centimètre de taille, soit 50kg pour un individu de 1m,55, n'est pas suffisamment fort pour le service militaire.

Vallin pense qu'entre 1m,54 et 1m,70, le poids minimum de 50kg. doit s'élever à mesure que la taille augmente. Les hommes d'une taille au-dessus de 1m,70 sont tenus de peser au moins 60kg. et ceux d'une taille de 1m,80 au moins 70kg.

Enfin, Morache est d'avis que :

> Vers 1m,55 le poids doit dépasser 55kg.
> Vers 1 ,60 le poids doit varier de 58 à 60kg.
>   — 1 ,65   —   de 61 à 62
>   — 1 ,70   —   de 63 à 64

Et ainsi de suite en diminuant le rapport de la taille au poids pour les hommes de vingt à vingt-deux ans.

Lehrnbecker (*Deutsch. Militärärzt. Zeitsch*, 1886, 5, p. 208), a étudié les rapports qui peuvent exister entre la taille, le périmètre thoracique, le poids et la mesure de la partie supérieure du thorax et du bassin. Ses expériences ont porté sur 900 hommes et il est arrivé aux résultats suivants :

Rapport du périmètre thoracique et du périmètre scapulaire.

a). — Le périmètre scapulaire est en moyenne de 0m,17 plus grand que le périmètre thoracique. Dans cette augmentation, le développement des muscles du bras a une grande importance ; aussi la différence entre le périmètre thoracique et le périmètre scapulaire est-elle plus petite chez les recrues et chez les hommes d'apparence débile.

b). — L'augmentation du périmètre scapulaire est proportionnelle à l'augmentation du périmètre thoracique (abstraction faite de légères oscillations pour certaines tailles) ; le graphique qui les indiquerait montrerait deux lignes sensiblement parallèles.

Rapport du périmètre du bassin avec le périmètre thoracique.

a). — Le périmètre du bassin est en moyenne de 0m,031 plus grand que le périmètre thoracique.

b). — Chez les recrues et les hommes faibles, cette différence en faveur du périmètre du bassin est plus élevé et atteint 0m,039.

c). — L'augmentation du périmètre du bassin n'est pas proportionnelle à celle du périmètre thoracique.

d). — Chez les hommes vigoureux, le développement du corps en largeur se manifeste surtout par la grandeur du périmètre scapulaire relativement au périmètre thoracique, tandis que chez les débiles, le développement en largeur est surtout indiqué par l'augmentation du périmètre du bassin (relativement au périmètre thoracique).

Rapport de la taille et du périmètre thoracique.

a). — Chez les hommes faits, d'une taille moyenne de 1^m,685, le périmètre thoracique a été trouvé de............ .... 0^m,858.

Chez les recrues d'une taille moyenne de 1^m,670, le périmètre
thoracique a été trouvé de .... 0 ,835.

Chez les hommes faibles d'une taille moyenne de 1^m,776, le
périmètre thoracique a été trouvé de.. ... . 0^m,765.

b). — En général, le périmètre thoracique augmente avec la taille ; il
atteint chez les hommes faits (jusqu'à la taille de 1^m,72) et chez les recrues
(jusqu'à la taille de 1^m,66), plus de la moitié du chiffre de la taille. Chez
tous les débiles, il ne mesure jamais la demi-taille.

Rapport de la taille et du périmètre scapulaire.

a). — Le périmètre scapulaire moyen mesure en moyenne 0^m,171 de
plus que le périmètre thoracique moyen.

b). — Le périmètre thoracique croît, en général, avec l'augmentation
de la taille.

Rapport de la taille et du périmètre du bassin.

Le périmètre du bassin croît, en général, avec la taille, mais d'une
façon variable suivant la constitution des sujets.

Rapport de la taille avec le périmètre scapulaire et celui du bassin.

Le développement du corps en largeur est généralement proportionnel
à la taille, et d'une façon d'autant plus marquée que l'homme est plus
vigoureux.

Rapport de la taille et du poids.

a). — Le poids minimum de l'homme apte au service militaire est de
55^{kg} à 53^{kg}.

b). —Le poids moyen des hommes faits a été trouvé de 65^{kg} pour une
taille moyenne de 1^m,685.

c). — Le poids augmente avec la taille dans la proportion d'environ
0^{kg},750 pour un centimètre de taille.

Le médecin-major Mackiewicz (1) reprenant ces recherches a mesuré
1.092 soldats et est arrivé aux conclusions ci-dessous :

1° Le *périmètre sous-pectoral* a été trouvé inférieur à 0^m,80 chez 111
militaire, 17 avaient ce périmètre au-dessous de 0^m,78 ;

2° Chez les ajournés l'année précédente et déclarés bons pour le service
actif, on en a rencontré 400 sur 1.000 ayant le périmètre sous-pectoral
inférieur à 0^m,80 ; 130 le périmètre inférieur à 0^m,78, et 130 le périmètre
inférieur à 0^m,70 ;

3° Sur 1.000 individus pesant moins de 54^{kg}, on en trouve 469 dont
le périmètre sous-pectoral est inférieur à 0^m,78 ;

4° Chez les individus ayant une taille inférieure à 1^m,64, on en trouve

(1) *Essai sur la valeur des indications fournies par le poids, les périmètres thoracique, des épaules et du bassin pour juger de l'aptitude au service militaire.* (*Archives
de médecine et de pharmacie militaires,* t. XII, 1880, p. 161).

232 sur 1.000 ayant le périmètre sous-pectoral inférieur à 0^m,80 et, sur ces 232 hommes, 32 l'ayant inférieur à 0^m,78 ;

5° Le périmètre des épaules et le périmètre du bassin expriment le développement en largeur du corps, ou autrement dit, le développement musculaire et osseux de l'individu, puisque les dits périmètres se rencontrent à leur minimum presque exclusivement chez les sujets ayant le périmètre sous-pectoral inférieur à 0^m,80, et puisque le périmètre du bassin égale ou surpasse le périmètre bi-axiliaire seulement chez les malingres et les sujets de haute taille ;

6° Sur 1192 militaires, on n'a trouvé deux de ces trois périmètres au-dessous du minimum, chez le même individu, que lorsque celui-ci avait le périmètre sous-pectoral inférieur à 0^m,80. Or un individu qui, outre un développement minimum de la poitrine a un développement minimum du corps dans le sens de la largeur, est insuffisamment développé ou faible de constitution. Si donc le minimum du périmètre sous-pectoral était fixé à 0^m,80, on pourrait dire que tout individu est incomplètement développé et inapte au service armé si, n'ayant pas un périmètre thoracique de 0^m,80, il présente un périmètre des épaules inférieur à 1^m,01, et un périmètre du bassin inférieur à 0^m,81, ou bien un périmètre des épaules inférieur à 1^m,01, et un périmètre bi-axiliaire inférieur à 1^m,84, ce dernier périmètre étant égal ou inférieur à celui du bassin.

Cependant il ajoute : « Si le périmètre sous-pectoral minimum était fixé à 0^m,80, on pourrait, d'après les moyennes observées précédemment, donner comme signes nouveaux de la faiblesse de constititution ou du développement incomplet du corps, incompatibles l'un et l'autre avec le service actif : taille généralement peu élevée, poids au-dessous de 54^{kg}·, périmètre des épaules inférieur à 1^m,01, périmètre du bassin inférieur à 0^m,80, ou bien égal ou supérieur à 0^m,81 et au périmètre bi-axillaire, lequel est ordinairement alors inférieur à 0^m,84.

Ces signes nous paraissent dès maintenant, s'ils sont tous réunis chez un sujet ayant seulement 0^m,79 ou 0^m,78 de périmètre sous-pectoral, dénoter un développement incomplet ou une faiblesse de constitution incompatible avec le service actif ; *à fortiori* s'il s'agit d'un sujet ayant moins de 0^m,78 ».

Cette méthode que l'on pourrait appeler *des minima* pourra peut-être conduire à des résultats plus pratiques que celle des moyennes.

Seggel (1) est arrivé après de nombreuses mensurations aux conclusions suivantes : 1° lorsque la largeur des épaules et le diamètre de la poitrine égalent ou dépassent la demi-taille, l'homme peut être déclaré bon sans qu'on fasse d'autre mensuration : 2° lorsque la largeur des épaules et le

---

(1) Oberstabsartz Seggel. — *Ueber den Werth des Messung von Schulterbreite und Sagittaldurchmesser der Brust für die Beurtheilung der Diensttauglichkeit* (*Deutsch. militärartzlich. Zeitsch.*, 20° année, 1891, p. 697).

diamètre de la poitrine sont tous deux au dessous de la demi-taille, ou bien lorsque le peu de largeur des épaules n'est pas compensé par une grande largeur de la poitrine ou vice versa, il est nécessaire de mesurer la circonférence thoracique et la capacité respiratoire. Si les chiffres donnés par ces dernières recherches sont favorables ou assez favorables (celles qui ont trait à la capacité respiratoire surtout), l'homme peut être déclaré apte au service, surtout si son poids est élevé ; 3° lorsque une ou plusieurs de ces mesures sont notablement trop faibles, il ne faut se prononcer sur l'aptitude au service qu'après exploration complète des organes thoraciques et en tenant compte de l'hérédité, de l'alimentation, etc., du sujet.

L'instruction du conseil de santé de l'armée française du 3 avril 1873 disait : « Eu égard au minimum légal ($1^m,54$) de la taille, la circonférence thoracique pour les hommes de petite taille doit dépasser la demi-taille de manière à mesurer au moins $0^m,784$. Quant aux hommes de taille plus élevée, le rapport entre la taille et la circonférence thoracique servira de guide pour le jugement à porter. »

En réalité, l'application trop rigoureuse de la formule de Stolaroff, peut-être les différences de race, ont amené des mécomptes en Autriche, comme en Belgique et en France, bien que Capdevielle ait cru vérifier, au Val-de-Grâce, l'exactitude des conclusions des auteurs russes.

Mackiewicz a pesé et mesuré 771 hommes réformés pour tuberculose et a constaté que rien dans les chiffres obtenus ne décelait la tuberculose latente. Cependant il estime que les nombres faibles, exprimant les périmètres thoraciques et les poids, se rencontrent chez les tuberculeux quatre fois plus souvent que chez les sujets sains (*renseignement oral*).

Aussi l'instruction ministérielle française du 27 février 1887 est-elle moins absolue que la précédente ; elle dit : « La mensuration de la circonférence de la poitrine ne peut être considérée comme un élément absolu d'appréciation de l'aptitude physique au service militaire, le périmètre thoracique variant, avec la race, l'âge et la taille, les habitudes et la profession des individus. Toutefois on peut en tenir compte, dans de certaines limites, lorsque le périmètre thoracique est au-dessous de $0^m,78$, la mensuration étant faite immédiatement au-dessous de la saillie des muscles pectoraux, pendant l'intervalle de deux respirations normales, les bras tombants. » L'instruction du 17 mars 1890 sur l'aptitude physique au service militaire et celle du 13 mars 1894, ne déterminent plus aucun chiffre qui doive être pris en considération absolue, l'expérience ayant prouvé que l'insuffisance du périmètre thoracique ne saurait seule motiver l'exemption ou la réforme.

En réalité, il appartient au médecin expert de juger l'ensemble de l'individu et de voir s'il n'est pas trop *faible de constitution*. De même qu'il est impossible de nettement définir la bonne constitution, la constitution faible se reconnait mieux qu'elle ne se décrit, à la mollesse du tissu, à la gracilité des formes, à l'insuffisance du développement du squelette et des muscles et au manque d'harmonie entre les différentes parties du corps.

Le jugement à porter sur les maladies et infirmités qui peuvent faire exempter du service, exige aussi de la part des experts une science et une expérience consommées.

Cependant il ne suffit pas, pour assurer aux armées un contingent apte à la guerre, de n'admettre que des hommes valides, il est nécessaire d'en rejeter les non-valeurs physiques. Des règlements particuliers déterminent, dans chaque puissance, la procédure à suivre pour éliminer les hommes devenus impotents au service du pays et pour leur assurer une juste indemnité.

ARTICLE II — RECRUTEMENT DE L'ARMÉE FRANÇAISE

Sous les Mérovingiens, l'armée était formée de leudes et des hommes auxquels le roi avait donné des terres sous la condition du service militaire. Cette institution fut confirmée et généralisée par Charlemagne qui, vers 798, comprit aussi des mercenaires parmi ses troupes. Après la chute de l'empire de Charlemagne, chaque seigneur se fit une armée de ses vassaux, le roi ayant lui aussi ses hommes d'armes qu'il ne pouvait retenir plus de quarante jours. Louis VI (1110) commença à joindre à sa cavalerie une infanterie composée de milices communales forcées d'aller à la guerre et de mercenaires. Ces milices servaient à leurs frais et choisissaient leurs chefs. Tout capitaine de bande, du reste, était entrepreneur de recrutement, achetait ses hommes à prix débattu et les vendait le plus cher qu'il pouvait au roi ou aux provinces. Charles VII, par les ordonnances de 1439 et 1448, créa une armée permanente et soldée par le roi. Les armées de Louis XI, de Charles VIII, de Louis XII, de François Ier et de ses successeurs étaient en partie recrutées en France, en partie formées de mercenaires étrangers. Ce recrutement donna lieu à de graves abus, d'autant que les engagements n'étaient que d'un mois ; en vain Henri II voulut-il les porter à trois mois. Pendant les guerres civiles qui précédèrent le couronnement de Henri IV, on voit les lansquenets et les reitres accourir en France, attirés par l'appât du butin et les recruteurs employer la violence et la fourberie pour se procurer des hommes. Cette situation dura jusqu'en 1688, année où Louis XIV créa une milice temporaire, en levant 25.000 hommes pris dans toutes les communes, qui devaient les fournir armés et équipés. Le service fut fixé à deux ans et d'autres levées eurent lieu jusqu'à la paix de Ryswick (1697). La milice devint permanente en 1726, sous Louis XV et elle ne fut abolie que par le décret du 16 décembre 1789 qui décida que les troupes françaises seraient recrutées par enrôlements volontaires.

Bientôt aux enrôlements volontaires succéda la levée en masse prescrite par la loi du 4 juin 1791, puis vint la loi du 24 février 1793 qui mit en réquisition permanente tous les citoyens âgés de dix-huit à quarante ans. Cette même loi admit l'enrôlement volontaire et les appels et posa le principe du remplacement.

La conscription militaire fut introduite dans notre législation par la loi du 19 fructidor an VI. Louis XVIII l'abolit par la charte de 1814 et créa les engagements volontaires avec prime de 50$^{fr.}$ L'effectif des légions ne put pas être maintenu au chiffre réglementaire et, sur l'initiative de Gouvion-Saint-Cyr, les Chambres adoptèrent la loi du 10 mars 1818. L'engagement volontaire resta le principe du recrutement mais, en cas d'insuffisance du nombre des engagements, les effectifs étaient amenés à leur chiffre normal par des appels que déterminait le tirage au sort, les contingents étant répartis dans les départements proportionnellement à la population. La durée du service, d'abord fixée à six ans, fut portée à huit ans par la loi du 9 juin 1824.

Cette loi fut remplacée par celle du 21 mars 1832 qui faisait dépendre l'appel du tirage au sort, admettait des exemptions pour motif de santé ou dans l'intérêt de certaines catégories d'individus, autorisait la substitution des numéros et le remplacement, permettait l'engagement volontaire mais sans prime, enfin réglait les rengagements. Les détails d'application de cette loi ont été déterminés par les instructions du 18 mai et du 29 juin 1840, faisant suite à celle du 30 mars 1832, en ce qui concerne les opérations des conseils de révision et par la circulaire ministérielle du 10 avril 1855.

La loi du 26 avril 1855 fonda la caisse de la dotation de l'armée et améliora notablement les conditions du remplacement, sans pouvoir cependant faire cesser tous ses abus.

Après les désastres de 1870, le service militaire devint obligatoire pour tous, le remplacement fut aboli, la présence dans l'armée active fut réduite à cinq ans, avec passage ultérieur dans les différentes réserves jusqu'à l'âge de quarante ans. Enfin les principes généraux posés par la loi de 1872 ont reçu une application plus rigoureuse par la loi du 20 novembre 1889, modifiée depuis dans quelques-uns de ses articles par les lois du 6 novembre 1890, 10 juillet 1892, etc., qui nous régit actuellement et qui a réduit à trois ans le service dans l'armée active et porté à quarante-cinq ans l'âge de la libération complète de tout service militaire.

En tête de cette loi, il est écrit, « que tout Français doit le service militaire personnel pendant vingt-cinq années » Elle permet les engagements volontaires pour trois, quatre et cinq années, aux jeunes gens ayant au moins dix-huit ans, (seize ans dans l'armée de mer) ; elle autorise les rengagements pour deux, trois et cinq ans pour diverses catégories d'hommes de troupe, de telle sorte que certains sous-officiers peuvent demeurer quinze ans dans l'armée active ; elle admet en outre la position de « *commissionné* » pour des groupes déterminés, jusqu'à la même limite d'âge.

Tout Français reconnu propre au service militaire fait partie successivement :

De l'armée active pendant trois ans ;

De la réserve de l'armée active pendant dix ans ;

De l'armée territoriale pendant six ans ;

De la réserve de l'armée territoriale pendant six ans.

La loi du 15 juillet 1889 diffère de la loi de 27 juillet 1872 en ce que la dernière en date abolit le volontariat d'un an et fait disparaître toute dispense de service avant un an de présence sous les drapeaux.

Comme la loi de 1872, elle n'exempte que les jeunes gens déclarés inaptes à tout service par suite de leur état physique. Elle classe dans le *service auxiliaire* ceux qui, sans être capables de porter les armes, sont utilisables dans certains emplois : ouvriers, secrétaires, conducteurs de voitures etc. Elle prescrit *l'ajournement* pendant deux années de suite des jeunes gens « qui n'ont pas la taille réglementaire de $1^m,54$ ou qui sont reconnus d'une complexion trop faible pour un service armé ».

La loi de 1872 avait déjà fait cesser le remplacement à prix d'argent qu'admettait la loi de 1832.

La loi de 1889, en appliquant d'une façon plus étroite que celle de 1872 le service personnel, augmente les contingents annuellement disponibles et fait *sujets* de l'hygiène militaire, à un moment de leur vie, tous les jeunes gens du pays, capables de porter les armes.

Chaque année on établit par canton, pour la formation de la classe, des tableaux de recensement comprenant les jeunes gens qui ont atteint l'âge de vingt ans révolus dans l'année précédente et domiciliés dans l'une des communes du canton. Après quoi a lieu le tirage au sort.

L'examen médical des recrues devant les conseils de révision avait été prévu par les lois précédentes, mais l'importance attribuée successivement à l'expertise scientifique est de plus en plus nettement déterminée.

La loi de 1832 disait : « Dans les cas d'exemption pour infirmités, les gens de l'art seront consultés » et des décisions ministérielles avaient prescrit une série de dispositions, desquelles il résultait que le médecin expert devait être un médecin militaire du grade de major de 2e classe au moins, et ne pas tenir garnison dans le département où il était appelé à voir les conscrits, afin de se trouver, le plus possible, à l'abri des obsessions des familles.

La loi du 27 juillet 1872 stipulait qu'il serait attaché au conseil de révision « un médecin militaire ou à défaut (en cas de mobilisation, par exemple), un médecin civil ». L'art. 28 spécifiait que « dans le cas d'exemption pour infirmités, le conseil ne se prononcera qu'après avoir pris l'avis du médecin qui assiste au conseil ».

L'art. 19 de la loi du 25 novembre 1889, dit qu'un médecin militaire, ou à défaut un médecin civil désigné par l'autorité militaire, assiste aux opérations du Conseil lequel « ne peut statuer qu'après avoir entendu l'avis du médecin. Cet avis est consigné dans une colonne spéciale, en face de chaque nom sur le tableau de recensement ».

La loi de 1889, constitue deux conseils de révision, le cantonal et le départemental.

Le premier, le plus important au point de vue de l'hygiène militaire, est composé du préfet président, d'un conseiller de préfecture, d'un membre du conseil général, d'un membre conseil d'arrondissement, d'un officier général ou supérieur. Un sous-intendant militaire, le commandant du recrutement et un ou plusieurs médecins militaires assistent le conseil.

Tous les hommes portés sur les listes de recensement sont examinés par le médecin, et le conseil les classe définitivement en *aptes au service ;* en *ajournés ;* en *dispensés après un an de service ;* en *aptes* seulement *aux services auxiliaires ;* en *exemptés,*

Quand les listes de recrutement de tous les cantons du département ont été arrêtées, se réunit le *conseil de révision départemental* formé des mêmes membres que le conseil cantonal, mais auxquels se joignent deux autres représentants du conseil général. Le conseil de révision départemental statue sur les dispenses à accorder à titre de soutiens de famille et fixe la taxe militaire à payer par les exemptés, dispensés ou ajournés.

L'incorporation du contingent a lieu du 1er au 16 novembre, le passage successif des classes dans la réserve de l'armée territoriale et sa réserve se fait le 1er novembre.

Le recrutement, en France, n'est pas régional mais les recrues (non les engagés volontaires, les réservistes et les territoriaux) sont envoyées plus ou moins loin de leur lieu d'origine. Ce système dit de recrutement *national,* compte un certain nombre d'adversaires : les uns invoquent l'augmentation de dépenses qu'entraînent les voyages des hommes, les autres la longueur des trajets, quelques-uns des motifs tirés des considérations hygiéniques. Pour le sous-intendant militaire Boissonnet (1) le recrutement régional aurait le grand avantage de permettre un mouvement incessant de petites permissions accordées à tour de rôle à tous les hommes de l'effectif entretenu, ce qui rendrait possible la réalisation d'économies et diminuerait la densité de la population des casernes. Il nous paraît bien douteux que ce système d'absences multiples entraîne

____

(1) C. Boissonnet, *Le recrutement et l'hygiène de l'armée* (*Journal des sciences militaires,* 9e série, t. LXIV, 1892, p. 442).

d'heureuses modifications hygiéniques car les contacts répétés avec la population civile sont le moyen le plus habituel d'apport des maladies dans les casernes. Néanmoins le non dépaysement placerait incontestablement la recrue dans de meilleures conditions qu'un transport dans un climat et dans un milieu autres que ceux dans lesquels elle a vécu antérieurement.

Pourtant, grâce à la facilité des communications entre les différents points du territoire, le souci de l'éloignement qui hantait si péniblement nos soldats, il y a quelque trente ans, a considérablement diminué, et aujourd'hui non seulement le dépaysement ne cause plus la nostalgie, mais son influence générale sur le fonctionnement de l'organisme, à moins qu'il ne s'agisse de ruraux transportés dans les villes, a notablement perdu de sa fâcheuse influence.

L'armée active est constituée en France par : 1° les jeunes gens de vingt-et-un à vingt-quatre ans appartenant aux trois classes présentes sous les drapeaux ; 2° les engagés volontaires qui peuvent avoir de dix-huit ans à vingt-quatre ans ; 3° les rengagés qui peuvent avoir au maximum trente-cinq ans ; 4° les officiers dont la limite d'âge varie avec le grade (sous-lieutenants, cinquante-deux ans ; généraux de division, soixante-cinq ans).

Au moment des appels des réservistes, l'armée du temps de paix est augmentée d'un certain nombre d'hommes de vingt-cinq à trente-quatre ans et, au moment de l'appel des territoriaux, elle peut recevoir des hommes de trente-trois à quarante-cinq ans. En temps de guerre l'armée pourra être constituée par tous les hommes valides de vingt à quarante-cinq ans, sans compter les engagés volontaires ayant au moins dix-huit ans.

Quel que soit le mode d'entrée dans l'armée, engagement volontaire ou appel, le jeune homme est soumis à un examen physique soit au bureau de recrutement, s'il s'engage volontairement, soit au conseil de révision dans le cas contraire. Deux nouveaux examens médicaux ont lieu lors de l'incorporation : au moment du départ pour le régiment et à l'arrivée de la recrue au corps dans lequel elle doit servir. L'aptitude physique à remplir par le jeune soldat est déterminée par l'instruction ministérielle en date du 13 mars 1894.

Elle recommande au médecin expert d'interroger chaque organe et de s'assurer par tous les moyens d'investigation : « 1° si les jeunes gens sont sains, bien conformés et si rien ne porte obstacle à la plénitude des mouvements nécessaires à la profession des armes ; 2° si aucune partie ne peut souffrir du port des vêtements, de l'équipement et des armes ; 3° si par suite de faiblesse organique, de prédispositions morbides ou de maladie déjà existante, la santé et la vie du sujet ne seraient directement pas compromises par les circonstances habituelles de la vie militaire ; 4° si quelque infirmité ou maladie, sans gêner l'exercice des fonctions est de nature à être transmise ou à exciter le dégoût et par cela même incompatible avec la vie en commun des soldats ».

L'instruction énumère un certain nombre de motifs d'exemption du service armé et donne ainsi un guide précieux au médecin expert.

Cette instruction, comme celles qui l'ont précédée, notamment celle du 17 mars 1890, a tenu compte des progrès de la science et aussi des nécessités de l'armée, en n'admettant plus comme motifs d'exemption des défauts physiques qui ont cessé d'être incompatibles avec le service actuel, tels par exemple la perte de certaines dents, etc., d'une myopie corrigible par le port de lunettes, de déformations peu importantes de la main, etc.

La présence de deux médecins militaires devenue la règle lorsque le nombre de conscrits à examiner est un peu considérable, permet désormais de procéder à l'examen des cas difficiles avec plus de rigueur qu'anciennement.

Un notable progrès a été réalisé aussi, en mettant à la disposition des médecins des conseils, les instruments de diagnostic indispensables pour les mensurations, l'examen des organes des sens, etc.....

Déjà l'instruction de 1877 avait dressé la liste des vices de conformation incompatibles avec le service actif mais compatibles avec le service auxiliaire. L'instruction de 1889, et surtout celle de 1894, ont amélioré cette nomenclature et la dernière dit à ce sujet : « Les jeunes gens reconnus impropres au service actif ou armé ne doivent être désignés pour le service auxiliaire que s'ils ont l'aptitude nécessaire pour remplir les obligations qui leur incomberont lorsqu'ils seront appelés à servir » dans les bureaux, les magasins, les arsenaux, ateliers, chantiers de terrassement, etc., mais ils ne doivent en aucune circonstance « avoir aucune maladie ou infirmité qui puisse diminuer d'une manière notable la faculté de travailler ou constituer une difformité repoussante. » S'il est nécessaire de ne pas s'encombrer de non-valeurs au moment de la mobilisation, il importe cependant d'utiliser chacun suivant ses moyens et de donner au plus grand nombre l'éducation militaire appropriée à leur état.

La possibilité d'*ajourner* pendant trois ans les hommes de taille insuffisante ou de constitution douteuse et l'organisation du *service auxiliaire* diminuent notablement le nombre des hommes exemptés définitivement. « La faiblesse de constitution », disait, en 1871, le général Berge (*Etudes sur la réorganisation des forces militaires de la France*, p. 55) « fait renvoyer, en France, 25,000 jeunes gens, tandis qu'en Allemagne, les hommes compris dans cette catégorie sont ajournés aux années suivantes. Ils ne sont définitivement rejetés que quand ils ont dépassé la limite d'âge ; et l'expérience démontre que les plus chétifs à vingt ans sont souvent parfaitement robustes à vingt-deux ou vingt-trois ans ». Il a été tenu compte de cette observation et l'on peut dire aujourd'hui avec le même auteur : « Du moment où l'axiome *tout citoyen est soldat* est d'accord avec les mœurs, chacun doit servir selon ses facultés ; on ne doit pas plus échapper au recrutement par une légère imperfection physique que s'y soustraire à prix d'argent » (*ibid.*).

Une question médicale très importante du recrutement est le classement des hommes dans les différentes armes.

La taille exigée est la suivante :

Infanterie.. 1^m 54
Cavalerie .... 1^m 63
Artillerie.. 1^m 64

Mais la taille n'est pas le seul élément à faire intervenir et l'instruction du 13 mars 1894 dit :

« *Infanterie*. — L'aptitude à l'infanterie comporte : 1° l'aptitude à la marche, résultant de l'intégrité des membres inférieurs et de leur bonne conformation ; 2° l'aptitude à porter le fusil, les munitions, l'équipement, fardeau actuellement de 28 kilogrammes environ, qui exige une grande vigueur musculaire et que l'on imposerait inutilement à des sujets grêles ; 3° l'aptitude au tir à longue portée qui n'est possible qu'à la condition de posséder une acuité visuelle normale, au moins pour l'un des deux yeux, le tir pouvant s'effectuer par l'habitude avec autant de précision de l'œil gauche que de l'œil droit Les hommes incorporés dans l'infanterie qui ne réunissent pas ces aptitudes, ne peuvent être employés utilement que dans les services accessoires des corps. La deuxième condition d'aptitude n'est pas indispensable pour les officiers de l'arme, ceux-ci n'étant pas soumis à l'obligation de porter la charge du soldat

» *Cavalerie*. — L'aptitude à la cavalerie comporte : 1° l'aptitude physique à l'équitation, qui demande plus de souplesse que de vigueur, exclut l'obésité et les cuisses trop courtes ; la conformation des jambes et celle des pieds peut d'ailleurs ne pas être irréprochable ; l'aptitude au service d'exploration qui exige une acuité visuelle normale, sinon des deux yeux, du moins de l'un d'eux, et un champ de vision binoculaire bilatéral supérieur à 1/2. Il faut ajouter que les hommes employés comme télégraphistes doivent pouvoir distinguer nettement le vert du rouge. Les conditions d'aptitudes relatives à l'équitation et au service d'exploration sont indispensables aux officiers de l'arme, les obligations du service étant sous ces rapports, pour eux, au moins égales, sinon plus importantes, que celles des hommes de troupe.

» *Artillerie*. — L'aptitude à l'artillerie comporte pour les servants à pied ou à cheval, les conducteurs de batteries de montagne et les pontonniers : 1° l'aptitude à la marche, qui résulte de l'intégrité des membres inférieurs et de leur bonne conformation ; 2° l'aptitude aux manœuvres de force, c'est-à-dire être vigoureusement musclés et sans hernie ; 3° l'aptitude au pointage des pièces pour le tir à longue portée qui exige une acuité visuelle normale, au moins pour l'un des deux yeux. Les pontonniers doivent, en outre, pouvoir distinguer le vert du rouge. Ces aptitudes ne sont pas indispensables à l'officier de l'arme, même celles qui sont relatives au tir, attendu qu'il peut, à l'aide d'une lunette de campagne, donner satisfaction aux besoins de ce service. En revanche, l'aptitude physique à l'équitation lui est nécessaire, ainsi qu'aux servants à cheval et aux conducteurs des batteries montées et à cheval. Ces derniers doivent être assez vigoureux pour porter des fardeaux, mais la conformation des pieds peut ne pas être irréprochable.

» *Génie.* — L'aptitude au service du génie comporte : 1° les aptitudes physiques nécessaires à l'infanterie, surtout au point de vue de la marche ; 2° les aptitudes aux manœuvres de force ; 3° les perfections de la vue sont moins indispensables que dans l'infanterie, le tir à longue portée n'étant qu'accidentel pour l'arme du génie, où les aptitudes professionnelles deviennent particulièrement prépondérantes ; mais les hommes du régiment des chemins de fer doivent pouvoir distinguer nettement le vert du rouge. Les conducteurs du génie sont en petit nombre et ils sont triés au régiment même, après l'incorparation, dans les mêmes conditions que ceux de l'artillerie. Les aptitudes physiques des officiers du génie doivent être identiques à celle des officiers d'infanterie, les obligations matérielles du service étant les mêmes.

» *Sapeurs-pompiers.* — L'aptitude au service dans le régiment des sapeurs-pompiers comporte : 1° une constitution très robuste, l'intégrité absolue des organes de la respiration et de la circulation, l'absence de tendance aux varices et de dilatation des anneaux inguinaux, une vue normale ; 2° une aptitude particulière aux manœuvres de force et aux exercices gymnastiques.

» *Gendarmerie et garde républicaine.* — L'aptitude au service dans la gendarmerie comporte, en général, les mêmes conditions que pour l'infanterie et la cavalerie, suivant qu'il s'agit de candidats se destinant à l'arme à pied ou à l'arme à cheval. Mais on ne devra admettre dans la garde républicaine, dont le service est particulièrement pénible, que des hommes absolument robustes et ne présentant aucun signe de déchéance ou d'affaiblissement pouvant disposer l'organisme à la tuberculose.

» *Train des équipages.* — L'aptitude au train des équipages comporte pour les conducteurs des mulets de bât : 1° l'aptitude à la marche ; 2° l'aptitude aux manœuvres de force. Les autres cavaliers du train doivent réunir les mêmes conditions physiques que les conducteurs à cheval de l'artillerie, c'est-à-dire posséder l'aptitude physique à l'équitation et être assez vigoureux pour porter des fardeaux. Les hommes dont les membres sont mal conformés pour la marche et ceux dont la vision n'est pas irréprochable, peuvent satisfaire à ce service. Pour les officiers de l'arme, les obligations physiques n'exigent que l'aptitude physique à l'équitation.

» *Artificiers, ouvriers d'artillerie et d'administration, infirmiers militaires.* — Dans les compagnies d'ouvriers d'artillerie et d'artificiers, dans les sections de commis et ouvriers d'administration, et dans les sections d'infirmiers, les aptitudes professionnelles sont prépondérantes et les aptitudes physiques secondaires : l'aptitude à la marche peut être médiocre, et la vision imparfaite. Cependant les ouvriers des sections d'administration doivent posséder la vigueur nécessaire pour porter les fardeaux, et il faut écarter des sections d'infirmiers les hommes de constitution chétive qui offriraient peu de résistance à l'atteinte des maladies contagieuses auxquelles ils sont particulièrement exposés ; des hommes assez vigoureux y sont aussi nécessaires pour exécuter la manœuvre de force qui consiste à soulever un malade dans son lit ou à le porter seul d'un lit à un autre. »

Un certain nombre d'auteurs ont étudié, selon l'expression d'Ely, les *ressources du recrutement en France*. Cette partie importante de l'étude du recrutement en général est basée sur des données démographiques qui sont en dehors du cadre limité de l'hygiène militaire proprement dite. Le jeune homme qu'elle soumet à ses influences multiples, qu'il soit du nord ou du midi, qu'il soit d'une race ou d'une autre, se présente avec ses qualités et ses défauts personnels, sans qu'il importe essentiellement de connaître les ressources en conscrits que présente la région de laquelle il provient.

Cependant il est utile de se rendre compte de la sélection que crée le mode de recrutement adopté depuis 1872.

Avant cette époque, notamment sous le régime de la loi de 1832, une portion seulement des inscrits est appelée à être examinée, et il est impossible d'établir la proportion absolument rigoureuse des hommes aptes au métier de soldat. Cependant, comme c'est le sort qui seul décide le rang suivant lequel les jeunes gens sont présentés devant le conseil de révison, on peut admettre que les chiffres obtenus donnent la moyenne physique de tous les inscrits, et les nombres fournis par les statistiques de cette époque sont assez logiquement comparables à ceux postérieurs à 1872, alors que tous les inscrits sont examinés par les conseils.

Si l'on se reporte aux conditions de recrutement fixées par les lois antérieures, on trouve que, de 1831 à 1843, inclus, 2.280.540 jeunes gens ont tiré au sort et que sur ce nombre près de 200.000 ont été renvoyés pour insuffisance de taille ; déduction faite de ces exemptés, il reste près de 2.100.000 individus parmi lesquels 680.000, soit 32 p. 100, ont été rejetés pour inaptitude physique.

De 1844 à 1868, les résultats ont été, année par année, d'après Morache (1), ceux indiqués au tableau de la page 50.

On ne saurait ne pas être frappé du nombre considérable des exemptés pour infirmités ou pour défaut de taille, par rapport au nombre des hommes déclarés aptes au service militaire, que produisit la loi de 1832.

L'application de la loi de 1872 modifie ces moyennes, ainsi que l'indique le tableau de la page 51, également emprunté à Morache (*loc. cit.,* 2ᵉ édit., p. 140), sauf pour les années postérieures à 1884, pour lesquelles les renseignements sont puisés aux comptes-rendus annuels officiels du recrutement.

Pour 227.264 jeunes gens reconnus aptes, 41.109 seulement sont rejetés définitivement (13,5 0/0).

Cette différence si considérable reconnaît deux causes principales : le système des ajournements et la création du service auxiliaire, qui utilise une moyenne annuelle de 17.082 hommes ; de telle sorte que la loi de 1872, tout en faisant porter son choix sur un plus grand nombre de jeunes gens, a permis aux conseils de révision de n'éliminer qu'un nombre

____

(1) Morache, *Traité d'hygiène militaire,* 1ʳᵉ édition, Paris, 1874, p. 233.

Résultats généraux du recrutement en France de 1844 à 1868

(Soit pendant les 25 dernières années de l'application de la loi de 1832).

CLASSE.	Contingent demandé.	NOMBRE de jeunes gens inscrits sur les listes de tirage	NOMBRE de jeunes gens sur le sort desquels le Conseil a statué.	EXEMPTÉS. Total des exemptés pour infirmités et exemptions légales.	Dont : pour défaut de taille.	Dont : pour infirmités.	Proportion des exemptés sur 100 examinés.	Déduits sans bénéfice pour l'armée (pour 100).	Perte réelle de l'armée sur la classe (pour cent).
1844	80.000	308.900	173.462	93.370	11.800	51.565	35,83	0,96	54,79
1845	80.000	300.775	172.288	92.083	11.690	53.891	53,44	1,10	54,54
1846	80.000	307.091	173.910	93.731	11.203	56.013	48,70	0,96	49,66
1847	80.000	304.905	160.460	89.738	10.768	41.884	40,71	0,94	49,65
1848	80.000	305.124	166.994	86.730	11.791	49.217	51,92	0,97	52,89
1849	80.000	304.023	167.543	87.360	11.172	49.775	52,14	0,93	53,07
1850	80.000	305.712	164.405	84.245	10.256	48.433	51,24	0,97	52,21
1851	80.000	311.218	161.077	80.991	9.699	46.838	51,28	1,06	51,24
1852	80.000	295.762	159.939	79.780	9.889	45.644	49,89	1,00	50,89
1853	80.000	301.295	255.749	117.485	15.329	62.376	47,60	1,04	48,64
1854	140.000	306.662	261.121	122.972	17.951	62.564	47,60	1,08	48,68
1855	140.000	317.855	268.039	130.158	18.466	65.417	48,56	1,12	49,68
1856	100.000	310.289	211.620	111.726	13.322	60.673	52,80	1,04	53,84
1857	100.000	294.761	210.019	110.313	13.393	58.514	52,53	1,07	53,60
1858	140.000	305.339	267.333	130.236	16.491	63.829	48,72	0,58	49,30
1859	100.000	306.314	206.168	106.241	12.178	53.481	51,53	1,18	52,71
1860	100.000	312.204	204.216	104.255	12.148	54.177	51,05	1,14	52,19
1861	100.000	321.455	205.093	104.992	11.710	56.524	51,10	1,11	52,30
1862	100.000	323.070	204.047	103.994	11.428	56.385	50,97	1,11	52,11
1863	100.000	325.427	204.870	104.827	11.421	57.659	51,16	1,11	52,27
1864	100.000	324.561	198.216	98.801	10.609	54.926	49,62	1,74	51,38
1865	100.000	326.075	196.730	96.584	10.741	52.875	49,09	1,38	50,47
1866	100.000	312.078	192.930	92.750	9.847	50.737	48,07	1,34	49,41
1867	100.000	292.750	195.094	85.021	7.605	49.310	45,98	1,31	48,24
1868	100.000	309.736	188.959	88.705	7.655	52.138	46,94	1,31	48,25
Moyennes	96.800	309.367	198.849	99.892	11.943	54.413	49,42	1,09	50,92

ANNÉES.	NOMBRE de jeunes gens inscrits sur les listes de tirage.	RECONNUS NON PHYSIQUEMENT APTES AU SERVICE DANS L'ARMÉE ACTIVE.				RECONNUS PHYSIQUEMENT APTES AU SERVICE DE L'ARMÉE ACTIVE.			
		Exemptés définitivement pour infirmités.	Ajournés à un an. — 5ᵉ partie de la liste.	Classés dans le service auxiliaire. 4ᵉ partie de la liste.	Total des jeunes gens reconnus non aptes au service actif immédiat. Total des colonnes 3, 4, 5	Dispensés conditionnels du service d'activité en temps de paix. 3ᵉ partie de la liste.	Dispensés du service d'activité en temps de paix. — 2ᵉ partie de la liste.	Inscrits dans la 1ʳᵉ section de la liste de recrutemᵗ.	Total des jeunes gens reconnus non aptes au service actif immédiat. Total des colonnes 7, 8, 9
1	2	3	4	5	6	7	8	9	10
1875	283.768	29.797	19.518	21.259	70.564	30.073	42.268	140.863	213.204
1876	279.846	32.551	21.236	17.407	71.194	31.426	40.724	136.502	208.652
1877	294.382	31.730	23.545	17.916	73.191	34.746	45.633	140.812	321.191
1878	286.107	33.812	26.373	16.246	76.4·1	33.331	44.518	131.827	209.676
1879	295.924	33.543	27.955	15.669	77.167	31.550	45.410	141.797	218.757
1880	316.662	34.857	30.686	17.240	82.783	32.336	49.041	152.502	233.879
1881	306.833	34.659	30.927	14.909	90.495	30.452	48.847	147.039	226.338
1882	309.689	40.262	37.754	15.427	93.440	30.738	48.086	137.425	216.249
1883	312.924	38.784	38.589	15.562	92.935	31.292	49.428	139.269	220.989
1884	313.951	37.812	39.405	16.090	93.037	31.525	50.463	138.926	220.914
1885	309.097	37.728	38.318	16.674	92.740	31.746	48.832	135.779	216.357
1886	306.854	39.760	39.726	16.531	96.017	31.875	46 466	132.496	210.837
1887	316.090	36.401	43.115	18.513	98.059	32.806	46.779	138.446	218.031
1888	308.245	33.282	40.166	18.263	91.711	31.787	44.698	140.019	226.534
1889	295.707	30.632	39.231	18.481	88.344	32.·05	44.405	130.453	207.363
Totaux	4.535.979	616.640	495.231	256.237?	1.398.108	478.192	693.618	2.484.185	3.258.971
Moyennes	302.308	41.109	33.015	17.082	93.207	31.879	46.244	145.612	217.264

relativement restreint d'hommes, et d'utiliser pour l'armée tous ceux qui peuvent véritablement lui être utiles, soit sous les armes, soit dans les services annexes.

La loi de 1889 a-t-elle apporté des modifications encore plus profondes ? Bien qu'elle n'ait pas eu le temps de faire sentir son influence d'une façon qu'on puisse apprécier sans cause d'erreur, il y a tout lieu de croire qu'au point de vue qui nous occupe, ces modifications sont peu marquées. Les principes fondamentaux des deux lois sont les mêmes et les différences provenant de la réduction du service de cinq à trois années ne sont pas de nature à modifier la proportion des incorporés et des exemptés.

Nous n'avons pas à tenir compte non plus d'une classe d'individus, heureusement fort restreinte, que la loi de 1872 éliminait complètement de l'armée. Nous voulons parler des condamnés que les articles 4 et 5 de la loi de 1889 incorporent dans les bataillons d'infanterie légère d'Afrique ou mettent à la disposition du ministère de la marine, suivant les cas.

Il suffit de jeter un coup-d'œil sur le tableau suivant pour comparer les effets des deux lois.

	INSCRITS.	EXEMPTS définitive-ment.	AJOURNÉS.	SERVICE auxiliaire.	TOTAL des inaptes immédiate-ment.	APTES immédiate-ment.
De 1875 à 1889......	302 398	41.109	33·015	17.082	93.207	217.264
1890	310.273	29.620	39.997	22.792	92.409	217.775
1891	300.247	28.685	42.709	22.324	93.718	206.436
1892	277.425	25 884	40.167	20.295	86.346	191.079
Moyenne 90-91-92. ..	295.982	28.063	40.957	21.803	87.491	205.096

Le total des admis avec la nouvelle loi, (312.105) est sensiblement égal à la moyenne donnée par la loi précédente (217.264) ; mais on constate cependant une différence : le nombre des exemptés définitivement qui est de 41.109 avec la loi de 1872, n'est plus que 28.063 avec la loi de 1889.

Tout en faisant la part de cette circonstance que trois années sont insuffisantes pour permettre un jugement définitif, on doit peut-être voir dans ces chiffres, non pas un résultat nécessaire de l'application de la loi, mais la preuve de la tendance de plus en plus marquée des conseils de révision à ajourner le plus grand nombre possible de ces hommes insuffisamment développés, qu'on aurait rejetés d'emblée autrefois.

Le tableau suivant donne, à titre de renseignement, le détail des hommes jugés aptes au service militaire pendant les années 1890 et 1891.

ANNÉES.	1re PARTIE de la liste.	DISPENSÉS article 21.	DISPENSÉS articles 23 et 50.	LIÉES au service.
1890............	140.718	40.915	3.401	32.741
1891............	132.399	35.182	3.973	34.382

Les jeunes gens visés dans les articles 21 et 23 de la loi de 1889 peuvent ne faire qu'une année de service. L'article 50 intéresse les jeunes gens qui résident hors d'Europe ; dans certaines conditions ils échappent au recrutement, mais leur nombre est trop faible pour changer les conclusions que nous avons données précédemment.

Outre les effectifs fournis par les contingents annuels de la métropole, l'armée française d'une part comprend la légion étrangère constituée par des engagés volontaires d'autres nationalités et qui, depuis 1870, a compté dans ses rangs un très grand nombre d'Alsaciens-Lorrains, et d'autre part, elle utilise dans une certaine proportion, des éléments fournis par les indigènes de ses colonies, qui héréditairement acclimatés dans leur pays d'origine constituent pour l'armée coloniale des éléments précieux.

Les conditions physiques à remplir par les hommes de la légion étrangère et par les indigènes algériens qui s'enrôlent dans les tirailleurs ou les spahis sont les mêmes que celles exigées du contingent français.

En Annam et au Tonkin, le recrutement des indigènes est déterminé par les articles suivants du règlement du 10 février 1886 :

« ART. 1er. — La force militaire au Tonkin comprend :

» 1° L'armée active ; 2° la réserve ; 3° les milices des confins militaires.

» La durée du service des Tonkinois est de trois ans dans l'armée active, après lesquels ils passent dans la réserve pour deux ans.

» Le service dans les milices des confins militaires est l'objet d'une organisation spéciale.

» ART. 2. — L'armée active est recrutée suivant le mode adopté par l'administration tonkinoise pour le recrutement des soldats provinciaux dans les mêmes conditions.

» ART. 3. — Le gouvernement du protectorat fixe dès le principe le maximum de soldats que chaque province aura à fournir pour l'armée active.

» Les gouvernements tonkinois, de concert avec les résidents, en feront la répartition par village, proportionnellement au chiffre des inscrits, et en dresseront un état qui deviendra définitif après approbation du commandant en chef. Cet état fixera le nombre maximum des soldats à fournir par village.

» Les villages sont tenus de tenir au complet sous les armes le nombre qui leur est demandé dans la limite de ce maximum.

» ART. 4. — Tous les ans, au 1er mars, le gouvernement du protectorat remet aux gouverneurs tonkinois l'état distinct, par arme, des hommes que chaque province devra fournir pour remplacer ceux qui sont libérés de l'armée active après l'expiration de leur temps de service, et indique les points sur lesquels il y a lieu de diriger le contingent ou les diverses fractions du contingent.

» ART. 5. — Les gouverneurs informent aussitôt les villages du nombre et des catégories d'hommes, suivant les professions exercées, que chacun d'eux aura respectivement à fournir, en leur enjoignant de les présenter à la date fixée.

» ART. 6. – Dans chaque village, les autorités communales désignent les hommes à présenter aux commissions pour le service militaire.

» ART. 7. — Les hommes ainsi désignés doivent être rendus aux points indiqués le 1er avril (le 1er mai en 1886) et présentés à une commission militaire qui constatera leur aptitude au service et prononcera leur admission.

» Un fonctionnaire français de la résidence, désigné par le résident, fait partie de la commission avec voix consultative.

» ART. 8. Les autorités tonkinoises ne peuvent désigner pour être incorporés que des hommes de 21 à 35 ans. Exceptionnellement, quelques hommes n'ayant pas 20 ans pourront être admis, à la condition qu'ils présentent toutes les qualités requises pour le service militaire.

» ART. 9. — Ne seront incorporés que les hommes reconnus aptes par la commission.

» Les hommes sont examinés par une commission formée d'un chef de bataillon, d'un capitaine et d'un médecin militaire. »

Les motifs d'exemption sont ceux spécifiés dans les instructions ministérielles en vigueur sur l'aptitude au service militaire. Mais étant donné la petite taille de la race, il a fallu accepter le minimum de $1^m,44$. On a admis que l'âge pouvait varier de 20 à 35 ans, et la pratique a démontré combien il est difficile de le déterminer avec exactitude.

Sur 619 examinés en 1886, le médecin-major Hassler (1) a trouvé 488 hommes aptes au service et 131 impropres au service, savoir : 24 par défaut d'âge et faiblesse de constitution, 18 pour âge trop avancé, 5 pour défaut de taille, 21 pour gale invétérée, 15 pour intoxication chronique par l'opium, 3 pour cachexie palustre et 40 pour affections diverses.

La moyenne de la taille observée par Hassler a été $1^m,56$ avec un maximum de $1^m,72$ bien que les tailles au-dessus de $1^m,60$ soient rares. Le périmètre thoracique dépasse de $0^m,01$ à $0^m,02$ la demi-taille.

Les noirs africains sont en général grands, bien faits et bons marcheurs ; d'après Jousset, la taille maxima est $1^m,54$ et les mensurations ont donné les chiffres suivants :

	Age.	Périmètre.	Pour une taille de
Hindou.........	23 à 32 ans.	$0^m,84$	$1^m,65$
Sénégambien.. .	23 à 32 ans.	0 ,86	1 ,70
Congo..........	23 à 38 ans.	0 ,84	1 ,66
Antilles..... ...	23 à 36 ans.	0 ,87	1 ,69

(1) *Recrutement annuel des indigènes tonkinois* (*Archives de médecine et pharmacie militaires*, t. XI, 1888, p. 39).

Il estime la force rénale des nègres à $14^{kil.},2$ et celle des mulâtres à $15^{kil.},8$.

ARTICLE III. — RECRUTEMENT ET CONSTITUTION DES PRINCIPALES ARMÉES EUROPÉENNES

Les principes généraux qui guident le médecin militaire français dans le choix des recrues, sont aussi ceux qui dirigent les médecins experts des autres armées européennes, mais comme, à côté du mode de choix des recrues, la durée du séjour sous les drapeaux et l'organisation générale des armées sont des facteurs qui interviennent pour modifier les conditions de la vie du soldat, nous indiquerons sommairement les bases de la constitution des principales armées européennes (1).

§ I. — ARMÉE ALLEMANDE

L'organisation actuelle de l'armée allemande a ses racines dans l'organisation de l'armée prussienne dont le grand électeur Frédéric-Guillaume (1640-1688) fut le fondateur. Il maintint le service obligatoire qui existait depuis 1616, augmenta le nombre des régiments et légua ses traditions militaires, sinon à son fils Frédéric I, premier roi de Prusse (1701) amoureux du faste et de la magnificence, du moins à son petits-fils Guillaume I (1713), le *roi sergent,* dont les recruteurs parcoururent l'Europe pour former à prix d'argent ce régiment fameux de grenadiers de taille énorme. Frédéric-Guillaume I fut aussi avare et ennemi du luxe que son père avait été prodigue et passa sa vie au milieu des troupes, exerçant et disciplinant les hommes, qu'ils fussent d'origine prussienne ou mercenaires étrangers. Frédéric II le Grand (1740-1786) utilisa les ressources en hommes et en argent léguées par ses ascendants, augmenta les effectifs, divisa l'armée en régiments de campagne, régiments de garnison et bataillons francs, régla l'organisation intérieure des corps de troupe, modifia les règles de la tactique, se créa une cavalerie, améliora son artillerie, maintint dans ses troupes une discipline de fer et leur imposa des règles d'hygiène. L'armée prussienne forte de 200.000 hommes à la fin du règne de Frédéric II, servit de modèle à ce moment à toute l'Europe : sa tactique fut adoptée par l'armée française et les prin-

(1) Nous avons fait dans cet article de nombreux emprunts à l'ouvrage du colonel Rau : *État militaire des principales puissances étrangères au printemps de* 1891, Paris, 1891, et y avons particulièrement puisé presque toutes les données numériques, et à celui du capitaine J. MOLARD : *Puissance militaire des États de l'Europe.* Paris, 1893.

cipes d'hygiène prescrits par le grand capitaine devinrent ainsi une des bases de l'hygiène militaire en Europe.

Après les années glorieuses pour les armes prussiennes, vinrent les revers. En 1792 les Prussiens durent reculer en Champagne. Après la bataille d'Iéna (1806), Napoléon limita à 42.000 le nombre des soldats de la Prusse, mais Scharnhorst, en faisant passer successivement les recrues dans les rangs de l'armée active, sans dépasser le chiffre des présents fixé par le vainqueur, prépara une armée formidable, composée d'hommes exercés qui furent les soldats de Blücher et entrèrent victorieux à Paris en 1814. La guerre terminée, on organisa définitivement l'armée d'après les idées de Scharnhorst : recrutement basé sur la conscription et les engagements volontaires, court séjour dans l'armée active puis passage dans la réserve et ensuite la landwehr, de telle sorte, qu'avec un contingent annuel de 40.000 hommes, la Prusse put mettre sous les armes 470.000 hommes. La mobilisation de la landwehr ne se fit pas sans difficulté en 1830, en 1848 et 1849 ; aussi sous la régence de Guillaume, le futur empereur d'Allemagne, en 1860 et 1861, malgré l'opposition de la chambre des députés et grâce à l'intervention du ministre de Bismarck, la création de nouveaux régiments fut décidée et il fut établi que la landwehr ne servirait plus qu'en seconde ligne. La guerre de 1866 et celle de 1870-1871 ont démontré l'excellence de l'organisation prussienne qui est devenue l'organisation allemande depuis, qu'aux termes de la constitution du 16 avril 1871, le roi de Prusse, en sa qualité d'empereur d'Allemagne, est le chef des forces militaires des vingt-cinq états allemands constituant l'empire.

Depuis 1870, l'organisation militaire a toujours été se perfectionnant sous l'application successive de la loi de 1874, puis de la loi du 11 février 1888 qui a rendu le service obligatoire pour tout Allemand de 17 à 45 ans révolus, enfin de la loi qui règle le recrutement en 1894-95 et augmente notablement les effectifs.

Le recrutement en Allemagne est régional, excepté pour la garde qui se recrute sur tout le territoire et pour les corps d'Alsace-Lorraine qui envoient leurs recrues et leurs réservistes dans les régiments de l'intérieur et reçoivent leurs contingents des provinces germaniques.

Le territoire de l'empire est divisé en régions occupées chacune d'une manière permanente par un corps d'armée qui y puise, en temps de paix, comme lors d'une mobilisation, tous ses effectifs. La région de corps d'armée est subdivisée en districts de recrutement.

En temps ordinaire, les jeunes gens sont appelés dans le courant de l'année où ils comptent vingt ans révolus. Ils se font inscrire dans leurs communes du 15 janvier au 5 février de cette année. Le nombre des inscrits de cet âge a été, jusqu'en 1894, d'environ 475.000 pour une population totale de 49 millions 1/2 d'habitants. Mais 45.000 de ces jeunes gens environ ont échappé au recrutement, principalement par suite d'émigration.

Les jeunes gens inscrits sont appelés vers le mois de mai devant la *commission de district*. Elle est composée du commandant du bataillon de la landwehr du district, d'un officier d'infanterie, de deux médecins militaires, du landrath (conseiller provincial) et de quelques notables. Elle se transporte dans les centres de convocation et vérifie l'aptitude physique des jeunes gens ; ceux-ci sont alors classés : en exemptés définitivement, en ajournés, en hommes utilisables seulement en temps de guerre et destinés à faire partie de la réserve de recrutement.

Ensuite a lieu le tirage au sort (*Loosung*) entre les non exemptés, afin de déterminer l'ordre dans lequel ils seront appelés sous les drapeaux.

Puis intervient la *commission régionale*, composée du général de brigade du district, président, d'un officier de la garde, d'un officier de landwehr, de l'officier adjudant, du général et d'un médecin militaire. Cette commission examine les jeunes gens que la commission de district a désignés pour l'ajournement et cette visite se fait en présence du médecin qui a proposé l'ajournement ; la commission arrête la liste de ceux qui doivent passer dans la réserve du recrutement ou dans le premier ban du landsturm, fixe l'affectation des recrues dans les différentes armes et dans la garde, révise, s'il y a lieu, les décisions de la commission de district et arrête définitivement la liste des exemptés. Dans les cas douteux, elle peut exceptionnellement renvoyer les hommes devant la *commission de recrutement du corps d'armée* qui, le plus souvent cependant, ne connait que des litiges administratifs.

Au *ministère* réside une *commission de recrutement* qui prononce en dernier ressort sur toutes les questions de recrutement.

Les deux tiers environ des jeunes gens d'une classe sont ajournés. Comme les ajournés d'une classe sont remplacés par un nombre à peu près égal d'ajournés des classes précédentes, les commissions de recrutement ont à statuer sur 430.000 hommes âgés de vingt ans, vingt-et-un ans et vingt-deux ans : 55.000 sont déclarés définivement exemptés ; 13.000 sont admis au bénéfice de la dispense, telle que la loi l'admet pour les soutiens de famille ; 3.500 sont envoyés dans la marine ; enfin 8.500 autres entrent dans l'armée active en qualité de volontaires d'un an (*Einjahrige Freiwillige*).

La loi autorise les engagements d'une durée d'un an, trois ans et même au-delà. Les engagés pour un an peuvent être admis de dix-sept à vingt ans ; ils sont examinés par une commission présidée par le conseiller du Gouvernement de la commission régionale et formée en outre de deux officiers supérieurs et de professeurs d'établissements d'instruction. On admet en principe quatre volontaires d'un an au plus par compagnie.

Les engagements volontaires pour trois ans sont acceptés, à partir de dix-sept ans, par la commission de district, dans la proportion de quarante engagés volontaires au plus par bataillon.

La taille minima exigée est de 1^m,70 pour la garde, 1^m,57 pour l'infanterie, 1^m,67 pour la cavalerie de ligne, 1^m,62 pour la cavalerie légère, 1^m,65 pour l'artillerie.

On ne désigne pas d'avance la force du contingent qui varie selon le nombre des libérations et des engagements volontaires. Le commandant du régiment doit toujours avoir sur les contrôles un nombre d'hommes déterminé tous les ans par le Ministre de la guerre, de manière à entretenir l'effectif du temps de paix au chiffre fixé par la loi pour une période de trois ans et qui, sous la loi de 1890, devait être, du 1er octobre 1890 au 31 mars 1894, de 486.983 hommes.

L'incorporation du contingent a lieu vers le 1er novembre de l'année de l'appel ; toutefois la durée du service est comptée à partir du 1er octobre de ladite année.

En principe, les soldats font trois ans de service dans l'armée active (*Stehendes Heer*) mais il y a des exceptions : lorsque leur instruction est jugée suffisante, les fantassins sont renvoyés après deux ans ; les instituteurs ne font que six semaines de service, les infirmiers dix-huit mois, les hommes de troupes du train six mois. Tous les hommes libérés ainsi sont dits en congé à la disposition de leur corps (*Beurlaubenstand*) et peuvent être rappelés, s'il se produit des vides dans l'effectif. Les cavaliers fournissent quatre années de service actif.

Les militaires qui quittent l'armée active passent dans la réserve de l'armée active où ils comptent pendant quatre ans et six mois, après quoi ils sont immatriculés dans le premier ban de la *Landwehr (I. Aufgebot)* où ils passent cinq années, puis dans le deuxième ban de la *landwehr (II Aufgebot)* où ils restent jusqu'au 31 mars de l'année au cours de laquelle ils atteignent trente-neuf ans.

Les réservistes peuvent être rappelés sous les drapeaux deux fois, pour une durée de huit semaines au plus à chaque rappel. Pendant qu'ils font partie du premier ban de la landwehr, ils peuvent être aussi convoqués deux fois, mais pour quatorze jours au plus.

Les hommes que leur numéro élevé de tirage n'a pas désignés pour l'incorporation, font partie de la réserve de remplacement ou de recrutement (*Ersatzreserve*). Celle-ci comprend en outre les dispensés du service en temps de paix comme soutiens de famille et les hommes qui, sans avoir été définitivement exemptés pour incapacité physique absolue, ont été jugés médiocres. On choisit les moins mauvais de ces derniers pour amener l'effectif de cette réserve au chiffre nécessaire pour former le contingent capable de parer, avec sept classes ainsi constituées, aux premières exigences de la mobilisation. Sous l'empire de la loi nouvelle l'ersatzreserve ne comprendra plus guère que les hommes destinés au service non armé.

En quittant la landwehr, l'homme passe dans le *Landsturm*. Celui-ci embrasse en outre tous les hommes de dix-sept à quarante-cinq ans qui ne font pas partie de l'armée active ou de la landwehr. Il est partagé en deux bans. Le premier est formé par les jeunes gens valides de dix-sept à vingt ans, avant leur incorporation ; par les jeunes gens exemptés pour cause de santé ou ajournés, et arrivés d'ajournement en ajournement à leur troisième année d'obligation militaire ; par les réservistes de l'ersatzreserve, en excédant sur le nombre déterminé par le Ministre. Le second ban est formé de tous les hommes de plus de trente-neuf ans ayant ou non servi ; ils y restent jusqu'à quarante-cinq ans. Le landsturm n'est astreint à aucun exercice militaire.

Ce système de recrutement peut donner à l'Allemagne vingt-huit classes de 375.000. Si l'on calcule les déchets à raison de 4 p. 100 dans la première année, 3 p. 100 dans la seconde et 2 p. 100 pour les années suivantes, on trouve pour les vingt-huit classes 7.857.000 hommes et en réalité on peut compter sur trois millions environ de soldats plus ou moins instruits.

Les rengagés dans l'armée allemande sont d'environ 50.000. D'après la loi du 15 juillet 1890, l'effectif de paix de l'armée active ne devait pas dépasser 486.983 hommes : les 519.000 hommes qui la constituent réellement ne pouvaient être, en même temps, présents sous les drapeaux et 32.000 hommes demeuraient dans leurs foyers. Des hommes dans cette situation sont dits à la *disposition*. On distingue deux catégories d'hommes à la disposition : les recrues laissées provisoirement dans leurs foyers au moment de l'incorporation ; les hommes renvoyés par anticipation, par congés du roi et ceux qui sont en congé temporaire.

La loi nouvelle de 1893 augmente les effectifs du temps de paix. Elle porte :

« ART. 1, § 1. — L'effectif de paix de l'armée allemande, tant en simples soldats qu'en premiers soldats, est fixé à 479.229 hommes, pour la période du 1er octobre 1893 au 31 mars 1899. Les États de la Confédération ayant une administration militaire propre fournissent leur part de cet effectif suivant la proportion de leur population. Les volontaires d'un an n'entrent pas en ligne de compte dans la fixation de l'effectif de paix. Les places de sous-officiers sont fixées comme celles des officiers, des médecins et des employés, par le budget de l'empire.

» § 2. — A partir du 1er octobre 1893, l'infanterie sera formée en 538 bataillons et 173 demi-bataillons ; la cavalerie en 465 escadrons ; l'artillerie de campagne en 494 batteries ; l'artillerie à pied en 37 bataillons ; les pionniers en 23 bataillons ; les troupes de chemins de fer en 7 bataillons ; le train en 21 bataillons. »

L'effectif sera ainsi porté à 492.068 hommes, non compris les officiers (1).

(1) Cette loi fixe le nombre des médecins militaires à 2.070, par une augmentation de 334. L'armée française n'en compte que 1.300.

On conçoit qu'avec la constitution spéciale de l'armée allemande, les statistiques médicales de cette armée soient loin d'être rigoureusement comparables à celles de l'armée française.

§ II. — ARMÉE AUSTRO-HONGROISE

Le recrutement de l'armée austro-hongroise est réglé par la loi du 5 décembre 1868, complétée, en 1886, par une loi sur le landsturm et modifiée par la loi du 11 avril 1889. Le service est obligatoire pour tous les individus capables de porter les armes, de dix-neuf à quarante-deux ans révolus. Il n'est admis aucune exemption complète du service.

L'armée active impériale et royale est commune à tout l'empire ; la landwehr comprend la landwehr cisleithane, ou impériale royale, avec le landsturm correspondant, et la landwehr hongroise ou honwed à laquelle se rattache son landsturm.

Le service est de trois ans dans l'armée active, sept ans dans la réserve, deux ans dans la landwehr.

Les jeunes gens ne sont appelés que dans le courant de l'année où ils ont vingt-et-un ans accomplis. Le nombre des inscrits est d'environ 375.000 pour une population totale de 42.000.000 1/2 d'habitants ; 345.000 seulement se présentent, dont 2.000 Bosniasques soumis à un régime militaire particulier, soit donc 325.000 examinés chaque année par les conseils de révision. Étant donné que les ajournés de l'année sont remplacés par un nombre égal d'hommes ajournés l'année précédente, 17.000 conscrits en moyenne sont déclarés impropres au service. En 1892 ce nombre s'est notablement élevé ; les motifs d'exemption les plus fréquents ont été le défaut de taille (fixée à 1^m,55 dans l'armée active, et à 1^m,53 dans la landwehr), et la faiblesse de constitution, dans une proportion de 54,3. 3.000 à 4.000 jeunes gens entrent annuellement dans l'armée comme engagés volontaires d'un an. Le reste du contingent, moins 22.000 hommes ayant des dispenses légales, est à répartir en plusieurs portions d'après les numéros du tirage au sort.

La première de ces portions, correspondant aux numéros les plus bas, constitue le contingent de l'armée active qui a été fixé par la loi de 1889, pour une période de dix ans, à 103.000 hommes, de manière à entretenir 864.000 hommes d'armée permanente (marine comprise) ; celle-ci ne recevant que 2.000 hommes chaque année, il reste pour l'armée active environ 101.000 hommes.

La seconde portion, formée avec les numéros qui suivent, constitue les contingents de la landwehr. En 1892 elle a reçu 23.721 recrues dont 10.399 dans la landwehr cislesthane et 13.322 dans la honwed.

La troisième portion, constituée par ce qui reste disponible après les prélèvements pour l'armée active et pour la landwehr, soit environ 3.000 hommes, est versée dans la réserve de recrutement (Ersatzreserve) qui comprend en outre 22.000 hommes dispensés du service actif en temps de paix.

Après qu'ils ont quitté l'armée active, les hommes qui ont fait partie de la première portion sont soumis à des exercices réglés de la façon suivante : durant les sept années de la réserve trois rappels, d'une durée de quatre semaines au plus ; pendant les deux années de la landwehr un rappel de quatre semaines au plus.

Les hommes appelés directement dans la landwehr reçoivent d'abord l'instruction militaire pendant huit semaines, puis peuvent être rappelés tous les deux ans, pendant quatre semaines au plus.

La landwehr honwed comprend toujours de l'infanterie et de la cavalerie présentes.

Les jeunes gens de la réserve de recrutement reçoivent aussi une instruction de huit semaines ; ils sont ensuite soumis à des rappels.

Les jeunes gens qui font la preuve d'une certaine instruction sont admis à contracter des engagements volontaires d'un an et peuvent obtenir des sursis jusqu'à l'âge de vingt-cinq ans. Comme en Allemagne, les volontaires d'un an s'équipent et se nourrissent à leurs frais.

Au 31 décembre de l'année dans laquelle les hommes ont accompli leur douzième année de service, ils sont versés dans le landsturm, qui comprend aussi les jeunes gens de dix-neuf à vingt-et-un ans. Il est divisé en deux bans : le premier est formé par les hommes ayant moins de trente-huit ans, le deuxième par ceux de trente-huit à quarante-deux ans. Il ne peut être convoqué que sur l'ordre du ministre de la guerre.

L'Autriche-Hongrie, dans ces conditions de recrutement et d'organisation, compte sur 2.000.000 de soldats plus ou moins instruits, auxquels il faut ajouter ceux fournis par l'Herzégovine et la Bosnie.

§ III. — ARMÉE BELGE

La Belgique n'a pas adopté le service obligatoire, mais peut-être n'est-elle pas loin de l'époque où elle modifiera l'état de choses actuel. Aujourd'hui son armée se recrute par voie d'engagements volontaires et d'appels annuels. Le recrutement est assuré par l'incorporation de contingents dont la force est déterminée chaque année par une loi spéciale, tandis que la loi fondamentale du recrutement (loi de milice) est celle du 3 juin 1870, qui a été modifiée en partie par la loi du 18 septembre 1873.

Les jeunes gens tirent au sort dans l'année au cours de laquelle ils atteignent vingt ans. Le nombre des inscrits est d'environ 45.000 pour

6.000.000 d'habitants. Les numéros les plus bas sont appelés dans la milice (armée active), sauf les cas d'exemption pour inaptitude physique ou dispenses légales. Le remplacement administratif moyennant payement au Trésor, et, à défaut, le remplacement par présentation directe d'un remplaçant, sont permis. Les engagements volontaires sont admis de seize à trente-cinq ans.

La durée du service dans la milice est de huit années, mais les fantassins ne restent présents que vingt-huit mois, les cavaliers et artilleurs trois ou quatre ans, suivant les corps, et sont alors renvoyés dans leurs foyers, en congé, jusqu'à l'expiration des huit ans. Après quoi ils restent inscrits pendant deux ans dans une sorte de réserve. En cas de guerre, toutes les classes pourraient être rappelées à l'activité, à l'exclusion cependant des hommes mariés.

En rappelant à l'activité cinq classes estimées à 35.000 qui s'ajouteraient à huit contingents de l'armée active représentant 93.000 hommes, la Belgique pourrait mettre en ligne 128.000 hommes environ.

A la milice s'ajoutent les *gardes civiques*, sorte de garde nationale. Celle-ci comprend 45.000 hommes dits de *garde active* (organisée dans les villes) et soumis, jusqu'à l'âge de trente-cinq ans, à huit exercices par an et 10.000 hommes dits de *garde non active*, provenant des campagnes et non organisés.

§ IV. — ARMÉE SUISSE

D'après la constitution du 19 février 1875, complétée par les lois de 1881 et 1887, tout Suisse doit le service militaire, de dix-sept ans à cinquante ans. Les jeunes gens sont normalement appelés à vingt ans et incorporés seulement l'année suivante.

Le nombre annuel des inscrits est d'environ 20.000 pour une population totale de 3.000.000 d'habitants. Environ la moitié sont déclarés aptes au service et le reste est ajourné ou exempté pour inaptitude physique. La taille exigée est 1^m,55. Les ajournés d'une classe remplacent en nombre à peu près égal les ajournés d'une autre classe, la Suisse a chaque année, un contingent d'environ 14.000, hommes sur lesquels il faut compter 1.000 exemptés.

Outre l'examen physique, les recrues sont soumises à un examen pédagogique.

La loi admet des dispenses temporaires résultant de certains emplois, mais les hommes dispensés assistent cependant à des exercices.

· Au point de vue du recrutement, les cantons sont divisés en arrondissements de recrutement qui fournissent de un à trois bataillons à l'*élite* (*Auszug*), et à la *landwehr*. L'élite comprend les hommes des douze premières classes, la landwehr ceux ayant de trente-deux à quarante-quatre ans. De quarante-quatre à cinquante ans, on appartient au landsturm qui comprend aussi les jeunes gens de dix-sept à vingt ans.

L'armée suisse n'est pas permanente, une loi fédérale autorisant les cantons à entretenir au maximum 300 soldats de profession pour le service d'ordre intérieur. Les contingents ne sont appelés que pour des périodes d'exercices, ou exceptionnellement pour le service fédéral. Ces exercices militaires, du reste, commencent dès l'enfance et assurent le développement physique et l'habileté au tir dès avant l'âge du service fédéral (Commandant Heumann).

Pendant les douze années qu'ils passent dans l'élite, les hommes sont appelés à des exercices (cours de répétition) annuels ou se faisant tous les deux ans, d'une durée de dix à seize jours, suivant les armes.

Pendant qu'il appartient à la landwehr (loi du 7 septembre 1881), le soldat suisse est appelé tous les quatre ans pendant cinq ou six jours.

Le landsturm n'est pas convoqué en temps de paix.

La Suisse peut mettre en ligne 300.000 hommes instruits et 5.000 hommes insuffisamment instruits (Colonel Rau).

§ V. — ARMÉE ITALIENNE

Depuis les lois de 1882 et de 1888, qui ont modifié celle de 1875, le service militaire personnel est dû, de vingt à trente-neuf ans, pour tout Italien capable de porter les armes. Il n'existe ni exonération ni remplacement.

Le volontariat d'un an est admis ainsi que les rengagements de un an à trois ans.

Le maximum de taille exigé est de $1^m,56$. Ceux qui ont $1^m,54$ sont ajournés successivement pendant trois ans. Avant 1860, on exigeait une taille de $1^m,58$ dans le duché de Parme, en Toscane et en Lombardie, de $1^m,75$ dans le duché de Modène, de $1^m,65$ dans le royaume de Naples.

La formation de la classe a lieu dans l'année où les jeunes gens atteignent vingt ans. Le nombre des inscrits de vingt ans est en moyenne 280.000 (déduction faite des inscrits maritimes) pour une population de 31.000.000 d'habitants (recensement de 1889). 10.000 conscrits échappent chaque année au recrutement par insoumission. Sur les 270.000 jeunes gens qui se présentent chaque année, le quart, soit environ 65.000, sont ajournés. En admettant que les ajournés d'une classe équivalent comme nombre aux ajournés de la classe précédente, il y a à statuer sur 270.000 hommes de vingt à vingt-trois ans : 80.000 sont déclarés inaptes au service pour motifs d'ordre physique ; les 190.000 autres sont partagés en trois catégories.

La première catégorie, déterminée par les premiers numéros du tirage au sort, forme le contingent de l'*armée active*. Cet effectif, y compris les volontaires d'un an, qui sont 1.000 environ, est à peu près, depuis ces dernières années, de 83.000 (dont 1.000 pour la marine). Ils doivent passer trois ans dans l'armée active (quatre pour les cavaliers, deux pour le train), mais le Ministre peut diminuer la durée de présence sous les drapeaux par des envois en congé, en faisant partir d'abord les numéros les plus élevés du tirage au sort.

La deuxième catégorie comprend les hommes dont les numéros suivent ceux affectés à la première catégorie. Ils doivent six mois de service actif, mais les raisons budgétaires peuvent également raccourcir ce temps de service.

Ces deux catégories représentent un effectif d'environ 115.000 hommes.

Les hommes des deux premières catégories envoyés en congé sont divisés en deux groupes. Le premier groupe de la première catégorie est destiné à compléter, au chiffre réglementaire de guerre, les fractions mobilisées de l'armée active et constitue la *réserve de cette armée*. Le second groupe de la première catégorie sert à former les corps de la *milice mobile*. Le premier groupe de la seconde catégorie comprend les huit plus jeunes classes et fournit les remplacements nécessaires à l'armée active, formant ainsi une deuxième réserve de cette armée. Le deuxième groupe de la seconde catégorie constitue la *réserve particulière de la milice mobile*.

La troisième catégorie est constituée par les individus ayant des motifs de dispense légale. Ils sont annuellement, depuis 1888, au nombre d'environ 75.000 par an.

Après leur douzième année de service, les fantassins des deux premières catégories, après la neuvième année de service, les cavaliers des mêmes catégories passent dans la *milice territoriale* et y restent jusqu'à trente-neuf ans révolus. Cette milice comprend également les hommes de la troisième catégorie. Les hommes de la milice territoriale insuffisamment instruits peuvent être appelés à des exercices pendant trente jours au plus.

En tenant compte des déchets, le colonel Rau estime que l'Italie peut constituer une armée de 2.924.000 hommes, dont 1.500.000 de soldats plus ou moins instruits.

§ VI. — ARMÉE ESPAGNOLE

Le service militaire, d'après la loi du 22 janvier 1882 modifiée par celle du 11 janvier 1885, est obligatoire pendant douze ans pour tout Espagnol reconnu apte au service et n'ayant pas de motif légal de dispense.

On passe trois ans dans l'armée active (quelquefois deux), trois ans dans la première réserve, puis six ans dans la seconde réserve.

Tous les jeunes gens qui ont atteint dix-neuf ans révolus sont appelés et tirent au sort pour déterminer s'ils serviront pendant trois ans ou s'ils seront placés dans la deuxième portion du contingent (réserves disponibles). Les jeunes gens peuvent s'exonérer et alors ils passent dans la deuxième portion et sont remplacés dans la première par des rengagés.

Les rengagements se font avec prime pour un à quatre ans.

Le nombre annuel des inscrits de dix-neuf ans est, en moyenne, de 155.000 pour une population de 17.000.000 1/2 d'habitants. 80.000 sont dispensés légalement, ou exemptés pour vices physiques. Cependant on accepte d'emblée tous les jeunes gens qui n'accusent pas eux-même une infirmité ou maladie.

D'après la loi du 11 juillet 1885, sont exemptés absolument ceux qui n'ont pas la taille de 1^m,50 ; ceux qui ont une taille entre 1^m,50 et 1^m,54 sont exemptés temporairement.

L'Espagne peut lever une armée de 577.000 (déchets à prévoir non compris), sur lesquels 338.000 instruits ou en voie d'instruction. L'effectif de paix est de 40.000 hommes plus 32.000 de réserve.

Il convient d'ajouter à ces troupes les différentes armées coloniales de Cuba, Porto-Rico et des Philippines.

§ VII. — ARMÉE PORTUGAISE.

Le recrutement de l'armée portugaise est réglé par la loi du 20 octobre 1887, modifiée par les ordonnances des 22 et 28 juillet 1891. Le service de l'armée active est de trois ans. Il existe deux bans de réserve. Les engagements volontaires sont admis dès l'âge de quinze ans. La législation actuelle semble être essentiellement provisoire et de nouvelles lois sur le recrutement paraissent ne pas devoir se faire attendre longtemps.

Le minimum de la taille des soldats est de 1^m,50.

§ VIII. — ARMÉE NORWÉGIENNE ET ARMÉE SUÉDOISE

Tout Norwégien doit, pendant douze années, participer à la défense du pays. Le remplacement n'est pas admis. Le clergé, le corps enseignant, les fonctionnaires et les pilotes assermentés sont seuls exempts du service militaire.

La conscription embrasse tous les jeunes gens qui, dans l'année, accomplissent leur vingt-deuxième année.

Le soldat appartient à la ligne (armée active) pendant cinq ans, puis au lantweren (réserve ne pouvant servir qu'en dedans des frontières) pendant quatre ans, et ensuite à la landstorn (réserve locale ne pouvant être appelée au-delà des frontières du royaume) pour quatre autres années. Le conscrit obtient l'autorisation de devancer de deux ans ou de reculer de trois ans l'époque de son entrée au service (C^{pt} R. Roy).

L'*armée suédoise* se recrute de plusieurs façons. Il y a les troupes enrôlées (varfvad), les troupes cantonnées (indelta), les troupes fournies par les appels (bevaring et landstorm). Les enrôlements se font de dix-sept à trente ans ; la durée de l'engagement est de trois à douze ans ; l'homme peut s'engager de façon à rester sous les drapeaux jusqu'à cinquante ans d'âge. Ces troupes forment le véritable noyau de l'armée et comprennent les cadres et l'élite militaire de la nation. Elles sont groupées dans dix corps dont fait partie l'artillerie tout entière. Les hommes de l'Indelta sont laissés dans leurs foyers ; ils peuvent se marier, mais sont tenus d'être toujours prêts à tout appel. Chaque proprié-taire de terres est tenu de fournir et d'entretenir les soldats de l'Indelta. A cet effet le territoire est divisé en parcelles appelées *rote*, dont chacune doit donner un fantassin ou un cavalier. L'homme de recrue peut avoir de dix-huit à vingt-cinq ans et il reste au service jusqu'à cinquante ans.

Le service militaire a été généralisé par la loi du 15 mai 1885 qui demande à tout Suédois le service militaire de vingt-un à trente-deux ans et n'en dispense que ceux qui sont reconnus physiquement impropres. Le service dans le bevaring est de six années, après quoi l'homme passe dans la landstorm qui n'est convoquée qu'en temps de guerre et ne sort pas de son propre territoire (C^{pt} R. Roy).

Les recrues doivent avoir une taille d'au moins 1^m,60.

§ X. — ARMÉE OTTOMANE

Dans l'empire ottoman le service est obligatoire, pour les musulmans, de vingt à quarante ans. Les chrétiens s'exonèrent moyennant paiement. L'armée comprend l'armée active (neizan) où l'on sert trois ans, avec une année de présence effective ; la réserve de l'armée active (ichteyat) à laquelle on appartient trois ans ; la réserve ou rédif comprenant deux bans où l'on reste six années et enfin l'armée territoriale ou mustahfiz où l'on passe huit ans.

Les règlements militaires prévoient l'exemption du service pour les malades et les infirmes. On peut à prix d'argent s'exempter au service du rédif.

§ XI. — ARMÉE RUSSE

Le recrutement de l'armée russe est régi par la loi du 1er janvier 1874 et la loi sur la milice du 11 novembre 1876, modifiées par un ukase impérial du 26 juin 1888.

Le service est obligatoire de l'âge de 20 ans à celui de 43 ans. Les membres du clergé sont exemptés. Le remplacement n'est pas permis. Les jeunes gens instruits peuvent s'engager dès l'âge de dix-sept ans, et suivant le degré de leur instruction, il leur est fait des avantages particuliers. Les individus faibles peuvent être ajournés à un ou deux ans.

Sur 800.000 jeunes gens de vingt-un ans inscrits, fournis par une population de 115 millions d'habitants, 400.000 font valoir des motifs de dispense, 110.000 hommes sont reconnus physiquement impropres au service et 15.000 sont destinés à la marine ou aux douanes. Le contingent annuel est formé, outre les volontaires au nombre de 10.000, par les hommes restants, d'après l'ordre du tirage au sort, jusqu'au chiffre fixé par ukase impérial. En 1872, il était de 14.000 hommes, en 1877 à la veille de la guerre d'Orient de 218.000 hommes, en 1886 il a atteint 235.000 hommes, de 1890 à 1892 il a été de 160.000 hommes.

Les incorporés passent cinq ans environ dans l'armée active, puis sont versés dans la réserve pour treize ans, durant lesquels ils peuvent être rappelés deux fois, pour six semaines au plus, à chaque rappel.

Les hommes de la classe non incorporés dans l'armée active et non exemptés, font partie de la milice, au nombre d'environ 465.000 et y restent jusqu'à l'âge de quarante-trois ans.

La milice (opoltchénié) est partagée en deux bans ; le premier comprend les hommes les plus vigoureux, soit 210.000 ; le second les moins vigoureux, au nombre de 255.000. Le premier ban seul reçoit l'instruction militaire.

Ce système de recrutement, tous déchets exclus, peut réunir 11.752.000 individus sur lesquels 3 millions 1/2 de soldats plus ou moins instruits.

A ces troupes régulières il convient d'ajouter les troupes dites irrégulières, cosaques et corps formés de troupes étrangères.

L'effectif des troupes cosaques actives ou de réserve représente à lui seul 254.000 soldats, tous complètement instruits. Le service des cosaques commence à l'âge de dix-neuf ans. Il comprend trois ans d'exercices préparatoires, quatre de service actif (premier ban), quatre ans dans le deuxième ban et cinq ans dans la réserve de dépôt. Tous les cosaques valides, sans aucune limite d'âge, peuvent être appelés par le tzar en cas de guerre.

L'armée russe comprend dix-neuf corps d'armée, vingt-et-un en y comprenant la garde et les grenadiers. Ces corps occupent quatorze circonscriptions militaires du territoire : cinq en Asie, une en Finlande, une au Caucase, sept en Russie et Pologne. De ces dernières, trois ont une importance marquée, celles de Vilna, Varsovie, Kiev, puis celles d'Odessa, Pétersbourg, Moscou et plus en arrière encore Kazan. La densité des garnisons va croissant de l'Oural ou du Volga ¡vers la frontière austro-allemande.

En réalité, rien que pour les recrues du service normal, c'est-à-dire sérieusement instruites, vingt-trois classes, soit 6.370.000 hommes, même en supposant une réduction de 20 0/0, fourniraient au moins 5 millions de combattants. « Et n'y a-t-il aucune ressource à tirer des vingt-trois classes de la milice, au moins de premier ban, de ces cinq ou six millions de miliciens, dont bien quatre millions resteront en état de servir avant d'avoir atteint l'âge de quarante-trois ans ? Rien à tirer des vingt-trois classes de second ban, une masse de sept millions d'hommes ? (1) »

§ II. — ARMÉE SERBE

« L'organisation militaire serbe tient le milieu entre le système des milices, dans lequel l'armée entière doit se constituer de toutes pièces au moment de la mobilisation et le système permanent dans lequel l'armée de première ligne possède en tout temps ses unités constituées et n'a besoin que de se compléter en hommes et en matériel pour être mise sur le pied de guerre (2) ».

L'armée, d'après la loi du 15 avril 1890, comprend trois bans (pozivi) ayant chacun leur organisation distincte ; ce sont : 1° l'armée régulière (*redowna voïska*) ; 2° le premier ban de l'armée nationale *(prvi poziv narodné voïské)* ; 3° le deuxième ban de l'armée nationale *(drougui poziv narodné voïské)*.

Conformément à la loi du 1er novembre 1886, modifiée par celle du 15 avril 1890, l'obligation de servir dure de la vingtième à la cinquantième année et, en cas de danger national, les hommes ayant plus de cinquante ans peuvent, s'ils en sont capables, être appelés à certains services dans leur lieu de résidence. Le service militaire est personnel. Sa durée dans chacun des bans est de dix années.

Néanmoins, pour diverses catégories, le service peut être réduit à cinq

---

(1) A. RAMBAUD : *L'armée du Tzar Alexandre III*, en 1887 (*Revue bleue*, t. LII, 1893, p. 452).

(2) *Revue militaire de l'étranger*, 1893, p. 372. Nous empruntons aux nᵒˢ 790 et 792 de la même année de cette publication les renseignements qui suivent.

mois et même à un mois. Des sursis sont accordés à ceux qui justifient de certaines études.

Les jeunes gens temporairement impropres au service pour motif de santé peuvent être appelés à accomplir la durée prescrite dans le cadre permanent si, avant l'achèvement de leur vingt-troisième année, ou après avoir subi trois révisions, ils sont reconnus aptes au service.

Le recrutement est régional.

Une *commission de recrutement (rekroutna komissiya)* composée du commandant du cercle de régiment, président, du sous-préfet de l'arrondissement, de l'adjudant du commandement de recrutement du cercle et d'un médecin pris, autant que possible, parmi les médecins militaires, fonctionne d'une façon analogue à nos conseils de révision.

Lorsque les décisions de la commission de recrutement n'ont pas été prises à l'unanimité pour l'un des appelés, l'intéressé peut se pourvoir auprès de l'état-major de la division. A cet effet, il y est constitué une commission formée de deux officiers de corps de troupe et de deux médecins.

Le nombre des jeunes gens inscrits annuellement, est en moyenne de 20.000, sur lesquels 14.500 environ sont incorporés ; les autres sont exemptés pour incapacité physique ou échappent au service militaire par insoumission. Sur les 14.500 conscrits, 6.500 en moyenne sont incorporés pour deux ans et un nombre à peu près égal pour cinq mois ; 1.800 jeunes gens jouissent de la réduction du service à un mois.

« L'armée régulière comprenant les dix plus jeunes classes, possède un total de 130.000 hommes, en admettant pour chaque classe une force de 14.500 hommes et en tenant compte des déficits à raison de 4 0/0 la première année, 3 0/0 la seconde et 2 0/0 pour chacune des autres.

Les deux bans de l'armée nationale, comprenant chacun également dix classes, ont des effectifs un peu moins élevés, soit environ 115.000 hommes pour le premier ban et 100.000 pour le second.

L'armée serbe, sur le pied de guerre pourrait donc disposer d'environ 340.000 combattants, dont plus de 240.000 pour l'armée régulière et le premier ban de l'armée nationale » (*loc. cit.*).

§ XII. — ARMÉE ANGLAISE

L'armée anglaise diffère de toutes les armées européennes en ce qu'elle est recrutée exclusivement par engagements, bien que, d'après une loi datant de 1757 et qu'on abolit temporairement chaque année, tout sujet anglais doive le service dans la milice, de dix-huit à quarante-cinq ans.

Les forces militaires de l'Empire britanique se composent de l'armée active, des réserves de l'armée active, des forces auxiliaires et de la réserve de la milice, et enfin de l'armée indigène des Indes.

L'*armée active* est constituée par les troupes en résidence dans le Royaume-Uni ; par celles en résidence dans les colonies ; par les troupes européennes de l'armée des Indes ; et par les corps coloniaux et les troupes de la marine.

Les *réserves de l'armée régulière* se divisent en deux classes : la première se compose d'hommes ayant accompli six à sept ans de service actif ; la seconde de soldats pensionnés qui ne sont astreints de servir, en cas d'appel, que dans le Royaume-Uni.

Les *forces auxiliaires* comprennent : la milice qui ne quitte pas normalement le Royaume-Uni ; les corps particuliers de volontaires d'Angleterre et d'Écosse ; la yeomanry, cavalerie composée de petits propriétaires, sorte de gendarmerie volontaire ; enfin des corps de volontaires créés dans les différentes possessions anglaises, et des corps de police.

La *réserve de la milice* est formée par des hommes qui, moyennant certains avantages pécuniaires, consentent à être incorporés dans l'armée active en cas d'appel. Ils peuvent être envoyés aux colonies comme les réservistes de la première classe de l'armée régulière de police.

L'*armée des Indes* est constituée par l'armée indigène régulière et par les troupes irrégulières des princes soumis à l'Empire.

Chaque année le Parlement fixe l'effectif budgétaire. Il a été en moyenne, ces dernières années, d'environ 210.000 hommes (officiers non compris).

Depuis la loi de 1881 qui a modifié dans quelques-unes de ses parties la loi du 24 juillet 1879, les engagements qui sont reçus de dix-huit à vingt-cinq ans révolus, sont de douze ans, dont sept sous les drapeaux et cinq dans la première classe de la réserve. Les enfants sont admis à s'engager de douze à seize ans comme tambours, trompettes ou musiciens. Le minimum de taille exigé pour l'infanterie est de 1^m,59.

Les hommes de l'armée active parvenus à l'une des trois dernières années de service, peuvent se rengager de façon à atteindre vingt-et-une années de service et obtenir une pension de retraite.

Après sept ans de service le soldat peut être autorisé à se marier : d'où la nécessité d'aménagements particuliers dans les casernes anglaises (V. chap. IV).

En réalité, le nombre des engagements reste généralement inférieur à l'effectif budgétaire, bien que la population du Royaume-Uni soit de près 39.000.000 d'habitants. D'autre part, un certain nombre d'engagés peuvent ne pas servir pendant sept ans (corps de la garde, etc.) ; 5.000 par an désertent ; 2.000 sont expulsés pour mauvaise conduite ; 1.500 rachètent leur rengagement par un versement au trésor, et les rengagements étant loin de compléter ce déficit, l'effectif réel de l'armée est d'environ 10.000 au-dessous de l'effectif budgétaire.

D'après le rapport de l'inspecteur général du recrutement, dit la *Revue militaire de l'étranger* (1), des mesures ont été prises, en 1892, afin de mieux assurer la surveillance des agents secondaires de ce service, de faire fonctionner un système d'*annonces* plus complet et de rendre les conditions d'engagement plus élastiques : grâce à ces circonstances et à la crise commerciale actuelle, le nombre des recrues a été, en 1892, de 41.659, c'est-à-dire supérieur de 5.656 à celui de l'année 1891, et de 10.252 à celui de l'année 1890. A ces 41.659 recrues sont venus s'ajouter 1.944 déserteurs rentrés au corps et 61 réservistes autorisés à rejoindre leur drapeau.

Le recrutement de la milice est réglé par une loi de 1882. Les engagements y sont admis de dix-sept à trente-cinq ans révolus, et même quarante-cinq lorsqu'il s'agit d'hommes ayant déjà servi. L'engagement est de six années et renouvelable pour six années. Tout nouvel engagé, à moins qu'il ne soit ancien soldat, reçoit l'instruction militaire pendant six mois, après quoi il rentre dans ses foyers et n'est généralement rappelé que pour des exercices annuels de quatre à six semaines. L'effectif de la milice, en 1893, a été de 124.962 hommes, supérieur de 8.340 à celui de 1892.

Le colonel Rau (*loc. cit.*) admet que les forces militaires utilisables hors du territoire du Royaume-Uni, sont de 280.000, dont 200.000 de l'armée active, 50.000 hommes de la première réserve et 30.000 miliciens réservistes.

A l'intérieur, on pourrait employer 3.000 hommes de la deuxième classe de réserve, 100.000 de milice et yeomary, 250.000 volontaires instruits, soit un total de 353.000. En outre, les Royal-Marines comprennent 10.000 hommes d'infanterie et 3.000 artilleurs.

Au 1er avril 1893, l'effectif budgétaire de l'armée régulière a été fixé à 224.258 hommes de tout grade ainsi répartis : en Angleterre 116.392 hommes ; dans les colonies et en Egypte, 35.000 hommes ; dans l'Inde, 72.858 hommes. On voit que près de la moitié de l'armée anglaise, 107.866 hommes sur 224.258 est stationnée dans l'Inde ou aux colonies. (*Revue militaire* 1893, p. 364).

---

(1) *Revue militaire de l'étranger*, 22e année, avril 1893, p. 363.

CHAPITRE IV

HABITATION DU SOLDAT

L'étude hygiénique complète de l'habitation militaire comprend celle du logement en temps de paix et en temps de guerre, selon que les hommes sont en bonne santé ou malades, qu'ils se trouvent installés dans leurs quartiers habituels ou dans des abris provisoires. Le logement est variable suivant les grades ; il peut différer suivant que les militaires font partie d'un corps de troupe ou sont affectés à des services particuliers.

Etant donné que le groupement des militaires par unités constituées est le cas le plus général, on peut diviser l'habitation du soldat bien portant en *habitation permanente* et en *habitation temporaire*.

L'habitation est permanente lorsqu'elle est destinée à loger d'une façon continue, dans ses garnisons, le soldat valide faisant un service normal ; elle est temporaire lorsqu'elle ne doit être utilisée que durant une période de temps plus ou moins courte, pour parer aux nécessités qu'amènent les manœuvres, les changements de garnison, certaines conditions spéciales d'instruction, etc., et enfin les opérations de guerre.

L'habitation permanente comprend la *caserne*, la *casemate*, le *camp permanent*.

L'habitation temporaire est fournie par le *camp temporaire*, le *logement chez l'habitant*, le *cantonnement*, le *bivouac*.

L'hygiène de l'habitation du soldat malade appartient à l'hygiène hospitalière. Nous ne traiterons pas de ce qui se rapporte à l'hygiène des bâtiments utilisés par la justice militaire ou les services administratifs, ces questions dépendant de l'hygiène pénitentiaire ou professionnelle. Nous ne décrirons pas non plus d'une façon particulière les écoles militaires qui sont, à proprement parler, des casernes dans lesquelles il y a lieu d'observer un certain nombre des principes de l'hygiène scolaire.

ARTICLE I. — HISTORIQUE SOMMAIRE DU CASERNEMENT DES TROUPES

Le mode de logement des hommes de troupe à toutes les époques de l'histoire militaire a été intimement lié à l'organisation des armées. Aussi est-il vraisemblable que les premiers casernements destinés à abriter les soldats d'une façon permanente sont contemporains des Romains. Le guerrier grec, en effet, habitait sa maison, et les *phyllaxies* ou postes des remparts n'étaient occupés que par ceux que leur service y appelait à tour de rôle.

Les historiens estiment que les Romains possédaient dans les *castra prœtoriana* des habitations plus ou moins spacieuses et permanentes. A Pompéï on a trouvé un bâtiment qui semble avoir servi de caserne. Il était formé de deux étages entourant une cour intérieure bordée d'une galerie sur laquelle s'ouvraient les chambres du rez-de-chaussée qui n'avaient pas d'autre moyen d'aération que la porte.

Carthage possédait des casernes et des écuries pour ses chevaux de guerre et ses éléphants.

Les empereurs d'Occident firent élever des logements permanents pour un certain nombre de leurs soldats, et l'on a souvent cité le vaste bâtiment que l'on voit à Scutari et qui semble avoir été destiné à loger plusieurs milliers d'hommes. Les sultans, lorsqu'ils occupèrent Constantinople, imitèrent cet exemple et installèrent les janissaires dans des bâtiments particuliers.

Les considérations relatives à la santé des troupes sont loin d'avoir toujours guidé anciennement, et même dans les temps modernes, les architectes militaires. Cependant, pour se rendre compte de la valeur hygiénique du logement militaire, il est nécessaire d'examiner les phases principales qu'a parcourues la construction des casernes. Cette étude historique est particulièrement intéressante dans notre pays, qui utilise encore un très grand nombre de constructions anciennes.

Nous passerons donc en revue, d'une façon rapide, ce qui a trait à l'histoire du casernement en France, à l'étranger et dans les pays chauds (1).

§ I. — CASERNEMENT EN FRANCE

Au moyen-âge, il n'y a pas d'armée permanente, partant pas de casernes, car on ne saurait donner ce nom aux postes qui, dans les châ-

(1) Les principaux éléments de cette étude historique sont empruntés aux sources suivantes : GRILLON, *Etude sur le casernement de la cavalerie en France* (*Mémorial de l'officier du génie*, n° 22, 1874); *Etude sur le casernement de l'infanterie en France* (*ibidem*, n° 23), *Etude sur le casernement à l'étranger* (*ibidem*, n° 25); *Revue du génie militaire* jusqu'en 1892, *passim*; *Mémoires de médecine, de chirurgie et de pharmacie militaires* jusqu'en 1883, et *Archives de médecine et pharmacie militaires* depuis 1883, *passim*. — BOISSEAU, article *Caserne* du *Dictionnaire encyclopédique des sciences médicales*, Paris, et même article du *Dictionnaire de l'armée de terre*, de BARDIN, Paris, 1851. — Nos emprunts aux mémoires si importants du général Grillon sont particulièrement fréquents.

teaux féodaux ou dans les villes de guerre, abritaient les hommes d'armes de service.

Au milieu du XVᵉ siècle, les armées permanentes commencèrent à se former, et bientôt on chercha à grouper les soldats dans des logements qui leur fussent spécialement affectés et de les séparer d'avec les bourgeois chez lesquels ils habitaient. Pour arriver à ce but, on délogea les bourgeois et l'on affecta aux hommes de guerre les maisons d'un *quartier*. Là, les soldats s'entassèrent, utilisant les mêmes locaux pour le coucher, la cuisine, le nettoyage des effets, etc., occupant à trois un même lit.

Une ordonnance du 14 août 1623, institua en France les *casernes de passage*, dans le but de soulager les habitants, du logement personnel des troupes en marche. Une autre ordonnance de 1665 entreprit de faire cesser les inconvénients de tout genre qu'entraînait le logement des militaires en *cantons*, c'est-à-dire dans des maisons isolées, et l'on commença à construire des bâtiments spéciaux pour les troupes.

Ce fut naturellement dans les forts où n'existait pas de population civile et dans les places de guerre où l'on entretenait des garnisons permanentes, qu'on songea, au début, à compléter par de nouvelles constructions les ressources en locaux que fournissaient les vieilles fortifications. La disposition des *cantons* servit de modèle : elle présente en réalité une qualité précieuse, l'isolement pour une fraction de troupe ; le soldat l'apprécie au point de vue de sa tranquillité, de son bien être et de ses relations de camaraderie ; les chefs de compagnie, de leur côté, concentrent facilement leur autorité, dans l'intérêt de l'ordre, de la discipline et de la conservation du matériel. Aussi les premières casernes ne sont-elles rien autre chose que la réunion d'un certain nombre de petites maisons simples, ayant chacune leur escalier qui dessert de part et d'autre une chambre à chaque étage, les chambres du rez-de-chaussée s'ouvrant soit sur la cage d'escalier, soit directement sur la rue. Ces maisons accolées sur un seul rang, forment les bâtiments simples ; lorsqu'elles sont placées sur deux rangs et adossées l'une à l'autre, elles constituent des bâtiments doubles. C'est d'après ce système qu'ont été construites la plupart des casernes de passage érigées conformément à l'ordonnance du 14 août 1623.

Ce type domina jusque vers le milieu du règne de Louis XIV. Les constructions de ce genre ont presque toutes disparu et l'hygiène ne saurait s'en plaindre : la plupart ne prenaient jour que d'un côté et le rez-de-chaussée était parfois voûté ou en sous-sol, tandis que l'étage représentait un grenier.

Les Espagnols cependant avaient bâti, dans les provinces qui furent annexées à la France sous Louis XIV, des casernes dont l'aménagement était mieux entendu que celui des casernes françaises de l'époque. Plusieurs étaient munies de galeries extérieures en maçonnerie ou en

bois (caserne d'Andalousie à Perpignan). Mais cette disposition ne tarda
pas à se modifier dans le nord de la France et dans les Flandres, par la
substitution à la galerie, d'un corridor appliqué contre les façades.

De telle sorte, qu'avant Louis XIV, il y avait en France des casernes
de deux types principaux : le premier, constitué par des maisons ayant
chacune leur escalier indépendant, accolées sur un ou deux rangs
(bâtiments simples ou doubles) ; le second, formé par des bâtiments
à grandes ou à petites chambres, desservis aux étages par des galeries
ouvertes ou des corridors fermés, régnant le long d'une des façades.
Dans l'un comme dans l'autre système, chaque chambre était pourvue
de sa cheminée où le soldat cuisait ses aliments. Les rez-de-chaussées
recouverts de voûtes ou de planchers à entrevous, servaient indifférem-
ment d'écuries ou de logements ; ils étaient pavés et pourvus à la fois
de cheminées, de mangeoires et de rateliers, en sorte que l'on ne faisait
encore, à cette époque, aucune distinction entre le casernement de l'infanterie et celui de la cavalerie, ni même, sauf quelques exceptions,
entre le logement des hommes et celui des chevaux (Grillon).

Les choses en étaient là lorsque, par l'ordonnance du 1er mars 1685,
Louvois chercha à loger dans des casernes toute l'infanterie du royaume
et, de cette époque seulement, date la séparation entre les casernements
d'infanterie et ceux de cavalerie. Un nom personnifie les travaux considérables entrepris à ce moment : c'est celui de Vauban qui avait pris, en
1677, la direction des travaux de casernement et de fortifications, avec le
titre de *commissaire général des fortifications*.

Dans toutes les places qu'il construisit en Flandre, en Artois, dans les
Ardennes, en Lorraine, en Alsace, en Franche-Comté, en Dauphiné et
en Provence, il organisa des casernements d'après un des types déjà
existants, celui des petites chambres auxquelles on accédait par de grands
et nombreux escaliers. Le plus souvent les casernes de Vauban étaient
doubles, c'est-à-dire adossées l'une contre l'autre, de telle sorte que, dans
chaque élément, il y avait quatre chambres à chacun des étages, desservis deux à deux par un escalier. La chambre, éclairée par une ou deux
fenêtres, donnait 12^{m3} d'espace à chacun des habitants et était munie d'une
haute cheminée destinée au chauffage et à la cuisson des aliments.
Etablies en bordure de la rue du rempart, les casernes de Vauban atteignent parfois une longueur considérable (la grande caserne de Givet
mesure 430^m de long) ; d'autres fois elles sont disposées sur des rangs
parallèles et peu espacés : à Condé il n'y a que 6^m,50 d'intervalle entre
les constructions. Très souvent aussi les bâtiments enserrent une cour
parfois très peu spacieuse.

Tandis que Vauban assurait le casernement dans les places de guerre,
certaines villes construisaient des casernes à leurs frais ou bien aux
frais de la province, et d'après des plans différents de ceux de Vauban.
En 1692, le roi prescrivit par édit l'établissement de casernes pour loger

les gardes françaises et suisses: « ce sera » dit l'ordonnance royale, « un grand soulagement pour les habitants de la ville et des faubourgs de Paris ». Et cependant la première caserne de Paris ne fut élevée qu'en 1745, par le ministre d'Argenson. Mais à Montpellier, en 1697, à Nîmes en 1697 et 1702, on vit apparaître des logements militaires à corridor central.

Néanmoins malgré l'édification d'un assez grand nombre de casernes, tout le royaume n'était pas pourvu des constructions nécessaires, au commencement du xviii⁰ siècle, puisque le 25 octobre 1716, une ordonnance royale prescrivit la location de maisons particulières, jusqu'au jour où des édifices spéciaux pour le logement des troupes auront pu être élevés. Le 25 septembre 1717 il fut ordonné de construire des casernes gîtes d'étapes et leur plan fut donné en 1718 par l'ingénieur Mazin.

Par suite de l'embarras des finances, ces ordonnances restèront à peu près lettre morte et, le 11 octobre 1724, Louis XV autorisa les villes à édifier à leurs frais des logements militaires. C'est de 1731 que date la caserne Coislin, que l'évêque de ce nom, donna à la ville de Metz. Le roi Stanislas fit construire le quartier de Nancy.

A la fin du règne de Louis XV les types de casernes sont, outre *le type de Vauban* (simple ou double) et la caserne à *corridor central* ou *appliqué sur l'une des façades*, le type *à grandes chambres*, type intermédiaire dont le quartier Chambière à Metz est un exemple : c'est un type Vauban modifié par la substitution de voûtes, dans le rez-de-chaussée, aux planchers à entrevous, et par la suppression plus ou moins complète du mur de refend longitudinal, d'abord au rez-de-chaussée puis aux étages. Cette modification a été conservée jusqu'à nos jours dans tous les casernements remontant à cette époque. Enfin dans les places fortes on rencontre des *logements à l'épreuve*.

Les casernes à corridor central ont souvent un caractère architectural auquel se prêtaient peu les longs corps de bâtiment de Vauban, répétant indéfiniment les mêmes éléments : cependant l'aspect agréable de l'habitation, constitue un avantage dont l'hygiéniste doit se préoccuper, au point de vue de l'influence qu'exerce le logement sur le moral de ses habitants. Mais le corridor central a l'inconvénient de ne pas permettre la ventilation des chambres par des fenêtres opposées, d'être souvent obscur lorsqu'il est long, d'exposer à des courants d'air froids incommodes ou nuisibles ceux qui traversent ce même corridor. De plus, les bâtiments à corridor central ont souvent été groupés autour d'une cour qu'ils enserrent, dont l'air ne se renouvelle pas et qui demeure toujours humide.

Presque tous ces défauts se rencontrent dans les constructions à corridor appliqué contre une façade : l'École militaire de Paris en offre un exemple.

Les corridors, dans les constructions de ces deux genres, ont en général de 2ᵐ,50 à 3ᵐ de large. Les chambres ont souvent 12ᵐ de long sur 6ᵐ,15 de large et 4ᵐ de haut ; elles contiennent vingt-quatre places, ce qui donne un espace cubique d'environ 12ᵐ³ par homme. Les bâtiments sont d'ailleurs rectilignes ou repliés autour d'une cour intérieure fermée.

Les casernes à grandes chambres ont été adoptées pour le logement de certains corps spéciaux à effectif restreint d'hommes, avec des cadres nombreux en sous-officiers et officiers (gardes du corps, gardes françaises). Les hôtels des gardes françaises à Paris ont tous été construits en 1770 par un particulier, puis acquis par l'État. Ils forment aujourd'hui les casernes de Popincourt, de la Courtille, de la Nouvelle-France, de Penthièvre, de Babylone et de la Pépinière.

Les casernes à l'épreuve sont très nombreuses dans les places fortifiées par Vauban. Ces logements ne prennent jour que d'un côté et sont souvent en contre bas du sol voisin. Le pavillon d'officiers du fort de Bitche (1745), construit sur un souterrain voûté, à l'épreuve, peut être considéré comme formant la transition entre les casernements ordinaires et ceux proprement nommés à l'épreuve.

Le 21 août 1773, le Ministre de la Guerre, Monteynard, écrit au brigadier directeur des fortifications de Mézières, Ramsault de Raulcourt, pour le charger d'examiner la question de la substitution de types définitifs de casernes aux divers systèmes essayés jusqu'à ce jour. Les nombreuses études entreprises à cette époque aboutissent presque toutes à cette conclusion : « que les corridors intérieurs sont à abandonner complètement, que les galeries extérieures ne sont guère admissibles que dans les pays chauds et plus particulièrement au rez-de-chaussée ; que les corridors placés contre les façades ont l'inconvénient d'enlever le jour et l'air aux chambres sur un des côtés ; qu'il y a avantage à renoncer aux corridors de toute espèce et à multiplier les escaliers pour éviter les ébranlements, faciliter l'évacuation des bâtiments et séparer les fractions constituées ; que les casernes à cour intérieure fermées de tous côtés sont sombres et humides ; qu'enfin les écuries longitudinales à deux rangs de chevaux contre les façades sont préférables aux écuries transversales » (Grillon).

Ces principes ont inspiré le programme ou *prospectus* du concours que le Ministre de la Guerre ouvrit en 1788, pour la rédaction de deux projets de caserne, l'une d'infanterie, l'autre de cavalerie.

Les principales dimensions fixées dans ce prospectus sont :

dimensions des lits : un lit pour deux hommes ....

longueur 1ᵐ,90
largeur...... 1ᵐ,08
hauteur..... 0ᵐ,32 à 0ᵐ,40

ruelle entre les lits, 0ᵐ,54 ; espace libre entre deux rangées de lits, 1ᵐ,95 ; hauteur minima des chambres, 4ᵐ,33 à 4ᵐ54.

Les bâtiments doubles sont indiqués comme préférables aux bâtiments simples ; il ne doit pas y avoir plus de deux étages et le rez-de-chaussée sera élevé de trois pieds au-dessus du sol et bâti sur cave ; il y aura un escalier par quatre chambres. On ne parle pas de leur aération. Aux grandes cheminées des chambres seront substitués des fourneaux ou des cheminées économiques.

La Révolution empêcha le concours d'aboutir. En même temps la suppression des communautés religieuses et la confiscation des biens des émigrés mirent aux mains de l'Etat un grand nombre de couvents et de châteaux qui furent affectés au logement des troupes et successivement aménagés, d'une façon plus ou moins heureuse, pour cette nouvelle destination. Aussi, pendant la période de la Révolution et de l'Empire, vit-on s'élever peu de casernes nouvelles : quelques parties de l'Ecole militaire, la caserne du quai d'Orsay, à Paris, et plusieurs quartiers de Versailles, pour ne citer que les plus importants.

Pourtant on retrouve la trace des idées des rédacteurs du prospectus

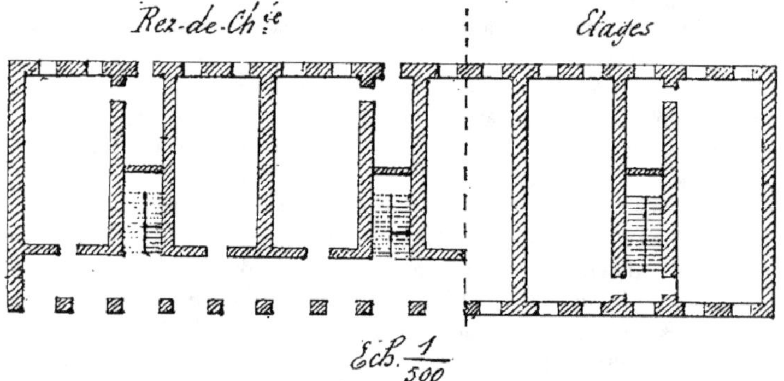

Caserne Haxo (d'après Gœtschy, cours autographié à l'école de Fontainebleau, 1886).

de 1788 dans une instruction du 29 floréal an VII (19 mai 1799) portant fixation de l'assiette des établissements militaires. On y lit, entre autres prescriptions, celles d'installer dans chaque caserne une infirmerie pour les hommes atteints de maladies légères, des chambres et des logements spéciaux pour les gradés, des magasins d'habillement, des locaux disciplinaires, etc. Mais pourtant il n'est pas encore question de cuisines en dehors des chambres.

En vertu d'un décret de 1808, la propriété des casernes fut abandonnée aux municipalités, à charge pour elles de les entretenir. Après la Restauration, tous les casernements se trouvaient dans un état de délabrement considérable, tant à cause du peu de soin que les villes avaient mis à remplir leurs obligations, qu'à cause de l'occupation des casernements, et il fallut songer à les réorganiser, d'autant que les effectifs du temps de paix dépassèrent beaucoup, dès cette époque, les effectifs des armées de l'ancienne monarchie.

En 1818, l'Etat reprit à sa charge l'entretien des casernements, dont la nue propriété cependant demeura aux villes. En 1820, le comité des fortifications adopta le type du général Haxo, qui n'est autre que la caserne double de Vauban débarrassée du mur de refend longitudinal, des grandes cheminées et d'un des escaliers desservant chaque élément.

Les chambres sont 5m,80 de large et donnent 12m3 d'espace par homme; elles sont desservies deux à deux par un escalier (voyez fig. p. 78). L'espace devenu libre par la suppression du second escalier est utilisé pour loger les sous-officiers dans une chambre, à laquelle on n'accède qu'en traversant les dortoirs des hommes. Au rez-de-chaussée, destiné aux accessoires du casernement, existe une galerie à arcades formant corridor contre la façade et fournissant ainsi un espace couvert utilisable pour certains exercices.

En 1822, le colonel Emy (V. fig. p. 79) améliore le type précédant en fixant la largeur des chambres à 6m,50 et celle des escaliers à 3m, en reportant l'escalier au fond de la cage, ce qui donne un vestibule au rez-de-chaussée et, au-dessus, l'espace nécessaire pour des chambres de sous-officiers, dans lesquelles on pénètre désormaïs par le palier et qui sont ainsi rendues indépendantes. Les murs de refend transversaux sont pourvus de portes qui ne s'ouvrent que pour les rondes et inspections, et demeurent normalement closes.

C'est d'après ce système qu'on a construit notamment la caserne des Allées, à Foix, et, en 1825, la grande caserne à trois étage de Pau, qui mesure 173m de largeur et dont le toit est remplacé par une terrasse.

En 1823, le colonel Belmas présente un autre type (V. fig. p. 80). Les portes que le colonel Emy tenait fermées, le colonel Belmas les ouvre, et il obtient ainsi un corridor central; mais au lieu de clore ce corridor par deux cloisons pleines qui le rendraient obscur, il remplace cette cloison de l'ancien corridor central par deux rangées de colonnes, dans l'alignement desquelles sont disposées des armoires contenant les effets des hommes et surmontées de râteliers d'armes. Ce passage central permet de dimi-

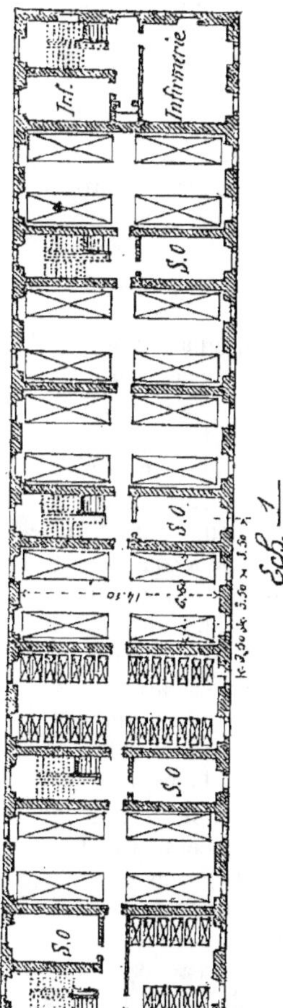

Caserne Emy (d'après Gœtschy, loc. cit.).

nuer le nombre des escaliers, dont les cages acquièrent une largeur de 6ᵐ,50 qui est aussi celles des chambres, lesquelles, d'autre part, ont 5ᵐ,50 de longueur. Chaque chambre est éclairée par une seule grande fenêtre placée dans l'axe, facilement accessible et moins rapprochée des lits que les fenêtres plus nombreuses du système Haxo. Les dimensions des chambres sont basées sur l'emploi des couchettes en fer pour un homme, définitivement adoptées en remplacement des anciens lits en bois à deux places (règlements du 20 juillet 1824 sur le service des lits militaires et du 17 août 1824 sur le casernement). Belmas groupe les locaux de punition, les cuisines et les magasins des ordinaires au rez-de-chaussée d'un bâtiment spécial dont l'étage sert de réfectoire aux sous-officiers.

Le type du colonel Belmas ne reçut pas la sanction officielle et aucune caserne ne fut construite exactement conforme à son plan. Ses idées cependant eurent une influence réelle et l'on retrouve certaines des dispositions qu'il indique dans les casernes élevées de 1830 à 1860. Telle est notamment la construction de larges escaliers desservant plusieurs chambres non indépendantes. Cependant, le plus souvent, le corridor central a été interrompu par des portes ; on a remplacé les colonnades par des stalles en bois coupant la chambre à mi-hauteur, au niveau des lits placés au milieu de la pièce. La caserne du fort Lamothe à Lyon, construite de 1832 à 1834, se rapproche assez du type Belmas.

Le type Emy sans arcades et le type Belmas ne tardèrent pas à se combiner de façons très variées. On voit un exemple de cette fusion dans la caserne du fort de Nogent près Paris, qui garde du type Belmas les percées dans les murs de refend et le corridor du rez-de-chaussée, tandis qu'on est revenu aux chambres à deux fenêtres et aux escaliers plus étroits.

L'auteur de l'article *Caserne* du *Dictionnaire de l'armée de terre* de Bardin, estime que « le Ministère de la Guerre n'a pas vu de haut la question des casernes. Une circulaire s'occupait, en 1827, de l'utilité des chats ; elle ne les regardait pas précisément comme hôtes obligés des couvents de soldats, mais invitait qu'on les y tolérât ». Ce qui est certain, c'est que si l'on s'attacha à des détails de ce genre, ce ne fut qu'après 1830 que les considérations hygiéniques entrèrent officiellement en ligne, d'une façon sérieuse, dans les projets de construction des casernes.

En 1845, dans un mémoire couronné par le Conseil de santé des armées, Godelier éveillait l'attention sur la fréquence de la tuberculose dans l'armée et il disait : « Ceux qui visitent souvent les casernes savent quelle odeur infecte, presque suffocante, vous saisit le matin en entrant dans une chambrée, avant qu'elle ait été largement ouverte. C'est cependant ce même air que les soldats ont respiré toute la nuit. Il est donc évident que la capacité des dortoirs militaires, étant de beaucoup inférieure à celle que la science indique comme nécessaire, et ces locaux, dépourvus pour la plupart d'appareils ventilateurs ou n'en possédant que d'insuffisants, l'atmosphère respirée par les soldats se trouve triplement viciée par les causes que nous avons signalées. Le défaut d'espace force encore souvent à occuper, dans les casernes, les pièces situées au rez-de-chaussée, qui demeurent presque toujours froides et humides, si elles ne sont pas exposées au midi et largement aérées. Enfin l'emplacement d'un grand nombre de casernes, couvertes par les remparts dans la plupart des villes fortifiées, donne en général les qualités nuisibles du froid humide à la moitié inférieure des bâtiments ; leur exposition et leur distribution intérieure en rend quelquefois toute une face extrêmement malsaine. Cela a lieu quand leurs côtés principaux regardent le nord et le sud. Les chambres sont partagées par une cloison parallèle à la longueur du bâtiment, de telle sorte qu'elles ne prennent jour que par un seul côté, soit le nord, soit le sud, et que celles qui sont au nord ne sont jamais visitées par le soleil ».

Ce fut une question d'hygiène vétérinaire qui amena la détermination du type des quartiers de cavalerie, type qui, il est vrai, laissait fort à désirer au point de vue de l'hygiène des hommes.

Alors que les propositions Haxo, Emy, Belmas étaient étudiées et discutées pour les casernements d'infanterie, rien n'était encore déterminé pour ceux de cavalerie. On construisait tantôt des écuries séparées du logement des hommes, tantôt des écuries surmontées de chambres ; les chevaux étaient placés selon le grand axe du bâtiment ou bien perpendiculairement à cet axe. Cependant la morve sévissait sur les chevaux de l'armée de telle façon qu'une commission fut chargée, en 1837, de

____

(1) GODELIER, *Mémoire sur les causes de la phtisie pulmonaire dans l'armée. Mémoires de médecine de chirurgie et pharmacie militaires.* 1ʳᵉ série, t. LIX, p. 1, 1845.

rechercher les moyens d'enrayer des manifestations épidémiques si onéreuses pour l'État. Les comités de cavalerie et des fortifications furent d'accord pour demander plus d'espace et d'air dans les écuries, ainsi que l'amélioration du pavage du sol et de l'écoulement des liquides. La circulaire du 6 janvier 1842 dit que le casernement d'un régiment de cavalerie comportera par escadron 180 hommes logés au-dessus d'une écurie double, contenant 136 chevaux, le surplus des animaux, soit 37, occupant une écurie simple.

La circulaire du 8 novembre 1843 modifia légèrement ce plan et eut pour résultat l'adoption de la caserne à chambres à quatre rangs de lits, deux contre les murs de refend et deux contre une cloison médiane, ne s'élevant pas jusqu'au plafond et interrompue soit par un passage central soit par deux passages contre les façades. C'est ce type que l'on retrouve dans la plupart des dortoirs de l'école de Saint-Cyr et dont un des

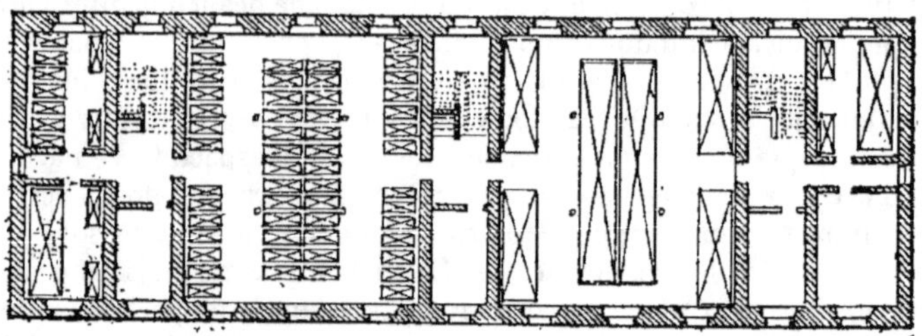

$$Éch. \tfrac{1}{500}$$

Caserne avec chambres à quatre rangs de lits (d'après Gœtschy. *loc. cit.*).

exemples a été la caserne Napoléon à Paris (1852). La caserne du Château-d'Eau à Paris, bâtie en 1857-58, la caserne Saint-Charles à Marseille (1861-63) et un grand nombre de bâtiments construits de 1860 à 1870 (quartier de Blois, caserne du Jardin des Plantes d'Avignon, etc.) sont d'un modèle analogue. Les chambres ont 13^m,05 de large, 14^m,50 de long et 4^m,20 de haut ; elles contiennent 54 lits : on y dispose donc d'une capacité d'air de 14^{m3} environ par homme. Elles sont éclairées par trois fenêtres sur chaque façade. Il est évident que si les grandes chambres sont peu favorables à la discipline, elles ne facilitent pas le repos des hommes et qu'elles ont l'inconvénient grave d'augmenter le nombre des habitants d'un même local.

Les escaliers, dans ce type de caserne, sont placés dans des cages de 3^m de large et desservent, à chacun des étages, une demi-chambre de chaque côté. Ils sont quelquefois très nombreux : la caserne d'Avignon en renferme sept.

En 1845, le comité des fortifications avait admis pour les cuisines, une disposition qui heureusement est tombée en désuétude, et qui consistait à

les accoler aux latrines, dans le but de faciliter la ventilation de ces dernières.

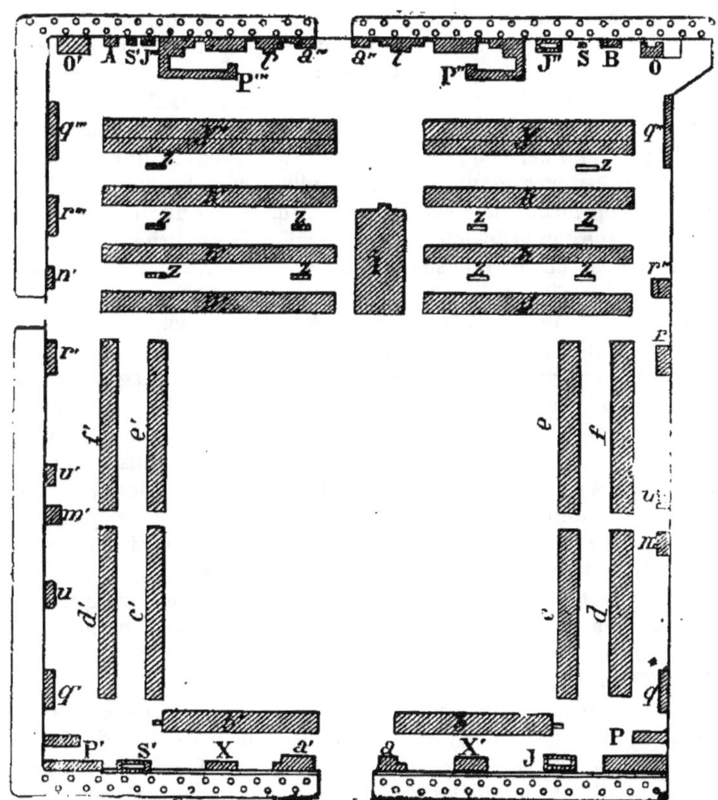

Quartier de la Part-Dieu, à Lyon (Échelle : 0ᵐ,0001 par mètre).

$a\ a'\ a''\ a'''$, pavillons d'entrée ; — $b\ b'$, magasins, cantines et accessoires ; — $c\ c'e\ e'$,
écuries et logements (de 120 chevaux chacun) ; — $d\ d'\ f\ f'$, écuries et selleries
(de 160 chevaux chacun) ; — $g\ g'$, écuries et logements (de 160 chevaux chacun) ; —
$h\ h'$ écuries et selleries (de 160 chevaux chacun) ; — i, manège ; — $j\ j'\ j''\ j'''$, pédiluves ;
— k, écurie et sellerie ; — $l\ l'$, cuisines et accessoires ; — $m\ m'$, cuisines et latrines ; —
$n\ n'$ latrines ; — $o\ o'$, locaux disciplinaires ; — $p\ p'\ p''\ p'''$, infirmeries vétérinaires ; —
$q\ q'\ q''\ q'''$, magasins aux fourrages et magasins aux vivres ; — $r\ r'\ r''\ r'''$, magasins aux
fourrages ; — $s\ s'$, magasins aux munitions ; — $u\ u'$, lavoirs, ; — $v\ v'$, dépôts de fumiers,
— w, châteaux d'eau ; — $y\ y'$ écuries (de 334 chevaux chacune ; — z, abreuvoirs ; —
$x\ x'$, ateliers d'armuriers ; — A B, norias.

Ce plan général a été plusieurs fois modifié dans certains détails : des manèges ont été
construits et le quartier s'est étendu au delà de la clôture $q''\ q$; — des infirmeries régimentaires ont été établies sur le prolongement des bâtiments $y,\ k,\ l,\ g$.

C'est en 1846 que commença la construction du quartier de cavalerie de la Part-Dieu à Lyon, qui peut loger quatre régiments de cavalerie. Malgré l'espacement des pavillons, cette ville militaire a souvent été un foyer d'épidémies soit à cause de la densité de sa population, soit à cause de la difficulté d'éviter la souillure du sous-sol par un entretien convenable des rues et par un écoulement bien aménagé dans les égoûts.

Le 30 juin 1856, le Ministre de la guerre, maréchal Vaillant, signa un règlement sur le casernement, destiné à remplacer le règlement du 17 avril 1824. L'influence du règlement de 1856 a été d'autant plus considérable, qu'il est encore applicable aujourd'hui dans la plupart de ses parties. Il a cependant été modifié par des décisions ultérieures, dont plusieurs ont une portée notable au point de vue de la salubrité. Telles sont notamment l'instruction ministérielle du 4 décembre 1889 sur l'aménagement de certains locaux, celle du 9 décembre 1893 sur l'établissement du *tout à l'égout* et celle du 5 février 1894. Désormais aussi les médecins militaires sont appelés à donner leur avis lorsqu'il s'agit de la construction, de l'appropriation, de la location et de l'aménagement des bâtiments affectés au service de santé (note ministérielle du 9 février 1887). Un médecin militaire fait partie de la commission de casernement chargée de déterminer l'assiette du logement (circulaire ministérielle du 21 octobre 1884), et des commissions qui ont à s'occuper des questions intéressant la salubrité des locaux d'habitation (décret du 23 octobre 1803 portant règlement sur le service des places). Une décision ministérielle en date du 3 février 1890 prescrit qu'il y aura toujours entente entre le service du génie et les services intéressés, chaque fois que des travaux de construction ou d'aménagement importants devront être entrepris, et que le service du génie sera tenu de faire connaître les motifs qu'il pourrait avoir de ne pas satisfaire aux demandes des chefs de corps. Un règlement du 20 juin 1888 a décidé que les corps de troupes prendraient à leur charge, sur les ressources d'une masse dite de *casernement,* les réparations locatives des casernes, ce qui facilite les améliorations de détail pour lesquelles l'intervention du service du génie cesse d'être indispensable.

Faut-il ajouter que si peut-être, à certaines époques, il a pu exister quelques divergences entre les vues du service du génie et celles du service de santé, il semble bien qu'aujourd'hui médecins et officiers du génie se rencontrent dans le commun désir d'assurer les meilleures conditions sanitaires possibles à l'habitation du soldat, et que les exigences de l'hygiène quant au logement des troupes sont appréciées par les officiers du corps du génie, qui leur accordent l'importance qu'elles méritent. Des conférences sont toujours prescrites pour l'étude des questions communes à plusieurs services, et les intérêts des uns et des autres y sont exposés avec toute liberté, ce qui fournit en somme à l'autorité supérieure et au Ministre tous les éléments permettant de juger en pleine

connaissance de cause et de donner aux desiderata exprimés par les
médecins, les satisfactions légitimes.

Lorsqu'après les évènements de 1870-71, la réorganisation de l'armée,
en même temps que la perte de nos casernements d'Alsace-Lorraine,
amena l'augmentation de l'armée active et la nécessité de loger momentanément les hommes de la réserve et de l'armée territoriale, il fallut
créer des casernes nouvelles. Les critiques élevées, au nom de l'hygiène
surtout, contre le système à grandes chambres, engagea à revenir au
modèle Emy, comprenant des chambres à deux rangées de lits, éclairées

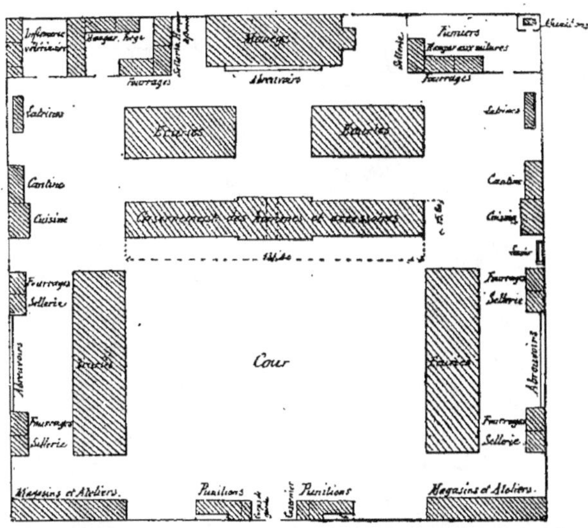

Plan d'ensemble d'une caserne d'infanterie, type 1875 (d'après Gœstchy, *loc. cit.*).

sur les deux façades, desservies par des escaliers situés au fond des
cages ; chacun de ces escaliers conduit, à chaque étage, à deux chambres,
d'hommes indépendantes et à une chambre de sous-officier ; des baies
pratiquées dans les murs de refend permettent de communiquer au besoin
d'une chambre à l'autre. Ce type combiné avec celui des casernes à corridor central, appliqué surtout au rez-de-chaussée, aboutit au type mixte
dit de 1875, dont l'organisation est réglée par l'instruction ministérielle
du 20 mars 1875. Les casernes de ce genre comportent trois bâtiments
principaux destinés au logement et disposés à angle droit à l'extérieur
d'une cour, entourée de tous côtés par un mur de 3ᵐ,30 de haut. Les
bâtiments comprennent un rez-de-chaussée, deux étages et des combles
qui ne doivent être occupés que pendant les appels des réservistes. La

figure p. 85, montre la disposition générale adoptée pour le casernement d'un régiment d'infanterie, la figure p. 86 celle réglementaire pour un régiment de cavalerie.

Les décrets du 28 décembre 1883 et 25 novembre 1889 sur le service de santé prescrivant que les infirmeries régimentaires seront installées dans des pavillons isolés, il y a lieu de prévoir ce bâtiment dans toutes les constructions nouvelles. Les lois et décrets successifs relatifs à l'amélioration de la situation des sous-officiers rengagés ont nécessité l'extension de leurs logements, de telle sorte que les aménagements du début ont dû être modifiés à cet égard.

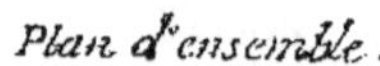

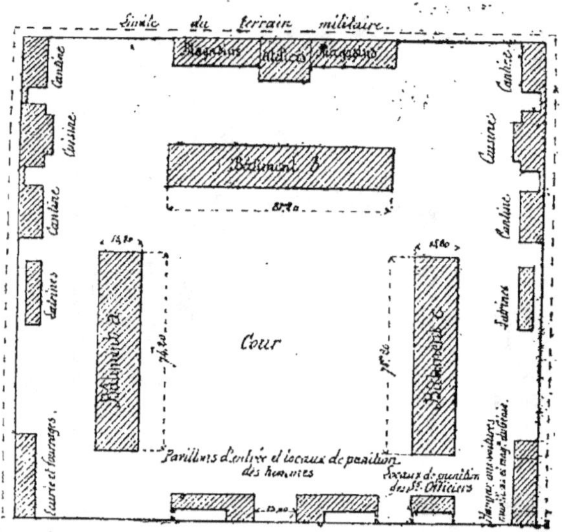

Plan d'ensemble d'un quartier de cavalerie, type 1875 (d'après Gœstchy, *loc. cit.*).

La surface nécessaire pour le casernement d'un régiment d'infanterie est de 3 à 4 hectares. La cour intérieure a environ 100^m sur 100^m.

Dans les casernements de cavalerie, les chevaux sont logés dans des écuries-docks indépendantes du logement des hommes. La surface nécessaire à l'ensemble du quartier est d'environ 6 hectares. La cour principale a 120^m sur 130^m.

La disposition générale des chambres est la même dans les quartiers de cavalerie et d'infanterie.

Une décision ministérielle du 5 décembre 1889 a approuvé une étude de casernements types, pour les différentes armes, présentée par le service du génie. D'après cette décision, qui s'est inspirée des notions de l'hygiène contemporaine dans les différents détails, ainsi que nous aurons l'occasion de le montrer dans la suite de cette étude, il convient d'attribuer aux bâtiments d'une caserne une superficie variant de la huitième à la dixième partie de la surface totale du terrain affecté à l'ensemble du quartier.

Dans les casernements d'infanterie chaque bataillon a un pavillon spécial à deux étages avec combles plafonnés, mesurant 76^m de long sur 18^m de large. Dans une caserne destinée à un bataillon, le pavillon est situé au milieu d'une cour de 170^m sur 155^m. De chaque côté de l'entrée de la cour, et faisant face au pavillon d'habitation, se trouvent deux petites constructions à un étage, sans mansarde de 9^m sur 20^m destinées à la salle d'honneur, à l'école, aux bureaux du major, du trésorier, au poste de police et aux logements des sous-officiers mariés. Derrière chaque pavillon de bataillon sont placés ses réfectoires, en arrière d'eux sa cuisine ; à la périphérie du quartier, le long du mur de clôture, sont rangés d'autres petits pavillons pour le mess des sous-officiers, les locaux disciplinaires, les cantines, les ateliers, les lavoirs et leurs dépendances, le hangar pour les exercices, les latrines, l'écurie.

Le pavillon destiné au logement d'un bataillon est partagé en autant de sections indépendantes que de compagnies. Chaque compagnie a sa chambre, possède un escalier propre, ce qui supprime le corridor central et permet l'ouverture des fenêtres sur les deux façades opposées. Au rez-de-chaussée, surélevé au-dessus du niveau de la cour de 1^m environ, sur un couloir central s'ouvrent huit pièces par compagnie : les lavabos, la chambre de l'adjudant de compagnie, deux chambres pour deux sous-officiers chacune, la chambre du sergent-major, celle du fourrier et deux magasins. Au premier étage, de chaque côté du palier, se trouve une chambre pour vingt-huit hommes et en face de l'escalier une chambre pour un sous-officier rengagé. La disposition est la même au deuxième étage, avec cette différence que la chambre du sous-officier est remplacée par une chambre pour six hommes. L'étage mansardé est établi sur le même plan et peut éventuellement recevoir le même effectif que les autres étages.

Quand le quartier est affecté à deux bataillons d'infanterie, on construit au centre de la cour, perpendiculairement à l'entrée principale et se faisant face, deux pavillons distants l'un de l'autre, de 100^m. La cour mesure alors 200^m de long sur 190^m de large.

Lorsque les trois bataillons d'un même régiment sont réunis dans le même quartier, les pavillons d'habitation sont disposés à peu près comme dans le type de 1875. Le pavillon central est alors un peu plus grand, de manière à loger la section hors rang avec le petit état-major, et la cour a 250^m de côté. Les deux pavillons latéraux établis sur les ailes du pavillon qui fait face à l'entrée sont placés en retrait, et perpendiculairement à lui : ils en sont distants d'une vingtaine de mètres en avant et d'autant sur les côtés et sont eux-mêmes séparés l'un de l'autre par une distance de 130^m. Sur le même alignement que les pavillons latéraux, sont placés, dans les mêmes conditions de symétrie par rapport au pavillon central, d'un côté la cantine, de l'autre les magasins et ateliers. Les autres locaux accessoires sont disposés comme dans le quartier à un seul pavillon.

Pour les régiments de cavalerie on prévoit un pavillon par deux esca-

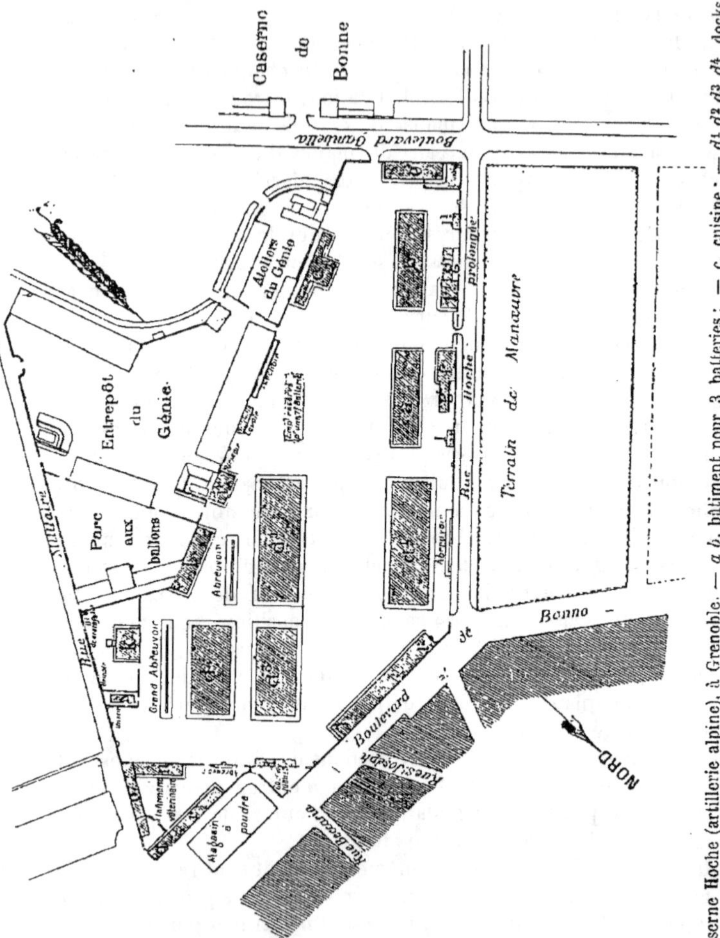

Caserne Hoche (artillerie alpine), à Grenoble. — $a\,b$, bâtiment pour 3 batteries ; — c, cuisine ; — $d^1\,d^2\,d^3\,d^4$, docks pour 28 chevaux ; — e, cantine et mess ; — $f\,f^1$, pavillon d'entrée ; — $g\,g^1$, locaux disciplinaires ; — $i\,i^1\,i^2$, sellerie et magasins à fourrages ; — j, hangar aux voitures ; — k, infirmerie des hommes ; — $l\,l^1$, latrines ; — n, maréchalerie ; — $o\,p\,q\,r$, infirmerie vétérinaire ; — s, hangar aux munitions ; — t, pédiluves.

drons. Les chambres sont de vingt-quatre hommes ou de douze hommes. Sans les combles, chaque escadron dispose de huit places pour sous-officiers et de cent vingt-quatre pour hommes de troupe. Dans les régiments d'artillerie un pavillon abrite un groupe de trois batteries. Les chambres logent vingt-quatre hommes. Les combles comprennent pour chaque batterie dix places de sous-officiers et quatre-vingt-seize places d'hommes de troupe.

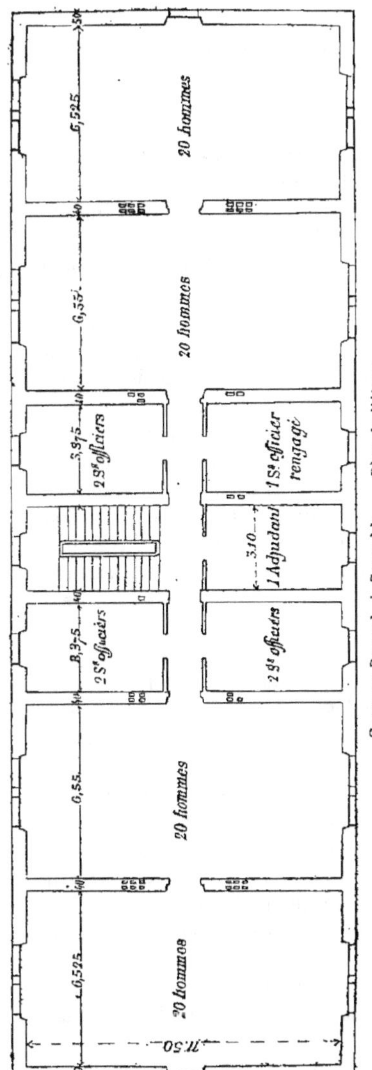

Caserne Bayard, à Grenoble. — Plan de l'étage.

C'est d'après des principes analogues qu'ont été édifiées notamment la caserne Hoche, achevée à Grenoble en 1890 (v. fig. p. 88), où est casernée l'artillerie alpine, la caserne Bayard de la même ville (v. fig. p. 89), qui est, à proprement parler, formée de pavillons isolés et enfin le nouveau quartier de cavalerie de Vincennes achevé en 1893 (v. fig. p. 111), qui est la réalisation à peu près complète du type de 1889.

Le système à pavillons isolés a été adopté par la ville de Paris lorsqu'elle a construit la caserne Schomberg occupée, depuis 1884, par trois compagnies de la Garde républicaine.

En même temps la Ville de Paris construisait des casernements pour les sapeurs-pompiers, celle de Chaligny par exemple où, comme à celle de Schomberg, a prévalu le principe des petites chambres. Nous aurons occasion de faire connaître certains progrès hygiéniques réalisés dans ces constructions qui échappent à une description d'ensemble, le plan de chacun étant différent.

Pourtant, dès 1870, des motifs divers avaient amené le logement des hommes sous baraques. Les études entreprises en Angleterre, l'expérience de la guerre de sécession des États-Unis, le réveil des idées hygiéniques avaient engagé le commandement à se préoccuper du logement des hommes dans des pavillons isolés se rapprochant autant des camps baraqués que des casernes proprement dites. Quelques-uns de ces casernements sont absolument fixes, cependant nous renvoyons leur étude, pour ce qui est de l'armée française, au chapitre consacré aux camps baraqués.

§ II. — CASERNEMENT EN PRUSSE ET DANS L'EMPIRE D'ALLEMAGNE

Avant 1820, le logement des soldats incombait en Prusse, d'une façon complète, aux municipalités, aussi plusieurs d'entre elles construisèrent-elles des casernes pour alléger cette charge. La plupart des constructions de cette époque furent du système quadrangulaire : quatre bâtiments élevés entourant une cour sombre et humide ; les bâtiments se divisaient en petites chambres desservies par des corridors placés soit contre une façade, soit dans l'axe du bâtiment.

A dater de 1820, le Gouvernement prit à sa charge la construction des casernes et créa *une administration de garnison*, chargée de garder et d'entretenir les logements des troupes. Cette administration dépend de l'Intendance régionale ; elle est représentée, dans chaque garnison, par un administrateur et, dans chaque bâtiment, par un employé de rang plus inférieur. Les constructions élevées de 1820 à 1843 sont encore du système quadrangulaire, mais il a été aboli, sauf des cas exceptionnels et particuliers, par le règlement de 1843, auquel a fait suite celui de 1869 relatif à l'ameublement. La loi du 14 juin 1873 sur les améliorations à apporter à la situation des sous-officiers, a amené des modifications dans le logement de ces derniers et, en 1874, a paru une refonte complète des anciens règlements.

Néanmoins le type de caserne demeuré réglementaire est celui de 1843. Il est constitué par des constructions formées par un long corps de bâtiment terminé à ses extrémités par des ailes en retour très courtes ; entre ces bâtiments dont chacun est destiné à un bataillon, se trouve la cour principale. Quand un régiment entier est réuni, on élève un nombre de pavillons égal à celui des bataillons ; ces pavillons sont placés soit sur le même alignement, soit sur les trois côtés d'une cour dont le quatrième côté est occupé par une salle de manœuvres peu élevée qui ferme la cour. Le rez-de-chaussée est presque totalement affecté au logement des hommes ; il y a généralement deux étages et les sous-sols, ainsi que les combles, sont réservés aux cuisines, réfectoires, magasins, etc.

D'après le règlement de 1874, la capacité cubique des chambres doit être de 15^{m3} à 16^{m3}, le nombre des habitants étant de dix à douze hommes.

La nouvelle caserne récemment construite à Sarrebourg est considérée par les Allemands comme un modèle ; elle ne comporte que des pavillons séparés par des rues spacieuses.

Après les évènements de 1870, la garnison de Dresde fut portée à 7.000 hommes, ce qui amena la construction de casernements, d'autant plus intéressants au point de vue de l'hygiène, qu'on doit les considérer comme l'expression la plus complète des vues du médecin général Roth (1).

Deux casernes d'infanterie, chacune pour un régiment, et pouvant contenir 1.800 hommes, ont été élevées à Dresde dans l'Albertstadt qui constitue une véritable ville militaire. L'édifice est entièrement construit en pierres de grès et couvert en ardoises. Il comprend un rez-de-chaussée, trois étages et des combles. Les escaliers, dont les volées ont 3^m de large, sont en granit. L'aire du sous-sol, constituée en ciment, se trouve à 1^m,20 au-dessous du niveau de la cour, et le sol du rez-de-chaussée est à 2^m,30 au-dessus du même niveau. Les locaux du sous-sol, qui sont voûtés, ont 3^m,15 sous-clef. La hauteur d'étage est de 3^m,65. Les chambres sont planchéiés; le sol du corridor qui longe tout le bâtiment du côté de la cour est cimenté. Sur ce corridor s'ouvrent des chambres de jour pour dix-sept ou vingt-quatre hommes. Elles sont éclairées par deux fenêtres jumellées; leurs parois sont peintes en vert. Elles donnent, par heure, environ 7^{m3},4 d'air par homme et à chacun une superficie de 2^{m2}. Les dortoirs peints en bleu clair ont des fenêtres opposées (huit de chaque côté) et abritent cent vingt hommes qui ont chacun un espace cubique de 13^{m3} et une superficie de 3^{m2},6.

Un certain nombre de locaux sont réservés au logement des officiers célibataires, à celui des sous-officiers mariés et au casino des officiers, très luxueusement installé.

Les deux casernes sont séparées par un espace de 110^m,6. En arrière de chacune d'elles il y a une cour d'exercice fermée, d'une surperficie de 11 hectares, et, en dehors de l'enceinte de cette cour, un parc boisé est à la disposition des hommes.

Adossé au mur d'enceinte on rencontre un hangar aux manœuvres pour les deux régiments. Ce hangar a 235^m,50 de long et 21^m,50 de large; sa hauteur sous tirant et de 8^m. Il est éclairé par quarante-sept grandes fenêtres circulaires comprenant une partie mobile s'ouvrant autour d'un axe horizontal. L'aire est en béton de 0^m,25 d'épaisseur; la couverture en carton bitumé est percée de vingt-sept cheminées d'aération de 0^m,70 de diamètre.

Contre le mur de clôture et symétriquement par rapport au hangar précédent, existent encore deux écuries, chacune pour douze chevaux, deux hangars à matériel et deux abattoirs.

Chacune des casernes peut contenir 1.800 hommes.

---

(1) Tous ces détails nous sont fournis par GRILLON : *Les nouvelles casernes de Dresde*, (*Revue du Génie militaire*, t. I, 1887, page 205 et suivantes). Voir aussi ROTH et LEX, *Handbuch der Militär-Gesundheitsphlege*, Berlin, 1872.

C'est d'après le plan général de la caserne prussienne que seront modifiées et construites successivement les casernes badoises et hanovriennes.

Ces dernières, comme les casernes saxonnes, présentent une particularité digne de remarque, c'est qu'elles possèdent presque toutes des *chambres de jour* distinctes des dortoirs. Mais la capacité de ces dortoirs n'est que de 12^{m3}, bien qu'ils renferment de vingt-six à trente-trois lits. Les chambres de jour donnent 7^{m3} à 9^{m3} d'espace par homme.

En Saxe, où la même chambrée reçoit de dix-sept à cent quinze hommes, les chambres n'ont qu'un cubage de 8 à 11^{m3} et les chambres de jour de 7^{m3} à 9^{m3}.

§ III. — CASERNEMENT EN AUTRICHE-HONGRIE

En Autriche-Hongrie, les premiers règlements sur le casernement remontent à 1748 pour les provinces allemandes héréditaires et à 1751 pour le royaume de Hongrie ; ils furent rendus par l'impératrice Marie-Thérèse, fixèrent les règles du logement chez l'habitant et autorisèrent les communes à construire des casernes à leurs frais. Ce ne fut cependant qu'au commencement de ce siècle que les municipalités élevèrent quelques casernes ou baraquements à l'aide de leurs propres deniers.

Les casernes autrichiennes construites avant 1848 ont toujours enserré une cour entre leurs bâtiments, et la caserne François-Joseph, bâtie en 1849, est encore du type quadrangulaire. Elle occupe un espace de 10.000^{m2} et abrite deux régiments. L'existence de latrines et de cuisines à chaque étage, l'aspect sombre et humide des cours donnent à ce monument une apparence de tristesse que justifient les statistiques qui le signalent comme la caserne la plus insalubre du royaume.

L'arsenal de Vienne a été construit de 1849 à 1854 ; il renferme sept casernes d'artillerie embrassant un carré. Celles situées aux angles sont du système quadrangulaire, les autres du type en fer à cheval sans interruption des bâtiments aux angles du fer à cheval. C'est encore au système quadrangulaire qu'appartiennent la caserne des équipages de la flotte à Polo, ainsi que la caserne Rodolphe, à Vienne, construite en 1875 et qui est regardée comme insalubre.

Les événements de 1866 contraignirent l'Autriche à réorganiser son armée et, en 1871, le règlement de 1858, qui visait surtout le logement chez l'habitant, fut remplacé par un nouveau règlement (*Instruction für die Ausmittlung der Raumbedürfnisse der K. K. Heeres*) qui supprima en principe le logement chez l'habitant et groupa les hommes par unités constituées, dans des locaux qui se juxtaposent les uns aux autres suivant les nécessités du groupement des troupes, les bâtiments affectant le type linéaire.

C'est d'après les principes de ce règlement qu'ont été construits une caserne d'infanterie à Cracovie en 1877, puis, à Buda-Pesth, le quartier de cavalerie François-Joseph I, achevé en 1866 (1). Il réalise de nombreux progrès, d'autant plus appréciables que les troupes autrichiennes sont généralement assez mal casernées ou bien encore cantonnées chez l'habitant.

Le plan général du quartier François-Joseph est conçu de façon à attribuer à chacune des unités constitutives du régiment des bâtiments distincts, tant pour le logement des hommes que pour celui des chevaux, dans de nombreux bâtiments largement espacés. L'eau y est partout abondamment distribuée. Le tout à l'égout y est installé dans des conditions excellentes.

Les bâtiments destinés à la troupe comprennent un rez-de-chaussée élevé de trois marches et un étage. Les chambres, affectées à dix-sept hommes et à un sous-officier, fournissent à chaque habitant une surface de $4^{m2},70$ et un espace cubique de $18^{m3},75$. Elles sont éclairées par cinq fenêtres de dimension telle que la surface vitrée est de $0^m,68$ par homme. Chacun de ces bâtiments renferme un lavabo. En arrière et au centre du bâtiment principal, dans un petit pavillon situé à 10^m de distance et relié par un corridor, se trouvent les latrines formées par huit cabinets avec chasses d'eau automatiques.

Le casernement renferme huit douches pour bains par aspersion.

C'est d'après le type de la caserne de Dresde que doivent être reconstruites les casernes de Vienne dont l'insalubrité a été reconnue.

Un grand nombre de municipalités ont bâti de bonnes casernes d'après des types rationnels, mais il n'en est pas moins vrai qu'on reconnaît en Autriche qu'il y a intérêt, afin de faire disparaître plus rapidement le logement chez l'habitant, là où il existe encore, de préconiser les constructions économiques. C'est dans ce but que le lieutenant Tilschkert (2) de l'armée autrichienne, propose de construire des casernements à rez-de-chaussée, dont les quatre murs n'auraient pas de fondations très profondes mais seraient entourés, sur une hauteur de $1^m,50$ à $1^m,80$, d'une couche de terre circonscrivant tout l'édifice : entre le mur et la terre on placerait une substance imperméable et de cette façon on se garantirait contre le froid et l'humidité. Les murs seraient faits avec du sable calcaire ou des briques d'argile soutenues par des piliers en maçonnerie. Comme toiture on placerait des planches recouvertes elles aussi de $1^m,12$ de terre.

(1) GOESTCHY, *Le quartier François Joseph I à Buda-Pesth.* — *Revue du génie militaire,* t. II, p. 367, 1888. — RICHARD et LONGUET, *Archives de médecine et de pharmacie militaires,* t. X, 1887, p. 495.

(2) Victor TILSCHKERT, *Gemauerte Baracken mit Erdeinhüllungen, Kasernen mienderer Kategorie. Streffleur's Oesterr. milit. Zeitschrift,* janvier 1893, et *Kirchensberger. Deutsch. militärärztl. Zeilf.,* sept. 1893, p. 399.

La transformation de toutes les casernes de Vienne en des bâtiments édifiés d'après les règles de l'hygiène est chose décidée et il semble que ce changement radical va entrer sous peu dans la phase d'exécution.

§ IV. — LOGEMENT DES TROUPES EN ANGLETERRE (1)

Les premières casernes anglaises ont été élevées par les ordres de Pitt, qui en couvrit le pays, à la fin du siècle dernier. Elles étaient généralement quadrangulaires ; un bâtiment réservé aux officiers occupait un des côtés du carré. Le plus ordinairement le type comportait un corridor central, sur lequel s'ouvraient des chambres étroites. La population de ces casernes était très dense et l'insalubrité du logement due à ces conditions défectueuses se démontrait par les résultats statistiques : la mortalité de l'armée anglaise atteignait alors à l'intérieur le chiffre de 17,5 pour 1.000 h.

Après la guerre de Crimée, une commission fut nommée pour rechercher les causes de cette léthalité. Cette commission dont firent partie lord Herbert et Parkes, consigna ses observations dans deux rapports qui n'ont pas cessé de faire autorité, en matière d'hygiène du casernement (2). Le Gouvernement, à la suite de ces rapports, prescrivit une réforme complète de l'habitation conformément aux conclusions des hygiénistes et les bienfaits de cette réforme se traduisirent immédiatement par une diminution notable des décès.

Aux bâtiments massifs à plusieurs étages ont été substitués des pavillons à un, deux et exceptionnellement trois étages (Chelsea à Londres). Ces bâtiments, au lieu de former un carré, sont isolés les uns des autres, de telle sorte que le renouvellement de l'air de l'un d'eux ne soit pas gêné par le voisin et que chacun reçoive les rayons du soleil. L'axe de chaque pavillon doit, autant que possible, être dirigé du nord au sud et la distance entre deux constructions être au moins égale à la hauteur de l'édifice.

Les dimensions des chambres, dit Parkes (3), commandent en quelque sorte la forme des pavillons. La commission avait admis des chambres

---

(1) Voir GRILLON, *Etude sur le casernement à l'étranger* (*Mémorial de l'officier du génie*, 1875, N° 25, p. 1 et s.).

(2) *Report of the Commissionner's appointed to inquire into the regulations affec tesig the sanitary condition of the Army, the organisation of military hospitals and the treatment of the sick and wounded*, London, 1858. — *General report of the Commission appointed for improving the sanitary condition of barracks and hospitals* London, 1861.

(3) PARKES, *A Manual of practical Hygiène, edited of*, F. de Chaumont, *Seventh edition*, London, 1887.

pour douze hommes, mais ces petites chambres sont d'un agencement difficile et on leur préfère aujourd'hui des chambres pour vingt-quatre hommes, c'est-à-dire pour une section. Elles ont des fenêtres opposées et ne renferment que deux rangées de lits qui sont placés le long de chaque grand côté. Un des pignons est percé par la porte, l'autre comporte une cheminée. Pour que chaque homme ait 17^{m3} d'espace, il convient de donner à la chambre $18^m,28$ de long, $6^m,05$ de large et $3^m,05$ de haut.

Parkes estime que les casernements de ce type seront parfaits quand on aura ajouté aux chambres dortoirs, des chambres de jour et des locaux pour nettoyer les armes et les effets.

La chambre, telle que l'a conçue la commission, peut constituer un élément isolé comme dans la caserne de Colchester où le pavillon n'a qu'un rez-de-chaussée comprenant, outre deux chambres de sous-officier, deux chambres pour vingt-six hommes chacune, pourvues de lavabos. Mais le plus souvent il existe un étage et deux pavillons se trouvent juxtaposés par leurs pignons : entre les deux se placent alors des chambres de sous-officiers, des lavabos, des latrines ; dix pavillons de quatre chambres permettent de loger un régiment. Ce type est celui de la nouvelle caserne de cavalerie d'Yorck.

La caserne de Chelsea (New-Chelsea Barracks) à Londres comprend un rez-de-chaussée et trois étages. Six pavillons sont accolés bout à bout de telle sorte que l'aspect général rappelle au premier abord le système linéaire. Cependant il n'y a pas de communication entre les pavillons, d'étage à étage.

Au camp d'Aldershot (1) le casernement permanent de l'infanterie est constitué, pour le logement des hommes, par six pavillons groupés deux à deux et comprenant chacun un rez-de-chaussée et deux étages. Les pavillons sont distants l'un de l'autre de $24^m,17$ et reliés par un hangar salle de manœuvre. Chaque pavillon mesure $78^m,70$ de long sur $17^m,18$ de large ; il est divisé en dix chambres d'environ $16^m,30$ sur $6^m,75$, s'ouvrant sur une galerie extérieure qui règne aux deux étages sur toute la longueur du bâtiment et qui conduit à un escalier à chaque extrémité du pavillon. Les bâtiments du camp d'Aldershot sont sur la limite des casernes d'une part et d'autre part sur celle des camps baraqués dont il sera question un peu plus loin.

Ils ont fait l'objet, en 1890, de deux rapports d'enquête adressés au Ministre de la Guerre, sur sa demande, par deux ingénieurs civils, Richard Creed et Fréderic-Thomas Piltrington qui n'y ont critiqué que quelques détails, sauf en ce qui concerne le chauffage ; ils demandent notamment, pour assurer une protection plus efficace contre le froid,

<hr>

(1 LANGLOIS, *Note sur le casernement en Angleterre* (*Mémorial de l'officier du génie*, N° 25, p. 585 et suivantes).

qu'on substitue des toitures ordinaires au feutre goudronné, actuellement employé pour les couvertures.

Dans la plupart des anciennes casernes anglaises de cavalerie, les écuries sont placées au-dessous du logement des hommes. L'indépendance des chambres et des écuries n'a été décidée qu'en 1863.

Les casernements anglais renferment des dépendances beaucoup plus nombreuses que les nôtres. Ce sont, d'après Parkes : la chambrée, à laquelle sont attenantes des chambres pour certains officiers non commissionnés, les quartiers pour les soldats mariés, les quartiers pour les sergents-majors, les mess des sergents, les quartiers pour les officiers, les cuisines, les bains, les lavabos, les latrines et les urinoirs, les salles de rapport et les bureaux, les locaux disciplinaires, les magasins, les cantines, la salle de lecture, la chapelle, les écoles pour les enfants des militaires casernés, la salle de lecture des hommes. Il faudrait y ajouter encore, pour satisfaire pleinement l'hygiène, les salles de manœuvre qui existent dans certains casernements, les réfectoires et les salles pour le nettoyage des effets.

De telle sorte que le plan d'ensemble de l'habitation d'un corps de troupe a l'apparence d'un village ou d'une petite ville.

§ V. — LOGEMENT DES TROUPES EN RUSSIE

L'armée russe est logée dans des casernes dépendant de l'administration militaire, dans les logements des places fortes, dans des casernes n'appartenant pas à l'État, ou bien les hommes sont cantonnés chez l'habitant.

Les casernes appartenant à l'État sont des bâtiments construits pour servir au logement des troupes (casernes proprement dites ou casemates) ou bien des bâtiments ayant eu primitivement une autre destination (anciens hôpitaux, couvents, etc.). Un certain nombre de logements militaires, surtout parmi ceux qui n'ont pas été établis pour servir de casernes, laissent beaucoup à désirer par leur manque d'espace, d'aération, par leur humidité, par le peu d'épaisseur des murailles et par les difficultés qu'on éprouve à y entretenir la propreté. Les casernements n'appartenant pas à l'État sont encore plus défectueux : ils abritent cependant la majeure partie des troupes de l'empire ; ce n'est que dans la Finlande, le Turkestan et le Caucase que dominent les bâtiments dont l'État est propriétaire. Le logement chez l'habitant est souvent insalubre, surtout lorsqu'il est fourni par des populations pauvres comme il arrive notamment dans les régions de l'ouest.

Un grand nombre de casernes sont du système quadrangulaire avec cour étroite encaissée entre les bâtiments. Beaucoup d'entre elles sont construites en terre argileuse ou hygroscopiques et sont humides. Les chambres ne sont pas toujours munies de plafonds et fréquemment les parois ne sont pas enduites de mortier ; l'espace cubique est restreint et la ventilation insuffisante. Les latrines sont trop souvent d'un modèle tout à fait primitif. Les bains ne sont pas convenablement installés. Les corps de garde, les locaux disciplinaires sont mal aménagés.

Aussi les médecins militaires et le commandement ont-ils fait de vigoureux efforts pour améliorer cette situation et les réformes sont en pleine voie d'exécution, depuis l'établissement, en 1883, d'une commission des bâtiments, dont le travail actif et bien conduit porte déjà ses fruits. On est en train d'améliorer les parois des chambres ; on organise des latrines avec sol asphalté ou métallique ; on assure la ventilation des chambres ; on draine le sol ; on organise des réfectoires, des salles de bains et des salles d'exercice et de réunion (salles à thé). Depuis 1889 les casernements de Saint-Pétersbourg ont été chauffés, éclairés et ventilés d'après les principes modernes. Dans le district de Vilna, depuis 1890, une partie des troupes sont logées dans des casernes en bois, à pavillons séparés à un étage, avec réfectoires, ateliers, etc., et cabinets d'aisance chauffés. Depuis 1890 aussi, dans les districts de Varsovie et de Moscou, des amélio-rations très importantes ont été réalisées, notamment dans les constructions élevées par le génie militaire, qui adopte souvent le type de baraquements en bois avec couverture en chaume et sol planchéié ou asphalté. Il en est de même dans le district de Kasau. De telle sorte que l'on peut prévoir l'époque, relativement prochaine, où sur l'immense étendue de l'empire russe, les troupes seront logées dans les conditions conformes aux principes de l'hygiène (1).

§ VI. — LOGEMENTS DES TROUPES DANS LES PAYS CHAUDS

Protéger contre la chaleur et les variations brusques de température, garantir contre les émanations et l'humidité du sol et assurer le renouvellement de l'air : telles sont les conditions essentielles que doit remplir tout casernement dans les pays chauds.

Si au début de l'occupation d'une colonie, il peut être indispensable de loger les troupes au point de débarquement, il devient sage, dès que le séjour se prolonge et à plus forte raison s'il devient définitif, de bâtir des casernes à une altitude suffisante : l'augmentation de l'altitude assurera l'éloignement des foyers de malaria, procurera une température plus fraîche et moins pénible en même temps qu'une diminution de la tension de la vapeur d'eau. En outre, Parkes estime que dans les pays à

(1) Renseignements puisés dans le compte-rendu publié (*Deutsche militärärtzl. Zeitschf.* 22ᵉ année 1893, p. 414 et 463) par l'Oberstabsartz Nicolaï, du rapport annuel 1889-1890 sur l'état sanitaire de l'armée russe, établi par le médecin-inspecteur général du service de santé de cette armée.

fièvre, le rez-de-chaussée de la caserne doit toujours être élevé de 2^m ou 3^m au-dessus du sol ; il fait remarquer que, lorsque l'élévation est suffisante, les arcades construites sous le logement sont d'excellents locaux pour les exercices.

En toute circonstance, le logement militaire sera aussi éloigné que possible des localités à malaria, abrité contre les vents soufflant des marais et le sous-sol sera soigneusement drainé.

La seule barrière efficace contre la chaleur, après l'altitude, est un matelas d'air entourant la maison, ce que l'on obtient par l'établissement de doubles parois qui laissent entre elles un espace suffisant, et dont l'air peut se renouveler, grâce à l'existence d'ouvertures convenablement disposées. La grande épaisseur des murailles ne saurait remplacer cette couche d'air peu conductrice du calorique. Le toit en terrasse, s'il n'est pas lui-même séparé de la chambre par un courant d'air, est un abri insuffisant. La plupart des observateurs préfèrent à la terrasse, même bien construite et qui procure, il est vrai, un lieu agréable de repos le soir, le double toit qui offre une pente plus favorable à la ventilation des locaux et qui permet de garantir les appartements contre le soleil, pour peu que ce toit, déborde les parois mêmes du bâtiment. Il est nécessaire aussi que l'habitation soit pourvue d'une ou de plusieurs vérandahs dont la disposition sera variable suivant la localité, l'orientation du bâtiment et les vents dominants. Enfin on choisira des matériaux mauvais conducteurs de la chaleur.

L'expérience a démontré aussi que les petits pavillons sont plus frais que les grands bâtiments qui, une fois qu'ils sont échauffés, ne se refroidissent plus qu'avec une extrême lenteur.

Le renouvellement de l'air à l'intérieur des chambres doit être très largement assuré par tous les moyens en usage dans nos pays. Il est cependant des localités où l'air est si chaud et si peu agité que l'on est obligé de recourir à la ventilation artificielle par aspiration, à l'aide d'appareils mus par l'eau, les animaux ou la vapeur.

Le punkah est un moyen de ventilation parce qu'il déplace des couches d'air, tend à les éloigner de l'habitation et à les faire remplacer par des couches nouvelles ; son emploi est commun dans toutes les colonies et le capitaine anglais Moorson, a donné la description d'un vaste punkah à faire mouvoir par des chevaux ou des bœufs.

Néanmoins ces règles générales sont susceptibles de modifications pour ainsi dire indéfinies, suivant les conditions spéciales du climat et de l'influence tellurique. Nous bornerons notre exposition à ce qui a plus particulièrement trait au logement des troupes en Algérie, au Tonkin, aux Indes anglaises et dans quelques autres colonies.

I. **Algérie.** — Dans les dix premières années de l'occupation algérienne, nos troupes ont bivouaqué, s'abritant sous des gourbis ou des tentes improvisées, puis sous la tente abri qui fut inventée en Algérie, sous la pression de la nécessité dans laquelle on s'est trouvé de ne pas passer les nuits sans aucune protection contre le refroidissement nocturne si propice à l'infection palustre.

Vers 1840 seulement, on entreprit l'établissement de casernements définitifs. Le type généralement adopté a été le type Belmas pour les casernements d'infanterie et de cavalerie, les chevaux occupant dans ces derniers, des bâtiments distincts de ceux destinés aux hommes (Aumale, Orléansville, Miliana, Mostaganem, Bel-Abbès, etc.). Cependant la caserne de Guelma a des chambres à deux rangées de lits.

Ces bâtiments à l'européenne protègent mal contre la chaleur, là surtout où l'on a omis de munir les fenêtres de persiennes et on peut désirer qu'à l'avenir on se rapproche pour les constructions à établir, même dans le Tell et sur les Hauts plateaux, du type de l'habitation mauresque, pourvu qu'on coupe les angles du carré que forme ce genre de construction et qu'on munisse les chambres d'orifices de ventilation ; pourvu aussi que l'espace cubique attribué à chaque homme soit très largement calculé et que le casernement soit protégé contre toutes les causes d'insalubrité provenant du voisinage.

Le type des casernes de France est absolument inapplicable dans les postes du Sud où, d'une part, le transport des pierres est impossible, où d'autre part les constructions de nos pays sont insuffisantes pour se garantir contre la chaleur. C'est pourquoi à Tuggurt la caserne est formée d'un rez-de-chaussée voûté avec étage couvert en terrasse. A Biskra on a édifié une caserne rectangulaire à un étage couvert d'une terrasse ; les chambres s'ouvrent sur une galerie intérieure et y prennent jour par une porte et une fenêtre, tandis qu'au côté extérieur il n'existe qu'un petit créneau par chambre.

Ces dispositions parfaitement convenables pour diminuer les inconvénients qu'amène l'excès de la chaleur, exigent une surveillance incessante pour assurer le renouvellement de l'air. On s'imagine combien il faut d'attention et de persévérance pour obtenir des hommes l'ouverture des portes ou des fenêtres au moment précis où l'absence de soleil permet de ventiler par ce procédé : aussi avec ce genre de construction, et dans les régions du Sud, un mode de ventilation artificielle automatique nous semble-t-il absolument nécessaire. Le médecin-major Sérizia a proposé d'utiliser à Biskra le courant de la seguia pour mouvoir un ventilateur et cette idée pourrait amener à des résultats pratiques en plus d'une oasis. Ce qui démontre que le renouvellement de l'atmosphère des chambres est nécessaire non-seulement pour assurer la bonne qualité de l'air à respirer, mais encore pour diminuer la température intérieure, ce sont notamment les observations de Galand et Lahache (*Archives de médecine et de pharmacie militaires* 1888, t. XII, p. 421). Ces deux médecins militaires ont constaté, par des mesures thermométriques prises à Biskra que, dans des logements dont les parois n'ont pas une épaisseur supérieure à $0^m,45$, les soldats vivent dans une atmosphère qui se maintient, en été, pendant plusieurs semaines, à une température voisine de 37°, alors que, dans les cours, elle n'est que de 18° à 21°, la température moyenne de Biskra étant de 24°.

A El-Oued on a construit, en 1886-1887 pour les officiers, un bordj et des logements à parois très épaisses qui s'ouvrent sur des galeries voûtées. Dans le Sud-Algérien, l'épaisseur des murailles serait certainement avantageusement remplacée par les doubles parois emmagasinant de l'air, en usage dans les autres colonies.

Dans quelques postes d'Algérie où l'eau est très abondante, les latrines se déversent à l'égout (Miliana par exemple) : grâce à la décomposition rapide produite par l'ardeur du soleil, l'absence de siphons obturateurs ne produit pas, dans ces conditions, de trop sérieux inconvénients (1). La fosse fixe qui est le système le plus généralement employé dans les habitations militaires, a des défauts plus évidents encore qu'en Europe, et les tinettes mobiles installées dans beaucoup de casernements leur sont évidemment supérieures. En 1877, le médecin inspecteur Fée a montré, en l'installant à l'hôpital de Biskra, combien peut être utile l'*earth system*, que les indigènes emploient presque exclusivement d'une façon aussi rudimentaire que les Hébreux dans le désert.

Les règlements généraux pour les casernements de France sont appliqués aux casernements algériens et tunisiens qui dépendent, comme en France, du service du génie. Par suite, les installations de bains, lavabos, filtres, etc., sont analogues à celles des casernes en France.

La zone des casernes s'arrête au-delà de Saïda où existe une construction à trois étages, insuffisante pour abriter la totalité de la garnison. Plus au sud, les troupes sont baraquées, logées sous la tente ou dans des gourbis.

Les baraques ont de 16^m à 18^m de long sur 6^m à 7^m de large et 4^m de haut sous plafond. Elles sont en bois, torchis et briques, sans plancher, à plafond formé d'un lattis enduit de plâtre peu résistant. Elles sont couvertes en tuiles. Les portes s'ouvrent dans les pignons et il existe quatre fenêtres de chaque côté. Quelques-unes sont pourvues d'une vérandah.

A défaut de baraque, on utilise la tente marabout ou le gourbi, baraque rudimentaire à murs de torchis et moellons, sans plancher, à toit formé de troncs d'arbres que protège une couche de pisé.

II. **Tunisie.** — En Tunisie, nos troupes sont généralement ou campées ou logées dans des pavillons se rapprochant plus ou moins de ceux du camp de Châlons (V. chap. IV, art. V).

Cependant, à Tunis, on vient de construire trois nouvelles casernes

(1) Viry, *Le Tout à l'égout à Miliana* (*Revue d'hygiène*, t. VI, 1885, p. 637).

d'après un type spécial. La figure page 101 représente l'élévation et la coupe de celle du 4° chasseurs d'Afrique.

Le bâtiment, composé d'un rez-de-chaussée et d'un étage, est entouré d'une galerie continue formant vérandah. Les chambres destinées à quinze hommes sont voûtées en briques ; leur sol, comme celui de la vérandah, est dallé au ciment. Les fenêtres des chambrées s'ouvrent sur la vérandah. La ventilation des chambres est assurée par un canal installé sous le sol de la pièce et qui y amène l'air de l'extérieur en le déversant par des bouches situées dans le plancher. Ces bouches sont recouvertes d'un panier grillagé destiné à recevoir les balayures. L'air vicié s'échappe par quatre cheminées débouchant au-dessus du toit. Les chambres logent chacune trente hommes, ayant chacun 17^{m3} d'espace.

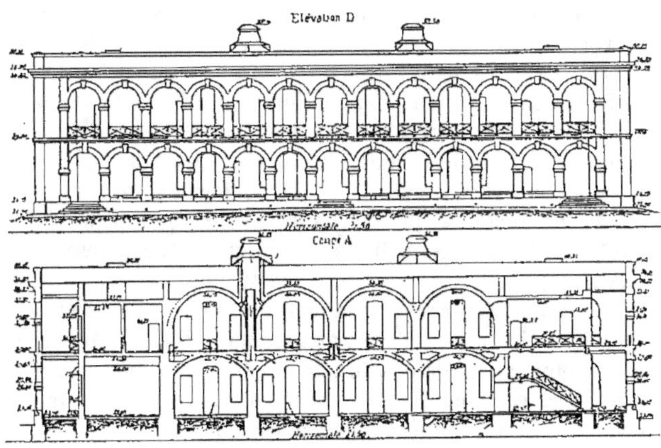

Caserne du 4° chasseurs d'Afrique à Tunis.

Un escalier de fer, à chaque extrémité du bâtiment, fait communiquer l'étage avec le rez-de chaussée.

La vérandah maçonnée protège les murs de façade auxquels elle est reliée par un plancher en fer. Une murette entoure la galerie du rez-dechaussée à hauteur de siège, ce qui permet de l'utiliser comme réfectoire en y plaçant des tables. Au premier étage la murette est remplacée par une grille sur laquelle les hommes peuvent étendre leurs effets pour les brosser et les aérer.

La caserne est pourvue de bains-douches et d'une salle de lecture.

Les latrines et d'autres locaux accessoires occupent de petits pavillons situés dans la cour du quartier.

III. Tonkin. — Les troupes envoyées au Tonkin ont été logées de façons différentes, selon l'époque de l'occupation et selon qu'elles se trouvaient en station ou en marche.

L'habitation stable a présenté trois périodes : d'abord les hommes ont été cantonnés dans les habitations abandonnées par les gens du pays, et plus ou moins améliorées ; puis le génie militaire a construit des logements d'un caractère moins provisoire, sur le type des maisons des indigènes, enfin le génie militaire a élevé de véritables bâtiments de plusieurs types.

Le Tonkinois est en général logé dans une sorte de pavillon connu sous le nom *de paillotte*. Le sol de cette habitation est en terre battue et légèrement surélevé. Les parois et les cloisons sont constituées par des treillage de lames de bambou contre lesquelles on tasse de chaque côté un torchis composé de terre glaise et de paille hachée. Ces parois sont supportées par une charpente en bambou. Pour former la toiture, on étend sur cette charpente, par rangées, une couverture dite, à proprement parler, *paillotte*, généralement formée de lattes de bambou longues d'environ 1ᵐ,50, coupées en trois dans la longueur et tressées de manière à retenir entre elles, soit des feuilles d'un palmier d'eau, soit de la paille de riz (dans le Delta), soit de longues herbes (brousse), surtout dans les régions montagneuses. Les éléments de la couverture sont imbriqués de bas en haut, de façon à obtenir dans tous les points une double épaisseur. Le toit, plus ou moins incliné, dépasse de beaucoup la verticale, de telle sorte qu'il forme, surtout en avant, une vérandah très basse qui souvent ne permet d'entrer dans la maison qu'en se baissant.

La maison tonkinoise n'a ni étage, ni sous-sol ; elle est généralement divisée en trois compartiments dont un seul, celui du milieu, correspond à la porte qui sert en même temps de fenêtre ; les deux autres sont obscurs, s'ouvrent sur la première pièce et servent de dépôt pour la provision de riz, les instruments, etc.

Les latrines sont inconnues : le ruisseau ou la rivière voisine servent à l'évacuation des matières usées de toute provenance.

Il n'existe pas de cheminées : trois pierres sur lesquelles on installe la marmite au riz constituent un foyer mobile. La seule ouverture de la maison (car il n'y a jamais de fenêtre) se ferme avec une porte en bambou tressé, sans gonds et qui s'attache au moyen de liens en bambou ou en rotin.

Les Tonkinois plus riches, au lieu d'une maison, en ont deux mais construites sur le même type et séparées l'une de l'autre par une cour intérieure. Quelquefois cette seconde maison n'est qu'une étable pour le buffle qui sert à labourer les rizières. On ne rencontre qu'exceptionnellement des maisons tonkinoises à parois de pierres, à sol dallé ou planchéié et à toiture en tuiles, quoique les Chinois possèdent souvent des maisons à un étage, en pierres et couvertes de tuiles, en général composées de deux corps de logis l'un derrière l'autre séparés par une cour : le premier, en avant sur la rue, constitue le magasin, l'entrepôt de marchandises, le second l'habitation.

Quelques rares Annamites aussi possèdent une maison en briques, de dimensions très restreintes, ainsi que les règlements de police l'obligent à en construire sur les rues, mais par derrière se trouve alors une paillotte ordinaire qui sert de logement.

Les constructions les plus utilisées pour les troupes ont été les pagodes, où l'on pouvait facilement percer des fenêtres, ajuster des portes avec gonds et qui, ainsi, se transformaient en logements relativement salubres, grâce à leurs murs épais, à leur exhaussement au-dessus du niveau du sol et à leur situation en dehors des groupements d'habitations indigènes.

Les magasins à riz, en général très spacieux, à murs épais et construits sur un sol moins humide, ont fourni des logements précieux, surtout dans les citadelles, où, comme à Hanoï, on les a transformés en salles de malades, construisant, à proximité, des paillottes pour les locaux hospitaliers accessoires.

En colonne, on bivouaquait très rarement, du moins dans le Delta, en raison de l'humidité du sol et aussi de la quantité considérable des villages que l'on rencontrait. On se contentait, la plupart du temps, de creuser une tranchée pour la feuillée (V. chap. IV, art. II, § V) et d'ouvrir largement les parois latérales des paillottes afin d'y laisser pénétrer l'air. On trouvait presque toujours des lits en bambou ou, à défaut, de la paille de riz en abondance, dont on fabriquait d'excellentes paillasses.

Les habitations provisoires construites par le service du génie ont été analogues à celles des indigènes. Mais le sol était très notablement surélevé et fortement tassé. Les fermes principales étaient en bois et le reste de la charpente en bambou mâle, c'est-à-dire presque plein et très solide. Les paillottes pour les toits étaient confectionnées en paille de riz ou en brousse soigneusement coupées. La vérandah, plus large et à pente plus douce que le toit, s'étendait tout autour de l'habitation. Les parois intérieures étaient blanchies à la chaux.

Pour certaines paillottes, principalement pour celles affectées aux malades, le toit était double, de manière à emprisonner un certain volume d'air et mieux protéger l'habitation contre la chaleur et la pluie, le toit supérieur seul se continuant avec la vérandah.

Les hôpitaux ou ambulances étaient constitués par de petits pavillons (contenant douze à dix-huit lits) et suffisamment séparés les uns des autres pour éviter les incendies. Les latrines, placées à une distance assez grande, se composaient également d'une petite paillote avec plancher en bambou à claire-voie, pourvu à la partie moyenne d'un orifice correspondant à un baquet qu'on emportait et vidait au loin tous les jours et même deux fois par jour, en été.

Ces habitations, on le conçoit, ne pouvaient être salubres qu'à la condition d'être provisoires ; le sol en terre battue, s'infectait rapidement, les fermes en bois et en bambou étaient facilement mangées par les termites et exposées à se décomposer.

Des lits de camp en bambou, légèrement inclinés pour soulever la tête, constituaient, dans les casernes de tirailleurs tonkinois, une couchette commune à plusieurs hommes. Les malades et les soldats européens avaient chacun leur lit distinct, le plus souvent fixé en terre par quatre pieds et par conséquent non mobile. Cette fixité, qui rendait le nettoyage difficile, a été évitée dans les infirmeries et les hôpitaux. Les fournitures de couchage comprenaient une paillasse remplie de paille de riz ou mieux de fougères qu'on changeait fréquemment et d'un matelas.

Un complément obligé était la moustiquaire, large enveloppe de mousseline à mailles assez fines. pendue au plafond et dont les bords étaient repliés sous le matelas. Des tables et quelques siéges en bambou ou en bois complétaient ce mobilier sommaire.

Le chauffage était nul. Il aurait été utile pendant certains jours froids et pluvieux de février et de mars, d'autant plus que la toiture laissait souvent passer la pluie, et que les portes et fenêtres en bambou tressé fermaient assez mal, inconvénients du reste aussi fâcheux en été qu'en hiver.

On palliait un peu toutes ces imperfections en plantant tout autour de ces habitations, à la mode annamite, des bananiers, des bambous et autres plantes à croissance rapide qui garantissent de la chaleur et en même temps drainent le sol par leurs racines.

Enfin, dans certains des postes les plus importants et les plus salubres, on a élevé des habitations plus confortables. A Haï-Dzong et à Haï-Phong, une société française a fait construire une caserne et deux pavillons d'hôpital. A Phu-Hy le génie militaire a édifié des casernes avec des briques tirées des fours annamites ; les planchers ont été construits en fer et briques, la toiture en tuiles reposant sur des fermes du système Moisant (1).

Ces charpentes métalliques légères, facilement transportables par les jonques et à l'abri des attaques des insectes, ont été très appréciées ; malheureusement des confusions se produisirent plusieurs fois entre les différents types adoptés, et l'on arriva à élever, pour l'habitation, des baraques du modèle destiné aux magasins, c'est-à-dire dépourvues de vérandahs, ce qui les rendit inhabitables. D'autre part, l'expérience démontra que, même dans le type affecté aux casernements, la largeur des vérandahs qui ne dépassait pas 2^m,25, était insuffisante et que, pendant

---

(1) Ces renseignements sont empruntés à des communications orales de nos camarades, notamment du médecin-major Lapasset, au travail du capitaine du génie Kreitman : « *Le Service du génie au Tonkin sous l'administration de la Marine*, 1874-1885 (*Revue du génie militaire*, t. II, 1888, p. 196 et 604, et t. III. 1889, p. 5), et à celui du capitaine du génie Joffre, sur le *Type de caserne à adopter pour le Tonkin* (*Ibidem*, t. III, 1889, p. 185 et s.)

une partie de la journée, les rayons solaires surchauffaient les murs extérieurs et même l'intérieur des chambres.

Dès 1883, on construisit à Nam-Dinh quatre pavillons d'ambulance du système Tollet, qu'on établit sur un rez-de-chaussée voûté.

Depuis 1889, on a adopté le type de la caserne de Viétri, tant pour les hôpitaux que pour les casernements.

Les constructions de ce genre se composent pour ainsi dire de deux maisons, dont l'une enveloppe l'autre, en laissant circuler un courant d'air continu entre elles. Cette circulation est obtenue grâce à l'échauffement du toit par les rayons solaires, de telle sorte que plus la chaleur est grande, plus le courant d'air est rapide. En outre, la ventilation est facilitée par la disposition des chambres qui toutes prennent jour à la fois sur les deux façades.

Les dimensions de la vérandah qui entoure le pavillon sont calculées de telle façon qu'elle procure une protection contre le soleil, tout en laissant arriver assez de jour dans les chambres. En outre, le bord inférieur de la toiture ne dépasse pas sensiblement la partie supérieure des portes et fenêtres qui peuvent ainsi recevoir toute la brise.

Partout où les matériaux sont abondants on construit des murs aussi épais que possible.

Les chambres sont de dix hommes et occupent exclusivement l'étage, le rez-de-chaussée étant réservé pour les différents services. Le couchage comprend ou les lits de fer règlementaires dans la marine ou des lits en bambou, munis d'un matelas dit cambodgien, formé de coton cardé légèrement comprimé, d'un traversin garni de paille de riz, d'une natte en jonc, de draps et d'une moustiquaire. On utilise, lorsque la température l'exige, la petite couverture de campement dont l'homme est généralement détenteur (1).

L'orientation du logement a, au Tonkin, une très grande influence sur sa salubrité.

Joffre estime que « sur tout le territoire du Tonkin, compris entre le 19e et le 23e degré de latitude boréale, le soleil se trouve au nord pendant une courte période de temps, dont le milieu est le solstice d'été et qui est d'autant moins longue que l'on est plus éloigné de l'équateur. Une façade dirigée de l'est à l'ouest recevra donc le soleil pendant une petite partie de l'année, au moment des fortes chaleurs, si elle est exposée au nord, et tout le reste du temps si elle est exposée au sud : mais dans les deux cas, les rayons solaires la frapperont sous une incidence très faible pendant l'été. Par conséquent, si l'on a soin de donner aux deux longues faces d'un bâtiment l'orientation est-ouest, les vérandas tiendront, pendant la saison chaude, les rayons solaires suffisamment éloignés des

---

(1) BARATIER, *L'administration militaire au Tonkin*, 1885-86 (*Revue du service de l'intendance militaire*, t. II, p. 250 et s.)

murs pour préserver ceux-ci de l'échauffement. Les deux pignons seuls seront chauffés : celui de l'est le matin et celui de l'ouest le soir. La face exposée au sud ne sera pas abritée pendant l'hiver : elle recevra de ce fait un supplément de chaleur, qui sera loin d'être nuisible dans cette saison, où la température est suffisamment basse pour que l'on soit parfois amené à faire du feu dans les appartements ». Et il ajoute : Une autre orientation que celle indiquée ci-dessus exposerait au soleil les longues faces du bâtiment et par conséquent rendrait celui-ci plus chaud dans toute sa longueur pendant l'été. On peut constater cet inconvénient dans quelques constructions du Tonkin et en particulier dans l'ancien hôpital de la concession de Hanoï, où la chaleur rend l'habitation des chambres très pénible l'après-midi.

En été, le temps est souvent très clair au Tonkin, et la chaleur y est excessive. Aussi convient-il d'y protéger avant tout les bâtiments contre l'échauffement produit par le contact des rayons solaires et de leur donner l'orientation est-ouest qui seule leur assure cette protection.

Les indications tirées de la considération de la brise conduisent souvent au même résultat. En beaucoup de points, et notamment à Hanoï et à Viétri, il souffle du sud-est, pendant une bonne partie de l'été, un vent assez faible, mais cependant très sensible. L'orientation ci-dessus indiquée permet à la brise de traverser toutes les chambres qui ont des ouvertures sur les deux façades, et d'augmenter l'impression de fraîcheur que l'on ressent dans ces pièces.

Toutefois, nous estimons que cette dernière considération doit être négligée lorsqu'elle donne des indications contraires à celles qui résultent de la nécessité de se protéger contre le soleil ; et c'est, dans tous les cas, l'orientation est-ouest qu'il convient d'adopter. »

En résumé, le type de la caserne de Viétri semble bien réaliser les conditions les plus importantes que doit présenter une habitation dans ce pays. Joffre résume ces conditions comme il suit :

« Placer à l'étage les chambres des hommes et réserver le rez-de-chaussée pour les bureaux, les magasins, les réfectoires et autres locaux accessoires ; donner aux longues faces des bâtiments l'orientation est-ouest ; organiser la vérandah de façon à ce que le bord inférieur de sa couverture soit environ à $3^m,75$ en distance horizontalement de la façade et à $2^m,40$ au-dessus du sol extérieur de la caserne ; faciliter autant que possible la ventilation et disposer les chambres de façon à ce que chacune d'elles ait des ouvertures sur les deux façades ».

Sera-t-il possible d'édifier partout des constructions analogues, notamment dans le haut Tonkin, en raison de la grande difficulté qu'on a de transporter les matériaux et de se procurer la main d'œuvre ? Pourtant c'est surtout dans les petits postes situés dans cette région qu'il est particulièrement utile de créer des habitations salubres et confortables qui certainement feraient baisser considérablement le chiffre des dysentériques et des paludiques dont le grand nombre oblige à renouveler fréquemment le personnel de ces postes peu privilégiés.

Les baraques Dœcker n'ont pas été employés au Tonkin, mais au Dahomey : elles ont été reconnues insuffisantes quoique ayant rendu quelques services pour protéger contre la chaleur. A $0^m,50$ au-dessus du toit, on dut en établir un second en paille, le débordant de tous côtés pour former vérandah. Ces constructions ne sont pas assez élevées au-dessus du sol pour servir dans les pays chauds et leurs matériaux ne résistent pas à l'action combinée du soleil et de la pluie dans ces régions. (Giraud, Renaud).

IV. **Indes anglaises**. — Les Anglais ont essayé dans leurs possessions indiennes d'abord les rez-de-chaussée à demi-enterrés, puis les hautes casernes à deux et même trois étages, pour adopter enfin, depuis 1873, un type à rez-de-chaussée surélevé, qui est aujourd'hui réglementaire.

Comme exemples d'anciennes casernes on peut citer celles de Calcutta qui remontent à 1830. Ce furent d'abord des rez-de-chaussée casematés, puis on éleva sur les casemates trois étages et, afin de soustraire les chambres à l'action directe du soleil, on entoura les bâtiments de vérandahs-corridors et l'on construisit, au-dessous du toit, des greniers pour envelopper tout l'édifice d'un maletas d'air. Ces casernes sont unanimement considérées comme mauvaises, trop chaudes quand les portes sont fermées, trop froides quand elles sont ouvertes (1).

Les casernes de Cawnpore et Peschawer n'ont qu'un étage. Les premières sont disposées en échelles et orientées Nord-Sud, les autres sont groupées en quinconces et orientées Est-Ouest. Les portes de vérandahs du rez-de-chaussée sont pleines ou murées. Chaque caserne forme un rectangle de 50^m de long, sur 25^m de large ; toutes sont surélevées de $1^m,50$ au-dessus du sol naturel. Une vérandah d'une longueur de 3^m, le long des façades, et de 5^m en pignon, entoure complètement le rez-de-chaussée, qui se divise symétriquement, par des murs de refend, en quatre chambres de troupe, dont deux au mileu, de 25^m de long, et deux aux extrémités, de 7 à 8^m. Ces chambres sont divisées par des murs parallèles aux façades, en trois travées, qui sont percées de portes de 2^m, espacées d'axe en axe, de 5^m en 5^m. La hauteur sous plafond est de 7^m au rez-de-chaussée. Les fenêtres basses et très larges montent jusqu'à $0^m,50$ du plafond. Les lits sont disposés contre les parois des travées. Cependant, en temps normal, la travée centrale seule est occupée et les latérales servent de réfectoires. A Peschawer, où l'hiver est assez froid, on a installé des cheminées de chauffage.

(1) Ces détails et la plupart de ceux qui suivent sont empruntés au travail du lieutenant-colonel de Torcy, *Revue du génie militaire*, t II, 1888, page 129. *Note sur le casernement des troupes européennes dans l'Inde anglaise.*

Les constructions dites du type de 1873 existent dans presque toutes les grandes places de l'Inde, dont les effectifs ont été successivement renforcés dans ces vingt dernières années. Les premières constructions de ce genre cependant sont antérieures à 1860. Elles sont généralement en briques, parfois les angles et soubassements sont en pierres de taille ; elles sont couvertes en tuiles. Leurs dimensions sont variables : 134^m sur 23^m à Luchnow et Cawnpore ; 100^m sur 25^m à Lahore et Peschawer ; 50^m sur 18^m à Poonah. Elles comprennent toujours un rez-de-chaussée exhaussé au-dessus du sol, quelquefois elles sont bâties sur voûtes. Elles sont séparées en chambres de grandeur différente et sans exception aucune, pourvues d'un corridor vérandah de 2^m à 4^m de large, à baies closes de nattes. Leur hauteur varie entre 10^m et 13^m ; tantôt elles ont un plafond, tantôt elles n'en ont pas, mais alors il existe, pour la ventilation, des fenêtres placées entre les deux toits et des orifices ouverts tout le long du faitage.

Dans certains casernements les lavabos et salles de bains sont aménagés dans les baraques-chambres ; plus généralement ils sont installés dans des baraques spéciales à sol asphalté avec canaux d'écoulement pour les eaux. La même baraque contient le lavabo et les cabines pour les baignoires au-dessus desquelles s'ouvre un robinet pour l'eau froide. Le lavabo est constitué soit par une table bétonnée formant réservoir, où passe un courant continu d'eau, soit par une table servant à supporter des cuvettes individuelles.

Les latrines sont généralement placées dans des baraques spéciales divisées en cabinets, dans lesquels on trouve un siège en bois analogue à celui d'une chaise percée : en dessous est placé un vase en terre à anse qu'un vidangeur indigène, toujours présent dans le corridor qui conduit aux cabinets, enlève après chaque visite. Le vase est vidé dans un cylindre de fer monté sur roues, nettoyé et replacé. Chaque soir le vidangeur attelle le véhicule porteur du cylindre de fer et va le vider à quelques kilomètres du camp, dans un dépotoir public.

Les cuisines à Poonah occupent une construction rectangulaire de 15^m à 18^m de long sur 15^m de large. Deux murs de refend, distants de 3^m des deux pignons, forment, aux extrémités de la baraque, deux retraits, qui ne sont en réalité que d'énormes cheminées : dans cette partie, en effet, les murs extérieurs sont élevés sur une hauteur de 10^m et reliés à la partie supérieure par une sorte de terrasse maçonnée laquelle est elle-même percée d'orifices pour la sortie de la fumée. Au fond de chacun des deux retraits cheminées sont les fourneaux composés d'une simple plaque de tôle élevée à 0^m,40 du sol et posée sur de petits appuis maçonnés ; dix ou douze ouvertures sont pratiquées dans cette plaque de tôle, au-dessous de laquelle les cuisiniers indigènes allument des petits feux de bois.

Les casernements dont il vient d'être question sont affectés exclusivement aux troupes anglaises ; les troupes indigènes habitent des baraquements élevés par les soldats eux-mêmes. L'État anglais ne construit pour les cantonnements indigènes que les locaux accessoires : corps de garde, magasins, ateliers, infirmerie-hôpital. Les corps élèvent, moyennant une subvention, les habitations des officiers indigènes tenus de loger près de leurs hommes : ce sont des baraques au ras du sol, en pisé ou en briques crues, couvertes d'un léger faîtage en bambou, en nattes, etc.

La question de l'espace cubique à attribuer aux hommes dans les casernements de l'Inde a souvent préoccupé les hygiénistes anglais. En 1864, le gouvernement de l'Inde recommandait 52^{m3},894 en pays de plaine et 40^{m3},692 en pays élevé. Webb, qui s'est particulièrement occupé de l'encombrement des casernes de l'Inde, trouvé ces chiffres insuffisants. Il était prescrit déjà du temps de Parkes, de laisser entre les lits et la muraille un intervalle de 19 pouces et de ne placer que deux lits dans l'espace séparant deux portes et fenêtres contiguës. Chaque homme doit avoir à sa disposition une surface de 7 pieds 1/2 en pays de plaine et de 7 pieds en pays de montagne.

V. Indes Néerlandaises. — Un fait absolument spécial dans l'organisation de l'armée néerlandaise des Indes est la présence de femmes dans les chambrées. Chaque soldat amboinien ou indigène est autorisé à avoir auprès de lui une femme légitime ou concubine et, si l'on en croit le capitaine du génie Marga (1), le séjour des femmes dans les casernes n'a d'inconvénient ni pour la moralité ni pour la discipline. Les lits des indigènes dans les casernes sont des tables de bois dressées sur des hauts tréteaux ; ils s'y étendent sur des nattes. Sous ces tables vit la famille, femme et enfants, cachée aux yeux des spectateurs indiscrets par des carreaux bigarrés, la plupart du temps formés des jupes de la femme.

Les baraques qui servent de casernement sont constituées par un rez-de-chaussée non exhaussé au-dessus du sol, entouré d'une vérandah et couvert d'un toit en pente douce débordant les parois latérales. Elles comprennent le plus souvent une aile principale pour les chambrées (24 ou 100 hommes par chambre) et une petite aile perpendiculaire, qui se joint au centre du bâtiment principal et qui abrite les bureaux et une salle de réunion pour la journée. Quelquefois les officiers ont des pavillons particuliers. Dans d'autres baraques on trouve à la fois des ateliers pour les hommes et des ateliers pour les femmes, des latrines pour les hommes, les femmes et les sous-officiers et des cabinets de bains.

Enfin des constructions spéciales renferment une cuisine par compagnie, les accessoires de la cuisine, les réfectoires et les ateliers des cordonniers et tailleurs.

(1) MARGA, *Sur le casernement dans les Indes néerlandaises* (*Revue du génie militaire*, t. III, 1889, p. 173).

HABITATION PERMANENTE

ARTICLE II. — CASERNE

§ I. — PLAN GÉNÉRAL DE LA CASERNE

Si on laisse de côté les monuments primitivement destinés à d'autres usages tels que châteaux, couvents, etc., et qui ont été ultérieurement transformés pour être habités par la troupe, on est amené à admettre le groupement des casernes, quant à leur plan d'ensemble, sous l'un des titres suivants :

1° Casernes quadrangulaires ;

2° Casernes en fer à cheval ;

3° Casernes linéaires ;

4° Casernes à pavillons séparés.

1° *Casernes quadrangulaires.* — Elles sont constituées par quatre bâtiments qui se rencontrent à angle droit, enserrant une cour close de toute part. Les bâtiments sont généralement à plusieurs étages.

Vauban a souvent donné la disposition quadrangulaire à ses constructions, mais ce genre de caserne se rencontre dans tous les pays et il ne tend à disparaître que sous l'influence progressive des conseils des hygiénistes. La disposition quadrangulaire rend la surveillance facile et fournit, pour les exercices, une cour fermée aux regards indiscrets du public : mais l'inconvénient capital de ce type provient précisément de cette cour, d'autant plus dangereuse que les bâtiments sont plus élevés. Plus les constructions sont hautes, moins l'air de la cour participe aux mouvements généraux de l'atmosphère, et moins aussi le soleil pénètre dans les étages inférieurs. Les orifices de ventilation des chambres s'ouvrant sur la cour, ne sauraient fournir aux habitants que de l'air vicié par les émanations de tout genre accumulées dans cette sorte de puits à atmosphère stagnante et incessamment souillée.

Le logement fourni par ces casernes est souvent humide, certains points des bâtiments ne reçoivent jamais les rayons du soleil, ou ne sont frappés par eux que durant de courts instants et ainsi plusieurs parties des étages où de plus les habitants sont souvent trop nombreux pour la surface occupée, sont privées de l'action bienfaisante d'assainissement et de désinfection que produit la lumière solaire.

De plus, l'humidité fréquente, sinon constante de la cour elle-même, est une cause de malpropreté pour les escaliers, les corridors, les chambres, etc., les hommes rapportant sans cesse de la boue à leurs chaussures.

Faut-il ajouter enfin que l'aspect de ces monuments est triste et peut affecter péniblement le moral du soldat ?

2° *Casernes en fer à cheval.* — Elles dérivent de la caserne quadrangulaire à laquelle on a enlevé un de ses côtés : la cour se trouve ainsi

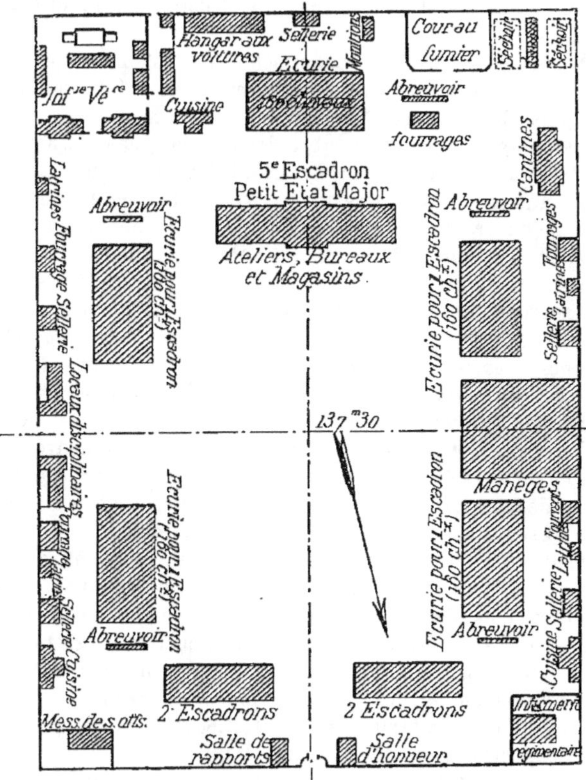

Nouveau quartier de cavalerie de Vincennes (1892-93).

assainie en partie, et si l'on coupe les deux angles droits du fer à cheval, on obtient trois bâtiments séparés autour desquels l'air circulera, que le soleil visitera, pourvu que les constructions soient convenablement orientées et suffisamment espacées : C'est le type français de 1875 (fig. p. 85 et 86).

Pour ne pas perdre les avantages que présente ce mode de construction, il est indispensable que la disposition des bâtiments accessoires ne vienne pas intercepter le renouvellement de l'atmosphère, soit en obturant le quatrième côté du carré, soit en formant des écrans, dans les points laissés vides entre les deux bâtiments latéraux.

Il est malheureusement facile de donner à ces casernes une population très dense et par suite de les rendre insalubres : il suffit pour cela d'augmenter la longueur et la hauteur des bâtiments ou même de grouper à côté les unes des autres une série de constructions formant des fers à cheval successifs.

On peut jusqu'à un certain point rattacher au système en fer à cheval le quartier de cavalerie de Vincennes terminé en 1892, dont les bâtiments les plus élevés, ceux d'habitation qui ont trois étages, affectent cette disposition générale. Chaque escadron a, dans ce casernement, un bâtiment d'habitation spéciale; les écuries, infirmeries, etc., sont isolées les unes des autres sur un espace de 8^{hc},160. Les bâtiments sont disposés de façon à ménager une cour intérieure de 180^m de long sur 150^m de large, où l'air peut circuler facilement autour de chaque construction.

C'est aussi à ce système qu'appartiennent les deux casernes achevées à Stockholm en 1890, dont les aménagements intérieurs semblent supérieurs au plan de masse (*Edholm-Tidskrift i militär helsovärd 1891*).

3° *Casernes linéaires.* — Les casernes constituées par un seul bâtiment linéaire ou par un bâtiment muni de petites ailes en retour, sont tantôt du type Vauban, tantôt du type à corridor central, tantôt du type à grandes chambres. Lorsque la ligne des constructions s'étend trop longue, et surtout lorsque les étages se superposent trop nombreux, la population devient très dense et la caserne linéaire peut arriver à mériter les reproches adressés aux systèmes précédents, d'accumuler les hommes sur un espace superficiel trop restreint. Cependant, un bâtiment recevant air et lumière sur ses deux faces principales, est théoriquement bien compris.

Pourtant, si l'on place à quelques mètres seulement de lui un ou plusieurs autres bâtiments linéaires, tout le bénéfice du système disparaîtrait, et l'on ne sait s'il y a beaucoup plus à blâmer la cour close intérieure du système quadrangulaire, que les cours en forme de couloirs humides résultant de la juxtaposition d'édifices parallèles trop resserrés (anciennes casernes de Condé, par exemple).

Les dispositions des chambres permettant leur ventilation par des ouvertures opposées assurent au système linéaire son maximum d'utilité, tandis que le corridor central ou le corridor accolé à une façade lui font perdre beaucoup de ses avantages.

C'est au système linéaire qu'on peut rattacher (malgré les petites ailes sortantes), la caserne Saint-Charles à Marseille, la caserne type prussienne (celle de Lubeck par exemple), les casernes de l'Alberstadt à Dresde, la caserne d'infanterie à Verviers (1) terminée en 1890, etc. C'est aussi à ce

____

(1) Dr Félix Putzeys et E. Putzeys, *La construction des casernes*. Liège, 1892.

système qu'appartient la caserne de Lichterfelde, construite de 1881 à 1884, pour 569 hommes.

4° *Casernes à pavillons séparés.* — C'est le système recommandé par la Commission anglaise dès 1858 et réalisé dans les casernements de Chelsea, d'Yorck, etc. La caserne François I à Buda-Pesth peut leur être comparée.

En France, les pavillons Tollet, comme les baraques de nos différents camps, sont, à proprement parler, des habitations de ce genre (V. chapitre III, article V).

La caserne Hoche, à Grenoble, occupée par six batteries d'artillerie logées dans deux pavillons, dans un quartier où les bâtiments d'habitation occupent une surface qui représente à peine les 0,08 de celle de la totalité du quartier, se rapproche de ce système, comme la nouvelle caserne de Chambéry et la caserne Bayard, à Grenoble, dont les pavillons de $39^m,40$ de long de long sur $12^m,50$ de large, comprennent un rez-de-chaussée surélevé, un étage et des combles qui ne sont habités qu'éventuellement.

Le quartier de cavalerie achevé, près de Stockholm, en 1881, qui a une surface de 48.000 mètres, est également formé de pavillons séparés (Edholm, *Tidskrift i militar lelsovän*, 1891).

Le *block system* a fait ses preuves et il représente le plan d'ensemble le plus favorable à la santé des troupes. En effet, il diminue dans des proportions énormes la densité de la population ; il assure le renouvellement facile de l'air dans les logements ; il permet l'accès du soleil et, pourvu que les matériaux employés offrent une protection suffisante contre les intempéries, il réalise tous les desiderata des habitations collectives. La seule objection qu'on puisse lui adresser, c'est qu'il exige de vastes terrains et que la construction de nombreux pavillons à deux ou trois étages au plus et suffisamment espacés, entraîne à des dépenses considérables. Mais n'est-il point opportun en pareille matière de mettre en regard de ces dépenses la valeur du capital homme et d'examiner ce qui cause le plus de déficit réel, des frais d'installation d'un bon casernement ou de l'exagération de la morbidité et de la mortalité du soldat ?

§ II. — CHOIX DE L'EMPLACEMENT DE LA CASERNE. — ORIENTATION. — MATÉRIAUX.

On s'est préoccupé de déterminer la surface à donner sur le sol à une caserne, relativement au nombre d'hommes qu'elle est destinée à contenir. D'après nos anciens règlements, cette surface devait être de 3^{m2} par fantassin et de 4^{m2} par cavalier. Peu de nos casernes anciennes présentent ce rapport ($3^{m2},70$ à la caserne Napoléon à Paris ; $2^{m2},43$ à la caserne Saint-

Charles à Marseille, de terrain bâti et non bâti). La commission anglaise admet comme minimum un chiffre plus élevé, celui de 9^{m2},9 de terrain bâti par homme, du moins dans les pays chauds. Nos casernements les plus récents sont à cet égard, comme nous l'avons dit, dans de très bonnes conditions, et dans les constructions nouvelles, on tiendra compte, ainsi qu'il a été fait à Chambéry, à Grenoble, à Vincennes, etc., de la décision ministérielle du 4 décembre 1889 qui dit : Dans l'étude du projet d'ensemble du quartier à construire « il convient d'attribuer aux bâtiments une superficie variant de la huitième à la dixième partie de la surface totale des terrains. »

« Tout terrain destiné à la construction d'un casernement doit remplir les conditions suivantes : 1° pouvoir être alimenté abondamment en eau de bonne qualité, soit en raison de 70 litres à 100 litres par homme et par cheval ; 2° ne pas être placé sur un site ni trop élevé, ni trop bas ; 3° être éloigné de tout foyer insalubre ; n'avoir pas été lui-même contaminé par une destination antérieure » (même décision) et permettre l'établissement de la canalisation nécessaire pour mener au loin les matières usées.

Les règles applicables au choix et à la préparation du sol sur lequel s'élèvera la caserne sont celles qui sont déterminées pour toutes les habitations collectives (V. Léon Foucher et Eugène Richard, t. III de l'*Encyclopédie d'hygiène*, p. 320 et s.).

Pour ce qui est du choix de la localité, il convient de « placer les casernes autant que possible en dehors et à proximité des villes » : tel est le principe général formulé par E. Trélat et admis avant lui par tous les hygiénistes militaires. Mais il faut bien reconnaître que l'application de cette règle offre plus d'une difficulté, soit qu'il s'agisse d'utiliser un terrain appartenant à l'Etat ou cédé par une municipalité, soit que des raisons d'organisation de service ou de défense imposent un emplacement urbain.

En tout cas, les règles relatives à la salubrité du voisinage de l'habitation ne sauraient être oubliées lorsqu'il s'agit de l'édification d'un logement collectif qui, par l'importance de sa population, va constituer un véritable milieu urbain, et qui est destiné à abriter des hommes que leur âge même prédispose aux maladies favorisées par l'agglomération des personnes.

La question de l'*orientation* des casernes est fort difficile à résumer en une formule partout applicable : sa détermination dépend, en réalité, d'une série de facteurs variables suivant les climats. Si l'exposition du midi dans les pays froids, du levant ou plutôt du sud-est dans les pays chauds ou tempérés, semble rationnelle, la hauteur des constructions voisines, la largeur de la rue, les vents dominants dont il faudra chercher à se garantir et la distribution même des locaux viendront, pour chaque construction, modifier la règle générale.

Au Tonkin comme on l'a vu, Joffre préconise l'orientation est-ouest ; c'est aussi celle que demande Trélat pour cette région. Coste, au contraire, estime que les habitations, dans ce pays, surtout s'il n'est pas possible d'éloigner les casernes des foyers à malaria, doivent être placées de l'ouest-sud-ouest au sud-sud-ouest de ces foyers, de façon à ce que, pendant l'été, alors que les miasmes sont le plus dangereux, elles se trouvent sous la mousson du sud-ouest qui souffle à cette époque et à laquelle il semble très salutaire d'être exposé.

Le colonel du génie Gripois pense, d'après ses calculs, qu'aux latitudes voisines de 45°, l'orientation doit, autant que possible, être nord-sud et qu'il convient de l'adopter pour tous les bâtiments, ce qui serait la condamnation de la disposition des bâtiments d'après le type de nos casernes 1875. Cette opinion est d'accord avec les idées défendues par Trélat pour l'orientation dans nos climats, malgré l'adoption si générale, pour les grands édifices de nos pays, de l'orientation *royale* est-ouest. La décision ministérielle du 4 décembre 1889 conseille la direction nord-sud dans les pays froids, est-ouest dans les pays chauds.

Les *matériaux* utilisés pour la construction des casernes sont ceux en usage pour l'édification des autres habitations. Ce qui a trait à cette question a été étudié notamment par MM. L. Foucher et E. Richard, t. III de l'*Encyclopédie d'hygiène*, p. 337 et s.

E. Trélat, critiquant les casernes du type 1875, blâme surtout la quantité de matériaux qu'elles renferment à leur intérieur et qui échappent à l'aérage direct. Il calcule que chaque soldat est « menacé par une éponge miasmatique de $2^{m3},15$ de volume. » Fort heureusement il n'est pas impossible de se garer contre les dangers pouvant provenir des miasmes et des microbes des parois des chambres et, tout en reconnaissant qu'il convient de diminuer, dans la mesure du possible, les cloisons intérieures des bâtiments, nous ne saurions, par crainte du danger de ces cloisons, conseiller les grandes chambres que préconise Trélat : mieux vaut des petites chambres séparées les unes des autres par des matériaux imperméables, comme nous le montrons dans un des paragraphes suivants.

Le danger des grands cubes de maçonnerie signalé par Trélat n'est peut-être pas du reste aussi certain que le pense le séduisant auteur. « En supposant même », disent MM. Putzëys (*loc. cit.*), « que les refends soient des nids de microbes, rien n'autorise à englober dans les proportions établies (par Trélat) les cages d'escaliers, les séparations des locaux servant de magasins, etc., etc., et l'on ne devrait faire intervenir que les murs des chambrées. D'autre part les bois, c'est-à-dire les planchers, sont certainement les plus infectables de tous les matériaux entrant dans les constructions et ce sont eux cependant que l'argumentation de M. Trélat laisse dans l'oubli. Or, les meilleurs casernements étant ceux où notamment la surface du plancher est considérable, on arriverait à une conclusion inverse, si le raisonnement (de E. Trélat) était exact. »

C'est particulièrement dans l'immense étendue de l'empire russe qu'on peut se rendre compte de la diversité des matériaux utilisables dans les habitations militaires. Il existe des casernes (notamment celles qui ne sont pas bâties par l'Etat) qui sont construites en bois, d'autres en pierres ou en briques, suivant l'abondance de chacun de ces matériaux dans la région. Quelques-unes sont réputées par leur humidité due à l'emploi de pierres calcaires ou argileuses (Nicolaï). Si, dans la plupart des puissances européennes, les toits sont formés de tuiles ou d'ardoises, on trouve encore en Russie des couvertures métalliques, de paille tressée, de chanvre, de roseaux, etc.

§ III — ÉCLAIRAGE, CHAUFFAGE ET RÉFRIGÉRATION

I. **Éclairage.** — *L'éclairage diurne* des casernes est assuré par des fenêtres qui seront en quantité suffisante et disposées de telle sorte qu'elles laissent pénétrer largement la lumière solaire dans toutes les parties du bâtiment. Dans les chambrées, il est admis que le rapport de la surface vitrée à celle de la surface de la chambre doit être de $1/7$ à $1/8$ au moins.

Dans les locaux servant d'école, de bibliothèque ou de salle d'étude, les règles générales de l'éclairage des écoles seront rigoureusement suivies : lumière abondante et autant que possible venant de gauche.

L'éclairage nocturne est variable suivant les garnisons. Dans les villes, l'éclairage au gaz est le plus ordinaire. Cependant, très souvent, en France, le gaz utilisé dans les cours, les corridors et les escaliers n'est pas amené dans les chambrées. Celles-ci sont alors éclairées à l'huile. L'éclairage au gaz est de règle en Angleterre.

La nouvelle caserne de Dresde est éclairée au gaz ; cependant l'huile et surtout le pétrole sont le plus souvent employés en Allemagne ainsi qu'en Italie et en Russie. L'emploi des huiles minérales n'est pas réglementaire en France. Cependant les perfectionnements apportés dans les brûleurs et le choix d'huiles suffisamment épurées, à l'exclusion des essences, diminuent beaucoup les chances d'incendie inhérentes à l'usage du pétrole et de ses dérivés.

L'éclairage est généralement trop parcimonieusement distribué. La plupart du temps, la seule lampe que possède la chambrée ne saurait éclairer suffisamment les soldats qui, le soir, voudraient se réunir autour de la table de la chambre commune pour y lire ou pour y travailler ; aussi, en attendant que l'on puisse créer partout des salles de lecture, est-il désirable qu'on améliore notablement l'éclairage des chambres, en se basant sur les données fournies par l'expérience. En admettant que l'éclairement produit, à une distance de 1^m par un jour normal, sur une surface bien exposée est équivalent à cinquante bougies, il faut pour lire et pour écrire sans fatigue un éclairement d'au moins dix bougies, à 1ᵐ de distance.

Tous ces modes d'éclairage vicient l'atmosphère. L'adultération et l'échauffement de l'atmosphère par l'éclairage au gaz seraient notablement diminués par l'emploi des brûleurs perfectionnés ou lampes à récupération (Wenham, Cromartie, Deselle, la Rouennaise, Faugeron, etc.) qui, à lumière égale, produisent cinq fois moins d'acide carbonique, sept fois moins de vapeur d'eau et deux fois et demie moins de chaleur que les becs en papillon. Il est particulièrement facile, en outre, avec les appareils nouveaux, de placer au-dessus des brûleurs un tuyau ventilateur qui assurera la circulation de l'air dans l'appartement, en même temps que l'évacuation des produits de la combustion. L'usage du bec Auer (brûleur Bunsen couvert d'un manchon formé par un tissu de coton complètement comburé et imprégné de solution d'oxydes terreux), diminue la quantité d'acide carbonique qui se répand dans l'air et permet en même temps de réaliser de notables économies.

On ne saurait cependant perdre de vue les dangers réels d'incendie et d'explosion que présentera toujours une canalisation pour le gaz. Aussi l'éclairage par l'électricité qui diminue beaucoup les chances d'incendie, commence-t-il à s'introduire dans les bâtiments militaires : des arsenaux, des moulins, des buanderies, la caserne Bernard à Epinal (depuis 1887), celle de Lure, etc., possèdent actuellement ce mode d'éclairage ; des lampes à arc avec régulateur sont installées dans les cours, des lampes à incandescence dans les corridors et les chambrées. Si l'éclairage électrique prive du bénéfice de la ventilation économique que peut procurer l'éclairage au gaz, la lampe à incandescence offre cet immense avantage qu'elle n'échauffe que très peu l'atmosphère et ne la souille pas.

L'école spéciale militaire (Saint-Cyr), qui cependant possédait une usine à gaz, a remplacé, en 1888, le gaz par l'électricité, sans que le prix de revient de la lumière ait augmenté. Les grandes études (38ᵐ,40 sur 14ᵐ,75) de cet établissement sont éclairées par des lampes à arc. Celles-ci sont entourées par des réflecteurs en tôle blanchie, de forme spéciale, qui dirigent la lumière vers le plafond, d'où elle est dispersée dans toute la salle, sans projeter aucune ombre et sans être le moins du monde offensante pour les yeux des élèves.

Les bâtiments que construit la ville de Lyon pour l'école du service de santé militaire seront éclairés à l'électricité et il est bien certain que ce mode d'éclairage est appelé à se substituer à tous les autres dans les établissements militaires. Il ne semble pas que la question économique soit un obstacle à ce progrès ; l'installation de l'électricité au quartier Bernard à Epinal, qui comporte, outre les générateurs, les moteurs, les conducteurs, cinq lampes à arc et deux cent quatre-vingt-six lampes à incandescence n'a exigé qu'une dépense de 33.900 fr.

Le capitaine du génie E. Dubois (1) estime que, dans l'état actuel des choses en France, l'éclairage électrique ne peut être établi économiquement dans les casernes, qu'à condition que les corps installent et exploitent eux-mêmes les appareils qui la produisent. En employant les dispositions préconisées par cet auteur, la lumière électrique permet de réaliser sur l'éclairage au gaz une économie annuelle de 2.000 fr. dans un casernement d'infanterie, avec une installation qui aura coûté 2.300 fr., et une économie de 1.000 fr. dans un casernement de cavalerie, avec une installation qui aura fait débourser 2.400 fr. Ces résultats seront obtenus aux conditions suivantes : emploi de moteurs à gaz, pourvu que le prix du gaz ne dépasse pas 0^f,25 le mètre cube ; installation séparée par caserne et même par régiment, pour laisser aux différents corps de troupe toute initiative au point de vue des heures d'allumage et d'extinction ; établissement de dynamos excités en dérivation (dynamos shunt) et pourvus de régulateurs de champ magnétique ; organisation d'une canalisation générale à trois conducteurs qui amène une économie de 70 p. 100, en mettant par moitié, sur chaque circuit, les lampes qui s'allument et s'éteignent aux mêmes heures ; utilisation exclusive de lampes à incandescence pour tous les locaux ; diminution de moitié, vers dix heures du soir, de l'intensité lumineuse de l'éclairage ; mise en œuvre, pour l'éclairage de nuit, d'un petit moteur à gaz avec un des deux dynamos de l'installation. Pour assurer le bon fonctionnement du service, il conseille du reste la division en deux parties égales et interchangeables du matériel de force motrice et de production de l'électricité, afin de parer à un accident qui surviendrait à l'une des machines et permettre d'assurer l'éclairage avec les autres. Il pense que sur le tableau des connexions, il convient de conjuguer et disposer en *block system* les manœuvres électriques à faire aux changements de régime, afin d'éviter tout à coup. Un tableau de service dressé par le chef de corps, doit régler chaque jour le service de l'éclairage qui sera assuré uniquement par les soldats préposés à l'exploitation de l'installation (2).

II. **Chauffage.** — Dans la plupart des casernes, les locaux habités sont chauffés à l'aide de poêles ou de cheminées. Il n'existe de calorifères que dans quelques rares établissements militaires.

En France, il est alloué aux corps de troupe, en temps de paix, des allocations en argent pour le chauffage (masse de chauffage) proportionnelles aux effectifs, de telle sorte que chaque corps se procure lui-même directement le combustible dont il a besoin, bois ou charbon, selon les régions, conformément à des tarifs variables, suivant les gar-

----

(1) E. Dubois, *L'éclairage des casernes par l'électricité* (*Revue du génie militaire*, t. VII, 1893, p. 92).

(2) Voyez sur la question de l'éclairage électrique, Gariel, *Encyclopédie d'hygiène*, t. IV, p. 258 et suiv.

nisons. Le service du chauffage est régi par le décret du 15 janvier 1890. Dans la zone froide, les distributions se font du 1er novembre au 31 mai, dans la zone tempérée du 16 novembre au 15 mars, et dans la zone chaude du 1er décembre au 15 mars.

Les quantités de combustible alloué sont insuffisantes pour entretenir du feu toute la journée et dans toutes les chambres : force est de se contenter d'en faire le soir et d'en avoir l'apparence après les exercices. Néanmoins on ne saurait recommander de ne chauffer que quelques chambrées et d'y réunir un grand nombre d'hommes dans les moments de loisir, ainsi qu'il est trop souvent d'usage. Lorsque des chambres de jour seront partout installées, le chauffage des dortoirs deviendra inutile dans la plupart des garnisons, et les soldats pourront, sans trop grands inconvénients, être groupés assez nombreux, en dehors des heures de travail, dans des locaux qu'il sera possible d'assainir, après que les hommes auront gagné la chambrée à l'heure du coucher.

Dans les casernes françaises et allemandes les poêles en fonte et en tôle sont les appareils de chauffage les plus usités.

Les poêles en fonte utilisent jusqu'à 85 et 90 p. 100 de la chaleur produite, et ce rendement avantageux peut encore être augmenté par l'allongement du tuyau d'échappement de la fumée, pourvu que la fumée y conserve une température de 70° ; ils s'échauffent vite, grâce à la grande conductibilité du fer pour la chaleur, mais ils se refroidissent aussi vite qu'ils s'échauffent et dessèchent rapidement l'air de l'appartement. On cherche à remédier à ce défaut en plaçant sur le poêle, comme le prescrivent les règlements, un récipient rempli d'eau qui, pour être tout à fait efficace, devrait avoir une surface d'évaporation égale au moins au quart de la surface de chauffe.

On a accusé les poêles de fonte de laisser transsuder de l'oxyde de carbone : la chose ne serait possible que si le courant des gaz se faisait de l'intérieur à l'extérieur par suite d'un vice de tirage, et Coulier a démontré qu'il faudrait en outre que la fonte fût portée au rouge. Ces appareils de fonte sont un médiocre agent de ventilation, cependant avec un bon tirage, un poêle peut entraîner 7^{m3} d'air par kilogramme de charbon brûlé. Comme tous les poêles, ils exposent au reflux, dans la chambre des produits de la combustion, surtout lorsque la clef est fermée et que par suite la combustion est ralentie ou bien lorsque l'appareil, par sa construction même, est à *combustion lente* et que les gaz qu'il envoie dans la cheminée à fumée y parviennent à une température peu élevée (Moissan, *Séance de l'académie de médecine*, du 13 mars 1894).

Les poêles de fonte en usage dans nos casernes sont généralement de modèles assez primitifs. Nous voudrions y voir introduire des poêles utilisant mieux la chaleur produite, tels par exemple les poêles Pierron Boutier, les nouveaux appareils Michel Perret pour appartements, le poêle rationnel de F. Dehaitre ou bien encore les poêles Musgrave qui, revêtus à l'intérieur de briques réfractaires, conservent longtemps la chaleur à l'instar des poêles en faïence, et empêchent le métal de rougir. L'emploi des briques réfractaires est surtout avantageux, lorsqu'il existe entre l'enveloppe métallique et les briques un espace où l'air puisse circuler (Kori). Des ailettes verticales placées sur la surface externe du poêle, convenablement séparées les unes des autres multiplient la surface de chauffe tout en permettant le nettoyage du poêle.

Pour les chambres des hommes, il est affecté, en France deux poêles par unité administrative d'un effectif réel moindre de cent hommes, trois poêles par unité administrative d'un effectif supérieur.

Pour les logements des sous-officiers, il est concédé un poêle par chambre (note ministérielle du 21 août 1889).

En Allemagne, on se sert volontiers du poêle Meidinger, formé essentiellement d'un cylindre en fonte enchâssé dans deux enveloppes concentriques en tôle dont l'extérieure seule entoure l'appareil dans toute sa hauteur : l'air de la chambre pénètre par des ouvertures ménagées à la base de l'appareil et s'échappe par les orifices du couvercle ; l'enveloppe interne qui ne s'élève pas jusqu'au tuyau situé à la partie supérieure du poêle, est surtout destinée à protéger contre un rayonnement trop vif.

On améliore notablement les conditions de salubrité de la chambrée en amenant dans le foyer du poêle de l'air puisé à l'extérieur (poêles dits ventilateurs).

Les poêles à *combustion lente* ne sauraient être tolérés dans les chambres de casernes.

La cheminée serait évidemment préférable aux poêles, si la raison d'économie ne s'opposait à son emploi dans nos climats. Elle est seule employée en Angleterre.

En Russie et en Hollande, les casernes sont généralement chauffées par des poêles en faïence. Dans ce dernier pays cependant, on rencontre quelques cheminées et des calorifères à air chaud. Les casernes achevées à Stockholm en 1891 sont également pourvues de calorifères à air chaud. Les poêles en faïence sont employés dans la caserne de Lichterfelde. Dans les postes alpins du 14e corps, on a expérimenté des poêles en briques qui ont donné d'assez bons résultats.

La nouvelle caserne Sainte-Catherine, à Briançon, est chauffée par un calorifère à air chaud qu'a décrit le capitaine Dubois (*Revue du génie militaire*, t. V, 1891, p. 521). Les foyers sont du système Michel Perret et permettent d'utiliser les combustibles peu riches de la région. Les gaines de chaleur sont disposées vers le milieu des murs de refend et à chacune d'elle correspond une cheminée d'appel située dans le mur de refend opposé et du côté des façades, de telle sorte que l'air chaud qui arrive vers le milieu d'une grande chambre d'hommes, balaie en diagonale chaque moitié de cette chambre. Les figures *a* et *b* p. 121 donnent une idée suffisante du système dont le fonctionnement semble satisfaisant.

Le climat de Briançon étant tout particulièrement sec et l'air destiné aux chambres perdant encore par le chauffage une partie de sa vapeur d'eau, passe par des saturateurs, récipients plats en tôle galvanisée, disposés au-dessus des caisses de chauffe.

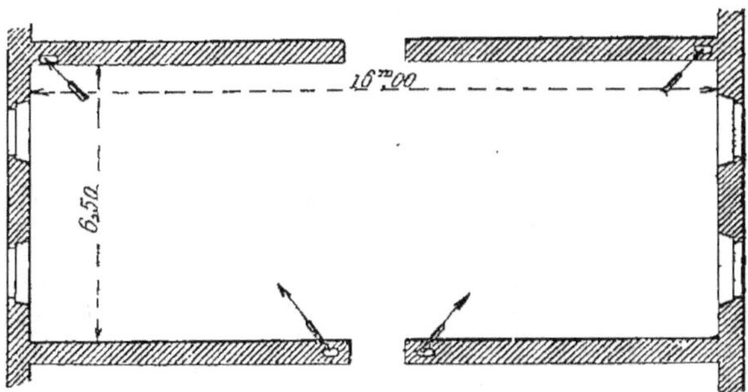

Fig. *a*. — Coupe horizontale d'une chambre de la caserne de Briançon (1/200) indiquant l'emplacement des bouches de chaleur et de ventilation. L'air chaud et pur est figuré par des flèches barbelées, l'air refroidi et vicié par des flèches simples (*Revue du génie militaire*, *loc. cit.*).

Nous ne connaissons pas d'établissement militaire où l'on ait expérimenté le principe de Trélat, du chauffage des parois des chambres.

Dans toutes les nouvelles casernes de Dresde, les réfectoires de la troupe, les chambres des sous-officiers, les logements des officiers et ceux des ménages sont chauffés par les poêles ventilateurs à enveloppe de fonte ou de terre cuite qui sont d'un usage général en Allemagne. Les chambres de jour, les dortoirs, les lavabos et les salles des casinos sont chauffés par des calorifères. Le système Kelling est employé dans la caserne d'infanterie est, le calorifère Reinhard dans les autres.

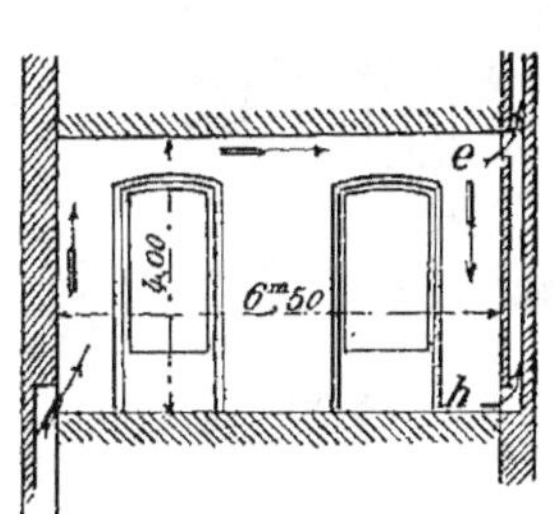

Fig. *b*. — Coupe transversale de la même chambre (1/200). — *c*, bouche de ventilation pour l'été, fermée l'hiver ; — *h*, bouche de ventilation pour l'hiver.

Le calorifère Kelling est un appareil destiné à la fois au chauffage et à la ventilation.

Chacune des salles à chauffer est en communication indépendante avec le calorifère par deux canaux pratiqués dans un mur de refend : un *canal d'air chaud* (fig. *a* et *b* p. 122) et un *canal dit de circulation*. Le canal d'air chaud 1 part du sommet de la chambre de chauffe et débouche dans les chambrées non loin du plafond. Le canal de circulation 2 part de la partie inférieure de la chambre de chauffe et s'ouvre dans les chambrées à 0^m,20 au-dessus du plancher. Enfin un troisième canal 3 appelé *ventilateur* fait suite au précédent et se continue jusqu'au toit. Deux registres,

x et y, font communiquer ou séparent le canal de circulation et le ventilateur.

Quand on commence à chauffer on ferme le registre x (fig. a, p. 122), ainsi que la prise d'air extérieur du calorifère. L'air de la salle est appelé par le canal 2 dans la chambre 4 et s'échauffe au contact des tubes à feu 5, remonte dans la salle par le canal 1, y cède sa chaleur aux murs, retombe au niveau du sol et retourne à la chambre de chauffe par le canal 2. Le chauffage des parois de la chambre s'obtient donc rapidement

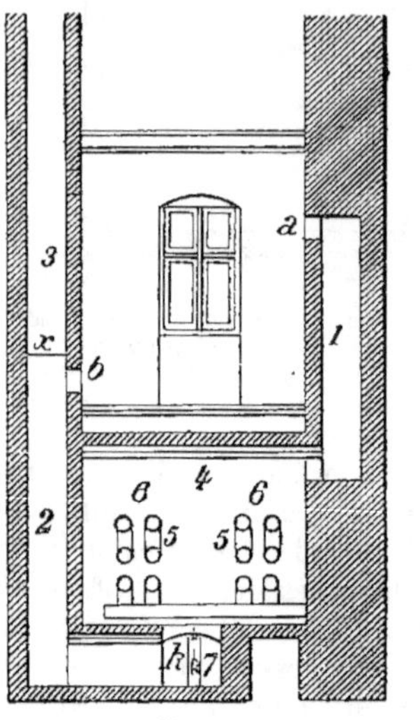

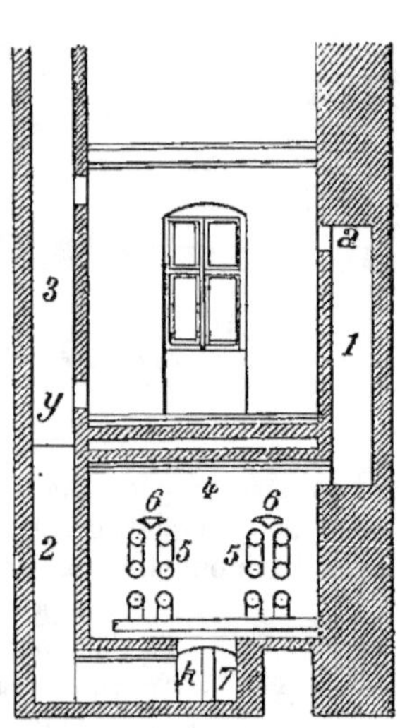

Fig. a.   Fig. b.

Calorifère Kelling de la caserne de Dresde (d'après Grillon, *Revue du génie militaire*, 887, p. 220).

1, conduit de chauffage ; — 2, canal de circulation ; — 3, canal de ventilation; — 4, chambre de chaleur ; — 5, tuyaux de chaleur ; — 6, bassins d'eau ; — 7, Prise d'air extérieure ; — x, y, registres.

par la circulation d'un volume d'air non renouvelé. Lorsqu'on a atteint la température voulue, on ferme le registre y (fig. b, p. 122), on ouvre la prise d'air h et l'appareil lance alors dans la salle de l'air neuf échauffé, lequel, en se refroidissant graduellement et se chargeant d'acide carbonique, tombe en nappes horizontales sur le sol et est refoulé dans le canal 3 qui l'évacue à l'extérieur (1). En réalité, les trois canaux 1, 2, 3, séparés dans les croquis schématiques des figures sont réunis dans le même mur de refend.

En été, on rafraîchit l'air en le faisant passer sur les tubes métalliques

(1) Grillon, *Revue du génie militaire*, t. I, 1887, p. 205 et s.

froids de la chambre 4, il arrive dans les chambres par l'orifice *a*. Le canal 3 étant fermé, l'air de la salle échauffé et vicié s'élève et est évacué par les châssis mobiles des fenêtres qui doivent toujours rester ouverts.

Le calorifère Reinhardt fonctionne d'après les mêmes principes ; il ne diffère du précédent que par des détails de construction.

Nous ne connaissons pas de caserne chauffée par la vapeur à basse pression. La nouvelle école du service de santé militaire de Lyon sera chauffée par ce système dont les avantages bien connus sont indiqués par E. Richard et J. Rochard, p. 619 du t. III de l'*Encyclopédie d'hygiène*.

III. **Réfrigération**. — Les moyens de réfrigération dont les soldats peuvent disposer sont, outre ceux dépendant de l'exposition de la caserne et des plantations d'arbres, le punka, l'ouverture ou la fermeture des fenêtres, persiennes, stores, etc., et l'évaporation d'une certaine quantité d'eau, soit qu'on la répande sur le parquet, ce qui n'est pas sans inconvénient, soit qu'on imbibe d'eau des linges qu'on suspend aux fenêtres : ce dernier procédé nous a donné d'assez bons résultats en Algérie. On a essayé le revêtement des murs extérieurs et des fenêtres par des paillassons, mais sans obtenir un abaissement bien notable de la température des appartements.

Profitant de l'abaissement de la température d'un liquide pulvérisé, bouillonnant dans une atmosphère très sèche, on pourrait peut-être, d'après des expériences faites au Val-de-Grâce en 1891, avec le pulvérisateur Bernard, rafraîchir l'air des salles. La caserne de Dresde est la seule que nous connaissions où existe des appareils pour la circulation d'un air refroidi, par son passage dans un appareil spécialement construit dans ce but.

La question de la distribution du froid dans les habitations est aujourd'hui à l'étude et quelque jour peut-être, les casernes auront-elles une canalisation spéciale pour le recevoir. A Denver (Colorado), depuis 1889, à Saint-Denis (Minouri) depuis 1890, fonctionne un « système de réfrigération artificielle par stations centrales et tuyaux établis dans les rues », basé sur le froid produit par la vaporisation du gaz ammoniac, liquéfié et brusquement décomprimé (*La Nature* du 24 février 1894, p. 207).

§ IV. — ÉVACUATION DES IMMONDICES. — LATRINES.

L'assainissement des casernes, comme celle de toute habitation collective, dépend en grande partie de l'évacuation des immondices.

Les ordures ménagères volumineuses des casernes (débris de légumes, os, balayures, etc.) sont généralement enlevées par les soins d'industriels qui passent des marchés à cet effet. Il en est de même d'une partie des eaux ménagères (eaux grasses) qui alors doivent être recueillies, comme le prescrivent nos règlements, dans des récipients étanches métalliques.

Le reste des eaux ménagères des casernes s'écoule généralement dans les égouts. Toute la canalisation qui les charrie doit être souterraine et étanche, afin, d'éviter la souillure du sous-sol et des eaux de boisson. Les égouts et conduits de tout genre seront séparés de l'atmosphère par des siphons hydrauliques, et de préférence par des siphons dont le bon fonctionnement sera assuré par la ventilation de l'appareil (siphon français). Les éviers seront également munis de siphons. Les eaux de pluie seront conduites à l'égout et, comme le prescrit la décision ministérielle du 4 décembre 1889, les cheneaux, dans les bâtiments d'habitation à étage, seront établis au-dessous de la corniche, pour empêcher que les hommes n'y jettent des objets solides ou des liquides malpropres.

Quant à l'évacuation des matières fécales et des urines, elle dépend du système de latrines adopté.

Latrines. — Les latrines de nos casernes ont été longtemps et sont encore en bien des localités, installées d'une façon très défectueuse. Cependant les progrès réalisés depuis plusieurs années dans un grand nombre d'établissements et les règlements nouveaux sur la construction de cette partie du casernement permettent d'entrevoir le moment assez prochain où les lieux d'aisance cesseront d'être une menace continuelle pour la santé des troupes.

I. Latrines de jour. — Les latrines de jour seront placées, autant que possible, hors des bâtiments d'habitation, du côté opposé aux vents régnants, par rapport à ces bâtiments d'habitation, disent les règlements. Elles seront désormais construites en fer et briques avec persiennes et portes en tôle et lanterneaux d'aération. Elles seront divisées en boxes par des cloisons ne montant pas jusqu'au toit (circulaire du 4 décembre 1889). Les angles des parois seront arrondis et les parois imperméabilisées.

D'une façon générale, on peut dire que les cabinets d'une caserne pour être bien aménagés sont tenus de remplir les conditions suivantes : 1° être ventilés ; 2° être pourvus de prises d'eau ; 3° être séparés de l'atmosphère de la fosse ou de l'égout par un système d'occlusion hydraulique situé entre. la cuvette et le tuyau de chute (siphon) ; 4° avoir des parois revêtues d'enduits imperméables (de préférence carreaux de faïence ou de lave émaillée) ; 5° être largement éclairés de jour et de nuit.

Mais il faut se hâter d'ajouter que la possibilité de la bonne tenue des cabinets dépend en grande partie du système d'évacuation des matières usées.

1° La *fosse fixe* a été pendant très longtemps exclusivement employée dans les casernes pour recevoir les matières fécales et les urines. Au-dessus de la fosse un tuyau de chute correspondant à une cuvette placée à ras du sol pour la défécation accroupi (trou à la turque), tel a été longtemps le type le plus habituel des latrines dans tous nos établissements militaires. La fosse plus ou moins étanche, généralement trop vaste pour pouvoir être vidangée complètement, n'était par conséquent, jamais ou presque jamais visitée avec soin. Un tuyau d'évent la faisait communiquer avec l'atmosphère au-dessus du bâtiment où se répandaient les gaz odorants, à moins qu'ils ne refluassent dans le cabinet sous l'influence de la pression atmosphérique.

On considéra comme un réel progrès l'adoption de clapets automatiques métalliques (système Rogier-Mothes) placés à la partie supérieure du tuyau de chute. Ces clapets cependant fonctionnent généralement mal, s'altèrent rapidement au contact de l'urine et des matières fécales et sont incapables de s'opposer à tous les dégagements gazeux.

Faut-il ajouter que les garnisons où la vidange s'effectue à l'aide d'appareils perfectionnés et offrant quelque sécurité hygiénique, en diminuant les effets désagréables de cette hideuse opération, sont de beaucoup les moins nombreuses ? Aussi ne saurait-on trop applaudir aux décisions ministérielles qui, en 1888 et 1889, ont décidé en principe la suppression des fosses fixes dont la disparition aura lieu progressivement dans un avenir peu éloigné.

Cependant, en attendant qu'elles aient pu être remplacées par d'autres systèmes, elles existent encore dans bien des casernes et il importe de diminuer leurs dangers dans la mesure du possible.

Il semble que, dans beaucoup d'endroits, les cuvettes pourraient être munies à leur partie inférieure de siphons hydrauliques obturateurs. Sans doute les entrepreneurs de vidanges seront plus exigeants dans les conditions de leurs marchés, par suite de la projection d'un excès d'eau dans les fosses, mais ces fosses sont généralement, dans les casernes, assez grandes pour que ce surcroît de liquide ne nécessite pas des vidanges trop fréquentes. De plus les appareils de chasse perfectionnés donnent une très grande force à l'eau de nettoyage et permettent ainsi de diminuer la quantité d'eau employée. A défaut de ces appareils, on pourrait à la rigueur, imiter ce qui se pratique dans un grand nombre des maisons particulières de Lyon où, entre la fosse fixe et les cabinets, sont placés des obturateurs dont le liquide se renouvelle après chaque présentation, soit par la projection d'eau à l'aide d'une cruche, soit par le jeu de la soupape d'un réservoir ; malgré son imperfection évidente, ce système est encore supérieur à l'obturation par clapet : il arrête les gaz odorants et ne crée aucune difficulté pour trouver adjudicataire pour les matières à vidanger.

Les mauvaises odeurs qui se dégagent si fréquemment des fosses fixes peuvent être atténuées par la combustion dans le tuyau d'évent d'un bec brûlant du gaz d'éclairage. On a aussi placé dans le tuyau d'évent l'appareil de Palst et Girard qui consiste essentiellement en une colonne en grès remplie de morceaux de coke arrosés d'acide sulfurique (E. Richard).

L'ingénieur Page a inventé un appareil qui a été expérimenté avec succès dans la place de Nantes. Il se compose d'une conduite de $0^m,20$ de diamètre partant de la fosse et débouchant à 1^m au-dessus du sol. Sur le trajet de cette conduite et dans son intérieur est disposé un brûleur à gaz Bunsen coiffé de trois cloches en fonte superposées et munies de trous de telle sorte que chaque cloche communique avec celle qui la recouvre. Au-dessous du brûleur est tendue une toile métallique destinée à empêcher les explosions. La flamme est réglée de façon que l'ascension des gaz est assez lente pour qu'ils soient obligés à séjourner dans les cloches le temps nécessaire à leur combustion, à la température de 200° environ qui y est développée. Il est nécessaire de luter hermétiquement la dalle de vidange et de réduire au minimum la section béante des orifices de chute, soit à l'aide de valves, soit au moyen de tampons (E. Richard, *Archives de médecine et de pharmacie militaires*, t. XV, 1890, p. 225).

La désinfection des fèces avant leur projection dans la fosse s'impose lorsqu'on a affaire à des cholériques, à des typhoïdiques, à des dysentériques, mais cette pratique relativement aisée dans les hôpitaux ou les infirmeries, est évidemment impraticable lorsqu'il s'agit d'hommes qui commencent à être malades dans les casernes : aussi la propagation des épidémies, par l'intermédiaire des fosses fixes, si favorables à la pullulation de nombreux germes pathogènes, a-t-elle été mainte fois observée dans les casernements. On peut dire que, dans les casernes, la fosse fixe exige d'une façon continue l'emploi des désodorisants et qu'on fait bien de choisir parmi ces agents ceux qui sont en même temps désinfectants.

Les plus usités en France, sont le sulfate de fer, l'huile lourde de houille, le lait de chaux et le crésyl (notice sur la désinfection annexée au règlement sur le service de santé du 25 novembre 1889).

Le sulfate de fer s'emploie en solution à 1/10, à raison d'un quart de litre environ par jour et par personne fréquentant les cabinets. On a proposé de lui substituer le sulfate ferrique qui est actuellement en expérience dans plusieurs hôpitaux militaires.

L'huile lourde de houille est versée d'ordinaire dans les tuyaux de chute par doses fractionnées à raison de $0^{m3},03$ d'huile par jour et par personne faisant usage des latrines (Emery-Desbrousses). On peut émulsionner en la mélangeant à l'eau. L'émulsion s'obtient en mélangeant 5^{kg} d'huile lourde de houille ($d = 1.050$) à 500^{gr} de poudre de colophane, 500^{gr} de lessive des savonniers ($d = 1.332$) et 500^{gr} de savon vert (note ministérielle du 6 juillet 1892).

Le lait de chaux est un désodorisant en même temps qu'un désinfectant agissant sur le bacille typhique et sur le bacille cholérique. Il faut $0^{m3},04$ cubes de lait de chaux par homme et par jour.

Pour le crésyl, $0^{m3},10$ d'une émulsion à 1/10 sont nécessaires par jour pour chaque personne. Il est désodorisant et désinfectant.

Le médecin principal E. Richard a calculé qu'avec le sulfate de fer on dépense pour 1.000 hommes, 2^f,56 par jour; avec l'huile lourde de houille, 0^f,50; avec le crésyl, 1^f,10, et avec le lait de chaux, 0^f,04.

Quand on se sert du sulfate de cuivre, on prépare une solution à 5/100 : 9^{kg} de sel sont nécessaires par mètre cube de fosse. Cet excellent désinfectant peut à la longue altérer les appareils.

Le chlorure de zinc est usité en solution à 2/1000 au même 2/100.

Dans un régiment des gardes du corps à Saint-Pétersbourg on a essayé d'installer des pulvérisations de bichlorure de péroxyde d'hydrogène, de manière à fabriquer de l'ozone. C'est un procédé original de désinfection qui pourrait trouver son application dans des cas particuliers.

Le nettoyage des pots et des urinoirs se fait avec de l'eau pure ou avec de l'eau aiguisée d'acide chlorhydrique au 1/10 : on badigeonne les surfaces à l'aide d'un balai portant un linge trempé dans le mélange. On peut aussi se servir de l'acide chlorhydrique plus concentré qui ne corrode pas les enduits généralement employés, à condition qu'on lave à grande eau, en frottant avec un balai rude, immédiatement après avoir passé l'acide sur les parties souillées. L'acide chlorhydrique dissout les sels et les ferments de l'urine, mais non tous les sels que peuvent déposer sur les parois des urinoirs les eaux d'irrigation.

Pour faciliter le nettoyage des latrines à fosse fixe, on pourrait y employer, dans certaines circonstances, lorsqu'il s'agit d'installations où l'on n'exige pas des visiteurs de s'asseoir, des cuvettes analogues à celles décrites p. 130 et p. 139. Depuis 1891, des sièges de ce genre sont placés dans les latrines des bâtiments où sont situés les bureaux du service du génie à Lyon. Cet immeuble civil est pris à loyer par l'Etat, et quoiqu'il n'y existe que des fosses fixes, on n'a pas craint l'emploi de ces appareils à effet d'eau qui n'exigent que 10^l pour assurer le lavage à chaque chasse.

Cependant, le mauvais aspect des latrines à fosse fixe, leur disposition générale, leur lavage même à l'aide du balai et de l'eau qu'on projette sans précaution sur leur sol à plein seau, tout leur fonctionnement contribuent à leur donner un aspect tel que bien peu d'hommes s'y astreignent aux précautions les plus élémentaires de propreté. Si la propreté, comme on l'a dit avec raison, appelle la propreté, on peut bien supposer, en visitant ces cabinets, que la réciproque de ce dicton renferme sa part de vérité.

2° La *fosse Mouras* a été installée depuis quelques années dans un certain nombre de casernements. Les rapports sur son utilité donnent des conclusions variables. Ce système a pu être considéré comme supérieur à la fosse fixe ordinaire, en ce qu'il abolit la mauvaise odeur des cabinets, et pallie un certain nombre des inconvénients les plus apparents de la fosse fixe ordinaire. Mais il faut bien reconnaître que la fosse Mouras laisse accumuler dans la maison les matières en fermentation, et que dans la plupart des localités elle nécessite des vidanges plus ou moins fréquentes. D'après Mauriac cependant, on ne les vidangerait jamais à Bordeaux, ce qui tient à la quantité énorme d'urine et d'eau que ces appareils reçoivent, ce qui les transforme en simples dilueurs (Vallin).

La fig. p. 128 montre une fosse qu'a examinée à Rome, le médecin inspecteur Vallin, qui en a conservé une impression assez favorable et qui serait peut-être utilisable dans certaines casernes (1). Au voisinage

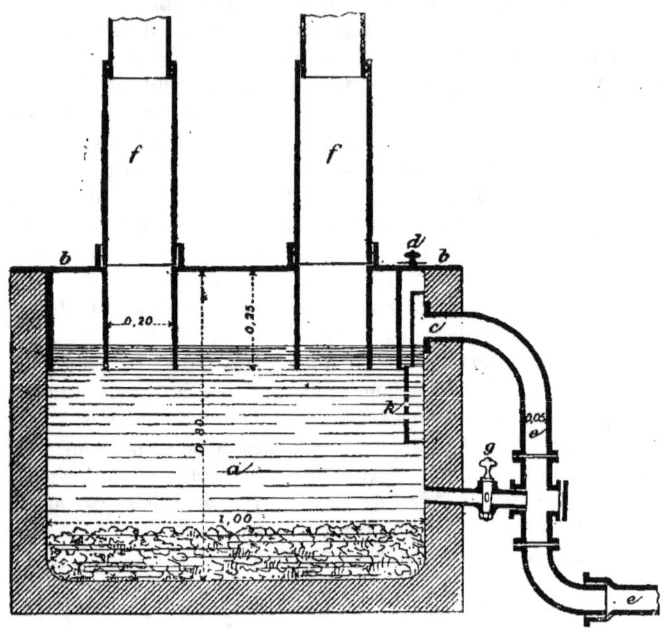

Fosse automatique type Pagliani et Rostelli (d'après Vallin, *Revue d'hygiène*, t. XIV).

a, fosse ; — b, couvercle métallique avec prolongements immergés ; — c e, orifice et tuyau de trop plein ; — d, regard de visite ; — k, grille ; — g, robinet de décharge ; — f, tuyau de chute.

immédiat de cette vidangeuse, Pagliani a fait construire une fosse maçonnée remplie de tourbe et de laquelle les liquides sortent, après filtration, contenant encore 2^{gr},15 d'azote par litre, alors que les eaux d'égout de Paris n'en contiennent que 0^{gr},06 par litre.

3° *Fosses mobiles.* — *La fosse mobile* usitée dans l'armée française est la tinette mobile du système Goux. Le tuyau de chute très court est à sa

(1) VALLIN, *Sur quelques perfectionnements des vidangeuses automatiques* (*Revue d'hygiène et de police sanitaire*, t. XIV, 1892, p. 328 et s. et *ibidem*, t. XVI, 1894, p. 74).

jonction avec l'orifice supérieur, entouré de paille tressée qui doit être renouvelée fréquemment ; il se déverse, sans y plonger, dans un petit tonneau bien étanche de 140ˡ à 150ˡ dont le fonds et les parois sont garnis d'un mélange pulvérulent (terre desséchée, poudre de charbon ou de tourbe, cendres ou autres matières absorbantes sèches). Ce tonneau (ou tinette) est placé dans un caveau spécial, de façon à pouvoir être enlevé par une porte s'ouvrant au dehors et au-dessous du cabinet d'aisance. La tinette pleine est emportée et remplacée par un récipient vide, aussi souvent que nécessaire.

Il s'est produit, vers 1860, un véritable engouement en faveur des fosses mobiles. A cette époque le conseil d'hygiène de Bruxelles faisait leur éloge et elles ont été installées dans un grand nombre de nos établissements militaires. Ce sont elles aussi qui remplaceront les fosses fixes, dans toutes les casernes où le *tout à l'égout* ne pourra pas être organisé.

En supposant une bonne installation de tinettes Goux, et en imaginant des cabinets convenablement tenus, on est amené à reconnaître qu'aux dangers du long séjour des matières dans les fosses fixes non étanches, les fosses mobiles substituent le progrès de l'enlèvement rapide des matières fécales hors de l'habitation. Cependant, à côté de cette tinette mobile qui doit recevoir le moins de liquide possible, il est nécessaire d'établir dans la caserne des urinoirs, et si les urines ne se rendent pas à l'égout, on arrivera à creuser, pour les recevoir, des fosses fixes qui présenteront presque tous les inconvénients des fosses ordinaires recevant urines et matières solides, puisqu'il est établi que la majeure partie de l'azote des matières excrémentitielles (les 9/10 au moins) est contenue dans l'urine et que c'est la fermentation du liquide urinaire qui donne naissance aux odeurs les plus pénétrantes et les plus désagréables : les installations du camp de Chalons où existent des tinettes mobiles et des urinoirs est particulièrement probante à cet égard. Si au contraire les urines sont reçues dans l'égout, on ne voit pas pourquoi les matières fécales elles-mêmes n'y seraient pas admises.

Cependant que vont devenir les germes pathogènes qui seront projetés dans la tinette ? Le milieu pulvérulent dans lequel ils sont reçus ne leur procurera-t-il pas un excellent terrain de culture s'il n'est pas composé de matières véritablement désinfectantes ? Et ici nous constatons le grand vice du système : il *est ennemi de l'eau.*

L'*Earth system* trouve, il est vrai, des applications utiles dans les circonstances déterminées, mais il a de nombreux inconvénients comme procédé ordinaire (Voyez *Encyclopédie d'hygiène*, t. III, p. 648), bien qu'il soit usité dans un certain nombre de casernes anglaises et autrichiennes. Nous l'avons vu fonctionner dans de bonnes conditions à l'ambulance de la Grande-Gerbe du parc de Saint-Cloud, en 1871. F. Fée l'avait heureusement installé à Biskra en 1873 (*Mémoires de médecine, de chirurgie et de pharmacie militaires,* 1875, 3ᵉ série, t. XXXI, p. 515). Il est, depuis Moïse (1), employé par les caravanes et les troupes en marche ou campées, mais on ne saurait le considérer comme le procédé normal à mettre en usage dans les agglomérations militaires urbaines stables, qu'on se serve de terre préparée spécialement à cet effet, de sable argileux ou de tourbe. La tourbe de mousse (*sphagneus*) produit de la carbonisation lente des plantes des couches inférieures des marais de mousse possède, en raison de sa composition en fibres de structure tubulaire, la faculté de s'imbiber d'une grande quantité de liquides et de condenser les gaz : elle transforme ainsi les immondices qui lui sont mélangées en une poudre presque inodore et relativement sèche. Ces propriétés sont mises en pratique à Brunswich et ont été expérimentées avec succès, dit-on, dans l'arrondissement militaire de Vilna (2). Ces modes de désinfection ne sauraient cependant donner pleine sécurité et tous ces faits ne prouvent pas que les tinettes remplies de matières pulvérulentes constituent le meilleur mode d'éloignement des immondices.

De plus, le système Goux ne peut être admis qu'au rez-de-chaussée : l'expérience a démontré les difficultés et les inconvénients que présente la manœuvre des tinettes à l'aide d'ascenseurs et condamne également les tuyaux de chute de plusieurs mètres de long, dans lesquels il n'est pas possible de faire circuler une quantité convenable d'eau de lavage.

La propreté des sièges des tinettes mobiles, par cette même absence d'eau de nettoyage, laissera toujours à désirer. Le siège pour défécation accroupi, proposé par le capitaine du génie Comandré, pour les latrines à tinettes et qui a été installé dans des casernes de Lyon et de Vienne (Isère), peut beaucoup améliorer l'état des cabinets, mais encore faut-il qu'on emploie au moins la quantité d'eau nécessaire pour le lavage du siège. Celui-ci forme une sorte de cuvette en grès cérame d'une seule pièce, placée un peu en contre-bas du cabinet ; la place des pieds y est marquée par des saillies et il est impossible, grâce aux courbures de la cuvette, de les placer ailleurs que sur l'emplacement destiné à cet usage ; enfin la partie antérieure de l'appareil présente une rampe disposée de telle sorte que l'urine, sans que le visiteur puisse la répandre devant lui sur le sol du cabinet, trouve son écoulement forcé par l'orifice assez large de la cuvette.

Les tinettes mobiles présentent encore d'autres défauts constatés dans un certain nombre de casernes. Dans beaucoup de garnisons, soit que les cahiers des charges imposés aux industriels n'aient pas été rédigés avec assez de précision, soit qu'on ne tienne pas la main avec assez de fermeté

(1) « Vous aurez un lieu hors du camp pour vos besoins naturels..... et portant un baton pointu à votre ceinture, lorsque vous voudrez vous soulager, vous ferez un trou rond que vous remplirez de la terre sortie du trou, après vous être soulagé. » (*Deutéronome*, XXIII, 12, 13, 14, trad. Sacy).

(2) L. COLLIN, *Archives de médecine et de pharmacie militaires*, 1893, t. XXII, p. 278, d'après le *Génie sanitaire*, 1893, et d'après le *Journal des ingénieurs russes*.

et de compétence à leur stricte exécution, on est arrivé à substituer à des tinettes contenant des matières pulvérulentes, des récipients ne renfermant que de la paille ou des matières non absorbantes ou même ne renfermant absolument aucune préparation. De plus la vidange des

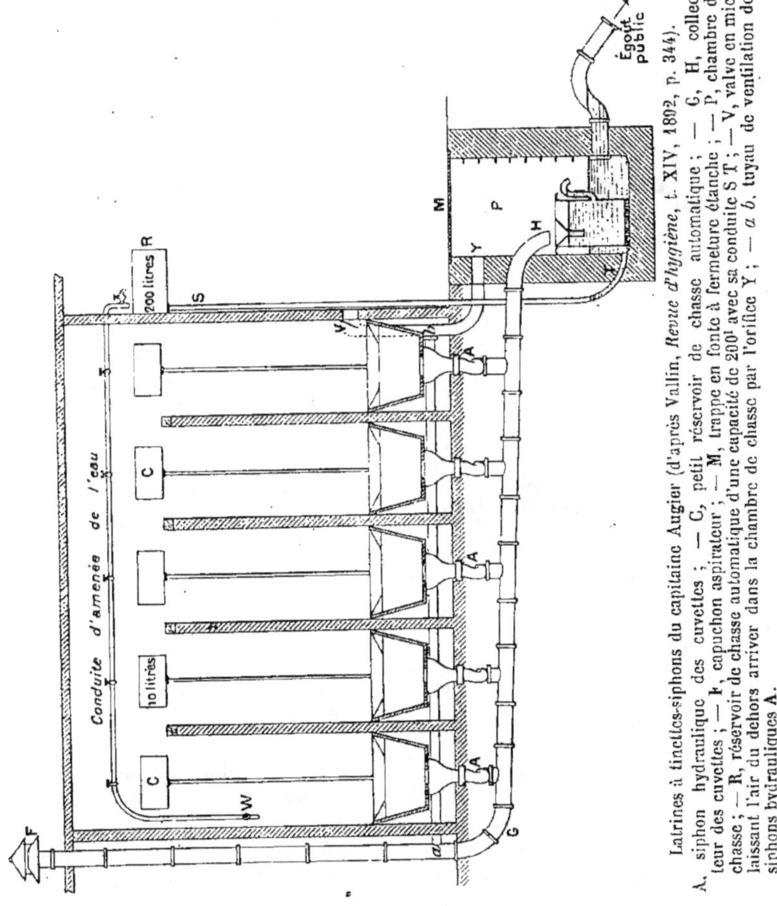

Latrines à tinettes-siphons du capitaine Augier (d'après Vallin, *Revue d'hygiène*, t. XIV, 1892, p. 344). — A, siphon hydraulique des cuvettes ; — C, petit réservoir de chasse automatique ; — G, H, collecteur des cuvettes ; — F, capuchon aspirateur ; — M, trappe en fonte à fermeture étanche ; — P, chambre de chasse ; — R, réservoir de chasse automatique d'une capacité de 200^l avec sa conduite S T ; — V, valve en mica laissant l'air du dehors arriver dans la chambre de chasse par l'orifice Y ; — a b, tuyau de ventilation des siphons hydrauliques A.

tinettes est quelquefois impossible, comme à Paris, où le genre d'engrais qu'elles fournissent ne trouve pas d'acquéreurs.

Lorsque le service n'est pas régulier, ou bien lorsque l'enlèvement n'est pas pratiqué avec soin, il se produit des débordements et l'on se trouve en somme en présence d'une fosse fixe, avec cette aggravation que trop souvent le sol sur lequel repose la tinette, même lorsqu'il est étanche sous la tinette, n'est pas aménagé pour parer aux dangers des écoulements un peu abondants.

Si la tinette mobile réalise un progrès sur la fosse fixe, ce progrès n'est que relatif : il représente une solution d'attente et devra faire place à l'évacuation directe à l'égout au fur et à mesure que les circonstances le permettront (1). « Toute municipalité qui s'est imbue de cette idée que le mouvement c'est la vie et que la stagnation des rebuts est incompatible avec la santé, est bien près d'avoir réalisé l'assainissement (2) ». Cette idée n'est complètement applicable que par l'évacuation immédiate et continue hors de la caserne par la projection à l'égoût des matières usées de toute provenance.

4° Le *tout à l'égoût* peut être direct ou indirect.

Nous ne discuterons pas le principe du *système diviseur* qu'on a si bien caractérisé en le nommant l'*hypocrisie du tout à l'égout* et qui ne peut plus être défendu.

Quelquefois on a interposé entre le tuyau de chute et l'égout une fosse Mouras ; c'est là une pratique pour le moins inutile et qui peut être dangereuse, pour les motifs que nous avons indiqués plus haut.

Pourtant, il est des circonstances dans lesquelles on est amené dans les établissements militaires, à installer l'écoulement indirect : dans le cas, par exemple, où des règlements de police peu rationnels défendraient l'envoi direct à l'égout, des matières de toute provenance, tout en autorisant leur déversement après dilution. Il peut être utile aussi d'installer des appareils provisoires qui deviendraient facilement utilisables le jour où la projection à l'égout serait autorisée. On peut faire usage dans ces diverses circonstances de l'appareil exposé

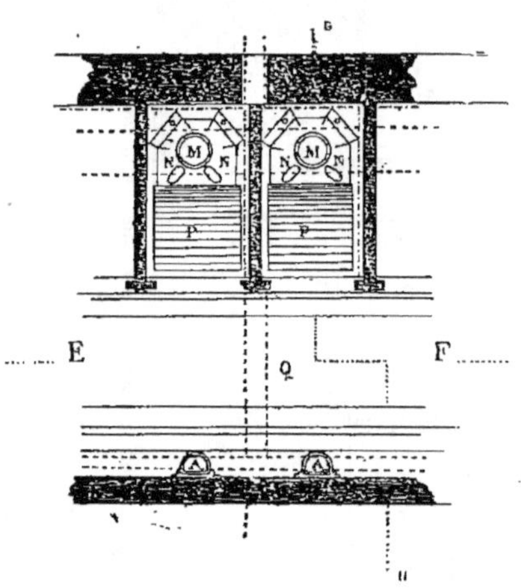

Plan des latrines de la caserne Schomberg à Paris. M, orifice supérieure du pot aboutissant aux tuyaux d'évacuation ; — N N, place des pieds ; — O O, parois inclinées des cabinets ; — P, grille sous laquelle coule de l'eau et destinée à empêcher la souillure du sol par les urines ; — E Q F, couloir central ; — A A, pots d'urinoirs.

(1) Rapport de la Commission chargée de rechercher et d'étudier à l'exposition de 1889 les objets, appareils et procédés pouvant intéresser l'armée, fascicule N° VIII, *Sous Commission du service de santé*, p. 59.

(2) DE FREYCINET, *Principes sur l'assainissement des villes*, Paris 1870.

en 1889, par la maison Geneste et Herscher sous le nom de siphon dilueur ou bien d'autres systèmes analogues.

Le capitaine du génie Augier (1) préconise dans ce but un appareil qu'il nomme *tinette-siphon* qui ne laisse arriver à l'égout que des liquides. Ce système qu'il a imaginé pour la grande caserne de Saint-Denis (Seine) y fonctionne régulièrement. La figure p. 131 montre l'ensemble de ces latrines. La tinette-siphon est un récipient cylindrique en tôle galvanisée de 0m,60 de diamètre et 1m,10 de hauteur, muni d'un siphon et d'un

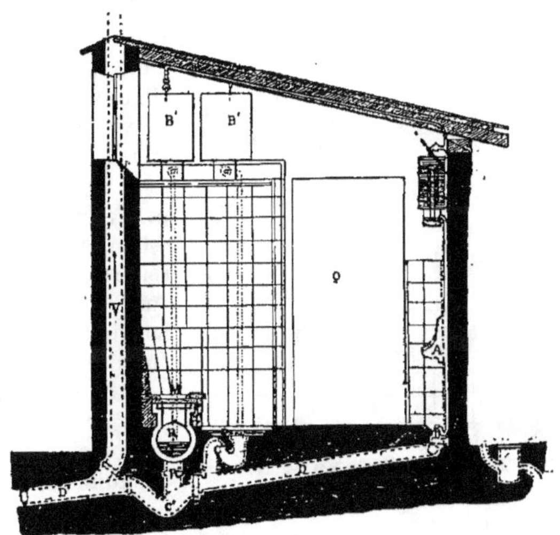

Coupe sur G H de la fig. p. 134 des latrines de la caserne Schomberg.

D'un côté du couloir central Q se trouvent les lunettes à la turque, de l'autre les urinoirs. Les parois des cabinets et le sol sont revêtus de lave émaillée ; — M, orifice supérieur du pot R aboutissant au tuyau d'évacuation R' qui se rend dans le conduit D D' lequel communique avec l'égout ; — c c', siphons hydrauliques ; — P, grille sous laquelle circule de l'eau renouvelée comme celle des siphons c et c' par le jeu des réservoirs de chasse B B' ; — A, pot d'urinoir en porcelaine avec son tuyau d'échappement dans le conduit O, son siphon obturateur C et son réservoir de chasse B ; — V, gaine ventilatrice du conduit D'.

entonnoir à bords évasés et terminé par un tube plongeur de même diamètre que celui du petit siphon. Au moment des chasses, les matières plus lourdes que l'eau arriveront dans la tinette et y seront retenues. Au bout de quelque temps (deux jours pour la tinette d'un cabinet servant à 400 hommes), elle devra être vidangée. Si la vidange ne se fait pas en temps opportun tout se passe comme dans le tout à l'égout par écoulement direct.

M. Bourdaret a installé, dans quelques habitations de Lyon, un système

(1) AUGIER *Revue du génie militaire*, 1890, t. IV, p. 210.

particulier qui pourrait offrir certains avantages dans des casernements éloignés d'un égout, en admettant, comme l'affirme l'inventeur, que ses appareils fonctionnent avec une économie suffisante. Les matières sont reçues dans un réservoir étanche et bien clos où elles se divisent ; les solides se rendent à une tinette qui a la forme d'un petit tonneau facilement maniable et qu'on enlève aussi souvent que nécessaire ; les liquides sont recueillis dans une bâche métallique bien close, où l'on fabrique, par l'addition de réactifs convenables, du phosphate ammo- niaco-magnésien, qui trouve son emploi comme engrais ; de la bâche le liquide ainsi traité, passe dans une chaudière où il est porté à 120° ; il peut alors être abandonné à la rue, ayant perdu toute mauvaise odeur, toute matière fermentes- cible et tout germe dange- reux. La chaudière elle- même est construite de telle façon qu'elle ne ré- pand, dans la cave où elle est logée avec tout l'appa- reil très peu encombrant, aucune chaleur fâcheuse. Son tirage serait suffisant, au dire de l'inventeur, pour qu'elle fût alimentée par les ordures ménagères de toute nature, qu'une conduite partant des éta- ges amène à la porte du foyer (1).

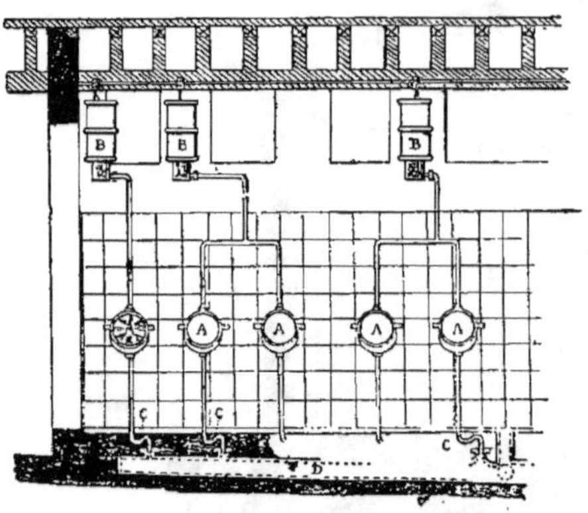

Urinoirs de la caserne Schomberg. — Élévation sur E F de la figure p. 133.

A A A, pots d'urinoirs en porcelaine émaillée, appliqués le long de la paroi du cabinet faisant face à la paroi occupée par les lunettes ; — C C C, siphons hydrau- liques obturateurs ; — B B B, réservoirs de chasse.

Le *système Berlier*, qui fonctionne à la caserne de la Pépinière, à Paris, de- puis 1872, assure, non pas l'écoulement direct à l'égout, mais l'éva- cuation immédiate et continue des matières usées hors de l'habitation. Il est certain que le système Berlier a largement contribué à l'assainisse- ment du quartier de la Pépinière, mais la complication, et peut-être la délicatesse des appareils, lui feront préférer, pour les habitations militaires, l'écoulement à l'égout, chaque fois que les deux conditions essentielles au fonctionnement de ce système se trouveront réunies : à savoir la distri- bution dans la caserne d'une quantité d'eau suffisante et la proximité d'un égout.

Jusqu'à présent il avait été d'usage de placer dans les casernes un nombre considérable de sièges de latrines. La circulaire ministérielle

(1) A. BOURDARET, *Nouveau système de vidange*, Lyon, 1893.

déjà citée du 4 décembre 1889, porte au contraire que ce nombre sera
restreint dans les installations des tinettes et le fixe à un par soixante-
dix hommes, quand on emploie le tout à l'égout.

Le tout à l'égout est adopté dans tous nos établissements militaires
où ce mode d'évacuation est possible (circulaire ministérielle du 4 décembre 1891). Il a été établi tout d'abord à Paris, à la caserne Schomberg,
puis dans la nouvelle caserne de Lourcine, et successivement à Paris et en
province dans d'autres établissements dépendant du ministère de la guerre,
récemment au nouveau quartier de cavalerie de Vincennes. Les figures
p. 132, 133, 134 et 136 montrent les dispositions générales et de détail
adoptés à la caserne Schomberg.

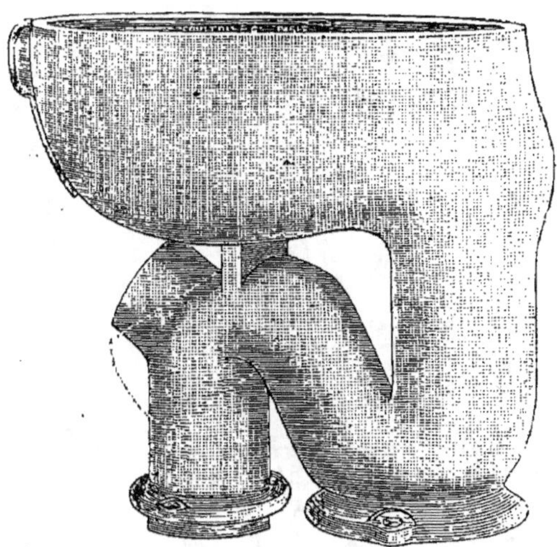

Cuvette et siphon réunis en une seule pièce, en faïence unie (Système combinaison Doulton .

Les conditions que doit remplir l'installation du tout à l'égout dans
une caserne sont celles reconnues indispensables par Rochard, t. III,
p. 277 et suivantes de l'*Encyclopédie d'hygiène*, et nous nous bornerons à indiquer ici quelques points particuliers.

a) Quels *appareils récepteurs des matières fécales* convient-il d'adopter dans les latrines de caserne ? E. Richard a particulièrement préconisé, pour les latrines de la troupe, la cuvette à retenue d'eau et à siège
mobile *(combinaison)* qu'il a fait installer au Val-de-Grâce dans des latrines
situées entre deux salles de malades (V. fig. p. 135). Les résultats ont été
excellents, et cette cuvette sera très souvent utilisable dans les établissements militaires, d'autant plus qu'elle peut servir d'urinoir et qu'à la rigueur
elle satisfait ceux qui ne veulent pas s'astreindre à la défécation assis. On
peut employer aussi un quelconque des nombreux modèles de siège

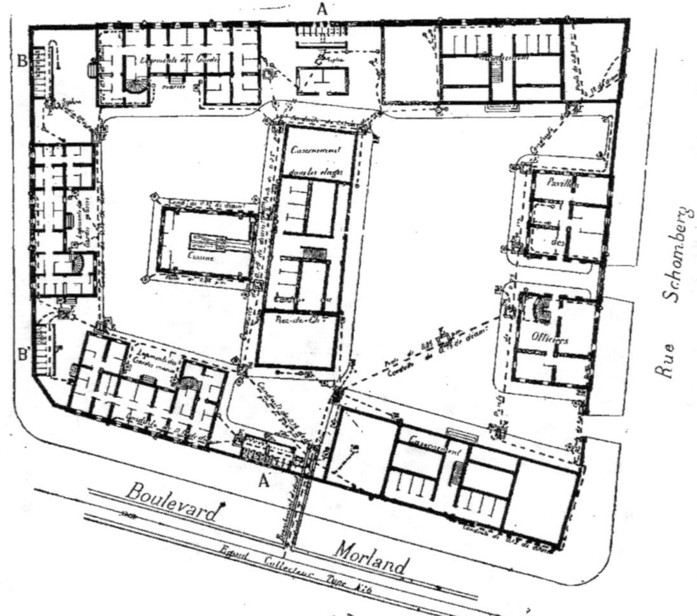

Plan de la caserne Schomberg, à Paris (architecte, M. Bouvard ; ingénieurs, MM. Durand-Claye et Masson).

(Cette figure est une réduction d'une planche publiée par MM. Durand-Claye et Masson).

A A', cabinets pour la troupe ; — B B', cabinets pour les femmes. Les lignes formées de traits séparés - - - - indiquent la canalisation souterraine construite en tuiles de faïence vernissée qui vient aboutir à l'égout et reçoit les eaux de pluie, ménagères et tous les produits des latrines. - - - Les petits carrés dessinés à traits pleins, marqués E, sont des regards disposés à chaque entrecroisement des conduites. — Les carrés dessinés en traits séparés, sont des prises d'eau, tuyaux d'air, eaux collectées de pluie, etc. — Toute la canalisation est siphonée, aérée et nettoyée par de puissantes chasses d'eau automatiques.

actuellement connus des constructeurs, pourvu qu'ils soient bien vernissés, facilement nettoyables et d'un seul morceau. On fait bien de les recouvrir d'une couronne arrondie en ébonitoïde, interrompue en avant, et qui empêche de monter sur le siège.

E. Richard estime qu'il faut interdire dans les casernes la défécation accroupi, si l'on ne veut pas compromettre l'hygiène. Cette opinion nous paraît trop radicale et, sans vouloir discuter la possibilité de la transmission des maladies contagieuses par les sièges destinés à la défécation assis, ni les considérations physiologiques sur lesquelles on a voulu baser la supériorité de la position accroupi comparée à la position assis, il faut reconnaître que l'éducation ou les préjugés d'un très grand nombre de personnes sont tels, qu'on n'obtiendra pas actuellement que, dans des latrines communes, tous les hommes se décident à faire usage d'un siège banal. Il est possible, du reste, de disposer les choses de telle sorte que la défécation accroupi présente un minimum d'inconvénients : il suffit de contraindre le visiteur, par l'inclinaison du siège et en indiquant la place où doivent se placer les pieds, à prendre une position qui assure la disparition du bol fécal dans la cuvette et empêche l'urine de souiller le sol.

Plusieurs dispositions ont été essayées dans ce dernier but. On a couvert de ciment ou d'un terrasson en plomb le sol légèrement incliné vers l'orifice de la cuvette, et l'on a placé en avant d'elle un caniveau en grès vernissé, mis en communication avec la canalisation par l'intermédiaire du siphon. Cet aménagement est insuffisant : l'urine ne tarde pas à imprégner le sol, et l'homme, en descendant du siège, emporte à ses chaussures des substances odorantes et peut-être nocives. A la caserne Schomberg on a construit au devant du siège un caniveau rempli d'eau, recouvert d'une grille mobile et muni d'un siphon de chasse et d'un siphon obturateur. La grille s'est très vite chargée de sels et de ferments dont il est devenu impossible de la débarrasser. On lui a substitué en certains endroits (hôpital Saint-Martin à Paris, par exemple) une plaque de verre cannelée, beaucoup plus facile à entretenir propre, mais trop fragile. On a imaginé des cuvettes de différents modèles destinées à recevoir à la fois les fèces et les urines, mais aucun appareil n'a été aussi heureusement combiné que celui que le capitaine du génie Comandré, a fait établir, en 1891, pour l'hôpital militaire d'instruction Desgenettes (Lyon), par la Cie Jacob et Cie de Pouilly-sur-Saône. Ce siège-cuvette, calqué sur celui que nous avons indiqué comme utilisable au-dessus des tinettes mobiles et même des fosses fixes devait réaliser le programme suivant :

1° Être du système à la turque ; 2° être constitué en grès cérame émaillé, pour en faciliter le lavage ; 3° ne permettre à l'occupant qu'une seule position (accroupi) et un emplacement déterminé, afin d'empêcher, autant que possible, les souillures par les matières solides ; 4° recueillir, en même temps que les matières fécales, l'urine, pour qu'elle ne fût pas répandue, soit par rejaillissement, soit directement, dans le local où seraient placées ces cuvettes : en un mot, empêcher toute projection quelconque en dehors du siège ; 5° prévoir un emplacement pour les pieds disposé de façon à ce qu'il ne fût pas souillé, afin d'éviter que les chaussures de l'occupant ne s'imprégnassent d'humidité et empêcher par suite, l'entraînement hors des latrines de substances odorantes ou de germes dangereux ; 6° être lavé automatiquement par des chasses.

Ce siège dont l'expérience nous a démontré l'excellent fonctionnement a le même aspect que celui dont il est parlé p. 127 et 130, avec cette différence que la lunette est plus petite et qu'il présente à la partie postérieure un orifice pour l'arrivée de l'eau de la chasse de nettoyage. Ce qui le caractérise surtout, c'est qu'il est placé en contre-bas du sol du cabinet et que sa paroi antérieure a une courbure telle que le visiteur est obligé de diriger le jet d'urine vers la lunette, de telle sorte que *ni le sol ni la porte du cabinet ne peuvent être souillés*. Dans une note adressée au Ministre de la Guerre, le 15 février 1893, le capitaine Comandré décrit ainsi cet appareil : « Le siège est d'une seule pièce. De ce fait, on évite l'adjonction antérieure d'un terrasson et on supprime ainsi un joint qui se dégrade d'ordinaire assez vite sous l'action de l'urine, comme on peut le constater dans les installations de ce genre faites dans certaines casernes. Le siège forme dans son ensemble une sorte de cuvette dont les courbes et les pentes amènent tout ce qui y tombe vers l'orifice d'évacuation. L'urine se répand dans le siège même, dont l'avant-bec empêche son rejaillissement à l'intérieur du cabinet. Les emplacements des pieds sont déterminés et leurs saillies prononcées empêchent les chaussures de s'imprégner d'humidité. Il est impossible de placer les pieds ailleurs que sur ces emplacements pour deux raisons : 1° Toutes les surfaces autres que ces saillies ont des pentes qui ne permettent pas de se tenir stable ; 2° ce sont les seules parties non émaillées et garnies de stries où la chaussure ne glisse pas. En outre, les portes des latrines placées à 0ᵐ,15 environ du bec, obligent l'occupant à se placer à l'intérieur de la cuvette. Le siège étant en grès cérame émaillé, ne s'imprègne pas. S'il est accidentellement souillé par les matières fécales, l'eau seule suffit à les détacher de son émail. Le nettoyage se fait automatiquement par une chasse qui, partant de l'arrière, envoie l'eau en lame sur toute la surface. Cette eau de lavage épouse ainsi complètement la forme du siège. Une partie de cette eau contourne les saillies pour pieds, avant de s'échapper, et lave la partie antérieure du siège. Le siège est complété par une série de sept plaques de revêtement en grès cérame émaillé, qui viennent s'adapter à la demande du contour supérieur et qui sont placées assez haut pour être difficilement souillées. De plus, l'eau des chasses ne passant pas sur ces plaques, les joints ne seront pas détériorés de ce fait. Leur lavage se fait avec facilité : de l'eau légèrement acidulée par de l'acide chlorhydrique, qui n'attaque pas l'émail et est peu coûteux, permet de nettoyer à fond et on obtient alors un brillant remarquable ».

A l'hôpital Desgenettes les cuvettes Comandré ont été placées au-dessus d'un collecteur à *auge*, siphoné à son départ du cabinet et conservant toujours une retenue d'eau suffisante pour immerger, en temps ordinaire, les matières qui y sont projetées.

Ce système à *auge*, opposé au système qui munit chaque siège d'un siphon particulier, permet de réaliser quelques économies dans la construction ; le siphon terminal assez volumineux est assez facile à désobstruer si des visiteurs peu soigneux projettent par la lunette, des objets quelconques et, à la rigueur on peut tolérer cette sorte de fosse permanente que forme l'*auge* ou réservoir commun, à condition que les chasses soient fréquentes et que le diamètre de l'auge soit tel que les matières fécales qui y demeurent entre deux chasses, plongent toujours dans l'eau. Néanmoins nous préférons de beaucoup l'installation d'un siphon par tuyau de chute. Comme le fait remarquer la note ministérielle du 9 décembre 1893, sur l'installation du tout à l'égout dans les établissements militaires, le collecteur commun s'engorge facilement, « parce que, à certaines heures de la journée, tous les trous de chute peuvent être occupés en même temps et d'une façon continue dans l'intervalle de deux chasses ». De plus, l'eau retenue dans le caniveau peut rejaillir jusqu'au visiteur au moment de la chute des matières.

b). Chasses d'eau et canalisation. — En général, on préférera les chasses automatiques ou les chasses réglées par des robinets laissés à la disposition du seul personnel chargé de les mettre en œuvre ; cependant dans les latrines d'officiers, dans celles des ménages ou dans les latrines de nuit, les systèmes à tirage direct ou actionnés par la porte seront souvent utilisables.

Les différents appareils de chasse généralement en usage et qui ont été très perfectionnés ces dernières années sont applicables dans les casernes, suivant les indications spéciales à chaque construction. Dans l'installation faite à la grande caserne de Saint-Denis par le commandant Vieillard, secondé par le capitaine Augier, on s'est servi du siphon de chasse de Geneste et Herscher (1). Le capitaine Vallernaud (2) décrit un siphon de chasse construit par la maison Rogier-Mothes, sur les indications d'un officier du génie, et auquel il donne le nom de *siphon du génie militaire* ; il aurait les avantages suivants : le détenteur constitué par un tube courbe est extérieur au siphon et placé dans la partie supérieure, ce qui le rend facilement accessible ; le détenteur n'est immergé dans l'eau que durant la période de compression, ce qui diminue les chances d'obstruction ; enfin le siphon peut, si on le veut, être placé en dehors du bassin de chasse.

Les figures p. 141 font comprendre son mécanisme.

(1) Vieillard et Augier, *Installation d'une canalisation à petite section* (*Revue du génie militaire*, 1888, t. II).

(2) Vallernaud, *Etude sur l'assainissement des établissements militaires* (*Revue du génie militaire*, t. III, 1889, p. 301 et 385).

Il convient que les siphons de chasse soient disposés de telle sorte qu'on puisse, à un moment donné et pour une latrine déterminée, produire une chasse de nettoyage, sans attendre que l'heure soit venue de la chasse automatique se produisant à des intervalles réguliers. Il arrive en effet, qu'à des heures déterminées, certaines latrines sont plus particulièrement fréquentées et il est nécessaire alors d'en assurer la propreté, immédiatement après le moment de ces visites particulièrement nombreuses. C'est pourquoi aussi l'alimentation en eau des réservoirs de chasse doit être régulière et bien assurée, et il peut y avoir certains

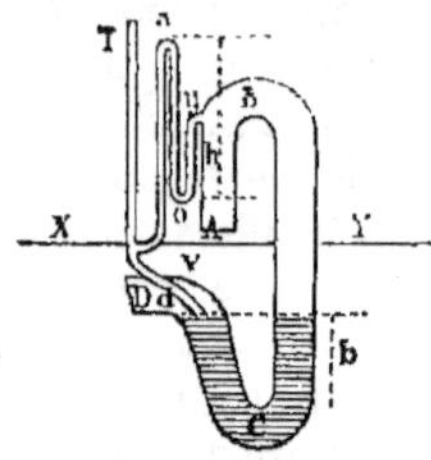

Le réservoir vient de se vider.

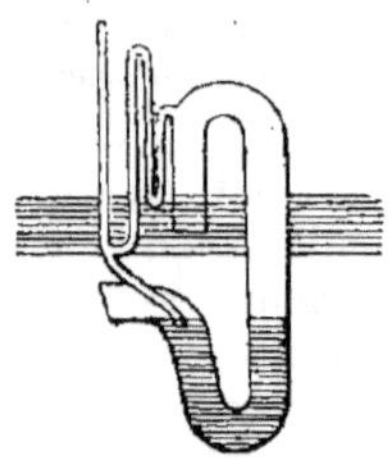

L'eau commence à monter.

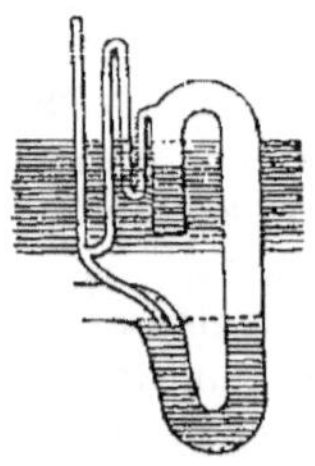

L'air se comprime.

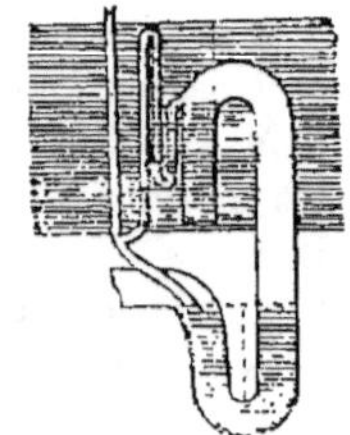

Le siphon va s'amorcer.

Siphon de chasse du génie militaire.

avantages à ne pas exagérer leur capacité, les réservoirs trop grands demandant un trop long temps pour se remplir.

On sera d'autant moins parcimonieux de l'eau de lavage qu'elle coûtera moins cher et l'on facilitera beaucoup son utilisation par l'emploi d'une canalisation de petit diamètre. Pour une latrine de quatre à six trous de chute, le diamètre du collecteur des cuvettes, sera de $0^m,15$ à $0^m,20$, celui des collecteurs principaux de la caserne de $0^m,25$ et celui du collecteur secondaire aura une mesure intermédiaire (note ministérielle du 9 décembre 1894).

Les tuyaux seront en poterie vernissée, les égouts en maçonnerie devant être réservés par les longs parcours : la section, si on en construisait serait ovoïde. Tel est aussi l'avis de Vieillard et Augier lorsqu'ils disent (*loc. cit.*) : « On aura toujours avantage, tant au point de vue économique qu'au point de vue hygiénique, à recourir à des conduites de petit diamètre pour des périmètres limités, de préférence à un égout en maçonnerie à grande section, à condition toutefois que l'on ne rencontre pas de difficultés, soit pour obtenir la pente suffisante, soit pour installer les chasses d'eau absolument indispensables au bon fonctionnement des canalisations à petite section ». Durand Claye recommandait, pour transformer utilement les anciens égouts en maçonnerie, de placer sur leur radier des demi tuyaux de poterie de faible diamètre.

On facilitera l'effet des chasses en « faisant déboucher les divers branchements le long de la conduite maîtresse, suivant un ordre judicieux. On cherchera, dans ce but, à constituer un drainage qui soit à contamination minima, c'est-à-dire un drainage dans lequel les eaux les plus chargées d'impuretés et de matières fermentescibles aient un parcours minimum, les chasses d'eau les moins souillées ayant au contraire un parcours de nettoiement maximum. Ce résultat sera obtenu en adoptant autant que possible l'ordre suivant pour les branchements à partir de l'amont : eaux superficielles des cours et des toitures ; eaux ménagères ; liquides des urinoirs ; matières de vidange (Vallernaud, *loc. cit.*, p. 325).

Des appareils de chasse pour les collecteurs principaux de la caserne seront placés aussi nombreux qu'il sera nécessaire. Il convient aussi d'utiliser, sous forme de chasses, toute l'eau provenant des lavoirs, réservoirs, abreuvoirs, etc. Pour cela il suffit, à défaut de siphons de chasse, de munir ces différents bassins de larges bondes d'évacuation, fermées en temps ordinaire par des vannes ou des clapets et qu'on ouvre aussi souvent qu'il le faut ; ne les ouvrirait-on qu'une fois toutes les quarante-huit heures, l'assainissement des égouts y gagnerait beaucoup plus que si l'écoulement de l'eau de ces bassins se faisait d'une façon continue et sans pression.

On ne perdra jamais de vue la nécessité d'avoir, pour toute la canalisation, des tuyaux parfaitement lisses, jointés avec le soin le plus scrupuleux et ne formant jamais d'angles droits, ayant autant que possible une pente de 0^m,025 ; on établira des regards de visite à tous les changements de direction de la canalisation et à tous les branchements. Ces regards seront ventilés, parfaitement étanches et normalement clos par des trappes en fonte (système Geneste et Herscher). Vieillard et Augier à Saint-Denis (*loc. cit.*), pour faciliter les visites ont toujours fait passer leur canalisation dans les regards, sous forme de demi-tuyaux en grès vernissé, raccordés, soit en alignement droit, soit en courbe, aux extrémités des tuyaux afférents et déférents.

Quand l'eau est rare, on emploie, dans certaines villes d'Angleterre, pour l'évacuation des matières fécales, les eaux ménagères, soit qu'elles se rendent directement de l'évier dans la cuvette du cabinet, soit qu'elles s'accumulent au préalable dans un vidoir à bascule (tipper). Ce système (slop closet) exige des siphons obturateurs placés entre l'évier et la cuvette, entre la cuvette et l'égout et ne peut être employé qu'en dehors de l'habitation ; s'il a l'avantage d'user peu d'eau et d'être économique et solide, il a certainement l'inconvénient grave de faire le lavage avec de l'eau sans pression (Dr Parsons, d'après Vallin, *Revue d'hygiène et de médecine publique*, t. XIV, 1892, p. 525). Il pourrait cependant trouver son application dans certaines casernes de petites villes.

La canalisation intérieure de la caserne sera toujours disposée de façon à que la visite des conduites soit facile.

c). Siphons obturateurs. — Les siphons obturateurs à employer dans les casernes n'ont rien de particulier. On veillera à ce qu'ils aient toujours une plongée de 0^m,07 et soient munis d'une ouverture qui permette de les nettoyer. Ils peuvent être en plomb (petits siphons) ou en poterie vernissée. Les siphons en fonte s'oxydent assez vite. Il est établi que le siphon ventilé (*siphon français*) donne plus de sécurité que le siphon ordinaire, et c'est celui que préconise la note ministérielle du 9 décembre 1893.

Il sera placé des siphons obturateurs partout où l'égout pourrait communiquer avec la caserne, particulièrement dans chaque latrine et à la fin de la canalisation, là où elle aboutit à l'égout public.

De même les éviers, décharges d'eau des bains ou des lavabos, conduites d'eaux ménagères etc., seront soigneusement séparés de l'atmosphère de l'égout par des siphons nombreux et judicieusement installés.

Les *siphons de cour* destinés à recevoir les eaux de surface, seront d'un des modèles dont l'expérience a montré la supériorité (Jacquemin, Genoste et Herscher, etc). Jamais on n'admettra la bonde siphoïde dont la protection est trop souvent illusoire.

Pour les eaux ménagères de la cuisine, il peut être utile de placer à l'origine de la canalisation une *caisse à graisse* pour précipiter les matières grasses.

II. Latrines de nuit. — La circulaire ministérielle du 4 décembre 1889 prévoit, comme celle du 25 mars 1885, l'organisation, par le service du génie, de *latrines de nuit* situées dans les étages et comportant chacune un siège et un urinoir. Il en a été installé dans un certain nombre d'anciennes casernes, et d'une façon très heureuse, dans le nouveau quartier de cavalerie de Vincennes, où on les a aménagées dans des *bow-windows* analogues à ceux des nouvelles maisons parisiennes, et qui ornent la façade des constructions. Chaque cabinet loge un urinoir et un siège. Leur ossature est en fer ; les revêtements sont en ardoise ; les tuyaux de chûte en fonte cannelée, sont placés à l'extérieur. Ces latrines offrent à l'intérieur un grand aspect de propreté ; elles sont éclairées au gaz et d'un accès commode (1).

(1) Barillot, *Le nouveau quartier de cavalerie de Vincennes (Revue du génie militaire,* 1893, t. VII, p. 286).

Là où des latrines de nuit n'ont pas pu être construites par le service du génie, les médecins et les chefs de corps se sont ingéniés pour parer plus ou moins heureusement à leur absence. Dans certaines casernes on a disposé sur les paliers des baquets ou des urinoirs en bois, appareils détestables, non étanches, mal odorants, d'aspect repoussant et qui devraient absolument disparaître de tous les bâtiments militaires. Dans plusieurs localités, à la citadelle de Cambrai par exemple, on a installé une tinette mobile qu'on désinfecte journellement, pourvue d'escaliers, marche-pieds, montants et appuis. A Castelnaudary on a placé, dans les escaliers, des urinoirs fermés le jour, qu'on ouvre chaque soir, avec récipients en poterie dont le contenu se déverse dans des tinettes qui ne séjournent que la nuit : l'ensemble de cette installation est relativement satisfaisant et serait utilement généralisée, à la condition que les vases et tinettes employés fussent parfaitement étanches et vernissés à l'intérieur.

Les latrines de nuit, non seulement protègent les cours et les corridors contre toute souillure, mais de plus elles ont l'avantage très appréciable, surtout dans les contrées froides et en hiver, de soustraire les hommes aux causes de refroidissement qu'entraîne la nécessité de descendre de la chambre pour gagner, dans le fond des cours, les cabinets de jour nécessairement trop éloignés.

III. Urinoirs. — Les urinoirs des casernes sont installés dans les cabinets des latrines ou à proximité des latrines de jour, ou bien ils sont destinés à n'être employés que la nuit.

Plus que dans toute autre habitation il convient, dans les casernes, de réduire au minimum strictement nécessaire le nombre des urinoirs et, dans les urinoirs, les surfaces pouvant être souillées par les urines.

A la caserne Schomberg et dans d'autres établissements on a adopté l'urinoir à bassin (V, fig. p. 134).

L'urinoir à auge plus facile à nettoyer, présente quelques avantages, pourvu que l'auge soit assez saillante du côté du visiteur, pour que ce dernier ne puisse pas souiller le sol.

On substitue généralement aujourd'hui, pour le nettoyage des urinoirs, au lavage en larmes toujours insuffisant, le lavage en lames par débordement et mieux encore le lavage par des chasses. Mais le nettoyage automatique ne saurait dispenser de celui qui se fait à la main, seule capable d'enlever les dépôts que forme l'urine. Vallin estime que, d'une façon générale, trois irrigations par jour, d'une durée de trois minutes chacune, précédées d'un lavage rapide chaque matin avec une brosse rude, et tous les quinze jours avec un peu de solution d'acide chlorhydrique au cinquième, assurent la propreté d'une façon beaucoup plus efficace et plus économique que l'irrigation permanente de jour et de nuit, ou que des chasses intermittentes fournissant toutes les cinq minutes, 25 par cinq places d'urinoir.

La rareté de l'eau dans bien des établissements militaires, donne un intérêt particulier aux expériences faites à Vienne (Autriche) par M. G. Beetz, sur l'emploi d'une matière grasse pour préserver les parois des urinoirs contre les dépôts des sels urinaires. Il renonce complètement à l'emploi de l'eau et badigeonne chaque jour la surface libre des plaques verticales (en fer ou en ardoise) de l'urinoir avec une petite quantité d'une huile minérale, réputée désinfectante, dont il tient la composition secrète. Vallin a fait, en 1892, quelques expériences, dont nous avons été témoin, sur l'utilisation de la vaseline pour remplacer l'huile inconnue de Beetz : il a été constaté que l'urine chaude liquéfie et entraîne la graisse ; il estime que la paraffine pourrait peut-être rendre des services (paraffine 150^{gr} dans un litre d'essence de pétrole, le tout chauffé au bain marie à 40°). (V. *Revue d'hygiène*, 1893, t. XV, p. 45).

Comme on le voit, l'évacuation rapide par canalisation de toutes les matières usées de la caserne, tel est l'objectif que doit poursuivre l'hygiéniste militaire.

Pour organiser ce système d'assainissement deux choses sont essentielles : une quantité d'eau suffisante ; l'éloignement possible des matières au sortir de la canalisation de la caserne.

La quantité d'eau nécessaire est estimée (note ministérielle du 9 décembre 1893), pour une caserne de 1.000 hommes environ à 37^{m3} par jour avec des chasses automatiques, à 49^{m3} par jour avec des chasses périodiques, sans tenir compte de la dépense d'eau dans les urinoirs).

Si pour une ville, le tout à l'égout ne peut guère se concevoir sans champs d'épandage (Dantzig, Berlin, Breslau, Florence, Paris, plus de cent villes anglaises, etc.), il n'est pas impossible de l'organiser quelquefois dans les habitations militaires, alors même qu'il n'existe pas pour l'ensemble de la population civile.

C'est ainsi qu'on devra étudier la possibilité de son installation, sans champs d'épandage, s'il passe à proximité de la caserne un fleuve ou une rivière : von Pettenkofer, en effet, a posé ce principe que les eaux vannes peuvent être déversées impunément dans une rivière, pourvu que le volume de leur débit n'excède pas la quinzième partie du volume des eaux de cette rivière.

Dans les casernes situées loin des villes où il n'existe pas d'égouts publics construits pour recevoir les matières usées, la question peut se poser de savoir s'il ne serait pas possible de pratiquer l'épandage des eaux vannes sur des terrains voisins, à l'aide d'une canalisation spécialement construite à cet effet.

Nous avons pensé que le problème de l'évacuation des eaux de toute provenance pouvait être résolue ainsi pour l'école spéciale militaire (Saint-Cyr) et en, 1885, nous avons présenté un projet qu'avaient bien voulu rédiger, avec leur haute compétence et sur nos indications, Durand-

Claye et Masson. On aurait établi le tout à l'égout pour toute l'école, en utilisant les conduites existantes et en construisant quelques autres, et l'on aurait fait l'épandage dans quatre hectares de jardins appartenant à l'école, situés à 600ᵐ des bâtiments les plus rapprochés. Cette proximité des logements fit écarter le projet : en vain nous avons fait valoir tout ce qu'on sait aujourd'hui sur l'innocuité du voisinage des champs d'épandage et sur l'absence d'odeurs qui s'en dégagent. L'exemple de la prison de Plotzensee, près de Berlin, est particulièrement probante à cet égard. Le médecin principal Richard l'a visitée en 1886, et nous a confirmé ce que l'on avait dit déjà : depuis 1872, on pratique l'épandage des matières d'égout de cette prison (eaux usagères de toutes provenances, urines et matières fécales) dans des champs distants de 50ᵐ et 200ᵐ des bâtiments où logent 2.000 personnes, sans que ce voisinage ait jamais paru ni insalubre ni même incommode.

§ V.   AÉRATION ET PROPRETÉ.

I. Aération. — L'atmosphère de la chambrée est incessamment viciée par la respiration pulmonaire de ses habitants, par leurs exhalaisons et sécrétions cutanées, par l'éclairage nocturne, par le chauffage, par les poussières provenant des effets de vêtement et d'équipement. C'est par la combinaison de ces différents éléments que se produit l'*air confiné* des casernes, dont l'odeur particulière est bien connue de ceux qui, il y a quelques années encore, ont fréquenté, surtout la nuit, les chambrées de nos hommes, odeur qui, hâtons-nous de le dire, tend de plus en plus à disparaître.

Dès 1866, les expériences de Lemaire, confirmées ensuite par celles de Leblanc, par celles de Chaumont en 1867, et depuis lors par celles de tous les expérimentateurs, ont démontré la richesse en germes de l'air des casernes. En analysant l'air d'une chambre de soldats au réveil, Kiener a trouvé jusqu'à 220 germes par litre. Il est à présumer que parmi eux il peut s'en rencontrer un certain nombre qui soient pathogènes, et il n'est pas douteux qu'introduits dans les voies respiratoires ils soient capables alors de déterminer des maladies transmissibles.

Pour parer à la souillure de l'air que respirent les hommes dans les casernements, il y a lieu d'étudier : 1° l'espace cubique alloué dans les dortoirs militaires ; 2° le renouvellement de l'air dans les chambrées, ainsi que la propreté de ces locaux.

1° *L'espace cubique.* — Si l'on envisageait d'une façon absolue et théorique la question du cubage de place à assurer à chaque homme dans les casernes, on estimerait que le cube de place de la chambrée devrait être tel que, pendant les périodes de temps où le renouvellement de l'air est peu facile, les fenêtres étant closes, la dilution de l'acide carbonique demeure à un taux inoffensif pour les hommes. En admettant une surface de plancher de 8^{m2} par homme, on demanderait des chambrées de 4^m de hauteur (comme le prévoit notre règlement de 1889), afin d'obtenir par individu un espace cubique de 32^{m3}, qui serait à la rigueur suffisant pour que l'air ne renfermât pas théoriquement plus de 4 à 5 p. 100 d'acide carbonique, après les huit heures que le soldat passera dans son dortoir, portes et fenêtres closes. Cet espace de 32^{m3} peut cependant être abaissé, le chiffre théorique d'acide carbonique étant toujours diminué par le renouvellement accidentel de l'air, qui s'insinue par les interstices des portes et des fenêtres, par les pores des parois, par l'ouverture momentanée d'une porte, etc. La diminution de l'espace cubique au-dessous du chiffre de 32^{m3} est surtout légitime si la ventilation et surtout la propreté sont convenablement assurées. Cette diminution est particulièrement admissible dans les petites chambres qui abaissent en somme la densité de la population sur une surface donnée et amoindrissent ainsi les dangers de la vie en commun. En effet, on admet, d'une façon générale, que la proportion d'acide carbonique peut servir de mesure pour juger de la souillure de l'atmosphère d'une habitation tant par les produits gazeux que par les parties solides (poussières et germes) ; mais il faut bien reconnaître que les produits organiques en suspension dans l'air d'un espace clos sont, plus que la production d'acide carbonique, en relation étroite avec le nombre des habitants, leur état de propreté et le bon entretien de l'appartement. De plus, les échanges gazeux entre l'atmosphère de la chambre et l'atmosphère extérieure ne sont jamais complètement interrompus, tandis que les particules solides que renferme l'atmosphère d'une habitation ont de la tendance à se déposer sur les parois, les meubles, les planchers et exigent, pour être expulsés, un déplacement particulièrement énergique de l'air de la chambrée.

De fait, les fixations réglementaires de l'espace cubique dans les différentes armées sont inférieures à 32^{m3}. En Angleterre il est alloué $16^{m3},98$ dans les casernes, avec un renouvellement d'air fournissant 85^{m3} par heure et par homme ; 18^{m3} dans les casernes nouveau type ; en Prusse, 13^{m3} à $15^{m3},30$; en Autriche, $15^{m3},30$. Le conseil de santé suédois, demande, pour les dortoirs des hommes, une superficie de $4^{m2},96$ et un espace cubique de 17^{m3}.

Depuis 1889 il est prescrit de ménager 17^{m3} à chaque habitant dans les casernements français à contruire. Mais dans la plupart de nos casernes les anciens chiffres du règlement de 1856, c'est-à-dire 12^{m3} dans les casernements d'infanterie et 14^{m3} dans ceux de cavalerie servent encore de base à l'assiette du casernement, quoique, dans certaines casernes, l'espace soit beaucoup plus large. La caserne Schomberg donne 32^{m3} à chaque habitant.

Ce cubage de 32^{m3} étant basé sur la durée de l'habitation nocturne des chambrées, on conçoit l'importance qu'il faut attacher à la création de locaux où le soldat puisse se tenir dans la journée, sans vicier l'atmosphère de son dortoir.

Le cube de place ne doit jamais être réalisé par l'augmentation exagérée d'une seule des dimensions de la chambre. Il y a toujours lieu de ménager une certaine étendue de surface de plancher afin que les lits ne soient pas trop rapprochés, et que la respiration des dormeurs ne se fasse pas de bouche à bouche. De plus, une élévation trop grande de la chambre est inutile : l'air vicié, échauffé au moment où il est expulsé du poumon et ayant, par le fait de sa température. une densité moindre que l'air ambiant, s'élève tout d'abord et entraine avec lui l'acide carbonique ; mais si l'équilibre de température venait à s'établir, grâce à une hauteur exagérée de l'appartement, l'acide carbonique, en vertu de sa grande densité, tendrait à gagner les couches inférieures, et à se mettre en contact intime avec les hommes couchés. De plus, une élévation trop grande empêche le nettoiement facile du plafond.

Faut-il ajouter que l'augmentation du cubage par l'établissement dans une chambre de sortes de fosses au-dessous du niveau du plancher, serait absolument funeste, par la formation de cloaques d'air impur impossible à renouveler. Nous avons, en 1873, fait combler des trous de ce genre, qu'au camp de Saint-Germain-en-Laye, on avait imaginé de creuser sous les lits des hommes, dans le but d'augmenter le cubage d'air d'un casernement baraqué !

2° *Ventilation*. — Jusque dans ces derniers temps, la plupart des hygiénistes demandaient que le renouvellement de l'air d'une habitation fût assuré à raison de 60^{m3} par heure et par habitant, mais un tel apport d'air n'a jamais pu être pratiquement réalisé, et l'on reconnaît aujourd'hui ce que cette exigence a d'exagéré (V. *Encyclopédie d'hygiène,* t. III, p. 541 et s.).

Cependant il est indispensable que, dans une chambrée de caserne, l'air se renouvelle et se renouvelle le plus complètement possible ; aussi la ventilation devra être d'autant mieux assurée et d'autant plus fréquente, que le cubage de place sera plus petit, que le nombre des habitants sera plus grand dans un espace donné, et que l'aménagement général des chambrées laissera plus à désirer. On admet aujourd'hui qu'une bonne ventilation doit être calculée sur la base suivante : un décimètre carré d'ouverture par homme logé, soit $0^{m2},05$ pour l'entrée de l'air et $0^{m2},05$ pour la sortie; de plus, il est nécessaire :

a). Que l'air qui pénètre dans la chambre soit de bonne qualité. L'air des villes si particulièrement riche en impuretés de tout genre, l'air des cours encaissées, l'air qui a passé sur un marais, l'air puisé dans un corridor mal ventilé, sont de mauvaise qualité. Au moins veillera-t-on à ce que les orifices puisant l'air pour la chambrée, le recueillent là où il est le moins altéré. L'indépendance des chambrées les unes des autres, pour la ventilation, est une conséquence de ce principe ;

b). Que la ventilation par grands courants d'air, indispensable de temps en temps, puisse n'avoir lieu que pendant l'absence des hommes ;

c). Qu'une ventilation incessante, mais non perceptible à l'homme, fonctionne constamment le jour et surtout la nuit.

La *ventilation dite naturelle* se fait dans les casernes par les interstices des portes et des fenêtres, par l'ouverture accidentelle d'une porte pendant la nuit, par l'ouverture simultanée de toutes les issues, lorsque les hommes quittent les chambres. L'énergie de ce mode de ventilation est, on le sait, très considérable (Voyez *ibidem*, t. III, p. 547).

Les fenêtres seront larges et hautes, s'ouvrant presque jusqu'au plafond. La meilleure manière de les disposer est de les percer en regard les unes des autres dans chaque façade. Cette disposition ne saurait exister dans le type à corridor central ou à corridor longeant une façade. — Mais, même dans les casernes les plus modernes, les chambres ne s'étendent pas toujours d'une façade à une autre. Dans le type de 1875, afin d'assurer l'indépendance complète des pièces, sans multiplier les escaliers, on a été conduit quelquefois à faire un corridor de $2^m,50$, coupant en deux les chambres de 24 hommes (v. p. 82). Ce corridor est éclairé et ventilé par des impostes vitrées au-dessus des portes. Cette disposition ne saurait être louée, pas plus que celle qui consiste à couper les grandes pièces par des cloisons, afin d'adosser des lits : ces cloisons, même lorsqu'elles sont à claire-voie, ne partent pas du ras du plancher, et ne remontent pas jusqu'au plafond, sont des obstacles sérieux à la ventilation, et multiplient les surfaces où s'arrêtent et se fixent les poussières. On voit cette disposition dans certains casernements en France (École de Saint-Cyr par exemple). En Saxe, ce système est appliqué dans des chambres qui logent jusqu'à 115 hommes, mais qui ne servent, il est vrai, que de dortoirs, les hommes ayant toujours à leur disposition des chambres de jour (v. p. 92).

Les portes seront disposées de telle façon que l'air pénétrant par la baie ne frappe pas directement les hommes couchés. Au besoin, les lits voisins des portes et des fenêtres, seront protégés par des paravents fixes en bois, s'élevant de 1^m à 2^m au-dessus du lit.

On diminuera aussi dans la mesure du possible les saillies et les angles qui sont des points morts pour la ventilation.

La ventilation naturelle peut aussi se faire par des appareils simples spécialement aménagés pour l'évacuation de l'air vicié et son remplacement par de l'air neuf. Ces appareils peuvent être ceux adoptés dans d'autres habitations collectives (V. *Encyclopédie d'hygiène*, t. II, p. 549 et s.). On les trouve surtout dans les casernes neuves, françaises ou étrangères. A l'avenir, il en sera fait certainement, en France, un usage plus fréquent encore, car la décision ministérielle du 4 décembre 1889 prescrit que « les chambres seront pourvues d'un système de ventilation aussi perfectionné que possible. »

Anciennement on n'employait guère que des ventouses ménagées dans les murs de façade, d'un côté au niveau du plancher, de l'autre près du plafond. Les courants d'air ainsi établis étaient fort gênants pour les hommes, qui, en dépit de la surveillance exercée, trouvaient toujours moyen d'obturer les orifices qui les incommodaient. Plus récemment, on s'est servi d'orifices adaptés aux fenêtres elles-mêmes.

Telles sont les toiles métalliques remplaçant une vitre ; ces toiles se chargent vite de poussières qui entravent l'entrée de l'air et elles doivent être rejetées, d'autant plus que, pour qu'elles se laissent traverser par l'air, il est nécessaire que leurs mailles soient larges, et alors elles produisent un courant désagréable et ne s'opposent plus à la pénétration de la pluie. Il en est à peu près de même des carreaux en toile à voile.

Les vitres perforées de Trélat et Herscher qui empêchent l'air de tomber sous forme d'une douche pénible, donnent de bien meilleurs résultats, mais il est bon qu'elles puissent, à un moment donné, être complètement masquées par un carreau ordinaire, afin d'éviter la pénétration de la pluie, si elle vient à frapper la fenêtre perpendiculairement à l'axe des ouvertures.

Les rosettes à ailettes sont tapageuses et leur action est incertaine. Les impostes mobiles sont aujourd'hui très employées dans nos casernes, et elles rendent les meilleurs services, pourvu qu'elles soient facilement maniables, et qu'on soit maître de régler à volonté leur ouverture. Un dispositif très simple et véritablement avantageux est le système à crémone avec chassis oscillant autour d'un axe situé vers le centre de la hauteur du carreau ou à sa partie inférieure.

Les chassis mobiles sont aussi réglementaires dans les casernes anglaises ou autrichiennes. Tantôt ils s'ouvrent directement par glissement, tantôt, et le plus ordinairement, en forme de soufflet.

Dans les casernes anglaises, il est fait un usage fréquent des tubes de Robin, de la ventouse Scringham et de la corniche de ventilation dont Foucher et E. Richard notamment ont donné la description (*Encyclopédie d'hygiène*, t. III, p. 552 et 553).

Dives (de Ham) a proposé un ventilateur assez analogue à la ventouse de ventilation. Il est formé d'une pièce de bois de $0^m,06$ d'épaisseur, percée de cinquante trous obliques de $0^m,08$ de diamètre, dont la coupe est telle que l'air qui pénètre par eux est dirigée vers le plafond. Devant cette planche percée glisse un obturateur mobile qu'on fait manœuvrer à l'aide d'un cordonnet, et qui permet l'occlusion de tous les orifices, à l'exception de ceux de la rangée supérieure.

Le médecin-major Castaing (1) a proposé une disposition ingénieuse

(1) Castaing, *Nouveau dispositif d'aération pour les chambres de caserne* (*Arch. de méd. et de phar. milit.*, t. XVII, 1891, p. 142 et s.).

facile à adapter à toutes les fenêtres et qui permet d'assurer une ventilation automatique et sans courant d'air gênant. Son système consiste
essentiellement en deux vitres parallèles laissant entre elles un espace
de $0^m,08$ à $0^m,010$. La vitre extérieure b ne repose pas sur la feuillure
inférieure, mais laisse libre, sur toute la longueur, un espace de $0^m,04$.
De même la vitre intérieure E n'est pas fixée à la feuillure de la fenêtre,
comme le montre la figure p. 151. L'air extérieur plus froid que l'air
intérieur arrive entre les deux vitres, s'échauffe au contact de la vitre
intérieure, qui est plus chaude, et pénètre dans la chambre par la partie
supérieure.

Le médecin-major Dardignac (1) a amélioré ce mode de ventilation
en rendant mobile la vitre intérieure, de telle sorte que le nettoyage des

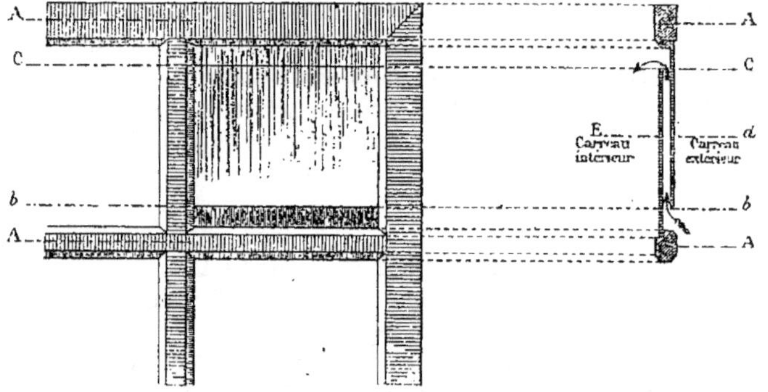

Cadre d'une fenêtre munie du dispositif de la ventilation Castaing et coupe montrant les
ouvertures d'entrée et de sortie de l'air.
A A, cadre de la fenêtre ; — b, bord inférieur de la vitre intérieure ; — C, bord supérieur
de la vitre intérieure

deux vitres est possible. A cet effet « la vitre intérieure, celle dont la
partie supérieure est coupée trop courte, sera plus large que la vitre
extérieure et taillée de façon à déborder de $0^m,015$ latéralement la vitre
extérieure qui, elle, est maintenue à la feuillure de la fenêtre comme
à l'ordinaire. Un châssis incomplet (V, W, X, Y, fig. p. 152) c'est-à-dire
composé seulement de deux montants latéraux réunis par une traverse
inférieure (X, Y) reçoit par glissement de haut en bas et maintient
solidement en place cette vitre intérieure, grâce à une feuillure ménagée
à la face interne du châssis. Celui-ci, simplement appliqué sur le montant de la fenêtre, par conséquent, facile à adapter partout, doit être en
bois dur et solide, en chêne, de façon à pouvoir supporter et maintenir
l'ensemble du système ».

(1) Dardignac, *Note sur une modification au système de l'aération automatique pa*
les vitres parallèles (Revue d'hyg. et de police san., t. XV, 1893, p. 204).

Il résulte des expériences et des calculs de Dardignac à l'infirmerie du 51e d'infanterie, dont une pièce cubant 158m3 a été munie, à chacune de ses deux fenêtres, d'un appareil de ce genre, que l'atmosphère peut être renouvelée en trente-cinq minutes environ ; les vitres étaient écartées de 0m,035 et il estime qu'il faut donner aux ouvertures ménagées au-dessus et au-dessous de chacune d'elles, une dimension supérieure de quelques millimètres à l'écartement des lames de verre.

Avec ce dispositif ou celui des vitres perforées on peut assurer le renouvellement de l'air d'une chambrée comme l'indiquent les fig. p. 153.

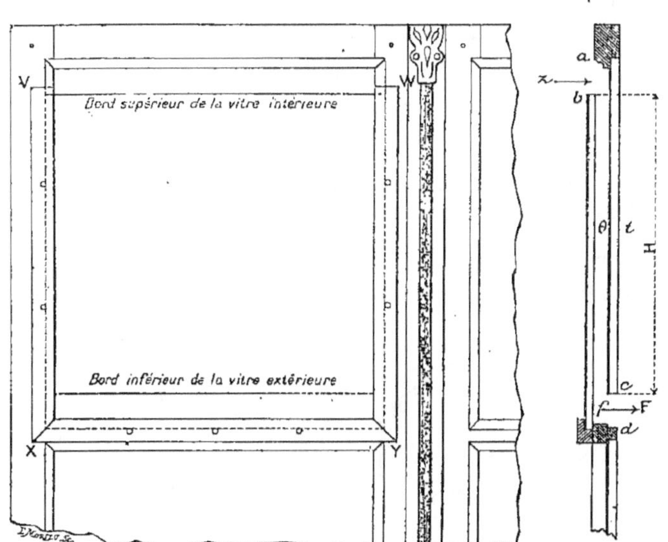

Vue de face et coupe du système de ventilation Castaing, modifié par Dardignac.

Il y a lieu de remarquer cependant que les orifices d'extraction pour l'air vicié placés à la partie supérieure des chambres hâtent l'évacuation de l'air chaud et entravent par conséquent d'une façon notable le chauffage économique. De là, l'utilité d'avoir à sa disposition des ventoûses d'extraction vers le plafond pour l'été, vers le plancher pour l'hiver.

Lorsque le chauffage est fourni par un calorifère, la ventilation peut être réglée comme il a été fait à la caserne Sainte-Catherine à Briançon (V. fig. p. 121).

L'appareil de chauffage et ventilation combinés, en usage dans tous les hôpitaux civils et militaires de Berlin (fig. p. 154), réalise de bonnes conditions sur la ventilation d'hiver. « Il se compose de deux poêles ventilateurs ordinaires à double enveloppe, à travers laquelle circule, en s'échauffant, l'air neuf qui arrive du dehors par un conduit situé sous le

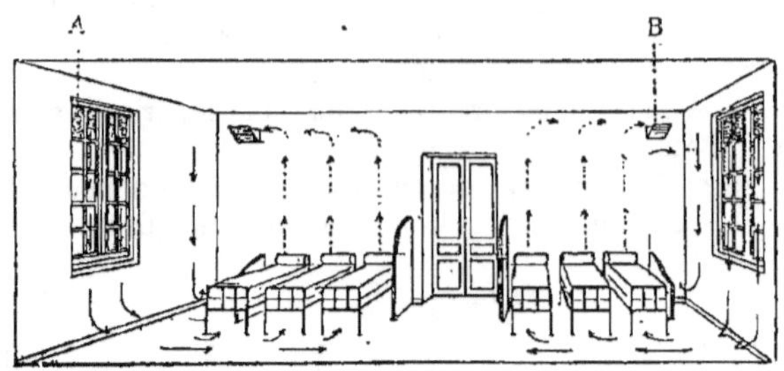

Schéma de la circulation de l'air dans une chambre de caserne la nuit.

L'air chaud partant de chaque dormeur s'élève et s'échappe par les orifices A et B, comme l'indiquent les flèches, tandis que l'air frais pénètre par les vitres perforées dont sont munies les fenêtres à leur partie supérieure, en descendant dans la direction des flèches.

plancher ; les tuyaux de fumée, qui ont leur origine assez près du sol, vont obliquement l'un vers l'autre pour se réunir en un tuyau unique

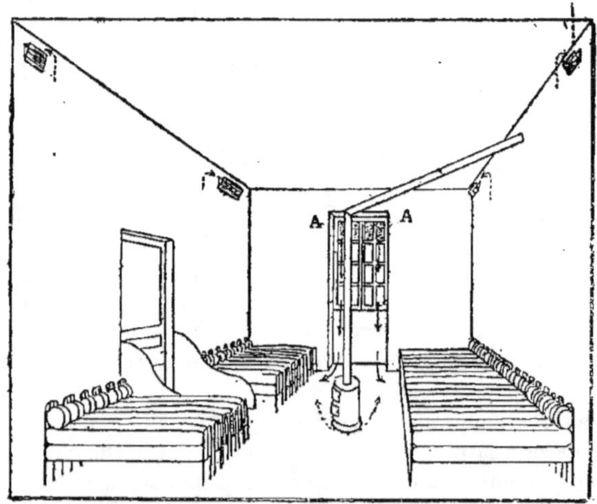

Schéma de la circulation de l'air dans une chambre de caserne chauffée et à fenêtre munie à sa partie supérieure de vitres perforées.

L'air échauffé au contact du poêle s'élève et s'échappe par les orifices d'évacuation situés près du plafond, tandis que l'air neuf pénètre par les vitres perforées A A et descend dans la direction marquée par les flèches.

qui monte directement vers le toit ; ce tuyau unique est entouré d'une large gaine concentrique en tôle, qui, partant du plancher, s'ouvre au-dessus du toit et qui, à sa partie inférieure, est percé d'une fenêtre grillagée par laquelle l'air de la salle est aspiré dès que les poêles sont allumés et que l'air de la gaine est échauffé. Cette disposition est parfaitement rationnelle : d'abord elle combine l'extraction d'air vicié avec l'introduction d'air neuf ; ensuite elle enlève l'air vicié par la partie voisine du sol », enfin l'air neuf étant plus chaud que celui du sol, monte directement vers le plafond d'où il est complètement déprimé par les nouvelles couches ascendantes d'air chaud et n'est évacué qu'après avoir servi à la respiration et au chauffage (1).

La circulaire ministérielle du 12 juillet 1884 recommande d'établir dans les murs de refend, vers le plafond des chambres, des ouvertures abou-

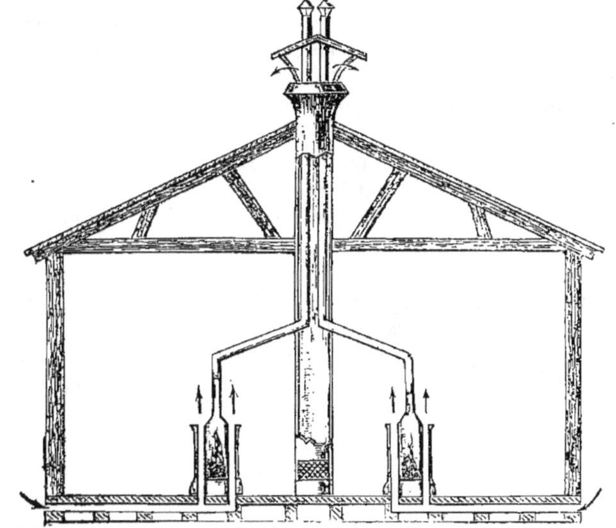

Appareil de chauffage et de ventilation combinés, usités dans les hôpitaux de Berlin (d'après E. Richard).

tissant à des conduites accolées aux souches des cheminées, de façon à utiliser l'appel produit par la chaleur de ces dernières. L'entrée de l'air neuf se fait par les portes et les fenêtres. C'est la disposition adoptée à la caserne Bayard à Grenoble.

Le ventilateur inventé par le commandant Renard (ventilateur Bellot et Retterer) utilise aussi l'aspiration fournie par les gaines de cheminée. Il consiste essentiellement en une boîte cubique en zinc, ayant une paroi grillagée du côté de la chambre et dont la face opposée s'ouvre dans la cheminée, près du plafond. La partie grillagée est mobile pour le nettoyage

(1) E. RICHARD, *Le musée d'hygiène de Berlin* (*Revue d'hygiène et de police sanitaire*; t. VIII, 1886, p. 1023).

et contre elle vient s'appliquer un rideau en toile qui est suspendu à la partie supérieure seulement, de telle sorte que le courant d'air sortant le soulève, tandis qu'il est abaissé par l'entrée d'un courant venant de l'extérieur vers la chambre. Il n'est utile que lorsque la cheminée est chauffée; trop souvent il fait pénétrer de la suie dans la chambre et, lorsqu'il fonctionne bien, il cause fréquemment des courants d'air intolérables pour ceux qui ont leurs lits à son voisinage.

Il résulte des expériences du général Morin que l'aspiration naturelle produite par la seule différence de température à l'extérieur et à l'intérieur d'une cheminée ordinaire peut parfois déterminer l'évacuation de 400^{m3} d'air, sans qu'on ait allumé de feu, aussi une circulaire ministérielle du 28 mars 1886 prescrit-elle de munir à l'avenir, dans les casernements à construire ou en construction, « chaque chambre de troupe (24 hommes) de deux cheminées d'aérage. Afin de ne pas incommoder les hommes par le mouvement de l'air à travers la section d'évacuation, cette section doit être assez grande pour que la vitesse de l'air qui la traverse ne dépasse pas 0^m,70 par seconde. Dans cet ordre d'idées, il convient d'adopter pour les ouvertures intérieures, la forme et les dimensions des cheminées d'appartements et de les faire déboucher au niveau des planchers. Les parois des gaînes doivent être lisses. L'expérience a donné lieu de reconnaître qu'on pouvait faciliter beaucoup, dans certaines circonstances, le mouvement ascensionnel de l'air, en surmontant les gaînes d'aspiration de cheminées en tôle qui conservent assez longtemps la chaleur solaire. Ces cheminées doivent être munies de girouettes pour que le vent détermine une succion à la partie supérieure ».

La combustion permanente dans ces cheminées d'un ou plusieurs becs de gaz augmenterait, sans conteste, leur efficacité.

L'adoption de tuyaux de ventilation au-dessus des becs de gaz servant à l'éclairage, est un excellent mode de ventilation, facilité, comme nous l'avons dit, par l'emploi de lampes à récupération.

Dans les locaux de l'hôpital Desgenettes servant temporairement de salles d'études aux élèves de l'école du service de santé militaire, on a installé au-dessus des lampes Wehnam des conduits de ventilation. L'ingénieur Vanderpol et le médecin-major Martino, ont conclu d'expériences anémométriques et d'analyses de l'air, qu'on peut aisément, en ne brûlant que les quantités de gaz nécessaires pour l'éclairage, extraire par heure, d'une de ces salles, un volume d'air vicié variant, de 150 à 300 fois le volume du gaz brûlé; ce qui revient à dire qu'il est possible, sans aucune dépense autre que celle de la première installation des conduits et cheminées de ventilation, de renouveler une à deux fois par heure le volume d'air de la salle (1). On a ainsi rendu habitables et salubres des locaux qui n'eussent pas pu être occupés sans cet heureux dispositif.

____

(1) A. VANDERPOL, *Ventilation des bâtiments et édifices éclairés par le gaz*, Paris, 1890.

Toutes les casernes éclairées par le gaz, devraient utiliser les becs d'éclairage pour la ventilation, soit à l'aide de simples conduites comme nous l'avons fait à l'hôpital Desgenettes, soit par l'installation de l'appareil aspirateur-ventilateur Levallois ou de tout autre système.

Il est très facile de disposer les choses de façon à ce que tout le système soit hors de la portée des hommes, car il est indispensable que la manœuvre des robinets à gaz et des ventilateurs soit toujours laissée aux mains de personnes spécialement chargées de ce service.

Il n'existe pas en France de caserne pourvue d'un système de *ventilation artificielle*, et nous ne demandons pas qu'on en organise dans les casernes à construire, à cause de la difficulté du bon fonctionnement de ces appareils, de leur rendement peu économique et de leur utilité problématique, à moins qu'il ne s'agisse des ventilateurs à eau, actionnés par la pression des eaux de distribution : ces derniers appareils sont les seuls d'une installation facile et donnant la sécurité d'un fonctionnement régulier.

Lorsque la lumière électrique sera généralisée dans nos casernes, il sera aisé d'utiliser des moteurs électriques pour actionner des ventilateurs plus ou moins analogues à ceux qu'on commence à construire en ce moment (ventilateur Cadiot par exemple).

Nous avons vu que la caserne de Dresde possède un système de ventilation combiné avec le chauffage. Il en est de même de la caserne du bataillon de tirailleurs finlandais de Nyland.

De ces considérations il résulte qu'une chambrée sera convenablement disposée, au point de vue du renouvellement de l'air, lorsqu'elle sera pourvue de fenêtres opposées, de chassis mobiles, de vitres perforées ou de vitres parallèles, et de ventouses d'aération avec orifices calculés à raison de $0^m,01$ par homme. Il suffira alors de faire exécuter dans ces chambres les prescriptions de nos règlements :

« L'air des chambres doit être constamment renouvelé, le jour au moyen des fenêtres, la nuit au moyen des appareils de ventilation ouverts dans la mesure prescrite. Après le lever, et lorsque les hommes sont habillés, toutes les fenêtres d'un même côté sont ouvertes. Dès que les hommes sont sortis, les chambres sont aérées le plus possible. On ferme les fenêtres un instant, lorsque les hommes rentrent, ayant chaud. Dans les pays fiévreux, les fenêtres sont toujours fermées la nuit, surtout en été » (art. 354 *inf.* du décret du 20 octobre 1892 sur le service intérieur des corps de troupe).

Le caporal ou le brigadier de chambrée « dès que les hommes sont levés, fait ouvrir les fenêtres des chambres, pour renouveler l'air » (*ibid.*, art. 178).

Cependant on ne saurait perdre de vue que les conditions de bonne aération d'une caserne dépendent en grande partie de la qualité de l'air qu'on y introduit. L'expérience a démontré que tel casernement rural, médiocrement ventilé est plus salubre, que tel casernement urbain dont l'air, qui se renouvelle facilement, est un air sali par les poussières inorganiques et vivantes d'une grande cité, et il faut ajouter que, toutes choses égales d'ailleurs, moins la population d'une caserne sera dense, plus cette caserne sera salubre.

II. **Propreté.** — La propreté d'une caserne dépend, indépendamment de l'éloignement des immondices et de l'enlèvement des ordures ménagères, d'un certain nombre de précautions dont nous indiquerons les principales.

Tout d'abord on cherchera à diminuer autant que possible la production des poussières à l'intérieur de l'habitation. C'est pourquoi le battage et le nettoyage des effets d'habillement, le cirage des chaussures et l'astiquage des armes devraient toujours se faire en dehors des chambrées, le battage des couvertures en dehors de la caserne. De plus, comme le prescrit le décret du 20 octobre 1892, les objets exhalant de l'odeur, tels que les selles, les brides, les couvertures de chevaux et, s'il est possible, les chaussures seront placés hors de la chambre ; on n'y épluchera pas les légumes ; les armoires et les planches à pain, les planches à bagages, les rateliers d'armes, les tables, les bancs, les poëles seront essuyés chaque jour ; les ordures descendues à l'aide de boîtes spéciales fermées, seront déposées dans la partie du quartier désignée ou mieux encore brûlées en hiver, imprégnées d'un liquide désinfectant en été. Les boîtes à ordures sont toujours métalliques dans les casernes anglaises.

Il est défendu de fumer dans les chambres pendant la nuit, d'y cracher, d'y vider les pipes ailleurs que dans les crachoirs, et d'y entrer avant d'avoir décrotté ses chaussures (Art. 355, inf. 348, Cav. du décret du 20 octobre 1892).

Il serait de bonne règle de ne pas transporter les aliments à travers les escaliers et les corridors jusque dans les chambres qui, d'une façon générale, devraient servir exclusivement de dortoirs.

Ces principes ne seront partout applicables que lorsque toutes les casernes seront pourvues de selleries (elles existent aujourd'hui dans presque tous nos casernements de cavalerie) et de dépôts de chaussures, comme dans les casernes de sapeurs-pompiers de Paris. De plus il nous faut installer pour nos hommes, à l'instar de la Saxe, du Hanovre, de l'Angleterre, de la Suède, etc., des chambres de jour, des salles d'exercice, des réfectoires, des locaux pour le nettoyage des effets. En Belgique, la commission chargée de la révision du casernement a conclu à l'adoption des réfectoires qui serviraient, après les repas, de lieux de réunion pour les hommes. Les salles de manœuvre font partie, en Allemagne, de tous les casernements ; la salle de manœuvre du parc des Invalides de Berlin a été construite dès 1803 ; on peut y exercer simultanément

390 recrues. Les salles de jour sont de règle en Suède ainsi que les réfectoires ; celui de la caserne des recrues de Skeppsholm peut recevoir simultanément 800 hommes. Toutes les casernes occupées à Paris par la garde républicaine sont aujourd'hui munies de réfectoires ; cette amélioration s'est étendue depuis à un certain nombre de nos casernes ; elle est prescrite par une circulaire ministérielle du 5 février 1894.

On sait avec quelle facilité les micro-organismes se déposent sur les parois des espaces clos. Dans les cloisons verticales et horizontales des logements collectifs, ils trouvent des habitats dans lesquels l'expérimentation les a maintes fois démontrés. Les planchers sont particulièrement exposés à être envahis : ceux-ci reçoivent fréquemment des parcelles d'aliments, des débris qui se séparent incessamment du corps des habitants, des vêtements et surtout des chaussures souillées par les boues de la rue, de la cour, des cuisines ou des latrines ; il s'y ajoute les particules qui s'échappent des parois ou du plafond des chambres aux moindres trépidations dans les appartements situés à côté ou au-dessus, ou bien celles qui peuvent être aspirées des étages inférieurs, ou qui séjournent dans les entrevous ; ces poussières, lorsqu'elles sont organiques, sont putrescibles et favorables à la vie des microbes, lorsqu'elles sont vivantes renferment souvent les germes mêmes de certaines maladies (fièvre typhoïde par exemple).

Par conséquent un des facteurs les plus importants de la propreté des casernes et surtout des chambrées, et par suite de l'assainissement de leur atmosphère, c'est le bon état de leurs parois et de leur plancher.

Parois. — Dans la plupart des casernes, les murs des chambres sont badigeonnés à la chaux. D'après les règlements en vigueur en France, ils doivent être blanchis à l'eau de chaux additionnée de colle, à deux couches, deux fois par an et la circulaire du 5 février 1894 prescrit de créer une équipe permanente de badigeonneurs qui exécutera les réparations au fur et à mesure des besoins. Les badigeonnages annuels sont pratiqués au mois de mai, c'est-à-dire à l'époque de l'éclosion des œufs que les insectes de toute espèce ont pu déposer dans les joints et fissures des murs. Le blanchissage, disent les règlements, doit être précédé du grattage, du brossage et du lavage préalables des murs et plafonds. D'après les expériences du médecin-major Lapasset (1), ces trois opérations seraient inutiles. En effet, les couches anciennes ne contiennent qu'une quantité insignifiante de germes ; ceux-ci sont inoffensifs dans les conditions ordinaires et une application de lait de chaux suffit pour détruire les germes contenus dans les poussières adhérentes à la surface des murs. Mais il importe que le badigeon ne contienne pas de carbonate de chaux. La formule qu'il préconise, d'accord avec Vallin, est :

<hr>

(1) Lapasset, *La désinfection des murailles* (*Revue d'hygiène et de police militaire,* t. XIV, 1892, p. 481).

eau froide 5¹, chaux fraîchement éteinte 2ᵏᵍ et l'on ajoute d'autre part une solution de colle faite avec 250ᵍ à 300ᵍ de gélatine pour 5¹ d'eau bouillante. Pour assainir un mur à l'aide de sublimé il faut employer une solution à 5 pour 1.000.

La substitution au badigeonnage d'une peinture à l'huile avec vernis permettrait de laver, à l'aide des solutions antiseptiques, les murs ainsi rendus imperméables. La peinture est réglementaire dans nos hôpitaux militaires (note ministérielle du 5 février 1882) et a été employée dans un certain nombre d'établissements, notamment dans les écoles militaires. Le vernis est indispensable avec la peinture à l'huile pour effacer les irrégularités laissées par le pinceau qui a appliqué la couleur et pour permettre le lavage des parois. Les peintures aux sels de plombs seront absolument prohibées et remplacées par celles à base de zinc.

Dans plusieurs bâtiments militaires français, on a employé des peintures spéciales, capables de résister au lavage et de longue durée : telle la *prismatique*, de la *Compagnie des peintures chimiques*, ou les peintures vernissées de la *Compagnie des gommes nouvelles et vernis économiques ;* ces dernières ont fourni d'excellents résultats, notamment à l'hôpital militaire Saint-Martin et dans quelques parties du ministère de la guerre à Paris. Elles donnent aux parties qu'elles recouvrent l'aspect de l'émail et de la porcelaine, sèchent rapidement, deviennent très dures et se lavent avec une extrême facilité. On a essayé la *marmoreine*, de H. Vallin, qui imperméabilise et durcit le plâtre. On a proposé un enduit à la paraffine (paraffine 1 pour huile de goudron de houille 2 ou 3) qui protège contre l'humidité. On a expérimenté dans le même but une préparation à base de caoutchouc dite *émailline* de Bayard, enduit très adhérent, absolument impénétrable à l'humidité, mais qui a l'inconvénient d'être très cher.

Le service du génie met en usage, en France, depuis peu de temps, une préparation dont la base est une substance dite *silexore*, qui peut être employée sans l'addition d'aucune autre substance à la silicatisation des parements même extérieurs des édifices, ou servir de base à des sortes de vernis qui donnent aux peintures des murs et des plafonds une ténacité et une dureté extrêmes, et rendent possible le lavage à grande eau (circulaire ministérielle du 21 juin 1879). Les différents stucs pourraient être employés dans les chambres des casernes si leur prix, plus élevé que les revêtements déjà indiqués, n'engageait à donner la préférence à ces derniers.

Le coaltar ou goudron de houille a été très souvent employé avec un réel succès, dans ces derniers temps, pour imperméabiliser le bas des murs des chambrées, notamment dans le VI⁰ corps, suivant les indications du médecin inspecteur Dauvé. L'application se fait à chaud ; sur le plâtre plusieurs couches sont nécessaires. Pour rendre le coaltar moins désagréable à l'œil, on le mélange à de l'essence de térébenthine, ou l'on emploie un des procédés dont il sera parlé à propos des planchers. On a aussi fait usage de peintures à base de goudron.

Plancher. — Le sol des différentes parties des casernes est le plus souvent constitué par des carreaux en brique ou par des planchers en bois. En certains endroits cependant on rencontre diverses espèces de ciments ou de bitumes. Le sol d'une chambrée doit non seulement être imperméable, mais encore mauvais conducteur de la chaleur. C'est parce que cette dernière condition n'est pas remplie par les carrelages, ciments, bitumes, etc., que nous donnons la préférence, pour les chambrées, aux planchers de bois, au moins dans nos climats. Au contraire, dans le midi de la France et dans les colonies, l'emploi des ciments, des bitumes, des carreaux de porcelaine et surtout de grès cérame, qui s'est généralisé depuis quelques années, présente d'incontestables avantages. Le grès cérame particulièrement est très dur et parfaitement imperméable. Les carrelages en brique seront rejetés car leurs interstices emmagasinent les poussières; ils s'usent vite, s'écaillent et s'émiettent et ne se laissent pas facilement imperméabiliser.

A la caserne Bayard (Grenoble) on a établi un plancher du système Gourguechon. Une aire de béton a été coulée directement sur le sol ou sur une couche de sable et arrasée de niveau, à la partie supérieure, avec du plâtre grossier ou du mortier maigre. Sur cette aire on a appliqué une couche d'asphalte de $0^m,15$ à $0^m,20$ d'épaisseur dans laquelle on a incrusté à chaud les pièces du parquet, dont les lames sont taillées à biseau sur leurs tranches. Ces planchers sont absolument imperméables.

D'une façon générale le plancher des chambrées sera un parquet en chêne (les autres bois n'étant pas assez résistants), dont les feuilles seront bien jointées, unies les unes aux autres en s'engrenant par languettes et rainures. Il serait bon que le bois fût préalablement imperméabilisé. « Les chambres » dit la circulaire ministérielle du 4 décembre 1889, « seront parquetées en chêne sur lambourdes. Pour faciliter les nettoyages, les réparations et la désinfection en temps d'épidémie, on pourra faire usage de parquets démontables sans clous ». En effet, les expériences faites avec le parquet démontable sans clous (système Guérin) dont le prix est sensiblement le même que celui d'un parquet ordinaire ont donné, notamment à la caserne de la Pépinière à Paris, en 1884, d'excellents résultats, et il a été choisi pour le nouveau quartier de cavalerie de Vincennes, achevé en 1893.

Dans la plupart des vieilles casernes, les parquets existants, qu'ils soient en chêne ou en sapin, sont le plus souvent disjoints; ils n'ont pas été imperméabilisés lors de la construction; souvent ils ont été mal entretenus et durant de longues années insuffisamment nettoyés ou lavés, de telle sorte que beaucoup d'entre eux sont aujourd'hui dans un état tout à fait favorable à la pullulation, dans leurs interstices, de germes de toute nature. On a cherché cependant à les imperméabiliser par les moyens usités pour les planchers neufs, c'est-à-dire par la coaltarisation, l'emploi de l'huile de lin, les enduits à la paraffine et le cirage.

Le goudron ordinaire de houille ou *coaltar* s'applique généralement à chaud à l'aide du pinceau, sur le plancher préalablement bien nettoyé. Pour obtenir un enduit qui ne soit pas poisseux, il ne faut pas dépasser 1^{kg} de coaltar par 10^{m2} de surface de plancher. L'imperméabilisation de 1^{m2} de plancher consomme pour environ $0^f,01$ de coaltar.

Il arrive parfois que le coaltar livré par le commerce est trop épais ; dans ce cas on y ajoute 1/10 de son poids d'esssence de térébenthine qui dissout en toutes proportions le goudron de houille et s'évapore assez rapidement ; la pénétration du mélange dans le bois est rendue plus profonde et plus complète et l'odeur désagréable du goudron est atténuée (Vallin). On peut aussi le mélanger d'eau (3^{kg} de coaltar pour 1^l d'eau). (V. circulaire ministérielle du 5 février 1894).

La dessication complète sans chauffage particulier demande quelquefois quinze jours. Pour parer à cet inconvénient, le médecin-major Munschina propose de promener, sur les parties qu'on vient de couvrir de goudron chaud, un chariot, dont le fond en toile métallique est rempli de charbon incandescent. *(Archive de médecine et de pharmacie*, t. XVIII, 1891, p. 135). Ce procédé amène le séchage rapide, mais il exige une grande surveillance, car il faut craindre l'inflammation, qui se produit facilement, du coaltar déposé sur les planches.

On s'est bien trouvé aussi de l'addition au coaltar d'essence de goudron.

Quand on veut faire l'application du coaltar à froid, on peut employer un mélange à parties égales (1) de goudron et d'huile lourde de houille qui sèche en moins de quatre jours.

L'imperméabilisation donnée par le goudron est satisfaisante, mais l'aspect que prend le plancher est loin d'être agréable à l'œil, et toutes les poussières se voient sur le fond noir obtenu, comme sur un tableau d'école. Il faut dire aussi que le coaltar prend mal sur les vieux planchers quoi qu'il obture les fentes qui ne sont pas trop larges. Les résultats ont été bons dans les casernes de Paris et du VIe corps, ainsi qu'en Autriche (Schaffer) (2). Ils ont été moins favorables lorsqu'on a appliqué le coaltar après avoir calfaté les fentes avec de l'étoupe goudronnée : celle-ci ne résiste pas à la marche. Les planchers coaltarisés s'entretiennent facilement par le brossage ou à l'aide du linge humide, sans qu'il soit nécessaire de les encaustiquer à la paraffine, comme le conseillent Claudot et Follenfant (*loc. cit.*).

(1) Claudot et Follenfant préfèrent 1/4 d'huile en poids et 3/4 de coaltar. — V. le travail de ces deux médecins militaires : *Essais d'imperméabilisation des parquets, murailles*, etc. (*Revue d'hygiène et de pol. sanit.*, t. XVI, 1894, p. 293 et s.

(2) *Allg. Vien. Zeitung*, 1886, p. 231 et *Arch. de médec. et pharm. milit.*, t. VII, 1886, p. 430. V. *ibidem*, 1889, t. XIII, p. 337, *Rapport sur divers essais d'imperméabilisation des casernes*.

11

Il ne faut jamais appliquer une seconde couche de coltar que six mois après la première, et généralement l'application de cette seconde couche n'est nécessaire qu'après une année.

L'*huile de lin* est règlementaire en Allemagne, du moins son usage est prescrit dans les écoles de cadets en Saxe et en Bavière (1). lorsque les planchers ne sont pas cirés. Elle a été vantée dans certaines de nos garnisons et nous avons eu à nous en louer. On l'applique au moyen d'une brosse ou d'un pinceau, en deux couches superposées, à une demi-heure d'intervalle. La dessication est complète en quelques heures. 300 grammes d'huile sont nécessaires par mètre carré.

L'aspect du parquet ainsi traité est agréable à l'œil, l'entretien est facile à l'aide d'un linge humide. Malheureusement le procédé est assez dispendieux et l'appplication de l'huile doit être renouvelée tous les six mois. De plus, l'huile n'obture pas les fentes qui existent entre les planches.

Le règlement bavarois dit que l'application d'huile bouillante doit se faire trois fois pendant trois semaines consécutives puis ensuite deux fois par an.

Le médecin principal Delahousse, a substitué l'huile de résine à l'huile de lin. Elle s'applique bouillante : une seule couche suffit ; 100 grammes sont nécessaires pour 1^{m2} ; elle est plus économique que l'huile de lin (2) et donne au parquet une belle couleur de noyer ciré.

D'après E. Richard et Longuet (3), on préconise en Autriche un enduit dit *carbolineum*, à base de goudron et qui donne également aux parquets une belle couleur de noyer. Il a été fabriqué du carbolineum en France (4) ; il imperméabilise moins bien que le coaltar, d'après les expériences de Vallin (5), est moins économique que l'huile de résine et ne lui est supérieur en rien.

Les *enduits à base de paraffine* sont essentiellement formés de paraffine dissoute dans l'essence de pétrole. Ils sont excellents mais utilisables surtout sur les planchers neufs.

Dans le casernement provisoire de l'école du service de santé militaire à l'hôpital Desgenettes (Lyon) et dans les locaux de cet hôpital, on a employé, sur les indications du médecin inspecteur Vallin, un mélange de 200^g de paraffine pour 1^l de pétrole ordinaire. L'application se fait très facilement. Le récipient contenant la solution paraffinée est placé sur un réchaud à charbon de bois mobile, le liquide est maintenu à la

(1) *Kaiserliche, Bayerische Bestimmungen*, vom 12 februar, 1874, § 19. *Kaiserliche Saxische Verordnung*, vom 3 april, 1873, § 6.

(2) L'huile de lin revient à 1 f. 40 le kilogr., l'huile de résine 0 f. 20 le kilogr.

(3) *Le Congrès d'hygiène et de démographie de Vienne* (*Archives de médecine et de pharmacie militaires*, t. X, 1887, p. 496).

(4) E. RICHARD, *Précis d'hygiène appliquée*, Paris, 1891.

(5) VALLIN, *Assainissement des casernes* (*Revue d'hygiène*, t. X, 1888, p. 955).

température de 80° qu'on constate par la lecture d'un thermomètre qui y reste plongé. Le parquet préalablement passé à la paille de fer est badigeonné à l'aide d'un pinceau avec la solution chaude ; il convient de nettoyer fréquemment le pinceau par immersion dans du pétrole pur qu'on place à portée des ouvriers, mais un peu loin du réchaud. Par précaution on garde dans la salle du sable mouillé. Le prix de revient (main-d'œuvre non comprise) est de $0^f,07$ à $0^f,09$ par mètre carré.

Il résulte des expériences du médecin-major Martino, que l'imperméabilisation est parfaite et de longue durée et que le mélange agit même comme désinfectant.

Le bois de sapin (l'expérience est faite depuis cinq ans sur des tables de lavabos) prend une belle couleur blanche, comme s'il avait été lavé au savon. Les vieux planchers ressemblent à des planchers cirés. Pour mieux assurer encore cette couleur on peut mêler, par litre de solution de paraffine, 5^{gr} d'orcanette préalablement dissoute dans de l'éther de pétrole.

Claudot et Follenfant (*loc. cit.*) se sont servis d'une solution de 200^{gr} de paraffine dans un litre de benzine de pétrole pour remplir des rainures de plancher, en faisant couler le mélange dans les fentes, à l'aide d'une burette.

Le *cirage* des planchers se fait par des procédés connus : on enduit le plancher bien lavé d'une encaustique mélange de savon, de cire et de carbonate de potasse, qu'on entretient par le frottage à la brosse et de temps en temps par le frottage avec de la cire en bâton.

Baudens écrivait en 1857 : « Pourquoi les parquets cirés et frottés par les soldats ne remplaceraient-ils pas le carrelage si défectueux des chambrées ? Ce luxe est enfin parvenu à s'introduire dans les hôpitaux militaires malgré la résistance de la routine. Il peut entrer dans nos casernes et quand il y sera, on se demandera avec étonnement pourquoi une réforme si utile a tardé si longtemps » (1). Et de fait plusieurs casernes de la garde républicaine et des sapeurs-pompiers à Paris sont actuellement cirées. Il faut remarquer cependant que les conditions actuelles qui font de l'armée une école d'instruction militaire, ne laissent peut-être plus assez de bras disponibles pour la généralisation de cette mesure que nous appellerions de tous nos vœux si elle était encore réalisable, non seulement parce que l'imperméabilisation par la cire nous semble excellente, mais encore parce que la propreté d'un parquet ciré sera bien probablement respectée par les habitants.

L'imperméabilisation des planchers est essentielle, mais les soins de propreté à leur donner ainsi qu'aux entrevous sont au moins d'égale importance.

(1) Baudens, *Une mission médicale en Crimée*; in-8, t. XVII, p. 398. *Revue des Deux-Mondes*, 1885.

L'accumulation des poussières et des germes dans les entrevous crée des dangers qui ont été maintes fois démontrés, aussi bien que ceux qui résultent de l'emploi qui est fait trop souvent, pour les constructions neuves, de matières polluées, soit par un usage antérieur, soit par les déjections des ouvriers travaillant à la construction.

Emmerich (1) qui a fait ses recherches à Leipzig nous apprend que les architectes choisissent pour combler le vide existant entre le plafond d'un étage et le plancher de l'étage supérieur les matériaux les moins coûteux : argile, platras, sable fin ou gravier, cendres, débris de coke, etc., mais aussi trop souvent des matières organiques : copeaux des scieries, détritus de tanneries, paille, balle d'avoine, etc.

Michaëlis (2) a constaté que dans des casernes bien tenues et lavées on trouve au-dessous des planches, des croûtes larges, argileuses, brunes ou noires très odorantes, des moisissures et même des champignons. La poussière des entrevous est du reste riche en colonies de microbes. Dans la caserne de Rocca, à Riva, sous le plancher très propre du mess des officiers, Michaëlis a trouvé les mêmes végétations que sous les chambres des hommes.

Du Mesnil a fait connaître à la Société de médecine publique et d'hygiène professionnelle, qu'ayant raclé une planche provenant d'un dortoir de l'école vétérinaire d'Alfort et ayant ensemencé dans le liquide de Raulin la poussière obtenue, il a vu se développer des bactéries, des vibrions et des bacilles. Une injection de bouillon ainsi fécondé a été pratiquée sur un lapin qui succomba à une septicémie lente. Des copeaux de la même planche, soumis à l'ébullition avec de la potasse ont donné une faible quantité d'ammoniaque et le bois a été trouvé altéré et profondément imprégné de produits humides.

En 1884, dans deux chambres du fort de Romainville, cinq cas de diphtérie se succèdent rapidement, et on les attribue à des travaux de réparation des planchers (*Statistique médicale de l'armée*, 1885, p. 18). En 1885, Salle reconnaît comme cause d'une petite épidémie de fièvre typhoïde à la caserne Saint-Paul, de Verdun, la réfection des planchers (*Archives de médecine et de pharmacie militaires*, t. XII, 1890, p. 662). Boucher confirme cette même observation en 1886 (3). Laval, en 1889, constate des faits analogues à Granville. « Tryde, à l'occasion de l'épidémie qui frappa la caserne de la marine à Copenhague, a trouvé le

<hr>

(1) *Die Verunreinigung der Zwischendecken unserer Wohnungen* (*Cent. f. med., Wiss.* 1883, N° 6 ; — *Arch. de médec. et de pharm. militaires*, 1884, t. III, p. 125).

(2) *Der Fusboden der Kaserne Internationale. Revue uber die Gesamenten Armeen, und Flottem,* octobre 1892, p. 45 et *Arch. de médec. et de pharm. militaires,* t. III 1884, p. 125.

(3) KELSCH, *Fièvre typhoïde dans les milieux militaires* (*Revue d'hygiène et de pol. sanit.*, t. XII, 1890, p. 662 (Voir aussi KELSCH, *Traité des maladies épidémiques*, Paris, 1894, t. I, p. 404.

bacille typhique dans une parcelle de terre prélevée sous le plancher du lit où reposait le premier marin atteint. Le typhus abdominal ayant plus spécialement éprouvé, pendant plusieurs années, les troupes de la caserne de Hammermann, à Zitornir (Russie), malgré tous les moyens de désinfection employés pour enrayer le mal, les poussières du sous plancher de cette caserne furent soumises à l'examen bactériologique en 1889. Il se trouva qu'un gramme de poussière renfermait quatorze millions de microbes, et parmi eux on put découvrir la présence du bacille typhique ». (Kelsch, *loc. cit.*). Vaillard a reconnu le bacterium coli commun dans la poussière des entrevous de chambrées de la caserne de Dreux où sévissait la fièvre typhoïde en 1892 et 1893 (Claudot et Follenfant, *loc. cit.*).

Il ne faut admettre comme remplissage des entrevous que des substances mauvaises conductrices de la chaleur et du son, incombustibles, imperméables à l'eau, ne retenant pas facilement les poussières et surtout exemptes de parties putrescibles, ne provenant pas par conséquent de démolitions ou de dépôts dans lesquels on aurait accumulé des immondices. On peut conseiller le coke, la laine de scorie et plus particulièrement la tourbe de chaux, mélange de quatre à six volumes de tourbe, dans un volume de chaux éteinte et réduite en bouillie dans l'eau, puis séchée sous forme de petits fragments. Le général Loyre propose l'usage des copeaux de menuisier ayant trempé dans un lait de chaux, et qu'on a ensuite fait sécher. On a aussi conseillé les débris de liège mêlés à un lait de chaux.

Lorsque les matières de remplissage sembleront de provenance douteuse, il ne sera peut-être pas impossible de les désinfecter à l'aide d'un lait de chaux, du bichlorure ou du soufre.

On a proposé aussi soit de diminuer la hauteur de l'entrevous, soit de le supprimer complètement (parquet sur bitume Gourguechon, parquet Cassard, parquet Klette, parquet Damman et Washer, préconisé par Putzeÿs, tous applicables dans les casernes). L'emploi des planchers démontables permettrait la visite, le nettoyage et la désinfection de l'entrevous aussi souvent qu'il serait nécessaire, mais cette opération qui ne laisse pas que d'avoir ses dangers, se fera toujours en l'absence des hommes et après enlèvement de la literie ; elle sera suivie de la désinfection complète de la chambre.

Quoi qu'on fasse pour diminuer les poussières, il en existera toujours et la ventilation, ainsi que l'ont démontré les expériences de Stern, est incapable de les enlever : elle les agite, mais ne les entraîne pas toutes hors des appartements. Les soins vulgaires de propreté, l'emploi de paillassons placés sur les paliers (Circulaire ministérielle du 5 février 1894), le lavage, le frottage, l'époussetage que prévoient les règlements, se trouvent ainsi élevés à l'état de pratiques hygiéniques de première importance. Les travaux dits de *propreté*, se feront toujours les fenêtres ouvertes, et l'on s'efforcera d'expulser hors de l'habitation les poussières qu'elles mettent en mouvement. On fera bien d'introduire dans les casernes l'usage de ces balais spéciaux qui recueillent les poussières dans une boîte au lieu de les faire voltiger, dès que le perfectionnement de ces appareils permettra de les employer, non plus seulement sur les tapis, mais encore sur toute espèce de plancher ou parquet.

Le lavage des parquets de nos casernes n'est autorisé que depuis le 31 décembre 1875 et le règlement dit que les chambres sont chaque jour arrosées et balayées, que tous les samedis, les planchers sont lavés et frottés avec du sable humide, additionné d'une petite partie de potasse ou de soude, ou, s'il y a lieu, d'acide phénique, que les vitres sont nettoyées. On peut aussi se servir pour le lavage d'une solution de chlorure de zinc à 1/1000.

Nous pensons qu'il convient de substituer toujours au lavage à grande eau, un lavage rapide et superficiel à l'aide d'un linge ou de la brosse, et que le meilleur mode de nettoyage est celui qu'on obtient en projetant sur le parquet de la sciure de bois légèrement humide, qui ramasse les souillures, puis se laisse enlever par le balai, sans se répandre en poussière : c'est le mode adopté depuis plusieurs années dans les parties non cirées de l'école du service de santé militaire de Lyon et de l'hôpital d'instruction Desgenettes qui lui est annexé.

Kirchner conseille le lavage avec de l'eau chaude qu'un linge sec doit éponger. Shirnow *(Sanit. Djello*, 1891), distingue le nettoyage d'hiver et celui d'été. Pour l'hiver, il conseille le sable mouillé. En été, profitant des semaines où la troupe est campée ou en manœuvres, on remplace les fenêtres par des chassis, on frotte le plancher avec du sable chaud, puis on lave à grande eau, après quoi on enlève quelques lames du parquet pour assurer le séchage et on ne les replace qu'à la rentrée des hommes.

Le bon entretien des effets de literie, la propreté des meubles et des vêtements, la propreté corporelle des soldats, jouent également un rôle dans l'assainissement des casernes.

Nos règlements ont prévu tout ce qui a trait à la propreté de la literie, et nous ne saurions mieux faire que de les résumer, pour préciser les préceptes de cette partie de l'hygiène :

Au réveil, dit l'art. 355 *inf.* du décret du 20 octobre 1892, on découvre les lits en relevant et ployant successivement au pied du lit les différentes parties de la fourniture ; les lits restent découverts au moins pendant une heure. Le caporal ou le brigadier de chambrée est particulièrement chargé de l'exécution de cette prescription, dont l'exacte observance est très importante.

Il est du reste « défendu de mettre du linge entre la paillasse et le matelas, de manger sur les lits, d'y déposer des aliments, de se coucher sur les lits avec la chaussure aux pieds. » (*Ibid*).

Il est indispensable que la literie soit souvent exposée à l'air : ces prescriptions sont déterminées par le règlement sur le service intérieur et notamment par les articles 89. 102, 149, 355 *inf.*, qui exigent que les couvertures et matelas soient battus.

D'après le cahier des charges du 30 septembre 1886, de la compagnie des lits militaires, les matelas et les traversins des fournitures de lit de soldat doivent être reconfectionnés tous les six trimestres. La laine et le crin des matelas sont écharpés ou cardés selon que leur ét t l'exige ; les enveloppes des matelas sont lessivées.

Les couvertures de lit de soldat et de salles de discipline sont lavées et foulonnées tous les six trimestres

Les toiles de paillasse sont lavées tous les quatre trimestres quand elles servent dans les chambres, tous les quatre mois lorsqu'elles sont en usage dans les salles de discipline.

Les toiles des sommiers sont lavées tous les huit trimestres.

Les draps, les sacs de couchage, les toiles sont changés tous les vingt jours en été et tous les mois en hiver.

Le renouvellement de la paille des paillasses et des sacs à paille s'opère en entier tous les six mois pour les lits des chambres, tous les quatre mois pour les fournitures des salles de discipline

Le foin des sommiers est renouvelé tous les ans.

Les fournitures sont changées chaque fois qu'elles passent d'un homme à un autre ou lorsque le médecin le juge néc ssaire en cas de maladie contagieuse.

Les fournitures sont désinfectées par les soins du corps et par les procédés indiqués au règlement sur le service de santé, sous la surveillance du médecin et chaque fois que ce dernier en reconnaît la néc ssité.

Les châlits et couchettes sont sanifiés lorsqu'il est nécess ire

En hiver, les hommes reçoivent, dans la proportion indiquée par le général commandant le corps d'armée, des couvertures ou d s demi-couvertures à titre de supplément (art. 250 *inf.*, du décret du 20 octobre 1892)

En cas d'augmentation accidentelle de l'effectif, comme au moment des appels de réservistes et des territoriaux, par exemple, le matériel de la compagnie des lits militaires devient insuffisant. On a alors recours aux *fournitures auxiliaires* qui sont la propriété de l'Etat. Ces fournitures (décret du 20 octobre 1892, art. 350 *inf.*), comprennent deux sacs tente-abris tenant lieu de draps, un sac à paille (traversin) en toile, une paillasse et une couverture par homme. La paille est distribuée à raison de 10^{kg} par paillasse et de 2^{kg} par traversin, et renouvelable tous les mois. Ces quantités sont allouées lorsque les enveloppes sont placées sur le sol dont elles doivent alors être isolées au moyen de paillassons. Il est perçu 14^{kg} de paille par paillasse et 2^{kg} par traversin, lorsque les effets sont placés sur des chalits ; ces quantités sont renouvelables tous les quatre mois. Les sacs de couchage sont échangés tous les mois. Les toiles à paillasse et à traversin sont lavées à chaque renouvellement de paille. En hiver il est accordé des couvertures supplémentaires.

La propreté des vêtements et du linge de corps a une influence indirecte mais considérable sur la propreté et la salubrité de la chambre. Nous en parlerons au chapitre VII, mais nous pouvons dire que, grâce à la fermeté du commandement et à la vigilance des médecins militaires, il s'est produit dans ces détails si importants un immense progrès depuis plusieurs années.

Une question qui se rattache à la propreté des casernes est celle de la *destruction des insectes* et celle plus importante de la *désinfection*.

Les insectes, puces et punaises, sont tellement abondants dans certains casernements qu'ils empêchent parfois les hommes de reposer. Le décret du 12 octobre 1892 (art. 355, *inf.*) porte que « au printemps et plusieurs fois pendant l'été, si cela est nécessaire, le mobilier des chambres est lavé avec de l'huile de pétrole étendue d'eau dans la proportion de un dixième, pour détruire les insectes. » Dans le même but, on emploie deux fois par an de la poudre de pyrèthre. On peut recommander aussi les lavages avec une solution de bichlorure de mercure au centième. Un moyen très efficace de destruction des insectes est la combustion du soufre qui a cependant le grand inconvénient de laisser persister longtemps une odeur très désagréable qui imprègne les murs, et surtout les effets de literie, pendant des mois et des années.

Quant à la désinfection des différents locaux, des casernes, en cas d'épidémie, elle peut être pratiquée, sur la demande du service de santé, par les procédés généralement usités, parmi lesquels nous placerons en première ligne l'emploi du pulvérisateur de Geneste et Herscher.

§ VI. — DE QUELQUES LOCAUX EN PARTICULIER

I. **Chambrée**. — *Situation*. — La situation normale de la chambre des hommes de troupe ou *chambrée* est dans les étages moyens de la caserne. Les sous-sols, et à plus forte raison les caves, sont absolument impropres au logement des soldats. La règle générale dans les casernes françaises est de ne pas placer de chambrées au rez-de-chaussée. Ceux-ci, en tout cas, pour n'être pas insalubres, ont besoin d'être exhaussés au-dessus du sol et d'être construits sur cave. C'est, du reste, la condition qu'ils remplissent généralement dans les casernes prussiennes, où ils sont affectés au logement de la troupe. Les mansardes et surtout les combles sont difficiles à chauffer en hiver et la chaleur y est excessive en été : aussi ces locaux ne devraient-ils jamais servir que comme logements temporaires, en cas d'appel des réserves, ainsi que le prescrivent du reste nos règlements actuels. Lorsqu'on occupera ces étages supérieurs, on calculera l'effectif de leurs habitants, non pas d'après la surface du plancher, mais d'après le cube de place et la facilité du renouvellement de l'air.

La chambre sera éloignée de tout foyer de décomposition de matières organiques (latrines, fumier, écurie, etc.), des ateliers odorants et à plus forte raison insalubres, ainsi que des locaux habités par des malades. La chambre pour être parfaite, devrait être séparée, même de la chambre voisine (block-system).

Les dimensions à donner aux chambres, sont d'une grande importance au point de vue de leur aération, ainsi que nous l'avons déjà montré. Ces dimensions varient suivant le type de la caserne, et l'on regarde généralement comme les plus convenables les pièces destinées à douze ou vingt-quatre hommes.

Nous n'insisterons plus sur ce qui a trait à la propreté des chambres dont nous avons parlé dans le paragraphe précédent.

2° *Ameublement.* — La chambrée est meublée, en France, de lits, de râteliers d'armes, de planches à bagages et à pain, de tables et de bancs.

Les lits sont rangés le long des murs, à $0^m,10$ de ceux-ci et séparés de $0^m,25$ au moins l'un de l'autre. On a généralement renoncé, avec raison, aux lits placés en surnombre au milieu des salles. Il faut également éviter d'installer les couchettes dans les coins où l'air ne se renouvelle pas. Le groupement des lits peut du reste varier suivant la forme de la chambre, mais on veillera, en toute circonstance, à ce que la circulation de l'air, ne soit pas entravée par des étagères pleines qu'on destinerait à renfermer les effets des hommes.

On a souvent regretté que notre soldat n'ait pas d'autre meuble personnel que son lit. En dehors des moments consacrés aux exercices, écrivait Aronssohn en 1875, le soldat y passe sa vie, « il se couche dedans la nuit, s'assied ou s'étend dessus pendant le jour, car il n'a ni chaise ni escabeau près de lui ; il s'habille et se déshabille sur son lit ; il étale dessus ses effets pour les brosser, cirer, astiquer, arranger... quand il a été chercher sa gamelle à la cuisine, il la pose sur son lit, en sorte que les débris de son repas salissent couverture et plancher ». Ce sont là des inconvénients sérieux, qui existent encore dans plus d'une caserne et que fera seule disparaître l'organisation de locaux spéciaux pour réfectoires, bibliothèques, chambres de jour, de hangars pour les exercices militaires.

Le lit du soldat français comprend le châlit, la paillasse, le matelas, le traversin, les draps et les couvertures.

Le châlit (bois de lit) se composait anciennement de deux tréteaux en bois ; ce système primitif, dont un des inconvénients était de servir de réceptacle aux punaises, est presque partout remplacé par des châlits composés d'une tête avec galerie et tréteau en fer et d'un autre

____

(1) Aronssohn, *Les nouveaux baraquements (Gaz. hebd. de méd. et de chirurg.,* 1875, p. 391).

tréteau, également en fer, formant le pied. La partie supérieure de ces tréteaux présente trois goujons qui viennent s'engager dans des trous pratiqués dans chacune des trois planches qui constituent le plancher de la couchette. Les tréteaux sont la propriété de l'État, les autres parties du lit appartiennent à la *Compagnie des lits militaires* qui, moyennant un abonnement, les tient à la disposition de l'armée.

La paillasse des lits militaires est formée d'une enveloppe en toile contenant 10^{kg} de paille qu'on change tous les six mois.

Le matelas se compose d'une enveloppe en toile de chanvre ou de lin comprenant 8^{kg} de laine et 2^{kg} de crin. Le crin est étendu au centre du matelas en une seule couche affectant la forme d'une ellipse ; il est placé entre deux couches égales de laine. Le matelas mesure 1^m,950 de long sur 0^m,675 de large et 0^m,135 d'épaisseur.

Le traversin est constitué par une enveloppe contenant 2^{kg} de paille.

La couverture est en laine brune ou beige ; elle a de 2^m,75 à 3^m de longueur sur 1^m,65 à 1^m,90 de largeur. Elle doit peser de 3^{kg},500 à 4^{kg},400.

Dans la saison froide il est délivré un couvre-pied ou petite couverture de même étoffe, généralement confectionné avec des couvertures hors de service, dans des conditions déterminées de poids. Le commandement prescrit en outre, quand il le juge utile, l'usage de couvertures ou demi-couvertures supplémentaires.

Les draps doivent avoir 3^m,30 de longueur sur 1^m,60 de largeur.

Nous avons indiqué p. 167 quelques détails relatifs à la propreté des effets de couchage.

En cas d'insuffisance de fournitures de l'entrepreneur des lits militaires, et en temps normal, le service du campement délivre des *fournitures auxiliaires* comprenant une enveloppe de paillasse, une enveloppe de traversin, un sac de couchage, une grande et une petite couverture. La couverture du service du campement est en laine grise et blanche mélangée ; elle mesure 2^m,30 sur 1^m,75 et pèse 3^{kg},100. Il a particulièrement été fait usage de ces fournitures après la guerre de 1870, la Compagnie des lits militaires ayant manqué de matériel, durant plusieurs années.

Le matériel normal de couchage de nos hommes présente deux défauts : les planches qui supportent la paillasse sont souvent envahies par les punaises ; la paillasse a de graves inconvénients : elle devient aisément le réceptacle de miasmes de tout genre et dangereux pour le soldat ; elle véhicule aussi, lorsqu'on la vend au moment des échanges, les matières organiques et les germes dont elle peut être infestée : mieux vaudrait l'incinérer quand elle ne sert plus au couchage des hommes. Mais ce qui constituerait le progrès le plus réel serait la suppression de cette fourniture et son remplacement par un sommier.

En 1887, le Ministre ouvrit un concours à cet effet, demandant un sommier qui pourrait s'adapter aux supports du châlit actuellement en usage, qui serait facilement mobile et assez peu compliqué pour être nettoyé par le soldat. En même temps il proposait la recherche d'un isolateur à interposer entre le sommier et le matelas, de façon à assurer la chaleur du lit.

Le sommier primé à ce concours a été le *sommier Thuau*. Il est composé d'un cadre en fer avec poulies, de cinq lames en acier vernies et d'une corde en chanvre qui passe sur les poulies et sert à tendre les lames. Pour éviter la déperdition de chaleur, on place sous le matelas un isolateur de $1^m,73$ sur $0^m,63$ qui est une toile de jute couleur cachou, doublée d'une couverture de laine rendue adhérente par un collage à base de caoutchouc, qu'on entretient propre par le brossage et le lavage à l'eau froide.

Plusieurs autres sommiers ont attiré l'attention au concours de 1887 et à l'Exposition de Paris de 1889.

Le *sommier Super*, perfectionnement du sommier Tucker, est constitué par un cadre en fer portant à chaque extrémité un rouleau arrondi, immobilisé par deux boulons et sur lequel sont fixés des ressorts d'acier qui s'attachent à des tringles en bois dont l'ensemble forme une claire-voie bombée destinée à recevoir le matelas.

Nous lui préférerions le *sommier Wohl* dont aucune partie n'est en bois et qui est essentiellement formé d'un tissu métallique composé de ressorts à boudin en fil d'acier galvanisé, enchevêtrés les uns dans les autres et très tendus sur un cadre en fer. Grâce à cette disposition, chaque entrelacement du fil d'acier reste indépendant, conserve son élasticité et fait ressort, tout en étant solidaire des autres. La mobilité des éléments du tissu métallique et le frottement des spires les unes sur les autres pendant l'usage s'opposent à la déformation de la surface et, jusqu'à un certain point à l'encrassement par la poussière.

Néanmoins, ce sommier nous semble quelque peu difficile à nettoyer, et nous considérons le *sommier Herbet* comme le plus convenable pour les lits militaires. Il a été adopté pour l'Ecole du Service de santé militaire où l'on a pu constater la persistance de son élasticité, sa solidité et l'extrême facilité de son nettoyage. L'Ecole polytechnique le substitue progressivement à ses précédents modes de couchage. Il représente une claire-voie bombée faite de lames d'acier reliées près de leurs extrémités par des traverses métalliques et que l'on pose sur des tringles fixées au châlit.

Le sommier *Amand Vigié* ressemble assez au sommier Herbet, étant comme ce dernier constitué par des lames métalliques ; il en diffère en ce qu'il est fixé, non pas sur le châlit mais sur un cadre métallique élastique formé par deux ressorts d'acier ; ceux-ci donnent au sommier trop d'élasticité et une position trop inclinée vers le pied du lit.

Le sommier Herbet, le sommier Amand Vigié, comme le sommier Thuau ont besoin d'être munis d'un isolateur, à moins qu'on n'augmente le poids de laine et de crin du matelas du soldat ou qu'on ne lui accorde un second matelas.

C'est à cet effet qu'on a proposé le matelas ondulé ligneux Amand Vigié, matelas bourré de filaments de bois résineux et séparé par des coutures en plusieurs tranches, de façon à éviter les tassements du rembourrage. Ce matelas assez cher ne présente pas toutes les garanties d'assainissement que lui prêtent les inventeurs. M. Lévêque, de Paris, entrepreneur du couchage en Algérie et en Tunisie a exposé, en 1889, une fourniture dans laquelle la paillasse est remplacée, par un sommier piqué comme un matelas et rempli de varech ; de plus les planches du châlit sont en bois de cèdre rouge dont l'odeur éloigne la vermine ; cette fourniture serait certainement utile, peut-être économique en Algérie.

Pour ce qui est des isolateurs, il semble qu'il y a lieu de rejeter toutes les substances analogues au caoutchouc, au linoleum etc., sur lesquelles se produit pendant la nuit une condensation tellement abondante de la vapeur d'eau, que le matelas se trouve complètement mouillé le matin. Peut-être une toile tendue sous le châlit suffirait-elle pour emmagasiner entre elle et le matelas une couche d'air qui, momentanément soumise à une température plus élevée que celle de l'air libre de la chambre, assurerait au dormeur une quantité suffisante de chaleur.

On peut affirmer sans exagération, que le lit du soldat français, malgré ses imperfections, est le plus moelleux de tous les lits de soldats, comme le lit du paysan français est le meilleur de tous les lits des campagnards d'Europe. En Angleterre où tous les lits sont durs, le soldat couche sur un mince matelas reposant sur une toile tendue dans un cadre. Le soldat espagnol n'a qu'une paillasse ; il lui est alloué en outre un oreiller, deux draps, deux couvertures et une courte-pointe de couleur, quelquefois un couvre-pied en supplément. Le soldat allemand reçoit une paillasse et un traversin de crin. Le soldat autrichien, une paillasse, un grossier traversin, une ou deux couvertures, mais ni draps ni matelas. Jusque dans ces derniers temps le soldat russe couchait sur des lits de camp, on commence à lui donner des lits ordinaires.

Dans presque toutes les armées les lits sont en fer et placés à une certaine distance les uns des autres. C'est dans l'armée anglaise qu'ils sont le plus espacés. Dans certaines casernes autrichiennes, ils sont accouplés deux à deux, pour gagner de l'espace, puis le couple est séparé des lits de droite et de gauche de $0^m,50$, ce qui est insuffissant. Cependant, dans les anciennes casernes suédoises, les chambrées sont garnies de couchettes superposées, formant deux étages.

Certains auteurs, parmi lesquels Morache, ont pensé que le hamac en usage de la marine, aussi bien à bord qu'à terre, devrait être employé dans les casernes. Ce mode de couchage, contraire aux habitudes de la plupart des soldats, leur semblerait certainement pénible.

On a proposé aussi l'adoption en France, de différents systèmes de lits pouvant se relever, de façon à rendre libre durant le jour, le milieu de la chambre. Au camp de Meudon, en 1872, on a expérimenté avec quelque succès le lit hamac de l'ingénieur Maurice, sorte de brancard qu'après le réveil on fixait au plafond des baraques, et dont les supports de pied et de tête pouvaient alors servir de banc et de table. La compagnie des lits militaires (1), le capitaine Bertillon, et d'autres constructeurs, ont depuis lors fait connaître des couchettes occupant, lorsqu'on le désirait, peu d'espace dans la chambrée. Malgré l'exiguité actuelle de nos casernements nous estimons avec A. Laveran que « toute tentative pour rendre les chambres plus habitables, le jour va à l'encontre de l'hygiène ». Dans les casernes anglaises cependant, les lits sont dissimulés pendant le jour : le matelas est plié en deux et placé à la tête de la couchette, les draps roulés dans la couverture sont posés sur le matelas, une courroie entoure tout cet ensemble qui forme dossier, tandis que la partie antérieure du lit, recouverte de la courte-pointe, sert de siège.

Les tables sont placées au centre de la chambrée et entourées de bancs : c'est là que le soldat, lorsqu'il n'utilise pas son lit, prend place pour ses diverses occupations.

Les objets que nos hommes gardent dans les chambres sont les armes, les vêtements et les effets d'équipement, le plus souvent les chaussures ; ces effets sont généralement pliés ou rangés d'une façon uniforme sur la planche à bagages placée au-dessus du lit, tandis que les armes sont déposées sur des rateliers spéciaux. Le capitaine du génie Barillot (2) remarque qu'il existe dans les types de chambres de vingt-quatre hommes, deux trumeaux de 1^m,70 de largeur moyenne, contre lesquels on fixe d'ordinaire ces rateliers. Il n'y aurait aucun inconvénient à les placer à 1^m,50 au-dessus du plancher, ce qui rendrait disponible dans chaque chambre deux portions de trumeau de 1^m,70 sur 1^m,40, qu'on pourrait utiliser en aménageant dans le mur deux placards de 0^m,30 de profondeur et de 1^m,40 de hauteur sur 1 mètre de largeur et qui, divisés en quatre rayons de 0^m,35 de hauteur, recevraient chacun six paires de chaussures, soit au total pour les deux placards quarante-huit paires, c'est-à-dire deux paires par homme. Ces placards seraient clos du côté de la chambre, mais une gaîne de ventilation partant du plafond du placard irait s'ouvrir sur la façade. La réalisation de cette idée amènerait une amélioration très réelle.

Il est désirable que toutes les parties de l'ameublement en bois soient imperméabilsées à la paraffine, employée comme il a été dit p. 162 à propos des planchers.

Dans beaucoup de nos casernes, notamment dans celles du IVe et du XIe corps, on a commencé à remplacer la planche à pain, pendue au plafond, par des armoires closes. Presque partout il serait possible d'installer

---

(1) V. *Rapport de la sous commission des services administratifs à l'exposition de 1889.* Paris, 1890, p. 377.

(2) Barillot, *Le nouveau quartier de cavalerie de Vincennes* (*Revue du génie militaire,* t. VII, 1893, p. 289).

sousles fenêtres des sortes de garde-manger aérés, comme il en existe à la casorne Chaligny des sapeurs-pompiers de Paris ou bien de placer dans les chambres des caisses métalliques qui, tenues très propres et aérées par des orifices garnies d'ouate, mettraient le pain dans d'excellentes conditions de conservation. Il serait même mieux de conserver le pain dans des armoires de ce genre, installées dans les réfectoires (nouveau quartier de cavalerie de Vincennes). A défaut d'armoires, il convient au moins de couvrir le pain dans la chambre à l'aide de toiles d'emballage ou de lui donner un abri sur les planches à pain, à l'aide de toiles tendues sur des chassis sous forme de garde manger. Il résulte des expériences du médecin-major Maljean (1) que le pain de munition, stérile à la sortie du four, renferme des bactéries vivantes, non seulement à la surface, mais encore à l'intérieur, lorsqu'il a séjourné dans les chambres et a été entamé. Ces germes venant des poussières des chambres, se fixent sur la mie avec une grande facilité, et y conservent longtemps leur vitalité, sans cependant se reproduire. En temps ordinaire ces germes semblent inoffensifs, cependant le bacille typhique vit sur le pain pendant vingt jours, et s'il ne s'y cultive pas, même dans les conditions de température et d'humidité les plus favorables, il pullule rapidement dans l'eau pannée.

En Angleterre le mobilier des chambrées comprend un dressoir en bois blanc et à étagères qui reçoit les assiettes, les tasses, etc., ainsi que les pickles, les sauces et autres friandises que les hommes achètent sur leurs économies. Le soldat allemand dispose pour serrer ses objets personnels, d'une petite armoire fermée à clef, le soldat anglais d'une cassette également fermée à clef et placée sous le lit. Ce sont là des améliorations souhaitables pour nos hommes ; on peut aussi désirer pour eux un siège individuel et une place déterminée à table ; cette amélioration de leur vie matérielle aurait un retentissement heureux sur leur éducation morale.

En Angleterre, il n'est pas interdit au soldat d'orner le mur de la chambre, de gravures ou de souvenirs personnels, alors que chez nous les placards réglementaires d'instruction ou de théories sont les seuls objets appendus à la muraille. Parmi ces placards il en est quelques-uns qui intéressent plus particulièrement l'hygiène, ce sont ceux qui ont pour titre : *hygiène des hommes, secours aux noyés, instruction pour les militaires qui trouvent des obus.*

II. Corps de garde. — Locaux disciplinaires et autres locaux.
— **Cours.** — Les *corps de garde* abritent pendant vingt-quatre heures les mêmes hommes, qui sont remplacés par d'autres hommes, sans que le

(1) MALJEAN, *Le pain des soldats et les poussières des chambres* (*Archives de médecine et de chirurgie militaires*, 1891, t. VIII, p. 40).

local reste jamais inhabité. Aussi l'aération et la propreté doivent-ils y être surveillés avec le même soin que dans les chambrées.

Pendant les nuits d'hiver, les hommes ont une tendance à surchauffer les corps de garde, et plus d'une fois les médecins ont eu à rapporter des maladies de poitrine au passage brusque des soldats, de l'atmosphère trop chaude du corps de garde à l'atmosphère froide de l'extérieur. On ne saurait trop louer les recommandations de l'art. 356 *inf.* du décret du 10 avril 1892 : « Le corps de garde doit être largement aéré ; le mobilier est tenu en bon état de propreté. En hiver, le feu est entretenu sans exagération et le poêle est surmonté d'un bassin plein d'eau pour prévenir le dessèchement de l'air. Le chef de poste veille à ce que les hommes qui vont prendre la faction ne se groupent pas près du foyer, afin qu'ils ne soient pas surpris par un brusque refroidissement. »

Les hommes de garde ne se déshabillent pas la nuit et s'étendent pour se reposer sur le *lit de camp*. Celui-ci est formé de planches inclinées, de 2^m de long, juxtaposées sur une largeur proportionnée au nombre d'hommes que cet appareil est destiné à recevoir, à raison de 0^m,60 par homme. Une traverse débordante, clouée à la partie inférieure, sert de point d'appui aux pieds des dormeurs pour les empêcher de glisser. Il est grandement désirable que, partout où il est employé, le lit de camp devienne mobile, de façon à rendre possible son nettoyage et celui du sol situé au-dessous de lui (circulaire ministérielle du 5 février 1894).

Nous ne dirons rien des *logements des sous-officiers* et des *officiers*, ces logements étant justiciables des règles générales d'hygiène relatives aux chambres.

Les officiers logés par ordre dans les quartiers reçoivent des ameublements fournis par la Compagnie des lits militaires, d'après des règles spéciales déterminées pour chaque grade.

Les meubles des sous-officiers comprennent une fourniture de literie semblable à celle des soldats, une armoire, une chaise pour chaque sous-officier et une table pour deux.

Les adjudants sous-officiers ont de plus une seconde chaise, une table de travail et une table-toilette pour chacun.

Les sous-officiers rengagés ont droit à une chambre individuelle, les autres sont logés deux par chambre. On affecte deux chambres aux sous-officiers mariés qui ne logent pas en ville.

L'*infirmerie régimentaire*, dont les conditions d'installation ne nous occuperont pas ici, sera toujours isolée, dans le but d'éviter la propagation des maladies contagieuses qu'elles peuvent abriter ; elle aura ses latrines spéciales.

Les règles générales de la ventilation et de la propreté des chambres sont applicables aux *salles d'école*. On peut regretter qu'aucun des progrès modernes de l'hygiène scolaire n'y ait été introduit, quant à l'éclairage, aux tables, bancs, etc. C'est une lacune qui se comblera avec le temps et l'extension des connaissances en hygiène.

« Les prescriptions hygiéniques indiquées pour la tenue des chambres doivent être observées pour la tenue des *paliers,* des *corridors* et de toutes les autres parties du casernement des hommes. » (Art. 355 *inf.* du règlement du 20 octobre 1892).

Dans beaucoup de nos casernes, les cages d'escalier et les corridors sont des réservoirs et des conduites pour l'air qui pénètre dans les chambres ; il importe donc par-dessus tout que ces gaines d'aération soient entretenues dans un grand état de propreté et soient munies de fenêtres nombreuses. La décision ministérielle du 4 décembre 1889 prescrit avec raison qu'elles seront surmontées de lanternaux avec chassis vitrés qui en faciliteront l'éclairage et la ventilation.

Le sol des *cours* devra être entretenu avec un soin d'autant plus rigoureux que les cours seront plus étroites et plus encaissées. Toute accumulation de fumier ou d'immondices est interdite dans le voisinage des parties habitées du casernement.

Jamais les eaux ménagères ne seront répandues dans les cours et tout sera disposé pour assurer leur prompte évacuation, ainsi que celle des eaux de pluie. Une canalisation souterraine pour l'écoulement de toutes les eaux remplacera partout les rigoles à ciel ouvert. Il semble que le pavage en bois qui supprime la boue, le bruit et la poussière serait avantageusement établi dans les cours des casernes, au moins dans celles d'infanterie. Nous ne saurions partager l'avis du docteur Sedgwick Saunders, médecin chargé de la salubrité de la cité de Londres, qui déclare « le pavage en bois le système de revêtement des chaussées le plus antihygiénique que l'homme ait créé. » (City-Press, 1893). En tout cas ce reproche disparaîtrait par l'emploi des bois de karri ou de jarrah qui sont imputrescibles et qu'on essaye à Paris en remplacement du bois de pin des Landes ou de Suède. Si le pavage des cours est fait en pierres ou en cailloux, il importe que le jointage en soit imperméable, ce qui est une condition difficile à obtenir. Nous accepterions volontiers, surtout pour les cours fréquentés par les chevaux qui glissent facilement sur le pavé ordinaire ou les revêtements en bois, l'emploi du pavage asphalte comprimé préconisé par le docteur Saunders, ou d'un autre enduit imperméable pouvant se laver, sans se laisser imprégner, par l'emploi de l'eau d'arrosage qui doit être journellement mise en œuvre et à laquelle on peut mélanger des désinfectants. En Russie, l'asphalte est fort en faveur. Le pavage en liége, expérimenté en Angleterre, pourrait être très utile s'il tient les promesses des inventeurs : ni humidité, ni poussière, absence de bruit, impossibilité pour les chevaux de glisser et incombustibilité ; il est formé d'un mélange de poussière de liége et de composés bitumineux : le tout est coulé en pains qu'on relie à l'aide d'un ciment asphaltique.

Dans les casernes construites en France depuis 1874 on a absolument renoncé à placer, comme on le faisait antérieurement et comme il a été longtemps d'usage dans les autres armées, les écuries sous les chambres des hommes. Celles-ci constituent aujourd'hui des bâtiments complètement séparés (V. fig. p. 86).

La propreté et la désinfection des écuries intéressent particulièrement la santé des animaux qu'elles abritent, mais leur bonne tenue est loin d'être indifférente pour l'hygiène du soldat, dont le logement est facilement influencé par les causes de méphitisme, d'infection ou de contagion que peut amener le voisinage des chevaux.

Les fumiers ne séjourneront dans les quartiers que le moins possible, et l'innocuité de leur accumulation momentanée sera assurée par l'étanchéité du sol sur lequel on les emmagasinera. Celui-ci sera constitué par une plateforme de niveau avec le sol, soit plane, avec une pente uniforme vers une extrémité, soit convexe, avec des pentes doucement inclinées vers une rigole de ceinture, soit concave, avec inclinaison légère vers l'axe. Le revêtement doit être en béton et l'aire entourée par une bordure en pierre, avec saillie suffisante pour prévenir l'irruption des eaux de pluie. C'est à cette cause qu'il faut rapporter la dilution du purin et les débordements qui l'entraînent dans la cour. Le fumier, grâce à sa température, est capable d'absorber et d'évaporer beaucoup plus d'eau que l'atmosphère ne peut lui en fournir, de telle sorte qu'il est inutile de l'abriter par un toit (1). Dans le nouveau quartier de Vincennes, les fumiers sont tout à fait isolés, peut-être un peu trop éloignés des écuries.

Le purin provenant des écuries ou des fumiers sera toujours reçu dans des canaux étanches et couverts. « Près des écuries, les pavés des trottoirs où se fait le pansage, devront présenter un écoulement suffisant et être entretenus avec le plus grand soin » (circulaire ministérielle du 5 février 1894). L'aménagement dans les écuries militaires du système du colonel Baserie constituerait, pour l'hygiène du casernement, un réel progrès. Il est sagement prescrit, depuis le 4 décembre 1889, de transporter les fumiers des écuries au dépôt à l'aide de brouettes en fer.

Au paragraphe IV nous avons traité des *latrines* et des *urinoirs*. Nous parlerons des *cuisines* à propos de l'alimentation du soldat.

Quant aux *locaux disciplinaires*, ils comprennent la *salle de police*, la *prison* et la *cellule*.

L'homme puni de salle de police n'est dispensé, en France, d'aucun service et ne séjourne dans le local disciplinaire qu'en dehors du temps consacré au service ou aux corvées. Lorsqu'il n'y a pas de service dans la journée, il est exercé au peloton de punition, pendant deux heures par jour. Il couche sur un lit de camp pourvu d'une paillasse et d'une couverture.

L'homme puni de prison ne fait pas de service mais il est exercé pendant trois heures le matin et trois heures le soir au peloton de punition.

---

(1) F. PUTZEYS, *Hygiène des agglomérations militaires.* — Liège, 1892, p. 368.

L'homme puni de cellule reste absolument séquestré.

Les militaires détenus dans les prisons des corps ou dans les cellules ne reçoivent qu'une couverture ; toutefois, le chef de corps peut y faire ajouter la paille de couchage et une demi-couverture, lorsque la température l'exige, mais jamais de paillasse ou de matelas.

Dans beaucoup de casernes les locaux disciplinaires sont humides, mal aérés et d'une capacité cubique insuffisante, aussi le règlement prescrit-il leur surveillance spéciale « au point de vue de la propreté, de la ventilation et de la disposition du *baquet de propreté*. Les odeurs qui se dégagent du baquet sont corrigées par l'addition d'huile lourde de houille ». On cherche à isoler, par la construction d'une sorte de cabinet, ce baquet, meuble hideux, qui est heureusement remplacé, dans les casernes neuves, par une latrine spéciale, dont la vidange est pratiquée par l'extérieur. A la caserne Schomberg et au nouveau quartier de cavalerie de Vincennes, le tout à l'égout dispense de la vidange et assure une parfaite propreté. Dans cette dernière caserne le siège du modèle Comandré est renfermé dans un édicule en tôle.

Conformément à la décision ministérielle du 14 octobre 1889, les fenêtres des locaux disciplinaires devront être opposées aux portes ; ces fenêtres seront larges, munies de persiennes en fer avec abat-jours inversés, comme il a été fait à Vincennes, en remplacement des anciens auvents et la ventilation sera assurée par des ventouses percées dans le plafond et communiquant avec des gaines d'aération.

Les lits de camp seront mobiles afin de permettre le nettoyage quotidien complet du sol qui doit être imperméable comme les parois. Au nouveau quartier de Vincennes les lits sont à batis en fer et démontables et les locaux disciplinaires de ce quartier présentent encore cette particularité qu'ils peuvent être chauffés.

§ VII. — Précautions contre les incendies

Les mesures prises dans les casernements français dans le but d'éviter les incendies, d'empêcher la propagation ou de parer aux dangers qu'ils font courir aux habitants, sont de différents genres.

Il est interdit aux hommes de détenir dans les bâtiments militaires des allumettes autres que celles au phosphore amorphe. Les règlements déterminent les époques auxquelles les cheminées doivent être ramonées. Les poêles ne doivent pas reposer directement sur le plancher en bois, mais reposer sur une plaque de tôle qui les déborde du côté de la porte du poêle. Les tuyaux conducteurs de la fumée sont entretenus en bon état et isolés des cloisons, planchers en boiseries de $0^m,16$ au moins ; lorsqu'ils traversent des parties en bois, le diamètre de l'ouverture faite dans la cloison, sera assez grand pour que le tuyau puisse être isolé par une large plaque en tôle ou en terre cuite.

Il existe dans les établissements des pompes à incendie que savent manier les hommes, et de plus dans beaucoup de bâtiments des prises d'eau sous pression, pourvues d'appareils à lance, permettant de projeter de l'eau à une grande hauteur. Il est prescrit de conserver aux étages et dans les combles des seaux remplis d'eau fréquemment renouvelée ou des tas de sable, s'il est fait usage du pétrole dans l'établissement. Enfin les casernes sont munies d'appareils *extincteurs*. Les plus répandus sont les appareils Zapfle, Mauclerc et Tabouët (1).

Le premier consiste en une petite pompe à main à l'aide de laquelle on projette sur le foyer menacé d'incendie, de l'eau dans laquelle on a fait dissoudre, dans la proportion d'environ un du liquide sur quatre d'eau, le *liquide extincteur* composé lui-même d'une combinaison saline. Les différentes commissions militaires chargées d'étudier cet appareil; lui ont été très favorables.

L'appareil Mauclerc (dit l'*incomparable*) se compose d'un cylindre métallique dans lequel on verse une solution de bicarbonate de soude, et surmonté d'un petit réservoir sphérique vissé, dans lequel on place une solution d'acide tartrique. La vis qui obture ce réservoir se ferme de gauche à droite et, lorsqu'on visse à fond, la barrette du bouchon vient heurter un buttoir qui fait ouvrir le récipient sphérique et permet à l'acide tartrique de se mettre en contact avec le bicarbonate de soude : d'où production d'acide carbonique qui est l'agent extincteur et qui, à l'aide d'une lance peut être projeté à quinze ou vingt mètres par l'ouverture du robinet de sortie. L'appareil se porte facilement à dos d'homme pendant sa manœuvre. L'appareil Tabouët est également fondé sur la production instantanée d'acide carbonique.

Il existe aussi dans nos établissements militaires des *grenades Labbé*, flacons de verre destinés à être brisés dans les foyers d'incendie commençant. Les différentes grenades destinées à l'extinction des incendies renferment une dissolution de produits tels que le chlorure de magnésium, de calcium ou de manganèse qui dégagent d'abondantes vapeurs non inflammables au contact du feu.

D'autres boîtes ou bombes éteignant le feu, sont formés de :

Salpêtre	60 parties.
Soufre	36 id.
Charbon	4 id.

On peut ajouter une quantité minime de sable et charbon, 1 p. 100 environ. On pile les différents ingrédients ; on les mélange soigneusement et on les comprime ensuite fortement dans des douilles en carton d'une résistance suffisante. Ce composé dégage, sous l'influence de la chaleur,

(1) Voir note ministérielle du 7 mars 1894.

une quantité de gaz non comburants : acide sulfureux, acide carbonique et d'azote ; c'est sur cette propriété que se base son emploi comme extincteur.

En cas d'incendie, on jette les boîtes dans le feu, elles s'allument facilement. On prend d'habitude une boîte de 1^{kg}· de matière extinctive pour un local de 15^{m3}. Le résultat n'est certain que dans des locaux bien fermés et de grandeur moyenne.

Un certain nombre de formules ont été publiées pour la préparation de liquides extincteurs. Nous indiquerons seulement les suivantes.

Le liquide de Hanckel (*Union pharmaceutique,* du 15 octobre 1892), est composé de :

1°	Chlorure d'ammonium	200
	Eau	20,000
2°	Alun calciné pulvérisé	350
	Eau	10,000
3°	Sulfate d'ammoniaque pulvérisée	3,000
	Eau	5,000
4°	Chlorure de sodium	2,000
	Eau	20,000
5°	Carbonate de soude	350
	Eau	5,000
6°	Verre soluble	4,500

On mélange les substances dissoutes séparément dans l'ordre indiqué et quand le liquide a une couleur jaune lactée, on ajoute encore 20^l d'eau.

Il suffit d'arroser avec cette solution les substances enflammées pour provoquer l'extinction du feu.

Le *Western Paper Trade,* d'après la *Revue scientifique,* donne la formule suivante pour préparer à peu de frais un autre liquide extincteur.

On prend 10^{kg}· de sel ordinaire, 5^{kg}· de sel ammoniac, et l'on fait dissoudre le tout dans un peu plus de 50^l d'eau. Quand la solution est complète, on la met en bouteilles bien bouchées que l'on place dans les différentes pièces.

La plus grande prudence est à observer dans l'emploi de tous ces engins à cause du dégagement des gaz irrespirables qui peuvent mettre en danger la vie des habitants de l'appartement.

Le règlement autrichien de 1871 sur le casernement, prescrit que les murs des cages d'escalier serent prolongés jusqu'au dessus du toit pour arrêter la propagation des incendies.

Il est désirable que les escaliers en pierre non altérables rapidement par le feu soient disposés de façon à permettre la sortie rapide des hommes en cas d'alerte. Dans les casernes des sapeurs-pompiers de Paris, les étages communiquent les uns avec les autres à l'aide de trappes normalement fermées, mais qui s'ouvrent aisément lorsqu'on veut en faire usage et permettent la descente rapide, le long des perches qui y accèdent, des pompiers appelés au feu. Il est souhaitable que ce mode d'évacuer les chambres soit installé dans toutes les casernes, pour parer aux dangers d'un incendie qui éclaterait dans des locaux accidentellement privés d'escaliers.

Enfin dans chaque place et dans chaque établissement, il est des consignes spéciales fixant les devoirs des hommes de piquet, des hommes de ronde et le détail des mesures à prendre lorsqu'il se déclare un commencement d'incendie.

§ VIII. — STATISTIQUE LOCALISTE

Pour étudier utilement la salubrité d'une caserne, on se servira très avantageusement de ce que les Allemands ont appelé la *statistique localiste* (Port, Rotter). La fig. p. 182, empruntée à un travail de Rotter (*Arch. f. Hygiene*, 1884, p. 86), qui représente une coupe de la façade sud d'une caserne de Nüremberg montre de quelle façon on peut indiquer aisément, soit à l'aide de teintes particulières, soit au moyen de signes déterminés, les différentes maladies qui élisent domicile dans les chambres. Nous n'avons reproduit que les inscriptions relatives à la fièvre typhoïde et à la diphtérie, après une observation de cinq années (du 1er avril 1877 au 31 mars 1882).Un coup d'œil jeté sur le dessin fait voir la fréquence de la première maladie dans les chambres situées au-dessus d'une des cuisines (probablement par imprégnation du sol par des matières fermentescibles) et la persistance de la seconde dans une même chambre successivement habitée par plusieurs ménages.

Nous avons pendant plusieurs années employé un mode de notation analogue des cas morbides observés à l'école de Saint-Cyr. A cet effet nous avons dressé le plan horizontal des dortoirs et des salles d'études en y marquant les lits, les tables, les orifices d'aération ou de chauffage, l'emplacement des becs de gaz, etc., puis, à la place occupée par un élève devenu malade, nous avons indiqué l'hospitalisation par un trait de couleur et un numéro d'ordre, chaque maladie constituant une série numérique particulière, différant par sa couleur ; chaque numéro de chaque série se rapportait à un même élève ; ce numéro répété sur le plan des études et sur celui des dortoirs, faisait connaître le rang d'entrée à l'infirmerie-hôpital de l'école et renvoyait à un répertoire qui portait le nom des élèves classés ainsi par maladie et par date d'entrée ; le répertoire était complété par quelques indications relatives aux particularités de l'histoire morbide, à la date de la sortie, etc. Nous avons pu ainsi tirer des conclusions intéressantes pour l'hygiène de l'école, notamment dans une épidémie de diphthérie, une épidémie d'oreillons et deux épidémies de rougeole (1).

(1) *Note sur l'application des principes de la statistique localiste, à l'école spéciale militaire (Arch. de méd. et de pharm. milit.*, t. X, 1887, p. 3).

Un grand nombre de médecins de corps de troupe ont adopté, dans leur pratique journalière, ce genre de notations appelé à donner des renseignements importants, pour peu que l'observation soit suivie pendant plusieurs années.

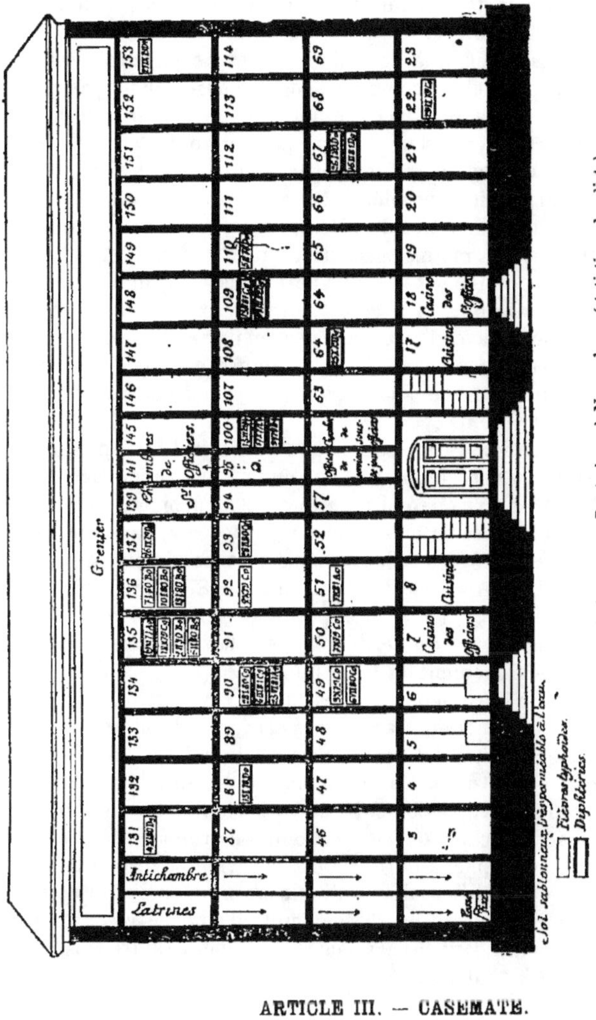

Coupe de la façade sud de la caserne Deutschau, à Nuremberg (statistique localiste).

Fièvres typhoïdes.
Diphtéries.

Les numéros d'ordre désignent les locaux de la caserne. Ceux qui ne portent pas de mentions spéciales sont des chambres pour la troupe. Les rectangles représentent chacun un malade ayant habité la chambre où le rectangle est dessiné. Les rectangles blancs désignent les fièvres typhoïdes. Les rectangles teintés, les diphtéries. Dans chaque rectangle on trouve inscrit : 1° la date de l'invasion de la maladie (les mois étant indiqués par les chiffres romains de I à XII) ; 2° la durée d'habitation de la caserne par le malade avant sa maladie ; 3° la terminaison de la maladie. Quant à la durée d'habitation on a admis quatre classes, savoir : A, durée d'habitation inférieure à un mois ; B, durée d'habitation de un à trois mois ; C, durée d'habitation de trois à douze mois ; D, durée d'habitation de plus d'un an. La terminaison de la maladie est notée à l'aide de trois signes g, guérison ; c, congé ; +, décès. Exemple : chambre 131, un cas de fièvre typhoïde le 4 novembre 1880, après plus d'un an de séjour dans la caserne, guérison.

ARTICLE III. — CASEMATE.

Les casemates sont des locaux souterrains à l'abri des coups de l'artillerie. Elles constituent, à proprement parler, des habitations en sous-sol, soit quelles aient été véritablement creusées au dessous du niveau du sol, soit qu'artificiellement elles aient été recouvertes d'ouvrages de fortifications sur une ou plusieurs de leurs parois.

Ces constructions présentent deux grands défauts : elles sont généralement mal ventilées, par le fait même du plan qui a présidé à leur construction, et elles sont humides.

Dans les forts les plus récents, la casemate servant de logement est généralement à deux étages ; elle se compose de deux pieds-droits espacés de 6^m, supportant une voûte recouverte d'une couche de terre et de béton de plusieurs mètres d'épaisseur. Les pieds-droits ont 4^m de hauteur ; un plancher sur charpente en fer sépare les deux étages. Le plus souvent les casemates sont accolées et placées sous le massif du cavalier avec façade à larges fenêtres du côté opposé aux coups, et s'ouvrant sur une cour plus ou moins spacieuse. Du côté opposé à cette cour, existent des portes et fenêtres ayant vue et accès sur une gaîne-enveloppe qui sépare la chambre des terres de revêtement ; cette sorte de corridor qui communique avec l'extérieur, permet une circulation d'air et peut, toutes les portes et fenêtres de la chambre casematée étant ouvertes, assurer la ventilation de l'habitation par grand courant d'air lorsque les hommes sont absents.

En prenant les précautions nécessaires pour assurer l'aération des locaux et en espaçant assez les hommes pour qu'ils aient un cubage de place supérieur aux 10^{m3} prévus dans l'assiette du casernement, on peut autoriser l'habitation des casemates dès le temps de paix, sans inconvénient majeur pour la santé des soldats, mais à la condition qu'elles soient parfaitement sèches. Après les événements de 1870, plusieurs de nos casernes casematées ont dû être occupées hâtivement, avant leur assèchement complet, et l'on a vu se développer chez les hommes des accidents relevant étiologiquement du froid humide.

Le général Peaucelier a très bien défini les conditions de salubrité que doivent présenter les constructions casematées (1) : « Un local casematé ou souterrain quelconque bien construit, c'est-à-dire à l'abri des eaux d'infiltration, réunira », dit-il, « les conditions de salubrité voulues : 1° Si l'air s'y renouvelle en proportion suffisante ; 2° si l'humidité relative de cet air n'y dépasse pas celle qui se rencontre d'ordinaire dans nos habitations ou dans l'atmosphère libre. » Ce qui revient à dire qu'une ventilation continue est indispensable. « Si elle s'opère, en ce qui concerne l'arrivée de l'air nouveau, par les conduits d'amenée réservés à cet effet, cet air parviendra dans les casemates à une température voisine de celle des maçonneries ou du sol, selon l'emplacement de ces conduits.

____

(1) Peaucelier, _De la salubrité des constructions casematées au point de vue des phénomènes d'hygrométrie dus à la ventilation._ — (Mémorial de l'officier du génie, n° 26, 2ᵉ série, t. XI, 1885, p. 39).

Il pourra donc être sensiblement plus froid que l'air extérieur, surtout pendant une grande partie de la saison d'été. Dans ces circonstances, il serait donc indispensable de lui restituer par le chauffage à peu près la totalité de la chaleur perdue, afin de le ramener à un degré de sécheresse convenable. Pour éviter cet inconvénient il faudrait que le local considéré pût être mis en communication immédiate et aussi complète que possible avec l'atmosphère extérieure au moyen de larges baies pratiquées dans le mur de façade et embrassant presque tout le parement intérieur de ce mur. De cette manière on supprimerait sans inconvénient l'appel d'air par les conduits d'arrivée, pour le remplacer par une aération directe et beaucoup plus puissante, qui aurait pour effet d'empêcher un trop grand abaissement de la température intérieure et partant un excès d'humidité relative. Les conduits d'évacuation du système de ventilation seuls demeureraient ouverts en vue de favoriser cette aération naturelle. Les autres, comme on vient de l'expliquer, seraient obturés afin d'éviter l'admission d'un air trop humidifié.

Ainsi, pour toutes les casemates destinées à l'habitation, les murs de façade doivent être percés à jour le plus possible, pour que rien n'entrave leur aération et la tendance à l'équilibre de température avec l'extérieur. Par les mêmes raisons on ne devra pas, sans nécessité, exagérer la profondeur de ces locaux. Dans tous les cas, on fera habiter de préférence, durant la saison des chaleurs, la partie antérieure des casemates, c'est-à-dire celle qui bénéficie plus immédiatement des dispositions favorables que l'on vient d'indiquer.

La plupart des logements casematés, étant loin d'être conçus dans cet ordre d'idées, leur occupation permanente exigera fréquemment le secours du chauffage, si l'on ne veut exposer les hommes aux maladies qu'ils peuvent y contracter et qui, dans tous les pays, ont discrédité ce genre de logements au plus haut degré ».

Cependant pour que les parois intérieures des casemates ne soient jamais baignées de rosée, il importe que, quelle soit l'intensité de la ventilation, absolument indispensable, ces parois ne soient jamais plus froides que l'air qui les balaye incessamment.

« Quand la maçonnerie est bien sèche, elle est mauvaise conductrice de la chaleur ; les parois se mettent alors promptement en équilibre de température avec l'air qui circule dans les casemates. Mais quand la maçonnerie est humide, elle devient conductrice de la chaleur ; sa surface participe de la température du massif des constructions et des terres et elle se comporte, par rapport à l'air, comme un condensateur de vapeur. La rosée qui s'y dépose est en partie absorbée par capillarité, en raison de la porosité des matériaux, et la maçonnerie s'entretient ainsi dans un état permanent de fraîcheur qui cause de nouveaux dépôts de rosée. Le remède consiste donc à isoler du massif de maçonnerie, la surface qui est au contact de l'air, c'est-à-dire doubler les voûtes d'une enveloppe

intérieure étanche et mauvaise conductrice de la chaleur (1) ». Ce résultat
s'obtient par différents moyens. Le général Peaucelier a employé le
drainage en briques tubulaires ; le capitaine Perboyre, des conduits
drainés à l'aide de tubes en zinc. Enfin on a établi, dans les murs mêmes,
des gaînes d'aération qui échauffent les parois intérieures de la casemate
en hiver, la refroidissent en été, et l'on a construit des drains pour l'évacuation des eaux qui se condensent dans la muraille (Guinot). Les revêtements hydrofuges dont nous avons parlé p. 159 semblent trouver là
aussi une application utile : on a particulièrement utilisé les briques de
liège et des plaques d'asphalte.

Les revêtements en béton en usage dans la fortification contemporaine
semblent devoir donner une protection assez grande contre l'humidité,
mais les murs verticaux qui enveloppent les locaux ou servent à soutenir
les terres peuvent être déplacés et fissurés par la pression des eaux.
C'est pourquoi on a proposé d'établir de 2^m en 2^m, dans la couche de
pierraille ménagée en arrière du mur de revêtement, des puits de $0^m,30$
sur $0^m,30$, qui communiquent avec un égout longitudinal, lequel peut se
vider par les barbacanes ménagées de 2^m en 2^m (2).

L'ameublement des chambrées de nos casemates présente cette particularité que les châlits en fer sont de hauts cadres donnant place à
quatre hommes : deux se couchent à peu près à la hauteur d'un lit ordinaire, deux au-dessus ; chacun de ces lits à quatre places est distant de
$0^m,35$ de son voisin.

En temps de paix les lits inférieurs sont seuls occupés et, bien que
l'indépendance de la literie, matelas, draps et couvertures soit assurée,
le couchage côte à côte, presque bouche à bouche, de deux dormeurs,
ajoute ses conditions fâcheuses aux autres inconvénients des habitations
casematées.

On doit ajouter encore à ces défauts hygiéniques ceux qui résultent
de l'espace restreint occupé par les différentes dépendances du logement :
cuisines, latrines, chambrées, locaux disciplinaires sont nécessairement
juxtaposés ; l'écoulement des eaux ménagères n'est pas toujours facilement
assuré et l'approvisionnement en eau potable est le plus ordinairement
assez parcimonieux, d'où la nécessité d'une surveillance très grande pour
que les soins de propreté du logement et de ses habitants ne soient
pas négligés.

Si la casemate ne constitue pas, en temps de paix, une habitation de
choix, elle n'est certainement pas améliorée par les dispositions que
nécessite le temps de guerre ; alors chaque orifice est une porte ouverte
aux projectiles et force est bien d'obturer plus ou moins complètement

---

(1) PEAUCELIER, *Des moyens employés pour diminuer l'humidité intérieure des casemates* (*ibidem*, t. XII), 1886.

(2) *Revue du génie militaire*, t. V, 1891, p. 287 et s.

les fenêtres et les meurtrières. D'autre part, la population augmente de densité et les conditions imposées aux habitants seront d'autant plus défavorables que le siège auquel ils seront soumis aura une plus longue durée. C'est pourquoi il est prudent de munir les casemates, non seulement de gaines d'aération, ainsi qu'il a été dit, mais encore de larges cheminées dans lesquelles l'entretien du feu assurera la ventilation. Nous tenons de témoins oculaires ce que Morache, qui en fit aussi l'observation personnelle, rapporte au sujet du siège de Bitche (du 6 août 1870 au 27 mars 1871) : les casemates du fort pourvues de cheminées ont toujours joui d'une salubrité relative, tandis que, dans les casemates simplement aérées par les meurtrières, on dut, pour éviter des intoxications par le miasme humain, et malgré le danger auquel on exposait les hommes en les faisant sortir, exiger l'évacuation de ces locaux pendant plusieurs heures de la journée.

On ne peut songer à établir dans les casemates, surtout en temps de guerre, des latrines à effet d'eau. Morache et Von Echausen préconisent un système diviseur qui nécessite l'emploi des désinfectants. La fosse Mouras, malgré ses inconvénients, trouverait son indication dans certaines de ces constructions. Les tinettes mobiles peuvent y être employées, comme pis aller, lorsqu'il sera possible d'en transporter le contenu dans un endroit approprié.

ARTICLE IV. — CAMP PERMANENT

Il arrive fréquemment que les troupes sont appelées soit en temps de guerre, soit en temps de paix à occuper plus ou moins longtemps des camps dits permanents.

L'habitation y diffère de celle donnée par la caserne, en ce que le logement est fourni, non plus par un bâtiment en pierres à plusieurs étages, situé dans une ville, mais par une construction légère, se rapprochant plus ou moins de la baraque et située hors des villes.

On a vu pendant les guerres d'Afrique, en Crimée et en 1870, l'on voit encore en Algérie des camps permanents formés de tentes : mais ce genre d'abri doit être absolument réservé pour les habitations temporaires.

Les Romains ont assez souvent logé leurs troupes sous des huttes ou des baraques. On a distingué anciennement, dans l'armée française, des camps de huttes pour l'infanterie et des camps de baraques pour la cavalerie. Cependant au xviie siècle encore, lorsqu'il s'agit de baraques, on entend des abris constitués par des branchages supportés par une charpente légère et construits par les soldats qui doivent les occuper.

Les véritables camps baraqués construits méthodiquement, d'après un plan préétabli et par d'autres ouvriers que par les soldats combattants, ont pris naissance pendant les guerres de la Révolution. Il en fut établi un sur la Bidassoa en 1793, un autre sous Dunkerque, dans les dunes, en 1793 et 1794 (général Bardin). Cette même année, une partie de l'école de Mars fut installée sous baraques.

En 1803, on réunit, à Boulogne, 161.000 hommes sous des baraques bien ventilées ayant une lieue de long. Les hommes prenaient des bains de mer et l'armée, fortifiée par le climat maritime, quitta le camp en 1804 pour faire la campagne d'Austerlitz. Ce fut, à proprement parler, le premier camp baraqué permanent.

En 1840-41, pour loger les troupes employées à la construction de l'enceinte de Paris, on éleva de vastes baraques destinées chacune à une centaine d'hommes. « Les parois étaient en colombage, les couvertures en planches bituminées ou en tuiles, et le sol en terre battue. A l'intérieur existait un plafond sur lattes cloué sous des chevrons » (1).

En 1848, après les évènements de juin, de nouvelles baraques furent installées à Paris. « Elles avaient des parois en briques panneresses sur fondation en mortier hydraulique ; la couverture était en tuiles et l'intervalle entre les chevrons était hourdi en plâtre. Le sol du couloir entre les lits était carrelé et surélevé de 0^m,40 au moyen des terres provenant d'un léger déblai fait sous les lits de camp » *(ibidem)*. Singulière faute hygiénique qui a été plusieurs fois renouvelée.

En 1853, on créa le camp de Sathonay, dont les anciennes baraques ont été remplacées en 1872.

Au moment de la guerre de Crimée, de 1854 à 1856, on réunit 100.000 hommes au deuxième camp de Boulogne.

On transporta, de France devant Sébastopol, des baraques dites pour seize hommes, en parois de planches avec couvre-joints : elles constituèrent des abris insuffisants.

En 1857, fut créé le camp de Châlons, où les troupes d'abord campées, puis baraquées, sont actuellement logées, du moins en partie, dans des pavillons en briques.

Les baraquements antérieurs à 1870, n'ont pas été généralement occupés d'une façon permanente par les mêmes troupes, été et hiver (sauf le camp de Boulogne en 1802), et c'est en France, en 1871, que furent réellement étudiés pour la première fois, au point de vue de l'hygiène, les camps dans lesquels les hommes séjournèrent d'une façon continue pendant plusieurs années : c'est à cette époque qu'aux camps d'instruction furent substitués les camps-casernes.

Cette vaste expérience amenée par la nécessité de maintenir aux environs de Paris les troupes victorieuses de l'insurrection de la Commune et qui étaient le noyau reconstitutif de l'armée française, après les dé-

(1) *Notes sur les baraquements des troupes* (*Rev. du génie milit.*, 1892, t. VI, p. 1, et suiv.).

sastres de la guerre de 1870, avait cependant pour précédent ce qui
s'était passé en Amérique au moment de la guerre de Sécession. Les
500.000 volontaires que le gouvernement américain eut l'obligation de
loger au début de la guerre, furent groupés dans des camps et logés
dans des baraques en bois du type indiqué p. 158. Après la guerre, les
troupes américaines chargées de garder les frontières de l'Ouest, furent
réparties dans des postes où l'on établit des casernements baraqués dont

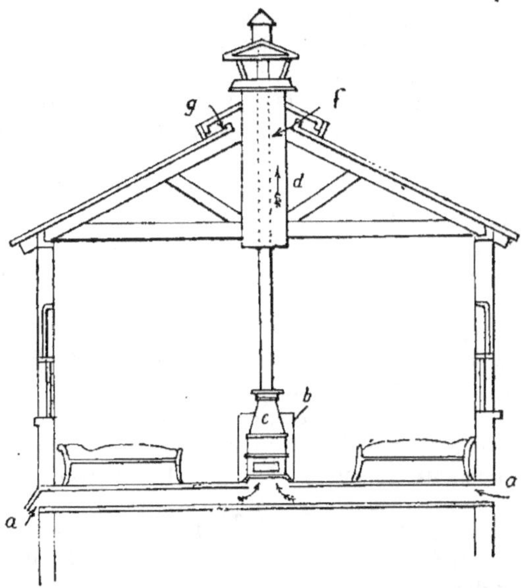

Coupe verticale de la baraque américaine (d'après Morache)·

a a, gaînes d'apport de l'air ; — *b*, chambre à air concentrique au poêle *c* ; — *d*, gaîne
concentrique au tuyau d'évacuation de la fumée *f* ; — *g*, double toit avec chassis mobile.

les types variables ont été portés à notre connaissance par un important
ouvrage paru en 1870 (1), et dont le *Traité d'hygiène* de Morache a
reproduit les principaux types.

Aujourd'hui les camps des environs de Paris, Villeneuve-l'Etang,
Satory, Saint-Germain, Meudon, Rocquencourt, Saint-Maur ne sont plus
tous habités, mais d'autres ont été créés ou réorganisés, parmi lesquels
ceux d'Avor, de la Valbonne, etc.; de plus, un certain nombre de bara-

(1) *Circular* n° 4, *War departement, Surgeon general's. offic, Washington, december*
5, 1870. — *A. Report on Baraaks and Hospitals, with description of military posts.* —
Government printing office, Washington, 1870, grand in-4° de XXXIII, 494 pages avec
plans et figures.

ques construites en 1872 pour l'armée allemande d'occupation, ont été ou sont utilisées par nos troupes, et enfin à Châlons, Sathonay, etc., on a construit des baraques en briques, tandis qu'à Bourges, à Autun, etc., on a élevé des baraquements d'un système particulier, dit *système Tollet*, du nom de leur inventeur.

Les camps des environs de Paris étaient des camps baraqués; les baraques étaient en bois et leur type variait un peu dans les différents camps. Celles de Villeneuve-l'Etang, qui remplacèrent après un an un modèle très inférieur en forme de bonnet de police, avaient 18^m,50 de long sur 5^m,50 de large; la hauteur des petits côtés formant pignons était de 3^m,25; ces petits côtés étaient percés chacun d'une porte et chaque grand côté de cinq fenêtres. Plusieurs avaient des doubles parois en bois, d'autres étaient revêtues à l'intérieur de briques non cuites ou de bousillage.

Les hommes y couchèrent d'abord sur des lits de camp et sur de la paille de couchage nue ou renfermée dans des sacs tente-abri.

Ces camps présentaient les défauts suivants :

1° Le sol des camps n'avait pas été préparé pour recevoir une telle agglomération d'hommes, ni aménagé pour assurer l'écoulement des eaux de toute provenance ;

2° Les hommes étaient trop serrés dans les baraquements (6^{m3} d'espace à Villeneuve-l'Etang, 9^{m3},25 au camp de Saint-Germain) ;

3° Les différents modèles des baraques avaient tous plusieurs inconvénients : *a*) ces baraques étaient trop peu élevées au-dessus du sol ; *b*) les fenêtres étaient trop peu nombreuses et trop petites ; *c*) aucun procédé de ventilation artificielle ne suppléait à ce vice ; *d*) les parois n'étaient pas imperméabilisées ; *e*) les baraques étaient dépourvues de planchers ; *f*) le chauffage était insuffisant en hiver ; *g*) les lits de camp n'étaient pas mobiles ;

4° Le sol des cuisines installées dans des baraques spéciales et munies de l'outillage en usage dans les casernes, n'était pas imperméabilisé, d'où son imprégnation par les eaux ménagères ;

5° Les camps n'avaient ni lavabos ni endroits pour donner des bains, ni lavoirs pour le linge ;

6° Dans plusieurs camps les latrines (fosses fixes ou mobiles) étaient d'une installation trop sommaire pour des camps permanents.

Dans ces baraquements, les hommes étaient couchés sur des châlits, comme dans les casernes.

D'une façon générale on peut dire que le séjour dans les camps baraqués a été favorable aux troupes. La morbidité et la mortalité y ont diminué lorsque les abris ont été suffisants et tant que le sol n'est pas devenu un foyer d'infection ; les hommes, dans ces conditions, ont bénéficié de la vie au grand air, hors des villes, et du peu de densité de leur population par rapport aux larges espaces qu'occupaient les campements.

Nous avons constaté que dans des baraques à cubage insuffisant, qu'on ne pouvait ni nettoyer ni ventiler, et pourvus de lits de camps fixes, deux régiments, le 79ᵉ et le 90ᵉ ont eu, en 1871, une morbidité assez élevée ; mais aussi que ces deux régiments ont joui au contraire d'un état sanitaire excellent, aux camps de Villeneuve-l'Étang et de Saint-Germain lorsque les baraques ont été agrandies, assainies et que la ventilation et la propreté ont pu y être assurées.

Le deuxième camp de Boulogne a été décimé par le choléra ; en 1874 les camps des environs de Paris ont vu naître la fièvre typhoïde et la dysenterie et l'on a été porté à conclure de ces faits que les camps permanents, loin d'être favorables sont dangereux pour la santé des soldats.

Sans doute, le choléra et les autres maladies contagieuses importées dans les camps, s'y répandent assez facilement, quoique moins aisément que dans les casernes ; si la fièvre typhoïde vient à éclater dans un camp, c'est que l'eau de boisson est souillée ou plus souvent que le sol imprégné par les matières organiques a fait pulluler les germes de la maladie apportés sans doute à l'état inoffensif par les individus venus des milieux urbains et qui auront trouvé chez un premier sujet, plus ou moins surmené, un terrain propice à leur éclosion (Kelsch).

La statistique de tous les camps démontre que lorsque les lois de l'hygiène ne sont pas méconnues, la santé s'y améliore : la mortalité diminue, et c'est à peine si, de loin en loin, on note un décès par tuberculose. La vérité de cette observation est constante : elle a été vérifiée à Boulogne (Perrier), au camp de Châlons (Larrey, Goffres, Morin), dans nos camps des environs de Paris (Marvaud, Viry), en Angleterre, aux États-Unis (Vigo-Roussillon), en Russie (Heyfelder), en Allemagne, aux Indes et en Perse (Tholozan). Les épidémies des camps proviennent toujours, non pas du fait du campement, mais d'une circonstance particulière qui a fait violer les préceptes hygiéniques. C'est ainsi qu'il a fallu près de quatre ans, dans les camps des environs de Paris, pour que la souillure d'un sol évidemment mal protégé manifestât ses effets pernicieux. La fièvre typhoïde des camps sous Metz relève bien plus des vices d'alimentation, du surmenage et de toutes les conditions déprimantes accumulées comme à plaisir, que du fait même du campement.

La permanence de l'habitation n'est cependant pas indispensable pour engendrer la fièvre typhoïde dans les camps. Au mois de mai 1886 on réunit sous la tente, au camp du Pas-des-Lanciers, la division de réserve du corps expéditionnaire du Tonkin, forte de 8.500 hommes : du 15 mai au 24 juillet, cet effectif fournit 1.419 entrées à l'hôpital pour fièvre typhoïde. On ne saurait, dans ce cas, accuser ni la tente, ni la longueur du séjour sur un même terrain, ni le principe même du campement, mais bien le mauvais choix du sol trop peu perméable, l'absence de latrines et l'infection des habitants qui en est résultée, avec une rapidité extrême, à la suite de l'apport de germes pathogènes, par des hommes du 62° qui comptaient des typhoïdiques dans leurs rangs en arrivant au camp (1).

Pendant l'occupation de notre territoire, après la guerre de 1870-71, l'autorité médico militaire allemande a exigé, pour le baraquement de ses troupes, des installations qui ont été longtemps utilisées par nos propres soldats. Elles avaient des dimensions. beaucoup plus vastes que les baraques des camps des environs de Paris. L'élévation du toit et la surface de la construction, assuraient aux chambres placées à droite et à gauche d'un corridor, un cubage proportionné à l'effectif. Toutes étaient exhaussées au-dessus du sol, munies d'un plancher, de larges fenêtres disposées de manière à permettre un facile renouvellement de l'air, sans gêner le placement de lits. Les parois étaient formées par une double rangée de planches avec couvre-joints, espacées d'une dizaine de centimètres. Le toit était revêtu de tuiles. Souvent on accédait dans les chambres par un corridor central et une sorte de tambour protégeait les dortoirs contre l'irruption de l'air froid. Le chauffage cependant était réputé difficile, avec le nombre de poêles que nous y avions placés, au moins dans les garnisons froides, comme nous l'avons constaté à Belfort de 1874 à 1878. Dans ces baraquements, les hommes étaient couchés sur des châlits comme dans les casernes.

En 1887 on a élevé dans l'est de la France des baraques à doubles parois bourrées de foin : généralement bien situées et spacieuses, elles eussent fourni de bons abris, si le bois employé eût été suffisamment sec pour ne pas se fendre, si le foin eût été assez bien retenu pour ne pas se tasser, et si le chauffage eût été plus facile. Il a fallu, pendant l'hiver rigoureux de 1890 à 1891, les revêtir d'un ciment de béton, plâtrer les plafonds ou au moins les cartonner. C'est à cause de ces inconvénients qu'il a été décidé que les parois de bois seraient remplacées par des murs de brique.

Nos réglements actuels prévoient que pour le chauffage des baraques, le nombre des poêles déterminés pour les casernes peut être augmenté, suivant la région, jusqu'à un poêle au maximum par 120^{m2} de surface, étant donné qu'une fraction de 60^{m2} au moins est nécessaire pour donner droit à un poêle supplémentaire (note ministérielle du 21 août 1889).

En réalité, aujourd'hui, aussi bien en France (Châlons, Sathonay, La Valbonne, etc.) qu'à l'étranger (Curragh et Aldershot en Angleterre, Beverloo en Belgique, etc.) on a substitué aux baraques en bois des constructions légères en briques, exhaussées au-dessus du sol, avec sol planchéié ou bitumé et toitures en tuiles, en un mot de véritables pavillons isolés, sans étage.

Au camp de Châlons, les murs en briques de 0^m,11 d'épaisseur, qu'on

_____

(1) Duchemin, *Épidémie de fièvre typhoïde au camp du Pas-des-Lanciers* (*Archives de médecine et de chirurgie militaires*, t. VII, 1886, p. 145).

avait construits d'abord, ayant été reconnus insuffisants pour protéger contre le froid, on a donné aux parois, dans les baraques les plus nouvelles, une largeur de 0ᵐ,50 et on s'est servi des briques crues reposant sur un soubassement en maçonnerie de 0ᵐ,70 de hauteur au-dessus du sol.

Les constructions de ce genre sont en quelque sorte l'intermédiaire

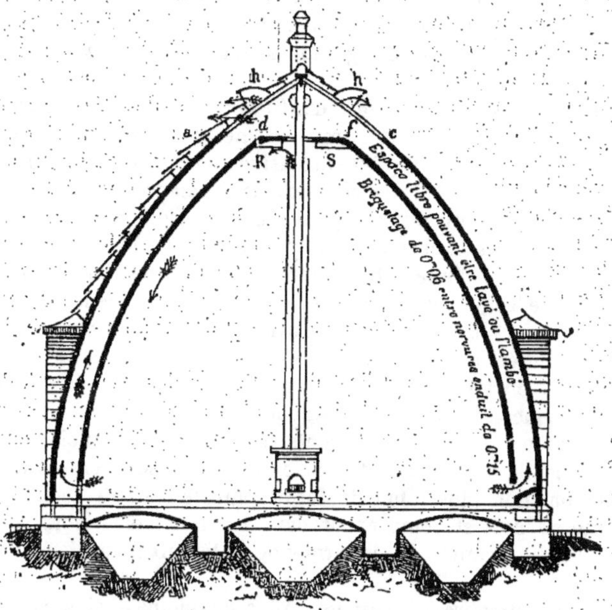

Coupe verticale d'un bâtiment *système Tollet* (pavillon d'hôpital).
D'après une figure empruntée à un travail autographié de M. Tollet, Paris, 1884.
Les flèches indiquent le sens de la ventilation favorisée par l'adaptation d'un tuyau excentrique au tuyau d'échappement de la fumée, comme dans la figure p. 188 ; — en *h h* sont des chattières grillagées. La partie la plus élevée de la couverture *a c* est bâtie alternativement de tuiles et de verre, la partie horizontale *d f* du coffrage inférieur est vitrée ; — R S, trappes à coulisses permettant à volonté le jeu de la ventilation ascendante et de la ventilation descendante.

entre la baraque en bois à parois simples ou doubles (en bois ou briques) et le pavillon Tollet. Ce dernier est essentiellement une construction de forme ogivale, à double paroi, composée de fer et de briques. Le coffrage ménage un vaste espace intérieur qui ne présente ni saillants ni rentrants. La ventilation y est assurée par des briques ventilatrices, par des fenêtres, des chassis, des impostes et par une baie longeant le faîte du toit et recouverte par un double toit.

Le type primitif figure p. 192, a été notablement modifié dans ses détails selon les diverses applications qui en ont été faites. Les baraques qui, à Bourges, sont destinées au logement des artilleurs, ont 51^m de long sur 6^m,80 de large et donnent un cubage d'environ 23^{m3} par habitant. Les parois intérieures sont imperméabilisées.

Le système de construction Tollet établit la transition entre la caserne et le camp proprement dit : il se rapproche de la caserne par sa construction solide, mais l'espacement qu'il fournit aux hommes, dans un grand nombre de bâtiments absolument indépendants les uns des autres, sans étages, et disposés sur une grande surface, le rattache véritablement aux camps.

Il n'est, du reste, pas permis d'affirmer la supériorité absolue des constructions Tollet sur les autres systèmes de baraquements, malgré tous les perfectionnements qu'y a successivement introduits leur ingénieux inventeur. Les baraques Tollet sont exhaussées au-dessus du sol, elles sont ventilées, mais elles offrent un espace cubique exagéré et leur plafond en ogive est difficilement accessible, et par suite difficilement nettoyé. Une baraque en briques d'une autre forme peut présenter tous les avantages de la baraque Tollet qui, plus que les autres constructions analogues, a l'inconvénient, à cause de sa forme et aussi de sa charpente en fer, d'être très chaude en été et très froide en hiver. En tout cas elle est supérieure aux baraques en tôle ondulée, qu'a expérimentées l'armée allemande à diverses époques et tout récemment encore à Strasbourg.

C'est pour parer aux inconvénients résultant de l'emploi des métaux, que les ingénieurs Grüber et Volckerer ont proposé, en Autriche, des constructions non plus à toit de forme ogivale mais de forme ovale, à charpente de bois et comprenant dans les murs extérieurs, au-dessus du plafond, des chambres à air garnies de matériaux mauvais conducteurs de la chaleur.

Un certain nombre de baraques plus ou moins facilement démontables ont été proposées dans ces dernières années, mais ces divers systèmes dans lesquels les inventeurs ont surtout recherché la mobilité ne sauraient être appliqués au logement des troupes ; elles trouvent au contraire leur très heureuse utilisation dans certaines formations sanitaires de campagne où elles serviront à l'hospitalisation des malades et des blessés.

Mais ce que l'on peut répéter à propos des pavillons Tollet, comme à propos de toutes les baraques, c'est que le logement des hommes dans les locaux disséminés, empêche la trop grande densité de la population ; les baraques élevées loin des agglomérations urbaines ont toujours diminué la mortalité des troupes qu'elles ont abritées. Le baraquement n'est en somme que le *block system* qui a si bien réussi en Angleterre, c'est un block system plus économique que le système anglais et qui lui est supérieur encore par la possibilité qu'on aurait d'abandonner facilement un terrain devenu malsain par la souillure que lui aurait imprimée

13

un séjour trop prolongé : la baraque est transportable en totalité ou en partie, la caserne est inamovible (1).

Dans les camps baraqués les hommes sont, en temps de paix, couchés comme dans les casernes. Si le camp baraqué était utilisé pendant la guerre, par une armée assiégeante par exemple, les moyens de couchage seraient ceux des camps sous tentes.

HABITATION TEMPORAIRE

ARTICLE V. — CAMP TEMPORAIRE

La tente, cet abri normal des peuples nomades, a été employée par les armées romaines ; elle était connue des guerriers grecs, et l'on peut dire qu'à toutes les époques, les camps, quel qu'ait été le mode le plus général des abris qu'on y a employés, ont toujours compté un plus ou moins grand nombre d'habitations essentiellement constituées par des toiles tendues sur des traverses et maintenues par des piquets.

Ce ne fut cependant que sous Louis XIV que l'usage des tentes devint régulier en France ; on en délivra à ce moment à la Maison militaire du roi et à quelques autres corps privilégiés. L'armée prussienne, la première, fut pourvue, pour tous les soldats, de tentes entretenues dès le temps de paix. La France imita la Prusse au XVIIIe siècle : les régiments se procurèrent, comme ils le purent, des tentes de différents modèles, sans qu'aucun type fût imposé.

Charriées derrière les troupes, elles devinrent très encombrantes pendant les campagnes de 1741 à 1756. L'armée de Dumouriez en fut pourvue, il en fut fait usage à Soissons en 1892 ; mais, pendant les guerres de là Révolution, elles cessèrent d'être employées par les Français ; peut-être « moins par système que par nécessité, Hoche chercha à persuader à ses troupes qu'il est plus militaire, plus républicain, plus glorieux de se passer de tentes que d'en traîner à sa suite. Elles disparurent de son armée et successivement de toutes les autres ». Napoléon considérait la

(1) Voy. MARVAUD, *Etude sur les casernes et les camps permanents*, Paris, 1873. — MORACHE, *Traité d'hygiène militaire*, 2° éd. Paris, 1886. — VIRY, *Etude sur le baraquement des hommes au camp de Villeneuve-l'Etang*, in *Bulletin de la Réunion des officiers*, 1812. *Considérations sur l'hygiène des camps permanents*, in *Trib. méd.*, 1874. *Etude sommaire sur le logement permanent des troupes en France*, in *Gaz. hebd. de méd. et de chir.*, 1876. — Art. CASERNE et CAMP du *Dict. encycl. des scien. méd.* — *Mémoires de méd., de chir. et de pharm. milit. et Arch. de méd. et de ph. milit.*, passim.

tente comme dangereuse, parce qu'elle fait connaître à l'ennemi la position des troupes ; il ne la tolérait que pour les chefs « qui ont besoin d'écrire et de consulter la carte ».

Pendant nos guerres d'Afrique, la nécessité de protéger les hommes contre le refroidissement nocturne, durant de longues expéditions, dans des pays dépourvus de maisons, amena l'invention de la tente-abri. Celle-ci a été fabriquée primitivement à l'aide du sac de campement dont était pourvu chaque homme : deux sacs décousus, réunis par leur grand côté et soutenus sur des fusils, formèrent un abri pour deux soldats. Perfectionnée et devenue un objet d'équipement réglementaire, elle se composa essentiellement de deux morceaux de toile de $1^m,70$ sur $1^m,60$ chacun, réunis par un des grands côtés à l'aide de boutons et de boutonnières, placés sur un support en bois et retenus par des piquets également en bois. Cette tente ainsi formée est ouverte des deux côtés et donne abri à deux hommes. Lorsque quatre hommes réunissent leurs toiles, la tente reste encore ouverte, mais pour un groupement de six hommes elle est fermée de toute part : elle est alors haute de $1^m,20$, longue de $3^m,40$ et cube environ $4^{m3},50$. Cette tente, durant les marches, est portée sur le sac, chaque homme ayant une toile et la moitié des supports et piquets nécessaires à son érection. Les supports sont, à cet effet, fragmentés en deux parties qui se réunissent en s'engaînant à l'aide d'un ajustage en fer blanc. Employée d'abord pour les troupes d'Algérie, elle fut donnée ensuite à toute l'armée ; c'est avec elle que nos soldats ont fait les guerres de Crimée, d'Italie, du Mexique et la campagne de 1870-71. Elle a été supprimée en 1878 dans le paquetage individuel, excepté en Afrique, dans les colonies et en pays de montagne.

Au Dahomey, on s'est servi, pendant l'expédition du général Dodds, en 1892, des toiles de tente-abri pour former le toit de baraques mobiles dont la charpente était constituée par des tiges de palmier et dont les murs étaient d'immenses branchages engagés dans des montants transportables.

La tente-abri a rendu et rend d'excellents service, mais elle constitue une habitation éminemment temporaire qu'il est dangereux, à cause de son faible cubage, de rendre quelque peu permanente, ainsi qu'il a été fait encore pendant le siège de Metz, en 1870, par exemple. Aussi, l'art. 29 du décret du 26 octobre 1883 les affecte-t-elles exclusivement aux bivouacs.

Il avait été décidé que, lorsque l'approvisionnement actuel en sacs-tente-abris serait épuisé, on mettrait en service, pour les remplacer, la tente modèle Waldéjo. Elle est constituée par une toile losangique qui, employée seule, peut abriter un homme de deux côtés, en formant, lorsqu'elle est supportée par un piquet, deux côtés d'une pyramide triangulaire ; avec deux toiles, on obtient une pyramide quadrangulaire fermée sur toutes les faces. Avec quatre, six, huit toiles, on façonne une tente ayant la forme d'un solide dont la base serait un polygône irrégulier. Mais des expériences sont actuellement entreprises sur d'autres modèles de tente-abri individuelle et de tente-abri collective. Ces dernières, si elles étaient adoptées, seraient transportées par des voitures.

Les Allemands ne se sont généralement pas servis de tentes analogues dans leurs dernières guerres, mais le budget militaire pour l'empire, en 1892 et 1893, comprend une première prévision de 4.500.000 marks, à l'effet de munir les troupes de petites tentes portatives. Les tentes seraient particulièrement destinées aux corps qui doivent éventuellement opérer vers l'ouest de l'empire d'Allemagne ; cependant elles ont été expérimentées pendant les grandes manœuvres de 1893, en Alsace. Chaque homme porte : la toile de tente en coton imperméable de couleur brune, carrée, de 1^m,65 de côté, munie d'œillets et de boutonnières ; la corde de tente, dite aussi corde de cou, parce qu'elle peut servir à transformer la toile de tente en manteau contre la pluie ; un montant en trois morceaux et trois petits piquets. La tente peut être placée dans le sac, son poids est de 1^{kg},750. En combinant plusieurs toiles on arrive, à l'aide de ces éléments, à dresser des abris plus ou moins spacieux : le groupement numérique des hommes a été laissé au choix du commandant de compagnie, à condition que les tentes fussent réunies autour du feu du bivouac. Cette manière de procéder, qui peut être avantageuse au point de vue de la protection des hommes contre les intempéries, rend certainement plus difficile l'appréciation à distance, par l'ennemi, des effectifs campés.

En Autriche, en 1891, on a également mis en expérience des tentes légères et l'on a adopté en 1893, et essayé pendant les manœuvres de cette même année, une tente bonnet de police pour deux hommes, divisible en deux parties à partager, pour le transport, entre deux soldats. D'après la *Revue du cercle militaire* (20 août 1893), la toile, en coton brun foncé, est constituée par deux triangles équilatéraux se touchant par un de leurs côtés et formant un losange de 2^m de côté. A l'un des angles obtus du losange, se trouve une ouverture elliptique, garnie d'un anneau de cuivre maintenu par des rivets, et dont la forme correspond à peu près aux dimensions moyennes du fourreau de la baïonnette. Les deux côtés adjacents à cet angle et un troisième côté encore portent, le long du bord, chacun neuf trous d'olive également espacés. Devant chaque trou, et à quelques centimètres vers l'intérieur de la toile, est cousu solidement, au moyen de fils de cuivre, un bouton olive en bois. Au deuxième angle obtus, ainsi qu'aux deux angles aigus et sur le milieu des deux côtés déterminés par ces trois angles, se trouve un cordon solidement fixé à l'étoffe. Enfin la toile est garnie sur ses quatre côtés d'une bande de cuir de 0^m,04 de largeur. Un cordon court également le long de la plus courte diagonale. Le piquet de tente est en bois de frêne verni de 0^m,01 de grosseur sur 0^m,275 de longueur. Le support ou montant de tente est formé de six morceaux cylindriques du même bois, de $0^m,02$ de diamètre sur $0^m,30$ de longueur. Quatre d'entr'eux sont coupés en sifflet à leurs deux extrémités et sont munis d'une douille étamée qui permet de les réunir. Les deux derniers morceaux sont disposés comme les premiers à l'un des bouts seulement ; à l'autre bout ils sont ferrés en pointe. La corde de tente est longue de $2^m,50$ et a ses deux extrémités garnies de fil retors. Tout sous-officier ou soldat armé d'un fusil ne porte qu'une toile de tente et trois piquets. Ces derniers sont renfermés dans un chiffon et placés dans la toile de tente ; celle-ci est pliée à la grandeur du sac et portée sous sa pattelette. Si l'on doit marcher sans sac et emporter les tentes, on fixe la toile et les piquets au moyen de la courroie de marmite aux bretelles de cartouchière. Le poids de ce matériel dépasse à peine $1^{kg.}$ (exactement $1^{kg.},170$). Les hommes non armés de fusil portent en outre chacun trois morceaux de support et la corde de tente, entourée autour des piquets. Leur charge s'élève ainsi à $1^{kg.},470$. Quand on campe, les tentes sont disposées derrière les faisceaux de chaque peloton. Normalement une tente est constituée au moyen de quatre toiles, et sert ainsi pour le groupe formé par deux files. Les tentes de deux toiles, pour une seule file, ne sont employées qu'exceptionnellement, dans les terrains très irréguliers. Les tentes d'officiers sont toujours de ce genre. Quand le temps est chaud et sec, on peut constituer de grandes tentes, jusqu'à une pour un demi-peloton. Les tentes à deux toiles forment une pyramide régulière à base quadrangulaire, dont les côtés ont 2^m de long, ce qui donne 4^{m2} de surface couverte pour loger deux hommes, et au besoin trois, avec leur équipement. La hauteur de la pyramide est d'environ $1^m,50$. Pour dresser la tente, un homme placé au centre de la base tient verticalement son fusil après avoir mis au canon la baïonnette munie de son fourreau. Son camarade coiffe ce fourreau des deux toiles de tente boutonnées sur un de leurs côtés au moyen des olives Le côté non boutonné forme l'entrée. La corde de tente sert à fournir un appui pour résister au vent. Le support s'emploie de la même manière que le fusil, mais celui-ci est plus stable. Les tentes à quatre, six, huit toiles, etc., présentent une série de facettes. On les établit, en disposant tout près l'une de l'autre, deux, trois, quatre, etc., tentes à deux toiles, de façon à ce que les toiles voisines soient maintenues par un seul et même piquet. L'entrée est ménagée à un des angles ou sur l'un des grands côtés, en ouvrant un plus ou moins grand nombre de toiles. Le règlement interdit l'établissement de tentes pour les petits postes, les grand'gardes et les réserves d'avant-postes. Les troupes chargées de la garde du camp, des convois, etc., ne doivent pas, pour installer leurs tentes, se servir du fusil, mais bien de supports en bois. Les hommes auxquels l'emploi des tentes est interdit peuvent employer les toiles en guise de manteaux, en les jetant sur leurs épaules et les boutonnant par devant au moyen des olives, puis en se faisant un capuchon au moyen de l'angle aigu de la toile ramené sur la tête. Encore ce capuchon n'est-il pas permis aux vedettes, sentinelles, patrouilles, etc. La toile de tente peut être enfin employée comme couverture ou comme oreiller (en la roulant). Il est interdit de s'en faire un manteau pendant les marches (1).

L'armée russe s'est servie en Pologne, en janvier et février 1893, pendant des manœuvres qui ont eu lieu par une température variant de — 17 à — 25°, de tentes portées par les hommes, dites tentes yourtes. Les soldats à abriter par une de ces tentes peuvent être de quinze à quarante, le nombre de trente-six étant le plus favorable. Pour établir la tente à trente-six, il faut vingt-quatre morceaux d'étoffe. On les coud ensemble, de façon que huit soient employés à former le toit et les seize autres les quatre côtés de la tente. Le toit est soutenu aux quatre angles par quatre poteaux et présente au milieu une ouverture formée en relevant les coins des morceaux de toile, dont trois ne sont pas cousus aux autres jusqu'à leur extrémité. Quatre potelets soutiennent également le toit en son milieu, autour de l'ouverture qui s'y trouve ainsi ménagée, pour donner issue à la fumée du foyer. C'est autour du foyer que les hommes se groupent pour se coucher, les pieds du côté du feu. Dans ces tentes, la température a pu atteindre 6° jusque dans les parties les plus éloignées du foyer. En général, la température intérieure était plus élevée de 12° à 18° que celle du dehors et, grâce aux tentes, on n'a constaté aucun accident sérieux de congélation, les hommes étant du reste bien vêtus et abondamment pourvus de combustible. On a remarqué cependant que si les hommes dormaient de neuf heures du soir à trois heures du matin, à partir de cette heure ils sortaient fréquemment de la tente pour prendre du mouvement et se réchauffer et qu'à partir de quatre heures, la température de la tente était celle de l'air extérieur.

Ces tentes seraient supérieures à celles que l'armée du Caucase a utilisées pendant la guerre de Turquie en 1877-78 et qui, d'après Kosloff, se laissaient traverser par la pluie ; de plus leurs parois n'arrivant pas jusqu'à terre, le froid obligeait à en abaisser la partie supérieure et à recouvrir les toiles de terre, ce qui déterminait une telle viciation de l'atmosphère intérieure que le professeur Desbrolavine, chargé de l'inspection sanitaire des troupes, pensait que des tentes abris eussent été préférables.

Le colonel Tschebortajew (*Erfindung eines neuen Zeltes für Kosaken Militär-Wochenblatt*, Sp. 860), a fait expérimenter dans les manœuvres, près de Narwa en 1890, une tente pour les cosaques qui antérieurement n'en possédaient pas. Elle est constituée par quatre lances, des cordes à fourrage et sept morceaux de toile à voile ; elle pèse (lances comprises) 23 livres et elle peut être montée en dix minutes.

____

(1) *Verordnungsblatt f. das Ka. und Kö. Heer*, du 9 août 1893, d'après la *Revue militaire de l'Etranger*, 1893, p. 435.

Quelques auteurs, notamment le major autrichien, Tilschkert, ont pensé qu'il serait bon de faire suivre les troupes en marche par des baraques transportables de construction simple. Assurément l'hygiène trouverait avantageuse une mesure de ce genre, reste à savoir si elle serait compatible avec les nécessités de la guerre.

La tente collective en usage dans l'armée française pour les camps temporaires, porte le nom de *tente à siège*, ou *tente marabout*, ou *tente turque*. Sa capacité est de 30^{m3}, son diamètre inférieur de 7^m ; elle peut abriter seize hommes, mais il est souhaitable que dix au maximum y soient logés. Elle est essentiellement constituée par un mât central en bois de 3^m de haut d'où rayonne une toile fixée par des piquets fichés en terre. Elle est percée de deux portes qui peuvent se relever, et pourvue, au-dessus du mât, d'un chapiteau qui abrite une petite ouverture circulaire d'aération. On peut reprocher à cette tente d'être lourde et encombrante. Elle a de plus cet inconvénient, que par le fait de l'obliquité de la toile, on ne peut se tenir debout qu'au centre de l'abri.

Pour remédier à ce défaut, Guilloux (de Paris) propose une tente reposant sur une armature à mât central en fer creux. Son diamètre est de 4^m,66, sa hauteur de 3^m,66. Elle cube 59^{m3}3, la surface à la base est de près de 32^{m2}, et elle peut loger vingt-quatre hommes. D'un transport facile, par suite de son système de montage, elle ne pèse que 105^{kg} et a une forme octogonale conique permettant de se tenir debout dans toutes ses parties, et d'y placer des lits un peu élevés au-dessus du sol. Un système particulier permet aux hommes de tendre et de détendre la toile sans sortir de la tente. Trois hommes la montent en quinze minutes et la démontent en cinq minutes. Elle se transporte facilement, tous ses organes étant groupés en deux parties de poids égal, et pouvant être chargés à dos de mulet. Reste à s'assurer de sa solidité sur tous les terrains et de la possibilité de l'y installer.

On a mis en essai en 1893, au camp occupé par les compagnies chargées de l'installation du champ de tir de Maisons-Laffite, un modèle de grande tente du système Tollet, basé sur l'emploi de fermes en fer articulées, prenant point d'appui sur une sole également en fer. Ces tentes ne sont pas embarrassées au milieu par un piquet, ni à l'extérieur par de longs cordages. On s'y tient debout dans presque toutes les parties, et elles s'aèrent facilement par des fenêtres qu'on peut fermer par les mauvais temps. Leur seul inconvénient, c'est qu'elles sont plus lourdes que la tente conique, et que leur chargement sur les voitures est plus difficile.

Les officiers font souvent usage de la *tente* dite *de marche*, en forme de bonnet de police.

On a longtemps employé en France la *tente elliptique* à deux mâts ou tente *Taconnet*, qui était trop peu stable. Elle a disparu comme aussi toutes les tentes de formes et de dimensions variables suivant les armes et les grades, que décrivait encore le tarif du 13 mars 1831.

L'armée anglaise a des tentes rondes à la base qui mesurent 3ᵐ,80 de diamètre et d'une hauteur de 3ᵐ, destinées à quinze hommes ; cependant il en est du même type qui sont un peu plus grandes. Toutes sont d'une ventilation difficile.

Si l'on devait faire camper les troupes sous la tente d'une façon quelque peu prolongée, surtout en hiver, les tentes à doubles parois de toile seraient particulièrement utiles : telles sont par exemple les tentes système Tollet adoptées pour nos formations sanitaires de campagne. Dans l'armée allemande, il a été fait des essais de tentes de ce genre, mais il ne semble pas que leur usage puisse se généraliser pour des effectifs nombreux, à cause des difficultés du transport.

L'étoffe dont sera faite la tente sera imperméable et mauvaise conductrice de la chaleur : les étoffes de coton (tente Waldéjo) sont préférables à celles de toile, et la laine (tente arabe) est supérieure au coton. La toile de la tente conique et de la tente de marche est en tissu de lin ou de chanvre. Les toiles caoutchoutées qui ne laissent pas passer d'air, sont absolument à rejeter.

Le sol sur lequel on élève la tente doit, autant que possible, être asséché et battu, « décapé » ; on extrait les herbes et les racines, on creuse une rigole au pied de la tente pour l'écoulement des eaux et on ménage un rebord sur lequel on puisse étendre les effets quand il fait beau (art. 360 inf., du décret du 10 octobre 1892). En Russie, il est d'usage d'installer les tentes sur un tertre dont la base est consolidée à l'aide de planches ou de gazon.

Jamais on ne creusera le sol des tentes : les *taupinières* de Crimée ont été une des causes du typhus de notre armée et on ne perdra pas de vue que la *tente s'infecte comme une chambre* et que par conséquent il est indispensable de la ventiler. L'ouverture des auvents est généralement insuffisante. « Dès que le soleil paraît, les tentes sont ouvertes et relevées du côté du soleil ; la paille de couchage est remuée et exposée au grand air ; les effets sont sortis, étendus et battus, ainsi que les couvertures. »

Pour diminuer le danger de l'infection du sol, par suite de la continuité de l'habitation, il est prescrit de déplacer souvent toutes les tentes ou au moins de les abattre momentanément, pour mettre le sol au contact de l'air et du soleil ; le déplacement des tentes, d'après Baudens, doit être prescrit tous les quatre jours au moins.

Le médecin-major Marty a cru devoir attribuer des épidémies de fièvre typhoïde qui ont pris naissance dans les camps d'Algérie, à l'étroitesse de l'enceinte du camp, ce qui empêchait de changer les tentes de place comme il eût fallu le faire. « Quand il fait beau » dit Ewans (1) « on doit enlever les tentes le matin et les dresser de nouveau dans l'après midi. Chaque fois que le temps le permet, le linge et les effets doivent être

_____

(1) Thomas W. Evans, *Essai d'hygiène et de thérapeutique militaires*, Paris, 1865.

exposés à l'air. Il convient de laisser entre les tentes un espace assez grand pour que l'air puisse circuler librement. Lorsque les tentes ont été transportées dans un autre endroit, à moins qu'il ne s'agisse d'une distance considérable, on doit assainir le sol d'où on les a enlevées, en y jetant une grande quantité de charbon de bois, de la chaux ou tout autre agent désinfectant. Lorsque les circonstances ne permettent pas de déplacer les tentes, on doit assainir le sol au moyen de ces mêmes substances ».

Les hommes logés sous la tente n'ont pas de lit. En temps de paix, on peut mettre, sous la paillasse qu'on emploie, des planches ou des nattes de paille ou des claies de branchage qu'on fait fabriquer par les hommes. En campagne « lorsqu'il est distribué de la paille », dit le règlement, « on la répartit également sur le sol intérieur, principalement sur la partie où les hommes doivent placer la tête. Si l'on n'a pas de paille, on ramasse de l'herbe sèche, de la mousse, du foin, des feuilles sèches, pour éviter le contact du sol. Il ne faut jamais se coucher sur des plantes aromatiques ou odorantes, ni sur des joncs ou plantes vertes qui croissent dans les endroits marécageux » (art 360 *ibidem*).

Les tentes peuvent se chauffer à l'aide d'un poêle ou d'une cheminée, surtout si elles possèdent des parois doubles. Des rations de chauffage sont attribuées aux troupes campées ou baraquées.

L'habitation sous la tente, pourvu que la température ne soit excessive dans aucun sens, constituant en somme la vie en plein air, est favorable à la santé, à la condition que certaines règles soient observées.

Ce sont d'abord celles qui résultent de ce que nous venons de dire et qui ont trait à l'assainissement de la tente elle-même ; c'est ensuite une série de recommandations applicables à tous les camps permanents ou temporaires.

1° L'emplacement du camp sera choisi dans de bonnes conditions d'altitude, d'exposition et de voisinage, loin des foyers de fièvre palustre et d'infection de tout genre, jamais dans le lit d'une rivière, mais au-delà du thalweg et après le passage du point bas ; autant que possible sur un terrain légèrement déclive, non imperméable, préalablement asséché et, si possible, drainé ;

2° Les rues du camp seront entretenues comme celles d'une ville ;

3° Les immondices de toute nature seront enlevées : « la tente et les alentours sont balayés avec soin ; les ordures sont portées au loin, brûlées ou enterrées (art. 360 *inf.*, du décret du 20 octobre 1892) ;

4° On veillera scrupuleusement pour empêcher l'infiltration du sol par les eaux ménagères, les urines (art. 360 *inf.*) et les matières fécales ; « les hommes qui feront leurs ordures en dehors des latrines seront sévèrement punis » ;

5° Les latrines seront, autant que possible, à tinettes mobiles, installées dans de bonnes conditions, à moins qu'on ne puisse utiliser des égouts étanches pour installer le *tout à l'égout*. Les tinettes mobiles, emportées et vidées par les indigènes, ont été employées dans les campements du général Dodds au Dahomey.

Si l'on a recours comme latrines *provisoires* aux *feuillées*, celles-ci seront placées, comme le prescrit le règlement, à cent cinquante pas en avant du camp. Chaque jour on enfouira les matières excrémentitielles, et les feuillées seront d'un accès facile et éclairées la nuit. On se gardera de donner aux fosses que l'on creuse trop de largeur : les hommes s'éloignent instinctivement des larges fosses de peur d'y tomber et souillent tout le terrain aux alentours. Il faut que la feuillée consiste en un *sillon* n'ayant pas plus de largeur que le fer de la pelle réglementaire et aussi profond que la pioche permet de creuser, soit de 1^m à $1^m,20$ environ : ce sillon doit être assez étroit pour que l'homme mette ses pieds l'un à droite, l'autre à gauche et soit comme à cheval sur la fosse au fond de laquelle tomberont les urines et les matières fécales. Les hommes, avant de quitter la feuillée, répandront un peu de terre meuble sur la matière qu'ils viennent de déposer. De plus, trois fois par jour, on y jettera de la terre et une solution désinfectante (sulfate de fer ou de cuivre, 25^{gr} pour 250^{gr} d'eau par fraction de 100 hommes ou lait de chaux ou solution de crésyl, etc.), ainsi que les cendres des foyers. Quand les sillons seront à moitié remplis, on les comblera ; on foulera fortement la terre de remplissage ; on disposera l'excédant en talus dans le sens de la feuillée ; on placera aux deux extrémités des branchages, une pierre, pour qu'une troupe de passage ne vienne ni stationner, ni fouiller le sol en cet endroit. Avant de quitter le campement, chaque troupe devra combler les feuillées qui auront été à son usage personnel (1) ;

6° Les eaux de sources ou de fontaines seront captées et leur propreté sera surveillée. Le puisage, s'il y a lieu, sera réglé de telle façon que l'eau destinée aux hommes soit recueillie en amont de celle qui servira aux animaux et au lavage du linge ; des rampes d'accès seront installées ainsi que des barrages, s'il est nécessaire ;

7° Les hommes se souviendront qu'il est défendu « de sortir la nuit sans être entièrement vêtu et chaussé » (art. 360 *inf.*, 353 *cav.*) ;

8° Il importe que les chevaux changent assez souvent de place pour que le sol ne devienne pas fangeux par le contact prolongé de leurs déjections ;

9° Les boucheries et le parc des animaux seront situés à une certaine distance des habitations ; les débris d'animaux seront enfouis et recouverts de chaux ou incinérés ;

10° Une surveillance rigoureuse sera assurée aux environs des camps

---

(1) *Instruction médicale à l'usage des postes militaires dépourvus de médecin, au Tonkin*, par le directeur du service de santé, Dujardin-Beaumetz, approuvée par le général Jamont, Hanoï, 1886 et circulaire ministérielle du 22 août 1889.

au point de vue de la vente d'aliments de mauvaise qualité et au point
de vue de la prophylaxie des maladies vénériennes.

Quelques auteurs, prenant en considération les grands avantages qui
résultent de la santé des hommes du séjour dans les camps et de l'évacuation temporaire des casernes, ont proposé, avec Morache, de caserner
les hommes l'hiver et de les faire camper l'été. Cette idée séduisante en
théorie est passible en pratique de plus d'une objection. L'amélioration
des casernements par la diminution de la densité des habitants, par
l'éloignement rapide et régulier des immondices, par l'imperméabilisation
des parois des chambrées, par l'installation des réfectoires et des chambres
de jour nous semble l'objectif à poursuivre plutôt que la création, pour
nos grands effectifs, d'une habitation d'été et d'une habitation d'hiver.

ARTICLE VI. — BIVOUAC

On entend « par bivouac le lieu où les troupes s'établissent pour un
séjour généralement très court, sous des abris improvisés ou en plein air
et dans certains cas sous la petite tente » (art. 39 du décret du 26 octobre
1883).

Le cantonnement est la règle pour les armées en expédition ou en
marche, mais on conçoit que plus d'une fois, soit à cause de l'élévation
des effectifs, soit par absence de villages, soit pour des raisons stratégiques, les troupes seront appelées à stationner en plein air, de jour
ou de nuit.

Le choix de l'emplacement d'un bivouac est soumis aux mêmes règles
hygiéniques que l'assiette d'un camp.

Les hommes pourvus de la petite tente ne pourront pas toujours
s'en servir faute de temps pour la dresser, et alors il ne saurait être
question non plus de confectionner des maisonnettes légères ou des
brise-vents qui, dans certaines circonstances, et pour de petits détachements, peuvent être rapidement construites à l'aide de perches et de
branchages ou de paille ; les soldats alors passeront la nuit étendus sur le
sol ou mieux, si possible, sur de la paille ou des copeaux, les pieds près
des foyers, la tête sur le sac, enroulés dans leur capote, les brodequins
déserrés.

Les feux seront alimentés, autant que faire se pourra, à l'aide des
rations spéciales de chauffage attribuées, en toute saison, aux troupes
bivouaquées, et que l'officier d'approvisionnement se procurera par achat
ou réquisition.

Lorsque la pluie tombe d'une façon continue ou lorsque le sol est
détrempé il est impossible aux hommes bivouaqués de se coucher et
souvent il pourra sembler préférable de marcher dans le camp que de

rester immobile sans changer de place. De même les troupes qui sont obligées de bivouaquer l'hiver par un froid excessif ne doivent pas se livrer au sommeil qui amène trop souvent la mort. On pourrait conseiller en pareille circonstance, outre le mouvement forcé, des onctions sur le corps, et surtout sur les pieds, avec les matières huileuses ou des graisses, selon l'usage des peuples du Nord.

En pays de montagne, quelques précautions particulières doivent être prises. Dans la région basse, pour les troupes placées aux avant-postes dans la vallée, le choix d'un bivouac sera généralement assez facile et l'installation pourra ne pas être trop défectueuse. Les hommes trouveront non seulement de l'eau mais encore des abris, du bois et un peu de paille. On évitera de s'établir auprès du lit des rivières à cause des courants d'air permanents qui y règnent et de la fraîcheur des nuits qui y est très grande. Dans la région des cols (1.500ᵐ à 2.200ᵐ), si la saison est avancée, les troupes pourront être très éprouvées. On ne trouvera, le plus souvent, que des broussailles pour alimenter les feux, et si l'on ne rencontre pas de châlets, on se servira de la tente-abri, sans pouvoir y faire un lit de paille ou de feuilles sèches. Dans ces conditions, il est prudent de forcer les soldats à se lever fréquemment pour s'approcher des feux ; on leur fera porter la veste sous la capote et les sentinelles seront relevées au moins toutes les heures. Si l'on rencontre des châlets occupés par des bestiaux, on fera parquer ces derniers et on occupera les châlets après les avoir nettoyés et, si possible, désinfectés. Il sera toujours prudent de faire à l'avance des provisions de bois tant pour le chauffage que pour la construction d'abris.

Les règles d'hygiène applicables aux camps le sont également aux bivouacs, notamment pour ce qui a trait à la propreté du sol, car si le même bivouac n'est généralement occupé qu'une seule nuit par les mêmes troupes, il est possible qu'il serve de lieu d'arrêt pour d'autres troupes, après le départ des premières.

La nuit au bivouac amène chez presque tous les hommes une sorte de courbature plus ou moins pénible et ne procure pas la réparation normale d'un bon sommeil, aussi, est-il désirable que la troupe ne bivouaque que très rarement.

C'est surtout lorsque le soldat supporte les fatigues qu'entraîne la vie au bivouac, notamment quand elle est la conséquence de revers ou d'insuccès, que l'influence morale des officiers aura à s'exercer avec le plus d'activité ; ils chercheront par tous les moyens possibles à empêcher les hommes de se laisser aller à la tristesse et au découragement : le soldat français sait heureusement réagir, pour peu qu'on l'y incite et qu'on lui donne l'exemple, contre les privations et les fatigues qu'entraînent nécessairement les nuits passées en plein air, particulièrement pénibles pendant les saisons froides ou pluvieuses.

ARTICLE VII. — LOGEMENT CHEZ L'HABITANT ET CANTONNEMENT

1° Logement chez l'habitant. — En cas d'insuffisance des bâtiments militaires destinés au logement des troupes, il y est suppléé au moyen de maisons ou d'établissements loués par le service de l'intendance, de concert avec le service du génie, ou au moyen du logement des officiers et des hommes de troupe chez l'habitant.

A défaut de bâtiments militaires, le logement est fourni de la même manière dans les villes, villages, hameaux et maisons isolées aux troupes détachées ou cantonnées, ainsi qu'aux troupes de passage et aux militaires isolés.

Le logement chez l'habitant comporte l'installation des hommes, des animaux et du matériel dans les parties des maisons, écuries, remises ou abris des particuliers reconnues, à la suite du recensement, comme pouvant être affectées à cet usage et fixées en proportion des ressources de chaque particulier ; les conditions d'installation afférentes aux militaires de chaque grade, aux animaux et au matériel se rapprochent, autant que le permettent les circonstances locales (art. 340 *inf.* du décret du 20 octobre 1892), des conditions normales du casernement. A l'intérieur toute troupe logée chez l'habitant a droit, en toutes circonstances, *au feu et à la chandelle* (art. 16 de la loi du 3 juillet 1877) et tout logeur est tenu de fournir à ses hôtes (art. 25 de la décision ministérielle du 17 mars 1882) soit place au feu, soit un nombre de rations de combustible égal au nombre des hommes logés.

Tous les habitants sont tenus à la charge du logement, sinon dans leur propre domicile, du moins à leurs frais. Cette facilité amène souvent, surtout dans les grandes villes, le logement des soldats chez des *logeurs* où ils se trouvent confinés dans des chambres sans air et d'une propreté douteuse.

En général, chaque officier a une chambre avec un lit complet et il est accordé un lit pour deux soldats ou caporaux. Il appartient aux municipalités de reporter équitablement sur leurs administrés l'obligation du logement des troupes.

Lorsque le séjour des hommes chez l'habitant doit durer plus de vingt-quatre heures ou quarante-huit heures, durée maxima de l'arrêt d'une troupe changeant de garnison, le choix des locaux d'habitation, leur mise en état de propreté, leur adaptation aux nécessités de la vie militaire, notamment pour ce qui a trait à l'aération et à l'évacuation des matières putrescibles, à l'alimentation en eau et d'une façon générale à tout ce qui intéresse l'hygiène, sera l'objet d'une attention toute particulière de la part du commandement et du médecin militaire : le soldat doit être placé alors dans des conditions au moins aussi favorables que s'il habitait la caserne.

Quand des militaires allemands logent chez l'habitant pendant plus de six mois, ils ont droit à des chambres propres, bien closes, munies de fenêtres, d'un accès facile ; près des chambres doit se trouver un local où les hommes puissent s'habiller.

Chaque fois que la troupe s'installe dans une localité, soit qu'il s'agisse de logement chez l'habitant ou de cantonnement, le médecin militaire a le devoir de s'enquérir des maladies régnantes et, s'il y a lieu, de faire interdire les maisons infectées.

2° Cantonnement. — Dans le cantonnement il n'est pas tenu compte des conditions d'installation ordinairement attribuées, en ce qui concerne le logement, aux militaires de chaque grade, aux animaux et au matériel, mais on utilise, dans la mesure du nécessaire, la contenance des locaux, sous la réserve que les propriétaires ou détenteurs conservent toujours le logement qui leur est indispensable (art. 341 *inf.* du décret du 20 octobre 1893).

On distingue le cantonnement ordinaire et le cantonnement resserré.

Dans le premier on abrite par habitant un officier ou cinq ou six hommes, ou deux chevaux ; dans le second, on ne laisse à chaque ménage que la jouissance d'une ou de deux pièces et on occupe tous les abris à raison de 2^{m2} de surface par homme.

Les locaux que vont occuper les soldats cantonnés seront nettoyés, dès l'arrivée du détachement ; on assurera leur ventilation par l'ouverture des fenêtres ou en perçant, s'il le faut, des ouvertures à la partie la plus élevée des murs. On place, pour la nuit, des lanternes dans les endroits d'un accès difficile ou dangereux et comme, dans le cantonnement, resserré surtout, les latrines des particuliers sont toujours insuffisantes, on installe des feuillées ou si possible des tinettes mobiles à raison de douze sièges par 1.000 hommes, et l'on empêche par tous les moyens possibles la souillure du sol par les urines.

Les repas sont généralement préparés et consommés en plein air. On cherche à éviter l'imprégnation du sol par les eaux ménagères et les débris fermentescibles, en creusant des rigoles, en faisant des lavages à grande eau, en exigeant l'enlèvement des ordures ménagères, leur désinfection par la chaux ou mieux encore leur incinération à l'aide du pétrole.

Les hommes couchent généralement sur de la paille, du foin, des copeaux. On ne doit se déshabiller complètement que si l'on dispose d'un lit.

Dans les pays chauds surtout, et en montagne également, une surveillance très grande sera exercée afin que les hommes se servent de leur ceinture de flanelle. Pendant la nuit, ils devront se couvrir les yeux avec la calotte de coton (art. 360 du décret du 20 octobre 1893).

En campagne, les troupes de passage cantonnées chez l'habitant peuvent recevoir, à *titre exceptionnel*, et sur l'ordre du commandant du corps d'armée, une ration ou une demi-ration de paille de couchage. Les troupes cantonnées sur un même point pendant plus de trois jours ont droit à la paille de couchage, à raison de 5^{kg} par homme.

On a été porté à utiliser pour le cantonnement les grands édifices publics. L'insalubrité de ces locaux, particulièrement des églises qui sont humides et mal ventilées dans leur partie inférieure, a été maintes fois démontrée par l'expérience, ils constituent des logements absolument dangereux, pour peu que le séjour des hommes s'y prolonge, même si l'on a soin d'enlever les fenêtres.

Le *cantonnement* est aujourd'hui l'habitation temporaire habituelle des troupes en campagne ou pendant les manœuvres. L'établissement du cantonnement doit être aussi fréquent que possible, dit notre règlement sur le service en campagne, et ainsi se trouve supprimée la règle générale du logement sous la tente de nos troupes en expédition, alors que ce mode d'abri avait été l'habitude dominante depuis nos guerres d'Afrique jusqu'en 1871 inclus.

S'il est vrai que le plus détestable cantonnement protégera mieux les hommes contre les intempéries que le meilleur des bivouacs, il est cependant des circonstances qui peuvent rendre le cantonnement très dangereux. C'est d'abord sa prolongation dans une même localité : la densité de la population, la difficulté et même l'impossibilité de la propreté de l'habitation et du sol voisin rendent alors le cantonnement aussi funeste pour la troupe que pour les habitants civils. De plus, lorsqu'on a la certitude qu'une maladie contagieuse sévit dans l'agglomération désignée pour cantonner, mieux vaut bivouaquer qu'exposer les hommes à être envahis par des germes morbides qui les infecteront et qu'ils transporteront au loin.

CHAPITRE V

ALIMENTATION DU SOLDAT

ARTICLE Ier. — RÉSUMÉ HISTORIQUE

L'alimentation des soldats a nécessairement varié suivant les temps et les pays, mais son histoire précise est pleine d'obscurité et les documents font défaut pour éclairer l'histoire de l'évolution à travers les temps de cette partie si importante de l'hygiène des armées.

On sait cependant que le blé formait la base de la nourriture du guerrier grec et qu'il y adjoignait de la viande de porc salée, du fromage, des olives, des oignons, etc. Le soldat romain, pendant longtemps, a reçu du blé en nature : après la mouture qu'il pratiquait lui-même, il en fabriquait des galettes qu'il cuisait sous la cendre ou sur une plaque de fer posée sur des charbons ardents. Il composait aussi avec la farine une bouillie dans laquelle il faisait entrer du lait, lorsqu'il pouvait s'en procurer, et il se servait en outre de la farine pour assaisonner des légumes. Il mangeait aussi de la viande de porc. Plus tard, il toucha du pain en nature. Il recevait sous Constance une sorte de pain et une espèce de biscuit, puis du porc et du mouton un jour sur trois ; il lui était distribué à cette époque du vinaigre et du vin.

On raconte que, faute de subsistances en campagne, les armées de Cambyse se décimaient pour s'entre dévorer. L'anthropophagie ne semble pas non plus avoir été inconnue des Hébreux.

On ignore si les armées de Charlemagne et de ses successeurs possédaient quelque service organisé pour assurer leur alimentation ou si elles vivaient au hasard des ressources des pays traversés. Tout fait croire que les armées des croisés que ravagèrent la peste, le typhus, les épidémies de tout genre, ignoraient l'art du ravitaillement en vivres et des distributions régulières d'aliments aux troupes. On admet cependant qu'elles faisaient usage de biscuit (*béguis*).

En 1356, le roi Jean créa les premiers *commissaires des guerres*.

L'organisation des commissaires reprise en 1373 fut très souvent modifiée, mais ils constituèrent, pendant près de cinq siècles, avec des attributions diverses, le corps administratif des milices françaises.

Les *munitionnaires* souscrivaient l'engagement de fournir aux armées le pain, la viande et les autres denrées alimentaires ; ils devaient en outre établir près des camps, des marchés où les hommes trouveraient fruits, épices, liqueurs alcooliques et autres objets nécessaires.

En 1574, Montpensier, qui commandait les troupes royales devant Lusignan, fit approuver par le roi le premier traité en vue de la fourniture des subsistances de ses troupes.

Une ordonnance du 9 novembre 1588 parle du pain de munition ; les pains pesaient alors douze onces et étaient constitués par un quart de farine de seigle et trois quarts de farine de froment ; chaque homme à pied recevait deux pains par jour, les cavaliers n'en touchaient pas, hormis en temps de guerre. Il n'était pas fait à cette époque de distributions de viande, mais les hommes savaient s'en procurer par maraude, comme le montre une ordonnance du 10 octobre 1633 qui leur défend d'en manger le samedi. Cette même année 1633, un tarif fut établi pour le pain à fournir, dans les gîtes d'étapes, aux cavaliers comme aux fantassins. En 1651, il fut alloué à chaque homme de troupe, en garnison, une ration de vingt-quatre onces de pain fabriqué sous la surveillance des intendants de province, mais payé sur la solde, moyennant une retenue de deux sous par jour. Lorsqu'on ne pouvait pas se procurer de pain, les hommes touchaient du biscuit formé de pure farine de froment.

Vinrent alors les réformes de Louvois qui, avec les généraux de son temps, attacha une grande importance à l'alimentation des troupes. Il organisa les grands magasins d'où partaient les ravitaillements pour les armées, système souvent critiqué et auquel engagent à revenir, au moins en partie, le perfectionnement des moyens de transport dont on dispose aujourd'hui. Une ordonnance du 1er juin 1668 prescrit de fournir de la viande de vache à l'infanterie, chaque fois que cela est possible, et une ordonnance du 18 novembre 1674 accorde à chaque garde du corps, par jour de garde, trois livres de viande de bœuf ou de mouton. Une autre ordonnance du 1er novembre 1675 décide que les cavaliers en marche recevront de l'étapier deux livres de viande de bœuf, veau ou mouton, les capitaines six rations, les lieutenants quatre, et que dans l'infanterie les soldats toucheront une livre de viande.

Pendant la guerre de 1688 apparaissent les fours de campagne. Cependant des abus de tout genre naissent de l'usage de la retenue faite aux hommes sur leur solde pour leur alimentation et l'irrégularité des distributions ainsi que les fraudes des fournisseurs sont les causes de nombreuses désertions.

En 1690, on abaisse d'une demi-livre le taux de la viande non désossée qui est distribuée chaque jour (excepté le vendredi).

14

L'ordonnance du 13 juillet 1727, qui reproduit en partie une ordonnance du 14 juin 1701 fixait les rations suivantes (estimées en grammes) :

Fantassin	Pain	750gr.
Id	Viande	500gr.
Id	Vin	0l,931 ou bière ou cidre 0l,500.
Cavalier	Pain	1.250gr.
Id	Viande	1.000gr.
Id	Vin	0l,396 ou bière ou cidre 2l,250.
Dragon	Pain	750gr.
Id	Viande	750gr.
Id	Vin	0l,931 ou bière ou cidre 1l,500.

Gardes du corps, gendarmes, grenadiers à cheval, chevaux-légers ou mousquetaires de la garde :

Pain	1.500gr.
Viande	1.000gr.
Vin	1l,862 ou bière ou cidre 3l.

Jusqu'en 1745, outre la retenue faite pour la viande, l'homme versait trois sous par jour à l'ordinaire et deux fois par jour mangeait de la soupe, souvent du lard, toujours des légumes auxquels les anciens hygiénistes militaires attachaient une grande importance ; il touchait toujours du sel en quantité suffisante.

De 1718 à 1757 la ration de pain a été tantôt de vingt-huit, tantôt de vingt-quatre onces. Cette dernière ration était généralement celle du temps de paix ; tandis qu'en guerre on distribuait du pain de supplément : Colombier (1775) regardait cette allocation supplémentaire comme indispensable au début des campagnes. On donnait aussi assez fréquemment du riz.

D'après l'ordonnance de 1758, le pain de munition devait être composé d'un tiers de seigle et deux tiers de froment. En 1776, Saint-Germain adopta le méteil, moitié blé, moitié seigle, mais avec l'extraction de vingt livres de son. L'ordonnance du 18 septembre 1778 admettait le seigle pour un quart mais sans extraction de son. Une ordonnance du 1er juillet de cette même année prescrivait de mettre en commun le pain de chaque chambrée. En 1780, le ministre marquis de Ségur obtint de la Cour de Rome la dispense du maigre pour les soldats. Néanmoins, Colombier dit « qu'il est d'usage qu'on donne peu de viande au soldat et rien n'est mieux entendu, parce qu'elle est de tous les aliments celui qui est le moins sain ». A ce moment, la soupe pour le repas de midi (dîner) était faite « avec plusieurs morceaux de pain de munition (de pain blanc dans quelques chambrées) entassés dans une grande terrine où l'on verse plus ou moins de bouillon de viande fraîche ou salée, un peu de lard, des choux, des navets ou des haricots cuits avec le bouillon ». Le souper était à peu près composé de même. « On conserve du bouillon pour tremper la soupe ; la viande fraîche est suppléée par un morceau de lard cuit avec une gamelée de choux, de pois ou d'haricots, par des pommes de terre ou autres légumes assaisonnés avec un peu de beurre et du sel » (1).

L'ordonnance du 5 juillet 1790 accordait gratuitement, et non plus au prix d'une retenue dont le taux avait plusieurs fois varié depuis 1688, à chaque homme de troupe de ligne, en temps de paix, une ration de vingt-quatre onces (768^{gr}) de pain composé de trois quarts de froment et d'un quart de seigle sans extraction de son. La loi du 2 septembre 1792, rendit obligatoire le blutage à raison de quinze livres d'extraction de son par quintal de farine. La troupe de ligne avait une masse de boulangerie, les bataillons de volontaires n'en avaient pas, mais touchaient une paye plus forte : les hommes de troupe des corps de gardes nationales soldées, continuèrent à subir, pour prix du pain, une retenue sur la solde, jusqu'au jour où l'avilissement des assignats rendit cette retenue illusoire ; elle fut définitivement abolie par la loi de l'an II. Un arrêté de l'an III suspendit le blutage, à raison de la pénurie des temps, mais il fut rétabli en l'an V (1797) sur l'avis de l'Institut qui, consulté à cet égard, déclara, par l'organe de Parmentier, que l'absence de blutage était nuisible à la santé du soldat et demanda que le blutage fut porté à 18 p. 100.

L'instruction du 2 ventôse an V déterminait que le pain de troupe se composait de trois quarts de froment et d'un quart de seigle ou d'orge blutés à raison de sept hectogrammes un tiers pour 49^{kg}· de farine ; la distribution devait avoir lieu tous les quatre jours. Un décret de 1810 régla les rations en campagne.

En 1792, après plusieurs dispositions transitoires, la viande entra définitivement dans les distributions régulières faites aux troupes. Il fut prescrit que la viande crue serait divisée par escouade en morceaux de deux ou trois livres et répartie à tour de rôle entre les soldats ; ces morceaux devaient être renfermés dans une toile propre pendant le long du havre-sac. Lorsque la viande était cuite, il en était fait une part pour chaque soldat.

Néanmoins, pendant les guerres de la République et de l'Empire, les distributions, on le conçoit, furent loin d'être toujours régulières. Napoléon substituant son autorité à celle des magistrats des pays occupés, levait des contributions et se procurait ainsi les vivres indispensables, lorsqu'il était vainqueur. Toujours soucieux des questions d'alimentation, il fit paraître en 1814 un décret prescrivant au soldat de faire son pain lui-même et, pendant les campagnes d'Espagne et de Russie, les hommes furent pourvus de moulins à bras. C'était l'application des idées qu'il exposa plus tard sur la nécessité de supprimer dans les armées tout bagage qui ne serait pas porté par les hommes.

Le service des vivres fut trop souvent, durant ces époques, troublées aux mains « d'avides entrepreneurs dont les dilapidations sans cesse renais-

____

(1) COLOMBIER, *Préceptes sur la santé des gens de guerre* ou *Hygiène militaire*, Paris, 1775.

santes épuisèrent les ressources de l'Etat et furent un véritable scandale pour la France » (Didiot). Les différents systèmes successivement en vigueur à ce moment aboutirent, après bien des essais, à la centralisation du service entre les mains du ministre de la guerre et, le 29 juillet 1817, fut créé le corps de l'Intendance militaire qui, plusieurs fois réorganisé d'une façon plus ou moins radicale, notamment en 1829 et en 1882, a été chargé depuis lors, sous sa propre responsabilité ou sous celle du commandement, des approvisionnements de l'armée, approvisionnements dont la gestion a été confiée successivement aux régies, agences, entrepreneurs, etc., et enfin aux officiers d'administration du service des subsistances (1).

Jusqu'en 1822, le blutage de la mouture du méteil avait généralement lieu (sauf à Paris où elle était plus parfaite) à raison de 15^{kg} d'extraction de son par 100^{kg} de farine. Une ordonnance du 2 octobre 1822 supprima le seigle dans le pain du soldat mais réduisit le blutage à 10 p. 100.

Le 1er septembre 1827 parut un règlement sur les subsistances qui a servi de bases aux différentes améliorations apportées depuis lors. Il établit que le blutage de la farine sera réglé à raison de 10 p. 100 d'extraction, pour toutes les troupes.

La circulaire du 31 mars 1832 régla le tarif des rations alimentaires.

En 1833 on distingua le blutage des blés durs qui devait être à 10 p. 100 d'avec celui des blés tendres fixé à 12 p. 100.

En 1840 les garnisons de Paris et des environs ont reçu du pain préparé avec de la farine blutée à 15 p. 100 et une décision ministérielle du 2 décembre 1845 a rendu cette mesure générale pour toutes les troupes du royaume, à partir du 1er janvier 1846. Mais ce taux réglementaire ne dépassait pas 12 p. 100, par suite du mode adopté à cette époque pour la fixation du rendement.

Après la Révolution de 1848, sous le ministère du général d'Hautpoul, le Conseil de santé des armées fut consulté sur les améliorations à introduire dans l'alimentation du soldat. Le Conseil émit l'avis, le 5 mars 1850, que 800^{gr} à 875^{gr} de pain avec 300^{gr} à 350^{gr} de viande doivent constituer la base de l'alimentation journalière, surtout si l'on introduit une certaine variété dans la préparation de la nourriture. « C'est en conséquence de toutes ces considérations que la circulaire ministérielle du 7 mars 1850 eut pour objet de faire mettre à l'essai, dans plusieurs régiments, un nouveau système d'ordinaire qui consistait dans l'achat direct du pain chez les boulangers au moyen d'une indemnité de 0^f,16 par jour et par homme. Cette mesure devait avoir pour résultat d'appliquer l'économie faite, à l'achat de bonne viande de bœuf, mouton ou veau, et quelquefois de vin, et par conséquent pour avantage de procurer au soldat une nourriture plus substantielle et plus variée (circulaire ministérielle du 14

---

(1) Voyez Général LEWAL, *Tactique des ravitaillements* (*Journal des sciences militaires* 1889 et 1890).

juin 1850). Au système coûteux des manutentions, le Ministre substituait une prime en argent qui, venant s'ajouter au fonds de l'ordinaire, permettait au soldat d'acheter son pain de repas, comme il achète son pain de soupe, la viande et les légumes, et ce mode, tout en procurant une amélioration dans la nourriture du soldat, procurait une économie considérable au Trésor. On supprimait quarante-deux manutentions et on ne conservait que les établissements principaux où devait être concentré le personnel nécessaire pour former le noyau du service des subsistances en temps de guerre. Mais des considérations administratives et financières furent bientôt invoquées à l'appui du retour à l'ancien système manutentionnaire (1) » qui fut rétabli partout le 8 février 1851 sur la proposition du Ministre, général Randon, qui l'avait pris sous sa protection. Cependant le blutage fut effectivement porté à 15 p. 100, grâce aux efforts de la haute commission réunie au ministère de la Guerre en 1850 pour examiner les questions de subsistance. En 1853 le blutage fut fixé à 20 p. 100 pour les blés durs, à 12 p. 100 pour les blés tendres.

En 1852 on supprima la gamelle commune.

Le 26 mai 1866 fut édicté un règlement sur les subsistances encore en vigueur dans ses parties principales.

Le 1er juillet 1873 le taux de la ration journalière de viande fut porté de 250gr à 300gr. Enfin plus récemment on rendit réglementaire l'alimentation varié.

L'alimentation des armées est aujourd'hui basée sur les données de l'expérience et de la science, aussi bien en France que dans les pays étrangers et en réalité elle ne diffère pas essentiellement dans les principales puissances européennes, bien que chaque peuple y conserve ses habitudes spéciales. Elle est mixte, composée d'aliments d'origine végétale, animale et minérale et réglée, quant à la quantité des principaux aliments qui la constituent, à des tarifs réglementaires, soumise à une surveillance disciplinaire quant au mode de fourniture des denrées et à une surveillance hygiénique quant à leur choix et à leur qualité.

Le mode actuel du recrutement de notre armée donne en ce moment à la question de l'alimentation en temps de paix, une importance plus grande encore que celle que lui ont attribuée de tout temps les hygiénistes et les chefs militaires. En effet, le plus grand nombre des hommes appelés à servir dans l'armée active n'ont pas encore atteint, ainsi que nous l'avons exposé, leur complet développement, de telle sorte que l'alimentation doit être suffisante pour assurer non seulement l'entretien des organismes, mais encore leur croissance ; l'alimentation est tenue, en outre, de fournir des matériaux de réparation proportionnés aux déchets causés par un travail d'autant plus intense que la période d'instruction est désormais plus courte ; enfin il est nécessaire que l'alimentation procure

(1) DIDIOT, *Code des Officiers de santé de l'armée de terre*, Paris, 1863, p. 482.

au soldat les éléments de vigueur indispensables pour le mettre à même de résister aux influences morbides qui l'entourent. C'est de la façon dont ils seront nourris, que résultera en grande partie pour les jeunes gens valides du pays, la possibilité de traverser, sans déchéance organique, l'épreuve du passage sous les drapeaux, et de rentrer dans leurs foyers non pas affaiblis mais fortifiés, au moment où ils seront à la veille de devenir chefs de famille.

L'alimentation en temps de guerre est devenue, pour les effectifs nombreux qu'on mobilisera à l'avenir, un des problèmes les plus complexes de l'administration et de l'hygiène militaires.

ARTICLE II. — RATIONS ALIMENTAIRES DU SOLDAT FRANÇAIS

La *ration alimentaire du soldat français en garnison et à l'intérieur*, est, depuis le 1er juillet 1873, ainsi fixée :

	Poids	Azote	Carb.	Graisse
Pain 1kg (750gr de pain de munition bluté à 20 p. 100 et 250gr de pain de soupe). Cette quantité peut être diminuée dans les repas variés (règlement du 23 octobre 1887)	kg. 1,000	gr. 12,00	gr. 300,00	gr. 15,0
Viande 300gr. (désossée, 240gr)	0,300	5,41	19,80	3,6
Légumes frais (choux, carottes, etc., approximativement 100gr	0,100	0,24	5,60	0.1
Légumes secs (haricots, fèves, etc.), 30gr	0,030	1,02	12,60	0,6
TOTAUX	1,430	18,67	338,00	19,3

Cette ration est sensiblement la même que celle qui est généralement admise comme type de la ration mixte d'un adulte (V. Armand Gautier, *Encyclopédie d'hygiène*, t. II, p. 755).

Les quantités fixées pour les rations alimentaires tant par l'observation directe que par l'expérimentation physiologique ou le calcul, sont sensiblement concordantes et reviennent à peu de choses près aux chiffres établis par Payen. Or ce dernier admet qu'un adulte du poids de 74kg perd par jour :

Azote	20gr,00	par l'urine	14gr,50
		par les selles et par la sueur	5 ,50
Carbone	310gr,00	par la respiration	250 ,00
		par les excrétions	60 ,00
Eau			2,530 ,00
Sels, surtout du chlorure de sodium			25 à 30gr

De telle sorte que la ration réglementaire du soldat français, en temps de paix, est théoriquement suffisante.

Elle le sera effectivement pourvu que tous les principes alibiles de la ration soient utilisés pour l'organisme et que le travail exigé de l'homme soit modéré.

D'où il résulte que le choix et la préparation des aliments auront une importance capitale et qu'il sera indispensable d'augmenter la ration chaque fois qu'un travail quelque peu pénible sera prescrit, par exemple pendant les grandes manœuvres ou aux époques de l'année où les exercices sont très fréquents et fatiguants.

La ration d'un soldat travaillant dix heures par jour doit fournir, d'après Schindler, un rendement approximatif de : albuminoïdes 140gr, graisse 55gr, hydrates de carbone 500gr.

C'est pourquoi la ration en manœuvres pourrait être composée, d'après lui, de la façon suivante :

Pain	750gr		Viande fraîche	300gr
ou Biscuit	550		ou Lard salé	240
ou Pain biscuité	700		ou Conserve de viande	200
Riz	30		Saindou	30
ou Légumes secs	60		Potage condensé (lorsqu'il est	
Sel	16		fait usage de conserve de	
Sucre	21		viande)	25
Café torréfié	16			

Et ce sont ces chiffres qui ont été adoptés par la décision ministérielle du 11 janvier 1894, avec cette seule différence que lorsque le café est en tablettes, il en est alloué 15gr au lieu de 16gr et que 19gr de café vert peuvent remplacer la ration de 16gr de café torréfié.

Il peut être accordé en outre sur l'ordre du commandement, 0l,25 de vin et 0l,0625 d'eau-de-vie.

En garnison, le soldat français touche du café noir qui est distribué chaque matin à raison de 5gr lorsqu'il est préparé au percolateur et de 8gr quand il est préparé par les méthodes ordinaires ; on y ajoute 8gr de sucre dans le premier cas, 10gr dans le second cas.

La ration du soldat français est uniforme quels que soient la taille et l'emploi de l'homme.

La ration de campagne, depuis le 19 mai 1890, se distingue en ration *forte* et ration *normale de campagne*, la première doit être allouée dans la période active d'une campagne, la seconde réservée aux stationnements de quelque durée ou aux périodes de la guerre n'imposant pas aux troupes des fatigues exceptionnelles.

La *ration forte* est constituée comme il suit : (décision ministérielle du 11 janvier 1893) :

Pain	750gr		Saindoux	30gr
ou pain biscuité	700		Potage condensé (le jour où il est con-	
ou biscuit	600		sommé des conserves de viande)	25
(3 galettes en moyenne).			Sel	20
Viande fraîche	500		Sucre	31
ou lard salé	300		Café torréfié	24
ou conserves de viandes	250		ou vert	19
Légumes secs ou riz	100		ou café en tablettes	15

Dans la période active, il sera assez rare que les ordinaires se procurent du pain de soupe que l'administration ne pourra pas d'avantage assurer. La composition de la ration a été réglée dans cette prévision.

En outre des aliments ci-dessus, la ration simple de liquide (0¹,25 de vin, 0¹,50 de bière, 0¹,0625 d'eau-de-vie) est accordée de droit à tout homme de troupe bivouaqué.

La ration *normale* comprend :

Pain	750gr	ou potage condensé (le jour il est consom-	
ou pain biscuité	700	mé des conserves de viandes)	25gr
ou biscuit	600	Sel	20
Viande fraîche	400	Sucre	21
ou lard salé	240	Café torréfié	16
ou conserves de viande	200	ou vert	19
Légumes secs ou riz	60	en tablettes	15
Saindoux	30		

A cette ration administrative, s'ajoutent naturellement les aliments complémentaires achetés par les corps au compte des ordinaires, savoir : du pain de soupe, des condiments et un complément de légumes frais ou secs ou autres denrées selon les circonstances, et accidentellement une ration de liquide accordée de droit à tout homme de troupe bivouaqué.

Il appartient au commandement de décider lequel des deux tarifs (ration forte ou normale) sera appliqué, et en toute circonstance quel que soit le tarif en vigueur, il a le droit de prescrire des suppléments extraordinaires à l'un de ces tarifs en raison des fatigues exceptionnelles supportées par une troupe ou en raison d'un effort particulier exigeant une plus grande réparation de forces ; il peut ordonner aussi toutes les substitutions d'aliments jugées nécessaires ou bien une indemnité pécuniaire en remplacement de vivres, lorsque les ressources locales sont abondantes. L'intérêt de la discipline et de l'hygiène, peuvent du reste faire préférer à ces allocations en argent, la nourriture chez l'habitant par bons de demi-journées de nourriture.

Les suppléments extraordinaires d'aliments les plus habituels sont :

La ration de liquides ou un tiers de ration de pain (0kg,250) ou un cinquième de ration de viande (0kg,100).

On peut aussi, dans certains cas, allouer une fraction déterminée de 1/2, 1/3, 1/4 de la ration forte ou normale.

Ces suppléments peuvent d'ailleurs être remplacés par des aliments d'égale valeur qu'on pourrait se procurer dans le pays occupé.

Les substitutions extrêmement variables suivant les pays ne sont pas susceptibles d'être réglementées d'une manière ferme. Néanmoins, les tarifs ci-après fournissent des indications applicables dans beaucoup de cas et sont données pour servir de guide.

On peut remplacer la ration de viande de bœuf par :

	Ration forte 500 gr.	Ration normale 400 gr.
Veau, mouton, porc, lapin, volaille, cheval, poisson frais.........	500gr	400gr
Boudin, œufs, fromage mou...................................	375	300

	Ration forte	Ration faible.
Morue salée..	300gr	250gr
Lard fumé et lard salé........	300	240
Cervelas, viande fumée, viande d'Amérique ou d'Australie fumée ou marinée et salée, thon mariné, hareng salé, sardines salées.....	250	200
Fromages de Gruyère ou de Hollande, Chester, Neuchâtel, Roquefort, Parmesan.....................	250	200
Saucisse ou saucisson fumé, caviar, hareng fumé..................	200	150
Sardines à l'huile..	150	100
Morue sèche, poudre de viande............................	125	100
Lait de vache.....................................	3 lit.	3 lit 1/2

On peut remplacer la ration de légumes secs ou de riz par :

Pommes de terre......✿.............................	750gr	450gr
Navets, carottes, choux....................................	1.000	600
Choucroute..................	600	360
Navets confits...........................	600	360
Semoule, orge perlé	100	60
Châtaignes ordinaires ou décortiquées.................	150	90
Conserves de légumes (julienne, choux, épinards, carottes, navets).	120	70
Conserves de légumes en boîtes (haricots, flageolets, petits pois)...	120	70
Fruits secs.................	200	120
Farine de froment.........	100	60
Pâtes d'Italie (nouilles, macaroni, vermicelle, etc.)..............	100	60
Farine de maïs........... ....;.....	100	60
Farine de haricots, lentilles, pois.	90	50
Fromage de Gruyère ou de Hollande......................	70	40
Fromage mou.	110	60

La ration réglementaire de café peut être remplacée par 5gr de thé, et la ration de graisse de saindoux par 40gr de graisse de bœuf.

On peut remplacer 250gr· de pain ou 200gr· de biscuit par :

Farine de froment, de maïs, de riz, de légumes.	180gr.
Pâtes d'Italie, semoules.....	180gr.
Pommes de terre...........................	1.300gr.

Le médecin-major Schindler estime que la ration minima de travail de guerre doit représenter un pouvoir calorigène de 3.739 calories dont 800 pour le travail mécanique intérieur (circulation, respiration, etc.) 2.352 pour le travail mécanique extérieur, 507 pour lutter contre le refroidissement nocturne. Le nombre de calories nécessaire sera fourni par la combinaison suivante :

Albuminoïdes assimilables.....	145 gr.	
Graisse....................	72	Correspondant à 3.745 calories.
Hydrates de carbone........	610	

La commission d'études sur l'alimentation du soldat, réunie au ministère de la guerre, en 1890, a accepté ces chiffres à quelques unités près (albuminoïdes 145gr, graisse 75gr et hydrates de carbone 600gr) et c'est d'après ces bases qu'elle a établi les rations que nous venons d'indiquer, en s'aidant des tables de Payen et de Steinert qui ont également servi de point de départ à la constitution des rations alimentaires des autres armées.

Les expéditions dans les diverses régions et dans les pays chauds nécessitent des substitutions que les mœurs de chaque peuple et les besoins du service font connaître aux chefs des armées.

Il est certain, d'autre part, qu'en campagne les distributions de vivres pouvant, par suite des péripéties de la guerre, être irrégulières à certains moments, il appartient au commandement de prescrire, lorsqu'il en a la facilité, le lendemain des jours de bataille ou après des marches particulièrement fatigantes, etc., des distributions supplémentaires de viande, de café, d'eau-de-vie ou des autres aliments dont on serait largement pourvu.

Le général Lewal se servant des tables qui indiquent la teneur en azote et en carbone des différentes substances alimentaires a indiqué la composition de rations donnant théoriquement une proportion d'azote voisine de celle de la ration réglementaire et utilisables en campagne. Nous indiquons quelques-unes de ces formules qui peuvent servir de guide pour la composition des repas.

			Ar.	C.
A	Pommes de terre	2kg,500	8gr,15	275gr
	Morue salée	0 ,260	13 ,05	41 ,60
	Beurre frais	0 ,400	2 ,56	25
	Fromage de Hollande	0 ,050	2 ,40	22
	Accessoires	0 ,095	0 ,36	19 ,88
		3 ,305	26 ,52	383 ,48
B	Fèves ou pois	0kg,500	20gr	205gr
	Lard	0 ,308	3 ,54	213 ,42
	Choux et navets	1 ,000	2 ,70	19 ,80
	Accessoires	0 ,095	0 ,36	19 ,88
		1 ,895	26 ,60	458 ,10
C	Pommes de terre	2kg,000	6gr,60	220gr
	Fromage de Hollande	0 ,400	19 ,20	174 ,16
	Accessoires	0 ,095	0 ,36	19 ,88
		2 ,495	26 ,16	414 ,04
D	Pommes de terre	2kg,000	6gr,60	220gr
	Saucisses	0 ,450	13 ,50	103
	Choucroute	2 ,000	6 ,20	80 ,40
	Accessoires	0 ,095	0 ,36	19 ,88
		4 ,545	26 ,66	423 ,28

			Az.	C.
E	Lentilles ou pois	0kg,300	11gr,61	132gr
	Viande fraîche.	0 ,500	12 ,00	43 ,66
	Graisse ou lard	0 ,100	1 ,18	71 ,14
	Choux.	0 ,600	1 ,62	21 ,84
	Accessoires.	0 ,095	0 ,36	19 ,88
		1 ,595	26 ,77	288 ,52
F	Haricots	0kg,450	13gr,72	193gr,50
	Harengs ou sardines	0 ,300	9 ,33	69 ,00
	Graisse	0 ,100	1 ,18	71 ,14
	Légumes verts	0 ,700	1 ,89	21 ,00
	Accessoires	0 ,095	0 ,36	19 ,88
		1 ,645	26 ,48	374 ,52
G	Chataignes	1kg,000	6gr,40	350gr
	Viande fraîche	0 ,820	19 ,60	73 ,20
	Accessoires	0 ,095	0 ,36	19 ,88
		1 ,915	26 ,36	443 ,08
H	Farine de seigle	0kg,750	13gr	307gr
	Lait	2 ,000	11	160
	Beurre	0 ,400	2 ,56	33 ,2
	Accessoires	0 ,095	0 ,36	19 ,88
		3 ,245	26 ,92	520 ,08
I	Blé tendre en grains	0kg,800	14gr,48	312gr
	Beurre.	0 ,300	1 ,92	24 ,90
	Fromage de Hollande	0 ,200	9 ,60	87 ,08
	Accessoires	0 ,095	0 ,36	19 ,88
		1 ,395	26 ,36	443 ,86
J	Pain	1kg,000	12gr	300gr
	Fromage de gruyère	0 ,250	14 ,04	105 ,56
	Accessoires	0 ,095	0 ,36	19 ,88
		1 ,375	26 ,30	425 ,44

Il est établi que, dans les pays chauds, le régime alimentaire doit produire moins de chaleur que dans nos climats, et nécessiter un moindre travail digestif et que, d'autre part, il faut toujours considérer les hommes comme ayant besoin d'une ration supérieure à celle d'entretien.

Les soldats européens en station dans nos colonies reçoivent en principe la ration du marin en campagne ainsi composée :

Pain	750gr	Oseille	10gr
ou Biscuit.	550	ou Choucroute	20
Viande fraîche.	300	Sel	22
ou Lard.	200	Café	20
ou Endaubage	200	Cassonnade	25
ou Fromage.	200	Huile	6
ou Morue.	120	Eau-de-vie	0l,06
Pois et haricots.	120	Vin	0 ,46

Cette ration correspond à 23gr,45 d'azote et 368gr,10 de carbone.

Elle peut être modifiée sur l'ordre du gouverneur de la colonie. D'après G. Reynaud (1) les rations suivantes sont allouées dans les différentes colonies :

Au Tonkin, depuis août 1885, les troupes européennes reçoivent :

		Az.	C.
Pain	750gr	9gr	225
ou Biscuit	500	»	»
Vin	0l,43	0,04	18
Tafia	0l,04	»	10
Café	24	0,30	3
Sucre	25	»	10
Viande fraîche	300	9,00	33
ou de conserve	200	»	»
ou Lard	225	»	»
ou Sardines	80	»	»
Sel	22	»	»
Légumes secs ou riz	60	2,50	24
		20,84	323

En colonne on a ajouté un supplément de 80gr de sardines qui a été fort apprécié et qui donnait un appoint de 9gr d'azote et 33gr de carbone. On distribuait aussi une boisson formée avec 4gr de thé, 0l,025 de tafia, 10gr de sucre, et une ration journalière d'alcoolé de quinquina. « Cette ration débarrassée des suppléments alloués en colonne et des compléments aléatoires fournis par l'ordinaire, est insuffisante pour faire face aux dépenses occasionnées par l'organisme » (Reynaud).

Depuis le 1er mai 1889, la ration à Diego Suarez est la suivante :

			Az.	C.
Pain		750gr	9gr	225
Vin		0l,60	0,056	26
(dont 0l,010 pour alcoolé de quinquina).				
Viande fraîche		500gr	12	44
Tafia		0l,04	»	»
Légumes secs	Haricots	120		
	Pois du Gap	120	5gr	48
	Lentilles	100		
Café		56gr	0,700	7
(dont 20gr pour boisson hygiénique).				
Sucre		46	»	18
(dont 20gr pour boisson hygiénique).				
Sel		30	»	»
			26,756	378

De plus, chaque homme touche 1kg,600 de bois à brûler et une indemnité de 0,023 pour légumes frais, qui est versée à l'ordinaire.

La ration au Soudan comprend :

(1) G. Reynaud, *L'armée coloniale au point de vue de l'hygiène pratique* (*Archives de médecine navale*, t, 58, 1892).

Pain.....	750 gr	ou tafia...........	0ˡ,21
ou farine	500	Sucre cristallisé	40 gr
ou biscuit...............	550	Sel...	20
ou riz	550	Sardines à l'huile (1 f. par sem)	50
Viande fraîche......	500	Soupe Tacot (pois cassés 1 f. par s)	50
ou endaubage................	350	Riz (3 fois par semaine).....	60
ou lard.....	300	Huile...................	6
Vin de Bordeaux (en bouteilles)	0ˡ,50	Saindoux.................	12 50

Cette ration donne en moyenne 22^{gr},50 d'azote par jour et 325^{gr} d'hydrocarbures.

Depuis 1890, le tafia est remplacé dans toutes les rations par du café ou du thé, sur l'avis du Conseil de santé de la marine.

La culture de jardins fournit souvent, dans les colonies, un appoint très favorable de légumes frais.

Si en Algérie les tirailleurs sont soumis au même régime alimentaire que les Européens, en Indo-Chine, les troupes indigènes se nourrissent généralement sur leur solde. Cependant les chefs de corps leur imposent généralement un minimum de nourriture formé de riz, 800^{gr} et sel 24^{gr}, ce qui, avec le poisson salé et les condiments achetés par les hommes, donne une ration oscillant entre : azote, 16^{gr} et 18^{gr} ; hydro carbures, 328^{gr} à 428^{gr}. Grâce à la petite taille des Annamites et à leurs habitudes cette ration ne paraît pas au-dessous de ce qui leur est nécessaire.

ARTICLE III. — DENRÉES ALIMENTAIRES

§ Ier. — VIANDE

La viande la plus généralement employée dans les armées provient des espèces bovine ou ovine ; cependant, quelques autres viandes, particulièrement celle de cheval peuvent être utilisées par l'homme de guerre.

I. **Viande de cheval.** — Malgré l'autorisation qui remonte à 1866 de débiter la viande de cheval à Paris, l'usage de cette viande était resté très limité avant la guerre de 1870-1871. Sans doute, dans plus d'un siège il en avait été fait usage et Larrey avait vanté ses qualités, mais la masse du public n'était pas convaincue que cette viande pût fournir un aliment salubre et substantiel.

Elle renferme 3,48 0/0 d'azote, alors que la viande de bœuf n'en contient que 3,29 0/0 : sa puissance alibile est donc théoriquement supérieure et Payen (1) estime que, toutes choses égales d'ailleurs, les chevaux

(1) PAYEN, *Des subsistances pendant le siège de Paris en* 1870 (*Compte-rendu hebd. des séances de l'étude des sciences,* 1871, p. 618). V. aussi DECROIX (*Mémoires de méd. chir. et pharm. militaires,* 3e série. t. 25, 1870, p. 497 et s.).

abattus en bon état donnent, en viande nette, un rendement supérieur de 10 0/0 environ au produit obtenu des animaux de l'espèce bovine.

En outre, on peut extraire du mésentère du cheval une graisse liquide que nous avons vu employer comme succédanée de l'huile, pendant le siège de Metz, par le pharmacien principal Fontaine. D'après Payen (*loc. cit.*) une préparation analogue fut utilisée pendant le siège de Paris à la même époque. Vallin estime avec raison qu'après une bataille, les chevaux blessés ou tués sont avantageusement utilisables comme viande de boucherie. « Alors que le soldat épuisé par les marches rapides et un travail excessif a tant besoin de réparer ses forces par une alimentation richement animalisée et qu'il est si difficile de se procurer des vivres, on ne comprend pas qu'il abandonne à la putréfaction une masse énorme de viande fraîche, provenant de chevaux bien nourris, en excellent état d'entretien et qui, quelques heures avant, ont été abattus en pleine santé par un projectile, de la même manière, pour ainsi dire, qu'un animal de boucherie à l'abattoir » (Congrès d'hygiène de Turin, 1880).

Pendant le siège de Metz, en 1870, la viande de cheval a été l'aliment à peu près exclusif des troupes françaises, avec du pain en quantité insuffisante et de mauvaise qualité. Malheureusement la viande distribuée ne tarda pas à être celle d'animaux étiques, privés d'une nourriture convenable, par le fait de la rareté des fourrages et cette viande dût être accommodée à peu près sans sel, sans autre corps gras que la graisse provenant de l'animal lui-même.

Dès le commencement du blocus, le pharmacien principal Jeannel avait proposé de sacrifier un certain nombre de chevaux et d'utiliser leur chair, encore bien nourrie à ce moment, sous forme de conserves, ce qui eût permis d'améliorer la nourriture des animaux survivants ; mais ses propositions ne furent acceptées que trop tardivement et les conserves confectionnées à partir du 9 octobre seulement, avec un outillage imparfait, renfermées dans des récipients mal clos, furent la plupart inutilisables, lorsqu'on les distribua aux troupes pendant les quatre derniers jours, aux hôpitaux et ambulances, après la capitulation (1).

Les 40,000 chevaux sacrifiés à Paris pour être consommés pendant le siège de 1870, ont fourni une viande de qualité meilleure quoique laissant aussi à désirer.

On s'est demandé s'il n'y aurait pas convenance à distribuer de la viande de cheval aux troupes dès le temps de paix. Il nous semble qu'aujourd'hui, au moins dans les grandes villes, là où existent des boucheries de cheval bien surveillées, il serait vraiment avantageux de la faire

---

(1) D'après le médecin principal Grellois (*Histoire médicale du blocus de Metz*, Paris, 1872) la ration de viande de cheval a été, durant le siège de Metz, la suivante : du 6 au 15 septembre 350gr ; du 15 septembre au 9 octobre 400gr ; à partir du 9 octobre 750gr. La ration de pain a été en quelque sorte en proportion inverse de celle de la viande : le 15 septembre le taux de 750 gr a été abaissé à 500gr, le 14 octobre à 400gr et le 18 octobre à 300gr.

entrer de temps à autre dans les menus des ordinaires qui se procureraient ainsi à bon compte une viande d'excellente qualité et vraiment agréable, lorsqu'elle provient d'animaux jeunes et bien portants.

La viande de cheval peut servir à la fabrication d'un bouillon qui ressemble beaucoup par son goût à celui de poule ; il est plus nourrissant que celui obtenu avec une quantité égale de bœuf mais la viande bouillie se réduit considérablement et sa sapidité diminue en raison directe de l'ébullition (1). La culotte donne le morceau le plus avantageux pour la préparation du bouillon ; on y ajoute les légumes après deux heures d'une ébullition qui doit être conduite très doucement.

Le cheval se prépare très bien en daube et en rôti, à condition que la cuisson soit plus longue que pour la viande de bœuf.

« La viande de cheval présente des signes objectifs qui permettent de la reconnaître assez facilement. En examinant le squelette des solipèdes on constate que les os ont une épaisseur moins considérable que ceux du bœuf. La coupe transversale du tissu osseux fait voir une diminution relative dans l'épaisseur du canal médullaire, la moelle qu'il renferme possède un aspect et une consistance tout à fait caractéristiques. L'ostéologie donne également des différences sensibles dans chaque espèce. Les solipèdes ont les surfaces articulaires de couleur rose ou légèrement blanc nacré. Les muscles offrent, immédiatement après l'abattage, une teinte rouge brun plus ou moins accentuée suivant la région du corps. Cet aspect augmente par le contact de l'air, et il se rapproche de l'ocre ou de la terre de Sienne. Les animaux qui ont consommé de fortes proportions d'avoine donnent des tissus plus sombres en couleur que les autres ; les fourrages secs et particulièrement le régime vert fournissent des viandes plus claires.

Les muscles barbouillés avec du sang frais offrent une coloration rouillée et d'autant plus évidente que leur teinte primitive était sombre. Une coupe fraiche révèle une fibre luisante, oléagineuse, produite par l'épanchement de l'oléine renfermée dans les corpuscules graisseux. Quand on dépose du papier Joseph sur les parties nouvellement incisées, il est maculé de nombreuses taches huileuses. Les chairs du bœuf ne donnent pas les mêmes résultats, car cette expérience devient alors négative.

Dans les solipèdes étiques, très maigres ou qui sont consumés par la fièvre et la maladie, la viande a une couleur rouge toute particulière qui a fait dire qu'elle est animée.

En malaxant lentement un menu morceau de chair fraiche, on est frappé de sa faible tenacité ; la fibre musculaire se dissocie avec une facilité surprenante, elle se montre molle, très friable, adhère fortement aux doigts et se réduit presque en bouillie. Le bœuf ne possède pas ces caractères importants. Nous trouvons aussi des différences dans la cons-

(1) Voir VILLAIN et BASCOU, *Manuel de l'inspecteur des viandes*, 2ᵉ édit., Paris, 1890.

titution anatomique du muscle. Celui du cheval est ténu et fin ; il est formé par des fibres longues et réunies entre elles par un tissu cellulaire très condensé. A la vue elles donnent un grain moins grossier, et leur toucher indique qu'elles jouissent d'une certaine élasticité » (Villain et Bascou, *loc. cit.*, p. 369).

On a fait remarquer aussi que la viande de cheval contient du glycogène qu'on ne trouve pas dans celle du bœuf.

Les maladies du cheval qui engagent à rejeter la viande sont, outre la diathèse farcino-morveuse (V. Armand Gautier, *Encyclopédie d'hygiène*, t. III, p. 96), le tétanos, qui se reconnaît à l'état de rigidité des articulations et des muscles qui sont décolorés, l'anasarque, la fièvre typhoïde qui laisse des foyers purulents dans les ganglions mésentériques et une infiltration séreuse de tous les tissus, la mélanose, le charbon (V. *loc. cit.*, p. 118), la tuberculose (*loc. cit.*, p. 137), la rage (*loc. cit.*, p. 73), l'actinomycose (*loc. cit.*, p. 185).

Cependant Decroix (1) a soutenu que la viande du cheval malade, ainsi que la viande du cheval traité par des médicaments même toxiques, ne présente aucun danger pour le consommateur, pourvu que la chair soit bien cuite. Il estime du reste que ce qui est vrai pour la chair du cheval, l'est aussi pour celle desautres animaux. Cette opinion ne saurait être partagée sans réserve ni surtout servir de règle absolue dans la pratique.

II. Viande de porc. — La viande de porc n'est distribuée en France qu'accidentellement aux troupes, si ce n'est sous forme de lard salé et quelquefois sous forme de charcuterie. Cependant au Tonkin elle a pris, dans les postes écartés surtout, une importance assez grande.

La viande de porc est d'une digestion plus difficile que celle du bœuf et du veau qui passe pour moins digestible que celle du mouton. Lorsque la viande de porc est de bonne qualité, elle est tendre et savoureuse, mais quand elle est ferme et associée à de la graisse, elle doit être longtemps mastiquée et toujours il est nécessaire qu'elle soit très bien cuite.

La viande de porc est exposée à être envahie par des parasites, notamment par la trichine et les cysticerques, la tuberculose et l'actynomicose (V. Armand Gautier, *Encyclopédie d'hygiène*, t. II, p. 137 et 185).

Pour être de bonne qualité, la viande de porc et le lard doivent provenir « d'animaux âgés de plus d'un an pesant 50^{kg} au moins et 150^{kg} au plus, parfaitement sains et dont la viande a été bien saignée. L'épaisseur du lard sur le dos doit être de trois centimètres au moins et de sept centimètres au plus. La viande de truie ayant porté, celle des verrats et cochons ladres et celle des animaux maigres et trop chargés de graisse, ne sont pas admises ; on rejette également les pieds, les têtes, les

---

(1) DECROIX, *Recherches expérimentales sur la viande de cheval* (*Archive d'hygiène*, 3e série, t. XIII, 1881, p. 481 et s.).

pannes, les fressures et toutes autres parties qui ne sont pas de garde » (1).

Les salaisons du porc, comme celles du bœuf ne doivent pas être trop anciennes ; la saumure faite avec du sel blanc doit peser 25° et baigner la viande.

Les salaisons de bonne qualité sont celles dont les viandes ont le mieux conservé leur forme et leur couleur, qui sont d'une cuisson facile, perdent aisément l'excès de sel dont elles sont imprégné et n'ont aucun goût âcre.

« Une chair très vive à l'extérieur, rosée à l'intérieur, une graisse blanche, une odeur franche, une consistance ferme, un goût agréable, une saumure incolore, ou très légèrement colorée, un sel abondant et en beaux cristaux dans le baril, sont les caractères d'une bonne salaison.

Si, au contraire, la chair est brune, d'une teinte livide et la graisse jaunâtre, si l'odeur est forte ou rance, si la viande est d'un goût peu agréable ; si enfin il ne reste point ou presque point de sel dans le baril, on peut en conclure que la salaison a subi une préparation défectueuse, qu'elle éprouve un commencement d'altération et qu'elle n'offre plus de sécurité soit pour la conservation soit pour la distribution » (*Ibidem*).

Le lecteur trouvera t. II de l'*Encyclopédie d'Hygiène,* p. 842, des détails sur la salaison en général et sur ses avantages et inconvénients au point de vue du pouvoir alimentaire des viandes.

La charcuterie a pris place dans les denrées alimentaires du soldat avec l'alimentation variée ; elle est le plus ordinairement employée dans les casernes sous forme de jambons et de saucissons.

Le jambon, qu'il soit salé ou fumé, doit toujours être servi cuit. Un bon jambon est ferme au toucher, sa coupe est uniformément rosée, jamais violacée, son odeur est fraîche et agréable. Les meilleurs jambons sont fournis par des sujets de quinze à vingt mois et bien nourris.

Les saucissons, de composition très variable, ne laissent pas que de présenter des dangers comme toutes les préparations (pâtes, hachis, etc.) qui utilisent des viandes dites *travaillées,* c'est-à-dire ayant subi des manipulations qui en modifient l'aspect, et qui seront d'autant plus suspectes que la viande sera moins tassée et que par suite l'air pénétrera plus aisément dans les intervalles, ce qui facilite la putréfaction. Ces viandes peuvent être envahies par des parasites ou des moisissures. Trop souvent aussi les saucissons sont confectionnés par des industriels peu scrupuleux, avec des débris de toute nature, de telle sorte que le contrôle de la qualité de cet aliment est très difficile et d'une façon générale nous estimons qu'il est à rejeter de l'alimentation habituelle du soldat en

_____

(1) *Notice sur les vivres viandes.* annexée au règlement sur la viande des subsistances militaires du 26 mai 1886.

temps de paix, lorsqu'il n'est pas préparé sous le contrôle de l'administration militaire elle-même.

Le saucisson avarié est mou, a une odeur aigre, il est humide, le lard qu'il renferme est jaunâtre. Il n'est pas rare, lorsque la cuisson a été incomplète, qu'il renferme des cysticerques ou des trichines, mais il est surtout dangereux par le développement de ptomaïnes qui ont amené plus d'un empoisonnement, notamment en Allemagne, où anciennement on avait admis un poison spécial à ces préparations (*Wurstgift*).

III. Autres viandes distribuées accidentellement. — Le mulet, l'âne, le chameau ont constitué à l'occasion des aliments accidentels pendant les expéditions.

Il en a été de même de certains gibiers, chevreuils, daims, lièvres ou oiseaux ; cependant, même en Algérie où le lièvre et plusieurs gibiers de plume sont, et surtout ont été, très abondants, si la venaison a fait souvent la joie du camp, elle n'a jamais pu être distribuée d'une façon suivie et régulière. Nous ne connaissons qu'une seule exception : nous avons vu en Algérie, en garnison, un capitaine commandant de batterie distribuer régulièrement chaque semaine du sanglier à ses hommes : il réalisait ainsi une certaine économie et apportait dans l'alimentation, une variété fort appréciée par ses canonniers. Cet exemple mérite d'être suivi, pourvu qu'il ne soit pas fait abus d'une viande assez indigeste.

Pour ce qui est du lapin et de la volaille, les faibles ressources des ordinaires excluent en Europe ce genre de viande qui ne seraient du reste pas goûtées par le plus grand nombre des soldats, mais qui cependant a rendu de grands services au Tonkin.

IV. Viande des espèces ovine et bovine. — La viande de bœuf ou de vache est la viande habituelle du soldat. Le mouton entre dans l'alimentation normale des hommes dans une proportion moindre et variable suivant les localités. On admet en général six septièmes de viande de bœuf ou de vache pour un septième de viande de mouton.

Lorsque les corps de troupe font un marché avec un fournisseur il est établi un cahier des charges stipulant les qualités que doivent remplir les denrées et conforme au modèle donné par le règlement du 23 octobre 1887 qui résume comme il suit les qualités de la viande à livrer par l'entrepreneur.

La viande à fournir est celle de bœuf, de vache, de veau et de mouton ou de brebis. Sont formellement exclues les viandes de bélier, de bouc et de chèvre. Celle de taureau est également exclue, à moins d'une stipulation contraire qui est insérée, quand il y a lieu, au marché et un assez grand nombre d'hygiénistes estiment que c'est une erreur de ne pas faire usage de cette viande, étant donnés les usages actuels des agriculteurs qui livrent de jeunes taureaux à la boucherie.

Chaque espèce de viande est fournie dans les proportions suivantes :

Bœuf... ⎰
Vache.. ⎱ (Proportions à déterminer par la commission des ordinaires, en tenant compte,
Mouton. ⎰ d'une part, des ressources locales, et, d'autre part, des quantités nécessaires,
Veau... ⎱ d'après les menus arrêtés en exécution de l'article 16, 2ᵉ alinéa du règlement).

La viande doit provenir d'animaux bien conformés, parfaitement sains, abattus, sauf le veau, dans l'âge adulte, bien en chair et convenablement gras. Le rendement, en viande bouillie et désossée, doit être de 46 p. 100 au moins du poids à l'état cru.

La viande est livrée, selon ce qui est indiqué au marché, soit en quartiers entiers soit en morceaux débités. En cas de livraison par quartiers entiers, et si l'importance des distributions le permet, le nombre des quartiers de derrière doit être le même, par distribution, que celui des quartiers de devant.

Ne peuvent faire partie des distributions : la tête, à l'exception, pour le bœuf et la vache, des bajoues (limitées, en bas, par la commissure des lèvres, et, en haut par la paupière inférieure de l'œil, et entièrement désossées) ; la fressure (comprenant les viscères et les organes internes) ; les mamelles (pour la vache et la brebis) ; les suifs formant des masses ou pelottes dans l'intérieur de l'animal (mais non les graisses adhérentes à la viande et étendues par couches à la surface) ; les jambes (coupées à 0ᵐ,10 environ au-dessus du milieu des articulations du genou et du jarret pour le bœuf et la vache et à 0ᵐ,05 du même point pour le veau et le mouton) ; la peau, les cornes, la queue et toutes les autres parties impropres à une bonne alimentation. Le fournisseur peut être autorisé à prélever à son profit le filet, l'aloyau, la langue et les rognons, si cette condition est expressément stipulée au marché.

Le vétérinaire Roger (*Recueil de médecine vétérinaire*, 1894) estime que le mot *qualité* ne devrait jamais figurer dans les cahiers des charges, car il est trop vague. « Pour celui-ci, dit-il, une viande sera de première qualité, alors qu'un expert plus difficile la placera en deuxième, même en troisième. D'autre part, il est certain qu'une excellente vache bretonne pèsera beaucoup moins qu'un de ces gigantesques bœufs italiens tels que j'en ai vu livrer à la troupe, fût-il aussi maigre que les bêtes de l'Apocalypse ! Il est un critérium beaucoup plus simple et qui ne laisse rien à l'arbitraire. Il consiste à écrire dans les cahiers des charges cette seule phrase : *La viande à fournir proviendra d'animaux (bœufs ou vaches) sains, âgés de trois à sept ans, et donnant un pourcentage en os qui ne dépassera pas 18 à 20 0/0 non compris les issues (tête, pieds, etc.)* ». Après que l'âge et la santé de l'animal distribué auront été reconnus, « le rôle de la commission de réception se bornera à une question de pesée ; lorsque la viande ne lui paraîtra pas convenable, elle la fera désosser par l'adjudicataire lui-même, et si le pourcentage d'os est supérieur à celui inscrit au cahier des charges, elle laissera la marchandise pour compte à l'adjudicataire ». Le procédé mis en pratique depuis quelque temps à Roubaix a le double avantage de déterminer la véritable qualité des viandes à distribuer à la troupe et d'éloigner des adjudications les personnes trop avides de bénéfices illégitimes.

Dans les villes qui possèdent un abattoir, les bestiaux devraient toujours y être sacrifiés, et les quartiers de viande destinés aux soldats être estampillés dans cet établissement, par le préposé du service sanitaire ; là où les usages locaux s'opposeraient à cette pratique, il serait nécessaire de les modifier.

Lorsque l'effectif est quelque peu élevé, on peut parfaitement stipuler que tous les morceaux de première catégorie ne seront pas prélevés par le fournisseur. Le médecin du régiment chargé de l'hygiène générale des hommes, qui fait partie de la commission des ordinaires et qui a l'obligation d'examiner « la qualité des aliments » a le devoir de se préoccuper constamment de la bonne fourniture de la viande. Il fera bien cependant de faire appel aux connaissances spéciales des vétérinaires militaires. L'article 60 du décret du 20 octobre 1892 sur le service intérieur des troupes à cheval porte qu'il entre dans les attributions du service vétérinaire « de visiter les animaux de boucherie destinés aux troupes », et dans une circulaire en date du 9 mai 1892 le Ministre dit : « Dans les corps de troupe à cheval les vétérinaires peuvent être également appelés, à la demande du médecin, à concourir à la vérification de la viande présentée en livraison et dont la qualité parait douteuse ».

L'examen de la viande sur pied est celui qui donne les renseignements les plus certains sur l'état de santé de l'animal et la sécurité qui résulte de l'expertise sur le vivant se trouve considérablement augmentée lorsque, après abattage, les quartiers sont l'objet d'un nouvel examen, surtout si l'on exige qu'au moment de la fourniture, les viscères soient présentés adhérents aux quartiers. Dans ces conditions le vétérinaire examine l'animal sur pied, le médecin l'animal abattu, secondé ou par le vétérinaire ou par les membres de la commission des ordinaires, qui jamais ne peuvent se faire suppléer par le sous-officier secrétaire de cette commission (décision ministérielle du 9 mai 1892).

De fait, dans certaines localités en temps de paix, dans les camps et souvent en campagne, c'est ainsi que les choses se passent. Toute la viande consommée par les élèves de l'école de Saint-Cyr est, avant l'abattage, examinée par le vétérinaire de l'école, puis estampillée par lui et définitivement reçue par une commission formée d'officiers et d'un médecin de service.

S'il n'était pas possible d'agir de cette façon il conviendrait au moins que, dans les villes de garnison, la police de la boucherie fût sérieusement établie et que les animaux destinés à la troupe subissent, à l'abattoir municipal ou dans les tueries particulières, la visite sévère d'un vétérinaire civil à défaut de vétérinaire militaire, et que l'estampillage fût rigoureusement fait par l'expert lui-même : les avantages qui résultent pour les localités de la présense d'une garnison permettent à l'autorité militaire de se montrer exigeante à cet endroit.

L'examen méthodique de la viande n'est nulle part mieux assuré que dans les boucheries militaires, qu'il est grandement désirable, dans l'intérêt du soldat, de voir se développer. Plusieurs de ces boucheries fonctionnent pour l'armée allemande. Depuis assez longtemps on en a établi une à Strasbourg, munie de chambres frigorifiques. Celle de Metz date de 1883, elle fait des achats de bétail pour le compte des corps de troupe auxquels elle livre ensuite, presque au prix coûtant, la viande et les saucisses dont ils ont besoin. Les produits de cette boucherie sont toujours de première qualité.

· Des boucheries analogues on été créées plus récemment à Toul puis à Verdun où elle a parfaitement réussi, non seulement au point de vue de l'amélioration de l'alimentation militaire, mais même au point de vue des producteurs, si bien que la Société des agriculteurs de France a émis le vœu que des boucheries militaires fussent organisées dans toutes les places du 6e corps d'armée. Du 15 novembre 1893 au 15 mars 1894, la boucherie militaire de Verdun a directement acheté plus de 2.000 animaux de la race bovine, le commerce lui en a fourni plus de 3.000, sans compter 2.800 moutons, 900 veaux et 295 porcs. Elle a établi des marchés mensuels dans la région et les achats aux cultivateurs ont été faits par des comités organisés comme ceux de la remonte, de telle sorte que des éleveurs ont toujours reçu une rénumération satisfaisante. Déjà en 1887 A. Boucher avait signalé les heureux résultats obtenus à Verdun, dans un bataillon du 94e, par l'achat des animaux vivants. Non seulement on eut la certitude de consommer de la viande saine et convenable fournissant un rendement de 50 à 54 p. 100, mais encore il fut possible de disposer du « cinquième morceau » (peau, suif, triperie, cornes, etc.) ainsi que du filet, des aloyaux, de la langue, des rognons, etc., des gigots de moutons et autres morceaux de choix.

En tout cas il appartient à ceux qui ont charge de recevoir la viande de poursuivre les fraudes qui viendraient à se produire du côté des fournisseurs et de faire application des armes que la loi met entre leurs mains. Les articles 430 à 433 du Code pénal qui visent les délits ou crimes des fournisseurs de l'État ne sont peut-être applicables en toutes circonstances qu'aux seules personnes ayant conclu un marché avec le Ministre ou ses représentants, néanmoins les corps de troupe, ont toujours la possibilité d'appeler en justice, en vertu du droit commun, ceux qui les auraient trompés ou leur auraient causé un détriment (1).

En réalité on ne saurait se dissimuler que trop souvent, malgré les

____

(1) Voir BOUCHIÉ DE BELLE, *Des délits des fournisseurs* (*Revue du service de l'Intendance militaire*, 1892).

clauses insérées au cahier des charges, la viande livrée à la troupe est de la toute dernière qualité. « Elle provient de bêtes que les bouchers ramassent dans la campagne à bas prix et dont les fermiers et éleveurs ne peuvent tirer aucun parti : bœufs qui ne se prêtent pas à l'engraissement, vieilles vaches qui ne fournissent plus de lait ou qui sont restées malades après avoir vêlé, toutes *bêtes de réforme* comme on pourrait les appeler » (Schindler) et que d'autres ont qualifié de *viande à soldats*. N'a-t-on pas pu lire dans la mercuriale de la foire de Limoges du 23 décembre 1893 cette mention qu'y ont fait inscrire les marchands de bestiaux du centre de la France et qu'on a qualifiée à bon droit d'impudente : « vaches de 4ᵉ qualité, viande de militaires de 38ᶠ à 42ᶠ les 100ᵏᵍ ; poids vif » ? Sur la même mercuriale la viande de dernière qualité, pour civils, était cotée au minimum de 55ᶠ les 100ᵏᵍ (1).

D'après le vétérinaire Morot, de Troyes, il n'est pas très rare, qu'en France comme à l'étranger, on substitue de la viande de cheval à celle de bœuf dans les fournitures aux corps de troupe.

Il est donc indispensable que les personnes chargées de procéder à l'examen de la viande à délivrer aux hommes, agissent avec une juste sévérité, en s'entourant de toutes les garanties qu'indiquent la science et l'expérience. Nos règlements et le *Formulaire des hôpitaux militaires* renferment des indications précieuses pour les diriger dans l'appréciation de la viande sur pied ou abattue.

Le règlement du 28 mai 1866 sur le service des subsistances de l'armée décrit comme il suit les qualités à rechercher chez les sujets vivants de l'espèce bovine. Les caractères distinctifs sont : « Tête fine, un peu longue et conique vers le mufle ; cornes de substance fine, pointues et placées sur le sommet de la tête ; oreilles minces (la charpente osseuse est ordinairement en rapport avec les tissus cartilagineux) ; yeux saillants et vifs ; cou épais, plutôt court que long, large à son union avec l'épaule et la poitrine, conique vers la tête ; poitrine ample et bien projetée en avant, épaules larges, se fondant doucement avec le cou et la partie postérieure du corps ; ventre suffisamment développé sans être tombant ; dos et cuisses amples et plats, côtes bien arquées ; hanches espacées, presque de niveau avec les os du dos ; quartier long, large et droit des os des hanches à la croupe ; queue prenant naissance au niveau du dos, large au sommet, fine vers l'extrémité ; fesses peu tendues et bien charnues jusque vers le jarret ou le genou, plates et minces au-dessous ; sabots étroits ; peau souple au toucher, très mobile sur les côtes et garnie d'un poil fin, court, peu touffu et lustré ; castration complète chez les mâles.

---

(1) *Progrès militaire* du 10 janvier 1894. — Voir aussi GERVAIS, *l'Alimentation dans l'armée (Journal des sciences militaires*, t. 52, 1893, p. 277 et 366).

(2) *Progrès militaire* du 10 janvier 1894.

Les taureaux ne sont admis que par exception dans les contrées comme l'Algérie, où la castration des bestiaux n'est pas habituelle.

La taille que l'espèce bovine est susceptible d'atteindre varie avec les races très nombreuses qui la composent. Il ne doit pas y être attaché, d'ailleurs, une très grande importance, c'est plutôt la conformation qui décide du choix entre animaux de taille différente. Il faut éviter, toutefois, de tomber dans les extrêmes, et l'on n'admet pas en général de bestiaux d'un poids brut inférieur à 250^{kg} pour les bœufs, de 160^{kg} pour les vaches.

État de santé. — L'animal en bon état de santé a le poil lisse et luisant, l'œil vif, les naseaux ouverts et propres, l'allure dégagée, la respiration facile et régulière. L'animal malade se reconnaît, au contraire, à son poil rude, à ses yeux vitreux, larmoyants et rouges, aux matières visqueuses qui découlent de ses narines, à sa tristesse et à son inappétence, enfin à sa respiration haletante quand on le force à accéler sa marche.

On porte, en outre, une attention particulière à l'état des jambes et des pieds qui doivent être exempts de tumeurs et de crevasses, surtout si l'animal est destiné à marcher à la suite des armées.

État d'embonpoint. — On reconnaît l'état d'embonpoint de l'animal à ses formes arrondies et au peu de saillie de l'échine, de la pointe des hanches et des côtes qui disparaissent presque sous les muscles et la chair. On en juge mieux encore par le maniement, en faisant un grand pli à la peau, sur les côtes, sur la surface de l'encolure ; on palpe ensuite la bête sur les côtes, surtout à la dernière, sur la colonne vertébrale, en avant ou en arrière des épaules, au grasset, au scrotum, enfin à la base de la queue, et suivant que les os sont plus ou moins couverts de chair, suivant la souplesse des parties charnues, on se fait une idée du degré d'engraissement.

L'expérience jointe à la justesse du coup d'œil, permet même par ces seuls moyens, d'estimer très approximativement le poids brut d'un bœuf sur pied et la quantité de viande nette qu'il produira.

Pour les veaux, on s'attache principalement à palper l'extrémité des fesses, la naissance de la queue et la région ombilicale.

Age. — L'âge le plus convenable des bœufs et des vaches que l'on destine à la boucherie, est ordinairement compris entre cinq et dix ans. Cependant les bestiaux spécialement élevés pour ce service peuvent être dans de bonnes conditions dès l'âge de trois ou quatre ans, et ceux qui n'ont pas été employés à des travaux fatigants s'y maintiennent jusqu'à l'âge de onze et douze ans.

On peut dire, d'une manière générale, que l'animal qui a pris tout son accroissement, mais qui est encore jeune et vigoureux, est celui que l'on doit préférer. L'animal vieux, dont les dents sont usées, et les organes digestifs faibles, risque de dépérir au moindre changement de régime et ne fournit généralement qu'une viande de médiocre qualité.

Les veaux doivent avoir six semaines au moins et cinq à six mois au plus ; il est bien entendu qu'ils doivent avoir été sevrés, afin de pouvoir être nourris comme l'ensemble du troupeau, à moins qu'on ne les destine à être immédiatement abattus.

C'est aux changements successifs que subissent les dents incisives que l'on reconnaît l'âge des bestiaux de l'espèce bovine. »

Lorsque la viande ne peut pas être examinée sur pied, « il faut assurer sur la fourniture un contrôle d'autant plus sévère que les artifices mis en jeu pour dissimuler la mauvaise qualité de la viande sont nombreux et souvent difficiles à saisir.

Le soufflage doit être prohibé, parce que l'air injecté dans les espaces intercellulaires et jusque dans la trame des organes, trompe l'œil du consommateur, favorise l'évaporation et hâte la décomposition des tissus.

La plèvre et le péritoine doivent être intacts ; si ces membranes ont été enlevées ou grattées, il y a lieu de croire à une maladie dont on a voulu faire disparaître les traces.

En général, il faut tenir compte de la température, de l'état hygrométrique, des courants d'air, du temps écoulé depuis l'abattage, du mode de dépeçage, etc. Par exemple, le froid, et surtout la gelée, raffermissent la chair des animaux anémiques ou hydrohémiques, ou des moutons affectés de cachexie, chair qui, à la température ordinaire, est pâle, flasque, humide et gorgée de serum. L'aspect et la consistance de la graisse varient également avec la température.

Cuite dans l'eau, la chair des animaux cachectiques, bœuf, vache, veau ou mouton, donne un bouillon fade et blanchâtre. Après la cuisson elle est flasque, gluante, coriace et complètement dépourvue de suc et de goût. Grillée ou rôtie, elle se racornit, devient filandreuse et peu savoureuse.

Viande de bœuf ou de vache. — Viande de première qualité. — Quand l'animal est livré par moitié ou par quartier, la surface externe doit être partout garnie d'une couche de graisse plus ou moins épaisse. A la surface interne cette couche, qui doit également exister, est plus forte autour du rognon qu'elle enveloppe, à la région dorso-lombaire et sur les muscles abdominaux.

La chair musculaire présente à la section transversale une teinte rose plus ou moins prononcée, suivant les races ; elle est ferme, élastique au toucher ; son grain est fin, marbré (persillé en terme de boucherie), par suite de la juxtaposition des molécules de graisse autour des faisceaux fibrillaires ; son odeur est douce et fraîche. Les variations de la température influent peu sur ces caractères. Au contact prolongé de l'air, sa couleur se fonce et sa surface se raffermit. La moelle des os longs est ferme, solide, d'un blond mat, légèrement rose ou jaunâtre.

Caractères distinctifs des viandes de bœuf et de vache. — Dans les mêmes conditions d'âge et d'embonpoint, le bœuf se distingue de la vache par une côte moins courbe et plus large et par une excavation plus prononcée du bord postérieur de chaque côte à la face interne. Le bassin est beaucoup plus étroit ; les os du pubis sont plus forts, plus durs, mieux soudés ; la pointe de culotte, c'est-à-dire la partie qui correspond à l'ischion, est plus allongée. Chez la vache on retrouve toujours, sur les parties correspondantes, la trace des ligaments suspenseurs des mamelles.

Viandes de qualités secondaires. — Selon que les caractères assignés plus haut à la bonne viande sont plus ou moins accentués, on établit en boucherie les première, deuxième et troisième catégories des viandes de bœuf, vache, taureau ou taurillon.

Viennent ensuite les viandes de qualité secondaire non classées, trop souvent substituées aux précédentes dans les grandes fournitures.

Ces viandes se reconnaissent à l'absence ou à la rareté de la graisse sur les deux surfaces de l'animal. La chair musculaire apparaît avec une teinte plus ou moins vive à travers les séreuses ou les aponévroses d'enveloppe. Elle est plus ou moins ferme ou élastique sous le doigt ; son grain, quelquefois marbré dans certains morceaux, est généralement trop distinct, parce qu'elle est pauvre en sucs ; son odeur n'a rien de particulier. La moelle remplit imparfaitement le canal des os longs.

Viande d'animaux surmenés. — Chez les animaux épuisés par des marches longues et forcées, un travail excessif, la couleur de la viande est plus vive ; celle-ci exhale une odeur forte et montante ; les séreuses sont souvent injectées de sang. On trouve souvent des épanchements sanguins dans les grandes articulations, dans l'articulation coxo-fémorale en particulier, et les muscles qui avoisinent ces parties manifestent spécialement l'odeur précitée.

Viande d'animaux atteints d'indigestion, de météorisme. — Cette viande est colorée, ferme, d'une odeur acétique ou alcoolique se rapprochant beaucoup de celle que communiquent la drèche, les résidus de distillerie, les tourteaux utilisés pour l'engraissement du bétail. Cette odeur *sui generis* est une cause de rejet.

Viande étique et non classée. — Quand une viande pâle ne porte de graisse ni dans les épiploons, ni dans les interstices musculaires ni le long des apophyses épineuses, après la séparation du rachis, on dit qu'elle est étique, qu'elle n'a pas ses droits en boucherie. Il va sans dire qu'elle ne saurait être admise en aucun cas.

Viande insalubre. — Les viandes sont réputées insalubres et rejetées de l'alimentation lorsqu'elles proviennent d'animaux malades. Ces viandes coupées transversalement, reflètent plusieurs nuances, laissent suinter ou écouler leur sérum, sont molles au toucher et n'ont pas de grain distinct mais elles ont plutôt une apparence pulpeuse.

Viande provenant de bétail atteint de phtisie. — L'examen de ces viandes a acquis une importance nouvelle, depuis les recherches récentes sur la transmission de la tuberculose (1). Ces viandes sont fermes plus ou moins pâles. La graisse, jaunâtre et ferme, est agglomérée en petites masses, dans les mailles du tissu cellullaire devenu friable, et après la fente du rachis, en petits filons, le long des apophyses épineuses. Quand l'animal est tout à fait étique on n'en rencontre même plus dans cette région » (V. t. II de l'*Encyclopédie d'hygiène* p. 134).

« *Viandes provenant du bétail affecté de maladies ayant pour principe les altérations des liquides et en particulier du sang.* — Elles sont humides, décolorées. La graisse est peu ferme, jaunâtre, renfermée dans un tissu cellulaire infiltré. La saison, les variations atmosphériques, l'état de sécheresse ou l'humidité de l'air, le froid influent considérablement sur les caractères physiques de cette viande » (V. t. II de l'*Encyclopédie d'hygiène,* p. 119).

« *Viandes provenant du bétail affecté de maladies typhiques ou char-bonneuses.* — Pour peu que l'odorat perçoive une odeur montante plus ou moins ammoniacale, et que l'œil saisisse dans la trame ou les interstices des muscles quelques taches noirâtres, on peut, sans crainte de se tromper, affirmer que la viande provient d'un animal abattu sous le coup d'une affection typhoïde ou charbonneuse plus ou moins avancée.

Le typhus seul donne à la viande une couleur acajou foncé » (V. t. II, p. 119).

La ladrerie du bœuf a été décrite t. II de l'*Encyclopédie d'hygiène,* p. 158. Elle est une cause de rejet de la viande comme l'actinomycose (*ibid.*, p. 153) et la fièvre aphteuse (*ibid.*, p. 157).

« *Viande de veau.* — Le bon veau se reconnaît à la blancheur en quelque sorte nacrée et à la densité de sa chair qui est à la fois ferme et élastique, à l'aspect mat de sa graisse qui tranche un peu sur celui de ses muscles, et à l'apparence de sa moelle qui est consistante avec un reflet légèrement rosé. Par l'effet d'une nourriture autre que le lait et les farineux, qui seule lui donne ces qualités, le veau peut offrir des nuances plus accentuées dans sa chair et dans sa graisse, sans cesser pour cela d'être bon, savoureux et nutritif.

Le veau âgé de moins de six semaines n'est pas propre à l'alimentation. On le reconnaît au peu de développement des cavités thoracique et abdominale, au volume exagéré des articulations, au peu d'adhérence des cartilages articulaires de revêtement, de ceux de prolongement des côtes et des cartilages intervertébraux. La chair est molle et humide, la graisse grisâtre et incomplètement formée ; la moelle des os longs, en pulpe sanguinolente et liquide.

Les veaux destinés à l'abattage doivent être âgés de trois à cinq mois » (2).

---

(1) Voyez notamment SALLE, *Les viandes tuberculeuses* (*Archives de médecine et de pharmacie militaire,* t. XIX, 1892, p. 406 et 512).

(2) *Formulaire pharmaceutique des hôpitaux militaires,* Paris, 1890, p. 342 et s.

Viande de mouton. — Le mouton propre au service de la boucherie, dit l'instruction ministérielle de 1866, a la tête et l'encolure fines, les oreilles minces, son corps est cylindrique avec un ventre d'un développement moyen ; le poitrail est large et bien sorti ; l'épine dorsale, horizontale et droite, forme une table large ; les côtes sont rondes et écartées ; le tronc allongé et les flancs très courts. Il a des membres courts et charnus jusqu'au jarret et au genou, des jambes nues et grêles ; enfin la castration doit être aussi complète que possible chez les mâles.

Quant à la taille du mouton, elle varie comme celle du bœuf, avec les espèces, et c'est surtout à la bonne conformation que l'on doit s'attacher dans les réceptions. Cependant on n'admet pas généralement les animaux trop petits et il est de règle d'exiger un poids minimum de 25^{kg}.

État de santé. — L'état de santé des moutons s'annonce de la même manière que celui des bœufs, avec cette seule différence que lorsque cet état est satisfaisant, ils ont une laine moite et souple, au lieu d'un poil uni et luisant.

État d'embonpoint. — On juge de l'état d'embonpoint du mouton à la vue : par l'écartement des fesses et la grosseur de la queue ; au maniement : en mesurant avec la main la largeur des reins, en même temps qu'on apprécie l'épaisseur de la couche de viande qui recouvre les vertèbres, en palpant le scrotum, les épaules, les côtes et la queue.

On évalue le poids de l'animal en le soulevant des deux mains.

Age. — L'âge où les moutons sont en état de fournir la meilleure viande est compris entre trois et six ans. Toutefois avec des soins particuliers, on peut quelquefois parvenir à les rendre propres à la boucherie dès l'âge de dix-huit mois à deux ans.

On évalue l'âge des moutons par l'inspection des dents incisives.

La viande du mouton de bonne qualité doit être recouverte d'une couche de graisse variable en épaisseur sur ses deux surfaces. « Cette graisse, surtout celle des rognons et de la surface interne, doit être ferme et blanche. La chair est dense et d'un rouge foncé ; le grain en est fin, serré, marbré ; elle ne laisse pas écouler de sérum par incision.

Viande provenant de mouton affecté de cachexie. — Les chairs sont pâles, molles et se déchirent facilement. Le tissu cellulaire, partout où il est un peu abondant, notamment autour des vaisseaux et des articulations, est infiltré d'une sérosité citrine que l'on rencontre aussi sous la séreuse. La graisse, d'autant plus rare que la sérosité est plus abondante, est beaucoup plus molle qu'à l'état normal. La moelle des os est peu consistante. Les ganglions sont infiltrés. Il y a souvent des hydatites dans les viscères et dans la faible portion qui reste ordinairement de la vésicule biliaire. La coupe de la viande s'humecte de sérosité qui mouille la main, ou quelquefois tombe goutte à goutte, si le morceau est suspendu. Les altérations varient, bien entendu, selon le degré de la maladie.

La viande de cette nature est de mauvaise qualité et impropre à l'alimentation » (*Formulaire des hôpitaux*, page 345).

En résumé, on peut dire avec Polin et Labit (1), qu'au point de vue pratique, il existe des viandes *bonnes*, des viandes *douteuses* et des viandes *mauvaises*.

Les douteuses sont les viandes trop jeunes, trop maigres ou surmenées. Les viandes à rejeter en toute circonstance sont les viandes putréfiées, celles provenant d'animaux très surmenés ou médicamentés, d'animaux malades, que l'animal ait ou non succombé à sa maladie.

Il importe particulièrement de rechercher les éléments qui caractérisent la tuberculose, le charbon, la ladrerie, la trichinose et l'actynomicose.

La tuberculose se rencontre particulièrement chez les veaux, les très jeunes porcs, les bœufs, très rarement chez les moutons. Les tubercules siègent notamment dans les poumons, le foie, les plèvres, les méninges, les ganglions lymphatiques. Pour rechercher le bacille on écrase une parcelle du tubercule entre deux lamelles, on fait sécher sur la lampe à alcool. On plonge les lamelles dans une solution de fuchsine à 5 p. 100 puis dans de l'eau renfermant 4 p. 100 d'huile d'aniline. On chauffe dans une capsule de porcelaine pendant quatre à cinq minutes ; on lave à l'eau distillée et on passe dans une solution d'acide azotique à 30 p. 100 ; on laisse la préparation pendant quelques minutes dans une solution saturée de bleu de méthylène, on lave et on monte dans le baume du Canada. Le bacille paraît au microscope coloré en rouge.

La bactéridie du charbon se découvre facilement dans une mince gouttelette de sang extraite d'un vaisseau profond et placé entre deux lamelles.

La trichinose et la ladrerie sont plus fréquentes chez le porc que chez le bœuf.

Pour découvrir la trichinose, on prélève sur le morceau à examiner, au moyen de ciseaux courbes ou d'un bon rasoir, une légère parcelle coupée dans le sens des fibres ; on l'imbibe d'eau et on la place entre deux lames de verre fortement pressées, l'écrasement produisant une transparence très marquée, et l'on examine au microscope avec un grossissement qui ne doit pas dépasser 90 diamètres (Villain et Bascou, *loc. cit.*).

L'animal ladre n'a pas toujours, tant s'en faut, les apparences cachectiques, mais il convient toujours de rechercher les vésicules ladriques dans les muscles du cou, la partie musculaire du diaphragme, les muscles intercostaux, la langue. En comprimant la viande entre les doigts on fait faire saillie aux vésicules, ou l'on diagnostique la maladie par des cavités vides restées béantes après l'énucléation du kyste cystique. Celui-ci varie de grosseur : quelquefois il est à peine visible à l'œil nu, d'autrefois il est

____

(1) Polin et Labit, *Examen des aliments suspects (Encyclopédie scientifique des aide mémoires* de Léauté, Paris, 1893.

gros comme un grain de chenevis, parfois calcaire ou purulent. Le nombre des kystes est également extrêmement variable. Pour l'examen au microscope il suffit de presser lentement entre le pouce et l'index le kyste qu'on a enlevé : la tête se dégage, on la coupe et on la place dans une goutte de glycérine entre deux lames de verre. Le grossissement à employer est de 90 à 120 diamètres.

L'actynomicose (ostéo-sarcome de la mâchoire des bovidés) a pour siège principal le maxillaire inférieur mais se rencontre aussi dans d'autres parties de l'animal : on l'a observée notamment dans le poumon. Il suffit pour diagnostiquer la maladie d'examiner au microscope, sans préparation spéciale, le pus provenant des tumeurs qui caractérisent cette maladie.

Malgré ces indications et quelle que soit l'habileté des experts, il est bien des cas où l'appréciation de la valeur hygiénique de la viande abattue est particulièrement difficile, surtout lorsqu'il n'existe pas d'altérations grossières. L'examen des viscères ne donne même pas une sécurité absolue, des fournisseurs peu consciencieux ayant plus d'une fois substitué des issues d'animaux sains à ceux de bêtes malades.

V. Intoxications par la viande. — Néanmoins, dans notre armée, les intoxications par la viande sont très rares. Polin et Labit (1), au camp d'Avor, du 27 au 30 mai 1889 ont observé deux cent vingt-sept hommes devenus malades (dont un succomba) par absorption de viande de mauvaise qualité frauduleusement livrée par le fournisseur.

Des faits analogues, sans parler de ceux où il s'agit d'absorption de jambons, saucisses, hachis, pâtés, etc., ont été rapportés par différents auteurs.

On cite les sept cent vingt-sept personnes tombées malades en 1837 à Andelfengen après un banquet où l'on consomma surtout de la viande de veau et de porc ; l'épidémie de Kloten (canton de Zurich) en 1878, où à la suite d'un banquet de six cents orphéonistes, il y eut six cent soixante malades (six décès), la maladie s'étant communiquée de proche en proche. Dans ces deux séries d'observation, il s'agirait pour Zuber de fièvre typhoïde, mais son opinion n'est pas partagée par les autres auteurs qui ont discuté ces faits. Wyss a observé vingt-neuf personnes, dont quatre devenues malades après avoir mangé des morceaux d'un veau cru, qui paraissait sain, bien que tué depuis quatre jours. Polin et Labit expliquent les accidents de la façon suivante : « Viande saine devenue septicémique par altération putride, contenant à la fois les microbes saprophytes et les ptomaïnes qui les accompagnent ; pour les premiers cas rapidement produits, intoxication, pour les cas tardifs, multiplication intra-intestinales de microbes, gastro-entérite septique. La consommation de la viande à l'état cru nous semble autoriser

____

(1) *Archives de méd. et de pharm. mil.*, 1889, t. XIV, p. 372.

cette hypothèse. » (*Étude sur les empoisonnements alimentaires,* Paris, 1890). De la viande crue hachée empoisonna quarante-six hommes d'un régiment d'artillerie à Mayence, l'un d'eux mourut quarante-huit heures après (*Recueil des sciences médicales,* t. XIX, p. 719). En 1883, Zuber (*Arch. de méd. et de pharmacie militaires,* 1883, t. II, p. 32) rapporte que le 129e régiment d'infanterie à Bromberg dut envoyer en un seul jour à l'hôpital cent quatre-vingt deux malades intoxiqués à un repas, et que probablement pour la même raison, cent quarante soldats du 46e d'infanterie à Posen, tombèrent malades. En août 1892, il se produisit à Moorseele (Flandre occidentale), cinquante-six cas d'empoisonnement, dont quatre mortels, caractérisés par des symptômes de gastro-entérite violente et consécutifs à l'usage de la viande de deux veaux probablement atteints de l'entérite infectieuse des jeunes veaux. Le docteur Van Ermengem attribue ces accidents à un bacille spécial (*bacillus enteridis*) qui se présente sous différentes formes, existe dans la viande de l'animal malade dès son vivant, continue à s'y développer après sa mort, et pullule dans l'estomac humain qui a absorbé cette viande. L'auteur belge ne se prononce pas sur la nature des substances qui ont pu être contenues dans les viandes de Moorseele, mais est porté à les ranger dans une classe mal définie des *toxalbumines* (1).

Dans tous ces cas, il semble naturel d'invoquer l'action nocive des ptomaïnes, et l'on est vraiment fondé à supposer que la viande provenant d'animaux atteints de maladies microbiennes est capable, surtout absorbée à l'état cru, d'engendrer chez l'homme des maladies de même ordre.

Sans doute le bacille de la tuberculose est rare dans les muscles et le sang des bovidés tuberculeux, mais on peut l'y rencontrer ; sans doute le suc gastrique sain oppose une barrière à l'action nocive de ce bacille, mais il n'est pas impossible que cette barrière soit franchie, et le suc gastrique n'est pas toujours sain (Sormani, Strauss, Wurtz), aussi, croyons nous qu'il est prudent d'adopter, au moins provisoirement, les conclusions du Congrès de 1888, et qu'en pratique il convient de rejeter des fournitures militaires toute viande tuberculeuse, « quelle que soit la gravité des lésions, » sans cependant exagérer l'application de la formule et considérer comme tuberculeuse la viande provenant d'un animal porteur d'un seul ganglion tuberculeux trouvé par hasard dans un viscère. On y serait d'autant moins autorisé que le professeur Galtier, de l'école vétérinaire de Lyon, arrive à conclure de ses expériences (*Recueil de médecine vétérinaire,* avril 1893), confirmatives de celles de Nocard et de Perronat, que l'ingestion de la viande d'animaux tuberculeux, est sans danger, surtout quand on a enlevé les parties malades. Il estime qu'il y

---

(1) *Travaux du laboratoire d'hygiène et de bactériologie de l'Université de Gand,* t. I, fasc. 3, 1892, d'après Arnould (*Revue d'hygiène,* t. XV, 1893, p. 919). Voir aussi *Bulletins et Mémoires de la Société médicale des hôpitaux de Paris,* 1893, 20 p. 430.

a lieu de se borner à ne saisir que les viandes qui sont à la fois tuberculeuses et maigres. C'est peut-être aller loin dans la voie de la tolérance (1) et l'expert militaire refusera les animaux vraiment atteints de tuberculose pulmonaire, pleurale, ou envahissant nettement un ou plusieurs organes.

L'épreuve à l'aide de la tuberculine recommandée par plusieurs auteurs ne donne pas, notamment d'après les expériences d'Arloing, des résultats toujours probants pour le diagnostic de la tuberculose chez les animaux vivants.

Comme les bacilles qui engendrent le typhus des bêtes à cornes ou la morve résistent peu à la dessication, la viande provenant de sujets atteints de ces maladies est peut-être moins dangereuse. Mais pour la chair des animaux atteints de la rage, du charbon, de la clavelée, de la péripneumonie contagieuse on ne saurait être trop circonspect, malgré certaines dénégations, d'autant que le plus souvent la viande des animaux qui ont souffert de ces maladies, se conserve mal et se charge facilement de toxines qui, si elles ne sont pas nécessairement spécifiques, présentent néanmoins de sérieux dangers.

VI. Rendement de la viande. — Le rendement de la viande dépend en partie de la température à laquelle elle est élevée pendant la cuisson. Il résulte des expériences que le docteur Enrico Ferrati, de Rome, a faites à l'Institut d'hygiène de l'Université de Berlin, que les pertes de poids éprouvées par les différentes viandes sont les suivantes p. 100 (2) :

		Bœuf.	Veau.	Porc.
Viande à moitié cuite...............	60°	28,3	26,8	24,6
Viande cuite....	60°	31,3	39,2	32,0
	90°	47,3	47,3	43,1

et plus on élève la température, plus la perte de poids augmente.

Cependant la qualité de la viande est le facteur qui influe le plus sur le rendement.

La ration réglementaire de 300ᵍ de viande fraîche, non désossée, correspondant à 240ᵍ de viande privée d'os est, pour certains auteurs, censée fournir 200ᵍ de viande mangeable, c'est-à-dire donner un rendement de 60 p. 100. Ce chiffre est loin d'être toujours atteint par des viandes de première qualité et ne peut servir de mesure pour la viande, même choisie avec soin, distribuée au soldat.

Dans des conditions particulièrement favorables et exceptionnelles, nous avons constaté, dans certains ordinaires, un rendement de 40 p. 100. Une note ministérielle du 6 septembre 1887, admet qu'après avoir été bouillie, la viande désossée *de première qualité* fournit, dans les hôpitaux

(1) Voir DESHAYES (*Revue d'hygiène*, 1893, t. XV, p. 1072.
(2) Dʳ ENRICO FERRARI, *Ueber den Gewichtsverlust des Fleisches beim Erwärmen* (*Arch. f. Hygiene*, t. XIX, 1893, p. 315).

militaires, un rendement de 46 p. 100 en France et de 42 p. 100 en Algérie.

Les chiffres suivants sont le résultat d'une longue pratique dans les hôpitaux militaires, et nous sont donnés par l'officier d'administration principal du service de santé Mages :

Os, pour 100ᵏᵍ de viande crue.......................... 24ᵏᵍ
Déchet de cuisson pour 100ᵏᵍ de viande crue........... . 26ᵏᵍ
Débris de viandes inutilisables pour 100ᵏᵍ de viande crue.. 4 à 5ᵏᵍ
Viande distribuable pour 100ᵏᵍ de viande crue........... 45 à 46ᵏᵍ

Mais la viande distribuée à la troupe n'est que bien rarement de première qualité comme celle des hôpitaux militaires, et il ne faut pas compter généralement sur un rendement de plus de 35 à 38 p. 100. Souvent même il est inférieur (1).

En 1884, à la caserne de Courbevoie, le pharmacien-major Lancelot a été autorisé à faire des expériences sur cette question au 82ᵉ d'infanterie (Voir *Rev. d'hygiène et de police sanitaire*, t. X, 1888, page 340).

Neuf demi-rations de bouilli prélevées au hasard dans les gamelles au moment du repas ont donné :

	1	2	3	4	5	6	7	8	9	Totaux
Bouilli humide.....	60g·	50g·	60g·	57g·	75g·	45g·	47g.	50g·	80g.	524g.
Id. sec.........	28	18	22	20	20	16	20	19	25	188
Id. mangeable. .	22	18	20	18	16	15	20	17	20	166
(os et tendons enlevés).										

D'où en moyenne :

Bouilli humide 58ᵍ par repas. Bouilli sec 20ᵍʳ,90 par repas. Bouilli mangeable 18ᵍʳ,44 par repas ou 36ᵍʳ,88 par jour, c'est-à-dire un rendement véritablement utile de 12,29 p. 100.

Pour que la viande fournie aux ordinaires soit de bonne qualité, il ne faut pas qu'elle soit achetée à vil prix, mais bien dans des conditions permettant au fournisseur de livrer des animaux de qualité convenable, conditions qui ne sont réalisables que lorsque le prix de remboursement aux ordinaires que solde l'État, est réellement en rapport avec le cours de la viande dans chaque garnison.

Il est encore un autre point qui attire l'attention, c'est la possibilité de donner à chaque homme une part suffisante de viande réellement mangeable. Sans doute il faut pour cela une habileté particulière du cuisinier distributeur des portions, mais il convient d'exiger en outre de l'adjudicataire une certaine proportionalité, entre les morceaux qu'il fournit. Il a intérêt, lorsqu'il s'agit de viande de bœuf à se défaire des bas

(1) V. BRYON, *Recherches sur la viande de l'ordinaire de la troupe au 3ᵉ zouaves*. *Mémoires de méd. chirur. et pharm. militaires*, 3ᵉ série, t. XXIX, 1873, p. 626.

morceaux des quartiers de devant, aussi évitera-t-on avec soin qu'il ne les livre dans des proportions supérieures en poids aux quartiers de derrière, en tenant compte cependant de la différence de poids qui existe entre la cuisse et l'épaule. Cette proportion, quoiqu'elle puisse varier selon l'espèce et la nourriture des bestiaux, est en moyenne la suivante :

Quartier de devant de 54 à 56 p. 100 du poids total de la bête ;

Quartier de derrière de 44 à 46 p. 100 du poids total de la bête.

Ces chiffres basés sur l'expérience (Mages) peuvent servir de base à la réception, notamment lorsque la livraison a lieu par fractions de quartiers.

Le tableau suivant (*Bulletin de la réunion des officiers*, 1885, p. 340) indique, d'après un certain nombre d'autres expériences, le rendement des différents morceaux de bœuf.

MORCEAU DE :	POIDS VIF	VIANDE CUITE	POIDS des os	VIANDE CᵗITᴱ nette
Collier	7kg,400	5kg,650	1kg,150	4kg,500
Côte	3 ,500	2 ,600	1 ,007	1 ,593
Articulation (scapulo-humérale)	6 ,200	4 ,750	2 ,000	2 ,750
Pailllasse	2 ,900	2 ,100	0 ,270	1 ,830
Joue	1 ;970	1 ,270	»	1 ,270
Totaux	21 ,970	16 ,370	4 ,127	11 ,943

La distribution du matin ou du soir d'un escadron, d'une batterie ou d'une compagnie étant à peu près égale à 22kg·, celui de la viande cuite et désossée serait de 11kg·,940, avec un rendement de 48 à 50 p. 100. Le poids des os dans ces expériences représente à peu près le cinquième du poids vif.

§ II. — BLÉ. FARINE, PAIN

I. **Les blés** qui servent à la fabrication de la farine destinée au pain du soldat français sont ceux qu'on trouve dans le commerce sous le nom de blés tendres, de blés durs et de blés demi durs ou mitadins.

« Les blés tendres sont opaques, farineux à l'intérieur et donnent par la mouture une farine blanche. Les blés durs ont une cassure nette, cornée et demi transparente. Ils sont compacts, lourds, fauves, peu hygroscopiques, contiennent peu de son et donnent une farine jaunâtre. Les blés demi durs ou mitadins, intermédiaires entre les deux autres, ont une cassure blanchâtre, moins cornée que celle des blés durs et sont plus généralement employés. La proportion des matières azotées contenues dans les blés tendres est de 10 à 12 p. 100 et de 14 à 20 p. 100 dans les

16

blés durs ; pourtant on rencontre quelquefois dans le commerce des blés tendres qui renferment autant de principes azotés que les blés durs.

Le blé doit être sonore, lisse, bien plein, compact, fauve ou d'un blanc jaunâtre, suivant qu'il est dur ou tendre. On doit rejeter les blés qui ont une rainure trop profonde, une odeur désagréable, une couleur brune ou d'un roux foncé, qui sont rongés par les insectes, échauffés ou fermentés. On rejettera également ceux qui ne sont pas convenablement criblés, qui sont atteints de la rouille ou charançonnés, et ceux qui renferment du sable, de la paille ou des graines étrangères.

Le poids de l'hectolitre de blé varie entre 71^{kg} et 83^{kg}, les blés les plus pesants, étant généralement plus riches en gluten et contenant moins de son devront être préférés » (1).

Le blé est conservé dans l'armée par différents procédés : en *couches* d'une épaisseur de 0^m,70 à 0^m,80, dans des magasins parfaitement secs où par le *pelletage* on empêche l'action nuisible de l'humidité et des insectes ; en *sacs* quand la conservation doit être courte, en *silos* plus ou moins perfectionnés qui le mettent à l'abri de l'air ; dans les *greniers Huart* en usage dans les magasins de la manutention du quai de Billy à Paris où les grains circulent incessamment dans des godets qui l'agitent sans trêve.

La conservation, la mouture et la transformation ultérieure de la farine en aliments se font tantôt dans les manutentions militaires tantôt par les soins d'industriels admis à la suite d'adjudications publiques, mais toujours sous la surveillance et la responsabilité des fonctionnaires du corps de l'intendance militaire.

II. **Farine**. — Malgré l'intérêt que présente pour l'hygiène de l'armée la fabrication de la farine, nous sortirions du cadre de cette publication en décrivant la technique de la mouture qui est exposée avec détails dans les notices qui accompagnent le règlement sur le service des subsistances de 1886.

Depuis cette époque cependant il s'est accompli une révolution dans les procédés de la meunerie et petit à petit la *réduction graduelle du blé par cylindres* s'est substituée à la mouture ancienne par *meules*. Les manutentions militaires, il est vrai, possèdent un outillage complet de meules qu'il serait onéreux de remplacer actuellement, d'autant que la meunerie militaire, n'ayant à fabriquer qu'une seule qualité de farine obtient par le travail des meules, le produit qu'elle recherche, pourvu que ce travail soit bien dirigé. Là où la mouture est faite par des entrepreneurs rien n'empêche actuellement qu'elle soit obtenue par des cylindres, les industriels qui emploient ces appareils étant depuis plusieurs années admis aux adjudications. Et « sans parler du rendement, ni de la beauté

(1) *Formulaire pharmaceutique des hôpitaux militaires* approuvé par le Ministre de la Guerre, Paris, 1890, p. 330.

des farines, peut-être trouvera-t-on, au point de vue militaire, des avantages notables dans la nouvelle mouture (1) ». Le rapport auquel nous empruntons ces lignes donne la description des appareils les plus récemment employés dans l'industrie de la meunerie. D'après Aimé Girard, Balland et d'autres auteurs, les farines de meules cependant contiennent plus de phosphates assimilables et de matières grasses que les farines obtenues par les cylindres : ces dernières seraient en réalité moins substantielles, moins aromatiques et moins savoureuses.

La composition moyenne en centièmes des deux types extrêmes des farines de nos manutentions est indiquée par le tableau ci-dessous qui suppose la farine de blé tendre blutée à 20 p. 100, celle de blé dur à 12 p. 100 (2).

DÉSIGNATION DES ÉLÉMENTS	FARINE	
	de blé tendre	de blé dur
Eau (par dessication à 100°)	14,0	13,0
Gluten desséché à 100°	10,0	14,0
Albumine	1,5	3.0
Amidon, dextrine, glucose	72,2	66,1
Matières grasses	0.8	1,2
Matières minérales	0,7	1,3
Cellulose	0,8	1.4
TOTAL	100,0	100,0
Gluten hydraté	30,0	42.0
Matières azotées	11,5	17.0
Son lavé à l'eau froide (partie corticale sèche)	1,2	2,1
Son proprement dit	2,4	4.2
Proportion de matières azotées contenues dans 100 grammes de farine desséchée à 100°	13,4	19,5

La farine peut être employée par les troupes non seulement sous forme de pain, ainsi qu'il est d'un usage général, mais encore exceptionnellement en nature. Potier, en 1779, faisait remarquer déjà que les soldats du nord quand ils manquaient de pain, mais pouvaient se procurer de la farine, en composaient une pâte qu'ils partageaient en boulettes qu'ils jetaient dans l'eau bouillante et assaisonnaient, quand la chose était possible, avec un peu de sel et de graisse ; cet aliment s'appelait, dit-il,

(1) Rapport de la Commission chargée de rechercher et d'étudier à l'exposition de 1889 les objets, produits, appareils et procédés pouvant intéresser l'armée. Fascicule, n° VI, Sous-commission des services administratifs, Paris, 1890.

(2) *Formulaire des hôpitaux militaires*, 1890, p. 333.

Knepfs. C'est la préparation sommaire d'un mets encore en usage en Allemagne et sur les bords du Rhin. Schindler, ainsi que nous l'exposerons plus bas, insiste sur l'utilité de préparations de ce genre et, en 1879 déjà, Horsford (1) avait proposé d'utiliser en campagne le froment rôti et moulu, sans aucun blutage. Il est riche en matières azotées, n'exige que peu de soins pour être transporté et se conserve facilement. On l'emploierait, comme le montagnard du Chili, infusée dans de l'eau froide ou comme l'aventurier nomade du Texas avec de la graisse fondue, ou bien encore on en fabriquerait du pain. L'usage de la farine broyée et grillée, dit cet auteur « est très ancien ». Le comte de Rumfort a reconnu l'excellent résultat des grains rôtis ou du pain qui en provient. Ce mode de nourriture est à la fois très savoureux et plus digestif. Les Athéniens faisaient usage de même de l'orge grillée. Les anciens Ecossais, dans leurs incursions en Angleterre, n'emportaient d'autre aliment que de la farine d'avoine qu'ils humectaient d'eau et qu'ils faisaient cuire sur des plaques de fer en forme de galettes. Dans le Sud, et de temps immémorial, on s'est nourri de farine rôtie non blutée dont on faisait des gâteaux plats. Les armées s'en tenaient, au besoin, à cette farine grillée. « C'était déjà du froment grillé que Ruth servait à la table de son futur époux ». Il y a certainement dans la proposition de Horsdorf une indication à retenir pour les troupes en campagne, dans les moments de disette et dans les circonstances où il serait plus facile de se procurer du blé que de la farine.

La farine de froment, malgré sa supériorité, n'est pas nécessairement la seule que puissent utiliser les troupes en campagne ; selon les pays où le hasard de la guerre les conduira, elles mettront en œuvre les ressources alimentaires des régions parcourues ; en Bretagne la bouillie de sarrasin pourrait être employée, comme celle de seigle ou de maïs dans d'autres provinces. En 1859 la santé des troupes auxquelles on distribua du maïs, en Italie, a été troublée, mais peut-être aucun accident ne se serait-il produit si la distribution de maïs n'avait pas été faite cinq jours consécutifs (Lewal).

Les farines employées pour la fabrication du pain de munition, doivent être blutées à 12 p. 100 pour le blé dur, à 16 p. 100 ou 17 p. 100 pour le blé demi-dur et à 20 p. 100 pour le blé tendre. Elles seront sèches, pesantes, douces au toucher et d'une odeur agréable. « Elles s'attachent aux doigts, prennent de la cohésion quand on les comprime et ne laissent voir à l'œil nu aucune trace de son. La pâte qu'elles forment avec l'eau est homogène, élastique ; elle peut s'étendre et s'allonger. Si au contraire, la pâte s'attache aux doigts et si elle se déchire facilement, on peut affirmer que la farine est de qualité inférieure (2) ». La farine ne doit

---

(1) Horsford, *De la ration de l'armée*, Paris 1869.
(2) *Formulaire pharmaceutique des hôpitaux militaires* p. 333, Paris 1890.

jamais fournir plus de 15 p. 100 d'eau. Les quantités de gluten qu'elle est tenue de renfermer sont les suivantes : blé dur 35 p. 100, blé demi-dur 29 p. 100, blé tendre 26 p. 100 (1).

Les fasifications de la farine ainsi que ses altérations naturelles sont étudiées dans les traités d'hygiène générale. (Voyez notamment Armand Gautier, *Encyclopédie d'hygiène*, t. II, p. 872 et 854 et suiv.).

Horsdorf aussi *(loc. cit)* a émis l'idée qui paraît peu pratique, de remplacer la farine ordinaire par de la farine *levant elle-même*, c'est-à-dire de la farine à laquelle on aurait amalgamé du bicarbonate de soude et du phosphate acide pulvérulent de soude. Il existe, du reste, un certain nombre de moyens pour faire lever le pain, sans levure et par l'addition à la pâte de sels dont la réaction donne lieu à la formation d'acide carbonique (acide chlorhydrique ou phosphorique ou tartrique et bicarbonate de soude ; phosphate acide d'ammoniaque ou lactate acide de calcium ou sulfate acide de potasse et bicarbonate de soude). L'inconvénient principal de tous ces procédés est la conservation dans la pâte de produits étrangers. C'est pourquoi A. Villon propose d'introduire l'acide carbonique sous forme liquide et préconise cette pratique pour les manutentions de campagne. La pâte pétrie est placée dans un cylindre fermé muni d'un agitateur ; on fait pénétrer l'acide carbonique en reliant au cylindre la bouteille de gaz liquéfié et, la pâte étant vivement agitée, on porte progressivement la pression à 1^{kg} par centimètre carré ; on maintient ainsi la pâte pendant une heure au contact de l'acide carbonique, après quoi on la divise en pain qu'on enfourne aussitôt (2). La nécessité d'un outillage spécial ne permettra pas d'accepter ce procédé en campagne.

III. **Pain**. — Le soldat français reçoit du pain de munition et du pain de soupe.

Pain de munition. — On trouvera dans le rapport déjà cité de la sous-commission des services administratifs à l'exposition de Paris en 1889, la description des pétrins utilisables dans l'armée. Le pétrisseur mécanique Deliry est officiellement adopté (notice ministérielle du 11 octobre 1892), mais le plus souvent, surtout dans les petites manutentions militaires, comme chez les industriels travaillant pour l'armée, le pétrissage se fait à la main.

La cuisson du pain a lieu le plus ordinairement dans des fours ordinaires. Les notices annexées au règlement de 1866 sur les subsistances militaires donnent les règles de leur emploi. On a cherché à remplacer le chauffage au bois de ces fours par le chauffage au coke ou à la houille,

---

(1) Annexe N° 1 au cahier des charges pour la fourniture et la fabrication de pain de troupe à la ration, à l'intérieur, du 6 novembre 1891.

(2) La Nature, *La panification chimique*, 21° année, 1893, n° 1061, p. 274.

mais ces essais n'ont pas été très heureux, pas plus que ceux tentés avec des fours aérothermes dans lesquels le chauffage se fait en dehors du four. « Une expérience de plusieurs années a démontré que ces fours à chaleur continue pouvaient convenir pour le biscuit. La difficulté de leur réglage et l'irrégularité de leurs produits les ont fait délaisser pour la cuisson du pain qui exige au contraire des fours à chaleur progressivement décroissante et plus chauds à la bouche qu'au fond, afin de compenser la perte de chaleur causée par l'enfournement » (1).

Un four actuellement très usité pour les usages militaires est le four Lamoureux pouvant être chauffé au bois directement sur la sole et au charbon par un foyer latéral extérieur.

En campagne, on utilise pour la cuisson du pain, outre les fours

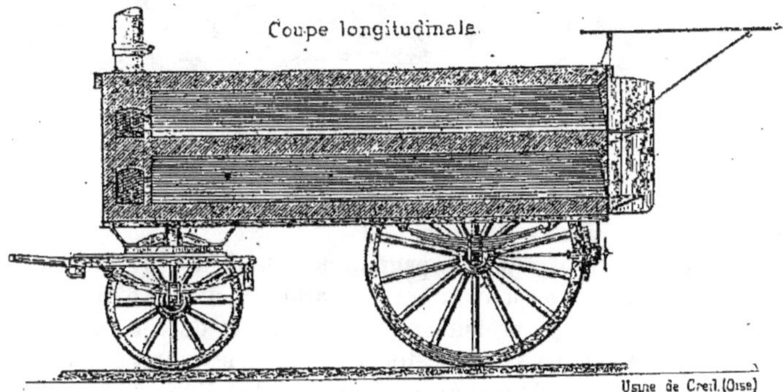

Four locomobile de 200 rations pour boulangeries de campagne (Système Geneste, Herscher et Somasco).

ordinaires des localités occupées, les *fours de construction* dits aussi *fours de vingt-quatre heures* qu'on bâtit avec des briques ou avec les autres matériaux que l'on peut trouver et les *fours portatifs*. Ces derniers sont actuellement dans notre armée au nombre de quatre.

C'est d'abord le *four démontable Lespinasse* qui a été employé en Algérie, au Mexique et pendant la guerre de 1870-1871. Il a été simplifié et rendu plus maniable par MM. Geneste, Herscher et Somasco, de telle sorte que ses éléments peuvent servir à constituer des fours de dimensions variables.

Ce sont ensuite trois types nouveaux dus à MM. Geneste, Herscher et Somasco ; le *four locomobile* adopté pour les boulangeries roulantes est formé de deux fours superposés de quatre-vingts rations. La voûte est garnie de matière isolante incombustible ; tout l'appareil est enveloppé dans un coffre métallique formant le corps d'une voiture montée sur

(1) Rapport de la sous-commission des services administratifs, page 108.

deux essieux et quatre roues ; le *four démontable* formé de travées juxtaposées qui rendent possible l'installation de fours de diverses dimensions
et dont les éléments peuvent être chargés à dos de mulet ; le *four à
augets* pour quatre-vingts rations, également transportable à dos de
mulet ou même à dos d'homme, si les travées au nombre de cinq sont
dédoublées ; ce four ne pèse que 320^{kg} ; les troupes alpines l'ont utilisé
dans leurs marches manœuvres annuelles.

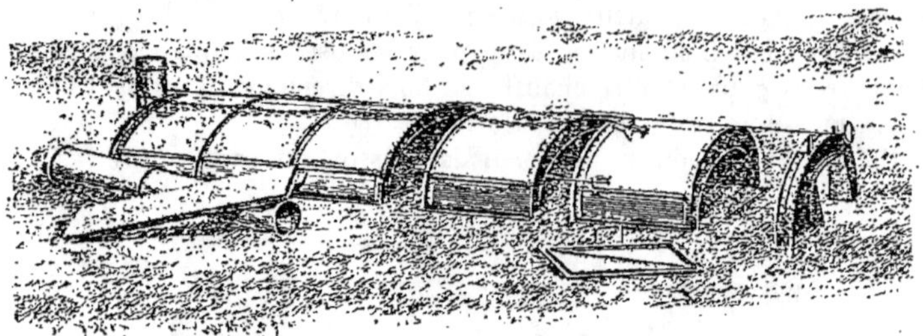

Four démontable (Système Geneste, Herscher et Somasco).

De plus, des expériences sont faites en ce moment avec le four de
l'officier d'administration Maupas.

La fabrication du pain en campagne est certainement fort en progrès,
puisqu'on est arrivé à pouvoir en préparer en moins d'une heure et
demie (1^h,25') et que la production, dans les fours de 300 rations, peut
atteindre et même dépasser seize fournées dans les vingt-quatre heures
(*Revue du service de l'intendance militaire*, t. IV, 1891, p. 75 et s.).

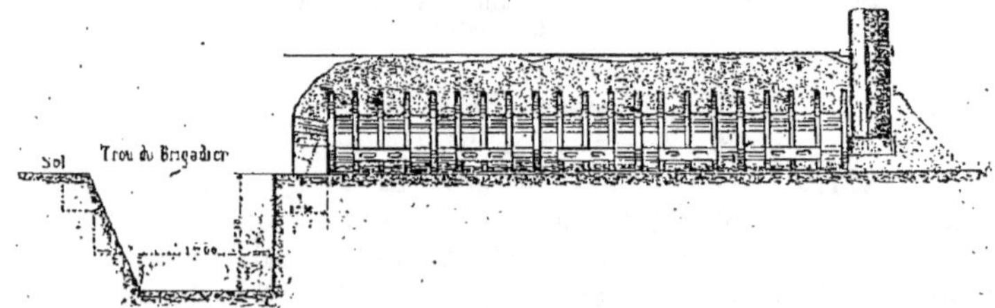

Four à augets (Système Geneste, Herscher et Somasco).

Dans certaines conditions de guerre ou de manœuvres, il peut être
indispensable de faire préparer le pain de munition, non plus dans des
centres de distribution où les hommes viennent le prendre, mais dans
les localités mêmes occupées par la troupe. C'est ainsi que les troupes du
14e corps qui, en 1893, ont pris part aux manœuvres alpines, ont dû, pendant la période des cantonnements, fabriquer elles-mêmes le pain qu'elles
ont consommé. A cet effet, dans chaque groupe alpin, une équipe de
boulangers, composée d'un chef de brigade, deux pétrisseurs et un aide, a

été chargée, sous la direction de l'officier d'approvisionnement, de confectionner journellement le pain nécessaire.

La fabrication du pain de munition dans les corps de troupe a été longtemps la règle dans notre armée d'Afrique. Déjà en 1812, selon le rapport du maréchal de Marmont, l'armée du Portugal vécut pendant six mois des grains du pays, grâce à des moulins portatifs en nombre suffisants pour qu'on put préparer pour une compagnie cent vingt livres de farine par jour, l'homme ne travaillant pas plus de quatre heures sur vingt-quatre.

On a proposé, dans ces derniers temps, dans le but de renforcer les régiments au détriment des sections d'ouvriers d'administration, de faire appel au commerce pour la fabrication du pain de munition et de ne conserver qu'un nombre restreint de manutentions militaires pour la fabrication du biscuit (1). Il ne semble pas que l'hygiène aurait à gagner à ce système par lequel la surveillance serait loin d'être exercée avec compétence, comme elle l'est dans les établissements militaires.

Notre pain de munition a la forme d'un disque aplati sur une de ses faces et bombé sur l'autre. Il doit mesurer environ 0,^{m}270 de diamètre et 0,^{m}095 de hauteur. Lorsqu'il est bien confectionné, qu'on a employé de bonnes farines de blé tendre blutées à 20 p. 100, il a une couleur franche, uniforme, tirant sur le jaune foncé ; sa nuance est intermédiaire entre le pain de première et de deuxième qualité de la boulangerie civile ; son odeur est douce, sa saveur agréable ; la croûte est bien cuite, lisse et adhérente à la mie, qui, pétrie entre les doigts, ne s'y attache pas. Il est bien levé, d'une élasticité convenable, se gonfle dans l'eau et se dessèche parfaitement au contact de l'air. Enfin la mie est d'un blanc légèrement jaunâtre, spongieuse, parsemée de trous d'une forme inégale et se relève une fois qu'on l'a pressée.

Le pain, préparé avec la farine de blé dur, blutée à 12 p. 100, quoique remplissant les conditions voulues de bonne qualité, ne possède pas tout à fait au même degré certains des caractères qui viennent d'être mentionnés : la croûte présente une coloration plus foncée, la mie conserve un peu d'humidité et gonfle moins bien dans l'eau, les trous sont sensiblement plus petits ; enfin son développement est un peu moins grand et par conséquent il est moins léger à la main.

Ces différences tendent à diminuer lorsqu'on mélange à la farine de blé dur de la farine de blé tendre ; elles disparaissent presque complètement lorsque ce mélange atteint la proportion de moitié.

On doit rejeter le pain mal cuit, lourd, brûlé, compact, brun, ayant une odeur et une saveur désagréables.

Le pain de munition pèse 1^{kg},500 vingt-quatre heures après qu'il a été retiré du four, et forme deux rations de 750^{gr} chacune. 100^{kg} de farine

____

(1) Capit. Bouquero (*Journal des sciences militaires*, 9ᵉ série, t. XXXXV, 1893, p. 171).

de blé tendre donnent cent quatre-vingt-six rations ou 140^{kg} de pain de munition ; la même quantité de farine de blé dur fournit environ deux cents rations ou 150^{kg} de pain.

La composition moyenne du pain de munition, préparé avec du blé tendre ou avec la farine de blé dur, peut être représentée par les nombres inscrits dans le tableau suivant emprunté au *Formulaire des hôpitaux militaires* de 1890, p. 335 :

DÉSIGNATION DES ÉLÉMENTS.	COMPOSITION MOYENNE EN CENTIÈMES du pain préparé avec la farine	
	de blé tendre.	de blé dur.
Eau (par dessication à 100°)	36,0	40,0
Matières azotées	8,0	10,9
Amidon, dextrine, glucose	53,8	45,7
Matières grasses	0,6	0,8
Matières minérales	1,0	1,5
Cellulose pure	0,6	1,1
TOTAUX	100,0	100,0
Proportion des matières azotées pour 100gr de pain desséché à 100°	12,5	18,2

Le plus souvent, le pain de munition est préparé avec un mélange de farine de blé dur et de farine de blé tendre ; il présente alors une composition intermédiaire entre celles qui sont indiquées sur le tableau ci-dessus (Voyez aussi t. II, de l'*Encyclopédie d'hygiène*, p. 24 et s.).

Le pain de munition du soldat français est le meilleur qui soit fourni aux troupes européennes. Grâce aux nombreux travaux scientifiques qui l'ont amélioré depuis 1833 et 1845, grâce au titre de blutage adopté, cet aliment est nutritif et suffisamment blanc. Il se digère facilement, pourvu qu'il soit un peu rassis, et la proportion de son qu'il renferme lui donne un certain arôme et empêche une dissolution digestive trop rapide, ce qui favorise l'assimilation de toutes ses parties alibiles. Ainsi qu'on l'a vu p. 212 la question du taux du blutage de la farine destinée à la troupe a été souvent étudiée. Ce que disait Parmentier en 1777 « que le son quelque divisé qu'on le suppose, fait du poids et non du pain, qu'il ne nourrit pas, qu'il passe en entier tel qu'on l'a pris, sans être digéré », demeure une vérité bien établie. C'est pourquoi le pharmacien-major Barillé a pu prouver que le pain obtenu par le *procédé Souvant* n'a pas de qualités nutritives spéciales. Ce procédé qui consiste à remplacer entièrement, dans la préparation des levains et de la pâte, l'eau ordinaire par un décocté de son devait, d'après l'inventeur, fournir un produit de valeur nutritive plus considérable et un rendement en pain, supérieur de 15 p. 100 à celui de l'administration de la guerre. Il résulte des observations et analyses faites par Barillé (1) à cette occasion dans la place de Vincennes en 1890 « qu'il n'est pas plus avantageux d'essayer d'extraire les matières azotées du son par l'action de l'eau que de laisser, comme autrefois, la majeure partie du son dans la farine ». Aimé Girard de son côté avait montré en 1884, après Poggiale, que les matières azotées du son ne sont assimilables par l'homme que dans la proportion de 6 à 7 p. 100 et tous les expérimentateurs semblent bien d'accord sur ce point.

Le pain de soupe est généralement acheté dans le commerce. Il convient qu'il soit préparé avec de la farine blutée à 25 p. 100, qu'il soit complètement blanc et offre tous les caractères du pain de première qualité de la boulangerie civile.

Dans quelques garnisons on a cherché à le fabriquer dans les corps de troupe. Cet essai a pleinement réussi à Montpellier, sous l'impulsion du général baron Berge. Le 122e régiment d'infanterie a construit un four qui sert à la fois à la cuisson du pain et à la préparation de certains plats : on est arrivé à obtenir un pain excellent, moins cher et bien supérieur à celui qu'on achetait dans le commerce : en 1889 nous l'avons vu livrer aux ordinaires au prix de 0f,39 le kilog. On a pu en outre donner aux sous-officiers du pain blanc d'excellente qualité. Le 2e régiment du génie a établi un four Eterlin à deux étages et, bien qu'on puisse reprocher à cet appareil une épaisseur insuffisante des parois, ce qui amène une trop grande déperdition de chaleur, les résultats ont été très favorables pour le bien être des hommes. La circulaire ministérielle du 5 février 1894 conseille l'installation de fours à rôtir servant en même temps à la fabrication du pain.

Altérations et falsifications du pain. — *Altérations.* — « Le pain conservé pendant quelques jours est sujet à des altérations spontanées qui le rendent insalubre. Sous l'influence de la température, de l'eau et des levains acides, il se développe souvent dans cet aliment des végétations cryptogamique d'un vert foncé et d'une odeur spéciale, appartenant à la famille des champignons. Parmi ces cryptogames, les deux espèces les plus communes sont le *penicillum glaucum*, reconnaissable à la couleur bleu verdâtre qu'il doit à ses spores, et l'*ascophora mucedo*, dont les tiges plus élevées sont terminées par un réceptacle sphérique complètement noir quand il est arrivé à maturité.

Une commission nommée par le Ministre de la Guerre, et dont faisaient partie deux membres du Conseil de santé des armées, a observé, en 1843, à Paris, que le pain de munition se couvrait, du jour au lendemain, d'une sorte d'efflorescence rouge orangé, et exhalait une odeur nauséabonde. Payen et de Mirbel reconnurent au microscope que cette matière

---

(1) A. BARRILLÉ, *Étude chimique d'un procédé de panification qui utiliserait la matière azotée du son* (procédé Souvant). (*Archives de médecine et de pharmacie militaires*, t. XVII, 1891, p. 229).

rougeâtre était composée de corpuscules arrondis qui étaient les sporules d'un champignon l'*oïdium aurantiacum*. Les semences, comme celles du *mucor mucedo*, se développaient sur les pains avec une grande rapidité et pouvaient supporter une température de 100° sans perdre leur propriété germinative. La commission proposa, pour prévenir cette altération, de diminuer la quantité d'eau dans le pain, d'augmenter la dose de sel et de distribuer cet aliment douze heures après la sortie du four.

La matière amylacée du pain est détruite par ces champignons ; elle se transforme en eau et en acide carbonique, tandis que les substances minérales azotées et grasses sont assimilées et alimentent le végétal. On trouve en effet dans celui-ci, par l'analyse chimique, du phospate de chaux, une matière grasse et une substance azotée.

Le pain préparé avec des farines altérées par la carie et le charbon, a une couleur brune, une saveur amère et une odeur désagréable. Les blés avariés par le charançon, par l'eau ou par une cause quelconque, fournissent un pain brun, amer, peu nourrissant et par conséquent impropre à l'alimentation du soldat. On a obtenu du 7 au 8 avril 1856 à la manutention militaire de Paris, du pain de munition d'un bleu noirâtre. Poggiale, chargé d'examiner ce pain, a reconnu que cette coloration était due à la présence dans le blé de graines de *melampyrum arvense (scrofulariacées)*. Ces graines dont le volume se rapproche beaucoup de celui du blé ne peuvent être séparées par le criblage. La coloration noire ne se produit qu'après fermentation, cuisson et refroidissement. Les farines qui ont donné lieu à ces phénomènes provenaient des blés durs d'Afrique et des blés de qualité inférieure de Smyrne et de Salonique. Les blés d'Egypte contiennent parfois des graines de *scabiosa syriaca* (*dipsacées*) qui communiquent au pain une teinte violacée et le rendent malsain.

Falsifications. — On falsifie quelquefois le pain en ajoutant à la pâte du riz concassé soumis à la cuisson et transformé en empois. Le pain ainsi préparé contient de 7 à 8 p. 100 d'eau de plus que le pain ordinaire. Il est donc important de déterminer exactement la proportion d'eau. Si tous les grains d'amidon ne sont pas déformés par la cuisson, on apercevra au microscope les grains anguleux et demi transparents du riz. On peut constater dans le pain la présence des légumineuses en délayant un peu de mie de pain dans une très petite quantité de solution de potasse contenant 10 p. 100 d'alcali ; par l'observation au microscope on verra le tissu cellulaire propre aux légumineuses, tandis que les grains d'amidon auront disparu. Ces recherches étant délicates, il faut se prononcer avec réserve et se familiariser d'abord avec ces manipulations, en agissant sur la farine de féverole ou d'une autre légumineuse pure. Du reste, pour toutes les fraudes, il est très utile de comparer les produits suspects à des produits d'une provenance certaine.

La fraude par le sulfate de cuivre, le sulfate de zinc ou l'alun est surtout en usage dans les départements du Nord. Elle a pour objet d'utiliser des farines de qualités inférieures, ou même altérées ; et, tout en conservant dans le pain une plus grande quantité d'eau, d'obtenir avec moins de levain une panification plus prompte. On constate la présence de ces composés dangereux en carbonisant à une température aussi basse que possible 200 grammes de pain dans un creuset en terre, muni de son couvercle, jusqu'à ce que les gaz provenant de la décomposition de la matière organique cessent de se produire. Le résidu charbonneux est broyé avec de l'eau dans un mortier en porcelaine ; on ajoute au mélange de l'acide azotique, on porte à l'ébullition et on filtre. La dissolution est évaporée en présence d'un léger excès d'acide sulfurique. Dans la liqueur diluée, on recherche le cuivre, le zinc et l'alumine par les procédés ordinaires.

L'addition de substances minérales, telles que le carbonate et le sulfate de chaux, etc., se reconnaît par l'incinération du pain » (1).

Les pharmaciens principaux Balland et Masson ont expérimentalement étudié cette question : les germes apportés par l'eau servant à la panification peuvent-ils conserver leur activité dans le pain et le biscuit après cuisson? et ils sont arrivés aux conclusions suivantes (2) :

« 1° La partie centrale du pain de munition atteint, pendant la cuisson une température de 100° à 102°, celle du biscuit 110° ; 2° l'action combinée de ces températures et de l'acidité de la pâte suffit à assurer pratiquement la stérilisation du pain et du biscuit. Certaines spores connues par leur résistance aux températures élevées peuvent seules conserver leur activité et se développer ultérieurement dans certaines conditions particulièrement favorables ; 3° du moment où l'acidité diminue sensiblement, comme dans les pâtes préparées avec les levures, la stérilisation n'est plus assurée au même degré ; 4° dans tous les cas, les germes pathogènes, le bacille typhique et le bacille du choléra en particulier, qui offrent tous une moindre résistance à la chaleur, doivent nécessairement être détruits ».

Comme on vient de le voir, cette stérilisation cesse vite à l'air libre et nous avons noté, p. 174, avec quelle facilité la mie du pain absorbe les poussières et l'on conçoit que le pain peut devenir un moyen de propagation des germes infectieux existant dans les casernes.

De plus, le pain moisi cause des accidents gastriques et il semble démontré que des spores de champignons peuvent être contenus dans la farine. C'est ainsi que dans le cas rapporté par Megnin (*Annales d'hygiène et de médecine légale*, février 1881) du pain qui avait à peine quarante-huit heures de préparation se trouvait néanmoins moisi et couvert de végétations cryptogamiques noires et orangées. Les cavaliers

<hr>

(1) *Formulaire des hôpitaux militaires* de 1890, p. 340 et 341.

(2) BALLAND et MASSON, *Sur la stérilisation du pain de munition et du biscuit* (*Arch. de méd. et de ph. mil.*, 1893, t. XXII, p. 535).

du 2ᵉ hussards, en garnison à Oran, auxquels ce pain fut distribué refusèrent de le manger et le jetèrent ; quelques-uns cependant le donnèrent à leurs chevaux qui le goûtèrent à peine, sauf deux qui en absorbèrent environ 500ᵍʳ : ces deux animaux furent assez sérieusement malades.

Les principaux champignons qui se développent sur le pain sont l'*aspergillus glaucus*, le *penicillium glaucum*, le *mucor mucedo*, l'*oïdium aurantiacum* et l'*ascophora nigricans*.

§ III. — LÉGUMES ET AUTRES ALIMENTS. — CONDIMENTS

I. Les commandants de compagnie font avec raison entrer très souvent des *légumes secs* : *haricots*, *pois*, *lentilles*, dans l'alimentation de leurs hommes. Ces mêmes légumes font partie des approvisionnements de réserve de l'armée.

Il en est de même du *riz*, auquel on a attribué, il y a une cinquantaine d'années, une valeur nutritive exagérée mais qui cependant est très utile, surtout en campagne, et qui constitue l'alimentation presque exclusive des indigènes de l'Indo-Chine. Malheureusement, nos soldats témoignent peu de goût pour cet aliment, ce qui provient surtout de la façon défectueuse dont on le prépare habituellement : il importe qu'il ne soit pas servi réduit en pâte indigeste et de mauvais goût, mais simplement crevé.

Les *pommes de terre* riches en amidon mais pauvres en azote, tout en n'étant pas extrêmement nutritives, s'associent très avantageusement à la viande et au laitage et leur mode de préparation peut être facilement varié. Elles sont d'un usage presque journalier dans nos cuisines militaires. On écartera de la consommation les pommes de terre non mûres ou celles qui germent ; les unes et les autres renferment de la solanine et pourraient causer des empoisonnements, comme il est arrivé au 139ᵉ de ligne, à Lyon, en juillet 1888. Il faut remarquer cependant que le poison se trouve sous la pellicule d'enveloppe et que l'épluchage peut l'enlever ; il n'est pas soluble dans l'eau (1). Les pommes de terre envahies par la maladie *(peronospora infestans)* sont également à rejeter. Elles présentent à leur surface des taches brunes, la coupe laisse voir une marbrure rousse, l'odeur est fade.

Les *légumes herbacés* sont certainement moins nutritifs que les féculents mais leur usage est utile et agréable, leur absence favorise le développement du scorbut. Nos règlements prescrivent avec raison de faire usage, autant que possible, « *de légumes rafraîchissants* » seuls ou combinés aux légumes secs (V. *Encyclopédie d'hygiène*, t. II, page 251).

Les légumes frais le plus fréquemment servis au soldat sont les *choux*,

---

(1) Potin et Labit, *Examen des aliments suspects*, Paris, 1893, p. 185.

les *carottes*, les *salades*, l'*oseille*, les *oignons*, l'*ail*, etc. En temps d'épidémie particulièrement, ces légumes et notamment ceux qui se mangent crus seront l'objet d'une surveillance spéciale, lorsqu'ils pourront être soupçonnés d'avoir été contaminées par des arrosages ou des manipulations suspectes.

Dans un certain nombre de garnisons de France et dans toutes celles de nos colonies il existe des jardins potagers où ces légumes, ainsi que les pommes de terre, sont cultivés par les soldats, ce qui permet de les récolter frais et de plus de faire des économies favorables aux ordinaires. Le peu de durée du service militaire qui exige de consacrer à l'instruction tout le temps passé sous les drapeaux, devient, il est vrai, un obstacle au facile entretien des jardins et on sera peut-être amené à chercher la réalisation d'améliorations dans l'alimentation, non plus dans la culture des jardins potagers militaires, mais en faisant venir des légumes, à certaines époques, depuis les pays de production aux saisons où, dans chaque région. l'achat semblera le plus convenable. « Dans le midi de la France, » dit Antony, « les pommes de terre et les légumes frais sont de médiocre qualité de la fin d'avril à la fin de juin, aussi les ordinaires n'en achètent-ils presque plus. En juillet ils abondent de nouveau, tandis que dans les régions du nord, ils deviennent mauvais et rares. En raison des facilités actuelles de transport, ne pourrait-on pas exiger des fournisseurs d'assurer partout une ration de bonne qualité, à toutes les époques de l'année » ? (1).

Les *fruits* n'entrent pas dans le régime alimentaire réglementaire du soldat, mais il se fait trop souvent, aux environs des casernes un commerce de fruits insuffisamment mûrs qui nécessite une surveillance sévère dans le but d'empêcher les entérites. On n'oubliera pas non plus que si le fruit intact est aseptique, le fruit tombé et le fruit véreux peuvent être suspectés comme les légumes de transporter des germes morbides.

La *choucroute* dont on a enlevé avec soin l'eau de cuisson est un aliment dont on n'a pas encore tiré en France tout le parti qu'il peut donner.

On ne permettra jamais l'usage des *champignons* qu'après examen préalable et rigoureux, par une personne véritablement compétente, de la récolte faite par les hommes lorsque, ainsi qu'il arrive dans les camps, ils se livrent à cette cueillette dont nous avons personnellement constaté les dangers au camp de Saint-Germain, en 1874.

Des précautions analogues sont à prendre quant à l'emploi en salades des herbes et plantes vertes que les hommes sont tentés de recueillir pour les manger sous forme de *salades*.

Le *macaroni* est un féculent très facilement utilisable et souvent

(1) Antony, *Alimentation dans les corps de troupe* (*Arch. de méd. et de pharm. milit.*, 1884, t. IV, p. 349.

usité. Il est souhaitable que les autres pâtes alimentaires, nouilles, etc., soient également employées par nos hommes.

La *morue salée* est un aliment plus riche en azote que la viande. Fort appréciée dans les armées suédoise et espagnole, elle est entrée depuis 1886 dans l'alimentation normale de nos troupes. Il est évident que la morue dont les fibres se désagrègent et qui répand une odeur de putréfaction doit être rejetée, et nous pensons qu'il est prudent d'agir de même chaque fois que la morue est rouge. Cette altération a été attribuée au développement d'un champignon le *clathrocystis roseo persinica* et pour certains auteurs, elle serait curable par l'application avec un pinceau sur toutes les surfaces envahies par le parasite, d'une solution à 18 p. 100 de sulfo-benzoate de soude, qui détruirait le champignon en vingt-quatre heures. D'après Le Dantec (*Annales de l'Institut Pasteur*, octobre 1891), le rouge de morue est dû à la présence de deux formes microbiennes : un bacille mobile terminé par une spore, le bacille du tétanos, et un coccus qui forme des amas sarciniformes. On peut aussi trouver sur la morue salée la levure rose. Ces différentes espèces de parasites proviendraient des manipulations nombreuses que subit la morue et pourraient être combattues par l'adjonction au sel marin, dans la proportion de 10 à 15 p. 100, de bisulfite de soude, de nitrate de potasse ou d'hyposulfite de soude.

Les *fromages frais* ou non fermentés diffèrent peu de la crème. Les *fromages fermentés* sont riches en azote et sont de véritables aliments. Le fromage de gruyère renferme 5 p. 100 d'azote, alors que la viande n'en contient que 3 p. 100. Ces fromages commencent fort heureusement à faire partie des repas habituels de nos hommes.

Le *lait* n'entre pas dans l'alimentation journalière du soldat mais accidentellement il a pu rendre de réels services à côté des *œufs* dont la cherté empêche généralement la distribution aux troupes. C'est ainsi que le général Bertrand commandant le 4e corps écrivait au major général de Sprottau le 15 juin 1813. « Moyennant le laitage, le beurre, des pommes de terre, quelques jardinages, un peu de bière et de légères distributions de grains et de viande, le soldat vivra encore chez l'habitant pendant une quinzaine de jours environ » et une autre lettre du même, en date du 16 juin portait. « Le lait est d'une grande ressource pour le soldat, et il est à désirer qu'on conserve les vaches autant que faire se pourra ».

II. Le *condiment* le plus important dans l'alimentation du soldat est le *sel* dont l'abstinence cause un état de langueur particulier et une des privations les plus pénibles qu'on puisse imaginer, ainsi que l'ont constaté tous ceux qui en ont manqué pendant le siège de Metz en 1870.

Le sel des approvisionnements « doit être net et purgé de matières hétérogènes ; après sa dissolution, dans l'eau, il ne doit laisser aucun dépôt terreux ni sablonneux. Il peut être des espèces dites sel gemme ou sel marin ».

Le *sucre* doit être raffiné, exempt de sucre gris ou jaune, absolument blanc, parfaitement épuré, dur et sec. Mais il peut être aussi du sucre cristallisé, blanc (n° 3 du commerce) indigène ou des colonies françaises, bien sec, sans mélange, titrant au moins 90°. On cherche actuellement à acclimater dans l'armée le sucre cristallisé, normalement en usage dans plusieurs colonies, mais dont le maniement, notamment la distribution et le transport par les hommes semblent assez difficiles et qu'il est impossible de conserver propre s'il n'est pas contenu dans des récipients métalliques toujours encombrants.

On peut ranger parmi les condiments le *beurre* qu'on choisira sans altération ni mélange et le *saindoux* ou *axonge*. Celle-ci doit être blanche, légèrement grenue, de consistance ferme, variable suivant le climat et la saison, sans odeur forte et sans saveur marquée. Il ne faut jamais la laisser séjourner dans des vases de cuivre. Anciennement, on a remarqué avec raison que l'alimentation du soldat français était trop pauvre en graisse (Bouchardat) ; les règlements relatifs aux repas variés font tomber ce reproche et, pour la préparation de ces repas, on peut très avantageusement utiliser l'axonge, comme nous le verrons plus bas.

Le *vinaigre* de vin n'existe pour ainsi dire pas dans le commerce ; il y est généralement remplacé par le vinaigre d'alcool. Celui-ci « doit être limpide, de couleur jaunâtre plus ou moins foncée, d'une odeur pénétrante et agréable ; sa saveur doit être franche sans âcreté, il ne doit donner qu'une réaction très faible avec le chlorure de caryum, l'azotate d'argent et l'oxalate d'ammoniaque ; il ne doit pas se troubler sous l'influence de l'acide sulfhydrique. Sa teneur en acide acétique ne doit pas être inférieure à 6 p. 100 » (1).

III. Le *café* est tout à fait entré dans les habitudes de notre armée. On en distribue régulièrement le matin (soupe de café) et la plupart des corps de troupe *transforment* en café l'indemnité représentative d'eau-de-vie qu'ils touchent en été. Cette allocation est permanente en Algérie et l'on peut dire toujours perçue sous forme de café, car c'est surtout dans les pays chauds et marécageux que le café est utile : il rend l'homme moins sensible à l'action des miasmes palustres et l'aide à supporter la chaleur. Cependant une décision présidentielle du 10 mars 1877 réduit à six semaines (du 15 juillet au 31 août) pour les garnisons du midi, l'allocation représentative d'eau-de-vie qu'on avait coutume de faire en été.

Le café renferme 9^{gr},06 de matières azotées pour 100^{gr} de café torréfié et joint à son action stimulante les qualités d'un véritable aliment.

« La bonne qualité du café se reconnaît aux caractères suivants : les grains doivent être pleins, entiers, égaux, secs, durs, sonores, lisses et difficiles à casser sous la dent, d'une couleur franche et uniforme, d'une odeur parfumée, d'un goût sans âcreté, fortement herbacé, participant

(1) *Formulaire pharmaceutique des hôpitaux militaires* 1890, p. 330.

de l'arôme qui doit se développer abondamment par la torréfaction. Le café ne doit pas être torréfié au four et ne doit pas être grillé plus de huit jours avant sa consommation » (art. 386 *inf.*, 380 *cav.* du décret du 28 décembre 1883).

L'expérience a démontré que lorsque le café torréfié se refroidit, il laisse échapper une certaine quantité de pellicules qui peut être évaluée en moyenne à 400^{gr} par 100^{kg} de café vert. L'analyse de ces pellicules a fait reconnaître qu'elles sont riches en caféine et qu'elles possèdent l'arôme et la saveur du café moulu. Aussi une note ministérielle du 27 mai 1891 recommande-t-elle de recueillir l'intégralité de ces pellicules et de les mélanger, au moment de l'ensachement, avec les grains de café.

III. Le *thé* est très en usage dans l'armée russe et dans l'armée anglaise. Sir Garnet Wolseley, dans son expédition contre les Ashantis, a absolument substitué son emploi à celui des liqueurs alcooliques. En Tunisie, les compagnies ont été autorisées à percevoir du thé fourni par le service des subsistances : on y ajoutait de l'alcool, mais l'emploi du thé seul eût été préféré par les médecins du corps expéditionnaire. Il en a été également fait un usage régulier au Tonkin. Tous ont loué les avantages d'une boisson aromatique qui, à l'instar du café, est non seulement un stimulant, mais encore un aliment, et dont la préparation nécessite l'ébullition de l'eau. Sur les ordres du général baron Berge il en est distribué pendant les manœuvres annuelles dans les Alpes et l'on peut dire qu'aujourd'hui cette boisson presque inusitée il y a quelques années, a élu droit de domicile dans nos casernes.

§ IV. — CONSERVES ALIMENTAIRES

Si en temps habituel les aliments du soldat sont le pain, la viande, les légumes et autres substances d'un usage ordinaire dans les différents pays, il peut devenir nécessaire d'employer, en temps de guerre, des aliments particuliers que nous passerons en revue sous le titre général de *conserves*.

Les immenses effectifs qui sillonneront le théâtre de la guerre ne pourront pas vivre exclusivement des ressources du pays occupé ou traversé ; dans bien des circonstances aussi, le ravitaillement par vivres venant de l'arrière sera entravé ; aussi est-on amené à prévoir des approvisionnements pour les places de guerre, pour les magasins fixes ou mobiles des armées, et à faire porter par chaque homme une certaine quantité de vivres qui assureront son existence à défaut de distributions régulières. Afin de faciliter les transports soit par des véhicules divers, soit par les soldats eux-mêmes, on cherche à condenser des matières alibiles sous un petit volume facilement maniable et d'une conservation assurée.

Ces aliments, afin de faciliter le renouvellement des approvisionnéments, entrent nécessairement, à certaines époques, dans l'alimentation du soldat en temps de paix.

I. Aliments de conserves destinés à remplacer le pain. — Le *biscuit* est un pain incomplètement levé et peu riche en eau, capable de se conserver plus longtemps que le pain ordinaire. « On reconnaît que le biscuit de munition est bien préparé aux caractères suivants : il a une couleur fauve pâle, une odeur et une saveur agréables ; sa surface présente plusieurs trous et n'est pas boursouflée ; il est sonore, cassant, parfaitement sec, serré et uni et comme feuilleté, il ne présente pas les cavités que l'on remarque dans la mie de pain, la croûte est peu épaisse ; le biscuit de bonne qualité a une cassure nette, ne s'émiette pas et se gonfle dans l'eau ; il est parfaitement cuit dans toute son épaisseur, sans être brûlé. Les galettes ont une forme carrée ; le poids est environ de 200^{gr} ; il peut varier de 185^{gr} à 215^{gr}. Le biscuit est préparé généralement avec de la farine de blé tendre blutée à 20 p. 100. » Trois et demi à quatre galettes font une ration de 735^{gr} comprenant le biscuit de table et celui de soupe.

Les trous que portent les galettes et qui sont nécessaires à la fabrication, sont des nids à poussière que n'enlèvent complètement ni le brossage ni le lavage. De plus, le biscuit est facilement attaqué par des parasites. Strœbel (1) et Decaux (2) ont montré qu'il est envahi par des microlépidoptères de trois espèces différentes : *ephestia elutella*, *ephestia interpunctata*, *asopia farinalis*, que l'on trouve dans le biscuit à l'état d'œuf, de chrysalide et de chenille, le papillon étant abondant dans les biscuiteries. C'est au moment où le biscuit est mis à ressuyer ou dans des caisses ayant déjà servi à l'emballage de biscuits malades que se fait d'ordinaire la contamination.

Pour l'empêcher, le biscuit ne devrait être préparé que du 15 septembre au 15 mai, époque à laquelle il n'y a pas d'éclosion de papillon, puis être emballé dans des caisses métalliques ou dans des caisses en bois préalablement désinfectées et dont les joints soient couverts de papier collé (3).

Tout biscuit contenant ce parasite est à rejeter. Généralement le biscuit se conserve pendant une année.

(1) Strœbel, *Sur une altération du biscuit de troupe (Archives de médecine et de pharmacie militaires*, t. XIX, 1892, p. 18).

(2) Decaux, *Les parasites du biscuit de troupe (Ibidem*, t. XX, 1892, p. 81).

(3) Voir note ministérielle du 20 avril 1894 *relative aux dispositions à observer pour l'aménagement et l'assainissement des magasins du service des vivres en vue de combattre leur envahissement par les insectes.*

Cet aliment a été très utile dans de nombreuses expéditions, alors qu'il a été impossible de se procurer du pain. Cependant son usage continu amène la diarrhée. Aussi est-il « convenable, surtout pour les » hommes à qui la guerre a fait éprouver des privations, de n'ordonner » la distribution des biscuits qu'une fois sur trois jours (1). »

Il est d'une mastication difficile, et pour le consommer on est obligé de le ramollir. Le plus souvent on le plonge dans de l'eau salée pendant quinze minutes environ, puis on le fait griller légèrement, ou bien on le mêle à la décoction de café (turlutine). On a essayé récemment d'autres préparations avec du beurre, des décoctions de légumes, de l'alcool, etc., sans que les hommes aient apprécié ces procédés. Ils acceptent quelquefois le biscuit grillé, puis servi avec du beurre, mais il est constant que nos soldats éprouvent pour le biscuit, en temps de paix, sous quelque forme qu'on le donne, une très grande répugnance. Il a été établi que sur 122.000 quintaux de biscuit distribués, 200 quintaux seulement étaient consommés, d'où un gaspillage annuel de denrées valant cinq millions de francs.

En vain a-t-on cherché à abaisser la ration journalière de 100^{gr} à 50^{gr} en augmentant proportionnellement la ration de pain à 85^{gr} et en utilisant une partie du biscuit pour l'alimentation des chevaux ; en vain s'est-on ingénié à trouver des préparations culinaires agréables, il a fallu en arriver à rechercher la possibilité de diminuer la fabrication du biscuit ou de le remplacer entièrement par des produits analogues.

Balland propose de lui substituer du pain desséché lentement jusqu'à ce qu'il ne renferme plus que très peu d'eau. Pour dessécher des pains de 750^{gr} assez pour qu'ils ne renferment plus que 12 à 14 p. 100 d'eau, il faut trente à quarante jours ; mais il n'en faut que huit à dix pour dessécher complètement de petits pains larges pesant de 70^{gr} à 100^{gr}. Ces pains, après dessication spontanée à l'air libre, ne contiennent pas plus d'eau que le biscuit ordinaire et ils se conservent, dit-on, aussi bien. Ils trempent facilement et prennent alors cinq à six fois leur poids d'eau, tandis que le biscuit en absorbe à peine son poids. Les pains à traiter par le procédé Balland doivent être fabriqués avec de la farine blutée à 30 p. 100, la cuisson avoir lieu à une température peu élevée et, lorsqu'ils sortent du four, il est nécessaire, avant de les exposer à l'air extérieur, de les garder pendant vingt-quatre heures dans un local modérément chauffé. On obtiendrait ainsi « un véritable pain de réserve, incontestablement supérieur à tous les biscuits et dont on pourrait assurer le renouvellement en le substituant à raison de 200^{gr} par jour aux 250^{gr} de pain de soupe » (2).

(1) SCOUTETEN, *Rapport sur l'emploi du biscuit* (*Mémoires de médecine, chirurgie et pharmacie militaires*, 2e série, t. XVIII, 1856, p. 404).

(2) BALLAND, *Expériences sur le pain et le biscuit* (*Revue du service de l'Intendance militaire*, t. V, 1892, pages 593 et suivantes.

Les autres produits plus ou moins analogues au biscuit, proposés par des industriels pour le remplacer sont les suivants.

Le pain comprimé Bernard, qui a la forme du biscuit ordinaire, une couleur brune dorée ; sa surface unie facilite le brossage, sa croûte est épaisse ; l'intérieur est une pâte d'un bel aspect ; il est complètement déshydraté et la cuisson poussée à 200° détruit tous les ferments ; il absorbe facilement l'eau.

Le biscuit-pain Faille est une préparation analogue ; il est composé de farine blutée à 30 p. 100 et ressemble beaucoup au pain ordinaire.

Le bispain Serrant a un aspect moins agréable, ce qui tient à son mode de préparation : c'est du pain salé et fermenté, puis déshydraté à une forte température et comprimé ; il est très dur, à cassure cristalline, sans fissures ni trous ; il a bon goût et se ramollit facilement ; il absorbe cinq fois son poids d'eau ; il se conserve facilement, ainsi que le démontrent des expériences commencées dès 1887, et semble résister à l'introduction de l'ephestia.

Le pain condensé Eon Onillon est du pain pétri deux fois, mis en moule et recuit sous pression et en vase clos ; il est d'un aspect appétissant et d'un goût agréable. On peut lui reprocher d'être trop volumineux, puisque 35^{kg} occupent le même volume que 50^{kg} de biscuit ordinaire. Comme il est peu dense, il serait sans doute facilement envahi par les chenilles de l'ephestia.

Ces différentes préparations peuvent, à la rigueur, être mangées à la main, mais elles se brisent assez difficilement sous la dent et, par suite, demandent à être préalablement ramollies. En les trempant quelques secondes dans l'eau froide, après les avoir brisées en morceaux, puis les laissant exposées à l'air libre pendant quinze ou trente minutes, elles gonflent et donnent un pain agréable au goût et facile à mastiquer. Elles sont toutes facilement utilisables comme pain de soupe.

On a vu à l'exposition de 1889 le *biscuit Sprath* découpé en galettes un peu plus petites que celles de notre biscuit ordinaire. Il est en usage dans l'armée anglaise, surtout aux Indes.

Lecerf, ancien pharmacien militaire, a confectionné avec la graine de *soya* un pain dont le goût n'est pas trop désagréable et qui, riche en gluten, représente une valeur alimentaire supérieure à celle du pain ordinaire. Ce pain a été proposé pour la nourriture normale de la troupe, mais son goût est médiocre, et il semble qu'il convient de le réserver aux diabétiques pour lesquels il est précieux.

L'administration militaire française a donné la préférence au *pain comprimé Perrier*, qui a commencé à entrer, depuis le mois de décembre 1892, dans l'alimentation des troupes, à titre d'essai. Il a le même volume et la même densité que le biscuit ordinaire ; sa composition (moins le sel) est celle du pain. Il absorbe, en cinq ou six minutes, sept ou huit fois son poids de bouillon. Son goût est agréable dans la soupe et à la main. Il se conserve très bien, comme on a pu le constater depuis 1887, et ne demande, paraît-il, pour sa fabrication d'autre outillage que celui actuellement existant dans les biscuiteries militaires. Rien n'est encore décidé quant à son acceptation définitive. Il en est de même du pain proposé par le sous-intendant militaire Destenay et qui est composé de farine, de sel et de levure de grains. Quant au *biscuit Drey* fait de farine, sans sel ni levure, il a été abandonné.

Une circulaire ministérielle du 10 avril 1894 fait connaître les conditions dans lesquelles pourra s'ouvrir un concours entre les industriels qui désireraient présenter un *pain de guerre*, en cas d'insuccès des expériences en cours dans notre armée. « Par pain de guerre, » dit le Ministre, « on doit entendre un produit réunissant en un volume très réduit les qualités nutritives et digestives du pain ordinaire.

Ce produit doit être susceptible de se conserver sans altération pendant un an ; ses dimensions doivent permettre son placement facile dans le sac du soldat ; il doit résister aux chocs occasionnés par les divers modes de transport.

Enfin, en vue de faciliter sa consommation en temps de paix, il doit pouvoir être facilement employable comme pain de troupe. » Il sera fabriqué avec des farines de blé tendre, des levains de pâte ou de la levure de grains (dans une proportion aussi faible que possible), de l'eau et du sel. Sa forme sera « régulière, carrée ou rectangulaire ; les faces et côtés, autant que possible, plans et lisses, sans cloches, soufflures ni fendillement ; légèrement pointillés, si besoin est, mais exempts de perforations dépassant un demi-millimètre de profondeur. La croûte sera peu épaisse, la mie blanche et poreuse, l'odeur et la saveur agréables ; trempé dans l'eau à 50 degrés, le pain de guerre devra gonfler complètement après dix minutes d'immersion. Enfin, le pain devra être d'une siccité parfaite, ne pas s'émietter, et résister suffisamment aux chocs divers provenant des opérations d'encaissement et transports. » Le volume et le poids seront combinés de telle sorte que les caisses réglementaires (modèle 1879 qui ont 0^m,89 de long, 0^m,41 de large et 0^m,28 de haut) en logent 38^{kg} à 40^{kg}.

L'administration de la guerre prépare encore le *pain biscuité* qui est un intermédiaire entre le biscuit et le pain ordinaire. Il diffère de ce dernier par une cuisson plus forte qui permet sa conservation pendant quinze à vingt jours. Dans sa fabrication, on emploie moins de levain ; sa pâte est plus ferme que celle du pain, mais il est plus dur que le biscuit.

Dans l'armée autrichienne on a mis en expérience, en 1890, un pain comprimé qui se conserve parfaitement et qui semble très bon, au dire du sous-intendant militaire autrichien Gurth (*Org. der militärwiss. Ver.* 1893, t. XLVI, 3, d'après *Arch. de médecine et de pharmacie militaires,* 1893, t. XXII, p. 564). Il est composé de bonne farine de froment, à laquelle on a ajouté du sel et de la levure. La cuite est faite à haute température. Il est anhydre mais poreux et a la même composition alimentaire que le pain ordinaire dont il se rapproche plus que du biscuit.

Mouline a proposé une autre préparation destinée à remplacer le biscuit. On place la farine dans des fours chauffés de 140° à 150° et on l'en retire avant que tout l'amidon soit transformé en dextrine. La farine ainsi traitée se conserve longtemps ; elle a une bonne odeur de croûte de pain, mais pour en faire de la pâte, il est nécessaire de la mélanger avec de la farine de haricots, de pois ou de lentilles, et ce mélange porté au four après pétrissage, donne un pain agréable et de longue garde. Mouline préconise cette farine pour les approvisionnements des places de guerre, d'autant, dit-il, que délayée dans l'eau, elle fournit une bouillie agréable au goût.

II. Aliments de conserve destinés à remplacer la viande ou dans lesquels la viande est associée à d'autres aliments. — Nous ne parlerons pas dans ce paragraphe des viandes conservées par le fumage, la salaison ou le froid, mais seulement des conserves préparées par la dessication seule ou combinée avec la coction et la compression.

De grands efforts ont été tentés en France et à l'étranger pour rechercher des conserves de viande vraiment nutritives sous un petit volume, et remplissant toutes les conditions désirables de facilité de transport, de manutention et de conservation. La question, quoiqu'elle ne soit pas résolue dans tous ses détails, a fait de notables progrès dans ces dernières années ; néanmoins on trouve toujours de la difficulté à faire adopter franchement les conserves par nos soldats qui ont peu de goût en général pour ce genre de nourriture. « On est devenu difficile depuis le temps où les soldats de l'armée du Rhin supportaient patiemment, au blocus de Mayence, les maux décrits par Gouvion Saint-Cyr » (général Thoumas).

Poudre de viande. — D'après Colombier, la viande en poudre fut employée pour la première fois dans l'armée française sous Louvois. En 1856 on envoya de la poudre de viande en Crimée où elle n'eut pas grand succès.

Les travaux de Meinert attirèrent l'attention sur un produit fabriqué à Brême, sur les indications du professeur Hoffmann de Leipzig, avec de la viande de bœufs achetés à la Plata et qui se présentait sous forme de poudre. Pendant l'exposition d'hygiène à Berlin, en 1883, la vogue de cette poudre alla grandissant et l'on prétendit, à cette époque, que le gouvernement allemand avait commandé six cent mille rations destinées à l'armée (1). La poudre de viande d'Hoffmann (*patent Fleischpulver*,

---

(1) HASSLER, *De l'emploi des poudres de viande* (*Archives de médecine et de pharmacie militaires*, t. IV, 1884, p. 193).

carne pura) a été également bien accueillie en France. Lux, Kirn et Arnould préconisèrent son emploi dans l'armée, tandis qu'on exaltait ses vertus nutritives en Allemagne et que de Chaumont, dans son rapport sur l'exposition de Berlin (*Army, med. dep. report 1882*), en faisait l'éloge. D'après Hassler une commission de médecins de marine de l'hôpital de Cronstadt réunie pour expérimenter la carne pura, admettait que le bouillon préparé avec cette poudre de viande, pouvait remplacer celui de viande fraîche et que les potages dans la composition desquels elle entrait étaient excellents. Des expériences favorables ont été faites par Romberg et par Jeserich. Kirn a préparé des cartouches de viande avec légumes et condiments. Adrian et Lancelot, dans leur usine de Courbevoie, en mélangeant à de la graisse et du sel, 25^{gr} de poudre de viande et 40^{gr} de poudre de légumes privée d'eau, ont fabriqué des rondelles dont chacune représentait une ration. Il suffisait, pour en user, de la délayer dans l'eau. La purée ainsi obtenue n'était pas d'un goût exquis, mais cependant supportable et répondait à cette idée d'une ration de misère, facile à préparer et à transporter, puisqu'un wagon en chargeait 180.000. Malheureusement ces rondelles qui ont été employées au Tonkin et qui sont constituées par des éléments réellement nutritifs (la poudre de viande renferme 73 p. 100 d'éléments albuminoïdes. V. *Encyclopédie d'hygiène*, t. II, p. 282) ne se conservent pas longtemps.

Il faut reconnaître que l'engouement qui s'était produit en faveur de la poudre de viande a beaucoup diminué ces dernières années, grâce à la facilité avec laquelle des industriels peu scrupuleux l'ont préparée avec de la viande de mauvaise qualité ou épuisée déjà par des traitements chimiques. L'examen microscopique a dévoilé ces fraudes, bien qu'il soit plus difficile de les démontrer que de prouver, ainsi qu'on a eu souvent occasion de le faire, l'addition aux poudres de viande, de farine ou d'autres substances. En outre le prix de la poudre de viande, même lorsqu'elle provient d'Amérique, est assez élevé dans l'industrie.

Cependant le véritable motif du discrédit de la poudre de viande est son mauvais goût, aussi ne saurait-on passer sous silence les heureux résultats qu'ont obtenus les efforts de Rousseau pour corriger ce défaut. Il a montré à l'exposition de 1889, une poudre de viande « inaltérable, inodore et insipide, sans diminution aucune de ses qualités nutritives. Elle peut se conserver pendant plusieurs années sous une simple enveloppe hydrofuge. 1^{kg} de cette poudre renferme 897^{gr} de substances albuminoïdes et équivaut à 10^{kg} de viande ordinaire ou 4^{kg} de viande désossée et dégraissée. Ce sont là des avantages incontestables et précieux qui pourront être utilisés par l'Administration de la Guerre (1) ». Dans les diverses préparations composées avec de la poudre de viande (d'Hoffmann

____

(1) Rapport de la sous-commission du service de santé à l'Exposition de 1889, Paris 1890, p. 38.

ou autres) les proportions généralement adoptées sont : poudre de viande, 25 p. 100 ; poudre de légumineuses, 50 p. 100 ; graisse, 10 p. 100 ; sel, 8 p. 100 ; condiments, 2 p. 100.

Biscuits, tablettes, saucissons, etc. — En 1830, lors de l'expédition d'Alger, d'Arcet proposa de faire entrer dans la fabrication du biscuit de troupe, de la viande, de la gélatine et du sang ; les biscuits ainsi préparés furent perdus dans une tempête et ce mode de fabrication ne fut pas renouvelé.

En 1855, Callemand présenta à l'Académie des sciences, un biscuit composé de viande desséchée, de farine et de graisse et il semble que tous les biscuits de viande préconisés depuis lors, ont été préparés d'après les idées du savant français.

Port a proposé, en 1886, une conserve de viande composée d'un mélange de viande crue, de farine et de sel ; ces éléments étant desséchés aussi complètement que possible, forment une sorte de biscuit qui se conserve bien sans emballage spécial. Le soldat peut recevoir à part la quantité de graisse dont il a besoin, et fabriquer, d'après l'auteur, les trois préparations culinaires suivantes : 1° faire cuire le biscuit de viande dans de la graisse chaude pendant trois ou quatre minutes et le manger alors comme du pain grillé ; 2° verser de l'eau froide sur le biscuit grossièrement concassé, le laisser au contact une douzaine d'heures, dessécher légèrement les morceaux de biscuit qui ont gonflé et les faire rôtir dans la graisse pendant environ cinq minutes ; le produit obtenu est consistant et peut être transporté par l'homme pour être consommé dans la journée ; 3° préparer les biscuits comme dans la première recette, les diviser en morceaux et les utiliser sous forme de pain de soupe, après cuisson dans l'eau pendant une demi-heure.

Merry Delabost a préparé, en 1887, un biscuit à la viande qu'il appelle *bisvigum*. Il mélange de la viande de bœuf dégraissée et sans os, un peu de maigre de porc et plusieurs légumes (carottes, navets, oignons, poireaux, céléri, cerfeuil, persil, haricots, lentilles) ; le tout est additionné de sel, poivre, clous de girofle et jeté dans une chaudière alambic contenant vingt litres d'eau. Après ébullition prolongée, il broie la bouillie obtenue, il y ajoute de la levure de grain et de la farine et forme des galettes qu'il chauffe à 100° pendant trois heures. Cette préparation expérimentée sur des détenus à Rouen, a donné de bons résultats au point de vue alimentaire, mais n'est pas d'assez bonne conservation pour servir à la guerre.

La *croquette Maggi* est un petit biscuit de forme cylindrique obtenu par la cuisson d'une pâte composée de farine et de viande après ressuage : elle a le même défaut que le bisvigum.

Laporte a fabriqué des *biscuits-viandes* avec une pâte formée par un mélange de farine et de viande hachée, mêlée à du bouillon, et des *biscuits de légumineuses* composés de farine de froment, unie à des farines de pois ou de fèves, avec ou sans extrait de viande. Le goût de ces deux produits est peu agréable et leur conservation très mal assurée.

L'armée autrichienne a expérimenté en 1891 deux espèces de *biscuits-viandes* : dans l'un la viande est crue, dans l'autre elle est cuite (Gurth, *loc. cit.*).

En 1891, elle a essayé, d'après le même auteur, une *viande-légumes* qui est un mélange de pois ou de haricots passés à l'étuvée, de viande finement hachée, salée ou fumée, de graisse, de légumes pour pot au feu, d'oignons et de sel, le tout bien desséché et comprimé sous forme de prismes ou de cylindres. Une ration de viande-légumes pesant 200^{gr} renferme 95^{gr} de farine de pois, 65^{gr} de viande, 27^{gr} de graisse, 10^{gr} de sel, etc. La ration complète de campagne se compose outre les 200^{gr} de viande-légumes, de 400^{gr} de pain comprimé, 25^{gr} de café, de sucre, sel ; elle correspond à 102^{gr} d'albumine, 35^{gr} de graisse, 408^{gr} d'hydrocarbures.

On fait également usage en Autriche de conserves de *goulias*, met national hongrois, qui sont contenues dans des boîtes scellées d'après la méthode Appert.

D'après Horsdof (*De la ration de l'armée*, Paris, 1869), « la nature saine du saucisson » (en supposant que l'on ait connaissance exacte de la nature et de la provenance de la viande qu'il renferme), « sa vertu apéritive, la variété des formes sous lesquelles on peut le servir et ses propriétés antiseptiques se réunissent pour en faire la ration de viande du soldat en marche, » et il propose de distribuer régulièrement du saucisson de bœuf. Il estime qu'un « poids donné de bœuf gras, tout le bœuf étant bouilli ou rôti, mis en saucisson, séché et comprimé, donnerait sept fois plus de rations de viande qu'on en peut tirer du bœuf transporté par wagons ou par vaisseaux et abattu sur le terrain, à l'armée. » Cette opinion aurait besoin d'être démontrée.

Pendant la campagne de 1870-71, les Allemands ont fait usage du *saucisson de pois* (Erbswurtz), conserve composée de farine, de viande et de condiments, qu'ils faisaient cuire dans l'eau. Sa composition, d'après Ritter, était la suivante pour un kilogramme de saucisson :

	PREMIÈRE QUALITÉ pour officiers.	DEUXIÈME QUALITÉ pour la troupe.
Albuminoïdes	163gr.,05	157gr.,33
Amidon	146 ,26	122 ,60
Graisse	297 ,00	297 ,00
Sels	142 ,00	121 ,72

Depuis la guerre de 1870, le gouvernement allemand a fait faire, dans son usine alimentaire de Mayence, dont la fondation remonte à 1870, de nombreux travaux pour améliorer ses conserves de guerre et les continuera sans doute dans l'usine analogue établie à Spandau, celle de Mayence étant devenue insuffisante. Plusieurs préparations ont été essayées dans les régiments. Parmi ces dernières, on a noté un produit dit *Kraftzwieback* (biscuit de résistance) composé de farine de froment, de lard et de poudre de viande, avec une dose convenable de sel et d'épices, qui aurait donné des résultats pratiques très satisfaisants. Après l'usage exclusif de cet aliment pendant quatorze jours, consacrés à des exercices de service en campagne, sans qu'il y eût aucune indisponibilité, le quinzième jour, les hommes du 10ᵉ régiment d'infanterie auraient effectué une marche de cinquante-deux kilomètres.

On a expérimenté aussi en Allemagne (notamment au VIIᵉ corps, en 1889), des conserves destinées à prendre place dans les vivres du sac et préparées à Munster. Elles se présentent sous forme d'un dé à coudre, qui se fond rapidement dans la bouche, et seraient constituées par du blé, des épices, peut-être de l'albumine ou de la coca.

Mais il faut bien dire que les expérimentations de conserves alimentaires nouvelles ou même anciennes, sont pour ainsi dire journalières dans l'armée allemande, où les hommes servant de sujets sont soumis à une surveillance rigoureuse et astreints à n'absorber que les aliments prescrits : viandes conservées, biscuits complexes, farines comprimées, soupes au gruau condensées de Schorke, de Gœrlitz, avec pois de Neumann de Dresde, etc.

Tschakalew a publié l'analyse suivante de produits imités du saucisson de pois et utilisables pour la préparation de soupes :

	PORTION	EAU	GRAISSE	ALBUMINE et subs. azotées
Conserve de pois...................	266gr,2	15,63	13,85	19,54
Id. de haricots.	265 ,7	14,05	13,78	20,29
Id. de lentilles................	272 ,2	14,28	15,11	19,61

Ces conserves, d'après des expériences faites sur des prisonniers, seraient d'une assimilation facile et d'une manipulation aisée.

La puissance alimentaire des *croquettes de marche* de Prevel, composées de peptone et de fécules de pommes de terre peut paraître très douteuse.

Notre usine militaire de Billancourt a fabriqué des tablettes de 100ᵍʳ de farine de légumes secs et, dans leur centre, une boule de 10ᵍʳ de graisse aromatisée aux légumes. Pour s'en servir, on émiette la tablette dans un litre d'eau froide qu'on fait bouillir pendant dix minutes et l'on obtient une bouillie de bon goût. Deux tablettes composées de légumes différents et enveloppées dans du papier hydrofuge forment une ration journalière. Cette disposition permet de préparer rapidement des repas variés. Ces tablettes se conservent plus de deux ans sans aucune altération.

On fait aussi à Billancourt des tablettes formées chacune de viande de bœuf 180ᵍʳ, légumes de la marmite 40ᵍʳ, sel 2ᵍʳ 50. Il suffit de délayer chaque tablette dans un litre d'eau froide et de faire bouillir pendant douze minutes, puis de passer à travers un linge, pour avoir 375^{gr} d'un excellent bouillon, tandis que la poudre de viande restée sur le linge peut être mélangée avec une purée de légumes pour former ainsi un aliment très nutritf.

Viande non pulvérisée. — Nous possédons, depuis 1866, une viande de conserve préparée par le procédé Appert, perfectionné successivement par Chevalier, Fastier, Martin de Lignac. La boîte cylindrique qui la renfermait primitivement contenait 1^{kg} de viande, soit cinq rations de 200^{gr}; elle pesait, pleine, 1230^{gr}. Cette boîte, qui se fixait mal sur le paquetage, a été remplacée par une boîte réniforme pour les fantassins et par une boîte tronconique pour le cavalier; de plus, la ration a été individualisée (250^{gr} par homme).

L'administration exige actuellement que les boîtes soient closes par une soudure extérieure le long du cordon longitudinal, les fonds ayant été sertis au moyen d'un jeu de balanciers. Cette heureuse innovation empêche le contact de la viande avec les soudures.

Notre conserve réglementaire de viande renferme toutes les parties nutritives à l'exception de l'albumine, dont la plus grande partie a été éliminée dans l'opération du blanchissement de la viande. On consomme la viande conservée froide ou bien elle sert à faire de la soupe, mais elle se délite facilement, même lorsqu'on la mêle au bouillon au dernier moment, après cuisson des légumes.

Depuis quelque temps on a remarqué que les conserves de ce genre venues d'Amérique n'ont plus la même saveur qu'anciennement. La gelée est fade; elle ne contient que 3^{gr} à 4^{gr} de matières extractives sèches au lieu de 15^{gr} à 16^{gr}. Cette matière extractive n'est que de la gélatine : il semble que les fabricants n'ajoutent que du bouillon d'os, tandis qu'ils préparent, avec les bouillons provenant des viandes blanchies, de l'extrait de viande. Ce dernier se vend 700^f à 800^f les 100^{kg}. L'administration de la guerre a donc intérêt à exercer une surveillance permanente sur les produits alimentaires fabriqués hors du pays et achetés pour la troupe; les hygiénistes ne peuvent que s'associer au désir exprimé devant le Parlement, de l'adoption d'une proposition tendant à ce que les conserves nécessaires à l'armée soient exclusivement achetées en France ou dans ses colonies, et soient fabriquées sous le contrôle de l'État. Mais il faudrait, pour la réalisation de ce programme, soit l'établissement d'usines gérées par l'État, beaucoup plus importantes que celles que nous possédons à Billancourt, soit un ou plusieurs adjudicataires fabriquant dans des conditions suffisamment rémunératrices, sous le contrôle de fonctionnaires militaires. C'est ce dernier système qui a été adopté en Italie pour l'usine de Casaralta, près Bologne : elle appartient à un particulier, mais fonctionne sous la surveillance de l'autorité militaire italienne. Elle peut fournir 50.000 boîtes dans les vingt-quatre heures et prépare pour l'armée, par le procédé Appert, une viande analogue à la nôtre.

Les animaux sont examinés sur pied puis, après abattage, la chair cuite est assaisonnée, placée dans des boîtes qui sont stérilisées et fermées par les procédés habituels (Maestrelli).

A l'usine alimentaire de Billancourt, on a fabriqué une nouvelle conserve de viande que la commission instituée pour étudier l'alimentation du soldat en campagne a présentée au ministre de la guerre. Le procédé de fabrication de cette conserve consiste à introduire la viande crue, préalablement désossée et dégraissée, dans des boîtes en fer-blanc qu'on ferme au balancier et qu'on place dans un autoclave dont la température est maintenue à 120° pendant deux heures et demie. Cette conserve a l'odeur franche de la viande cuite dans son jus ; elle est très savoureuse, elle n'est pas sèche comme la viande bouillie et n'est pas non plus de digestion difficile comme cette dernière ; elle contient, comme la viande rôtie, tous les principes nutritifs de la viande fraîche ; elle peut se manger froide ou chaude ; elle se prête même à faire la soupe, si on la laisse en contact pendant quelques minutes dans un bouillon préparé avec les légumes du pot-au-feu.

Des boîtes de ces conserves ont été trouvées, après trois ans, dans un état de conservation irréprochable. La proportion de graisse qu'elle contient ne dépasse pas 5 p. 100.

Le pressed corned beef, viande comprimée d'Amérique, qui ne renferme ni gelée, ni graisse, et dont l'aspect et le goût sont très agréables, avait réuni tous les suffrages de l'administration militaire à l'Exposition de 1889.

Les conserves Boissonnet distribuées à un certain nombre de nos régiments consistent en saucisses de viandes de bœuf et de porc avec du saindoux ; elles sont préparées par le procédé Appert.

On a fait usage au Tonkin de boîtes de conserves munies d'un chauffoir (chauffoir Prevet) à l'alcool. Cet appendice a l'inconvénient d'augmenter le poids de la boîte et ne constitue pas une bien réelle amélioration, la viande de conserve étant plus agréable froide que chaude.

Jusque dans ces dernières années, la France était tributaire, pour les viandes de conserve, des États-Unis de l'Amérique du sud ou de l'Australie. L'usine de la maison Prevet fondée à Ouaco-Gomen (Nouvelle-Calédonie) sera sans doute à l'avenir un centre important de nos approvisionnements militaires. Cette maison fabrique également des conserves de légumes.

L'administration militaire française vient de mettre à l'étude un projet d'entreprise pour la fabrication des conserves de viande dans les usines, soit par l'État ou les municipalités, soit par des adjudicataires : il semble donc que cette question va entrer dans une nouvelle phase pratique.

En Italie on a fait souvent usage de viande conservée par le procédé de Sprugt ; il consiste à couvrir la viande fraîche à conserver, d'une couche mince de graisse salicylée et à l'enfermer ensuite dans des tonnelets ou des caisses en bois ; la viande ainsi traitée se conserve jusqu'à deux mois ; la graisse salicylée s'enlève facilement et peut servir plusieurs fois.

Les *extraits de viande sirupeux* dont le type est l'extrait de viande Liebig ont eu une très grande vogue, surtout en Allemagne ; ils vont disparaître de nos approvisionnements, car il est bien démontré aujourd'hui que la valeur alimentaire de ces extraits est presque nulle ; on a même pu supposer que ces préparations sont parfois dangereuses. Kœmmering a tué des animaux par l'usage exclusif de l'extrait de Liebig plus vite que par la diète absolue.

Les *bouillons concentrés liquides* nous semblent à peu près dans le même cas que les extraits de viande ; aussi fera-t-on bien de remplacer par des tablettes de bouillon fabriquées à Billancourt (tablettes Thomas) et qui sont véritablement nutritives, le bouillon Cibils, le bouillon dit *du docteur*, les potages Spont, Tacot, Zutbanget, etc., aussi bien dans nos approvisionnements de réserve du service de santé que dans ceux destinés aux stations-repas et distribuables aux hommes de troupe valides.

Les boîtes de conserve de toute espèce ne doivent être ouvertes qu'au moment de la préparation du repas et, dès que le couvercle est enlevé, il faut les faire chauffer au bain-marie, si la viande doit servir à un repas chaud. En toute circonstance les boîtes seront vidées avec précaution pour s'assurer qu'il ne s'est pas glissé dans la viande quelque parcelle de soudure (Note ministérielle du 23 octobre 1886). Les boîtes ouvertes s'altèrent rapidement. Du Mesnil, dans sa thèse du doctorat en 1875, a relaté onze cas d'empoisonnement, dont deux décès, à la suite d'ingestion de conserve de bœuf : les boîtes avaient été ouvertes six jours avant la consommation, et l'on admit la formation d'un principe toxique se rattachant à une sorte de fermentation spéciale dont les matières grasses auraient été le siège principal. Une observation analogue a été rapportée par Nièpce (Société de médecine de Nice, 1878).

Une boîte maintenue fermée se conserve généralement pendant plusieurs années. Lorsque la conserve s'altère, il se développe souvent des gaz dont la pression donne une forme convexe aux parties plates de la boîte qui avaient pris la forme concave au moment de la fabrication. Les boîtes ayant ce caractère seront toujours rejetées.

Mais il peut se produire des altérations qui ne donnent pas naissance à des gaz ; aussi convient-il de ne distribuer aucune boîte dont le contenu aurait une odeur de putréfaction ou de poisson, ou seulement désagréable, dont la graisse serait liquide ou aurait perdu sa transparence, dont la viande serait flasque ou décolorée. Un certain nombre de faits démontre en effet le danger de conserves offrant ces caractères.

Morache, en 1874 déjà, avait remarqué que, dans certaines boîtes de conserves un peu anciennes, il se produit une transformation de la viande, qui se change en un composé dérivé de la gélatine, et il avait noté la formation d'un corps gras, voisin de l'adipocire. Depuis, ces observations ont été précisées.

Duriez (*Archives de médecine et de chirurgie militaires*, 1883, t. II, page 97) a observé sur une troupe en marche près de Daya (Algérie), en janvier 1882, un empoisonnement survenu chez dix hommes, dont aucun ne succomba, qui avaient fait usage de viande de conserve datant de juin 1881. Une des boîtes provenant de la distribution et qui n'avait pas été employée, contenait une graisse fluide et visqueuse et répandait une odeur particulière et prononcée de poisson ; la gelée avait une saveur aigre, désagréable ; la viande était un peu fade, mais son goût n'était pas détestable ; la boîte n'offrait aucune déformation, les soudures semblaient intactes ; l'intérieur du récipient était brillant ; l'analyse chimique ne fit rien découvrir ; l'examen microscopique ne put être pratiqué.

Poincaré et Macé ont trouvé, à Nancy, des germes dans près de la moitié des échantillons de conserve qu'ils ont examinés.

Bouchereau et Noir (*Archives de médecine et de pharmacie militaires*, 1888, t. XIII, page 97), ont reconnu des microcoques en chapelets, et des batonnets dans de la viande de conserve qui intoxiqua plus ou moins gravement, mais sans qu'il survint de décès, soixante-dix hommes du 92e de ligne, en 1888. Ces organismes, ensemencés, liquéfiaient la gélatine en quelques jours. La viande distribuée datait de 1884. Dans plusieurs boîtes la gelée était liquéfiée, brune, la viande fade, sans odeur ni saveur ; dans d'autres boîtes, la viande était flasque, comme lavée, de couleur foncée et répandait une odeur de poisson ; la gelée était liquéfiée, la graisse transformée en fines granulations.

Polin et Labit (*Etudes sur les empoisonnements alimentaires*, Paris, 1890, page 33), rapportent qu'en 1890, à Rouen, une trentaine de soldats furent malades après un repas composé d'une soupe aux saucisses de conserve Boisonnet et de harengs salés frits ; les harengs furent reconnus non altérés ; plusieurs boîtes de conserve furent ouvertes : dans l'une d'elles on trouva un foyer de ramollissement de la gelée devenue opaline. Deux autres boîtes offraient une surface bombée ; la gelée était également opalescente dans les couches superficielles, mais non ramollie ; la saveur et l'odeur de la conserve n'avait rien de désagréable ; l'examen biologique montra des diplocoques et des streptocoques.

Cassedebat (*Revue d'hygiène et de police sanitaire*, t. XII, 1890, p. 569 et 705) a fait l'analyse bactériologique d'un assez grand nombre de boîtes de conserves et y a trouvé des bactéries et des ptomaïnes. Ces bactéries, il les a cultivées et inoculées et il a obtenu, par diverses voies, et suivant le mode opératoire employé, soit des infections retardées soit des intoxications aiguës. Il est arrivé à cette conclusion que si l'altération est antérieure à la mise en boîte et dépend de poisons chimiques, il est impossible de reconnaître de prime abord les conserves dangereuses, mais que si l'altération est consécutive de la fabrication, le *bombage* de la boîte sera un signe irrécusable de la présence de substances dangereuses. Il insiste sur la nécessité d'une visite minutieuse sur pied des animaux destinés à fournir les conserves et admet « 1° que si les viandes mises dans les boîtes sont seulement infectieuses, c'est-à-dire chargées de bactéries ou de spores, il est très probable que la stérilisation sera obtenue par la température exigée pour la fabrication, et les viandes seront rendues inoffensives ; mais si ces viandes sont toxiques, c'est-à-dire chargées de ptomaïnes, la température ne produira aucun effet et la toxicité persistera ; 2° si la contamination se produit au moment de la fermeture des boîtes, les viandes seront bientôt chargées de bactéries et de ptomaïnes » ; les bactéries ne résisteront probablement pas à la chaleur, mais les ptomaïnes resteront inaltérées. Aussi convient-il, pendant la fabrication, de munir de coton l'ouverture du récipient qui devrait toujours être très petite et qu'on ménage pour l'expulsion de l'air et des vapeurs dégagées par la cuisson.

Le médecin major Vaillard nous a rapporté, qu'en 1892, ayant examiné des conserves Boissonnet qui avaient toute l'apparence d'une très bonne conservation, mais avaient causé quelques troubles gastriques chez des hommes d'un régiment de cavalerie en garnison à Paris, il avait constaté que les fibres musculaires de la viande de conserve étaient altérées, ce qui n'existe pas dans une bonne conserve et que, de plus, dans les interstices existaient des microcoques, des diplocoques, des staphylocoques, des streptocoques, etc., sans qu'il ait pu, par la morphologie, décider s'ils étaient ou non pathogènes. La diversité des microbes doit faire écarter, dans ce cas, l'hypothèse d'une maladie préexistante chez l'animal qui a fourni la viande, mais il faut admettre que l'altération a pu avoir lieu pendant les manipulations, ou bien que la viande avait été exposée plus ou moins longtemps à l'air, à l'étal de quelque boucher.

En tout cas, il résulte de ces observations la nécessité d'une très grande surveillance pendant la fabrication des conserves et l'utilité d'étudier au microscope, à chaque livraison, quelques échantillons, au point de vue de la structure des fibres musculaires et au point de vue de la présence de microorganismes vivants ou morts, puisqu'il est bien établi que les boîtes de conserves peuvent renfermer des toxines sans que l'apparence, le goût ni la saveur les révèlent et que si la cuisson tue les organismes vivants que la viande pourrait contenir au moment de la préparation, elle ne détruit pas les toxines produits par ces organismes. De telle sorte qu'en réalité nous disons volontiers avec Polin et Labit (*Examen des aliments suspects*, Paris, 1893, p. 79), que les conserves alimentaires passent à tort pour des milieux stérilisés avec certitude. Les microbes peuvent y sommeiller et recouvrer leur activité quand on ouvre la boîte, surtout lorsqu'on la maintient quelque temps ouverte avant d'employer son contenu. D'autre part, « dans l'état actuel de la science, il est impossible de refuser aux alcaloïdes putrides le rôle pathogénique essentiel. Brouardel, Pouchet, Netter et tous les hygiénistes l'admettent. Aux constatations empiriques, aux remarques de Gaspard et Panum, de Coze et Feltz, de Davaine, on peut ajouter les expériences de Denœyer », de Poincaré, de Macé, de Cassedebat, celles « de Gautier et de Brieger qui ont opéré avec des ptomaïnes extraites des viandes putrides et prouvé l'intoxication, en l'absence de toute intervention actuelle de microorganismes ».

A côté de ces empoisonnements attribuables aux altérations de la matière alimentaire conservée, il en est qui, d'ordre chimique, sont dus à des causes diverses, à la confection des boîtes ou à leur soudure avec de l'étain trop riche en plomb, peut-être à l'étain lui-même. Il semble résulter, en effet, des observations de Bolar et Bodlaender, que l'étain n'est pas un métal indifférent, qu'il peut se dissoudre dans certaines conserves, notamment dans celle de légumes, et que l'absorption de doses même minimes, lorsqu'elles sont répétées, amène des troubles de nutrition, des phénomènes paralytiques, une anémie particulière et même la mort.

III. **Viande conservée par le froid.** — On consomme actuellement dans les grands centres une notable quantité de viandes conservées par le froid, et cela souvent à l'insu de l'acheteur. Il y a dans ce fait deux constatations à enregistrer : d'abord la preuve de la conservation des qualités comestibles de ces viandes, ensuite la difficulté naissante des approvisionnements de viande fraîche. Bien plus considérables seront ces difficultés en temps de guerre, par exemple lorsqu'il s'agira de distribuer à un grand nombre d'hommes rassemblés dans un espace restreint, des quantités formidables de viande de boucherie. Le besoin urgent de créer dans ce but des centres frigorifiques a été compris en France, où une commission spéciale s'occupe actuellement de projets d'installation à Toul, Belfort, Lyon, Toulon, etc. L'Allemagne nous a précédés dans cette voie : sur une cinquantaine d'établissements frigorifiques qu'elle possède, dix sont exclusivement militaires. Certaines de ses garnisons même ne consomment que des viandes conservées par le froid. Le ministre de la guerre anglais a décidé (1893) de son côté que la garnison de Gibraltar sera désormais ravitaillée au moyen de viande conservée dans des appareils frigorifiques, et que si cette expérience réussit, on étendra la mesure à d'autres garnisons.

Il y a peu de temps que les procédés utilisant le froid comme agent conservateur de la viande, sont entrés dans une voie pratique. L'emploi de la glace, en contact plus ou moins direct, est resté longtemps un procédé à l'usage des maisons particulières ou des hôtels, et quand plus tard on a essayé les chambres de glace (procédé Bate) des inconvénients sérieux ont fait rejeter ce procédé et en général tous ceux qui ont eu pour principe le froid humide. Dans ces conditions, la viande prenait un mauvais goût, s'altérait facilement et donnait lieu à des accidents gastro-intestinaux. De plus, elle demandait à être consommée sur place.

En 1873, l'américain Eastmann réussit à utiliser le froid pour le transport des viandes à longue distance. Cinq ans plus tard, l'ingénieur français Tellier perfectionna la pratique américaine en refroidissant l'air mis au contact des viandes, au moyen de l'éther méthylique vaporisé en présence d'une solution de chlorure de calcium. Ce procédé assurait une meilleure conservation et était plus économique, mais il enlevait à la viande une partie de son eau de constitution, la rendait dure et de digestion difficile.

Peu de temps après, le procédé de Carré, employé en premier lieu sur le *Paraguay*, supprimait cet inconvénient et faisait faire un grand pas en avant à l'industrie frigorifique.

Depuis lors on a créé un grand nombre de machines de types et de principes différents répondant aux conditions diverses dans lesquelles elles étaient placées.

Quels que soient les appareils mis en action, il faut remarquer tout d'abord que la viande conservée par le froid peut être ou refroidie ou congelée. Dans le premier cas, on se borne soit à la maintenir dans une température voisine de 0° pendant toute la durée de la conservation, soit, comme l'ont fait les Allemands, à abaisser sa température jusqu'à — 2° ou — 3° et la faire revenir ensuite lentement à + 2° ou + 4°, pour la garder à cette température. Cette manière de faire ne permet qu'une conservation assez courte, et n'est pas applicable aux viandes qui doivent être expédiées à de grandes distances.

Il sera généralement préférable d'employer les procédés qui transforment la viande en un bloc solide par une congélation complète, *à cœur*, suivant l'expression consacrée. Les viandes ainsi congelées peuvent, sans aucun inconvénient, être ramenées à une température de — 4°, et maintenues à ce degré, elles se conservent pour ainsi dire indéfiniment, sans perdre leurs qualités comestibles.

Notons cependant qu'au bout d'un temps relativement court, ces blocs de viande se mettent en équilibre avec la température ambiante — 4° qui est celle de la chambre qui les contient. D'où vient donc la supériorité de ce dernier procédé sur ceux qui d'emblée portent la viande à une température de — 4°? Elle trouve son explication dans la très faible conductibilité de la viande à la chaleur et dans le dégagement de chaleur latente des couches congelées les premières. Il faudrait donc soumettre pendant un temps très long les viandes à une température telle que — 4° avant que les couches centrales aient atteint cette température; dès lors, ces couches auraient le temps de subir un commencement d'altération, qui pourrait s'étendre à des parties considérables de l'animal, s'il s'agissait par exemple d'un quartier ou d'un demi-bœuf.

Le temps nécessaire pour congeler *à cœur* les viandes est lui-même très long. Il faut de quarante-cinq à soixante-dix heures pour obtenir l'abaissement à — 4° ou — 6° des parties centrales d'un demi-bœuf, dans une chambre refroidie à — 20° ou — 25°, et dans de bonnes conditions.

Machines à produire le froid. — Toutes les machines destinées à produire le froid reposent sur le même principe : tout gaz dont on détermine une diminution de volume dégage de la chaleur ; inversement, il absorbe la même quantité de chaleur pour reprendre son volume primitif.

La compression d'un gaz peut s'effectuer de diverses façons, suivant la nature du fluide employé. On distingue : 1° les machines à compression mécanique, les machines à air et les machines à vapeur liquéfiables ; 2° les machines à affinité.

Parmi les machines à air, nous citerons les suivantes :

La *machine Giffard* (brevetée en 1873) est une des plus anciennes de ce type. L'air est comprimé dans un cylindre à double enveloppe avec circulation d'eau. Une partie de la chaleur dégagée est absorbée dans ce cylindre *compresseur*, qui envoie ensuite l'air comprimé dans un *refroidisseur* tubulaire où le refroidissement est complet, grâce à une circulation d'eau très fraîche. Il passe alors dans le *détendeur* où il reprend son volume primitif, en absorbant une quantité de chaleur proportionnelle à celle qui avait été dégagée.

Cet appareil doit employer un volume considérable d'air, en raison de la faible chaleur spécifique de ce gaz. On conçoit qu'il est économique de faire servir de nouveau l'air déjà refroidi et détendu. Cette opération est assurée par un perfectionnement récent, l'emploi d'un *récupérateur* qui permet en outre de refroidir l'air qui arrive au détendeur. Un des graves inconvénients de cette machine est la production du givre qui se forme tant que l'air n'est pas parfaitement sec.

Pour parer à cet inconvénient, les *machines Hall* font détendre l'air dans un petit cylindre complémentaire ; l'air traverse ensuite un *sécheur* avant de se rendre dans le grand cylindre détendeur. Les machines désignées sous ce nom sont très répandues en Angleterre ; elles dérivent de la machine Giffard, dont elles ne diffèrent que par des détails de construction.

Les machines *Bell-Coleman*, *Haslam*, *Sightfoot* et enfin la machine française *Bustin* dérivent également de la machine Giffard.

Les *machines à vapeurs liquéfiables* sont actuellement les plus employées. Elles utilisent des gaz très différents, parmi lesquels surtout l'ammoniaque, l'acide sulfureux anhydre, l'acide carbonique. Quel que soit le gaz dont on se sert, le phénomène qui se produit est toujours le même : le gaz comprimé se liquéfie au moment où sa pression atteint le maximum de tension qui correspond à la température où on l'abaisse au moyen de l'eau réfrigérante. En produisant une aspiration au-dessus du liquide ainsi obtenu, on détermine de nouveau sa vaporisation et, par suite, son refroidissement. Le gaz parcourt un cycle fermé du *liquéfac-teur* à l'*évaporateur* et théoriquement la même quantité de gaz employé peut servir indéfiniment.

La machine *Raoul Pictet* est une des plus parfaites de ce type ; elle emploie l'acide sulfureux anhydre. L'acide est placé à l'état liquide dans le *réfrigérant* (ou *volatiliseur*) où il émet des vapeurs qui sont aspirées au fur et à mesure, au moyen d'une pompe. Pendant sa volatilisation, l'anhydride sulfureux s'empare de la chaleur des corps environnants ; dans le cas particulier qui nous occupe (conservation des viandes) c'est le liquide incongelable qui est ainsi refroidi. Le liquide servira, comme nous le verrons plus loin, à abaisser la température des chambres fri-gorifiées.

Parmi les machines basées sur l'emploi de l'acide sulfureux, il convient de citer particulièrement celles de la *Compagnie Fives-Lille*.

Le gaz ammoniac est aussi très usité ; les machines qui le mettent en action sont peut-être les plus nombreuses.

Dès 1864, Carré avait fait breveter un appareil à compression basé sur l'emploi du gaz ammoniac anhydre.

Une dizaine d'années après, Linde reprit ce procédé et construisit une machine qui est encore actuellement une des plus perfectionnées. L'ammoniaque liquide pénètre dans des serpentins en fer qui peuvent atteindre une longueur considérable ; là, sous l'influence de l'aspiration produite par une pompe à double effet, le gaz se liquéfie en produisant un froid considérable. La pompe le refoule ensuite dans le condenseur où il se liquéfie de nouveau. Un type de cette machine, construit pour les navires, réalise par ses dispositions spéciales, notamment par le peu d'espace qu'elle occupe, la plupart des desiderata exigés pour le service maritime.

Les *machines Fixary*, à gaz ammoniac également, présentent de notables ressemblances avec la précédente. Elles en diffèrent surtout par une disposition spéciale de la pompe de compression et la présence de chambres d'huile de volume assez considérable, placées au bas de chaque cylindre. Cette disposition permet de récupérer les inévitables fuites de gaz, tout en graissant d'une façon automatique tous les organes du compresseur.

A mesure que l'emploi des machines à glace se vulgarisait et que leurs perfectionnements augmentaient, on cherchait à simplifier leur méca-nisme et surtout à diminuer leur volume. Pour atteindre ce dernier but, l'emploi de liquides de plus en plus volatils s'imposait. L'acide carbonique possède à un haut degré cette propriété, et c'est l'agent le plus énergique qu'on ait employé jusqu'ici pour produire le froid. La machine Wind-hausen met à profit la chaleur latente de vaporisation de ce gaz liquéfié, dont la préparation industrielle est aujourd'hui courante. Les organes essentiels de cette machine ne diffèrent de ceux des précédentes que par leurs dimensions plus restreintes, et ils sont en outre construits pour résister à des pressions énormes, pouvant s'élever jusqu'à quatre-vingts atmosphères dans le compresseur.

Les machines à affinité ont toutes pour type l'appareil Carré. Elles peuvent fonctionner avec des gaz divers, mais c'est l'ammoniac qui est employé presque exclusivement, en raison de son énorme affinité pour l'eau.

La solution ammoniacale marquant 28° ou 30° à l'aéromètre Cartier est chauffée dans un vaporisateur jusqu'à 140° ou 150° ; sous l'influence de cete haute température, les vapeurs ammoniacales se dégagent et passent dans le serpentin du liquéfacteur refroidi par un courant d'eau fraîche. Grâce à leur propre pression et à l'abaissement de température qu'elles subissent, ces vapeurs se liquéfient. Le liquide obtenu est amené progressivement dans le détendeur où il reprend la forme gazeuse en produisant un froid considérable. Les serpentins du congélateur baignent dans le liquide incongelable qui servira de véhicule au froid ainsi obtenu. Par sa propre pression, le gaz passe ensuite dans le vase d'absorption où il rencontre une solution ammoniacale faible qui l'absorbe au fur et à mesure. Cette solution devenue riche, doit retourner au vaporisateur dont le liquide s'est appauvri ; mais à ce moment elle est froide au contraire de la solution pauvre qui arrive à une température élevée. Double désavantage : d'un côté en effet dépense exagérée de combustible pour élever la température du liquide qui vient du vase d'absorption, de l'autre nécessité de refroidir la solution qui va l'y remplacer. Cette solution doit en effet avoir une température peu élevée pour absorber la plus grande quantité possible de vapeurs ammoniacales. L'interposition d'un vase échangeur dans lequel les deux liquides circulent en sens inverse, suffit pour parer à l'inconvénient que nous venons de signaler.

MM. Mégaou et Rouart, puis MM. Rouart frères et MM. Imbert frères ont successivement construit sur ce type des machines auxquelles chaque année a apporté un perfectionnement.

Procédés de refroidissement des locaux. — C'est à l'aide de ces machines destinées à produire le froid qu'on refroidit l'air des chambres dans lesquelles on place les viandes destinées à être conservées.

Le refroidissement des chambres s'obtient par différents procédés qui ont été résumés de la façon la plus claire et la plus complète dans le rapport de Barbier (1) de la façon suivante.

Les locaux peuvent être refroidis :

Par amenée, en petites masses très froides, d'air détendu refroidi directement sous l'action de la machine :

1° Par introduction directe dans le local ;

2° Par introduction dans ses parois ;

____

(1) Exposition universelle internationale de 1889. — Rapports du jury international, classe 50. — Rapport de Barbier, p. 111.

Par le passage de l'air sur ou dans des frigorifères intérieurs au local à refroidir :

1° Frigorifères à serpentins à dégivrage intermittent, air en circulation naturelle :

a. Serpentins à courant de solution incongelable ;

b. Serpentins à courant de gaz liquéfiable ;

2° Frigorifères à liquide incongelable divisé et nu :

a. Refroidi extérieurement au local, air en circulation naturelle ou forcée ;

b. Refroidi dans le local même, air en circulation naturelle ou forcée ;

Par amenées en grandes masses, à température modérée, d'air refroidi indirectement autour ou à l'intérieur de frigorifères extérieurs logés dans une chambre ou enveloppe froide voisine du local à refroidir :

1° Frigorifères à serpentins à dégivrage continu ou intermittent :

a. Serpentins à courant de solution incongelable ou baignés par la solution froide ;

b. Serpentins à courant de gaz liquéfiable ;

2° Frigorifères à liquide incongelable divisé et nu :

a. Refroidi extérieurement à la chambre froide ;

b. Refroidi dans la chambre froide.

La conservation de la viande n'utilise, parmi ces procédés, que ceux qui obtiennent le froid sec.

Depuis plusieurs années notre usine alimentaire militaire de Billancourt prépare des viandes congelées.

On a choisi pour produire le froid nécessaire l'appareil à affinité de MM. Rouart frères, fonctionnant au moyen du gaz ammoniac (1).

La viande, divisée en quartiers de volume variable, est tout d'abord congelée à cœur. Elle est introduite directement dans le congélateur lui-même, qui présente à cet effet une série d'alvéoles horizontales. Ces réduits traversent le congélateur de part en part et sont fermés à leurs extrémités par des portes qui ne s'ouvrent que pour l'entrée et la sortie des viandes. Les alvéoles sont donc baignées dans la solution de liquide incongelable. Rappelons que ce liquide est lui-même refroidi par le serpentin détendeur dans lequel circule le gaz ammoniac revenu à sa forme primitive. En cours de marche, la solution de chlorure de calcium employée oscille autour de la température de — 23°, tandis que la température des alvéoles se maintient aux environs de — 20°. Ce n'est qu'au bout de vingt-quatre à soixante-dix heures, suivant le volume des quartiers, qu'on peut songer à retirer la viande des alvéoles ; elle est alors complètement congelée et la température du centre de ses morceaux s'est abaissé à — 6° environ. Elle est prête à être placée dans les chambres de conser-

____

(1) Nous devons une partie de ces renseignements à l'obligeance de M. le pharmacien major de 1re classe Bousson, directeur de cette usine.

vation où elle séjourne un temps variable, suivant les besoins, mais qui peut se prolonger indéfiniment.

Les chambres de conservation sont refroidies par le courant direct du liquide incongelable avec l'air ambiant. La solution de chlorure de calcium, après avoir refroidi le contenu des alvéoles est amené, au moyen d'une pompe, dans un réservoir placé à la partie supérieure de la chambre ; à ce moment cette solution accuse une température d'environ 15°. De là, des tuyaux la distribuent dans des chéneaux d'où elle ruisselle le long de toiles métalliques disposées verticalement contre les parois. Elle est ensuite collectée dans des gouttières légèrement inclinées qui la ramènent au congélateur. Au contact du liquide divisé à l'infini, l'air se refroidit rapidement, mais en même temps il se dessèche et, dans une certaine mesure, se dépouille de ses poussières. La température de la chambre, dans ces conditions, reste stationnaire aux environs de — 5°.

On peut sans inconvénient, dans ces entrepôts de conservation, empiler les viandes les unes sur les autres et en emmagasiner ainsi une quantité considérable par mètre cube.

Transport des viandes congelées. — Le transport des viandes congelées, à des distances considérables, d'Amérique en Europe, par exemple, constitue aujourd'hui un vaste commerce et le nombre des navires aménagés à cet effet augmente de jour en jour : en 1890, la maison Haslam et Bell-Coleman en possédait environ cent trente. Dans la plupart des cas, les machines frigorifères sont installées sur le bateau lui-même et la production du froid est continue ; aussi n'est-ce pas à ce point de vue que nous voulons envisager le transport des viandes frigorifiées. Ce qui nous intéresse particulièrement, c'est le transport par voie de terre, sans le secours de machines spéciales, dans les conditions les plus ordinairement applicables en temps de guerre.

Bien que les distances à parcourir sur le territoire paraissent faibles, si on les compare aux distances énormes qui séparent un continent de l'autre, il ne faut pas oublier que les péripéties de la lutte peuvent accroître considérablement la durée du transport.

On s'est préoccupé de savoir si, après la création en France des établissements frigorifiques projetés, il y aurait lieu d'assurer à grands frais des véhicules spéciaux, plus ou moins analogues aux wagons aménagés pour le transport des viandes congelées qui circulent régulièrement entre le Havre et Paris. Cette question a été résolue par la négative, et des conclusions que nous donnons plus loin, il ressort que les moyens les plus simples sont applicables au transport des viandes congelées et qu'on peut en outre, avec quelques précautions peu coûteuses, mettre un intervalle d'au moins six jours entre le moment où la viande est livrée et celui où elle est consommée. Ce laps de temps est lui-même un minimum et suppose les circonstances les plus défavorables. Le plus souvent on peut compter sur huit jours de conservation et même davantage.

La *Revue du service de l'Intendance* a publié (1) en 1891 les expériences faites à ce sujet, d'où il résulte : 1° Que le meilleur isoleur est la poussière de tourbe ; 2° Que le transport en vrac est préférable au transport en caisse ; 3° Que la viande congelée peut supporter un transport en chemin de fer de quatre jours et plus, même par une température élevée ; 4° Que le transport en voiture est plus désavantageux que celui en chemin de fer, mais que néanmoins on peut : *a.* Transporter la viande en vrac, pendant six jours, sur une voiture de réquisition, en entourant la viande de tourbe, et pendant quatre jours si on l'entoure de paille ; *b.* Porter à six et à huit jours, dans l'un et l'autre de ces cas, la durée du transport avec des fourgons du train des équipages. De plus, à la suite des divers transports effectués, la viande peut encore être conservée quarante-huit heures, avant d'être distribuée, dans un magasin dont la température est de $+$ 12° environ ; 5° Que la durée du transport à distance, par voie de terre ou de fer, peut être augmentée dans de notables proportions, si l'on fait, dans l'intervalle, séjourner de nouveau la viande dans une chambre frigorifique, ce séjour, même après quelques heures seulement, ramenant les quartiers dans les mêmes conditions que s'ils n'avaient pas quitté les générateurs de froid.

Le transport en vrac, lorsque la température ambiante est supérieure à 15°, fait d'ailleurs perdre à la viande de son poids ; cette viande abandonne une partie de l'eau qu'elle contient normalement, quand les parties superficielles commencent à dégeler ; c'est pour ce motif que les enveloppes intérieures sont généralement très mouillées.

Citons enfin une des expériences faites par l'administration de la guerre : il s'agissait d'un lot de viande congelé à cœur à — 5°, protégé par une légère couche de tourbe et enveloppé de cotonnade. Après un transport de huit jours par une température de $+$ 15°, la voiture étant simplement recouverte par une bâche, la température centrale des quartiers les plus volumineux n'avaient pas dépassé $+$ 1°. Ajoutons que cette expérience s'est exécutée par un temps pluvieux (Rapport de Barbier, p. 161, n° 1).

Les derniers essais faits au 101ᵉ et au 24ᵉ régiments d'infanterie ont confirmé tous ces heureux résultats et il est bien établi que le transport de la viande frigorifiée depuis l'usine où elle a été congelée jusqu'à la garnison consommatrice, son dégel, sa distribution sont aujourd'hui choses parfaitement réglées ; de telle sorte que lorsque les usines seront suffisamment nombreuses on peut prévoir la diminution sinon la disparition des troupeaux suivant les colonnes en marche, troupeaux encombrants et à émanations dangereuses qui n'ont le plus souvent donné que de la viande détestable (2).

(1) *Revue du service de l'Intendance*, t. IV, 1891, p. 755.
(2) L'administration militaire continue ses expériences à Billancourt, en attendant qu'elles soient faites en grand pendant les manœuvres.

Caractères de la viande congelée. — La viande congelée a une couleur rouge pâle, elle est inodore, rigide, dure au point de ne pouvoir être coupée au couteau. Au dégel elle reprend son aspect primitif et son odeur caractéristique. Elle a conservé toute sa saveur et toute sa valeur nutritive.

Les consommateurs s'aperçoivent rarement de la substitution croissante des viandes congelées aux viandes fraîches, et toutes les études faites en vue de rechercher si la viande n'acquérait pas des propriétés nocives par la congélation ont amené des conclusions favorables à ce mode de conservation. En 1874 une délégation de l'Académie des sciences (1) constatait leur innocuité parfaite. Pour E. Richard (2), elles ne différeraient en rien des viandes fraîches. Après décongélation elles subissent, lorsque le temps est orageux, les mêmes décompositions que les viandes non congelées. Ce que l'on sait de la résistance des germes aux températures basses faisait prévoir du reste cette dernière constatation.

Une commission présidée par le général Delambre a démontré de son côté que non seulement la saveur et la valeur culinaire des viandes frigorifiées étaient intactes, mais qu'on n'avait à redouter aucun accident de leur emploi.

Faisons cependant cette réserve qu'il s'agit ici de viandes décongelées d'une façon convenable, c'est-à-dire dans un air sec. « Quand au sortir des appareils frigorifiques ces viandes sont exposées directement à l'air, elles se recouvrent d'une couche d'eau de condensation qui exerce l'influence la plus fâcheuse sur leur conservation ultérieure. Ces viandes ne tardent pas à prendre un caractère spécial qui les fait reconnaitre de prime abord : elles deviennent humides et juteuses. Un liquide séreux, légèrement teinté s'écoule des surfaces de section et tache le linge ou le papier qui sert d'enveloppe ; il infiltre le tissu cellulaire, décolle les muscles et les aponévroses, qui se laissent dissocier avec facilité. Ce liquide constitue un excellent milieu de culture pour les germes de la putréfaction, toujours présents dans l'atmosphère. Dans cet état, la viande est sous le coup d'une décomposition imminente qui se produit pour peu que la température et l'humidité de l'air viennent à augmenter (3) ».

En présence de semblables altérations on pourra être appelé à décider si elles sont imputables à une décongélation mal opérée ou à des conditions extérieures : par exemple dans le cas fréquent où l'on ignore la provenance de la viande, et lorsque les fournisseurs livrent de la viande décongelée pour de la viande fraîche. Il n'est donc pas sans importance d'avoir à sa disposition un moyen simple pour reconnaitre les viandes frigorifiées. Parmi les caractères histologiques qu'on a signalés pour les

(1) Séance de l'Académie des sciences, du 5 octobre 1874, M. BOULEY, rapporteur, *Archives de médecine et de pharmacie militaires*, t. XVIII, 1891, p. 389.

(2) E. RICHARD, *Précis d'hygiène appliquée*, Paris, 1891. p. 741.

(3) MALJEAN, *Sur un moyen simple de reconnaitre les viandes congelées.*

différencier, la plupart sont très délicats à observer et demandent des manipulations compliquées ; tel est l'examen des fibres musculaires. Il est cependant un procédé qui permet de reconnaître facilement et d'une façon rapide, si la viande examinée a été soumise à la congélation : il a été donné par le médecin-major Maljean (*loc. cit.*) qui examine simplement les modifications microscopiques apportées aux globules rouges du sang par l'action du froid : tous ceux-ci sont déformés et décolorés par suite de l'abaissement de la température, leur contenu est irrégulier et comme déchiqueté. La décoloration s'explique par la décomposition de l'hémoglobine et la solution de l'hématine dans le sérum. De telle sorte, que, sur une préparation récemment faite de viande congelée on voit le sérum teinté en jaune verdâtre et les globules pâles, à l'inverse de ce que l'on observe avec du sang normal. La technique de ce procédé est peu compliquée et l'instrumentation simple, puisqu'un microscope très ordinaire suffit. Il faut avoir cependant la précaution de recueillir le sang qu'on veut examiner dans la profondeur des tissus, le contact prolongé de l'air amenant aussi sur des viandes non congelées des altérations profondes des globules sanguins.

On peut encore procéder d'une façon plus parfaite pour mettre ces caractères en évidence ; deux réactifs sont alors nécessaires : une solution saturée d'acide picrique et une solution d'éosine : « une couche de sang mince et égale ayant été déposée sur une lamelle, on la traite par une solution saturée d'acide picrique qui coagule l'albumine et fixe les éléments ; on lave à l'eau, on colore par une solution d'éosine, et on monte dans la glycérine. Grâce à cette coloration, les globules peuvent être facilement distingués ; ils offrent une teinte franchement rose, mais moins prononcée que celle du sérum. Quand on répète l'expérience sur du sang normal frais, le sérum reste incolore ; les hématies seules se colorent et prennent parfois une teinte spéciale tirant à la fois sur le jaune et sur le rose » (Maljean *loc. cit.*).

IV. Conserves des légumes, de lait et autres substances alimentaires. — *Les conserves de légumes* des approvisionnements de notre armée sont presque uniquement destinées au service hospitalier. Pourtant, comme le fait remarquer le rapporteur de la sous-commission de service de santé à l'Exposition de 1889, les produits exposés par la maison Amieux sont tels qu'il ne semble « devoir rester aucun doute sur la possibilité de doter les places fortes et les forts isolés d'une certaine quantité de légumes frais en boîte, tels que haricots verts, pois verts et oseille cuite. Ces conserves peuvent se préparer en boîtes suffisamment grandes pour en diminuer considérablement le prix de revient. Leur distribution durant l'hiver, pour permettre leur remplacement, varierait du reste très heureusement l'alimentation des troupes. »

On a accusé les conserves de légumes de causer des intoxications par le cuivre. Il semble qu'en rejetant l'eau des boîtes et en lavant les légumes dans de l'eau propre avant cuisson, on se met à l'abri du danger pouvant résulter des inconvénients de la pratique du *verdissage* et même de l'addition de carbonate de chaux ou d'alun qui a été signalée. Aucun fait absolument probant d'intoxication par ces sels métalliques n'a du reste été publié.

Les *conserves de lait* ne sont régulièrement utilisées dans les armées que pour les malades.

Le lait stérilisé à 110° et 120° se conserve mieux que le lait condensé, mais est d'un transport moins facile à cause de son volume. Sa valeur alimentaire est supérieure à celle du lait condensé, qui cependant a été très apprécié au Tonkin où il a rendu de grands services.

Les approvisionnements des places de guerre comprennent des *légumes secs* et du *ris* qui sont entretenus en bon état de conservation par l'administration militaire.

Celle-ci a fait confectionner aussi des tablettes de sel et des tablettes de café pour assurer la conservation et le transport facile de ces denrées.

Le *chocolat* n'est pas entré dans l'alimentation des armées mais le lieutenant-colonel Allsopp demande la distribution d'une tasse de cacao pour le premier déjeuner (*British med. journal*, 1892, 1, 82).

V. Préparations à la kola. -- A côté de ces conserves, il convient de placer les préparations à la kola. Le professeur Heckel (de Marseille), propose de doter les troupes de tablettes (chocolat ou biscuits) à la kola, auxquelles il attribue des propriétés d'agent suspenseur de la fatigue, de l'essoufflement et de la faim résultant des grandes marches. Des expériences ont été faites dans notre armée et aussi, paraît-il, dans l'armée allemande, dont les résultats ont été assez variables et peu comparables entre eux, les conditions dans lesquelles on a expérimenté, ayant été fort différentes. Un certain nombre d'hommes ont mal supporté les préparations essayées : il faut dire qu'on avait fait usage, au moins dans plusieurs de ces expériences, d'un mélange de kola et de viande ou de chocolat, et que les vomissements, vertiges, etc., qu'on a observés, tenaient peut-être à une altération de ces préparations complexes ou à un dosage irrégulier de la substance active.

Pour Heckel, la kola calme la faim, parce qu'elle est nutritive, elle tonifie les nerfs et les muscles à tel point que les individus peuvent soutenir des fatigues prolongées telles qu'une marche forcée, sans prendre ni repas ni autre aliment. La kola devrait ses merveilleuses propriétés à une substance contenue dans la graine, et qu'avec Schlugdenhaufen il nomme *rouge de kola*. G. Sée, Marty, Soulié et d'autres auteurs ne reconnaissent à la kola d'autre action physiologique que celle de la caféine, alcaloïde que la noix de kola renferme en grande quantité (de 2, 4 à 5 p. 100).

La situation scientifique du professeur Heckel engage à prendre en sérieuse considération les opinions qu'il cherche à faire prévaloir depuis plusieurs années ; il ne saurait du reste être indifférent de munir les troupes de tablettes ou de biscuits qui « sous le plus petit poids et le plus petit volume possibles », comme le prétend l'auteur, « donnent au fantassin comme au cavalier la plus grande somme de nourriture pour pouvoir, au besoin, à un moment donné, devant l'ennemi, se passer de convois pendant deux jours au moins. » Ce serait là un aliment merveilleux et un instrument de guerre de première importance. Mais force est bien d'attendre des expérimentations nouvelles pour affirmer que le but recherché a été atteint.

Les raisons données par Heckel, en faveur de son opinion, sont les suivantes : la graine de kola, épuisée de la caféine par le chloroforme, est encore un excitant musculaire actif ; la caféine pure a moins d'efficacité sur la fatigue que la poudre de kola ; le café et la kola dans lesquels existe à peu près la même dose de caféine, n'ont pas la même action. On conçoit, ainsi que le dit Manquat (1) combien il est difficile d'apprécier la valeur de ces arguments auxquels Soulié (2), d'après ses expériences personnelles, n'attribue aucune valeur.

ARTICLE IV. — MODES DE FOURNITURES ET RÉCEPTION DES DENRÉES ALIMENTAIRES DU SOLDAT FRANÇAIS.

I. **En garnison.** — En France, le soldat reçoit ses aliments de deux sources différentes : *le service des subsistances, l'ordinaire.*

Le service des subsistances dirigé par les officiers du corps de l'intendance, qui ont sous leurs ordres les officiers d'administration du service des subsistances et les hommes de troupe des sections d'ouvriers d'administration, délivre aux corps de troupe le pain de munition, le sucre et le café, quelquefois du riz et des légumes à titre remboursable et, sur un ordre spécial, du vin ou de l'eau-de-vie. Il fournit en outre, en campagne ou en temps de paix, pour assurer le renouvellement des vivres de réserve, des viandes de conserve, du lard, du biscuit, ces denrées étant alors substituées à celles qu'achètent les ordinaires.

Le service des subsistances est chargé du reste de réunir et de conserver les matières alimentaires des réserves de guerre ou de siège.

Les denrées fournies par le service des subsistances sont, lors de leur réception dans les magasins de l'État, et pendant qu'elles y séjournent, aussi bien qu'au moment de leur livraison aux parties prenantes, l'objet

(1) Manquat, *Traité élémentaire de thérapeutique*, Paris, 1892, t. II, p. 342.
(2) Soulié, *Traité de thérapeutique*, Paris, 1891, t. I, p. 650.

d'une surveillance continue dans les conditions déterminées par les règlements militaires. L'intérêt hygiénique du soldat est toujours représenté dans ces commissions par un médecin militaire. Il existe de plus à Paris un laboratoire central de l'administration militaire dont les travaux sont dirigés par des experts militaires d'une compétence éprouvée. Il est fait appel en outre, aussi souvent que nécessaire, aux laboratoires de bactériologie, d'histologie et de chimie de l'école d'application du Val-de-Grâce. De même, des experts empruntés aux hôpitaux militaires sont appelés dans chaque garnison, quand il y a lieu, à pratiquer localement des analyses pour éclairer le commandement et les commissions de réception.

Les denrées non fournies par les subsistances militaires sont achetées par les *ordinaires*. On appelle *ordinaire* l'association d'un groupe d'hommes de troupe vivant en commun, au moyen des prestations qui leur sont allouées individuellement.

En principe il est formé un ordinaire par compagnie, escadron ou batterie, mais lorsque cela est possible l'ordinaire comprend les compagnies d'un même bataillon.

Les principales ressources des ordinaires sont les suivantes : un prélèvement sur la solde, qui est fixée pour chaque homme vivant à l'ordinaire de telle sorte que le soldat conserve au moins 0ᶠ,05 à sa disposition ; le remboursement fait par les hommes dispensés de vivre à l'ordinaire, pour part contributive aux dépenses étrangères à l'alimentation ou représentatives du sucre et du café livrés à ces hommes par l'ordinaire ; les indemnités fournies par l'État comme représentatives de viande ou d'eau-de-vie ; les centimes de poche des hommes punis ; le produit de la vente des issues ; la moitié de la valeur des moins perçus par la compagnie en vivres-pain, constatée en fin d'exercice ; les ressources apportées par les jardins potagers quand les corps en possèdent ; les rations de vin des hommes punis ; les économies à réaliser sur les hommes qui, comptant à l'ordinaire, n'y prennent pas leur repas, par suite de permission ou d'abandon volontaire et enfin de quelques autres revenus moins importants prévus par les règlements.

A l'aide de ces ressources en apparence si modestes, les ordinaires achètent les vivres, autres que ceux fournis par les subsistances, la vaisselle, les matières d'éclairage des chambres, et soldent une série de dépenses, déterminées également par les règlements et indépendantes de l'alimentation. Cependant comme l'État rembourse la viande aux ordinaires, suivant un tarif déterminé par le ministre (qui prend connaissance à cet effet des prix de la viande dans les différentes localités), comme l'État paye également la ration d'eau-de-vie accordée en été sous le nom de ration hygiénique, en réalité les ordinaires ne soldent intégralement que le pain de soupe, les légumes et les condiments.

Les ordinaires sont dirigés (règlement du 27 octobre 1887 sur la gestion des ordinaires) par la *Commission des ordinaires* composée de plusieurs officiers et du médecin du corps qui a voix consultative. Cette commission est chargée en outre de la gestion supérieure du régime alimentaire et des cantines, sous la direction du chef de corps. La gestion des ordinaires d'une compagnie est aux mains du capitaine, qui présente ses observations, s'il y a lieu, au président de la Commission des ordinaires. Le chef de corps détermine le mode de gestion à suivre ; il fixe le versement quotidien et individuel à opérer à l'ordinaire par les hommes.

Dans les compagnies formant corps, où il n'y a pas de commission des ordinaires, c'est le commandant de la compagnie qui fait les achats.

En principe, toutes les fournitures de denrées sont mises en adjudication publique. Néanmoins quand, pour des motifs particuliers, il semble inutile ou désavantageux de procéder par voie d'adjudication, la commission des ordinaires peut acheter de gré à gré ou opérer à la halle, traiter directement avec le producteur, acheter sur facture, en gros ou demi-gros, pourvu que le chef de corps autorise ces dérogations à la règle générale. La commission des ordinaires agit pour les unités du corps réunies dans la garnison. Cependant pour la viande, le général peut autoriser l'achat direct par chaque unité. D'où il résulte qu'en somme il appartient en réalité à chaque corps et à chaque compagnie de décider le mode d'approvisionnement qui, dans chaque garnison, assurera, au meilleur marché, les vivres de meilleure qualité.

Toutes les denrées alimentaires achetées par l'ordinaire sont, au moment de leur réception, examinées par un membre de la commission des ordinaires et, s'il y a lieu, par le médecin du corps.

Les sous-officiers non mariés, certaines catégories de soldats (ordonnances, employés, etc.) prennent leurs repas dans les *cantines*. Les sous-officiers mariés peuvent être autorisés à prendre leurs repas à leur domicile. Dans les cantines, les militaires, mêmes ceux nourris à l'ordinaire, trouvent, moyennant rétribution, des suppléments d'aliments et de boissons.

Le cantines sont, de la part du commandement et des médecins, l'objet d'une surveillance spéciale, qui s'étend aussi sur les industriels venant offrir leurs denrées sur les terrains de manœuvre. Malheureusement le contrôle sur la qualité des denrées cesse en dehors des terrains militaires. Le seul moyen d'empêcher les hommes de faire usage, pendant les repos qui coupent les exercices, de denrées suspectes ou frelatées est d'interdire aux soldats de s'approcher des commerçants souvent peu scrupuleux qui suivent les troupes au terrain de manœuvres ou pendant les marches.

II. En marche et en manœuvres. — Dans les marches à l'intérieur, les hommes touchent un supplément de solde qui est versé à l'ordinaire ou laissé à l'homme, suivant les ordres donnés.

Les ordinaires sont gérés en marche par les chefs d'unité. Les vivres sont achetés dans le commerce ou fournis, contre remboursement, par l'administration militaire ou par des adjudicataires, en vertu de marchés passés en prévision du passage de la troupe. Souvent la population, par un sentiment de générosité patriotique, offre bénévolement la nourriture aux soldats qu'elle loge, et le régime alimentaire, dans ces conditions, est fort apprécié par les hommes. L'hygiène doit alors se préoccuper surtout des excès qui pourraient se produire sans l'intervention d'une sage discipline.

Pendant la période de manœuvres proprement dites, les vivres constituant la *ration de manœuvres* sont fournies de la même façon que si l'on était en campagne. Un officier par corps de troupe ou formation faisant corps (officier dénommé *officier d'approvisionnement*), est particulièrement chargé d'assurer les distributions journalières aux parties prenantes et de contribuer à l'exploitation des ressources locales, sous la direction du commandement et des fonctionnaires de l'intendance.

III. **En campagne.** — D'après les dispositions réglementaires en vigueur dans notre pays, des approvisionnements sont constitués et entretenus en temps de paix, en vue du temps de guerre. Ces approvisionnements comprennent : 1° les vivres emportés par les hommes ; 2° les vivres régimentaires ; 3° les vivres des convois administratifs (Instruction ministérielle du 11 janvier 1894).

Les *vivres emportés par les hommes* sont les *vivres du sac ou de réserve* et les *vivres de débarquement*. Ils comprennent pour les éléments de toutes armes et de tous services autres que les régiments de cavalerie :

	NOMBRE DE JOURS		
	Vivres du sac ou de réserve.	Vivres de débarquement.	Total.
Pain	»	2	2
Biscuit	2	»	2
Petits vivres. Riz ou légumes	2	2	4
Petits vivres. Sel	2	2	4
Petits vivres. Sucre (en tablettes)	2	2	4
Petits vivres. Café torréfié (en tablettes)	2	2	4
Viande de conserve	2	»	2
Bouillon condensé	2	»	2

La cavalerie emporte :

	Vivres du sac ou de réserve.	Vivres de débarquement.	Total.
Pain	»	2	2
Biscuit	»	»	»
Petits vivres. Riz ou légumes	»	2	2
Petits vivres. Sel	»	2	2
Petits vivres. Sucre	5	»	5
Petits vivres. Café torréfié	5	»	5
Petits vivres. Viande de conserve	»	1	1
Petits vivres. Potage condensé	»	1	1

Les vivres régimentaires sont constitués par :

Pour les troupes de toutes armes, excepté les divisions de cavalerie indépendante.

- Biscuit............ 1 jour.
- Petits vivres.
  - Riz....................
  - Légumes..............
  - Sel...................
  - Sucre.................
  - Café torréfié.......... — 2 jours dont 1 en tablettes.
- Graisse de saindoux................
- Viande de conserve.............. — 2 jours.
- Potage condensé (portion)...........

Divisions de cavalerie indépendante, y compris l'artillerie, les états majors et les services.

- Biscuit............
- Petits vivres.
  - Riz ou légumes.........
  - Sel....................
  - Sucre...
  - Café torréfié.... .... — 1 jour.
- Graisse de saindoux...............
- Viande de conserve... ....
- Potage condensé (portion)...........

Les *vivres des convois administratifs* sont indiqués dans le tableau qui suit, applicable aux troupes de toutes les armes, excepté aux divisions de cavalerie indépendante pour lesquelles cette catégorie de vivres n'est pas entretenue :

- Biscuit.... .... 2 jours.
- Petits vivres :
  - Riz... 3 jours.
  - Légumes.. .... 1 jour.
  - Sel... — 4 jours dont 2 jours en tablettes.
  - Sucre...
  - Café torréfié..
- Graisse de saindoux....................................
- Viande de conserve. .... — 4 jours.
- Potage condensé (portion)..
- Eau-de-vie................. .... 2 jours.

De plus, il est prévu des *approvisionnements des transports stratégiques*, approvisionnements destinés à assurer, de concert avec les vivres des ordinaires, la nourriture des troupes transportées en chemin de fer depuis le moment du départ jusqu'à l'arrivée au point de débarquement. Ces approvisionnements comprennent les denrées nécessaires pour la préparation des repas chauds dans les stations haltes-repas (Instruction du 3 mai 1892), ainsi que les quantités de farine correspondant aux distributions de pain à préparer dans les haltes-repas pour assurer l'alimentation des troupes pendant toute la durée du trajet et reconstituer les deux jours de pain dont elles doivent être pourvues à la descente du train.

Dans les centres de mobilisation, il est créé des *approvisionnements* dits *de vingt jours*, pour assurer les besoins des troupes pendant les vingt premiers jours qui suivront l'ordre de mobilisation.

Pendant la période de concentration, les troupes transportées par chemin de fer sont nourries dans les *stations haltes-repas*.

Ces stations, dont l'organisation et le fonctionnement sont réglés par l'instruction ministérielle du 3 mai 1892, sont divisées en trois catégories. La première comprend les stations où il est distribué des repas chauds par les soins de l'administration militaire ; la deuxième, les stations où il est fait des distributions de vivres froids et de café chaud ; la troisième, celle où des repas chauds sont assurés par les buffetiers, en exécution de marchés spéciaux passés avec l'administration militaire.

Les stations fournissent aux hommes :

Ceux de la première et de la troisième catégories : de jour, un repas chaud composé d'une soupe et de viande froide de conserve ; de nuit, une ration de café chaud et une ration d'eau-de-vie (ou tafia) ;

Ceux de la seconde catégorie : de jour, une ration de viande froide de conserve et une ration de café chaud sans eau-de-vie ; de nuit, une ration de café chaud et une ration d'eau-de-vie (ou tafia). Des distributions de pain sont également assurées dans les différentes stations, lorsque les distributions faites au départ doivent être renouvelées.

« Les troupes transportées en chemin de fer ont droit, en principe, par vingt-quatre heures : 1° A deux repas froids fournis par l'administration militaire ; 2° A un repas fourni par l'ordinaire. Toutefois, dans certains cas, l'administration militaire ne pourra pas fournir les deux repas à distribuer dans les stations haltes-repas. Ceux-ci sont alors remplacés par des repas fournis par l'ordinaire et emportés au départ pour toute la durée du trajet.

» Les repas fournis par l'administration militaire sont distribués dans les haltes-repas prévues au plan de transport. Suivant la nature de celles-ci, ils sont de 1re ou de 2e catégorie ; suivant l'heure de distribution, ils ont, l'un ou l'autre, les compositions ci-après :

Repas de jour.	de 1re catégorie.	0l,50 de soupe au pain ; 250gr de viande froide de conserve ; 10gr de sel pour assaisonner la viande ;
	de 2e catégorie.	250gr de viande froide de conserve ; 10gr de sel pour assaisonner la viande ; 0l,25 de café chaud sucré ;
Repas de nuit de 1re ou de 2e catégorie.	Café chaud mélangé d'eau-de-vie ou tafia, ou de toute autre liqueur pouvant le remplacer,	0l,25 de café chaud sucré; 0l,0625 d'eau-de-vie ou tafia, etc.

» Le jour est compté de six heures du matin à cinq heures trente-neuf du soir. La nature des repas est déterminée, non d'après l'heure de l'arrivée du train, mais d'après celle à laquelle il devait arriver et qui est indiquée au tableau de transport.

» Les officiers ont droit, dans les mêmes conditions que les hommes, aux repas ci-dessus de 1re ou de 2e catégorie. Ils ne reçoivent qu'une seule ration. » (Instruction du 3 mai 1892).

Les repas froids, quand ils doivent être pris au compte des ordinaires, se composent de « charcuterie, de fromage ou d'autres denrées de même genre achetées, la veille du départ, en quantié suffisant pour toute la durée du parcours en chemin de fer, vu la difficulté d'en assurer le renouvellement pendant le trajet. Ces denrées sont exclusivement fournies aux hommes sur les fonds des ordinaires.

« En cas de besoin urgent, les troupes peuvent recevoir dans les haltes-repas, à titre remboursable, des conserves de viande ; ces haltes doivent donc en posséder une petite réserve en sus de leurs besoins.

« Les troupes reçoivent avant de s'embarquer (le jour même ou la veille, suivant l'heure du départ) les vivres du sac et les vivres de débarquement, soit :

CAVALERIE

Pain................................	2 jours.	
Petits vivres....{ Riz ou légumes.........	2 —	
Sel.............................	2 —	
Sucre, café torréfié......	5 —	
Viande de conserve.................	1 ration	{ Une boîte de 1kg pour cinq hommes.
Potage condensé....................	1 portion.	

AUTRES ARMES

Pain................................	2 jours.	
Biscuit.............................	2 —	
Petits vivres.......................	4 —	
Viande de conserve.................	2 rations	{ Deux boîtes de 1kg pour cinq hommes.
Potage condensé....................	2 portions.	

« Il est touché de plus de l'avoine pour les chevaux.

« Les deux jours de pain sont destinés à assurer, avec les repas à distribuer dans les haltes-repas et ceux fournis par les ordinaires, la nourriture des hommes pendant le transport, les deux jours de pain sont recomplétés à la station halte-repas la plus voisine du point de débarquement.

« Lorsque le trajet dépasse deux jours, il est fait, sur certains points, des distributions complémentaires de pain, destinées à assurer la subsistance de la troupe pour le reste du parcours. Si la durée est égale ou inférieure à vingt-quatre heures, le renouvellement à faire avant le débarquement ne comprend que les quantités nécessaires pour compléter le pain à deux jours ».

Des fourneaux sont établis dans chaque station halte-repas de la première catégorie. Ils sont pourvus de six marmites d'une contenance chacune de deux cents litres. Les locaux nécessaires sont alors une cuisine et un magasin. Dans ces stations, les hommes prennent place, pour le repas de jour, dans des réfectoires munis de tables et de bancs et qui sont installés dans une des halles de la gare disposée en conséquence ou sous des tentes-baraques ou des tentes à distribution. Dans les stations de la troisième catégorie, la troupe mange dans les buffets. Dans celles de la deuxième catégorie il n'est pas prévu de réfectoires ou d'abri pour prendre les repas.

La soupe servie dans les stations haltes-repas, doit être une soupe de préparation rapide, trempée au pain, sans légumes. On fait usage à cet effet soit de bouillon concentré soit d'autre conserve dont il a été constitué des approvisionnements. Dans les stations de la première catégorie, la soupe est servie dans les gamelles de campement dont chaque station est pourvue et les hommes se la répartissent eux-mêmes dans leur gamelle individuelle qu'ils apportent au réfectoire en descendant du train.

Les boîtes de conserve sont ouvertes d'avance et la viande est distribuée avec le sel soit au réfectoire (première catégorie), soit dans les buffets (troisième catégorie) soit aux wagons (deuxième catégorie), de façon à ce que les hommes puissent l'emporter pendant le voyage.

Le pain du repas est distribué, quand il y a lieu, à raison de 750ᵍʳ par ration.

La distribution du café, qui a été préparé au percolateur, a toujours lieu dans les wagons, par compagnie. Le transport en est effectué jusqu'auprès des wagons par les ouvriers militaires au moyen de grands bidons dont dispose la station, bidons dont les anses sont garnies de feutre ou de laine pour faciliter ce transport.

Dans toutes les stations haltes-repas des réservoirs et des bouches d'eau doivent être établis en quantité suffisante pour les besoins de l'alimentation (hommes et chevaux). Là où les hommes mangent assis, ils trouvent par table de dix hommes deux bidons de dix litres, l'un rempli d'eau pure, l'autre d'eau additionnée d'eau-de-vie, dans la proportion d'une ration d'eau-de-vie par bidon ; les soldats peuvent ainsi se désaltérer et remplir leur petits bidons. Dans les stations de la deuxième catégorie, les grands bidons d'eau et d'eau aiguisée d'eau-de-vie sont placés sur le quai, sur toute la longueur du train arrêté.

Les troupes faisant mouvement par voie de terre doivent également posséder à leur arrivée sur la base de concentration, outre les vivres du sac et ceux des trains régimentaires, les vivres de débarquement qui sont portés sur des voitures requises dans les garnisons ; ces voitures accompagnent les troupes pendant la marche et ne sont licenciées que dans la zône de concentration. Les vivres régimentaires sont portés sur des voitures du train régimentaire chargées, au départ des garnisons, d'un jour de pain et d'un jour de biscuit ou de deux jours de pain.

En cours de route, les distributions sont faites à la troupe journellement par prélèvement sur les vivres portés par l'ensemble de ces voitures, et il est procédé, dans les gites d'étapes, au renouvellement des vivres consommés, par les soins du service de l'intendance ou à défaut par les commandants de détachements, par voie d'achat ou de réquisition (Instruction du 11 janvier 1894).

« En principe, et pendant toute la durée de la concentration, la viande fraîche, la paille, le foin, le combustible et les liquides seront exclusivement obtenus au moyen d'achats et de réquisitions opérés sur place, généralement par les soins des officiers d'approvisionnement. Le service de l'intendance fournira les autres denrées ; il interviendra encore lorsque, certaines localités n'offrant pas les ressources suffisantes, il sera nécessaire de prélever les manquants sur des cantonnements plus riches ou de les faire venir de l'arrière. Le biscuit chargé au départ des garnisons sur les trains régimentaires à défaut de pain est remplacé par du pain ; ce biscuit est disposé et emmagasiné aux points fixés par l'intendant du corps d'armée, pour être ou chargé sur les convois administratifs (au lieu de pain) ou repris ultérieurement par le service des étapes. Le biscuit chargé sur les trains régimentaires des divisions de cavalerie n'est échangé contre du pain, sur la base de concentration, que sur la demande expresse des généraux commandants les divisions de cavalerie. » *(Même instruction).*

Pendant la période des opérations actives de guerre les vivres sont distribués autant que possible chaque soir, au moins pour les troupes autres que la cavalerie, de la façon suivante : le pain ou biscuit, les petits vivres pour toute la journée du lendemain, la viande et le combustible pour la soirée et la matinée du lendemain. Les vivres non consommés avant le départ sont emportés, pain ou biscuit, demi-ration de viande froide et petits vivres, dans l'étui musette : viande fraîche abattue la veille au soir, dans la nuit ou dans la matinée, selon l'état de la température, sur des voitures spéciales ou réquisitionnées marchant à la suite immédiate des troupes avec le train de combat de ces dernières. Ces dispositions permettent d'assurer l'alimentation des troupes, les jours de marche, sans attendre l'arrivée des trains régimentaires.

Les *vivres de réserve* ne peuvent être consommés que sur l'ordre du commandement et sont immédiatement remplacés.

En principe, les vivres portés par les *trains régimentaires* servent à assurer les distributions journalières, tandis que les vivres trouvés sur place, amenés par les voies de communication ou formant des convois administratifs, etc., servent à assurer le ravitaillement des trains régimentaires. Ceux-ci doivent, à la fin de la journée, rallier les unités dont ils font partie, afin d'assurer les distributions pour le lendemain.

Les *convois administratifs* constituent une réserve roulante lorsque les trains régimentaires peuvent se ravitailler sans eux, ou bien un organe de ravitaillement quand les trains régimentaires ont besoin de leur secours.

Les convois administratifs se ravitaillent eux-mêmes soit par l'exploitation du pays, soit par l'arrière.

« Le ravitaillement par l'arrière s'effectue par une chaîne non interrompue de communications ferrées, routières et même navigables. Le point de départ est la *station-magasin*, reliée par une voie ferrée à la *tête d'étapes de guerre*; de celle-ci part la ligne d'étapes routières jalonnée de 20 à 30 kilomètres environ par les *gîtes ordinaires* et de quatre en quatre étapes au maximum par les *gîtes principaux*, — le point extrême le plus proche des troupes est la *tête d'étapes de route*. Les trains amènent les approvisionnements de la station-magasin à la station tête d'étape de guerre ou à certaines stations annexes; ils sont ensuite poussés en avant sur roues (convois auxiliaires et éventuels — ou par canaux) et déversés de proche en proche (en passant par les gîtes principaux) jusqu'à la tête d'étapes de route et de là jusqu'aux équipages de l'armée. »

C'est au commandement qu'incombe la responsabilité de la nourriture des troupes, c'est lui qui détermine les procédés d'alimentation et de ravitaillement à employer et qui donne ses ordres et ses instructions aux fonctionnaires de l'intendance responsables vis-à-vis de lui et disposant à cet effet du personnel administratif sous leurs ordres.

La surveillance hygiénique du service de l'alimentation en campagne, que les vivres soient reçus directement des magasins de l'administration ou qu'ils soient puisés aux convois qui suivent l'armée, est assurée à la réception des denrées et à leur distribution d'une façon analogue à celle en usage en temps de paix; que les vivres proviennent du ravitaillement assuré de proche en proche par le service de l'arrière jusqu'à la mère-patrie ou qu'ils soient fournis par l'exploitation du pays (réquisitions ou achats), les règles générales de l'expertise ne sont pas modifiées.

Le ravitaillement en viande fraîche est réglementairement établi de la façon suivante : La viande à charger sur les voitures spéciales « est, chaque fois que cela est possible, achetée ou requise sur place par les officiers d'approvisionnement ou les services administratifs, selon que les uns ou les autres sont chargés de l'exploitation locale.

» Lorsqu'on trouve des bestiaux sur place, dans la zone des cantonnements des corps, ce sont ceux-ci qui abattent. Cette disposition, outre qu'elle facilite la tâche de l'administration permet aux officiers d'approvisionnement de n'abattre qu'au moment même où la viande doit être chargée sur les voitures. Dans ce cas, le service de l'intendance doit mettre à la disposition des corps de troupe le personnel administratif du troupeau, toutes les fois qu'il peut le faire sans inconvénient. A défaut de bœufs ou de vaches, on ne doit jamais hésiter à exploiter toutes les ressources locales qui peuvent exister en moutons, porcs, etc.

» Si les petites unités ne peuvent se procurer de la viande aux boucheries locales, elles la reçoivent abattue soit de l'administration, soit de l'officier d'approvisionnement du corps de troupe le plus important cantonnant dans la même localité.

» Si les ressources locales sont insuffisantes, la viande est fournie par le troupeau de ravitaillement. Ce troupeau marchant, en général, à la suite des trains régimentaires, la livraison des bestiaux sur pied aux officiers d'approvisionnement se fera en cours de route ou au moment de la dislocation des trains se rendant dans leurs cantonnements respectifs, ou encore aux centres de ravitaillement des trains régimentaires.

» Lorsque l'administration doit abattre, l'ordre journalier l'indique. Dans ce cas, les centres d'abat, où les officiers d'approvisionnement se rendent avec les voitures spéciales pour prendre livraison de la viande abattue doivent se confondre, autant que possible, avec les centres de ravitaillement des trains régimentaires.

» Les issues non vénales provenant de l'abat des animaux sont toujours enfouies, à la diligence des corps qui ont fait l'abat.

» Les issues vénales sont remises au comptable des subsistances ou, en cas d'impossibilité, à la mairie. A défaut de ressources locales, le recomplètement du troupeau de ravitaillement est fait par le parc de bétail du corps d'armée, qui est lui-même ravitaillé par le parc de bétail d'armée, à la diligence du service des étapes. » (Instruction du 11 janvier 1894). L'article 207 de la même instruction porte :

« A chaque convoi administratif est attaché un troupeau de ravitaillement pris en charge par le comptable de ce convoi. Ce troupeau comprend deux jours de viande sur pied. Il sert, à défaut de ressources locales, à ravitailler les troupes en leur fournissant la viande destinée à être portée sur des voitures spéciales.

» Ces troupeaux se divisent en deux sections correspondant chacune à un jour de viande ; ils marchent respectivement en queue des trains régimentaires du quartier général de chaque division, ou en queue des trains régimentaires du corps d'armée, lorsque les trains sont réunis.

» Exceptionnellement, et pendant les fortes chaleurs (quand la viande n'a pu être abattue à l'avance), une section du troupeau de ravitaillement peut marcher entre l'avant-garde et le gros des colonnes si on est loin de l'ennemi. Le bétail sur pied est alors livré aux officiers d'approvisionnement, qui le font abattre et distribuent la viande le jour même ; dans le voisinage de l'ennemi, cette section marche à la suite des troupes (aussi près que possible).

» Lorsque le général commandant le corps d'armée le juge nécessaire, les sections du troupeau de ravitaillement peuvent cesser d'être des organes divisionnaires pour marcher réunis et devenir un organe de corps d'armée, comme cela est indiqué pour les convois administratifs.

» Le parc de bétail du corps d'armée se compose de quatre jours de viande sur pied pour le corps d'armée. Il est entretenu par un entrepreneur, il marche en arrière des convois administratifs ; il est rattaché, au point de vue de la surveillance, au convoi administratif du quartier général du corps d'armée ; il sert, à défaut d'autre moyen, à recompléter constamment à deux jours le troupeau de ravitaillement ; le jour de bétail destiné à ce recomplètement doit marcher en arrière des sections de ravitaillement des convois administratifs.

Une surveillance rigoureuse ne devra jamais cesser d'être exercée sur les troupeaux suivant les armées. L'expérience des guerres démontre combien les animaux qui les composent sont particulièrement décimés par les épizooties et peuvent devenir funestes, et par la viande qu'ils fournissent aux soldats et par les dangers qu'entraîne l'inhumation incomplète des sujets qui ont succombé. Il est certain aussi que la viande provenant d'animaux surmenés par de longues marches et mal nourris sera toujours inférieure à celle d'animaux achetés ou requis dans les pays traversés et qui n'auront pas été fatigués par des étapes. Nous avons dit p. 279 l'importance que prendra vraisemblablement la viande congelée, au détriment des troupeaux d'armée.

La fourniture du pain est faite en campagne par la boulangerie de campagne. Chaque corps d'armée possède une de ces boulangeries qui se compose de sections égales (de huit fours), « à raison d'une section pour le quartier général et d'une section pour chaque division. Ces sections peuvent fonctionner séparément, si les circonstances l'exigent. La boulangerie de campagne assure la fabrication du pain nécessaire au corps d'armée, concurremment avec les boulangeries des stations magasins et les boulangeries du pays traversé ; elle est, en principe, à la disposition de l'intendant du corps d'armée. Elle peut être temporairement rattachée aux services des étapes lorsque, sur la proposition du général commandant le corps d'armée, le général d'armée juge qu'elle ne peut fonctionner utilement à proximité des troupes à desservir.

» Les moyens de transports réguliers de la boulangerie de campagne sont complétés par l'adjonction d'un convoi de boulangerie qui fait partie intégrante de la boulangerie de campagne. Le nombre des voitures qui le composent est tel, qu'avec ses voitures régulières, la boulangerie puisse porter constamment son matériel, ses ouvriers et les quantités de farine et sel nécessaires à un jour de fabrication, et, en cas de besoin, deux jours de pain de sa fabrication (1).

» Il faut que la boulangerie soit toujours suivie des farines nécessaires à son fonctionnement immédiat ; d'autre part, il faut réduire au strict minimum le nombre de voitures marchant avec elle. Aussi une partie seulement des voitures de son convoi marchera constamment avec la boulangerie pour porter les ouvriers et les quantités de farine, sel et —

---

(1) Dans de bonnes conditions d'installation, le rendement d'une boulangerie de campagne en station est, par four roulant, d'une fournée toutes les deux heures (160 rations de pain ordinaire). Le rendement moyen en pain biscuité ou très cuit est inférieur de 1/6e environ au rendement en pain ordinaire. Tout déplacement d'une boulangerie amène une perte de temps de quatre à cinq heures, non compris la durée de la marche. Le pain fabriqué par les boulangeries de campagne doit être du pain très cuit ; il est biscuité chaque fois que le stationnement des boulangeries de campagne permet d'atteindre les délais de ressuage nécessaires.

fleurage correspondant à un jour de sa fabrication; les autres voitures seront rejetées en arrière et employées pour le transport des farines, allégeant ainsi le service des convois auxiliaires; on ne les utilisera pour le transport du pain que dans le cas d'absolue nécessité.

» Quand les voies ferrées peuvent desservir directement les centres de ravitaillement, la boulangerie de campagne est maintenue à la station tête d'étapes de guerre du corps d'armée ou à l'une des stations voisines sur la voie ferrée qui aboutit à la zone des cantonnements.

» Loin de l'ennemi et lorsque les ressources locales fournissent des appoints importants, elle se déplace à la fin de chaque journée pour gagner de nuit l'extrême tête des cantonnements, c'est-à-dire vraisemblablement la queue des cantonnements du lendemain. Le pain qu'elle a fabriqué, lorsqu'elle se remet en route, est laissé sur place; il peut ainsi servir à ravitailler directement les trains régimentaires, soit le soir même, soit dans la matinée du lendemain. Lorsque, par suite des circonstances, la boulangerie de campagne doit se tenir en arrière du corps d'armée, pour augmenter son rendement, elle ne se déplace qu'un jour sur deux au plus, en profitant de la nuit pour doubler les étapes. Quand la boulangerie ne peut ravitailler directement les trains régimentaires, on s'attache à régler sa marche de telle sorte qu'elle puisse ravitailler directement les sections de ravitaillement des convois administratifs.

» C'est seulement quand ce ravitaillement direct des convois administratifs est impossible, que les voitures du convoi de la boulangerie de campagne qui, jusque là, ont été laissées en arrière et employées au transport des farines, entrent en action pour porter le pain depuis le centre de la fabrication jusqu'aux convois administratifs.

» Lorsque le pays est riche en fours et farines ou lorsqu'il y a impossibilité à utiliser le matériel de la boulangerie de campagne, les boulangers sont répartis entre les cantonnements pour fabriquer du pain sur place en se servant des fours locaux. » (Instruction du 11 janvier 1894).

Il est prescrit lorsqu'on exploite directement les ressources du pays, de préférer les achats à tout autre procédé toutes les fois qu'on le pourra l'hygiène aura toujours à se louer d'une pratique qui permettra de choisir les denrées de qualité supérieure en écartant celles de moindre valeur.

Lorsqu'il est impossible d'acheter, on a recours à la réquisition. Sur le territoire national les réquisitions sont effectuées et régularisées conformément à la loi du 3 juillet 1877, au décret du 3 août 1877, à la loi du 5 mars 1890, au décret du 3 juin 1890 et à l'instruction du 10 mai 1894. En pays ennemi, on se conforme aux ordres du général en chef, mais il est recommandé de suivre autant que possible les règles établies pour le territoire national.

Les réquisitions de vive force, si elles sont contraires à une bonne administration, procurent également des produits suspects au point de vue hygiénique et qui devront être particulièrement expertisés.

Quand les denrées alimentaires sont fournies directement à la troupe par les habitants, la surveillance hygiénique, devient plus délicate. Néanmoins ce mode d'alimentation est celui qui satisfait le mieux aux nécessités de la guerre moderne, si l'on accepte le principe posé par l'instruction au 11 janvier 1894 : « On exploitera le pays, comme si l'on ne devait rien attendre de l'arrière, mais en même temps on organisera les convois et les ravitaillements comme si l'on ne devait rien tirer du pays traversé ».

« Dans un pays qui n'a pas été occupé, on peut, sans difficulté, imposer la nourriture à raison de quatre ou six hommes par feu et, en cas de nécessité, à raison de quatre à six hommes par habitant.

« La nourriture est demandée par demi-journée ou par journée entière, ordinairement sous forme de réquisition. Néanmoins, elle peut donner lieu à des conventions amiables, et, dans ce cas, elle est assimilée aux achats.

« La composition des repas pour la troupe et pour les officiers ainsi que le prix de remboursement, s'il y a lieu, sont fixés par l'autorité militaire ; les municipalités sont chargées d'en donner avis aux populations. En général, officier et soldat doivent se contenter de la table de leur hôte, du moment qu'il leur est offert, en tenant compte des habitudes locales, une nourriture équivalente à la ration réglementaire. La nourriture demandée à l'habitant devra le plus souvent, pour les détachements importants, être associée à des distributions régulières du pain. Dans ce cas, les communes et les habitants sont prévenus à l'avance ; il en est tenu compte pour l'établissement du tarif des journées ou demi-journées de nourriture, et pour la délivrance des reçus s'il y a lieu (nourriture sans pain). Au lieu de faire nourrir les hommes par l'habitant, on peut prescrire aux communes de préparer dans un local spécial un certain nombre de repas pour de petits détachements (troupe en exploration ou en avant-garde, prisonniers, malades, blessés, petites garnisons des gîtes d'étape, etc.). » On peut admettre la composition suivante du repas à demander à l'habitant : Pain 375^{gr} ; viande cuite en ragoût, en bouillie avec le bouillon 80^{gr} ; un plat de légumes assaisonnés, 0^l,25 de vin ou de café ou 0^l,50 de bière ou de cidre.

Le plus souvent il vaudra mieux, dans l'intérêt de la santé des hommes, préférer, comme le recommande la décision du 11 janvier 1894, la nourriture chez l'habitant à l'allocation représentative en argent que le commandement a le droit de prescrire. Lorsque les ressources sont abondantes, cette allocation sera surtout attribuée « aux isolés (plantons, vélocipè-
» distes, télégraphistes, ordonnances) et aux petits détachements (postes
» de correspondance, cavaliers d'escorte) ».

IV. **Dans les places fortes assiégées.** — Dès le temps de paix, les places fortes sont pourvues d'un approvisionnement en vivres, déterminé par les règlements et l'on se préoccupe dès le temps de paix de toutes les questions relatives à leur ravitaillement.

En cas de mobilisation, nos places de première urgence auront à procéder immédiatement et sans autre avis à la formation de leurs approvisionnements, dans les conditions et dans les zones de ravitaillement déterminées par le Ministre de la guerre.

L'Etat se charge de la dépense de la constitution en blé et en farine de toute ville dont la population est inférieure à 40.000 habitants. Pour les autres au nombre de huit, sans compter Paris (Lyon, Lille, Dijon, Reims, Calais, Toulon, Nice, Grenoble) les déboursés seraient partagés également entre l'Etat et la ville. Pour Paris on prévoit une dépense de 1.100.000^f dont 900.000^f seraient à la charge de la capitale, en admettant par habitant un mois de farine et un mois de blé (120^{kg} de farine et 27^{kg} de blé) de façon à rationner chacun à 432^{gr} par jour. « Cet approvisionnement dépasserait deux mois en temps de guerre parce que, dans ce cas, la population diminue sensiblement, les arrivages, la vente et la réquisition se font sans retard et le blutage des farines s'abaisse au minimum de ce qu'on peut admettre comme première nécessité de prudence. Enfin il y a toujours un stock commercial sur lequel on peut compter (1) ».

La loi du 5 mars 1890 qui a modifié l'article 7 de celle du 3 juillet 1877 sur les réquisitions militaires et qui sera appliquée conformément au décret du 3 juin 1890, spécifie « qu'en cas d'urgence, sur l'ordre du Ministre de la Guerre ou de l'autorité militaire supérieure chargée de la défense de la place, il peut être pourvu par voie de réquisition à la formation des approvisionnements nécessaires à la subsistance des habitants ».

L'industrie privée, dans bien des localités, pourrait non seulement pour les farines, mais encore pour les épiceries et les autres denrées, venir en aide à l'administration militaire et diminuer ainsi les chances de disette ou améliorer le régime alimentaire des assiégés.

A l'avenir, les viandes conservées par le froid joueront, ainsi que la viande de cheval, un rôle notable dans les sièges, d'autant que nos principales places de guerre ne tarderont pas à être dotées d'usines frigorifiques. La ville de Paris et d'autres places ont adhéré en principe à la proposition qui leur a été faite par le ministre de la guerre d'établir, de concert avec lui, des établissements de ce genre; on utiliserait en outre les machines à froid qu'emploient les différentes industries.

Pendant les sièges, on a été souvent obligé de faire usage de pains dans lequel la farine était absente ou mélangée à d'autres substances. A ce point de vue, les résultats suivants sont publiés par

____

(1) Voir BOISSONNET, *Approvisionnement de siège de Paris* (*Revue du service de l'Intendance*, t. III, fasc. 4 et 5).

R. Rouma (1), secrétaire du comité des statistiques du gouvernement de Tchernigoff, qui a étudié la composition de cinq pains provenant du district de Lespine, du gouvernement de Riazagne, pendant la disette de Russie de 1891.

POUR CENT

	Matières azotées.	Matières grasses.	Amidon, dextrine, sucre.	Cellulose.	Cendres.
Pain sans farine fait avec de la balle de seigle, d'avoine, sarrasin et d'herbe rouge (?)	10,25	0,94	36,55	23,05	20,21
Pain sans farine avec des semences d'arroche (*chanopodium viride*)..........	11,30	3,89	42,95	25,72	16,14
Pain avec de la farine de seigle, de l'arroche et des pommes de terre.	15,35	2,27	58,31	16,46	7,61
Pain avec de la farine de seigle de l'arroche et de l'herbe rouge..........	13,75	1,10	45,59	26,31	13,25
Pain avec 3/4 d'arroche, 1/8 de pommes de terre et 1/8 de farine de seigle.......	15,30	2,18	46,89	27,34	8,09

Ces pains, assez pourvus d'azote, sont trop riches en cellulose pour être facilement attaqués par les sucs digestifs et leur emploi tend à amener une diarrhée prémonitoire du scorbut (L. Colin) et de la cachexie famélique.

Il est d'autres aliments encore qui peuvent être employés pendant les sièges, quoiqu'on ne les conseille pas en temps de paix. Telle, par exemple, la margarine, qui n'est pas un produit malsain, mais de goût médiocre. La nécessité obsidionale a fait naître des industries nouvelles pour l'utilisation de certaines matières alimentaires. Ainsi Payen rapporte que, pendant le siège de Paris, en 1870, on mangea de l'albumine desséchée, primitivement destinée à l'impression des étoffes (2). On fit entrer dans la fabrication du pain la fécule de pommes de terre, accumulée pour être transformée en sirops par les brasseurs, les confiseurs et les liquoristes. On utilisa du tapioca du Brésil et des quantités considérables de fromages fournis par les épiciers. La mélasse servit à préparer des confitures. Fremy proposa comme un excellent comestible l'osséine (3). Gaultier de Claubry (4) essaya d'améliorer le pain en préparant la pâte avec le sang des animaux abattus.

(1) Raoul Rouma, *Le pain de farine en Russie pendant la disette de 1891-92* (*Revue d'hygiène*, t. XV, 1893, p. 214).

(2) Payen, *Des subsistances pendant le siège de Paris en 1870* (*Comptes-rendus hebdomadaires de l'Académie des sciences*, t. X, 1871, p. 613).

(3) Guérard, *Observations sur la gélatine et les tissus organiques d'origine animale qui peuvent servir à la préparer* (*Annales d'hygiène*, 1891, t. XXXVI, p. 5 et 7).

(4) Gaultier de Claubry, *De la composition du pain pendant l'investissement* (*Bulletin de l'Académie de médecine*, 1870, t. XXXV, p. 769).

ARTICLE V. — PRÉPARATION DES ALIMENTS. - REPAS

§ I. — CUISINES, CANTINES, MESS, ETC.

A. Cuisines dans les quartiers. — En temps de paix, les aliments de nos soldats sont préparés dans les cuisines des quartiers. Dans un certain nombre de nos casernes, ces cuisines laissent encore à désirer : elles sont trop étroites, placées trop près des habitations qui reçoivent leurs buées ou situées au voisinage immédiat des latrines ; leur sol non imperméable ou insuffisamment déclive, laisse séjourner les eaux ménagères ; elles manquent de dépendances pour loger les vivres, le charbon, nettoyer la vaisselle, éplucher les légumes, etc., enfin leur matériel est insuffisant.

Ces différents défauts sont destinés à disparaître peu à peu : de grandes améliorations ont été réalisées dans maintes garnisons et les règlements nouveaux sont dictés, en ce qui concerne les cuisines, par une connaissance exacte des exigences de l'hygiène.

Voici ce que dit sur leur installation la décision ministérielle du 4 septembre 1889 : « Les cuisines seront, autant que possible, placées du côté opposé aux vents régnants par rapport aux bâtiments des hommes. Des robinets d'eau y seront établis. Les fenêtres seront de grande dimension. Des lanterneaux seront créés dans la toiture pour l'évacuation des buées.

» La distribution des mets se fera dans un passage spécial bordé de tables recouvertes de zinc, de façon que les hommes ne pénètrent jamais dans la partie de la cuisine affectée à la manipulation et aux fourneaux.

» Les fourneaux seront adossés au mur. Le chauffage se fera par l'extérieur de la cuisine, dans un couloir exclusivement réservé à cet usage. Quand on le pourra, on isolera le bâtiment de la cuisine du mur de clôture par une courette où sera emmagasiné le charbon. Afin d'éviter le transport des cendres et escarbilles hors de la chambre de chauffe, on tiendra celle-ci d'une marche en contre-bas du sol de la cuisine proprement dite.

» Les eaux grasses seront recueillies dans des tinettes métalliques, munies de bandes à fermeture étanche. » Ces eaux ne doivent pas séjourner dans les cuisines, pas plus que les autres matières de rebut ou les ordures.

L'ensemble de ces dispositions a été réalisé au nouveau quartier de cavalerie de Vincennes. Le chauffage se fait de l'extérieur. Le dallage des cuisines et des laveries est en granit, l'évacuation des eaux ménagères a lieu par une canalisation souterraine et siphonée. Le toit est surmonté d'un lanterneau pour l'échappement des buées.

Le règlement du 23 octobre 1887 détermine que les cuisines doivent avoir comme annexes un magasin de vivres et de distribution, une boucherie et une cave.

Les cuisines de nos casernes sont au nombre de une par bataillon d'infanterie, deux par régiment de cavalerie. Elles sont situées au rez-de-chaussée. On a pu, dans quelques constructions modernes autres que des casernes, installer les cuisines dans les parties les plus élevées de la maison (Grands Magasins du Louvre, à Paris, par exemple), afin d'éviter les odeurs qui se dégagent pendant la cuisson des aliments, mais il ne semble pas que cette pratique doive être suivie dans les logements militaires, à cause des difficultés du transport des aliments et d'évacuation des déchets qui résulteraient de cette disposition.

Nous avons vu déjà que, jusqu'en 1815, la cuisson des aliments se faisait dans les chambres ; en 1819 seulement on adopta l'usage des fourneaux. Ils furent d'abord à une marmite, puis à deux. En 1825 on adopta la double marmite du capitaine du génie Choumara. Elle a une capacité de 65ᶦ à 75ᶦ, étant destinée à l'alimentation de 65 ou 75 hommes, en admettant cette base qu'un litre d'aliments est suffisant pour le repas d'un homme. Ces marmites Choumara ont constitué au moment de leur adoption un grand progrès, mais on leur reconnaît aujourd'hui l'inconvénient de ne pouvoir servir facilement qu'à la préparation de la soupe, qu'elles soient placées sur des fourneaux en maçonnerie ou sur des fourneaux en fonte François Vaillant (ancien système).

Il en est de même de la *marmite norvégienne* qui a été préconisée par J. Jeannel (1). Voici comment il comprenait son emploi : « Après avoir écumé le pot-au-feu et ajouté les légumes et les épices, on transporte la marmite toute bouillante dans une boîte dont les parois sont matelassés, aussi bien que le couvercle, d'une couche de laine de 0ᵐ,10 à 0ᵐ,12 d'épaisseur. Ainsi renfermée dans une enveloppe non conductrice du calorique, la marmite ne se refroidit qu'avec une extrême lenteur. Au bout de cinq heures, l'eau s'y trouve encore à + 70° ; le bouillon est fait et la viande est cuite, sans que rien ne soit évaporé des principes aromatiques de la viande, des légumes et des épices. » — Ce mode de cuisson a été expérimenté en différents endroits. Nous en avons vu de bons résultats, en 1875, au 35ᵉ régiment de ligne à Belfort. Le général Loyre a proposé de chauffer les appareils dits norvégiens à l'aide de la vapeur.

En 1874, le colonel Corbin (2) a montré les avantages qu'aurait dans nos casernes l'installation de la cuisson à la vapeur : le facile entretien de la propreté dans les cuisines, le personnel restreint d'employés néces-

---

(1) *Note sur la coction des aliments à une température inférieure à 100°* (*Mémoires de méd. chir. et pharm. milit.*, 3ᵉ série, t. XXVIII, 1872, p. 90).

(2) Corbin, *Mémoire sur les cuisines à vapeur* (*Mémorial de l'officier du génie*, 1874, nº 23, p. 209 et s.).

saires, l'utilisation pour différents services de la vapeur fournie par les générateurs, la possibilité de varier les préparations culinaires, enfin l'économie de combustible sont les principales raisons qui font souhaiter la généralisation de ce système qui, depuis 1876, a été installé dans plusieurs casernes : caserne de la Pépinière à Paris, caserne d'artillerie de Châlons, caserne de Bel-Air à Orléans, casernes d'infanterie à Saint-Quentin et à Brive, casernes des Roches à Cholet, d'Orléans à Alger, des pontonniers à Angers, d'Alsace à Bordeaux, etc.

En 1882, la marmite Bernard chauffée au bain-marie a été l'objet de quelques éloges, bien qu'elle ne permît pas le rotissage des viandes.

Lorsqu'on voulut avoir de la viande rôtie, plusieurs corps de troupe firent construire des fours à leur frais ou bien s'entendirent avec des boulangers du voisinage pour utiliser les fours de ces derniers, plusieurs jours par semaine.

En 1887, le ministre de la guerre ouvrit un concours d'appareils de cuisine parmi les industriels français. Le nombre de fourneaux présentés a été considérable ; cinq d'entre eux ont été mis en expérience dans les casernes pour être soumis à des essais méthodiques. Ce furent les appareils Déglise (antérieurement connus sous le nom de Malen-Déglise), Lamoureux, Malen, François Vaillant et Egrot ; l'appareil Vaillant fut placé le premier, l'appareil Egrot le second.

L'appareil François Vaillant (modèle de 1887) est un fourneau en fonte ; il comprend à ses extrémités deux foyers pour la cuisson de mets variés et, au milieu, un foyer à eau chaude pour le café et le service de la laverie. Chaque foyer reçoit deux marmites en tôle d'acier auxquelles on substitue, pour la préparation des rôtis, des marmites en fonte, dans lesquelles se trouve une lèchefrite mobile en tôle, munie de deux poignées, et sur laquelle repose un croisillon portant six broches verticales. Ce système consomme peu de combustible et convient surtout au cas le plus ordinaire d'effectifs moyens, sujets à de fréquentes variations. Il a été installé notamment, au nouveau quartier de cavalerie de Vincennes, avec des marmites de 125^l par escadron et une cafetière de deux cents rations par fourneau.

Le système Egrot est le système à vapeur déjà préconisé par Corbin, mais perfectionné, permettant une cuisson convenable des rôtis et, d'une façon générale, de la plupart des mets employés dans les régiments. Cet appareil est, il est vrai, d'un prix élevé, il exige pour son montage des ouvriers spéciaux et, pour être utilisé, des cuisiniers ayant reçu une éducation particulière. Mais lorsqu'il fonctionne pour un bataillon complet, il consomme peu de combustible et l'économie augmente avec le nombre des rationnaires ; il est spécialement indiqué pour les gros effectifs à peu près constants. On a proposé d'installer les marmites d'un bataillon au centre d'une construction qui comprend à la périphérie quatre pavillons disposés en croix et reliés par quatre salles ou galeries ; les pavillons renferment l'un des magasins pour chacune des quatre compagnies, le second qui lui fait face le matériel nécessaire pour la préparation du café, les deux autres des laveries ; les quatre galeries servent d'abri pour l'épluchage des légumes et pour les distributions qui se font ainsi rapidement et sans confusion, étant facilitées du reste par des tables roulantes qui transportent les aliments, pour chaque compagnie, depuis les marmites jusqu'aux galeries. Ces dispositions éminemment avantageuses permettent une très grande propreté. La cuisine à vapeur sera particulièrement indiquée lorsqu'il existera dans la caserne des générateurs de vapeur utilisés pour d'autres emplois, tels que chauffage des locaux d'habitation, des bains, production de lumière électrique, élévation d'eau, etc.

Le système Lamoureux est un fourneau en brique qui loge quatre marmites, un bouilleur à eau, un appareil à café et des fours à rôtir. Il a pour lui son bon marché relatif mais le foyer ne mesure pas la dépense du combustible proportionnellement à l'effectif à nourrir.

L'appareil Déglise est de forme circulaire ; il comprend un fourneau élevé de $0^m,15$ au-dessus du sol par quatre pieds en fonte, avec son foyer, son conduit et deux fours à rôtir. Sur ce fourneau se pose un appareil en cuivre, transportable à l'aide de poignées et qui est constitué par des réservoirs d'eau chaude, une cafetière et des marmites. Les gaz chauds circulent entre ces différents récipients.

L'appareil Malen est pourvu des mêmes organes et a une forme analogue.

Les fourneaux Déglise et Malen sont d'une construction simple et assez portatifs pour pouvoir être utilisés dans les camps et peut-être même en manœuvres. On leur a reproché d'exiger un temps trop long pour la cuisson des rôtis. Une épaisseur moindre donnée aux foyers parerait sans doute à ce défaut (Gœtschy), mais aurait peut-être l'inconvénient de porter trop rapidement les aliments à une température élevée.

Le moment n'est peut-être pas éloigné où, dans les casernes éclairées par l'électricité, on pourra installer des fourneaux électriques pour la cuisson, quelques appareils culinaires électriques semblent se présenter dans des conditions réellement pratiques et être d'un maniement véritablement simple et économique.

S'il est nécessaire que la cuisson détruise les parasites de la viande (cysticerques, trichines, etc.) lesquels ne résistent pas à une température supérieure à 60°, il convient de ne pas exagérer la chaleur à laquelle a lieu la cuisson des aliments.

J. Jeannel (*loc. cit.*), après une série d'expériences, a montré que la coction des viandes et légumes frais ou secs se fait très bien à la température de 95°. La coction à cette température exige, il est vrai, un peu plus de temps que la coction à 100° ; sous la pression de 0,76, la différence est de 16 à 15 ou 14 pour la viande de bœuf bouillie et dans le rapport de 5 à 4 environ pour les pommes de terre et les légumes secs, mais l'économie de combustible par la coction à une température au-dessous de celle de l'ébullition de l'eau est d'environ 40 p. 100 lorsqu'on opère sur un fourneau ordinaire, dans le rapport de 35 p. 100 avec un fourneau à gaz et de plus le rendement en viande cuite distribuable est augmentée de 3 à 6 p. 100 et celui en bouillon de 10 p. 100. Il a établi le tableau suivant :

	Température.	Temps nécessaire à la coction.
Pommes de terre...........	100°	45 minutes.
Id.	95°	1 heure.
Haricots secs et pois cassés..	100°	2 heures 10' (après avoir trempé dans l'eau tiède pendant 30').
Id. ..	95°	2 heures 50' (dans les mêmes conditions).
Lentilles................	100°	2 heures 55' (dans les mêmes conditions).
Id.	95°	3 heures (dans les mêmes conditions).

Kariéïew, dans une conférence faite à Saint-Péterbourg en avril 1886 (*Revue militaire de l'étranger*, XVIIᵉ volume, p. 398), ne visant plus, comme Jeannel, la préparation de la viande bouillie, a fait remarquer qu'une viande peut être amenée à point sans qu'on la soumette à une température supérieure à 80°, et qu'on l'obtient alors succulente et tendre, sans désagrégation des fibres, tandis qu'au-dessus de 100°, le tissu musculaire se contracte et se dessèche. Pour cuire le poisson, il suffit de 70°. En outre quand les aliments ont été cuits lentement et à une chaleur modérée, on peut les maintenir longtemps à une même température sans qu'ils éprouvent de nouvelles modifications. Ainsi la viande cuite à 85° et exposée longuement à cette même température, change d'aspect : elle se ramollit, ses fibres se séparent légèrement mais ne changent plus de structure. De ses expériences de digestion artificielle l'auteur russe conclut que la partie fibreuse de la viande se transforme plus facilement en peptone lorsqu'elle n'a pas été trop chauffée. Sous l'influence d'une trop forte chaleur la graisse se décompose en glycérine et en acides gras insolubles à la température de 40° environ, à laquelle se fait la digestion stomacale.

Dans ces intéressantes recherches, on ne s'est pas préoccupé de l'abolition de la virulence des bacilles que peuvent renfermer les aliments, notamment la viande. Koch estime que 100° sont nécessaires pour détruire la virulence du bacille tuberculeux, mais Arloing et Chauveau ont montré qu'elle était bien diminuée dès 75°, et s'il est indispensable d'atteindre au moins cette température, nous resterons d'accord avec J. Jeannel et Kariéïew sur l'utilité d'une élévation lente et progressive de la température pendant la cuisson, et surtout la cuisson des viandes, afin de ne pas coaguler leur albumine. Du reste, si l'on avait affaire à de la viande douteuse on pourrait toujours, avec les fourneaux nouveaux, atteindre lorsqu'on le voudrait, une température de 100° et au-dessus.

Il faut remarquer aussi que la viande portée à une température trop élevée subit une perte de poids exagérée.

La cuisson de la viande salée, qu'elle se fasse à l'étouffée ou dans l'eau portée à l'ébullition fait éliminer une certaine quantité du sel qui a servi à la conservation et rend par conséquent plus facile la digestion de cette viande. Néanmoins le déchet qu'entraîne la cuisson pour ces sortes de conserves est en somme plus considérable encore que pour la viande non salée (1), et cette dernière gagnera toujours en valeur nutritive à être plutôt rôtie que bouillie ou cuite à la vapeur.

En attendant que les casernes soient pourvues des appareils que nous avons indiqués, tous les chefs de corps se sont ingéniés pour perfectionner les anciens fourneaux mis à leur disposition. C'est ainsi qu'à Montpellier, au 122ᵉ régiment d'infanterie de ligne, on a transformé un fourneau François Vaillant, ancien modèle, destiné à un bataillon, de façon à rendre facile la cuisson des ragoûts qui était fort laborieuse dans les marmites du fourneau primitif et qui ne pouvait d'ailleurs se faire en même temps que la soupe. A ce régiment, les rôtis sont préparés, comme nous l'avons dit, dans un four qui sert aussi à la cuisson du pain de soupe du régiment. Les améliorations de ce genre sont particulièrement recommandées par la circulaire ministérielle du 5 février 1894.

Au 94ᵉ de ligne on a employé pour le rotissage des viandes un fourneau très simple, en tôle, formé essentiellement d'une poêle horizontale placée au-dessus d'un foyer également horizontal, chauffé au charbon de bois. Le prix total de l'appareil, suffisant pour un bataillon, n'a été que de 25ᶠ (A. Boucher). Les résultats ont été excellents malgré l'aspect primitif de cet ustensile.

Colombier insistait déjà sur l'utilité de faire préparer les repas militaires par les hommes les plus aptes à ce service lorsqu'il disait : « Il n'est pas possible qu'en changeant tous les jours de main pour la préparation de l'ordinaire, il n'arrive pas qu'il soit souvent apprêté d'une manière nuisible à la santé, parce que tous les hommes n'ont pas la même aptitude pour ce genre de travail et qu'il y en a d'ailleurs qui n'y portent pas le soin nécessaire (1) ». Aujourd'hui, dans chaque compagnie ou fraction de compagnie, un soldat est chargé de la préparation et de la cuisson des aliments. Le même soldat ne peut rester en fonctions pendant plus de trois mois, il ne doit pas y être appelé deux fois dans la même année. La circulaire ministérielle du 5 février 1894 prescrit qu'on veille à ce que ce relèvement se fasse exactement et soit réglé de manière que chaque unité possède, à la mobilisation, un nombre suffisant d'hommes à qui leur passage dans les fonctions de cuisinier aura permis d'apprendre

---

(1) V. Dʳ Fr. Nothwang, *Ueber die Veränderung, welche frisches Fleich und Pockelfleisch beim Kochen und Dunsten erleiden* (Arch. f. *Hygiene*, 1893, t. XVIII, p. 80).

(1) Colombier, *Préceptes sur la santé des gens de guerre*; Paris, 1775.

la préparation des aliments. Toutefois, dans chaque bataillon ou par deux escadrons ou batteries, un cuisinier de profession remplit les fonctions de cuisinier en chef et peut être maintenu en permanence. Il est chargé de guider et de former les autres cuisiniers tout en exerçant lui-même l'emploi de cuisinier d'une compagnie. Il est appelé alternativement tous les trois mois à la cuisine d'une unité différente (décret du 20 octobre 1892). Chaque unité doit posséder en outre, à la mobilisation, un boucher sachant au moins dépecer la viande et deux boulangers.

En Angleterre, au camp d'Aldershot, il existe une école de cuisiniers militaires chargée d'en dresser pour les différents corps. En Russie, on attache une grande importance à cette partie du service.

La propreté des cuisines et des cuisiniers se rattache d'une façon étroite à l'hygiène alimentaire et, comme le dit Antony, « avoir des cuisiniers toujours propres dans une cuisine régimentaire, est un idéal qu'il n'est possible d'entrevoir que dans des locaux convenablement aménagés. La responsabilité en cette matière est difficile à établir. Les cuisines sont souvent mal éclairées, les hommes n'ont qu'un local pour préparer les aliments et laver les ustensiles. Les cuisines sont envahies et souillées à plusieurs reprises dans le jour par les militaires qui viennent chercher leur gamelles et qui entraînent avec eux les boues des cours. D'autre part, le linge de cuisine est trop parcimonieusement distribué. Chaque employé devrait toujours avoir deux vêtements de travail : l'un, très propre au moment de la préparation des aliments, l'autre destiné à le vêtir lorsqu'il procède au nettoyage des gamelles ou à tel autre ouvrage de ce genre (1). »

Le règlement d'octobre 1893 alloue à chaque employé de la cuisine une collection de trois tabliers et de trois calottes.

Les ustensiles réglementaires des cuisines comprennent, outre les marmites, des seaux, des tables, etc. Le règlement de 1887 prévoit, pour la préparation des repas variés, des terrines, bidons, etc., d'une valeur totale de 5ᶠ,85, pour une compagnie. Il est désirable qu'on ajoute à cette nomenclature des appareils qui permettent de nettoyer et découper les légumes avec rapidité et économie et particulièrement les pèle-pommes de terre qui remplaceraient avantageusement les corvées employées à ce travail.

Le café est généralement préparé à l'aide d'un appareil couramment appelé *percolateur*. Ce fut d'abord, dit Corbin (*loc. cit.*), la cafetière Dagand, qui se compose essentiellement d'un bouilleur reposant sur un fourneau et d'un saturateur reliés par un tuyau qui débouche au sommet du saturateur et plonge jusqu'au fond du bouilleur. Celui-ci est hermétiquement fermé, de façon que l'eau, une fois en ébullition, passe par

<hr>

(1) ANTONY, *Alimentation dans les corps de troupe (Archives de médecine et de pharmacie militaires*. 1884, t. IV, p. 349.)

20

le seul effet de la vapeur, du fourneau dans le saturateur. Lorsqu'elle y arrive, elle tombe dans un premier filtre qui contient le marc de café provenant de la veille, puis dans un second renfermant le café fraîchement moulu. Un robinet placé au bas du saturateur permet d'en tirer l'infusion de café. Le sucré y est introduit par une ouverture fermée en temps normal par un tampon. Des tubes gradués indicateurs de niveau font connaître la quantité de liquide contenu dans le récipient ; par l'observation de ces tubes, le cuisinier peut, à son gré et au moyen du robinet d'échappement de vapeur, limiter le volume d'eau à faire passer dans le saturateur. Enfin des soupapes à ressort empêchent la tension de la vapeur de croître jusqu'à la rupture du bouilleur.

Cette cafetière a cédé la place à la cafetière à circulation de Malen, dont on possède actuellement deux modèles dits de 1876 et de 1879. L'introduction réglementaire de cet appareil dans toutes les casernes a fait cesser la préparation du café dans les marmites à soupe et permis, grâce à la bonne utilisation des principes du café, de diminuer la quantité de l'allocation réglementaire de cette denrée sans détriment de la qualité de la boisson obtenue.

L'étamage des ustensiles de cuisine doit être vérifié tous les trois mois au moins et renouvelé dès que la nécessité en est reconnue. Il sera fait à l'étain fin contenant au maximum $0^{gr},50$ de plomb pour 100^{gr} d'étain. (Circulaire ministérielle du 21 août 1890).

A défaut de vaisselle, dont les corps sont autorisés à se fournir (Note ministérielle du 13 septembre 1886 et règlement du 23 octobre 1887), et dont la plupart sont pourvus, on fait usage de la gamelle individuelle. C'est un récipient en fer battu muni d'un couvercle et de deux petites anses mobiles à l'une desquelles est fixée une chaînette qui retient le couvercle, d'une contenance de $1^l,300$ pour les fantassins, de $1^l,500$ pour les cavaliers.

C'est dans cette gamelle aussi qu'on transporte les aliments des hommes de garde.

Il avait été décidé qu'elle serait remplacée par le nécessaire *Bouthéon*. C'est une sorte de marmite ayant la même forme générale que la grande marmite de campement et comprenant, comme elle, un couvercle. Ce couvercle est muni d'une poignée mobile. L'appareil Bouthéon était destiné à servir à la fois, en campagne, de gamelle pour la cuisson et de marmite individuelle. Mais il est appelé à disparaître de nos approvisionnements de matériel.

B. Cantines. — Mess. — Casinos. — En temps de paix, nos sous-officiers prennent généralement leurs repas à la *cantine*.

La cantine est dirigée par la femme d'un militaire du régiment à laquelle le colonel a délivré une commission qui lui donne l'autorisation de nourrir, suivant des tarifs fixés par lui, et à des tables séparées, les sous-officiers ainsi que les caporaux ou soldats autorisés à ne pas vivre à l'ordinaire. Il est permis aussi à la cantinière de tenir, dans le quartier, des débits de boissons et de denrées alimentaires à l'aide desquels un certain nombre d'hommes améliorent l'alimentation réglementaire. Tous les frais d'exploitation, sauf le prix du loyer du local occupé, sont à la charge de la cantinière.

Dans ces conditions, une surveillance rigoureuse de la part du commandement et des médecins est indispensable pour que la qualité des aliments vendus dans les cantines reste convenable. De plus, il est souvent regrettable que l'espace concédé à ces établissements, tant pour les cuisines et leurs dépendances que pour les salles réservées aux consommateurs, soit beaucoup trop exigu et mal aménagé, d'où des inconvénients hygiéniques sur lesquels il est inutile d'insister. Aussi la circulaire déjà plusieurs fois citée du 5 février 1894, recommande-t-elle d'encourager la création de mess et de cercles pour les sous-officiers, partout où les ressources du casernement en permettront l'installation.

Dans les casernes anglaises, les cantines sont très généralement bien installées et très propres ; elles sont organisées sur le pied des sociétés coopératives et le gérant, ancien sous-officier retraité, reçoit des appointements, au lieu de chercher à réaliser des économies sur la vente des marchandises. L'État lui avance tout le matériel dont il a besoin, ses comptes sont examinés par des officiers qui statuent sur les achats et mandatent les dépenses, de telle sorte que les militaires ont la certitude de trouver chez le cantinier des aliments de très bonne qualité.

Le plus souvent nos officiers non mariés, groupés par grades, vivent en pension chez des restaurateurs de la localité, les officiers mariés prennent leurs repas chez eux ; quelquefois les officiers mangent par régiment en un mess dirigé par un gérant à leur solde, ou en *popote*, l'un d'eux s'occupant de la gestion de l'alimentation.

En Allemagne et en Angleterre le système des casinos ou des mess est plus répandu que chez nous et ces établissements, plus luxueusement installés dans des locaux appartenant à l'Etat, que la plupart de nos cercles militaires, procurent aux officiers des facilités de vie et des sécurités d'hygiène alimentaire dont ne jouissent pas toujours les officiers célibataires dans nos petites comme dans nos grandes garnisons.

§ II. — PRÉPARATION DES ALIMENTS. — ALIMENTATION VARIÉE. — REPAS

A. **En garnison**. — Jusque dans ces dernières années la *soupe*, formée de bouillon de bœuf, de légumes et de pain, et la viande bouillie ont été les seuls mets régulièrement fournis à nos soldats, à chacun de leurs deux repas journaliers.

Cette monotonie de l'alimentation par l'emploi exclusif d'une préparation utilisant. mal les produits assimilables de la viande, avait depuis fort longtemps préoccupé les hygiénistes militaires. Le 5 mars 1850, le ministre de la guerre approuvait une *Instruction du service de santé des armées*, qui conseillait une certaine diversité dans le choix des aliments du soldat. C'est à cette instruction qu'il faut faire remonter les premiers essais de repas variés dont la forme primitive a été le ragout (bœuf ou mouton cuit avec des légumes, *rata*) qui ne tarda pas à remplacer, une ou plusieurs fois par semaine, l'usage bi-journalier de la soupe et du bœuf bouilli. Les efforts individuels des médecins de nos régiments, agissant sur l'esprit des officiers de troupe pour montrer les inconvénients de l'uniformité de l'alimentation et de la faible valeur nutritive du bouillon, les écrits publiés par eux sur cette question ainsi que leurs conférences dans les corps de troupe, ont amené des tentatives plus ou moins heureuses d'alimentation variée et ont transformé petit à petit un certain nombre de commandants de compagnie, d'escadrons ou de batterie en promoteurs zélés de la doctrine nouvelle. De son côté, le général Davout, duc d'Auerstaëdt, dans la 19ᵉ puis dans la 4ᵉ division, faisait préparer des repas variés, et une circulaire du 31 octobre 1879, (non insérée au *Journal militaire officiel*) indiqua les moyens pratiques d'assurer ce mode d'alimentation. Le décret du 28 décembre 1883 prescrit formellement de varier l'alimentation. Les travaux d'Antony et surtout ceux de Schindler, pour ne citer que les principaux, vinrent donner une nouvelle impulsion aux tentatives partielles. Enfin le 2 décembre 1885, puis le 29 juin 1886, des décisions ministérielles portées à la connaissance de tous, autorisèrent définitivement les repas variés qui sont aujourd'hui prescrits par le décret et le règlement du 23 octobre 1887 sur la gestion des ordinaires et par le décret du 20 octobre 1892, portant règlement sur le service intérieur des corps de troupe.

Les repas variés sont compris par le règlement de la façon suivante : Le matin avant le travail, café avec du pain. Vers dix heures, la soupe (bouillon de bœuf, bœuf bouilli, légumes). Le soir, vers cinq heures, une des préparations indiquées dans les annexes du règlement de 1886 : soupe maigre et salade de saison ; soupe et salade de légumes ; soupe maigre et haricot de mouton ; soupe maigre et hachis de viande aux haricots ; soupe maigre et ragout de bœuf, ou bien une préparation analogue, ou bien encore du lard, des salaisons ou des conserves qui sont distribués de temps en temps, pour assurer leur remplacement successif dans les approvisionnements de réserve.

La préparation du bouillon a été étudiée par les chimistes qui admettent que, pour faire de la soupe un aliment aussi avantageux que possible, il est nécessaire tout d'abord de proportionner l'eau mise à la marmite au poids de la viande ; le feu doit être conduit modérément, même au moment de l'ébullition, pour ne pas coaguler l'albumine, et en tout cas après l'ébullition, pour ne pas faire évaporer les principes aromatiques. Depuis 1843, il est prescrit, avant de tremper la soupe, de tamiser le bouillon à travers une passoire en fer blanc, des accidents mortels étant survenus par l'introduction de fragments d'os dans les voies digestives.

Le médecin-major Schindler a montré comment, avec les ressources budgétaires de l'ordinaire, on peut, en variant les préparations culinaires, constituer un régime alimentaire rationnel, et dont les éléments sont bien combinés.

Il part de ce principe que la ration d'entretien doit renfermer :

Albuminoïdes assimilables...	85gr.	
Graisse...	50	Correspondant à 2.470 calories.
Hydro-carbonés...	410	

et que la ration d'un soldat travaillant dix heures par jour doit combiner les aliments de manière à ce qu'ils fournissent approximativement un rendement de : albumine, 140gr; graisse, 55gr; hydro-carbonés, 500gr (1).

Etant donné que l'Etat fournit la partie fixe de la ration : pain de munition et viande, et que l'ordinaire achète la partie variable à l'aide d'une somme qui n'est jamais inférieure à 0fr,20 par homme, on peut constituer des repas variés comme il suit.

La portion fixe représente :

	Albuminoïdes.	Graisse.	Hydro-carbonés.
Bœuf maigre désossé, 240gr...	52gr,	562gr,16	»
Pain, 750gr...	51 ,	5 ,25	392gr,25
TOTAL...	103 ,56	7 ,41	392 ,25

La portion variable devra donc fournir comme appoint :
Albuminoïdes, 36gr,44 ; graisse, 47gr,59 ; hydro-carbonés, 107gr,75.

Le pain de soupe et les légumes achetés avec les fonds de l'ordinaire combleront facilement le déficit en albuminoïdes et en hydro-carbonés. Ainsi :

	Albuminoïdes.	Graisse.	Hydro-carbonés.
75gr de pain de soupe renferment...	5gr,10	0gr,52	39gr,22
500gr de pommes de terre renferment...	6 ,54	0 ,66	69 ,72
120gr de haricots secs renferment...	24 ,70	1 ,83	56 ,91
TOTAL...	36 ,44	3 ,01	165 ,85

Ces totaux ajoutés à ceux donnés par les vivres de la portion fixe constituent un total général de :
Albuminoïdes, 140gr; graisse, 10gr,42 ; hydro-carbonés, 558gr,10.

Il ne reste donc à combler, pour arriver à la ration indiquée comme devant être celle du soldat en temps de paix, que 44gr,58 de graisse.

(1) SCHINDLER, *L'alimentation variée dans l'armée* (Arch. de méd. et de pharm. mil., 1885, t. V, p. 365, 414, 462).

Or, au prix moyen du kilogramme : pain, 0ʳ,28, pommes de terre, 0ʳ,07, haricots secs, 0ʳ,30, la partie variable de la ration que nous avons indiquée coûterait au total 0ʳ,0866.

En défalquant cette somme des 0ʳ,20 fournis par le versement individuel, il reste un capital disponible de 0ʳ,1134. Si l'on en retranche 0ʳ,02 pour subvenir aux dépenses accessoires qui incombent à l'ordinaire, il ne reste en fin de compte qu'une disponibilité s'élevant à 0ʳ,0934 pouvant être utilisée à l'achat des 44ᵍʳ,58 de graisse qui font défaut.

Cette quantité de graisse se trouve dans :

Fromage de Neufchâtel	78gʳ, coûtant	0ʳ,249
Porc frais gras	105 —	0 ,136
Lard salé d'Amérique	60 —	0 ,066
Saindoux d'Amérique	50 —	0 ,055

et il semble que l'usage d'un saindoux bien choisi est en quelque sorte la clef de voûte de l'usage permanent et méthodique des repas variés.

Une question dont se sont souvent préoccupés les hygiénistes militaires, c'est celle de la quantité de pain allouée au soldat. Il est constant que lorsque l'alimentation n'est pas suffisamment variée, un certain nombre d'hommes ne mangent pas la ration journalière de 750ᵍʳ qui leur est allouée ; alors ou bien ils le vendent, quoique cette vente leur soit interdite, ou bien ils le gaspillent et le jettent. Lorsque le soldat reçoit du fromage ou des aliments qui lui facilitent l'usage du pain, il consomme généralement sa ration presqu'en entier. Peut-être lorsque les hommes prennent leurs repas dans des réfectoires, serait-il possible, après avoir prélevé la part de pain des hommes de garde pour la leur envoyer dans les postes, de mettre le reste en commun, et de ne faire d'approvisionnement que pour les quantités réellement consommées. A l'école de Saint-Cyr, depuis plusieurs années, au lieu de distribuer le pain sous forme de ration journalière individuelle, les élèves reçoivent le pain à discrétion, et l'expérience a démontré qu'en fin d'année la quantité totale allouée n'était pas distribuée, bien qu'à certaines périodes elle soit dépassée. Il en est de même à l'école du service de santé militaire.

L'alimentation du soldat dépend en réalité d'un certain nombre d'éléments, dont tous ne sont pas modifiables au gré de ceux qui ont mission de veiller à la nourriture des hommes. La gestion plus ou moins habile de l'ordinaire, l'emploi plus ou moins judicieux des denrées, la composition plus ou moins rationnelle des menus, ont un rôle capital ; l'examen rigoureux des denrées au moment de la réception et plus particulièrement la qualité de viande, de laquelle dépendra son rendement, auront une importance non moins grande ; puis interviendra enfin l'habileté professionnelle du cuisinier.

Dans certains régiments, l'alimentation est devenue vraiment très bonne. Ainsi aux Sapeurs-pompiers de la ville de Paris, ceux-ci reçevaient déjà, avant 1888, au lieu de la ration habituelle de 300^{gr} de viande, 332^{gr}, et à la suite d'un rapport du médecin chef de service, L. Millet, la solde des hommes a été augmentée de 0^{fr},40 à verser à l'ordinaire, ce qui permet de leur allouer 400^{gr} de viande et une alimentation très variée, parfaitement préparée et très convenablement servie.

Dans la Garde républicaine également, l'alimentation ne laisse plus rien à désirer.

Mais à côté de ces corps spéciaux, que l'on peut considérer comme faisant toujours un service aussi pénible qu'en campagne, et ayant par suite un besoin constant d'aliments réparateurs, nos régiments d'infanterie, de cavalerie, d'artillerie, nos sections d'infirmiers et d'ouvriers, etc., sont arrivés à une réforme complète de leur régime alimenmentaire. Il est des corps de troupe, dans lesquels, à certains repas, la ration de 300^{gr} de viande est dépassée, et qui indépendamment des préparations indiquées par le règlement de 1886, font un usage fréquent de fromage, de morue, etc., combinant heureusement, les farineux, macaronis et autres, avec la viande grillée ou apprêtée, de telle sorte qu'ils ont fait disparaître ce préjugé d'après lequel, si les repas variés donnent la qualité, ils sont incapables de satisfaire l'appétit des hommes, à cause du petit volume d'aliments qu'ils fournissent.

Il y a quelques années encore, au moment de la distribution, chaque homme venait prendre sa gamelle à la cuisine, et mangeait sa soupe isolément, où il pouvait. Aujourd'hui, les aliments sont apportés sur une table autour de laquelle les hommes prennent place. Dans certaines garnisons, c'est la table de chambrée, mais dans beaucoup de localités on a organisé des réfectoires, comme par exemple dans le nouveau quartier de cavalerie de Vincennes. Les réfectoires sont prévus par le règlement, dans les nouvelles casernes qu'on construira et le ministre conseille d'en installer partout où l'espace le permet (Circul. du 5 février 1894). Ils existent dans certaines casernes allemandes et anglaises, bien que le plus souvent, en Angleterre, les repas se prennent à la table centrale de la chambre, servie avec de la vaisselle qui ne manque pas d'une certaine élégance. En Belgique, la commission chargée de la révision du casernement, a conclu à l'adoption des réfectoires. La salle à manger de la caserne de Skeppsholm, d'après Eklund, reçoit simultanément huit cents hommes.

L'installation des réfectoires dans toutes nos casernes, constituera une amélioration très grande, aussi bien pour l'hygiène de la chambrée, que pour celle de l'alimentation. Le repas sera moins rapide, plus gai et l'on a raison de dire, qu'un repas ayant bonne mine est facilement « festoyé », digéré et assimilé.

C'est dans cet ordre d'idées que la possibilité de donner aux hommes de la vaisselle (note ministérielle du 13 septembre 1886, règlement du 23 octobre 1887) et l'obligation pour eux d'avoir une fourchette (note ministérielle du 4 septembre 1887), constituent des progrès dignes de remarque.

B. En manœuvre et en campagne. — En manœuvre et en campagne le mobilier culinaire est transporté par les hommes eux-mêmes. La loi du 4 août 1887 avait décidé que les troupes à pied feraient usage du nécessaire Bouthéon ; on devait distribuer en outre pour quatre hommes une gamelle de campement, réservoir en fer battu muni de deux anses mobiles en fer ; les troupes à cheval, artillerie, train, etc., devaient se servir de la gamelle individuelle, avec des marmites pour quatre hommes (décision du 1er décembre 1879), la cavalerie, de la gamelle individuelle avec la marmite de peloton (décision du 24 juillet 1884 et 24 juillet 1885). Au moment où nous mettons en presse, un projet de loi est déposé par le ministre de la guerre, supprimant la loi du 4 août 1887 pour en revenir aux ustensiles collectifs de campement (marmite et gamelle à quatre hommes).

La marmite de campement est actuellement en fer battu étamé, à section ovale, elle est pourvue d'une anse et d'un couvercle à manche qui peut aller au feu. Ces ustensiles sont utilisés pour la cuisson des aliments soit, lorsque la chose est possible, chez l'habitant, soit en plein air. Lorsqu'on trouvera les matériaux nécessaires, on construira les fourneaux au-dessus du sol au moyen de deux rangées de pierres ou de briques placées parallèlement, le foyer ayant une largeur appropriée à celle de la marmite et environ 0m,20 de hauteur. Si l'on a plusieurs fourneaux à établir, on les rapproche de telle sorte que les petits murs intérieurs servent de supports communs aux marmites de deux fourneux contigus. A défaut de matériaux permettant de niveler les fourneaux, on creusera dans le sol des tranchées profondes de 0m,20 et de largeur convenable ; on les fera parallèles et rapprochées le plus possible pour diminuer le travail des cuisiniers. Les fourneaux doivent être orientés de manière à être ouverts du côté du vent et adossés à un mur ou à un talus contre lequel on établit des cheminées d'appel de 0m,40 de hauteur environ avec des pierres, des briques, ou des mottes de gazon (instruction ministérielle du 21 juillet 1889).

La préparation des repas se fait par escouade et, si possible, dans les logements des caporaux ou brigadiers (art. 21 du règlement du 23 octobre 1887). Quand l'homme est logé chez l'habitant, il a « la place au feu et à la chandelle ». Pendant les routes, le fantassin emporte la viande préparée la veille, pour la manger froide le lendemain à la grande halte, le cavalier ne fait pas de repas en route.

En campagne, on se rapprochera, autant que les circonstances le permettront, des habitudes prises dans les garnisons, quant aux heures des repas. Dans les marches de guerre, d'après nos règlements, il n'est pris de repas en route que lorsque la colonne doit faire un long trajet, franchir par exemple quarante à cinquante kilomètres en marchant de jour et la nuit : outre la grande halte, qui n'a pas lieu d'ordinaire en campagne, on donne à la troupe un repos de trois à quatre heures pendant lequel on prépare les aliments (art. 142 et 143 du décret du 26 octobre 1883). « Si l'on ne peut pas préparer la soupe, on fait griller la viande du repas du soir et on s'assure qu'elle est parfaitement cuite, particulièrement la viande de porc, qu'il ne faut pas craindre de faire cuire une seconde fois. Autant que possible on ne part pas à jeun » (Art. 359 du décret du 20 octobre 1892) et l'article 149 du règlement sur le service en campagne dit : « Les unités qui partent après neuf heures du matin font le principal repas avant de partir. Celles qui partent avant neuf heures du matin, le font en arrivant ».

En campagne, les sous-officiers prennent leurs repas avec les hommes ; les officiers groupés en *popote* font préparer leurs aliments par leurs ordonnances.

Le général Lewal (*Tactique du ravitaillement*) fait remarquer que puisqu'en garnison on est arrivé à faire trois repas, il serait bien étrange qu'on en fît moins en campagne, et il pense que les trois repas doivent être la règle quand on est libre de ses marches, partant le matin, faisant halte avant midi et cantonnant la nuit pour repartir à l'aube suivante. Il en est facilement ainsi, dit-il, dans les expéditions à petites colonnes, mais dans les grandes opérations, les combinaisons de l'adversaire et la longueur des colonnes créent des situations différentes entre les fractions d'une colonne, parfois d'une même unité. Cependant il estime que dans ces cas encore, on doit éviter l'alimentation anormale et la rapprocher, au contraire, le plus possible de la méthode normale, et qu'il convient au moins de profiter, lorsque les heures régulières ne peuvent pas être tenues, de tous les arrêts pour faire manger les troupes, sans oublier ce principe pendant le combat. « C'est l'application du vieux précepte de guerre : Dormir et manger toutes les fois qu'on en trouve l'occasion. C'est plus qu'une règle, c'est la nécessité même et, en campagne, on doit manger quand on peut, l'heure n'y fait rien ». Si l'on arrive tard au cantonnement, les hommes se nourriront avec ce qu'ils auront apporté ; soupe maigre rapide, viande grillée, rôtie ou de conserve, légumes cuits à la graisse, etc., puis se livreront au repos. Pendant ce temps, les cuisiniers feront la soupe grasse qui sera ainsi prête quelle que soit l'heure du départ.

Le général Billot, dans les prescriptions générales qu'il a données pour les manœuvres des 2e et 3e corps, en 1893, fait justement remarquer que pendant les manœuvres la distribution se faisant régulièrement, le soldat peut toujours manger la soupe le soir dans les cantonnements, conformément à ses habitudes de garnison. « En campagne, il n'en est plus de même : les distributions n'ont pas la même régularité, elles ont toujours lieu très tard et il ne faut plus trop compter, en arrivant dans les cantonnements, sur la soupe du soir. Si le soldat voulait l'attendre, il passerait sur pied une partie de la nuit et, par suite, ne jouirait d'aucun repos. Il y a là une éventualité à laquelle il faut se préparer dès le temps de paix. » C'est pourquoi il estime « qu'il serait utile d'habituer les hommes à faire la soupe pendant la nuit, manger le matin avant le départ. La viande cuite serait divisée en deux parts : l'une serait consommée à la grand'halte, où les hommes prendront ensuite le café, l'autre réservée au repas du soir pris dans les cantonnements ; on y ajouterait du café et, s'il était possible, du fromage et des légumes. Les hommes seraient ainsi suffisamment restaurés ; ils pourraient se coucher de bonne heure et auraient toute la nuit pour se reposer ».

Dans les marches, la ration de garnison, avant qu'il fût constitué une ration de manœuvres, aurait été insuffisante sans les adjonctions que rend possible le supplément de solde.

Chaque fois qu'un supplément d'alimentation peut être accordé, il convient surtout d'augmenter la quantité de viande, plutôt que de distribuer du vin (circul. ministérielle du 5 février 1894), et il est d'expérience qu'une bonne gestion permet d'améliorer singulièrement la ration réglementaire en station.

Lèques rapporte qu'au 12ᵉ bataillon des chasseurs alpins, avec les indemnités en argent régulièrement perçues, on a pu donner, en 1886, pendant les marches précédant les manœuvres, de 350ᵍʳ à 400ᵍʳ de viande et en outre 0ˡ,25 à 0ˡ,50 de vin (1).

La soupe a été l'aliment généralement préféré en guerre : si l'alimentation variée est désormais admise dans les casernes, il faut bien reconnaître que la difficulté est grande de préparer ordinairement en campagne des ragouts et même de la viande grillée sur des foyers improvisés en pleine campagne avec quelques pierres ; la soupe, d'autre part, n'exige pas des cuisiniers experts ; elle a l'avantage, bien qu'elle n'utilise pas toutes les parties alibiles de la viande, de fournir un aliment chaud, agréable, légèrement stimulant et de quantité telle, qu'il calme vite la faim. Cependant souvent le temps manquera pour la cuisson du pot-au-feu. Combien de fois n'a-t-on pas vu « renverser la marmite » avant que la soupe et la viande fussent cuites !

Schindler (2), se plaçant dans les conditions du soldat en campagne, a constaté expérimentalement que pour installer un foyer et allumer le feu, il faut trente-cinq minutes ; puis, pour porter à l'ébullition 4ˡ d'eau dans une gamelle ou une marmite de campement vingt-huit autres minutes sont nécessaires : soit une moyenne de soixante-trois minutes ; si on y ajoute quatre heures pour faire le pot-au-feu, on voit que plus de huit heures sont nécessaires pour préparer les deux soupes de la journée. C'est pourquoi il préconise l'emploi habituel des conserves de viande, de la graisse et des féculents. Si l'homme, dit-il, avait à sa disposition une certaine quan-

(1) LÈQUES, *Etude sur l'hygiène des bataillons alpins.* (*Archives de médecine et de pharmacie militaires*, 1888, t XI, p. 269.)

(2) *L'alimentation du soldat en campagne.* — Paris, 1885.

tité de fécule (pois, haricots, lentilles), il suffirait, pour préparer une sorte de soupe plus substantielle que le pot au feu, de délayer cette fécule dans un peu d'eau froide, puis de la verser dans de l'eau bouillante et d'attendre dix minutes ; le soldat, en trempant dans la soupe ainsi obtenue telle quantité de pain qui lui conviendrait, aurait, au bout de soixante-treize minutes, un aliment chaud, préparé aussi vite que le café. En diminuant la quantité d'eau, ou en y délayant une plus grande quantité de fécule, il obtiendrait, dans les mêmes délais ou plus rapidement, une *purée* de pois, de lentilles, de haricots, qu'il pourrait rendre plus sapide en y versant le jus provenant du rôtissage de sa viande.

« En effet, pendant que l'eau est en train de chauffer, le soldat prend le couvercle de la marmite de campement ou même celui de la gamelle individuelle, le place sur le même foyer allumé, y dépose une partie de la graisse en nature qui fera partie intégrante de la ration. En quatre minutes cette graisse est portée à une très haute température ; il y met ensuite sa viande, préalablement désossée et coupée en autant de morceaux qu'il y a d'hommes à nourrir au même feu et, au bout de douze autres minutes, il aura un rôti légèrement saignant, succulent ou, s'il le préfère, une viande complètement rôtie au bout de dix-neuf minutes. Cette viande aura conservé son volume presque entier, son poids intégral et ne sera pas réduite de moitié et ratatinée comme il arrive quand on la fait bouillir. Le jus et la graisse qui resteront dans le couvercle seront mélangés avec la soupe ou purée, car le rôtissage a eu lieu pendant que l'eau était en train de chauffer, cette double opération se faisant concurremment dans le délai de cinq quarts d'heure.

Le lard peut être rôti exactement comme la viande, et il n'en est que meilleur.

A défaut de bois pour faire ce rôtissage, on peut se servir de paille ou d'herbes sèches arrachées dans les champs ou au bord des chemins, et l'opération a lieu dans les mêmes délais de vingt minutes.

Un homme est-il isolé ou les ustensiles de campement sont-ils perdus ou hors d'usage ? Il pourra préparer soupe, purée et rôti avec la seule gamelle individuelle et son couvercle ».

Schindler remarque avec raison que les soldats français, privés de pain et de viande, mais approvisionnés de farine, ne sauraient pas s'en servir avec la même facilité que les soldats d'autres pays accoutumés à préparer des pâtes ou des soupes par la simple cuisson à l'eau. Cependant, dès 1660, Vauban avait indiqué au régiment de la Sarre le moyen de fabriquer de la soupe avec des grains de blé préalablement ramollis par un séjour prolongé dans l'eau après ébullition ; il ajoutait du lard et estimait qu' « il est constant que cette nourriture les entretiendra (les soldats), sains et gaillards, leur donnera de l'embonpoint et des forces, en leur conservant la santé. » Le blé suffisait aux armées romaines, et à Sainte-Hélène, Napoléon rêvait d'armées sachant se passer de tout autre aliment.

Néanmoins, l'alimentation préconisée par Schindler ne saurait être considérée que comme destinée à remplacer la soupe en cas de nécessité, et nous pensons avec le général Lewal que cette préparation, au moins une fois par jour, doit rester l'aliment à rechercher pour le soldat en campagne.

Les indications qui suivent sont données par l'instruction ministérielle du 24 juillet 1889, sur le mode d'emploi du nécessaire Bouthéon. Elles peuvent aussi servir d'indication pour l'utilisation des ustensiles à quatre.

La marmite du nécessaire ayant une contenance de 2¹,3/4 permet la préparation de la soupe pour deux hommes, du ragout et de la conserve de viande pour trois ou quatre hommes, du café pour huit ou dix hommes. La gamelle du nécessaire a une capacité de 1¹,3/4 ; elle est destinée à remplacer dans ses usages habituels la gamelle individuelle ; elle peut au besoin servir à la préparation du café, mais il vaut mieux affecter à cet usage quelques appareils, toujours les mêmes. Si l'adoption du nécessaire avait l'avantage de permettre aux hommes de vivre isolément ou par deux, la préparation des aliments devait cependant se faire en principe par escouade, sous la surveillance du caporal, et autant que possible les ressources en ustensiles et en vivres devaient être mis en commun par les hommes de l'escouade.

Pour la préparation de la soupe avec le nécessaire Bouthéon, on procède de la façon suivante. Dans chaque escouade, la viande est séparée des os, puis divisée en morceaux suffisamment gros pour que le découpage ultérieur soit facile ; on ne s'occupe pas de la répartition en portions individuelles qui ne sera faite que plus tard, on a soin seulement de proportionner les morceaux à la contenance des marmites. La viande, les légumes et les os sont cuits séparément dans le nombre de marmites nécessaire. Les récipients restant disponibles jusqu'à concurrence du total d'ustensiles qu'exige la préparation des repas de l'escouade, servent à faire chauffer de l'eau. De temps en temps, on remplace le bouillon par l'eau des légumes ou des os et l'on ajoute de l'eau chaude. Lorsque toutes les denrées sont suffisamment cuites, on les retire, on mélange tous les bouillons, on trempe et l'on répartit les portions. La cuisson, pour obtenir la soupe, doit être continue mais modérée pendant deux heures et demie et même trois heures et demie, lorsque la viande a été fraîchement abattue ou lorsqu'on emploie des légumes secs.

Les aliments autres que la soupe sont préparés d'une façon analogue, si le partage des denrées offre des difficultés ; si au contraire les denrées peuvent être réparties par groupes de deux, trois ou quatre hommes et même plus, on se sert d'une marmite par groupe.

Le ragout aux pommes de terre ne demande que deux heures à deux heures et demie de cuisson, et sa durée peut être notablement réduite pour les conserves de viandes, potages concentrés, etc.

Il semble que des règles aussi précises pour la préparation des repas en campagne n'existent pas dans toutes les armées, puisque le colonel autrichien Laymann réclame des instructions à ce sujet. Il voudrait aussi que les cuisiniers fussent exercés dès le temps de paix à ce qu'ils auront à faire en campagne, et lui-même nous donne quelques préceptes pratiques : nécessité du battage de la viande trop fraîchement tuée ; inconvénients qui existent à la faire rôtir (à moins qu'il ne s'agisse de viande de porc) ; avantages qu'il y a à hacher la viande trop fraîche ou provenant d'un animal trop maigre ; manière de débiter et de préparer la chair du mouton qui peut se servir bouillie, sous formes de côtelettes ou de tranches, rôtie, coupée menu, braisée, etc. (1).

Pendant les grandes manœuvres russes en 1893 dans le district de Samarcande, par ordre du général-lieutenant Rostovtseff, on a employé le procédé de la marmite norwégienne de la façon suivante. Le matin, une heure et demie avant le départ du camp, on commençait la cuisson de la soupe par le procédé ordinaire, mais aussitôt que l'eau entrait en ébullition on retirait les marmites du feu, on enlevait la viande, on la découpait en portions puis on la remettait dans les marmites et l'on recommençait la cuisson. Dès que l'eau arrivait une seconde fois à l'ébullition, on enlevait la marmite, on la fermait au moyen de son couvercle, on l'enveloppait de feutre et on la suspendait à l'essieu d'un araba du type local à deux roues, et l'on trouvait la nourriture cuite à l'arrivée et prête pour une distribution rapide. La marmite employée était la marmite ordinaire des compagnies, dont on fixait solidement le couvercle à l'aide de vis. On y ajoutait aussi un couvercle rond en bois disposé comme un flotteur sur le liquide (2).

A diférentes époques il a été question de faire suivre les troupes par des cuisines roulantes. Le maréchal de Saxe en a eu l'idée, et ultérieurement bien des essais ont été tentés. Au commencement de la guerre de 1870, l'armée allemande a dû abandonner ses fourgons-cuisines. La marmite norwégienne chargée sur une voiture a été préconisée par Jeannel. En 1887 on a expérimenté en Autriche-Hongrie une voiture-cuisine permettant de préparer en trois heures la nourriture de cent hommes, imaginée par le colonel Max de Patoni (3). Elle représente un chariot renfermant un foyer au-dessus duquel sont disposés un four à rôtir et deux chaudières-marmites pour soupe, rata, gouliar (mets national hongrois tenant de la soupe et du ragoût). La voiture porte en outre un dépôt de combustibles, deux marmites supplémentaires, un percolateur pour deux cents rations de café, une table et une machine à hacher la

<hr>

(1) On trouvera des règles détaillées et pratiques sur la cuisson des aliments en campagne dans *Sanitätsberitch über die König. Bayer Armee*, du 20 août 1891 (*Deutsche militär. Zeitsch.*, 1894, fasc. 5, p. 236).

(2) *Progrès militaire* du 10 janvier 1894.

(3) Richard et Longuet, *Archives de médecine et de pharmacie militaires*, 1887, t. II, p. 501.

viande. La cuisson se fait dans de bonnes conditions quelle que soit l'allure du véhicule.

A l'exposition de 1889 on a pu voir deux appareils culinaires mobiles proposés l'un par Malen et l'autre par Déglise.

En 1891, la question a été de nouveau posée en Autriche et l'on a a insisté sur les avantages que retireraient les hommes de repas préparés sans fatigue pour eux, prêts à être servis au moment de l'arrivée au cantonnement ou au bivouac ; on a discuté la possibilité de substituer aux voitures qui actuellement transportent la viande de réserve, deux voitures-cuisines par bataillon ; on a comparé leurs avantages aux inconvénients des marmites à deux dont sont pourvus les soldats autrichiens (*Armœblatt*, 1891).

La supériorité hygiénique des fourgons de ce genre sur le mode actuellement adopté pour la préparation des repas est évidente, mais est-il vraiment possible, avec la mobilité que doivent avoir les effectifs, de faire suivre les régiments par des véhicules de ce genre ? Peut-être quelques modèles sont-ils utilisables dans les camps temporaires et dans les marches à l'intérieur ou, s'ils ne peuvent pas trouver place dans le train régimentaire, peuvent-ils être adoptés dans certaines formations sanitaires.

Depuis 1888, on a expérimenté plusieurs fois en Saxe, avec un certain succès, l'appareil culinaire de Hahn (*Die Zubereitung der Speisen im Kriege*, Berlin, 1892). Ce fourneau, d'un très petit volume, très léger, facilement maniable, permet les préparations les plus variées ; il fonctionne également bien en plein air ou sous toit ; en cinq heures il peut préparer 500ᴸ de soupe et 1.000 portions de viande rôtie. Installé dans un endroit central, il pourrait souvent servir pour l'alimentation de troupes momentanément stationnées, et ainsi être vraiment utile en campagne.

Mais quel que soit le mode de préparation des aliments, quel que soit la façon dont les aliments parviendront aux hommes, ce qui importera surtout, dans toutes les circonstances de guerre et même de manœuvres fatigantes, ce sera de pourvoir largement les soldats de viande : sans elle le repas du temps de guerre sera toujours insuffisant, elle seule est capable de fournir les éléments de réparation indispensables. Dans les expéditions lointaines nous avons su souvent mettre l'alimentation d'accord avec les efforts demandés à nos hommes. « Au Mexique, » dit le médecin principal Tarneau, « c'est certainement grâce à l'abondance de la viande fraîche, dont chaque soldat pouvait toucher près de 600ᵍʳ, que nos colonnes ont pu franchir des espaces considérables dans un état sanitaire excellent. En Italie, même abondance, mêmes efforts, même état sanitaire. En Crimée, c'est tout autre chose, et la scène pathologique offre un décor bien différent. Les soldats sont misérablement installés ; les distributions sont irrégulières ; les rations insuffisantes et pas assez variées ; la viande distribuée donne l'idée des vaches transparentes de

Pharaon, selon l'expression de l'inspecteur Baudens, aussi les épidémies éclatent et la mortalité devient considérable (1) ».

A défaut de la viande fraîche, les conserves de viande ou la viande congelée devront la remplacer momentanément, associées à du pain de bonne qualité, ou à défaut et pour peu de temps, à ses succédanés.

Quant aux vivres de réserve portés normalement par l'homme, ils ne doivent être consommés que sur l'ordre qui en est donné et ne constituent, comme leur nom l'indique, qu'une alimentation utilisable seulement en l'absence des distributions ordinaires.

ARTICLE VI. — ALIMENTATION DANS LES ARMÉES ÉTRANGÈRES

I. **Armée allemande.** — En temps de paix, le soldat allemand en garnison touche le pain en nature, et la *Frieden Portion* n'est ordinairément distribuée qu'en manœuvres. Il est fait retenue sur la solde d'une somme de 0ᶠʳ,15, ou plus dans certaines garnisons, qui est versée aux fonds de l'ordinaire (*Menagen Fonds*), laquelle est régie par la commission des ordinaires (*Menagen Commission*), présidée par le chef de bataillon (*Major*) et dont sont membres un capitaine, un lieutenant et le médecin du bataillon. La commission, à l'aide de cette retenue et d'indemnités variables suivant les garnisons, fait préparer le déjeuner du matin, le repas de midi (*Mittagskost*) et quelquefois, mais exceptionnellement, le souper de sept heures, le soldat étant le plus souvent libre de prendre ce repas où il le désire, à l'aide de son prêt ou de ses ressources personnelles.

Le premier déjeuner se compose de café noir ou de café au lait. Le repas de midi comprend un plat de viande et un plat de légumes. Le dîner, quand il est préparé au quartier, est constitué par une soupe en hiver, un morceau de fromage ou de la charcuterie en été et modifié suivant les ressources de l'ordinaire ; parfois il est distribué du thé. En réalité, le repas du soir est presque toujours fourni par les hommes eux-mêmes qui le prennent isolément, grâce aux envois des familles, qui usent, pour améliorer l'alimentation de leurs enfants sous les drapeaux, des grandes facilités que leur fournit pour cela la poste allemande.

Les instructions ministérielles du 9 septembre 1878 et du 15 décembre 1884, sur l'administration des ordinaires (*Menagen Fonds*), recommandent une grande variété dans l'alimentation. Les bonis ne doivent jamais dépasser 120 marcs (150ᶠʳ) pour 100 hommes.

La ration journalière, en temps de paix (*Frieden Portion*), d'après Roth, et Lex, comprend :

_____

(1) TARNEAU, *Leçons d'hygiène militaire, Journal des sciences militaires* et tirage à part, Paris, 1875, p. 74.

Pain........................ 150gr | ou Orge perlé............. 150gr
Viande..................... 250 | ou Légumes secs......... 300
Riz........................ 120 | ou Pommes de terre....... 2.000

et son rendement correspond à :

155gr albuminoïdes.
536   hydro-carbonés.
40   graisse.

Le pain de munition du soldat allemand est fabriqué, en général, avec deux parties de seigle et une partie de froment ; il est distribué à raison de trois livres par homme tous les deux jours. Toutefois sa composition varie suivant le cours des céréales : quand le froment est rare, le seigle le remplace dans une plus forte proportion, et le pain lourd qui résulte de la prédominance du seigle est d'une digestion difficile, mais il est préféré par les Prussiens du nord à un pain plus riche en froment, plus léger et d'une digestion plus facile. Le seigle est toujours bluté à 18 ou 15 p. 100. Les miches sont de 3kg.

Cette manière variable de fabriquer le pain doit souvent éveiller l'attention des hygiénistes allemands, d'autant que le docteur Lehmann a démontré que certain pain en usage dans le nord de l'Allemagne, fabriqué avec des grains mal moulus et presque exclusivement constitué par du seigle (*Schotbrot*), non seulement est désagréable au goût et d'une faible valeur alimentaire, mais encore contient souvent en quantité appréciable des substances toxiques (1).

Munck (2) fait remarquer que, d'une façon générale, le pain du soldat allemand est trop acide ; il est mal levé et forme une masse difficilement attaquée par les sucs digestifs ; il en résulte qu'un cinquième de son poids (en comprenant la cellulose) et plus d'un tiers des substances azotées passent inutilisées dans les fécès. Une mouture plus fine et un meilleur blutage donneraient à ce pain une bien plus grande valeur nutritive.

Il trouve aussi que la ration de pommes de terre devrait être ramenée à 800gr et même à 400gr.

La ration de garnison pourrait, d'après lui, être ainsi composée : pain, 750gr ; viande, 150gr ; pommes de terre, 400gr ; riz, 70gr ; graisse, 45gr. En manœuvres la viande serait portée à 250gr, la graisse à 65gr ; en guerre la viande à 350gr et la graisse ou le lard à 80gr.

Il estime qu'on doit consacrer au déjeuner 20 p. 100 de la ration journalière, au dîner 50 p. 100 et au souper 30 p. 100.

En temps de paix, les troupes font le plus souvent ordinaire par bataillon.

(1) LEHMANN, *Hygienische Studien über Mehl und Brot, mit besonderer Berücksichtigung der gegenwärtig in Deutschland üblichen Brotkost.* (*Arch. f. Hygiene*, t. XIX, 1893, p. 71 et 363.)

(2) *Deutsch. milit. Zeitsch.*, 1893, 12, p. 556 et *Handbuch d. Th. Hygiene* de Weyl. — LONGUET, *Archives de médecine et de pharmacie militaires*, t. XXIII, 1894, p. 232.

Le personnel attaché à la cuisine de la troupe comprend : un officier, deux cuisiniers et un boucher.

Dans les casernes allemandes les cuisines sont souvent situées dans les les sous-sols, ainsi que nous l'avons dit.

Bien qu'il n'existe pas en Allemagne, comme chez nous, de type de fourneau de cuisine officiellement désigné et qu'il soit laissé aux chefs de corps une très grande initiative pour le choix des appareils de cuisson, deux modèles de fourneaux se partagent la faveur des régiments et tendent à se substituer aux autres systèmes anciennement usités : ce sont l'appareil Becker et l'appareil Senking. Ils présentent tous deux des récipients à fermeture hermétique. De plus, la cuisson des aliments de nature différente s'y fait dans des marmites distinctes. Cette disposition permet de varier à volonté le degré de cuisson des aliments suivant leur nature.

Le système Becker comprend des marmites placées dans un bain-marie chauffé par injection de vapeur. Ces marmites sont fixes ou mobiles. Un four à rôtir est chauffé par les gaz chauds venant du foyer du générateur de vapeur. Ce générateur est vertical, tubulaire, pouvant supporter une pression de cinq atmosphères, bien que la pression employée d'ordinaire ne dépasse pas une ou deux atmosphères et demie. La surface de chauffe, variable avec l'importance de la cuisine, est comprise entre $1^{m2},5$ et 6^{m2}.

Comme il n'y a qu'un repas de viande et légumes à préparer, les aliments sont cuits, dans l'appareil Becker, dès l'après-midi pour le lendemain à midi. Voici comment on procède à la cuisson. Les caisses étant remplies d'eau, les légumes sont placés dans les marmites, la viande coupée en portions individuelles, est posée sur des plateaux en fil de fer qu'on descend dans les marmites remplies d'eau à une hauteur telle que le niveau du liquide affleure la surface supérieure des couches superposées de viande. On ferme alors les caisses et l'on ouvre les robinets d'accès de la vapeur. Lorsque la température du bain est arrivée à 100° pour les légumes (soit à 90° à l'intérieur de la marmite), à 85° ou 90° (soit 74° à 80° à l'intérieur de la marmite) pour la viande, on arrête l'arrivée de la vapeur et on laisse la cuisson s'achever sans nouvel apport de calorique.

Les aliments se conservent chauds très longtemps : dans des appareils placés à l'intérieur d'une cuisine, la déperdition de la chaleur ne dépasse pas 10° en vingt-quatre heures. Bien que le fourneau Becker soit chauffé par une chaudière annexe, on a proposé de le monter sur roues et d'en faire ainsi un appareil mobile de campagne.

L'appareil Senking comprend trois fourneaux à foyer distinct, sur lesquels sont placées des marmites à double paroi, fixes, closes par un couvercle mobile autour d'une charnière, et venant reposer sur un rebord en caoutchouc. Entre les deux parois des marmites se trouve un espace annulaire destiné à contenir de l'eau chaude. Les buées s'échappent par un tuyau qui traverse le couvercle et viennent se rendre dans un condenseur. Le four à rôtir est complètement distinct des autres parties de

21

l'appareil. Pour faire fonctionner le fourneau, on remplit d'eau les espaces annulaires des marmites, on place les aliments dans ces marmites et on allume les foyers. La température s'élève dans les marmites à 104°. La durée de la cuisson comptée depuis le moment de l'allumage du feu varie de deux heures et demie à quatre heures et demie. Le repas se prépare dans la matinée du jour où il doit être consommé. Cet appareil est absolument fixe.

On se sert aussi du fourneau Kalkbrenner, dans lequel les marmites sont également chauffées au bain-marie ; il se rapproche en cela du système Senking, mais sa construction est plus délicate et plus compliquée.

Chacun de ces appareils présente des avantages et des inconvénients. L'appareil Becker, dont le générateur est placé à l'extérieur permet une extrême propreté de la cuisine, ses organes sont simples et solides, à l'exception des robinets à vapeur ; mais il résulte des expériences faites à la cuisine du 1er bataillon du régiment de fusilliers de la garde, en 1885, que, lorsque la viande cuit pendant quelques heures seulement dans l'appareil Becker, elle reste dure et coriace et qu'il est nécessaire pour l'attendrir, de la laisser séjourner toute la nuit dans les marmites.

Les expériences de Lœffler et de Bredermami ont fait admettre que d'une façon générale, les aliments préparés avec l'appareil Senking sont pénétrés plus profondément par l'eau que ceux cuits dans l'appareil Becker ; ils semblent plus assimilables car ils se laissent dissoudre en plus grande proportion dans un mélange dosé d'acide chlorhydrique et de pepsine.

Gœtschy rapporte que des expériences faites en 1887, à Versailles, au 1er régiment du Génie, avec un appareil analogue au Becker ont donné des résultats semblables à ceux obtenus à Berlin (1).

Jusqu'en 1887 on distinguait (d'après Roth et Lex), deux rations de guerre ; la petite ration (*kleine gewöhnliche Kriegs-Portion*) comprenait :

Pain 750gr ou biscuit...	500gr		ou Farine.................	250gr
Viande fraîche..........	375		Café vert..............	30
Viande fumée..........	250		ou brûlé.	25
ou Lard salé.	170		ou Thé....................	3
Riz ou orge perlé.......	125		Sel.....................	25
ou Légumes secs..........	250		Sucre.................	17
ou Pommes de terre.......	1.500			

ce qui correspondait à

Albuminoïdes...	141gr
Hydro-carbonés..	458
Graisse.................	51

La grande portion de guerre (*grose Kriegs-Portion*) était composée de :

(1) Voyez Gœtschy, *Les appareils de cuisine militaire en Allemagne* (*Revue du génie militaire*, 1888, t. II, p. 469 et suiv.).

Pain......................	750gr		Sel......................	25gr
Viande (sans os)...........	500		Café vert............	30
Riz.............. · ...	170	ou	Brûlé......	25
ou Orge .. .. ·	160	ou	Thé................. ..	3
ou Légumes secs	320		Sucre.................	17
ou Pommes de terre........	2.000		Eau-de-vie...............	01,10

Elle représentait :

Albuminoïdes......	181gr
Hydro-carbonés..	558
Graisse..........	64

En pays ennemi, il pouvait être ajouté à cette ration : Bière, un litre ou vin, 1/2 litre ; 50gr de beurre ; 50gr de café, ou telle quantité d'aliments ou de boisson qui serait prescrite, car il était entendu que les tarifs établis par les règlements du 4 juillet 1867 ne constituaient que des indications pour le commandement et l'on se souvient, qu'en pays ennemi, les réquisitions ont fourni au soldat allemand une alimentation copieuse.

Les vivres de sac *(eiserne Portion)* étaient les suivants :

Biscuit..........	500gr		
Riz.......................	125	Ensemble....	0kg,875
Viande pressée ou salée...	250	ou..........	0 ,955
Lard...	170	selon les aliments	
Sel.....	25	distribués.	
Café vert......................	30		
Café torréfié..........................	25		

D'après le règlement sur le service en campagne du 23 mai 1887, la ration de campagne se compose de :

750gr de pain ou 500gr de biscuit ; 375gr de viande fraîche ou salée, ou 200gr de viande fumée de bœuf, de mouton ou de porc, de saucisses à la viande, de saucisses de conserve, de lard, de conserve de viande ; 125gr de riz, de grains mondés, de gruau, ou 250gr de lentilles ou de farine, ou 150gr de conserve de légumes, ou 1.500gr de pommes de terre ; 25gr de café torréfié, ou 30gr de café non torréfié, ou 3gr de thé avec 17gr de sucre ; 25gr de sel.

On a reproché à cette ration de n'être pas assez riche en albumine. Uffelmann propose de la modifier ainsi : lard en jambon, 700gr ; biscuit, 100gr ; conserve de pommes de terre, 150gr : café, 40gr : sel, 20gr.

En pays ennemi, la ration de campagne est augmentée toutes les fois que les circonstances le permettent et complétée par des boissons fermentées et des cigares.

L'art. 283 du règlement, du 23 mai 1887 sur le service en campagne de l'armée allemande spécifie que les vivres de réserve ne doivent être consommés que lorsque toutes les autres ressources font défaut et seulement sur l'ordre du commandant de la troupe ; tous les officiers sont tenus de veiller rigoureusement à la conservation des vivres de réserve.

Le soldat allemand est pourvu d'une marmite individuelle (*Kochgescher*) qui sert également de gamelle (1).

D'après la loi du 13 juin 1873 sur les prestations militaires et un décret impérial du 14 avril 1888, l'alimentation des troupes en marche, pendant les jours de marche et de repos, ainsi que dans les haltes et dans les cantonnements, incombe aux municipalités et aux habitants. Le militaire doit en principe se contenter de la nourriture de l'habitant. Il ne peut exiger de lui d'autre boisson que du café.

La ration de pain se partage en portions égales pour le déjeuner, le dîner et le souper. Le déjeuner consiste en café ou soupe. Le dîner en viande et légumes. Le souper en légumes. Si l'arrivée au cantonnement a lieu le soir, et, à moins que l'ordre de route ne spécifie que le souper seul doit être servi, la ration affectée au déjeuner et au souper est délivrée en un seul repas.

Le pain peut être fourni par l'administration militaire ou soldé aux hommes, pour qu'ils en fassent individuellement l'achat, ou bien il est fourni par les habitants par voie de réquisition.

L'indemnité à payer aux habitants par soldat nourri, est ainsi réglée pour un jour :

	Avec pain.	Sans pain.
Ration journalière entière	0^{mk},80	0^{mk},65
Dîner	0 ,40	0 ,35
Souper	0 ,25	0 ,20
Déjeuner	0 ,15	0 ,10

En règle générale, d'après le règlement du 3 mai 1887, on ne doit pas préparer de repas avant l'arrivée au gîte, mais on considère comme plus avantageux d'attendre la fin de la marche et de faire coïncider la préparation du repas avec le repos de la nuit.

II. **Armée anglaise.** — A huit heures, après s'être livré à des soins de propreté, le soldat anglais prend un premier déjeuner composé de thé ou de café avec du pain et du beurre. Le dîner a lieu à une heure. Ce repas comprend toujours des légumes et de la viande, soit du bœuf bouilli ou salé, soit des ragouts, soit des pâtés; deux fois par semaine on y ajoute de la soupe aux pois ou aux pommes de terre et souvent, notamment le dimanche, des puddings aux fruits. A cinq heures a lieu le souper, composé de thé, pain et beurre ou quelquefois de ragouts, de poisson ou d'autres mets.

Hickman trouve que l'intervalle entre ce dernier repas et le premier de la journée du lendemain est trop espacé et en souhaiterait un quatrième composé de pain et de soupe. De fait, les hommes ont généralement recours à leur argent de poche pour ce repas supplémentaire. On

(1) Nous indiquerons au chapitre VI les modifications projetées ou en cours d'exécution relativement aux ustensiles de cuisine et au poids de l'équipement et des vivres.

retient aux hommes 0ᶠ,16 ou 0ᶠ,30 par jour pour le café, le thé et le sucre, mais ils reçoivent une allocation de 0ᶠ,10 pour la bière.

D'après Parkes, le soldat reçoit de l'Etat, en temps de paix, 373ᵍʳ de pain et 124ᵍʳ de viande ; il achète, sur sa solde, le pain supplémentaire, les légumes, le lait et l'épicerie. Sur pied de guerre, il est alloué en principe 432ᵍʳ de viande fraîche ou salée au minimum avec complément de légumes frais ou conservés, d'après les tarifs spéciaux établis pour chaque expédition, suivant les circonstances particulières dépendant du pays et du climat, et proportionnellement aux fatigues demandées aux hommes. L'histoire militaire d'Angleterre montre avec quel souçi des conditions hygiéniques dans lesquelles vit le soldat, l'alimentation est combinée dans chaque campagne, en tenant compte du climat et de la vie particulière imposée au soldat.

La ration pour la campagne du Soudan, estimée en grammes (*Revue militaire de l'étranger*, t. XXI, 1887) a été fixée comme suit :

Viande de conserve.	453ᵍʳ	Café	9ᵍʳ
ou Viande fraîche	566	Sucre	63
Biscuit	453	Légumes frais ou pommes de terre.	339
ou Pain	566	Végétaux comprimés	28
Thé	9		

Ce qui correspond à 28ᵍʳ,11 d'azote et 307ᵍʳ de carbone. Les hydro-carbures sont peut-être en trop petite quantité.

On distribuait de plus, d'une façon extraordinaire, du rhum (0ˡ,07 environ), du jus de citron et un léger supplément de sucre.

Les cuisines des casernes anglaises sont généralement bien tenues et contiennent les fourneaux et ustensiles nécessaires pour la bonne prépa-ration des aliments, selon les usages du pays.

Les cuisiniers ont reçu une instruction spéciale.

En campagne, le soldat porte deux jours de vivres pesant 2ᵏᵍ. Les voitures régimentaires contiennent des ressources pour six jours.

III. **Armée austro-hongroise.** — Dans l'armée austro-hongroise le soldat ne fait que deux repas par jour : un sommaire le matin et un à midi.

Le pain est noir ; il est distribué à raison de 850ᵍʳ par jour. L'alimenta-tion est variée ; la charcuterie et le lard salé y entrent pour une large part.

Depuis douze ans les délégations insistent pour qu'il soit alloué aux hommes un troisième repas, le soir. Le médecin de régiment Schœfer (1) vient de montrer que, par une bonne gestion des ordinaires, les difficultés financières qu'on oppose à une amélioration demandée à la fois par le commandement et par les hygiénistes, peuvent facilement être levées.

(1) Joan Schœfer, *Organe der militärwissenschaftlichen Vereine.* — Wien, 1893, t. XLVI. — et Longuet, *Archives de médecine et de pharmacie militaires*, 1893, t. XXII, p. 564.

Comparant les besoins organiques du soldat et les ressources du régime alimentaire actuel, il fait ressortir dans ce dernier un déficit de 14ᵍʳ de graisse et 7ᵍʳ d'albumine animale. L'albumine peut être fournie par un supplément de 40ᵍʳ de viande ajouté à la ration journalière de 190ᵍʳ, qui serait ainsi portée à 230ᵍʳ; on gagnerait en même temps 3ᵍʳ à 4ᵍʳ de graisse, et le déficit de ce côté serait ramené à 11ᵍʳ. Si l'on acceptait cette attribution journalière de 230ᵍʳ de viande, 190ᵍʳ continueraient à être employés au repas du matin et l'on pourrait ainsi disposer de 140ᵍʳ de viande deux fois par semaine; c'est en *goulias* qu'il faudrait transformer ce supplément. Les cinq autres soirs, le soldat se contenterait d'une purée de pommes de terre, de riz, de millet, de maïs, de sarrazin, etc., qui, préparée au gras, fournirait largement les 11ᵍʳ de graisse manquante. Mais, en revanche, il faudrait abaisser la ration de pain de 840ᵍʳ à 650ᵍʳ, ce dont, pense-t-il, personne ne se plaindrait. L'économie réalisée sur le pain serait de 0ᶠ,035 à reporter sur le repas du soir; l'appoint serait obtenu par les économies réalisées d'une part par les achats en gros, d'autre part par l'organisation de boucheries militaires. L'alimentation du soldat reviendrait ainsi à 0ᶠ,464 par jour. Or à Vienne, en décembre 1892, l'indemnité représentative montait à 0ᶠ,46.

En attendant cette réforme radicale, Schœfer (1) a prouvé que, par une combinaison judicieuse des éléments dont on dispose, on peut, sans dépasser l'allocation journalière réglementaire de 0ᶠ,445, constituer des déjeuners dans lesquels l'homme reçoit 71ᵍʳ,2 d'albumine, 50ᵍʳ de graisse et 141ᵍʳ,2 de substances hydro-carbonés, alors que rigoureusement il ne fallait, en dehors de la ration de pain et de la soupe du repas du matin, que 59ᵍʳ d'albumine, 49ᵍʳ de graisse, 70ᵍʳ de substances hydro-carbonées. Il désire que la ration de pain, dès maintenant, soit abaissée à 700ᵍʳ et que l'excédent soit transformé en aliments plus utiles, notamment en légumes secs ou en farineux, nouilles, vermicelle, macaroni, etc.

La nouvelle ordonnance de 1892 sur l'alimentation des troupes en campagne distingue trois rations de guerre.

1° *Ration forte de guerre (volle Kriegs Verphlegungs Portion)*, qui comprend :

Pain	750gr	Sel	30gr
ou Biscuit	500	Poivre	0,50
Viande	400	Café	25
Graisse	20	Sucre	25
Légumes	110	Eau-de-vie	0ˡ,09
Conserve de soupe	36	Tabac	35gr,5

2° *Ration de renfort (Nachschubportion)* composée de la même façon, sauf qu'elle ne comporte pas d'eau-de-vie et seulement 100ᵍʳ de légumes et 17ᵍʳ,8 de tabac.

---

(1) Johan Schœfer, *Ibidem et Organe der militärwissenschaftichen. Vereine* 1892, t. XLV, et *Deutsch. mil*ʳ, *Zeitsch.* 1893, p. 398.

3° *Portion de réserve (eiserne Portion).* — Elle comporte selon la nature des conserves employées : *a*) biscuit, 250^{gr} ; viande cuite, 200^{gr} avec 90^{gr} de bouillon, le tout contenu dans une boîte de fer blanc pesant 80^{gr} ; sel, 25^{gr} ; conserve de soupe, 36^{gr} ; café et sucre : de chacun 25^{gr} ; *b*) pain comprimé (biscuit de viande ou autre conserve analogue), 400^{gr} ; légumes-viandes, 200^{gr} ; sel, 25^{gr} ; café et sucre sous forme de conserve.

IV. Armée italienne. — Au 1er janvier 1887, la ration du soldat italien a été composée comme suit :

	En station.	En marche.
Pain de munition.....	750^{gr}	750^{gr}
Farine blutée à 2 p. 100 ou Biscuit...	560	560
Viande...........................	220	400
Pâte ou riz.......................	240	»
Lard.............................	20	10
Sel...........	20	15

Il n'a pas été déterminé de ration de guerre.

Les vivres du sac devaient comprendre deux rations de viande de conserve, soit deux boîtes de 200^{gr} chacune ; deux rations de biscuit, soit quatre morceaux de 200^{gr} chacun (cinq morceaux pour les troupes alpines) et 40^{gr} de sel.

On proposa ultérieurement de porter la ration de pain à 800^{gr}, de donner 180^{gr} de nouilles et d'allouer à chaque homme faisant partie de l'ordinaire 0^{f},04, destinés à l'achat de légumes tels que salsifis, etc.

Par une disposition entrée en vigueur le 16 octobre 1892, ces propositions ont été modifiées de la façon suivante, pour l'alimentation en garnison. Il est donné : pain, 875^{gr} ; viande, 220^{gr} (240^{gr} pour les troupes alpines ; 300^{gr} pour les pontonniers) ; nouilles ou riz, 200^{gr} ; lard, 20^{gr} ; sel, 20^{gr}. De plus, tous les ans, on distribue par homme 300 rations (400 pour les pontonniers) de café (café, 10^{gr}, sucre, 15^{gr}) et 150 rations de vin (0^{l},25), qu'on donne particulièrement aux époques des grandes fatigues ou les jours de fête. Pendant les marches et les manœuvres, on peut être amené à distribuer, chaque jour, deux rations de vin ou de café. On a maintenu, pour faciliter l'amélioration de l'ordinaire, une allocation de 0^{f},025 par homme.

Il est alloué aux troupes de Massahoua une ration spéciale :

		Az.	C.
Pain	800^{gr}	9^{gr},60	240^{gr}
ou Biscuit..........................	600		
Viande fraîche	400	9 ,60	35,20
ou 1 Boîte de viande de conserve.....	200		
Biscuit pour soupe..................	200	3 ,50	80
Pâte ou riz........................	280	3 ,32	73,80
Fromage, huile ou lard	15	0 ,52	2,18
A reporter		26 ,54	431,18

		Az.	C.
Report		26gr,54	431gr,18
Sel	20gr		
Café	15	0 ,19	1 ,90
Sucre	22		9
Vin	0¹28.	0 ,029	14
		26 ,659	458 ,08

L'indemnité représentative de la ration est fixée à 1ᶠ. La viande fraîche est fournie par un entrepreneur ; les autres denrées sont délivrées par l'administration militaire.

V. **Armée belge**. — La ration du soldat belge, d'après Janssens est la suivante :

Pain de munition...	750gr		Beurre	20gr
Pain de soupe.... .	20		Lard	10
Viande	250		Sel	30
Pommes de terre...	1.000		Café	0¹,25

Le pain seul est touché en nature, l'homme achète les autres aliments sur son prêt.

VI. **Armée espagnole**. — Dans l'armée espagnole tous les aliments, à l'exception du pain qui est fourni par l'État, sont achetés au compte des ordinaires, à l'aide de marchés, par les commandants d'unités qui ont toute liberté pour l'établissement des menus.

Le soldat espagnol tient beaucoup plus à la variété des aliments qu'à la qualité. Le fonds de l'alimentation est constitué par un mélange de légumes, de lard et d'épices de formules très diverses. D'après de Sérignan, la soupe et la viande fraîche sont à peu près inconnues. Les essais tentés pour créer un certain confortable, pour faire prendre aux hommes leurs repas dans des réfectoires ou à des tables quelconques ont mal réussi. Toutes les compagnies ont généralement des menus différents ; il n'est pas rare, dit-il, de voir au moment du repas, les soldats de diverses fractions se réunir pour mettre en commun leurs gamelles, afin d'avoir chacun une part de plusieurs ratas différents.

VII. **Armée portugaise**. — Dans l'armée portugaise on fait deux repas par jour. L'alimentation est variée. La ration journalière de pain est de 0ᵏᵍ,700. Le repas du matin est composé d'une des façons suivantes : Légumes secs (haricots, 320ᵍʳ ; riz et pois de chacun 180ᵍʳ ; haricots ou pois et macaronis de chacun 180ᵍʳ) avec lard, 20ᵍʳ ou morue 80ᵍʳ, sans compter les condiments nécessaires. Le repas du soir comprend : viande 150ᵍʳ ou morue 140ᵍʳ ou lard seul, ou avec tête de porc ou fressure ou charcuterie ; légumes secs 180ᵍʳ ou pommes de terre 200ᵍʳ.

En manœuvres et en campagne, la ration journalière se décompose comme suit :

			MANŒUVRES	CAMPAGNE
Vivres-pain...	Pain de blé ou biscuit........................		0^{kg},700 0 ,450	0^{kg},700 0 ,450
Vivres-viande..	Viande fraîche	Bœuf ou vache.........	0 ,250	0 ,300
		ou		
		Mouton..................	0 ,350	0 ,400
		Saucisson...............	0 ,200	0 ,250
		ou		
		Morue...............	0 ,250	0 ,300
Vivres-légumes		Riz......................	0 ,200	0 ,200
		ou		
		Autres légumes.........	0 ,400	0 ,400
		ou		
		Pommes de terre........	1 ,000	1 ,000
	ou	Pain de soupe..........	0 ,125	0 ,125
		Et Légumes............	0 ,250	0 ,250
	ou	Pain de soupe	0 ,125	0 ,125
		Légumes.............	0 ,150	0 ,150
		Et Pommes de terre	0 ,330	0 ,330
	où	Riz	0 ,150	0 ,150
		et		
		Légumes..................	0 ,120	0 ,120
	ou	Pain de soupe....	0 ,125	0 ,125
		et		
		Pommes de terre.........	0 ,800	0 ,800
Petits vivres...		Sel.................	0 ,016	0 ,016
		Lard...............	0 ,018	0 ,018
		Sucre............	0 ,025	0 ,025
		Café...............	0 ,016	0 ,016
Liquides......		Vin....................	0^l ,400	0^l ,500
		Eau-de-vie	0 ,100	0 ,100

Les vivres de réserve sont constitués exclusivement par du saucisson, de la morue, du lard, du riz, des légumes secs, du sel, du café et du biscuit.

Il n'est délivré de café qu'en campagne et pendant les manœuvres de polygone. Pendant ces mêmes manœuvres, on augmente la ration de viande et l'on distribue du vin au repas de midi.

Les hommes prennent leurs repas dans les chambres ou dans les cours voisines des chambres, quand le temps le permet. Dans les nouveaux projets de caserne, on prévoit des réfectoires, mais il n'en existe pas encore.

VIII. **Armée suédoise**. — Les repas variés ont toujours été la règle dans l'armée suédoise.

D'après le capitaine Roy, la décomposition de la ration journalière donne :

    Albumine 185gr
    Graisse............................ 108
    Matières hydro-carbonées 671

Après le lever, les hommes prennent, dans les chambres, un premier déjeuner composé de café avec pain et beurre et un mélange de harengs ou cabillaud avec pommes de terre ou pois verts. A midi a lieu le dîner qui est servi dans des réfectoires où les bataillons se succèdent. Ce repas se compose de soupe, légumes et viande fraîche ou lard. Des hommes commandés à cet effet servent leurs camarades. A sept ou huit heures du soir a lieu, au réfectoire, un souper composé d'une bouillie au lait. La ration journalière de pain qui s'ajoute à ces repas est de 0ᵏᵍ,850.

IX. **Armée russe.** — La nourriture du soldat russe est en rapport avec l'alimentation ordinaire du paysan.

Le plus souvent chaque corps de troupe fabrique lui-même son pain dans une boulangerie installée dans la caserne. Il est touché alors 930gr de farine par homme et par jour ; cette quantité qui peut s'élever, lorsqu'il y a un travail particulier, jusqu'à 1.113gr, est supérieure aux besoins : les excédents sont vendus dans la caserne et les bénéfices partagés entre les hommes ou bien ils servent à la confection d'une liqueur fermentée (Kwass). — Quand par suite de circonstances particulières, le pain est alloué en nature, il en est fourni 1.230gr par jour à chaque soldat.

Il est distribué journellement 200gr de gruau ; il en est servi chaque jour bouilli et accommodé avec beaucoup de beurre, cette préparation constitue un mets national fort apprécié. Les quantités non consommées de gruau sont également vendues au profit des hommes.

En temps de paix, la viande est achetée directement par les corps, au moyen d'une allocation variable suivant les régions, et s'élevant à 0ᶠ,195 dans la garde et à Saint-Pétersbourg, a 0ᶠ,24 à Varsovie, à 0ᶠ,20 ou 0ᶠ,16 dans le reste de la Pologne, à 0ᶠ,10, à 0ᶠ,18 en Sibérie, à 0ᶠ,06, à 0ᶠ,08 au Caucase.

La ration de viande est de 200gr, mais elle est souvent doublée ou même triplée dans les camps, lors des rassemblements, etc.

Les légumes et les condiments nécessaires sont achetés au moyen d'une prestation de 0ᶠ,03 (1 copeck) par homme et par jour, lorsque les corps n'ont pas de jardins potagers, ce qui est la règle. Les choux sont plus particulièrement employés, et fermentés ils servent à la préparation d'une soupe appelée stchi ; les betteraves sont usitées aussi, fermentées elles donnent une soupe nommée batch, tandis que les pommes de terre dont la culture est peu répandue en Russie, ne sont pas d'un usage fréquent. On fait aussi des soupes au vermicelle, aux pois, au riz, à l'avoine.

Les jours maigres, au nombre de cent cinquante par an, sont rigoureusement observés : la soupe aux poissons est servie ces jours là, et il est alors fait économie de la viande au profit des jours gras.

Les ordinaires bénéficient encore des ventes de farine et de gruau qu'ils peuvent faire et d'allocations distribuées dans quelques circonstances particulières : revues de l'empereur, dotations spéciales et surtout salaire des soldats qui sont normalement autorisés à travailler chez les particuliers, lorsque la saison des manœuvres est terminée.

L'appareil de cuisine le plus usité dans l'armée russe est le fourneau ordinaire avec marmite chauffée directement par le feu. D'après Kariéiew *(loc. cit.)*, on a expérimenté avec succès le fourneau Becker (V. p. 321), dans le régiment de Finlande (de la garde), et deux autres appareils de construction russe, ceux de Docks et de Malkiel, dans le régiment Semenowski (de la garde).

L'appareil Docks a quatre marmites : trois pour les aliments et une pour l'eau ; chacune d'elles est placée dans un compartiment spécial, où elle entre et d'où l'on peut la retirer en la faisant glisser sur des rails. Elles sont hermétiquement fermées par des couvercles. Le combustible est placé à la partie inférieure de tout le système. La fumée passe dans des tubes qui traversent l'eau placée dans des réservoirs construits sous chaque compartiment à marmite. Cette eau chauffée donne de la vapeur qui, à l'aide d'un tube passe, contre les parois de la marmite, s'y condense et retombe dans le réservoir. Lorsque la marmite a atteint 98°, la vapeur sort du compartiment par un tuyau placé à la partie supérieure. Il faut à peu près huit heures pour achever la cuisson ; mais comme tout l'appareil est enveloppé d'une paroi mauvaise conductrice de la chaleur, on peut interrompre le chauffage dès que la marmite a atteint la température voulue, et l'on économise ainsi du combustible sans qu'il se produise dans les aliments un refroidissement notable.

« L'appareil Malkiel ressemble à l'appareil Becker (V. p. 321) avec cette différence que l'eau qui enveloppe les marmites est chauffée directement par des tubes à air venant du fourneau, sans qu'il y ait de chaudière spéciale à vapeur. L'ensemble forme une sorte d'enveloppe ayant deux compartiments inégaux : le plus grand contient deux marmites et est placé au-dessus du feu ; le plus petit ne renferme qu'une marmite entourée d'un manchon mauvais conducteur de la chaleur ; l'eau de ce compartiment s'échauffe par l'intermédiaire de robinets placés dans la cloison de séparation. Des couvercles ferment hermétiquement les marmites. La cuisson se fait à une température inférieure à 100°. Enfin le coffre tout entier est entouré d'une enveloppe mauvaise conductrice de la chaleur », ce qui permet d'arrêter le chauffage de l'appareil avant la fin de la cuisson sans que la température baisse de plus de 1°,5 par heure.

Le zèle des cuisiniers est souvent stimulé par des récompenses et des prix accordés à la suite de certains concours. En 1893, au camp de Krasnoe

Sélo, le grand duc Vladimir Alexandrowicht, commandant en chef des troupes de la garde de la circonscription de Saint-Pétesbourg a témoigné de l'importance qu'il attache à ces questions, en distribuant lui-même des prix gagnés par ceux qui avaient le mieux préparé, dans des fours provisoires, la bouillie et la soupe aux choux.

Dans les cantonnements reserrés, les hommes vivent à l'ordinaire de la compagnie. Les repas sont toujours pris hors des chambres, le plus souvent dans des réfectoires, quelquefois dans les cuisines qui sont alors très vastes. Les mets sont servis dans de grandes marmites pour six et chaque convive armé de sa cuillère de bois, puise à la gamelle commune. Généralement les sous-officiers prennent leur repas avec les soldats, mais sont pourvus d'assiettes et de serviettes.

Il y a deux repas par jour : le repas du matin (dîner) comprend la soupe avec la viande et le gruau ; le repas du soir (souper) ne comporte qu'une soupe avec de la viande.

La boisson habituelle est le *kwass*, la boisson populaire en Russie ; elle est généralement fabriquée par la fermentation de pain dans de l'eau à laquelle on ajoute quelques grains de raisin et un peu de menthe ; c'est une liqueur acidulée, assez agréable et d'un prix de revient très minime.

Le thé n'est pas distribué à la troupe, si ce n'est aux hommes en garnison à Saint-Pétersbourg, mais le soldat l'achète volontiers et le prépare avec de l'eau bouillante qu'il trouve toujours à la cuisine.

Il n'est jamais donné de vin, mais assez souvent de l'eau-de-vie de grains (*vodka*).

Dans la plupart des casernes il existe des cantines exploitées par des gérants ; dans quelques quartiers, comme dans ceux des gardes à cheval, il y a des mess tenus par les corps eux-mêmes.

Lorsque la troupe est logée chez l'habitant, la nourriture est fournie par ce dernier qui touche alors la ration allouée par l'Etat. (Morache, *loc. cit.* p. 541 et s. — Chany, *L'officier et le soldat dans l'armée russe*, Paris, 1890).

« En campagne les vivres sont distribués en nature suivant des tarifs variables, mais qui assurent en général un rendement moyen de 25 à 28 en azote et 350 à 400 en carbone. Dans l'expédition de Kiva, en 1873, la ration allouée représentait près de 30 en azote et 100 en carbone. On comprend qu'avec un tel soutien un soldat, naturellement aussi vigoureux que le soldat russe, puisse accomplir des prodiges de marche (Morache) ».

X. Armée des États-Unis. — La ration *ordinaire* du soldat américain, qui a beaucoup varié depuis 1775, est depuis 1876 la suivante, d'après un rapport officiel de 1876 :

Viande de bœuf....	566gr	Sel................	15gr
Jambon.........	345	Sucre............	66
Pain.............	500	Café torréfié.......	38
Fèves............	66		

Soit 19gr,5 d'azote et 300gr de carbone par jour.

En campagne ou en service actif, on ajoute encore du jambon et du biscuit, ce qui porte la ration à 20gr,5 d'azote et 448gr de carbone. Ce régime paraît aux médecins des États-Unis insuffisant, surtout en campagne. La quantité allouée de jambon est reconnue exagérée, mais il est admis que les économies réalisées sur cet aliment sont destinées à permettre au soldat de faire achat d'aliments de son choix.

Les repas sont très variés.

XI. Armée ottomane. — Le soldat turc passe pour être d'une grande sobriété. Sa ration journalière se décompose ainsi :

Pain	850gr
Mouton	250
Riz	85
Sel	20
Oignons	20

XII. Armée japonaise. — L'alimentation du soldat japonais se rapproche, beaucoup, dit de Santi (1), de celle du soldat annamite. Elle se compose d'une ration journalière de 1.091gr de riz brut et d'une allocation de 0r,29 par homme et 0r,40 par sous-officier. Cette allocation est destinée à l'achat des aliments en usage dans la classe ouvrière, à savoir le poisson frais ou séché, le *tofou*, pâté de haricots fermentés, des légumes : choux, raves, oignons, cornichons, patates, herbes aquatiques ; de mets répandus dans l'Extrême-Orient : crevettes, homards, graines et tiges de nénuphar, gingembre confit, maïs grillé, concombres fermentés, etc. ; des pâtisseries grasses, des condiments. D'après Mori (2), le riz desséché combiné à des haricots pulvérisés sert à fabriquer une sorte de pain, *misso*. Voici l'analyse de quelques-uns de ces aliments.

	RIZ	TOFOU	MISSO
Albumine	7,00	8,19	10,8
Graisse	0,33	3,08	»
Matières hydro-charbonées	74,80	»	18,77
Sel	1,05	0,52	12,50
Eau	13,61	88,21	50,40

Pour suppléer à la trop faible proportion de graisse, on a proposé de distribuer une ration de viande analogue à celle en usage dans les armées

(1) DE SANTI, *L'armée japonaise en 1884* (*Archives de médecine et de pharmacie militaires*, t. XI, 1888, p. 147).

(2) MORI, *Ueber die Kost des japonischen, soldates* (*Archiv. f. Hygiene*, 1886, t. V). — Analysé par Calmette *in Archives de médecine et de pharmacie militaires*, 1887, t. X, p. 150.

européennes. Cette mesure n'a encore été expérimentée que par les équipages de la flotte dont le faible effectif peut se ravitailler en mer, alors que dans l'état actuel des choses, tous les bœufs abattus au Japon dans l'espace d'une année suffiraient à peine à l'alimentation de l'armée. C'est pourquoi Mori propose comme alimentation provisoire, la ration suivante :

Riz	1.547 gr
Poisson	220
Tofou	200
Légumes frais	100
Légumes salés	30
TOTAL	2.097 gr

Dont la valeur alimentaire est de :

Matières albuminoïdes	101 gr.59
Matières grasses	20 ,11
Matières hydro-carbonées	497 ,54
TOTAL	619 gr,54

Ogata (1) a proposé une ration, dans laquelle (comme mesure prophylactique contre le beriberi) une quantité variable d'orge est substituée à une quantité égale de riz.

Voici d'après de Santi, le tableau qui résume les analyses faites par Ogata :

RATION.	AZOTE TOTAL contenu dans une ration.		AZOTE éliminé par l'urine.		AZOTE CONTENU dans les fécès.	
	RIZ.	RIZ ET ORGE.	RIZ pour 100gr. d'azote ingéré.	RIZ ET ORGE pour 100.	RIZ pour 100 de l'azote ingéré.	RIZ ET ORGE pour 100.
Avec poisson...	20 gr,46	22 gr,32	86 gr,5	72 gr,2	2 gr,0	6 gr,2
Avec Tofou....	12 ,02	13 ,88	106 ,5	88 ,0	0 ,8	9 ,0
Avec légumes..	8 ,00	9 ,86	137 ,1	142 ,5	0 ,7	1 ,5
Avec viande...	»	21 ,63	»	75 ,6	»	5 ,4

ARTICLE VII. — BOISSONS.

§ I. — DE L'EAU

I. **Distribution de l'eau dans les établissements militaires.** — Le rôle biologique de l'eau, la facilité avec laquelle s'y développe et s'y

(1) OGATA, *Le régime riz et orge à la garde impériale japonaise*, Tokio, 1886 (en japonais). D'après de Santi (*loc. cit.*) Nous devons plusieurs des renseignements que nous donnons, à des officiers japonais avec lesquels nous avons été en relations à l'école de Saint-Cyr.

conservent les microbes pathogènes, les dangers qu'entraîne son usage lorsqu'elle est polluée, sont les motifs pour lesquels l'étude de cette boisson a toujours très justement préoccupé les hygiénistes militaires. L'eau est la boisson habituelle du soldat et, en campagne surtout, elle est souvent de qualité suspecte.

En temps de paix, il semble que, dans les casernes urbaines, on doive boire généralement l'eau qui est distribuée à la population civile et l'on conçoit l'intérêt qu'a l'armée à ce que toutes les villes de garnison soient pourvues d'une excellente eau de boisson. Les principes généraux de l'hygiène urbaine, quant au choix de l'eau de boisson, à sa distribution et à sa conservation seraient donc rigoureusement applicables aux quartiers (V. *Encyclopédie d'hygiène*, Armand Gautier, *Eaux potables*, t. II, p. 340 et s.) s'il n'arrivait pas assez souvent que les établissements militaires consomment d'autres eaux que celles dont font usage les habitations voisines.

Ainsi par exemple, avant 1887, les casernes de Paris n'étaient pourvues que d'eau de Seine ou de l'Ourcq et le médecin inspecteur général L. Colin put considérer comme un grand progrès, l'établissement qu'il obtint, à la porte de chaque quartier, et en dehors de celui-ci, d'une fontaine alimentée par de l'eau de la Vanne ou de la Dhuys.

Dans beaucoup de garnisons, les établissements militaires ont été pourvus d'eau à l'époque déjà ancienne de leur construction ; depuis lors les villes s'étant assurées l'amenée et la distribution d'eaux de choix, il a paru onéreux, au moment des travaux d'adduction de ces eaux, de les conduire dans les casernes, ou il eût fallu établir des canalisations nouvelles. Dans certains établissements aussi (quartier de la Part-Dieu à Lyon p. ex.), à côté d'une distribution d'eau semblable à celle dont fait usage la population civile, on conserva des puits anciens : leur eau ne devait être employée qu'aux usages de propreté, mais bien souvent les hommes, malgré les défenses faites, s'en sont servis pour la boisson. Enfin dans un certain nombre de casernes, l'eau (puits, bornes-fontaines), de qualité suffisante au moment de la construction de l'édifice, a cessé d'être potable par suite de l'infection du sous-sol par la caserne elle-même ou par son voisinage.

Les médecins et les pharmaciens militaires se sont toujours occupés des qualités de l'eau de boisson distribuée aux troupes, mais les analyses bactériologiques n'avaient pas été généralisées, lorsque au mois de septembre 1888, sur la proposition du médecin-inspecteur Dujardin-Beaumetz, directeur du Service de santé au ministère de la Guerre, le Ministre M. de Freycinet ordonna une vaste enquête sur la fourniture d'eau de boisson des établissements militaires, en même temps que sur l'installation des latrines, et il fut prescrit de procéder à l'examen bactériologique de toutes les eaux suspectes.

Sur les trois cent vingt-cinq analyses bactériologiques pratiquées immédiatement au laboratoire de l'École d'application de médecine et de pharmacie militaires (Val-de-Grâce), sous la direction du médecin-major Vaillard, cent dix-sept eaux seulement ont été reconnues bonnes, soixante et une déclarées douteuses et cent quarante-sept mauvaises. Parmi ces eaux douteuses ou mauvaises, cent trente-deux contenaient en abondance les germes de la putréfaction, trente-trois étaient souillées par les matières fécales humaines et recélaient le bactérium coli, enfin quatorze fois on y a reconnu le bacille d'Eberth (Schneider).

A la suite de cette enquête on a cherché sans retard à doter les casernements d'eau de source, partout où la chose a été reconnue possible : quatre-vingt-douze casernements dont l'effectif normal est de 42.937 hommes en ont été pourvus en une année. Par mesure transitoire l'eau de source a été amenée au moyen de tonneaux dans trente-six autres casernements affectés à 19.317 hommes, de telle sorte que, dès le 1er mai 1889, 160.000 soldats ont immédiatement bénéficié de l'usage des eaux de source, sans compter les réservistes et les territoriaux appelés à servir temporairement dans les mêmes quartiers (1).

Si l'hygiéniste militaire doit avoir le souci constant de l'amenée dans les quartiers d'une eau excellente, il est tenu aussi de veiller sans cesse aux adultérations qui peuvent se produire dans l'eau introduite dans la caserne. Les conduits seront l'objet de son attention au point de vue de leur composition, de leur étanchéité et de leur propreté.

Les réservoirs qu'ils existent pour assurer une distribution régulière, indépendante des variations de l'arrivée de l'eau, ou qu'ils soient exigés par les compagnies concessionnaires qui préfèrent très souvent la fourniture au robinet de jauge à la fourniture au compteur, seront surveillés non seulement au point de vue des vices de leur construction mais aussi au point de vue de leur souillure ultérieure par les poussières et dépôts de toute nature.

Le soldat peu soucieux de sa santé et obéissant à ses instincts, délaissera toujours l'eau de bonne qualité, mais échauffée par son séjour dans les réservoirs, lorsqu'il trouvera dans la caserne de l'eau de qualité douteuse, en principe réservée aux usages de la propreté, mais qui sera plus fraîche. En vain essayera-t-on de le garantir contre son imprudence en inscrivant, comme il a été prescrit depuis longtemps, au-dessus des prises d'eau suspectes : *Eau non potable, interdite, dangereuse.* Ces indications n'ont pas empêché la naissance de plus d'une épidémie de dysenterie ou de fièvre typhoïde ! C'est pourquoi dans les casernes, les mesures suivantes nous semblent-elles indispensables.

Les réservoirs seront proscrits autant que faire se pourra ; lorsqu'il sera impossible de s'en passer, faudra-t-il au moins, pour éviter les

______

(1) Ces détails sont empruntés à la communication faite au Congrès de Berlin en 1891 par le médecin-major de 1re classe Schneider.

inconvénients signalés et pour laisser à l'eau ses qualités d'*eau vive*, ne leur donner jamais une capacité supérieure au volume de l'eau à consommer dans les vingt-quatre heures; on exigera qu'ils soient couverts et nettoyés fréquemment; pour mettre les hommes dans l'impossibilité de céder aux sollicitations de leur imprévoyance, dans les établissements où existe, à côté de la distribution d'eau de boisson, une canalisation d'eau non potable, on poussera le soin, ainsi qu'il a été prescrit dans nos casernes en septembre 1888, sur l'ordre du ministre, jusqu'à faire démonter les balanciers et les manivelles des pompes ou à murer les puits fournissant de l'eau mauvaise.

Ces mesures préventives, malgré leur importance, ne mettraient pas à l'abri de tout danger si des analyses bactériologiques assez fréquentes ne permettaient pas d'affirmer la continuité de l'excellence de l'eau employée. Aussi dans plusieurs centres militaires, École d'application de médecine et de pharmacie militaires (Val-de-Grâce à Paris, École du service de santé militaire à Lyon, Hôpital militaire de Bordeaux, etc.), existe-t-il des laboratoires de bactériologie dirigés par des médecins de l'armée, où les eaux à examiner sont envoyées par les médecins chefs de service, dans les conditions réglementairement notifiées, pour assurer leur récolte, leur conservation et leur transport et rendant possibles les examens biologiques.

Ces conditions ont été déterminées par des notes ministérielles en date du 20 juin 1888, du 27 juillet 1888 et 1er mars 1893. Les directeurs du service de santé des corps d'armée ont eux-mêmes commenté ces décisions. Dans le 14e corps, l'eau est expédiée dans des boîtes en bois doublées de zinc à l'intérieur (boîte no 2) et recevant elle-même une petite boîte (no 1), qui contient quatre flacons. L'instruction suivante a été donnée par le médecin inspecteur Vallin pour le prélèvement des échantillons d'eau à analyser :

« Recueillir l'eau à l'heure la plus fraîche du jour. — Laisser couler l'eau des robinets pendant quelques minutes, afin de vider les tuyaux où l'eau a séjourné. — Déboucher et reboucher sous l'eau à recueillir la fiole stérilisée, en évitant tout contact des doigts avec la partie inférieure du bouchon. — Rogner la partie excédante du bouchon, flamber la surface de section et le goulot de la fiole ainsi fermée, cacheter à la cire, à la paraffine ou à la cire à cacheter, et envelopper chaque fiole dans une double feuille de papier.

» Caler avec du papier les bouteilles dans la boîte centrale no 1, pour éviter leur rupture pendant le trajet, et achever de remplir la boîte avec de la glace en petits fragments et de la sciure de bois. Fixer le couvercle avec des vis. — Glisser à frottement cette boîte au centre de la caisse no 2, doublée en zinc; garnir celle-ci de glace (environ $2^{kg},500$) et achever de remplir avec de la sciure de bois. — Fixer le couvercle de la boîte à l'aide des crampons à vis, avec interposition d'une lame de caoutchouc, en évitant soigneusement l'emploi de vis ou de clous. »

Il est prescrit en outre d'inscrire sur l'étiquette de chaque fiole le lieu, la date et l'heure du puisage, l'indication exacte du puits, réservoir ou cours d'eau, ainsi que le nom du médecin expéditeur responsable de l'envoi. Une courte note doit être adressée le même jour au laboratoire, faisant connaître les circonstances qui rendent l'eau suspecte, l'état du réservoir, du puits (curé ou non curé, couvert ou découvert, etc.), d'où provient l'eau (voisinage de latrines, de fumiers, d'égout, etc.), ou les maladies que cette eau est soupçonnée d'avoir causées.

Des règlements analogues existent en Allemagne où les instructions émanées du département médical du ministère de la guerre, en date du 11 mars 1890 et du 12 avril 1890, prescrivent des analyses détaillées des eaux à l'usage des troupes et font connaître le personnel chargé de ce service placé sous l'autorité des médecins en chef de corps d'armée.

Ce que nous savons de l'influence de l'eau dans l'étiologie, notamment de la dysenterie et surtout de la fièvre typhoïde dans l'armée, indique la haute portée hygiénique de ces mesures.

Pourquoi faut-il cependant que, en dépit de la surveillance minutieuse exercée sur l'eau potable dans les quartiers, les soldats toujours imprudents dans les questions d'alimentation, trouvent quelquefois à la porte même de la caserne la possibilité de s'infecter à l'aide d'eau mauvaise, provenant par exemple de puits particuliers? Pourquoi faut-il que, dans beaucoup de localités, l'eau d'alimentation de tous les habitants laisse à désirer, et que, sur bien des points du territoire, en marche ou en cas de mobilisation, les troupes soient exposées à boire une eau dangereuse? Le Comité consultatif d'hygiène de France s'est à juste titre préoccupé de cette question, et dans sa séance du 20 octobre 1890, a voté les conclusions suivantes :

« Le Comité est convaincu que l'assainissement de la France, au point de vue notamment de la fièvre typhoïde, est d'intérêt national.

» Il est urgent qu'une loi donne aux autorités sanitaires les pouvoirs nécessaires à l'accomplissement de leur mission.

» Cette loi est préparée en ce moment par M. le Ministre de l'Intérieur. Le Comité compte sur l'intervention de M. le président du Conseil, Ministre de la guerre, pour aider au succès de cette œuvre patriotique.

» Il émet le vœu que ce rapport soit communiqué à M. le Ministre de la marine. »

A côté de la *qualité* de l'eau distribuée dans les casernes, la question de la *quantité* allouée est d'une grande importance. Son abondance intéresse l'alimentation et la propreté. Jusqu'en 1888, cette quantité n'était que de 17ˡ à 20ˡ par jour et par homme. Par décision du 6 décembre 1889 le Ministre a adopté les fixations suivantes :

Journellement   30ˡ par fantassin ;
  — 35ˡ par cavalier ;
  — 50ˡ par cheval ;
  — 100ˡ par cantine et ménage ;

Mensuellement 400 à 600ᴵ par voiture à deux ou quatre roues.

Ces quantités sont indépendantes de celles qui sont indispensables au service des latrines, des urinoirs et des égoûts.

En Allemagne, la ration journalière d'eau est de 50ᴵ par soldat ; en Angleterre de 70ᴵ.

Lorsque dans les forts et ouvrages isolés, il est impossible d'amener les eaux de source, par suite, par exemple, de l'altitude élevée, force est bien de recourir aux puits ou aux citernes, et cette nécessité s'impose dans plusieurs de nos garnisons de France et d'Algérie (Voir pour ce qui a trait à la qualité de ces eaux, Armand Gautier, *loc. cit.* p. 360).

L'eau de pluie conservée dans des citernes bien établies peut, à la vérité, constituer une eau de boisson ayant toutes les qualités requises de pureté et de fraîcheur. Nous pourrions citer de nombreux exemples : qu'il nous suffise d'indiquer les belles citernes de l'hôpital militaire d'Aumale (Algérie) qui, avant que cette ville, reçut de l'eau du Dirah, servaient en été à l'alimentation de la garnison, alors même que les ressources de la distribution urbaine devenaient insuffisantes pour la population.

Pour recueillir les eaux de pluie, le service du Génie militaire a utilisé différents systèmes, telles les sources artificielles Rouby et les couvertures en tuiles posées sur les talus.

La source artificielle du système Rouby a été installée dans plusieurs ouvrages, notamment aux batteries de Berru. L'appareil de réception de l'eau comprend un petit bassin de 0ᵐ,80 dans toutes ses dimensions. De là l'eau se rend dans un filtre à deux compartiments formé de gravier pur et de craie. On y a ajouté de vieux clous dans l'espoir qu'a conçu le constructeur de rendre l'eau ferrugineuse (?) On a calculé que 100ᵐ² de surface récoltant les eaux, donnent environ 40ᵐ³ par an soit 100ᵈ par jour (1).

L'emploi des couvertures en tuiles posées sur les talus est le moyen le plus économique pour alimenter les citernes. Pour éviter que la pluie qui, après une longue sécheresse vient laver les toits, ne charrie des poussières dangereuses, on a imaginé des appareils qui rejettent les premières eaux tombées. La figure suivante qui a été empruntée à la *Revue du Génie*, 1889, p. 454 montre l'installation faite dans le sous-sol du réduit de Chenay, à Reims.

« Le tuyau A B qui amène l'eau de la citerne traverse un petit bassin en briques ayant comme dimensions 0ᵐ,90, 0ᵐ,30 et 0ᵐ,50 et contenant environ 135ᵈ d'eau. Ce tuyau est muni d'une tubulure C fermée par une soupape D. Lorsque le bassin est vide, l'eau s'écoule par la tubulure au lieu d'aller à la citerne ; le bassin se remplit des premières eaux chargées d'impuretés ; lorsque le niveau arrive à la hauteur du flotteur en zinc G,

(1) Houdaille, *Alimentation en eau des ouvrages de fortification* (*Revue du Génie militaire*, 1889, t. III, p. 430 et suiv.).

celui-ci se soulève et la soupape D n'étant plus soutenue ferme la tubulure et l'eau se rend directement à la citerne.

L'expérience a prouvé qu'il suffit de 100¹ d'eau pour nettoyer une couverture de tuiles de 200^{m2} ; les dimensions du bassin sont calculées en conséquence.

Le bassin est en outre muni, à sa partie inférieure, d'un robinet H, coulant goutte à goutte et qui vide le bassin en six ou huit jours. Au bout de ce temps une nouvelle pluie trouve l'appareil prêt à fonctionner. S'il pleut au bout d'un intervalle de deux ou trois jours seulement, la tubulure C ne pourra évacuer que 20¹ ou 30¹ d'eaux impures, ce qui est suffisant, puisque la toiture vient d'être nettoyée.

L'expérience permettra de régler facilement le débit du robinet H suivant les localités et l'exposition de la toiture. »

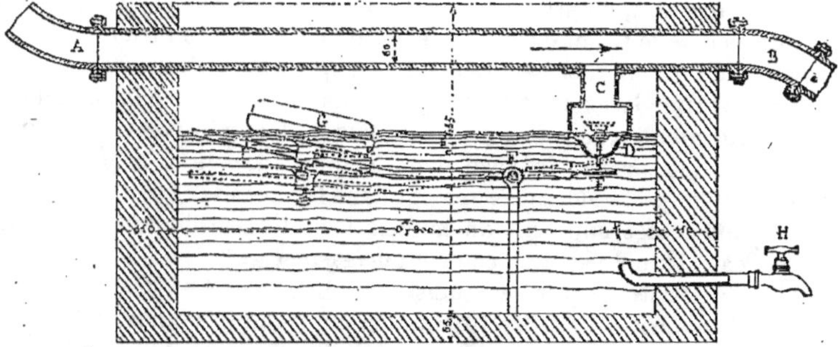

Appareil établi dans le réduit de Chenay (Reims) pour rejeter automatiquement les premières eaux de pluie et assurer ainsi la propreté des eaux recueillies dans la citerne (d'après la *Revue du génie militaire*, t. III, 1888).

L'ingénieur anglais Roberts a, dans le même but, imaginé deux appareils *séparateurs*. Un de ces appareils *séparateur vertical* se place là où la hauteur ne manque pas, quand on veut, par exemple, amener l'eau d'un toit dans une citerne souterraine ; l'autre *séparateur horizontal* ne donne pas plus de 0^m,15 de hauteur de chute verticale entre l'entrée et la sortie de l'eau, et permet par conséquent d'emmagasiner le liquide dans un réservoir en hauteur et de l'avoir disponible en pression. Tous deux sont essentiellement constitués par un entonnoir oscillant qui ne se remplit que lorsqu'il est tombé une certaine quantité d'eau et prend, quand il est plein, une position telle qu'il conduit dans le réservoir ou la citerne, la pluie qui arrive ultérieurement, tandis que celle provenant des premières ondées a été déversée au dehors (1).

Un constructeur français, M. Belloc, a fait breveter un appareil fondé sur un principe analogue. Il se compose d'une caisse divisée, sur la moitié

(1) *La Nature*, N° du 13 janvier 1894 p. 103.

de sa hauteur environ, en deux compartiments dont l'un est voisin de la citerne, dont l'autre reçoit l'eau pluviale. Au-dessus de la cloison de séparation de ces deux compartiments, bascule, sur des tourillons, un chéneau dont le centre de gravité est situé au-dessous de l'axe de rotation. Ce chéneau est muni d'un flotteur placé sous celle des extrémités du chéneau qui correspond au compartiment voisin de la citerne. L'eau de pluie arrive par un tuyau dans l'autre compartiment, tombe dans le chéneau primitivement incliné du côté de la citerne; le compartiment de ce côté se remplissant, le flotteur est soulevé et l'eau finit par se déverser dans l'autre compartiment, d'où elle est conduite à la citerne en un trop-plein. Le compartiment voisin de la citerne se vide non pas par un orifice mais par évaporation (1).

Une disposition plus simple encore a été inventée, aux États-Unis, par Troy. Un tonneau, de préférence métallique, et défoncé par le haut, est intercalé entre le tuyau d'arrivée de l'eau pluviale et le tuyau de déversement dans la citerne. La première eau qui arrive s'introduit dans le tonneau par une large ouverture; au fur et à mesure de son introduction, un flotteur que contient le tonneau s'élève et lorsqu'il vient s'appliquer sur l'ouverture d'accès de l'eau dans le tonneau, celle-ci est obturée et l'eau de pluie passe alors directement dans la citerne (2).

A défaut de ces appareils on munira les citernes d'un filtre dégrossisseur dans lequel passera l'eau à emmagasiner.

Il est nécessaire d'aérer l'eau ainsi recueillie dans les citernes, soit en la faisant séjourner dans des filtres à gravier ventilés ou exposés à l'air libre, ou mieux encore en la battant après l'avoir fait bouillir.

Mais autant que possible, on fera passer par le filtre Chamberland, l'eau des puits et des citernes, destinée à la boisson.

Pour extraire l'eau des puits ou des citernes, les treuils ont été longtemps les seuls moyens mécaniques usités : c'est le système qui existait, et existe peut-être encore au fort de Bitche, qui possède un puits de près de 100ᵐ de profondeur. Ces treuils mus par des hommes ou des chevaux fournissent un faible rendement et, autant que possible, on leur substitue des pompes (système Brunet p. ex.) Au fort de St-Thierry près de Reims, on a installé un bélier hydraulique. Par ces perfectionnements le travail des hommes se trouve considérablement allégé.

II. Emploi de l'eau de boisson. — Le plus ordinairement en garnison, le soldat boit à ses repas de l'eau, sans addition de vin ou autre liquide analogue. Elle est servie, dans nos casernes, dans des cruches qui l'ont reçue filtrée, à moins que la filtration n'ait été jugée inutile. L'eau de ces récipients sera souvent renouvelée, et il est bon de faire usage de

<hr>

(1) *Revue du Génie militaire*, t. VII, 1893, p. 540.
(2) *Ibidem*, p. 541.

cruches pourvues d'un couvercle, comme le prescrit le décret du 20 octobre 1893. Il est vraisemblable que beaucoup de diarrhées et d'embarras gastriques observés chez les militaires ont pour cause l'ingestion de l'eau trop longtemps exposée aux poussières des chambrées ou conservée dans des vases insuffisamment nettoyés. Chaque chambrée dispose d'un double jeu de ces récipients (Circulaire ministérielle du 1er août 1893).

Il est de première nécessité de faire connaître aux hommes combien il est dangereux d'absorber avec avidité de l'eau froide, le corps étant en transpiration et lorsqu'on est à jeun et fatigué. On a vu très fréquemment des accidents gastro-intestinaux, quelquefois même cholériformes et même mortels, ou bien des congestions aiguës des organes thoraciques, survenir chez des soldats imprudents se gorgeant d'eau, en été, au retour des exercices, et il est d'expérience que l'action nocive de l'eau froide ou glacée est d'autant plus marquée que les individus sont plus fatigués ou surmenés.

La température de l'eau la plus favorable pour l'usage est celle qui se rapproche de la température moyenne annuelle de la localité et ne s'en écarte jamais sensiblement : dans nos climats 9° à 11° représentent une bonne température de l'eau de boisson. On supporte à la rigueur de l'eau d'une température variant entre 5° et 15°. Au-dessous de 5°, l'eau est offensive pour beaucoup d'estomacs. Au-dessus de 15°, elle ne rafraîchit pas et provoque la nausée (Arnould). — L'eau doit *rafraîchir*, et alors elle produit une légère stimulation de l'organisme, mais ne jamais *refroidir*. Les Chinois arrivent à cette stimulation par l'absorption de thé très chaud (Morache).

En marche, à l'intérieur, on ne fera jamais usage que d'eau reconnue bonne par la pratique des habitants, et pendant les exercices ou les manœuvres, on exigera que les hommes prennent des habitudes de sobriété absolument indispensables en campagne et notamment dans les pays chauds. La résistance à la soif est possible dans de certaines limites et s'acquiert par la volonté. Quelques-uns, pour s'y accoutumer, font usage du palliatif bien connu des chasseurs et des montagnards, d'un brin d'herbe ou de bois mâchonné, ou même d'un caillou placé dans la bouche, dans le but d'exciter la sécrétion salivaire.

En 1892, l'eau de boisson, par le fait d'une sécheresse exceptionnelle, était rare dans les régions où manœuvraient nos 9° et 12° corps d'armée, et l'on dut se préoccuper d'autant plus de la fourniture aux troupes d'une bonne eau potable, que des cas de choléra étaient signalés en Allemagne et même à Paris, au Havre, etc. Aussi ne s'est-on pas borné à spécifier l'obligation pour les entrepreneurs, de transporter aux jours et heures fixés, dans les localités indiquées, un nombre déterminé d'hectolitres d'eau, mais a-t-on exigé le puisage dans des points préalablement choisis. Le remplissage des tonneaux et leur transport jusqu'aux centres de distribution ont de plus été surveillés d'une façon constante par des officiers spécialement désignés pour ce service.

Il appartient à ceux qui commandent de défendre qu'aucun homme ne s'éloigne des rangs pour boire, mais d'assurer des distributions régulières de boissons à intervalles convenables, réglés par la saison, et d'interdire, au besoin en y plaçant des sentinelles, de puiser aux fontaines ou cours d'eau à liquide douteux ou mauvais.

L'article 202 du règlement du 23 mai 1887 sur le service de santé en campagne dans l'armée allemande, dit qu'on *ordonnera* aux hommes de boire pendant la marche. Si l'on ne peut pas faire halte « des officiers montés envoyés à l'avance préviennent les habitants des villages qui bordent la route, de disposer sur les deux côtés du chemin suivi des récipients pleins d'eau »; ces récipients sont présentés aux hommes qui se désaltèrent et remplissent leurs petits bidons. Ces dispositions étaient déjà en usage pendant la guerre de 1870-71.

En campagne, en pays inconnu, le choix de l'eau de boisson devient beaucoup plus difficile. Sans doute, dans bien des circonstances, les usages de la population seront un guide précieux, mais combien souvent la qualité de l'eau ne pourra pas être contrôlée, en dépit des signes organoleptiques bien connus.

On préférera l'eau de source à toutes les autres, l'eau des puits tubés à celle des puits maçonnés, surtout lorsque ceux-ci seront mal protégés à leur partie supérieure contre les écoulements de liquides à la surface du sol ou lorsqu'ils seront situés à moins de cinq ou six mètres d'un dépôt de fumier ou d'une fosse de latrine.

Dans certaines conditions, on pourra être amené à creuser un puits tubé. Le plus facile à établir est celui du système Norton, dit aussi puits américain ou d'Abyssinie. Pour le construire, on enfonce à coups de maillet un tuyau en fer forgé de $0^m,30$ à $0^m,60$ de diamètre, percé de trous à sa partie inférieure et muni d'une pointe d'acier ou d'un pas de vis; si ce premier tube n'est pas assez long pour arriver à la couche d'eau, on engaîne un second tube dans le premier et ainsi de suite jusqu'à ce que l'eau jaillisse; on adapte alors au tube supérieur une pompe pour le puisage. Pourvu que la couche d'eau soit à moins de 9^m de la surface, on obtient ainsi très rapidement une eau qui sort d'abord trouble, mais qui devient rapidement limpide. Ce genre de puits donne de grandes sécurités puisqu'il ne laisse pas pénétrer les eaux de surface, attendu que le terrain est fortement tassé autour du tube enfoncé dans la terre.

Pour les installations fixes, on a construit des puits tubés faisant suite à des puits forés.

Lorsqu'on mettra en œuvre une pompe adaptée sur un puits dont on ne se sera pas servi depuis longtemps, il sera prudent de laisser se perdre la première eau fournie par l'appareil.

Lorsqu'on voudra faire usage d'un puits maçonné dans lequel on soupçonnerait des infiltrations dangereuses, on y versera un lait de chaux

(10^k de chaux dans 40^l d'eau) qu'on laissera en contact avec l'eau du puits pendant deux ou trois jours ; après quoi on videra complètement le puits et on attendra, avant de puiser, le retour d'une nouvelle couche de liquide.

Les eaux de rivière ou d'étang sont toujours suspectes ; elles peuvent cependant être utilisées lorsque l'étang est alimenté par une source abondante et possède un fond sablonneux, lorsque le cours de la rivière est rapide, l'endroit du puisage éloigné des égouts et que le lit de la rivière n'est pas fangeux.

L'eau des grands lacs est généralement bonne lorsqu'elle n'est pas adultérée par des déversements insalubres.

En montagne, on ne boira, qu'avec la plus extrême prudence, des eaux provenant de la fonte des neiges dont la fraîcheur excessive constitue l'un des dangers.

Les eaux des marais sont absolument à rejeter. Les travaux de L. Colin et d'Arnould ont fait admettre, il est vrai, pendant quelques années, que ces eaux ne donnaient pas naissance à la fièvre palustre. Cependant, comme le fait remarquer A. Laveran (*Du paludisme et de son hématozoaire*, Paris 1891), les individus atteints de paludisme ont presque toujours bu des eaux des localités palustres, et l'on a vu souvent des individus parcourant des pays à fièvres rester indemnes en n'employant que de l'eau bouillie, comme on a constaté l'apparition de la fièvre palustre, dans des localités saines, chez des personnes buvant de l'eau puisée dans des localités insalubres. En tout cas, les eaux des marais sont riches en matières organiques, et on a toujours reconnu leur influence dans la genèse de la dysenterie.

Quelle que soit la provenance de l'eau, on interdira rigoureusement l'usage de toute celle qu'on suspecterait de pouvoir renfermer le contage de la fièvre typhoïde, du choléra, de la dysenterie, de la fièvre palustre. On éloignera de la consommation l'eau dans laquelle il y aurait lieu de craindre la présence d'ento ou d'hématozoaires, et dans certaines expéditions, du distome hématobie qui engendre l'hématurie endémique du Cap, de l'Egypte et de la Tunisie (J. Brault), de la filaire du sang qui cause la chylierie de l'Indo-Chine, de l'ankylostome duodénal auquel on attribue l'anémie endémique d'Egypte. On n'emploiera pas, sans les filtrer, les eaux renfermant des sangsues, dont la présence a amené souvent des accidents graves, notamment en Algérie. On ne perdra pas de vue que l'eau peut être dangereuse, non seulement parce qu'elle contient des parasites ou des micro-organismes spécifiques, mais encore parce qu'elle peut introduire dans l'organisme des souillures banales dont elle est souvent infectée (micro-organismes saprophytes, poison de la putréfaction, etc.)

On prendra toutes les précautions nécessaires, notamment lorsqu'on sera bivouaqué ou campé, ou pendant les guerres de siège, pour protéger les sources, puits ou cours d'eau destinés à l'alimentation, contre toute souillure provenant des latrines, des égoûts, des immondices de toute nature.

Les animaux seront abreuvés et le linge sera lavé en aval de l'endroit où les hommes rempliront leur bidons. Quelquefois à l'aide de barrages, on formera des réservoirs ; toujours on veillera à ne pas troubler l'eau en la recueillant, et au besoin, on établira des passerelles ou des marches en pierres pour accéder au point où se fera le puisage.

On ne saurait en campagne, notamment lors des déplacements journaliers, pratiquer l'analyse chimique ou bactériologique des eaux d'alimentation. Cependant on défendra toujours de boire celles qui contiendraient des matières organiques en proportion telle, qu'elles exhaleraient une odeur de vase ou de pourri. « Pour percevoir nettement cette odeur, on remplit d'eau aux deux tiers un flacon de 250^{gr} à 500^{gr} à large ouverture et l'on agitè vivement pendant deux ou trois secondes. On débouche aussitôt le flacon, de manière à sentir l'air de la bouteille qui vient d'être agité avec l'eau suspecte. L'odeur est alors manifeste. On peut très bien faire cette expérience avec un verre à boire ordinaire, qu'on bouche avec la main pour agiter le liquide. En approchant le nez au moment ou l'on entre-bâille la main, on perçoit facilement l'odeur.

Dans le même ordre d'idées on peut s'en rapporter à l'instinct de certains animaux. Un cheval qui n'a que modérément soif n'accepte l'eau que si elle est bonne. Le chien au contraire (et tous les carnivores) boit sans difficulté de l'eau malsaine.

La nature des plantes qui croissent dans les eaux peut fournir des indications utiles. Le cresson ne peut vivre que dans les eaux pures. Il en est de même des véroniques et des épis d'eau. Les roseaux, patience, menthe, ciguë, joncs et nénuphars, indiquent des eaux de médiocre qualité pour la boisson. Enfin les carex et le roseau à balais (*arundo phragmites*) croissent dans les eaux tout à fait mauvaises. Il faut se méfier également des eaux qui baignent les racines de laurier rose en grande quantité (1) ».

Pendant les séjours un peu prolongés, on procédera à des examens plus ou moins complets, suivant le temps et les ressources dont on disposera.

Moullade (2) fait remarquer avec raison que l'insalubrité d'une eau tient rarement (si ce n'est dans le sud algérien) à sa minéralisation. Dans la grande majorité des cas, la méthode hydrodimétrique peut se subs-

---

(1) Instruction rédigée par le Comité consultatif de santé au sujet des moyens employés pour corriger l'insalubrité de l'eau à boire en campagne (Approuvée par le Ministre de la Guerre le 12 septembre 1881).

(2) MOULLADE, *Méthodes d'essais rapides des eaux en campagne, au point de vue de leur salubrité* (*Archives de médecine et de pharmacie militaires*, t. XI, 1888, p. 46). Voir aussi *Formulaire des hôpitaux militaires*, approuvé par le Ministre en 1890, p. 201 et suiv.

tituer à la méthode des pesées, impraticable sans un laboratoire installé et donner des renseignements suffisants. L'analyse bactériologique n'est possible qu'exceptionnellement, il conseille avec raison de rechercher dans les eaux à étudier, les éléments anormaux d'origine azotée que toute eau renferme quand elle a été contaminée par des corps organisés en putréfaction ou par des toxines d'origine microbienne. Il conseille en conséquence les recherches suivantes : 1° matières organiques, mortes ou vivantes, qui réduisent le perchlorure d'or ou le permanganate de potasse ; 2° ammoniaque ou ammoniaques composées, ou ptomaïnes qui agissent sur le réactif de Nessler et proviennent de la décomposition putride des corps organisés ou de leurs sécrétions vitales ; 3° acide azoteux et azotites qui dérivent généralement des matières organiques ; 4° azotates qui ont le plus souvent la même origine que les azotites, mais dénotent cependant une eau plus oxygénée.

Avec un outillage relativement simple et à l'aide de méthodes colorimétriques, il est assez facile de doser rapidement ces matières et par conséquent de déterminer si l'usage d'une eau peut être autorisé.

Une eau peut être considérée comme potable aux conditions qui suivent : marquer moins de 35° hydrotimétriques ; contenir par litre moins de 0^{gr},012 de matières organiques (évaluées en permaganate), moins de 0^{gr},00025 d'ammoniaque, moins de 0^{gr},0011 d'acide azoteux et moins de 0^{gr},021 d'acide azotique.

Chamberland a proposé d'employer, pour apprécier la limpidité de l'eau, l'épreuve optique imaginée par Tyndall, pour contrôler la limpidité de l'air. Le procédé le plus simple consiste, après s'être placé dans une chambre noire, à interposer entre une lampe et une bouteille en verre blanc renfermant l'eau à examiner, un écran, tel qu'un morceau de carton, percé à son centre d'un petit orifice pour le passage d'un rayon lumineux. On parvient à reconnaître ainsi un trouble manifeste dans des eaux qui, regardées à l'œil nu et en profondeur, paraissaient d'une limpidité absolue et qui deviennent dès lors suspectes.

Les examens bactériologiques exigent une installation qui ne sera réalisable que pendant les périodes de longs stationnements dans une même localité ou pendant les guerres de siège. Il appartiendra aux médecins chefs de service de ne pas négliger les précieuses indications que donnent ces analyses délicates, chaque fois qu'elles seront possibles.

Les règlements allemands (*K. Sanitäts Ordnung*, §§ 66, 67, *appendice* 2), déterminent les réactifs et le matériel affectés à cet usage.

Dans certaines expéditions, le transport de l'eau à de grandes distances a été un problème stratégique et hygiénique aussi important que difficile à résoudre. Les Arabes emploient la peau de bouc souvent usitée dans les colonnes du sud algérien. Nous sommes porté à croire que si l'on fait usage de réservoirs métalliques étanches, entourés de feutre ou de fourrures et chargés sur des voitures ou des bêtes de somme, ou si l'on se sert de tonneaux protégés d'une façon analogue contre l'échauffement, il n'est pas impossible de conserver de l'eau assez longtemps, à la condition qu'elle soit introduite stérilisée dans les récipients, préalablement stérilisés eux-mêmes.

III. Correction de l'eau de boisson. — A. *Rectification de l'eau de boisson.* — Il peut être utile ou nécessaire d'améliorer l'eau de boisson, en l'additionnant de quelque autre substance qui l'aromatise ou la rende plus digestive.

Colombier (1) recommandait de « saturer l'eau avec du vinaigre jusqu'à une agréable acidité » et « d'ordonner de mettre du vinaigre dans les cruches des chambrées en proportion de l'eau qu'elles contiennent. » Parkes aussi préconisait le vinaigre qu'il aurait voulu voir distribué réglementairement.

Depuis quelques années déjà, en France, l'indemnité allouée aux ordinaires pour achat d'eau-de-vie, leur sert à acheter du café, dont on utilise une partie de l'infusion en la mélangeant à l'eau de boisson. D'après le général Lewal, quand les mares de café sont encore chauds, on doit y ajouter 400^{gr} de café frais (pour un bataillon) et y verser de l'eau ; dès que l'ébullition a eu lieu, on décante dans les barils en y mêlant 100^{gr} de réglisse, cinq citrons ou un peu d'acide citrique ou d'alcool, puis on remplit d'eau de manière à avoir un litre par homme. La boisson préconisée par le Comité d'hygiène de France en cas d'épidémie de choléra (rhum, 40^{gr}, teinture alcoolique de gentiane. 4^{gr}, eau, 1^l), ou une solution de 0^{gr},40 par litre d'eau bouillie de glyzine (glycyrrhizine ammoniacale de Roussin) avec addition d'un peu d'alcool de menthe nous semble préférable au sirop dit *de Calabre*, souvent employé dans les régiments et dont la composition a pour base la réglisse. La préparation de la glyzine ne nécessite pas l'ébullition préalable de l'eau, mais on fera bien de l'exiger.

Le règlement du 20 octobre 1892 sur le service intérieur des troupes dit : « Pendant la saison des chaleurs et quand on est obligé de faire bouillir l'eau, il est avantageux de ne la laisser consommer que sous forme d'infusion de thé ou de café qui constitue une boisson rafraîchissante et tonique. »

Le thé en usage depuis longtemps dans l'armée anglaise a pris droit de cité comme boisson habituelle des hommes depuis l'usage qui en a été fait au Tonkin et il est aujourd'hui la boisson normale des bataillons alpins du 14e corps pendant les manœuvres annuelles.

L'influence heureuse de ces boissons dites *hygiéniques*, est certainement moins grande que ne le supposent beaucoup de militaires, mais on ne saurait nier qu'elles ne présentent des avantages assez marqués pour

(1) COLOMBIER, *Préceptes sur la santé des gens de guerre ou hygiène militaire*, Paris, 1775, p. 70.

qu'on en puisse conseiller l'usage, surtout lorsqu'elles rendent nécessaire l'ébullition de l'eau. Elles étanchent mieux la soif que l'eau pure et par conséquent sont une entrave aux excès d'eau auxquels les soldats ont tant de tendance à se livrer pendant les chaleurs et en dehors des repas : à ce moment l'ingestion d'une grande quantité de liquide dilue les sucs digestifs et altère les épithéliums, parce que, dans l'état de vacuité de l'estomac et de l'intestin, les sécrétions sont presque nulles et l'organisme est alors privé de la protection qu'opposent naturellement les organes de la digestion à la pénétration des microbes pathogènes (Arnould). Ces boissons préparées à l'avance et placées dans des barils ou dans d'autres récipients, maintenues à une température fraîche sans excès, ont assez d'attrait pour engager les hommes à s'en servir. Leur emploi permet même d'interdire absolument, à certaines heures de la journée, l'usage des fontaines et robinets et donne toute facilité pour assurer l'exclusion de toute eau non choisie et assainie. Enfin le goût qu'ont certains palais pour les boissons acidulées, pour le café ou pour telle autre préparation, détourne incontestablement de la cantine et du marchand de vin un certain nombre de soldats. -

Très souvent on a conseillé aux troupes en expédition l'addition à l'eau d'une liqueur alcoolique. On ne saurait compter dans ces conditions sur l'action antiseptique ni sur l'action tonique de l'alcool qui est très dilué, mais il peut être avantageux de l'employer, pourvu qu'il soit de bonne qualité, dans le but de stimuler les fonctions digestives : l'eau-de-vie, le tafia, l'absinthe elle-même ont été fréquemment et heureusement utilisés, de cette façon, notamment en Algérie, au Tonkin et aux colonies.

Lorsque l'eau est trouble, on peut quelquefois, en campagne, la clarifier par le repos. Pour hâter la clarification, on a fait usage de l'alun (250^{gr} pour 500^l d'eau) ; le carbonate de chaux contenu dans l'eau se décompose, il se forme du sulfate de chaux et d'autre part l'acide carbonique et l'alumine se précipitant entraînent les substances suspendues. C'est un procédé utilisable pour de petits détachements dépourvus d'autre moyen de correction, mais généralement peu pratique en dehors des stations. L'usage continu de l'eau alunée peut amener des troubles digestifs.

Pour rendre possible la préparation des aliments avec des eaux sélénitieuses, on ajoute, par litre, une pincée de carbonate de soude ou de cendres..

Ces procédés sont connus depuis longtemps, mais ils viennent d'être remis en relief par le médecin-major Burlureaux qui a expérimenté les poudres préconisées par Maignen pour la rectification des eaux. Ces poudres sont au nombre de deux. L'une est à employer pour les eaux plus riches en bicarbonate qu'en sulfate de chaux ; elle est ainsi composée :

Poudre de chaux vive	9 parties.
Poudre de carbonate de soude	6 —
Poudre d'alun	1 —

L'autre est utilisable pour les eaux qui contiennent plus de sulfate que de bicarbonate, sa formule est :

Poudre de carbonate de soude... 9 parties.
Poudre de chaux vive.. 5 —
Poudre d'alun... 1 —

La dose des réactifs à employer varie nécessairement suivant le degré hydrotimétrique de l'eau ; en pratique, on peut se servir d'un centigramme et demi de poudre pour chaque degré hydrotimétrique.

La correction obtenue est le résultat de combinaisons chimiques multiples, à la suite desquelles il s'est formé un précipité constitué principalement par du carbonate de chaux pur et un peu d'alumine, tandis qu'il reste en solution, dit Burlureaux, outre des traces infinitésimales de sulfate de potasse, du sulfate de soude en quantité proportionnelle à la quantité de sulfate de chaux que contenait l'eau, et toujours à dose minime, n'atteignant pas, pour un litre, la centième partie d'une dose médicinale.

Mais ce qui serait particulièrement important, c'est qu'en même temps que l'eau serait ainsi chimiquement épurée, elle se trouverait stérilisée et cela d'autant plus facilement que l'emploi du réactif chimique aurait été plus abondant. Burlureaux estime que ce sont les actions chimiques se passant dans l'eau traitée qui détruisent les microbes, lesquels sont inaptes à résister aux nombreux changements de milieu qui leur sont imposés pendant les réactions successives, très rapides et très nombreuses de la correction chimique.

Cependant quand la dose du réactif employé est faible, les microbes, au lieu d'être tués, sont simplement assoupis et se réveillent après une moyenne de huit jours.

Il est désirable que des recherches bactériologiques suffisamment répétées et variées, faites avec d'autres microbes que la bactéridie charbonneuse viennent confirmer les premières affirmations de Burlureaux (1), car il n'est malheureusement pas possible, aujourd'hui, d'admettre ses opinions sans réserve. Nous le regrettons d'autant plus que l'emploi des poudres Maignen serait relativement assez facile en campagne, très facile en temps de paix, et qu'il y aurait lieu d'en prescrire l'usage général, si vraiment elles devaient donner les bénéfices annoncés, et si, ajoutées aux eaux, elles amenaient leur correction chimique et leur stérilisation, sans altérer leur saveur et sans substituer une impureté à une autre.

L'Académie de médecine a eu plusieurs fois à s'occuper de la *stérilisation* de l'eau par l'alun (procédé de Babès). D'après les expériences de Max Teich de l'Institut d'hygiène de l'Université de Vienne, si le procédé n'a pas d'inconvénients au point de vue des propriétés chimiques de l'eau,

(1) BURLUREAUX, *Epuration de l'eau de boisson*, (*Archives de méd. expérimentale et d'anat. patholog.*, 1ᵉʳ septembre 1892).

il n'offre de sécurité que pour les vibrions du choléra, qui cependant ne sont tués qu'après un contact d'une durée supérieure à vingt-quatre heures, et il n'a aucune action sur les bacilles typhiques (1).

Catherine Schipiloff (*Revue méd. de la Suisse romande*, 1892) a fait connaître un procédé d'épuration de l'eau, applicable à de petits groupes d'hommes. Il repose sur l'oxydation des matières organiques par le permanganate de potasse ou de soude qui se décompose en donnant du bioxide de manganèse ; ce précipité brun noirâtre est inoffensif, on peut le laisser se déposer ou filtrer. L'excès du réactif est indiqué par la coloration rose du liquide et disparaît par l'addition d'un peu de vin, de braise de boulanger pulvérisée, etc. On emploie une solution de $0^{gr},05$ par litre, pour une eau stagnante ; de $0^{gr},01$ à $0^{gr},02$ pour de l'eau de rivière.

B. *Ebullition.*— Néanmoins l'ébullition combinée ou non avec l'emploi du thé, du café, du maté ou de quelque autre plante aromatique est le mode par excellence de purification de l'eau de boisson des hommes en campagne. Une température de 100° coagule les albumines, rend inoffensifs les germes dus à la fermentation, et tue la plupart des germes pathogènes, sans cependant les détruire tous avec certitude, ni rendre inoffensifs toutes les toxines qu'ils ont pu produire. L'eau bouillie doit, avant d'être utilisée, être aérée au moyen du battage ou par l'écoulement lent d'un récipient dans un autre.

Cependant l'eau bouillie reste toujours plus ou moins fade au goût, et, d'autre part, on conçoit combien souvent il sera difficile et même impossible, de faire bouillir l'eau nécessaire à un effectif un peu nombreux. C'est pourquoi on a imaginé des appareils donnant un débit considérable d'eau stérilisée par l'élévation préalable de sa température, même au-delà de 100°. Cette eau plus sûrement encore que l'eau bouillie ne renfermera aucun germe vivant.

Ch. Tellier proposa de chauffer à 115° et même 120°, l'eau contenue dans un récipient clos et placé dans une chaudière à vapeur spéciale, sans perdre l'air, puis de la refroidir mécaniquement et de l'oxygéner ensuite à l'aide d'une pompe à air.

Rouart, Geneste et Herscher ont construit des appareils constitués essentiellement par les organes suivants : une *chaudière* dans laquelle l'eau est portée à 120° au moins pendant quinze minutes ; une *pompe à vapeur* qui puise l'eau à stériliser ; un échangeur de température dans laquelle l'eau stérilisée se refroidit, cédant une partie de sa chaleur à l'eau à stériliser ; enfin un *clarificateur* (silex pur concassé) qui rend tout à fait limpide l'eau stérilisée refroidie (2).

Les constructeurs ont imaginé des appareils stérilisateurs fixes et mo-

---

(1) Max Teich, *Das Verfahren van Babes zum Gevinnung van keimfreiem Wasser*, (*Archiv. f. Hygiene*, t. XIX, 1893, p. 62).

(2) A. J. Martin (*Revue d'Hygiène*, 1892, t. XIV, p. 597 et suiv.). — G. Pouchet, *Annales d'hygiène et de médecine légale*, avril 1891.

biles. Les appareils fixes ont un débit variable. L'un deux installé à Brest a une puissance de production de 500¹ par heure ; d'autres envoyés au Soudan ne fournissent que 200¹ par heure. Une installation à Parthenay comporte deux stérilisateurs produisant chacun 1,500¹ d'eau par heure. Les appareils locomobiles se construisent également en plusieurs grandeurs, leur débit pouvant varier de 200¹ à 500¹, sans compter un petit modèle pouvant donner 3¹ à chaque opération.

Le service de santé de la Marine qui a fait installer l'appareil de Brest, a constaté, à la suite de son emploi, la diminution immédiate de la morbidité par fièvre typhoïde parmi les hommes faisant usage de l'eau stéri-

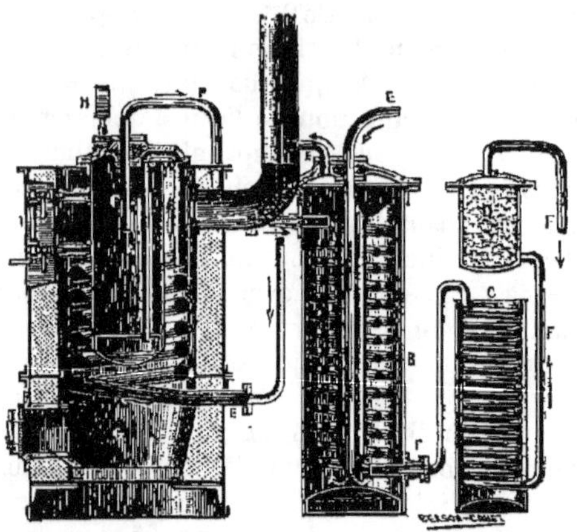

Stérilisateur sous pression de Rouart, Geneste et Herscher. (D'après *Revue d'hygiène*, 1892, t. IV, p. 603). — Vue de coupe.

A, chaudière ; — B, échangeur ; — C, complément d'échangeur ; — D, clarificateur ; — E, arrivée de l'eau à stériliser ; — F, sortie de l'eau stérilisée ; — G, foyer ; — H, manomètre ; — I, niveau d'eau.

lisée. Plusieurs installations provisoires, notamment à Toulon, ont donné des résultats analogues. Un stérilisateur mobile a été employé à la revue de Longchamps le 14 juillet 1892.

Le Dr Schultz nous fait connaitre (*Zeitsch. f. Hygiene*, t. XV, 1893, p. 206) un stérilisateur d'eau construit par le Dr Werner de Siemens. Il est chauffé au gaz ; l'eau est amenée dans un récipient placé au-dessus du foyer et s'échappe dans un réservoir, en passant par une série de tubes dans lesquels elle se refroidit. Il résulte des expériences de Schultz que le fonctionnement de l'appareil n'amène pas généralement l'eau à 100° et que par suite il ne fournit pas d'eau stérilisée, mais seulement de l'eau privée d'un certain nombre des microbes qu'elle contenait à l'arrivée et particulièrement de ceux du choléra et de la fièvre typhoïde.

Qui ne voit cependant que ces appareils, utiles en temps de paix, ne sauraient, dans toutes les circonstances de guerre, servir au ravitaillement en eau potable, de toutes les troupes engagées. Ils ne semblent devoir être pratiques en campagne que lorsqu'il s'agira de petits effectifs ou de troupes stationnées, ou d'installations dans le service de l'arrière.

Lorsqu'on n'a à sa disposition que de l'eau saumâtre, la distillation de l'eau peut aussi rendre des services en station, et elle devient assez facile lorsqu'on dispose des appareils en usage à bord des bâtiments pour la distillation de l'eau de mer (V. *Encyclopédie d'Hygiène, Hygiène*

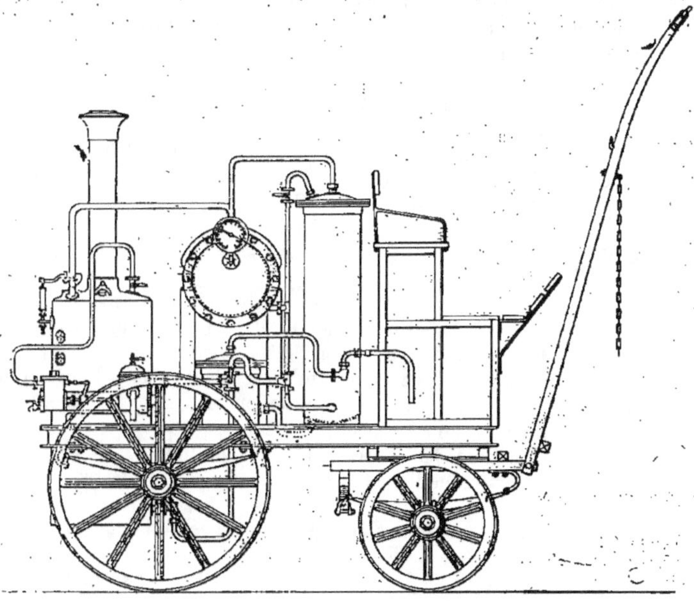

Stérilisateur d'eau sous pression de Rouart, Geneste et Herscher (ibid., p. 604). — Type locomobile à fonctionnement automatique.

navale). Elle a été employée par les Anglais dans plusieurs de leurs expéditions.

C. *Filtration de l'eau.* — En même temps que le Ministre de la Guerre prescrivait les mesures que nous avons indiquées pour l'approvisionnement des casernes en eau de source et pour la fermeture des puits, il ordonnait que toute eau suspecte serait préalablement filtrée dans les casernements.

Des commissions furent constituées dans plusieurs garnisons pour étudier les qualités des différents filtres, et à la suite de ces études, le filtre Chamberland fut adopté comme étant le seul capable de retenir les germes vivants. Dans les deux seules années de 1889 et 1890 on plaça dans plus de deux cent quarante établissements militaires de France et d'Algérie, des bougies filtrantes au nombre total de 18.921, et ce chiffre a été de beaucoup dépassé depuis lors.

Le *Bulletin officiel du ministère de la guerre*, du 22 juillet 1889, *partie réglementaire*, p. 324, décrit l'installation réglementaire du filtre Chamberland dans les casernes.

« Le modèle adopté pour l'armée est le filtre simple à une bougie (système à pression)... Les appareils sont organisés par série de cinq filtres simples ; chaque filtre est vissé sur un robinet ; chaque robinet est soudé à un tuyau de branchement que l'on rattache à une prise d'eau ordinaire. Si la compagnie est réunie dans le même local, on établit deux rampes de cinq filtres chacune, soit une de chaque côté de la prise d'eau.

Les filtres doivent être installés à la portée des hommes, et toujours au rez-de-chaussée des bâtiments, ou de préférence dans les caves.

Arrivée de l'eau. — Dans toutes les localités où l'eau est habituellement limoneuse ou contient des sels calcaires ou de l'argile, il est indispensable, pour assurer la permanence du débit, d'établir un « séparateur » ou filtre dégrossisseur contenant du sable fin qui puisse retenir ces matières, avant que l'eau n'arrive dans le filtre. On ne fera jamais usage d'éponges ni de charbon.

Récipients. — L'eau filtrée est reçue dans des cruches en grès fournies par les ordinaires. Elles maintiendront l'eau relativement fraîche ; cependant, pendant les grandes chaleurs, il sera bon de les garnir d'une enveloppe faite avec des débris de capote ou de couverture hors de service ; il suffira alors de mouiller cette enveloppe. On peut, de plus, en plaçant ces récipients dans un courant d'air, obtenir une fraîcheur suffisante.

On établira, au-dessous des filtres, un évier en tôle ou en zinc destiné à porter les cruches, à recueillir et à conduire au dehors le trop-plein des récipients.

Surveillance. — Les compagnies sont responsables de la conservation des appareils de filtrage.

Le nettoyage périodique et la stérilisation des filtres auront lieu par les soins et sous la responsabilité du médecin-chef de service qui disposera à cet effet des infirmiers régimentaires auxquels il donnera l'instruction néces-saire. Il en sera de même en cas de besoin, pour le renouvellement de sable de l'appareil dégrossisseur.

Les frais de remplacement du sable et des bougies seront supportés par les ordinaires. Il en sera de même des dégradations dont la compagnie serait reconnue responsable.

Observations. — Si la fermeture du manchon métallique n'est pas complète on s'en aperçoit facilement à la fuite d'eau sur son pourtour ; il suffira alors de resserrer l'écrou.

Lorsque le débit diminue notablement et devient insuffisant, il y a lieu de penser que la bougie est encrassée ; il faut alors procéder d'urgence à son nettoyage.

Si, au contraire, le débit d'un filtre augmente considérablement, ce qui est facile à constater, c'est que la bougie est cassée ou fêlée ; il faut immédia-tement fermer le robinet, démonter l'appareil et remplacer la bougie.

23

Dans chaque compagnie, un homme périodiquement désigné, sera chargé de remplir les bouteilles destinées à contenir l'eau qui doit être consommée à chaque repas ; c'est lui qui devra, sous la surveillance du sergent de semaine, ouvrir ou fermer les robinets selon le besoin.

Les commandants de compagnies prendront leurs dispositions pour que le nombre de cruches nécessaires, tant au service des réfectoires qu'à celui des chambrées, soit tel que les hommes aient toujours à leur disposition, dans les chambres, une quantité suffisante d'eau filtrée, conservée dans des récipients fermés par un couvercle.

Le débit des filtres peut y satisfaire à condition de fixer les heures auxquelles l'eau devra périodiquement être apportée dans les chambrées par le soldat commandé à cet effet ».

Lorsque la pression sous laquelle l'eau arrive à la caserne est inférieure à 10^m, on fait usage d'*accumulateurs de pression*. Une note ministérielle du 7 février 1890 a déterminé ce qui suit : Deux modèles sont en usage dans nos casernes, le modèle n° 1, utilisable pour un effectif de 100 hommes, le modèle n° 2 pour un effectif de 200 hommes. Ils ne diffèrent entre eux que par les dimensions. Si l'établissement où est installé l'accumulateur est doté d'une canalisation, l'eau est amenée directement à l'accumulateur par un tuyau de 0^m,20 de diamètre, branché sur cette canalisation ; lorsque la chose est jugée nécessaire, cette eau peut passer par un filtre dégrossisseur. Si au contraire on ne dispose pas d'une canalisation, et que pour se procurer de l'eau on soit obligé de la retirer d'un puits ou d'une citerne, l'eau à filtrer sera amenée d'abord dans un bassin d'alimentation d'où elle passera dans le réservoir de l'accumulateur comme l'indique la fig. p. 355. Ce bassin d'alimentation peut servir au besoin de filtre dégrossisseur. Dans le cas où plusieurs accumulateurs sont réunis dans le même établissement, il y a intérêt à n'installer qu'une seule pompe, chaque accumulateur pouvant être relié isolément avec elle.

D'après les expériences faites à Versailles par une commission ministérielle, le débit du filtre Chamberland varie avec la pression et l'état d'impureté de l'eau. Il est maximum sous la pression de deux atmosphères et atteint en vingt-quatre heures, pour une eau limoneuse, le chiffre de 24^l, tandis que pour une eau clarifiée ou ayant passé par un filtre dégrossisseur, il s'élève jusqu'à 32^l. Dans des expériences faites à l'hôpital Desgenettes, de Lyon, par le pharmacien-major Dr Darricarrère, on a obtenu jusqu'à 100^l en huit heures, avec la pression qu'ont d'ordinaire les eaux de la ville.

Le débit, à égalité de pression et d'impureté d'eau dépend aussi de la propreté de la surface extérieure de la bougie qui, sous l'action du filtrage, ne tarde pas à se couvrir d'un enduit terreux plus ou moins épais. Le nettoyage doit être d'autant plus fréquent que la formation du dépôt est plus rapide. Ce nettoyage est nécessaire une ou plusieurs fois par semaine, souvent chaque jour et quelquefois même pour une eau très limoneuse, comme celle de Versailles, deux fois par jour. C'est pour

réduire au minimum cette opération toujours longue que les filtres dégrossisseurs sont très recommandés. La bougie sera nettoyée à la brosse,
jamais à l'éponge.

Il résulte d'expériences instituées au Val-de-Grâce et que nous avons
eu l'occasion de faire répéter à l'hôpital d'instruction Desgenettes, à Lyon,
par Darricarrère, qu'au bout d'un temps variable (dix-neuf heures dans
certaines expériences), le filtre Chamberland laisse passer les microbes :
il cesse par conséquent, après ce laps de temps, de donner la sécurité
qu'on lui demande.

De telle sorte qu'il est indispensable de stériliser les bougies à des
époques à déterminer dans chaque installation, et une fois par semaine

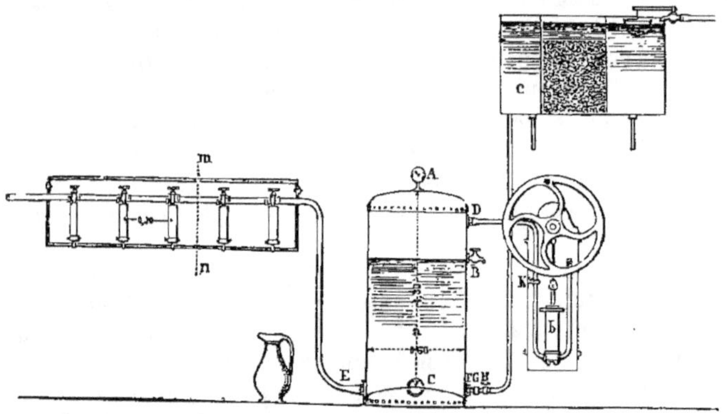

Installation de filtres Chamberland avec accumulateur de pression.

A, manomètre ; — B, robinet de jauge ; — D, raccord pour l'arrivée de l'air ; — E, raccord pour l'arrivée de l'eau ; — G, clapet de retenue ; — H, robinet à deux voies ; —
K, robinet de la pompe à air ; — a, accumulateur ; — b, pompe à air montée sur plateau
en chêne ; — c, bâche d'alimentation servant en même temps de filtre dégrossisseur ; —
m n, bougies filtrante et leur canalisation.

au moins. La stérilisation s'obtient en plongeant la bougie dans l'eau
bouillante pendant dix minutes.

Pour faciliter le transport des bougies et leur immersion dans
l'eau bouillante, le médecin major Schmit a proposé de se servir d'un
panier analogue à un porte-bouteilles, constitué par deux lames de tôle
galvanisée, superposées, reliées par des montants et percées de trous
qui reçoivent les bougies. En munissant l'appareil d'une poignée, on
peut lui donner des dimensions telles qu'il reçoive cinquante bougies
et ne pèse pas plus de 4^{kg}.

Il est facile aussi de stériliser les bougies à l'aide de l'étuve à désinfection ou de l'autoclave, ou à la rigueur en les plaçant dans un four de
cuisine ou bien en les flambant à la flamme d'un bec de gaz ou d'une
lampe à alcool. Les cruches en grès destinées à recevoir l'eau filtrée

seront également stérilisées au moins une fois par semaine à l'aide de l'eau bouillante.

Les médecins chargés, dans les corps de troupe et les établissements hospitaliers, de la surveillance et du bon entretien des filtres ne perdront pas de vue que le filtre Chamberland est un appareil délicat qui nécessite de grands soins ; ils s'assureront notamment, par des expériences à répéter dans chaque localité, du temps durant lequel l'eau filtrée demeure stérile et veilleront à ce que l'eau tombant dans les cruches ne s'échappe pas au-dessus du filtre, mais passe bien à travers la bougie de porcelaine : ils examineront aussi les fissures qui pourraient se produire dans les bougies et les priveraient de toute qualité préservatrice.

L'ingénieur André a exposé en 1889 un appareil destiné à nettoyer les bougies Chamberland. Il a substitué depuis à ce nettoyeur un modèle nouveau qui a été adopté par le Ministre de la guerre pour être employé dans nos casernes, là où il serait nécessaire. Le *Bulletin officiel du ministère de la guerre* a publié, le 24 mars 1892, l'instruction concernant l'installation des filtres à nettoyeur du système André.

Le filtre se compose essentiellement de bougies Chamberland, système Pasteur, disposées en cercles concentriques à l'intérieur d'un réservoir métallique étanche capable de recevoir de l'eau sous une pression de trois atmosphères.

A leur partie inférieure, les bougies sont liées, au moyen de tubes de raccord en caoutchouc serrés par deux colliers métalliques, à des tétons en bronze fixés sur un plateau de fond à leur partie supérieure ; elles sont coiffées de calottes en caoutchouc surmontées de portées en ébonite qui s'encastrent dans des plates-bandes circulaires. Le montage des bougies est assez élastique pour permettre un brossage énergique sans danger de cassure.

L'eau est amenée sous pression par un robinet placé en bas de l'appareil et sur le côté de l'enveloppe qui enveloppe les bougies comme un manchon et forme réservoir ; elle pénètre dans ce réservoir par un tuyau horizontal et ensuite par un tube vertical placé dans l'axe ; elle traverse les bougies en se filtrant de l'extérieur à l'intérieur ; les jets d'eau filtrée sortant du plateau de fond sont recueillis dans un collecteur en forme de cône renversé, muni vers son sommet d'une tubulure de déversement.

Les filtres André sont de quatre modèles différents et renferment respectivement cinquante, vingt-cinq, douze et six bougies.

Le *nettoyeur* comprend, branchés les uns sur les autres, le tube vertical d'introduction de l'eau placé dans l'axe de l'appareil, un tube horizontal et des tubes verticaux. Ces tubes sont fermés à leur partie inférieure ; ils sont placés, les uns entre les cercles métalliques qui supportent les bougies, les autres à l'intérieur du plus petit ou à l'extérieur du plus grand de ces cercles : ils portent chacun deux frotteurs en caoutchouc ayant la forme d'*y*, dont les petites branches sont alternativement en contact avec la surface extérieure des bougies ; enfin, ces tubes sont percés d'un certain nombre de petits trous répartis sur leur hauteur.

Le tube vertical formant l'axe de cette sorte de peigne s'engage à frottement dans le plateau de fond ; il porte à son extrémité supérieure une partie filetée qui traverse un écrou taraudé fixé au couvercle, et se termine au-dessus de ce couvercle par une manivelle. La manœuvre de cette manivelle imprime au nettoyeur un mouvement de rotation en même temps qu'un mouvement vertical descendant ou ascendant.

Une petite chambre, enveloppant le point de pénétration du tube central dans le plateau de fond, reçoit l'eau non filtrée provenant du tube d'adduction de l'eau qui y débouche ; si le tube central est à fond de course, l'eau pénètre librement dans son intérieur, et s'échappe en jets cinglants par les orifices percés dans les petits tubes du peigne ; si, au contraire, le nettoyeur est en haut de sa course, position normale pendant le fonctionnement du filtre, l'eau arrive dans le tube central par son orifice inférieur et est déversée dans le filtre à la fois par les trous percés dans ce tube et qui se trouvent alors à l'extérieur de la chambre, et par ceux des petits tubes verticaux.

Pour nettoyer le filtre, quatre opérations successives doivent être faites dans l'ordre suivant :

1° *Supprimer la pression.* — Après avoir fermé le robinet d'admission de l'eau, ouvrir le robinet de vidange et le fermer aussitôt que l'écoulement cesse d'être violent ; ouvrir à ce moment le clapet du couvercle, afin d'établir la pression atmosphérique à l'intérieur du filtre.

2° *Décrasser.* — Tourner la manivelle du nettoyeur ; descendre la vis à fond, la remonter, et ainsi alternativement plusieurs fois de suite.

Pendant cette opération, les frotteurs touchent successivement tous les points de la surface extérieure des bougies, et l'eau renfermée dans le filtre se charge de toutes les impuretés déposées sur les bougies ; pour l'évacuer, on ouvre le robinet de vidange, et, pendant l'écoulement de l'eau, on tourne la manivelle dans les deux sens, de manière à empêcher un nouveau dépôt sur les bougies.

3° *Rincer.* — Le robinet d'évacuation étant ouvert à la suite de l'opération qui précède, ouvrir celui d'admission, tourner la manivelle plusieurs fois dans les deux sens. Le rinçage terminé, fermer le robinet d'évacuation, et, lorsque l'eau a atteint le sommet des bougies, fermer le robinet d'admission.

Pendant cette opération, les frotteurs complètent le nettoyage de la surface des bougies en même temps que l'eau sous pression qui s'échappe vivement par les orifices des tubes du peigne vient frapper vivement les bougies sur toute leur surface.

4° *Introduire la poudre d'entretien.* — L'expérience a montré que si l'on introduit dans le filtre une poudre inerte très fine qui se dépose sur les bougies, cette poudre fait l'office de dégrossisseur, empêche l'adhérence des dépôts et facilite le nettoyage.

Pour introduire cette poudre, après l'opération du rinçage, verser par le clapet un demi-verre d'un mélange d'eau et de poudre préparée à l'avance dans la proportion de 200^{gr} d'eau pour 500^{gr} de poudre ; fermer le clapet, donner un coup de manivelle, aller et retour, pour opérer le mélange, et, le nettoyeur étant en haut de sa course, ouvrir le robinet d'admission.

Le filtre est alors prêt à fonctionner.

Le nettoyage est encore rendu plus complet par la présence dans l'appareil de grenaille de liège. Par suite des remous imprimés au liquide pendant la manœuvre du nettoyeur, les grains de liège viennent heurter en tous sens les bougies et produisent un effet analogue à celui d'un brossage. Un tamis circulaire en toile métallique, appliqué hermétiquement contre la paroi du filtre, empêche que la grenaille ne soit entraînée avec l'eau qui s'échappe par le robinet de vidange. — Cependant on a constaté que le débit du filtre est sensiblement plus fort après chaque nettoyage qu'avant : il y aurait par suite à multiplier ces nettoyages. Dans la pratique, il suffira de faire deux nettoyages par jour, l'un le matin, l'autre le soir, à douze heures d'intervalle.

Certaines eaux contiennent quelques principes mucilagineux dont le dépôt lent sur les bougies peut, au bout d'un certain temps, diminuer progressivement le débit malgré les nettoyages ordinaires. Quand cette circonstance se produira, on fera un nettoyage spécial, dit *nettoyage alcalin*. Il se pratique en présence du carbonate de potasse, sous une légère pression et en employant un appareil particulier de chauffage.

Le pharmacien major Lacour a proposé le nettoyage à l'alcool et alun, M. Guinochet préfère une solution de permanganate de potasse au millième qui a l'avantage de nettoyer les bougies en oxydant les matières organiques visqueuses qui souvent les entourent.

Les filtres de nos casernes sont réglementairement placés dans une chambre fermée à clef, dans laquelle ne pénètrent que les personnes chargées de la visite et de l'entretien des appareils et les hommes désignés pour la surveillance et le nettoyage. Cette chambre doit être à l'abri de la gelée ; en cas d'impossibilité, une chemise en bois enveloppera le filtre et une petite lampe ou un bec de gaz en veilleuse maintiendra une température de $+ 5$ à $+ 10°$ autour du filtre. Le sol de la chambre des appareils sera cimenté, et des rigoles pourvues de siphons y seront tracées pour recueillir et conduire à l'égout les eaux provenant du nettoyage des filtres ou des trop-pleins.

Jusqu'en 1891 le filtre Chamberland n'avait pas pu être considéré comme un filtre utilisable en campagne. En 1891, le 25e chasseurs et le 34e de ligne expérimentèrent un modèle nouveau qui suivit ces corps de troupe aux manœuvres ; il a été utilisé sur le terrain de Longchamps le 14 Juillet 1892 (1).

(1) *L'hygiène à la Revue du 14 Juillet* 1892 (*Revue d'hygiène et de médecine publiques,* t. XIV, 1892, p. 849).

Les bougies du filtre de campagne au nombre de vingt et une sont renfermées dans un récipient qui a l'aspect d'un autoclave Chamberland. Celui-ci, monté sur tourillons, peut basculer et être vidé instantanément. L'eau impure, refoulée par une pompe aspirante et foulante y pénètre par un des tourillons au moyen d'un raccord d'accouplement spécial qui suit le filtre dans tous ses mouvements. Les bougies ne portent pas d'embrasse, elles sont raccordées au collecteur par des bagues de serrage mobiles, qui ont pour effet de diminuer les chances de casse et de faciliter

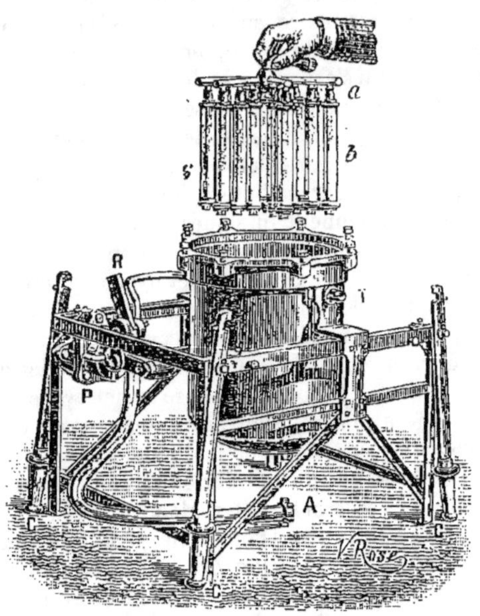

Filtre de campagne système Chamberland.

a, b, b', bougies filtrantes ; — T, réservoir pouvant basculer autour de son axe d'attache ; — A, tuyau d'adduction de l'eau à filtrer ; — P R, pompe aspirante et foulante ; — C C C, brancard servant à porter l'appareil et dont les bras sont repliés.

le remplacement des bougies brisées. Tout l'appareil est monté sur une sorte de brancard à pied ; son poids ne dépasse pas 50^{kg}. La figure p. 359 montre l'ensemble de l'appareil qu'on déclare pouvoir alimenter deux cents hommes, après un quart d'heure de fonctionnement.

Le nettoyage de l'appareil se fait facilement, toutes les bougies pouvant s'enlever à la fois comme dans le nettoyeur André.

C'est ce filtre dont le Ministre de la guerre a doté les troupes de son département envoyées au Dahomey en 1892. Nous tenons d'un officier qui a fait cette campagne (1892), avec le général Dodds, que les appareils n'ont pas pu suivre la colonne dès qu'elle a pénétré dans l'intérieur. Le médecin de 1re classe de la marine, Barthélemy, dans le rapport médical sur le premier groupe de la colonne expéditionnaire (1), déclare que le poids de ces filtres ne leur permit pas de rendre les services qu'on attendait d'eux. On essaya de remplacer le filtre unique par trois filtres de quinze bougies chacun qu'un homme pouvait porter. Le nettoyage de ces instruments très rapidement encrassés lorsqu'on ne rencontrait que de l'eau boueuse, est devenue une difficulté à laquelle il a été impossible de remédier quand on a été pressé par la nécessité d'une marche rapide en avant. Le débit des filtres très ralenti dans ces conditions, a poussé les soldats pressés par la soif, à ne pas attendre l'eau filtrée et à consommer la première eau qu'ils rencontraient. Le Dr Barthélemy pense qu'on pourrait essayer des filtres de quinze bougies à raison d'un de ces filtres par vingt hommes. Encore faut-il noter que tous les organes en caoutchouc s'altèrent vite dans les pays chauds.

Garros a fait connaître que la porcelaine d'amiante formée de fibrilles d'amiante agglutinées en forme de pâte et cuites, constitue un filtre absolument infranchissable pour les microbes. D'après plusieurs expériences du professeur Cazeneuve, de Lyon, ce filtre s'opposerait plus longtemps que le filtre Chamberland à la traversée des microbes de l'eau à filtrer (*Annales de la Société de médecine de Lyon*, t. XXXX, 2e série, 1892, p. 77).

Berkefeld (de Celle) a construit des filtres avec de la terre provenant du sol abandonné par les anciens golfes de la mer du Nord et formé de débris d'infusoires. Cette terre dite terre *d'infusoires, de diatomées, bacillaire* ou *farine fossile* est silicieuse et a pu être cuite et façonnée en bougies filtrantes de forme analogue à celles de Chamberland. Ces bougies sont fragiles ; il faut, pour les nettoyer, les brosser sans les sortir de leur gaîne métallique, et pour les stériliser, il est nécessaire de les plonger dans de l'eau froide qu'on chauffe progressivement jusqu'à ébullition. La filtration a lieu de dehors en dedans comme dans l'appareil Chamberland.

Ce filtre (Berkefeld-Nordtmeyer) a été étudié par Bitter (*Zeitschrift f. Hygiene*, t. X, 1891, p. 145). Il peut fournir de l'eau stérilisée pendant plusieurs jours, et une bougie sous la pression de trois atmosphères a débité 2l,50 par minute. Prochnik, au Congrès d'hygiène et de démographie de Londres, en 1891, a rapporté une expérience dans laquelle l'eau passant par cet appareil est restée stérile pendant trente-sept jours, la bougie, sous la pression d'une atmosphère, fournissant 40l par heure.

Cependant, d'après Kirchner (*Zeitschrift f. Hygiene*, t. XIV, 1893,

---

(1) Voyez Rangé, *Rapport médical sur le service de santé du corps expéditionnaire et du corps d'occupation du Bénin* (1892-1893) (*Archives de médecine navale et coloniale*, t. LXI, 1894, notamment, p. 100).

p. 299), les modèles sous pression ne fournissent de l'eau stérilisée que le premier jour et n'ont qu'un faible débit qui diminue progressivement, en dépit du brossage.

Ce filtre a certainement l'inconvénient d'être très cher, une bougie Nᵒ 1 valant 5ᶠ,60.

On y a adapté des pompes pour le transformer en filtre militaire mobile ; un filtre à pompe, fonctionnant trois heures par jour devrait être composé, pour un bataillon, de quatre cent-huit bougies et coûterait 1.200ᶠ. Une dépense de 400.000ᶠ permettrait d'en doter 900.000 hommes. « Ce qui nous surprend fort », dit Arnould, (*Revue d'hygiène*, t. XV, 1893, p. 747), critiquant le travail de Kirchner « c'est que cet auteur qui déconseille formellement l'usage de ces appareils pour l'armée en temps de paix et estime que l'introduction du filtre Chamberland dans l'armée française est une erreur, admette en campagne cet instrument si délicat et si dispendieux. » Il est vrai, que d'après Kirchner, qui cependant ne semble pas compter absolument sur la sécurité qu'ils donnent (*Zeitschrift*, f. *Hygiene*, t. XV, 1893, p. 178), on ne s'en servirait qu'en cas de nécessité. « Peut-être serait-ce un peu tard, si l'on attend que la dysenterie ou la fièvre typhoïde aient formulé l'indication. Il est à craindre aussi que la surveillance et que les opérations de nettoyage et de stérilisation justement reconnues par l'auteur, aussi pénibles qu'indispensables, ne s'exécutent pas à la guerre d'une façon irréprochable Pourtant tout est là » (Arnould).

Avant les filtres de porcelaine ou leurs analogues, de nombreux modèles de filtres avaient été essayés dans les habitations militaires, notamment les filtres de sable et de gravier plus ou moins analogues aux galeries filtrantes de certaines villes (Lyon, Berlin, etc.). Ces appareils sont non seulement dégrossisseurs, mais jusqu'à un certain point épurateurs comme le montrent notamment les expériences faites à Berlin en 1890 et 1891 par Fränkel. C'est à cette catégorie de filtres qu'appartiennent le filtre Forster qui a été très employé en Allemagne, celui de Hyatt de New-York, celui de Fonvielle et beaucoup d'autres.

Les *filtres de charbon* ont eu leur moment de vogue. On admet volontiers aujourd'hui qu'ils ne s'opposent pas au passage des germes, heureux lorsqu'ils ne favorisent pas leur pullulation ! Un assez grand nombre de nos établissements militaires ont été pourvus, avant 1888, du filtre Maignen. Ce même filtre a été adopté pour notre marine, et se trouve par suite utilisé au Sénégal, au Tonkin, dans le Soudan français, etc. Il a été employé dans l'armée anglaise, d'abord en Egypte, puis ultérieurement aux Indes et en Angleterre même, et il résulte des rapports de lord Wolseley (juillet 1885), et des constatations du docteur Quain, de l'école de Netley, qu'il a rendu de réels services ; les militaires français qui individuellement l'ont expérimenté au Tonkin, s'en sont montrés satisfaits.

Les agents de filtration, dans le filtre Maignen, sont une poudre de charbon (carbo calcis) préparée d'une façon particulière et réduite en particules impalpables (elle peut, du reste, être remplacée par du charbon pulvérisé), et une toile d'amiante dont le tissage représente une surface énorme et qui sert de support, dans ses mailles infinies, à la poudre de charbon. Cette toile est généralement liée par des liens d'amiante sur des supports en porcelaine, de manière à former ce que le constructeur appelle des *accordéons*.

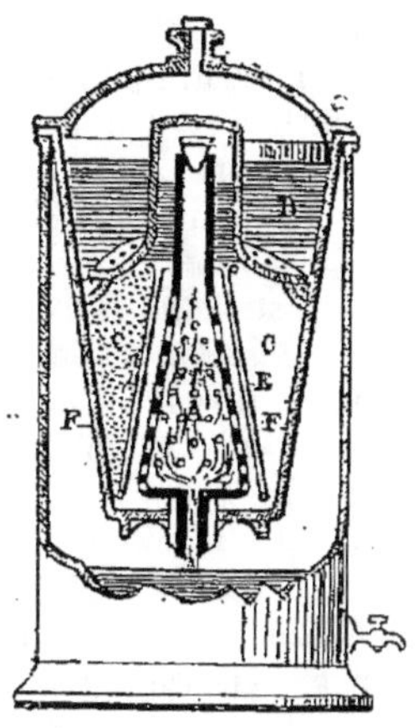

Filtre Maignen. — Modèle dit *de ménage* utilisable dans les installations militaires sédentaires.

A, entonnoir en porcelaine percé de trous et revêtu de toile d'amiante E ; — B, espace où l'on verse l'eau à filtrer dans le vase P ; — C, espace occupé par la poudre carbo-calcis dont les particules se logent dans les mailles de la toile d'amiante.

Dans les filtres destinés à fonctionner longtemps sur place, on ajoute à ces deux couches filtrantes du charbon en grains.

Nos propres expériences sont confirmatives de ce qu'a écrit A. Laveran (1), sur les avantages de ces filtres. Si on laisse de côté la question du passage des microbes, on peut dire qu'ils ont de très grandes qualités, car ils fonctionnent très rapidement et ont une puissance filtrante considérable, bien que l'eau filtrée demeure suffisamment aérée ; ils sont d'autant plus faciles à nettoyer que la toile d'amiante étant incombustible peut, après lavage à grande eau pour la débarraser du charbon, être passée au feu.

Les filtres Maignen ont des formes très diverses.

La figure p. 362 représente le filtre primitif duquel sont dérivés de nombreuses variétés qu'avec Laveran nous rapporterons à trois séries :

1° Filtres utilisables pour une fraction de troupe ;

2° Filtres à grand débit ;

3° Filtres individuels.

Au premier groupe appartiennent notamment le *filtre dit à baquets* (figure p. 363).

Le filtre dit *cylindrique* peut prendre pour devenir filtre d'escouade la forme et les dimensions du petit bidon réglementaire ; il est porté soit en bandoulière, soit sur le sac comme une boîte à conserve. Ce filtre à un développement de surfaces filtrantes, considérables, il peut débiter de 10ˡ à 20ˡ par heure ; son poids total ne dépasse pas 630ᵍʳ. Il suffira pour l'alimentation de douze à vingt-quatre hommes.

Le filtre cylindrique de plus grande dimension, placé sur une voiture

(1) A. LAVERAN, *Des filtres Maignen* (*Archives de médecine et de pharmacie militaires*, 1886, t. VIII, p. 172).

portant un tonneau d'eau, est employé par les Anglais comme *filtre de compagnie*.

Le filtre dénommé d'*hôpital* ou de *compagnie* est très facilement transportable à dos de mulet ; il débite 40¹ environ par heure, c'est celui dont ont été pourvues les formations sanitaires anglaises.

Le filtre de *bataillon* est un vaste réservoir dans lequel plonge la toile d'amiante. L'eau à filtrer y est amenée d'une façon quelconque et en sort filtrée par douze robinets où les hommes peuvent simultanément remplir leurs bidons à raison d'un bidon par trente secondes. Il peut débiter de 1.000¹ à 2.000¹.

Dans les installations fixes, le *filtre de conduite* directement branché sur les tuyaux qui amènent les eaux, est particulièrement indiqué.

Le filtre de bataillon fait partie des *filtres à grand débit :* mais MM. Maignen ont construit, pour l'armée anglaise d'Egypte, des filtres débitant de 4.000¹ à 5.000¹ par heure, transportables sur roues. En station, ces filtres à grand débit peuvent prendre les formes les plus variées.

Quant aux *filtres individuels*, ils ont deux formes principales : le *filtre montre* dont beaucoup d'officiers se sont servis au Tonkin, et le *filtre cylindrique*, dont la surface filtrante est notablement plus considérable.

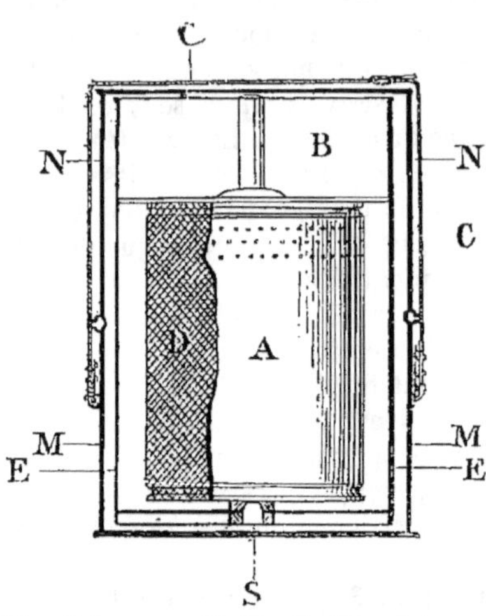

Filtre Maignen. — Modèle dit *filtre à baquets* transportable à dos de mulet, utilisable dans les ambulances, les corps de troupe. etc.

L'appareil est représenté en coupe, emboîté dans deux baquets métalliques M et N, pouvant être saisi et amarré par la corde C, ou mieux encore placé dans un panier en osier qui le protège contre les chocs. Pour s'en servir on déboîte les baquets M et N ; l'un deux est placé en dessous de l'orifice S de sortie de l'eau filtrée, l'autre sert à verser l'eau à filtrer dans l'espace E du récipient B en fer blanc étamé qui reçoit aussi la poudre de charbon. A est un châssis métallique creux revêtu de la toile d'amiante D. — Ce filtre pèse 8ᵏᵍ ; il peut filtrer de 25¹ à 40¹ par heure.

Les filtres Maignen constituent théoriquement et pratiquement des filtres de campagne très supérieurs à tous ceux qui ont été mis en usage ou proposé avant eux, et il n'est pas douteux que si, avec ces appareils, on pouvait avoir quelque sécurité au point de vue de la stérilisation de l'eau, ils seraient, dans les marches, bien supérieurs aux filtres en porcelaine et au moins égaux à ces derniers, dans les installations fixes.

Les filtres en porcelaine, en effet, sont dispendieux, d'un entretien difficile et, malgré les derniers perfectionnements que nous avons indiqués, peu maniables dans toutes les conditions d'une campagne.

Ces difficultés ont engagé Burlureaux à rechercher si l'emploi des poudres Maignen ne viendrait pas compléter le filtre de ce constructeur. Il n'est pas douteux que si l'avenir démontrait le bien fondé des assertions de Burlureaux (v. p. 364), le filtre Maignen reprendrait le premier rang parmi les filtres militaires.

Jusqu'à ce jour, sauf au Dahomey, nos troupes n'ont eu en campagne aucun filtre réglementaire.

On en fabrique, souvent d'une façon extemporanée, de très rudimentaires qui ne sauraient être que dégrossisseurs ou quelquefois clarifiants. Tel celui que l'on constitue à l'aide d'une couverture ou d'un linge plié et suspendu sur des perches en forme d'entonnoir : filtre primitif d'autant moins aseptique que la couverture est moins neuve, mais précieux comme

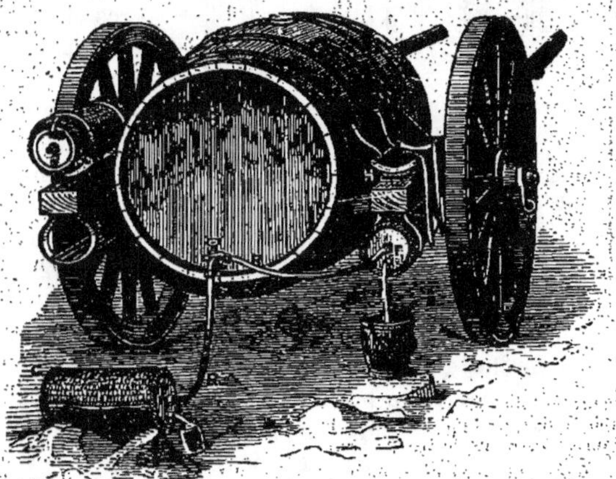

Tonneau à eau de l'armée anglaise, avec filtres Maignen de modèle cylindrique.

filtre rapide qui, malgré ses imperfections, peut être employé à défaut d'autre et qu'on améliore un peu en déposant quelques fragments de charbon au fond de l'entonnoir formé par la couverture.

Par opposition à cette *filtration rapide*, l'instruction déjà citée du Comité de santé indique le mode suivant de filtration lente.

« On place un tonneau défoncé debout sur un chantier assez élevé. Ce tonneau est percé à sa partie inférieure d'un trou dans lequel on enfonce un roseau qui sert de tuyau de décharge. On remplit à moitié le tonneau de cailloux de plus en plus petits et on termine par une couche de sable fin de rivière ». On peut rendre cet appareil plus actif « en interposant dans la couche de cailloux un lit de charbon de bois concassé, ou plus simplement en laissant flotter ce charbon dans l'eau qui remplit la partie supérieure du tonneau, qu'il est bon de munir d'un couvercle ».

Les figures p. 365, empruntées à Morache, montrent des filtres de campagne parfois utilisés.

Au Tonkin, les hommes avaient reçu les ordres suivants pour l'épuration de l'eau : « 1° se procurer deux tonneaux, les défoncer d'un côté, nettoyer à fond leur surface intérieure ; la racler au besoin ; la carboniser légèrement par le flambage de quelques copeaux ; fixer un robinet dans le flanc du tonneau à 0ᵐ,06 au-dessus du fond ; 2° remplir un des tonneaux de l'eau à épurer ; y verser 15ᵍʳ d'alun par 100ˡ d'eau ; agiter vivement avec un bâton pendant dix minutes ; laisser reposer pendant deux heures et demie ; 3° soutirer par le robinet l'eau claire ainsi obtenue ; la faire chauffer dans une marmite propre et l'y maintenir bouillante pendant cinq minutes ; la déverser dans le deuxième tonneau, où elle se refroidira et

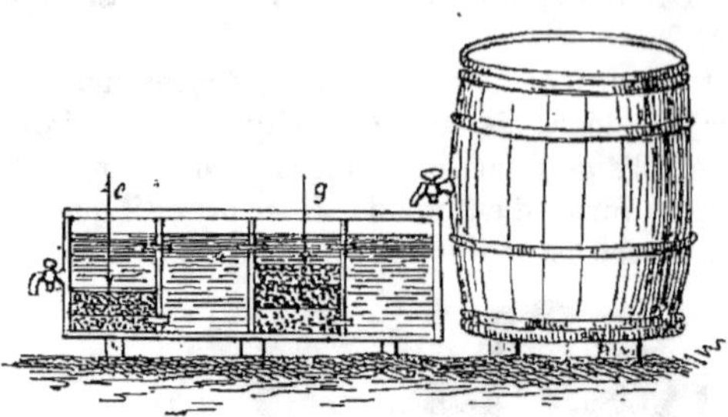

Filtre de campagne donnant deux filtrations successives.

L'eau à filtrer s'écoulant du baril, passe dans une caisse dans laquelle sont ménagés quatre compartiments communiquant le premier avec le deuxième et le troisième avec le quatrième par un orifice inférieur, tandis que les deux moyens communiquent entre eux par un orifice supérieur. La filtration s'opère de bas en haut dans les compartiments *g* et *c* où sont placés du gravier et du sable.

d'où on la soutirera à l'aide du robinet ; ce deuxième tonneau doit être muni d'un couvercle ; 4° il convient de répéter cette préparation de l'eau potable tous les soirs pour les besoins du lendemain ; avant chaque opération nouvelle, on lavera et on brossera convenablement l'intérieur des tonneaux pour les débarrasser des dépôts laissés par les eaux.

Il faut éviter de prendre l'eau des rizières incultes, qui contient une grande quantité de matières organiques en décomposition, mais l'eau des rizières cultivées n'est, en général, point malsaine. Il faut cependant éviter de prendre celle des rizières qui bordent les routes ou sont voisines des habitations, les Annamites ayant l'habitude d'y faire leurs déjections journalières (1) ».

Filtre de campagne mobile sur son axe.

La filtration s'opère de bas en haut. Pour laver les masses filtrantes, on enlève le tuyau de conduite, on ferme l'appareil et on lui imprime quelques mouvements de rotation.

Les troupes allemandes ont souvent fait usage du filtre Jacob (*Sanitätsbericht* de 1878). Il est formé d'un tonnelet de bois qui contient des couches de pierres, du charbon, du coke, de la craie et du gravier. La filtration

(1) N.-T. DUJARDIN-BEAUMETZ (*Instruction médicale à l'usage des postes dépourvus de médecins*, Hanoï, 1886, p. 5).

se fait de bas en haut. L'eau à filtrer passe préalablement à travers un tuyau bourré d'éponges qu'on lave à fond tous les huit jours. Ce filtre, très primitif, peut devenir dangereux, pour peu que les éponges soient imprégnées de microbes nocifs.

Au quartier général des manœuvres en 1893, on a expérimenté à Badymo, en Autriche, un nouveau filtre inventé par le capitaine Kuhn et le comte de Westphalen. Ce filtre se compose d'un seau en toile imperméable d'une contenance de 10ᴵ environ, dans lequel sont placés deux tamis en fil de fer entre lesquels se trouve un morceau d'amiante de la grandeur d'un poing. L'eau à purifier sortirait de ce filtre très simple, privée de toute matière solide et organique et presque stérile. Nous n'avons aucun document scientifique confirmatif d'un si beau résultat. Outre les grands filtres de ce système qui peuvent servir à des détachements entiers, l'administration militaire autrichienne en a fait confectionner de petits destinés aux soldats et dont douze mille ont été distribués parmi les troupes ayant pris part aux manœuvres de Galicie.

Il résulte de cet examen des divers appareils employés dans les armées, que la question du filtre militaire et surtout du filtre de campagne n'est pas complètement résolue. Le filtre Chamberland, pour les installations fixes, est incontestablement celui qui offre le plus de sécurité au point de vue du passage des microbes; il a cependant l'inconvénient de demander des soins minutieux et exige qu'on se garde de toute surprise provenant d'une fêlure survenue à la bougie ou de l'oubli d'une stérilisation à pratiquer en temps opportun. L'époque de cette stérilisation est variable suivant la localité, et, dans chaque localité, pour chaque bougie; les changements dans la pression de l'eau à filtrer, les coups de bélier qui en résultent sont des éléments dont il faut tenir compte, et, à cet égard, l'installation, en amont des filtres, d'un régulateur de pression nous semble une précaution utile. A l'hôpital militaire d'instruction Desgenettes (Lyon), on a placé, sur l'ordre du médecin inspecteur Vallin, un régulateur Samain et André qui commande vingt bougies et assure ainsi un débit plus uniforme et, jusqu'à un certain point, unifie le temps pendant lequel les bougies restent stériles, tandis qu'une autre série de dix bougies, alimentées par une eau de même qualité qui leur arrive sans subir l'influence du régulateur, donnent un débit plus variable et ont besoin d'un nettoyage plus fréquent.

Néanmoins l'on peut se demander si la valeur d'un filtre, fournissant du reste de l'eau limpide, doit se mesurer exclusivement par la sûreté de l'obstacle qu'il oppose à tous les microorganismes vivants. Aujourd'hui on ne connaît pas d'autre moyen d'exclure de l'eau de boisson les germes pathogènes, que celui qui consiste à priver l'eau de tous les microbes, et force est bien de se servir de cette méthode, mais il arrivera probablement un jour où la nocuité d'une eau se mesurera, non plus par le nombre de microbes qu'elle renferme, mais par la qualité de ceux qu'elle contient et, à ce moment, le meilleur filtre sera celui qui arrêtera les microbes dangereux en laissant libre passage à ceux qui sont indifférents ou utiles.

Il faut remarquer en outre, que si les filtres reconnus en ce moment les plus avantageux, et dont les services sont évidents, font barrière aux microorganismes, il n'est pas démontré qu'ils entravent la circulation des toxines qu'ont pu produire ces derniers ; il n'est pas établi que l'accumulation, dans le filtre même, de microbes nécessairement variables suivant la provenance des eaux, n'amène pas dans l'intérieur du filtre une lutte entre ces différents microbes, de laquelle résultent des propriétés filtrantes particulières, alors que l'on sait déjà qu'il existe parmi les microorganismes des alliances et des combats. Des notions plus précises sur l'action des microbes les uns vis-à-vis des autres modifieront sans doute, dans un avenir plus ou moins éloigné, l'idée qu'on se fait aujourd'hui de la pureté aseptique de l'eau et, par suite, de la supériorité de tel ou tel mode de filtration.

Remarquons cependant que la filtration constitue le mode d'épuration de l'eau le meilleur que nous connaissions, puisqu'elle arrête les microbes morts ou vivants, alors que la chaleur tue les micro-organismes mais ne détruit pas avec sûreté la virulence de leurs cadavres.

D. *Purification des eaux d'Algérie.* — Dans le sud de l'Algérie, l'eau des oasis, qu'elle provienne de puits, de sources ou de citernes, est très souvent chargée de sels de chaux et de magnésie ; aussi la correction des eaux séléniteuses a-t-elle été l'objet de nombreuses études de la part des officiers du corps de santé militaire français.

Si l'emploi des poudres Maignen donnait des résultats aussi positivement favorables que le prétend le médecin-major Burlureaux, dont nous avons indiqué les opinions (p. 348), l'eau naturellement séléniteuse serait désormais très utilisable. Des essais ont été tentés en 1891, sur ses indications, à Batna et dans plusieurs localités voisines, où les ambulances auraient pu cuire complètement, dit-on, leurs légumes secs en deux heures et demie ou trois heures, grâce à l'emploi du mélange pulvérulent que nous avons indiqué (renseignement oral).

Cependant quelques tentatives antérieures de purification des eaux algériennes méritent d'être mentionnées.

Sthrohl et Bernou (1) ont préconisé un procédé qui se résume ainsi :

1re *opération.* — L'eau à épurer étant placée dans un réservoir, la traiter par un lait de chaux en ayant soin d'agiter de temps en temps. La magnésie, en quelque combinaison qu'elle se trouve dans l'eau, est précipitée au bout de vingt-quatre heures.

2e *opération.* — Traiter l'eau ainsi modifiée par une certaine quantité

(1) Sthrohl et Bernou, *Procédé pour rendre potables les eaux magnésiènes et séléniteuses (Annales d'Hygiène et de Méd. légale*, 3e série, t. VI, 1881 et tirage à part).

de *withérite* (carbonate de baryte naturel) finement pulvérisé, agiter souvent et laisser déposer. Toute la chaux qui se trouve à l'état de sulfate, c'est-à-dire la plus grande partie de cette terre alcaline, se trouve précipitée après vingt-quatre heures.

Il convient de construire, pour les manipulations en grand, un réservoir avec agitateur mécanique, séparé d'un château d'eau par un appareil décanteur et un filtre à sable et charbon ; comme il est indispensable que l'eau soit aérée, on s'arrangera de manière à la faire tomber dans le château d'eau sous forme de pluie.

Des expériences ont été faites d'après ces principes dans différents postes du sud algérien et ont soulevé un certain nombre de critiques.

D'abord l'installation nécessaire est quelque peu encombrante.

Puis l'expérience a démontré que, si les réactions se font bien dans les délais indiqués, c'est à la condition d'employer du carbonate de baryte pur et à l'état de poudre extrêmement fine, ce qui exige une trituration assez laborieuse. En outre, la pureté de la withérite est plus ou moins grande ; on y trouve souvent jusqu'à 20 p. 100 de silice. C'est là une cause d'incertitude sur la quantité théoriquement nécessaire pour le traitement d'une eau dont il faut aussi connaître au préalable la teneur en sulfate de chaux et de magnésie. Ces déterminations, tout élémentaires qu'elles soient, rébutent les personnes étrangères aux manipulations chimiques.

On a reproché aussi à ce procédé de laisser dans l'eau, après l'élimination des sulfates de chaux et de magnésie, du carbonate de baryte et même du chlorure de baryum toxique. Cette objection contre ce procédé, repose sur des données théoriques et ne saurait infirmer sa valeur, car son application ne comporte l'introduction dans le volume d'eau à traiter que d'une dose de withérite suffisante ou même un peu inférieure à celle qu'il faudrait pour précipiter l'acide sulfurique contenu dans la quantité d'eau à purifier, et il semble qu'une filtration bien faite ne laissera pas passer le sel de baryte.

Plus récemment, Bernou a proposé de substituer à la withérite le carbonate de baryum, à cause de la composition constante de ce sel et de la rapidité plus grande de son action. En tout cas, son procédé semble supérieur à celui de Nicklès, qui fait usage de l'hydrate de baryte. Il est meilleur aussi que le procédé qui consiste à substituer la soude à la magnésie, ce qui n'entraverait pas l'action purgative des eaux, bien que les rendant aptes à la cuisson des légumes et au savonnage.

Souvent aussi les eaux algériennes sont chargées de matières organiques. On diminuera la proportion de ces impuretés par les soins mis, dans les installations sédentaires, à les préserver des poussières atmosphériques et des débris organiques apportés par les vents. Les eaux de puits, naturellement filtrées et purifiées par le sol, en renferment moins que les eaux recueillies sur le sol ou conservées dans des citernes mal closes, qui sont souillées souvent par des débris organiques de toutes sortes, déjections d'animaux, fragments de végétaux, champignons en putréfaction, qu'elles rencontrent à la surface du sol.

Au point de vue de la conservation de l'eau dans les citernes et dans les tonnelets de transport par les colonnes, cette matière organique est surtout préjudiciable quand il s'agit d'eaux séléniteuses : celles-ci se putréfient très rapidement par suite de la réduction des sulfates terreux en sulfures, au contact de la matière organique, et de la formation d'hydrogène sulfuré par l'action de l'acide carbonique sur ces sulfures.

Aussi admet-on avec raison que dans les postes permanents (Bou-Saada, Biskra, etc.), l'eau de pluie recueillie sur les toitures des bâtiments militaires est la meilleure que l'on puisse consommer, surtout si l'on a soin de laisser perdre les premières portions destinées à laver les terrasses (v. p. 339).

Dandrieu (1) chargé d'étudier les eaux des postes de télégraphie optique entre Biskra et Tuggurt, remarque que, dans toutes ces eaux, le poids des carbonates terreux précipités par l'ébullition varie de $0^{gr},07$ à $0^{gr},11$, et qu'elles devraient être réputées impotables, mais qu'après filtration par le filtre Chamberland (comme l'avait déjà remarqué Moullade pour les eaux de la Loire) (2), ou par le filtre Maignon, le degré hydrotimétrique a été notablement abaissé, de plus la nature organique a beaucoup diminué : la filtration serait donc là encore très précieuse.

§ II. — BOISSONS ALCOOLIQUES

Les principales boissons alcooliques fermentées en usage dans les armées sont les suivantes.

Vin. — « Le soldat », disait Colombier (*loc. cit.*), « est rarement dans le cas de boire du vin qui ne soit pas frelaté parce que la modicité de sa paye ne lui permet pas d'y mettre le prix auquel le bon vin est porté ». Ceci est plus vrai encore aujourd'hui qu'en 1775, en tant qu'il s'agit du vin que les hommes vont acheter dans les débits de boissons, mais ne devrait pas s'appliquer au vin fourni par le service des subsistances ou acheté par les ordinaires ou vendu dans les cantines. Ceux qui ont charge d'accepter le vin fourni aux troupes par l'administration ou débité à l'intérieur des quartiers, doivent se rappeler la prescription réglementaire qui dit : « Le vin ne doit avoir reçu aucune mixtion, même d'esprit de vin ou de toute autre substance employée quelquefois pour lui donner une

---

(1) DANDRIEU, *Etude sur les eaux du Sahara constantinois* (*Archives de médecine et d pharmacie militaires*, t. XX, 1892, p. 41).

(2) MOULLADE, *Note sur les matières arrêtées par les filtres Chamberland* (*Ibid.* t. XVI, 1890, p. 138).

force, une couleur ou une qualité apparentes. Il doit être droit en goût et parfaitement limpide » (art. 386 *inf.*, du décret du 20 octobre 1892).

On doit rejeter les vins acides ou plats, les vins mouillés, les vins vinés, les vins ayant reçu une addition de sucre, ceux auxquels on a ajouté de l'acide salicylique, de l'alun, du chlorure de sodium, de l'acide sulfurique, ceux qui contiendraient du plomb ou de l'arsenic, ceux qui seraient colorés artificiellement et les vins plâtrés. L'Académie de médecine consultée par le Ministre du Commerce a émis l'avis, le 10 juillet 1888, que « la présence du sulfate de potasse dans les vins du commerce, quelle qu'en soit l'origine, ne doit être tolérée que jusqu'à la limite maxima de $2^{gr},00$ par litre ». Le *Formulaire des hôpitaux militaires* de 1890 fait connaître (p. 363 et s.) les procédés de dosage des différents éléments des vins et indique le moyen de déceler les principales falsifications (V. aussi Armand Gautier, *De la sophistication des vins*, 3e édition, Paris, 1884).

Un certain nombre d'hygiénistes militaires souhaiteraient voir le vin entrer dans le régime normal de notre soldat. Morache estime à environ $16.425.000^f$ par an la dépense qui en résulterait pour une armée de 450.000 hommes et suppose que cette dépense serait bien réduite par la diminution des frais de maladies et surtout par le bénéfice qu'en retirerait la population tout entière.

Depuis quelques années, le vin est donné à nos troupes moins exceptionnellement qu'autrefois ; en Algérie, nos soldats en reçoivent fréquemment ; quand il y a menace d'épidémie, le commandement en concède volontiers, sur la demande des médecins, dans le but d'augmenter la résistance aux influences morbides, et il est permis aux capitaines d'en distribuer exceptionnellement (art. 358 *inf.* du décret du 20 octobre 1892).

Les troupes coloniales reçoivent généralement un demi-litre de vin par jour. Ce vin est le plus souvent expédié de France, en barriques ou mieux en bouteilles.

Il sera toujours préférable de distribuer du vin ou d'autres boissons alcooliques aux hommes, surtout pendant les marches, que de leur permettre d'en acheter soit chez les cantiniers soit surtout chez les débitants qui accompagnent l'armée : malgré la surveillance dont on ne se départira jamais sur la qualité de la marchandise livrée par les uns ou par les autres, des fraudes et des excès peuvent aisément se commettre.

En marche, en manœuvres et en campagne on sera quelquefois obligé de s'opposer aux libéralités mal entendues des populations, et d'interdire l'emploi des liqueurs qu'elles offriraient aux troupes.

Quelques chefs de corps ont fait fabriquer du *vin de raisin sec* qu'ils ont distribué à leurs hommes (13e de ligne, école de Joinville-le-Pont, etc.). Ce vin ne renferme rien de nuisible ni d'étranger à la composition du vin naturel et il peut être autorisé parce qu'on connaît sa provenance : il est même préférable, dans ces conditions, à bien des vins du commerce, tout en n'ayant pas les qualités toniques du vin véritable. Mais on ne saurait permettre les distributions des vins ou des piquettes de raisin sec livrés par l'industrie.

Bière. — La bière est une liqueur fermentée utilisable dans certaines circonstances, pour remplacer le vin à distribuer aux troupes : c'est un aliment tonique et stimulant, très apprécié dans le Nord, et dont l'usage prend de plus en plus d'importance depuis que, par le fait des ravages causés par les maladies de la vigne, le vin naturel, pur de tout coupage ou préparation artificielle devient véritablement rare. Elle doit être fabriquée exclusivement avec de l'orge et du houblon.

Le *cidre* et le *poiré* pourraient aussi, dans les pays de fabrication, être donnés à la troupe, mais leur digestion est difficile et leur valeur nutritive et stimulante inférieure à celle du vin et même de la bière.

Les *boissons alcooliques spiritueuses* les plus importantes sont les différentes eaux-de-vie, c'est-à-dire des alcools faibles, ne contenant que 45 à 56 p. 100 en volume, d'alcool absolu.

« Les eaux-de-vie les plus estimées sont celles qu'on obtient directement au degré voulu, par la distillation des vins de bonne qualité. Récemment préparées, elles sont incolores ; elles prennent la teinte ambrée qu'elles ont dans le commerce pendant leur séjour dans les tonneaux en chêne, où elles dissolvent un peu de tanin et de matière extractive.

Les meilleures eaux-de-vie proviennent des vins du centre de la France et des vins du Midi ; elles sont désignées dans le commerce sous les noms d'eaux-de-vie de Cognac et de Montpellier.

L'eau-de-vie de troupe, au moment de sa distribution, doit marquer 47° centésimaux.

Les eaux-de-vie médiocres, dont on fait une si grande consommation, s'obtiennent généralement de toute pièces en étendant d'eau l'alcool concentré. On colore ce mélange au moyen du caramel, du cachou ou du thé, ou bien on fait macérer dans ces eaux-de-vie factices des copeaux de chêne ou de hêtre. On parvient, à l'aide de ces additions, à imiter plus ou moins grossièrement l'eau-de-vie de Cognac.

On peut apprécier la qualité de l'alcool employé en distillant une certaine quantité d'eau-de-vie et soumettant le produit de la distillation à des essais particuliers. On constate la présence du caramel dans le résidu de l'évaporation qui répand une odeur de sucre brûlé à une température élevée.

Des substances âcres, telles que les différentes espèces de poivre, la renoncule, le gingembre, etc., peuvent être ajoutés aux eaux-de-vie dans le but d'en masquer la faiblesse. Ces fraudes, très condamnables, sont reconnues par l'évaporation à une température inférieure à 100° ; l'examen du résidu, sa saveur, son odeur suffisent pour en constater la nature.

Les eaux-de-vie faibles sont susceptibles de s'altérer au contact de l'air par la conversion d'une partie de l'alcool en acide acétique. Il est bien rare que les eaux-de-vie médiocres ne contiennent pas plus ou moins de cet acide et n'agissent pas sur le papier de tournesol. On peut constater que cette réaction est due à l'acide acétique, en saturant par la potasse et en évaporant ensuite l'eau-de-vie à siccité; l'acide sulfurique concentré, versé sur le résidu, en dégage des vapeurs ayant une odeur caractéristique.

L'acidité des eaux-de-vie peut être due à de l'acide sulfurique employé quelquefois pour produire avec l'alcool un peu d'éther qui aromatise la liqueur et lui donne une apparence de vétusté. On constate facilement cette fraude à l'aide d'une solution de chlorure de baryum; l'action de ce réactif sera surtout très sensible si l'on réduit le volume de l'eau-de-vie par évaporation à une douce chaleur.

On trouve quelquefois dans les eaux-de-vie des composés de plomb provenant des ustensiles dans lesquels on les conserve » (*Formulaire des hôpitaux militaires de 1890*, p. 327).

Absorbée à jeun, l'eau-de-vie est toujours pernicieuse et l'usage du *petit verre* du matin, qui a pu être excusé alors que le soldat ne recevait pas de café au réveil et attendait la fin de l'exercice pour prendre, à neuf heures, son premier repas, doit absolument disparaître, que ce petit verre soit rempli d'eau-de-vie, de tafia, de vin blanc ou de quelque autre liqueur alcoolique.

Cependant, l'eau-de-vie de bonne qualité prise à dose modérée, à la fin des repas, peut être utile, surtout lorsqu'un travail considérable est exigé des hommes, notamment dans les pays froids et humides. Il en a été fait usage dans presque toutes les armées durant les guerres. « On devrait, » disait Colombier (*loc. cit.*), « obliger chaque vivandier attaché à un régiment d'en avoir toujours une quantité déterminée et proportionnée au nombre d'hommes auxquels il doit en fournir. Le roi de Prusse recommande de ramasser toute la bière et l'eau-de-vie qu'on trouvera sur la route, quand on veut faire quelqu'entreprise, afin que l'armée n'en manque pas, au moins dans les premiers jours. » C'est au service des subsistances qu'incombe aujourd'hui ce soin dans l'armée française.

Dans l'armée russe, la ration journalière est de 140^{gr}. Schmulerritoct, au congrès de Copenhague (1884), a fait admettre le vœu que les prestations de liqueurs spiritueuses soient supprimées dans les armées européennes. Depuis le 12 septembre 1885 tout débit de boisson alcoolique, autre que la bière, est interdit dans les casernes belges. En 1893, le général von Hœseler, commandant le xvie corps de l'armée allemande, a défendu la vente et l'introduction d'alcools dans les casernes et les cantines de son commandement. On ne saurait nier qu'il y ait là de véritables progrès hygiéniques et des exemples à imiter, jusqu'à un certain point, en temps de paix, sans craindre aucun détriment pour la santé des hommes.

En tout cas l'extrême difficulté qu'on a aujourd'hui à se procurer des eaux-de-vie de bonne qualité nous semble devoir être un obstacle absolu à la réalisation du désir de ceux qui voudraient voir augmenter la fréquence des distributions de cette denrée à nos troupes et revenir à la préparation d'une boisson habituelle, dans la composition de laquelle elle entrerait ; l'eau-de-vie doit être remplacée dans l'armée par le café ou le thé, ainsi que le prescrit le règlement du 20 octobre 1892. Dans le nord de l'Europe, il y a peut-être quelque motif pour la conserver.

Cependant si l'alcool, d'un avis unanime, est particulièrement dangereux dans le midi, si l'on admet sans conteste que pour que l'Européen s'acclimate facilement dans les colonies et en Algérie, il lui faut imiter la sobriété de l'Arabe, l'alcool n'est cependant pas inoffensif dans les pays froids, surtout lorsqu'il est pris avec excès et à jeun. « Lorsque, pendant la retraite de Russie, l'armée, exténuée de fatigue et de privations, arrivait dans une ville, les soldats, naguère si disciplinés, n'écoutaient plus la voix de leurs chefs ; ils forçaient les portes des magasins et mettaient les provisions au pillage. Cela eut lieu en particulier à Wilna ; la plupart des hommes firent un usage immodéré d'eau-de-vie, ce qui multiplia, dit Larrey, le nombre des malades, fit développer la gangrène des extrémités et causa la mort de plusieurs » (1).

L'absinthe (même lorsqu'elle n'est pas adultérée) amène une certaine excitation de l'estomac, d'où sa réputation comme apéritif ; elle corrige l'âcreté d'une eau de mauvaise qualité, et, dans les marches d'Algérie, elle a, lorsqu'on en a usé avec une extrême modération, rendu quelques services ; malheureusement l'abus est bien près de l'usage : tel qui débute par quelques gouttes d'absinthe finit par en prendre une dose quotidienne de plusieurs verres. Par sa composition spéciale plus que par son alcool, cette liqueur produit une action particulière bien connue sur le système nerveux. Elle a été une des plaies de notre armée algérienne ; aussi, dès 1845, la vente en a-t-elle été interdite dans les camps et les cantines, et cette mesure n'a pas été abrogée ; l'expérience a malheureusement montré que cette prohibition était insuffisante pour éviter tous les malheurs qu'à causés cette boisson plus pernicieuse en somme qu'utile.

Le *vermouth*, le *bitter* et les autres boissons dites *apéritives amères,* préparés par infusion dans l'alcool, d'anis, d'écorces d'oranges, de baies de genièvre, de sauge, de menthe, etc., ont les inconvénients de l'alcool, auxquels s'ajoutent ceux des irritants de l'estomac.

Nous en dirons presque autant de la plupart des autres *liqueurs* (mélanges d'alcool, d'eau, de sucre et d'essences) ; prises après le repas et avec une grande modération, elles seraient cependant peut-être un peu moins dangereuses que les apéritifs eux-mêmes, si, comme ces derniers, elles n'étaient pas trop souvent préparées avec des alcools de mauvaise qualité qui constituent de véritables poisons.

(1) A. LAVERAN, *Traité des maladies et épidémies des armées,* Paris, 1875, p. 73

CHAPITRE VI

VÊTEMENT ET ÉQUIPEMENT DU SOLDAT

ARTICLE I. — INDICATION SOMMAIRE DE L'HISTOIRE DE L'UNIFORME DE L'ARMÉE FRANÇAISE

Le costume et l'équipement des troupes ont nécessairement varié avec la manière de combattre. En France, depuis la disparition des armures, amenée par l'emploi des armes à feu, les soldats étaient, avant Louis XIV, habillés par les soins et aux frais des capitaines de compagnies ; ils portaient le costume qui leur paraissait le plus commode et qui comprenait généralement, pour les fantassins, un habit justaucorps à collet rabattu, mais pouvant se relever pour garantir le cou et la partie postérieure de la tête, avec des parements assez larges pour se rabattre sur les mains, et des poches profondes recouvertes d'une patte ; sous cet habit une veste couvrant le ventre ; une large culotte ; des guêtres montant jusqu'au genou et des souliers ; pour coiffure le chapeau rond à larges bords des gens de la campagne ; un ceinturon sous la veste, supportant l'épée ; une banderolle allant de l'épaule gauche à la hanche droite pour soutenir le fourniment ou poire à poudre ; sur le dos une sorte de sac en toile à deux poches renfermant les effets nécessaires (1).

Peu à peu les parements, les pattes de poche et les doublures varièrent d'un corps à un autre et servirent à les distinguer. Les chapeaux, dont les bords se relevèrent pour former le tricorne, furent agrémentés de plumes ou de nœuds de rubans, origine de la cocarde. Les épaules furent ornées de rubans de même couleur que ceux du chapeau, d'où dériva l'épaulette imaginée en 1759, sous Louis XV, par le maréchal de Belle-Isle.

Vers la fin du règne de Louis XIV le luxe s'introduisit dans le vêtement des troupes et, comme le fait remarquer le général Thoumas, pour faire briller leurs régiments ou leurs compagnies dans les camps honorés par la présence du monarque, bon nombre de colonels et de capitaines se ruinèrent.

____

(1) Général THOUMAS, *Les transformations de l'armée française*, Paris, 1887.

Sous Louis XV, la manie d'imitation de la Prusse ne laissa plus les parements, les revers, les pattes de poche que comme des ornements ; on remplaça le bissac par le havresac, et le ceinturon par une buffleterie se croisant sur la poitrine avec celle qui supportait la giberne ; le chapeau fut remplacé par le bonnet à poil, le casque, le shako.

Un règlement du 2 juillet 1775, qui ouvre pour ainsi dire le règne de Louis XVI, donne la description de l'uniforme particulier de chaque corps. Le casque est supprimé dans l'infanterie et remplacé par le chapeau rond ; au catogan est substitué une queue de douze à quatorze pouces.

Le 1er octobre 1786 paraît une description plus minutieuse encore du vêtement de toutes les armes. L'habit à la française, la veste, la culotte, les revers agrafés jusqu'au tiers de leur longueur, le chapeau bordé d'un galon noir, telles étaient les grandes lignes ; les régiments de recrutement français « avaient l'habit blanc, les chasseurs à pied portaient l'habit vert et, au lieu du chapeau, le casque en cuir bouilli avec chenille noire. En 1791, les volontaires prirent l'habit bleu des gardes nationales, tandis que les vieux régiments conservaient l'habit blanc ; mais en 1794, le bleu devint la couleur de l'infanterie. En 1806, on essaya de revenir au blanc, mais après la première bataille, on y renonça tant on avait trouvé hideux le spectacle des habits blancs tachés de sang. Pendant les guerres de la République, le costume militaire redevint pour un instant plus commode que sous Louis XV : on emprunta aux Autrichiens la grande capote dont les troupes ne voulurent pas se séparer, la veste fut allongée de nouveau, de manière à descendre sur le ventre ; le bonnet de police, haut et mou, se rabattant sur les oreilles et sur le cou, forma une excellente coiffure pour les nuits de bivouac.

Le chapeau tricorne fut remplacé sous la République par le bicorne, sur lequel pendait un panache en plumes de coq, qui fit place lui-même au shako, élevé et évasé par le haut, surmonté d'un haut plumet. Les grenadiers reprirent le bonnet à poil dont on les avait délivrés vers la fin de la monarchie ; chose singulière, c'est de la République que datent les plumets, les panaches et le luxe criard des uniformes. On se demande comment faisait le soldat d'infanterie pour marcher et pour enlever des hauteurs occupées par l'ennemi, avec le briquet qui lui battait les jambes et cette haute coiffure donnant prise au vent. Le besoin de parader dans les revues compliqua la tenue sous le Consulat et au commencement de l'Empire. D'après le général Roguet, qui commandait alors le 33e régiment d'infanterie, les officiers de ce régiment n'avaient pas moins de huit à dix tenues.

Les troupes n'emportaient pas tout en campagne, mais elles avaient la capote et la veste, et la grande tenue, que l'on mettait les jours de bataille. Pour le passage du Rhin à Lauterbourg, le 25 septembre 1805, le maréchal Ney avait prescrit de prendre la grande tenue.

Après l'Empire, les culottes et les guêtres furent remplacées par le pantalon et les demi-guêtres ; le shako perdit sa forme évasée ; l'habit fut étriqué autant que possible, les revers supprimés, les parements raccourcis et rétrécis ». On remplaça la cravate par le col sanglé et rigide qui gênait la respiration et auquel on a attribué l'origine d'engorgements ganglionnaires et même d'ophthalmies. « On adopta la couleur garance pour les pantalons, les collets, la doublure et les retroussis des pans de l'habit.

Il est difficile d'imaginer quelque chose de plus laid et de plus incommode que le costume de l'infanterie pendant les dix premières années du règne de Louis-Philippe. La tenue donnée aux bataillons de chasseurs à pied en 1840, sous l'influence du duc d'Orléans, marqua enfin le retour à des idées plus saines en fait de costume militaire ; l'habit remplacé par une tunique dont la jupe couvrait les hanches, le ventre et les cuisses, un ceinturon au lieu de buffleteries en croix, mais toujours pour coiffure cet affreux shako ne garantissant ni les yeux, ni la tête, ni le cou, remplacé en campagne par le képi. . . .

Un instant, vers la fin de l'Empire, on essaya de changer la tenue de l'infanterie en parodiant le costume pittoresque donné en Afrique aux zouaves et qui consiste en un pantalon-jupe à long plis, serré à la taille par une large ceinture et retombant à mi-jambe sur des jambières prolongées par les guêtres, un gilet sous la ceinture, une veste sans collet ouverte sur la poitrine et le cou dégagé, pour coiffure la chechia et le turban. On donna à l'infanterie un pantalon demi-large et une veste-tunique, serrée à la taille par un ceinturon qu'elle ne dépassait que de quelques doigts, ne garantissant par conséquent ni le ventre ni les cuisses. Qu'on ajoute à cela un petit shako pointu terminé par une houpette en crins rouges, verts ou jaunes » (1).

Après la guerre de 1870, on reprit le pantalon et la tunique croisée sur la poitrine, avec deux rangées de boutons. On donna aux officiers de toutes les armes et de tous les services, ainsi qu'aux hommes de troupe de la cavalerie légère et de l'artillerie, le dolman, vêtement commode et élégant ; c'est ainsi qu'aux uniformes très variés de la garde du second empire, des hussards et autres corps de cavalerie, on substitua des tenues moins brillantes, mais réellement mieux comprises au point de vue des besoins de la guerre, de la protection contre les intempéries et des nécessités budgétaires.

En 1893, on a substitué au dolman des officiers des troupes à pied une tunique dite *ample*, analogue à celle de la gendarmerie et de la cavalerie de ligne, dans le but de permettre le port des épaulettes qui avaient presque entièrement disparu depuis la guerre franco-allemande.

(1) Général Thoumas, *loc. cit.*

ARTICLE II. — CONDITIONS QUE DOIT REMPLIR LE VÊTEMENT DU SOLDAT.

Le vêtement du soldat a pour but de le protéger contre les refroidissements ou contre l'ardeur des rayons solaires et d'éviter l'évaporation trop rapide de la sueur; il est nécessaire qu'il laisse aux hommes la liberté de leurs mouvements et que ses couleurs soient telles qu'elles n'exposent pas inutilement les combattants aux projectiles ennemis, en les faisant reconnaître de trop loin.

Le vêtement du soldat, considéré comme *anti-déperditeur de la chaleur*, a été étudié par Coulier (1), dès 1858.

Les principaux résultats qu'il a notés sont les suivants, relativement au pouvoir émissif et au pouvoir absorbant.

Pouvoir émissif. — Un récipient cylindrique de laiton mince, d'une capacité de 500^{c3} a été rempli d'eau à 50° et suspendu dans une atmosphère calme : on a mesuré, à l'aide d'un thermomètre plongé dans le liquide, la durée du refroidissement de 40° à 35°; le récipient ayant été revêtu successivement de divers enveloppes, on a enregistré :

	Durée du refroidissement.
Récipient en laiton non recouvert.	18'12" de + 40 à + 35
— recouvert de toile de coton pour chemise	11'39" » »
— — de toile de coton pour doublure	11'15" » »
— — de toile de chanvre	11'25" » »
— — de drap bleu foncé pour tunique	14'45" » »
— — de drap garance pour pantalon	14'50" » »
— — de drap bleu gris pour capote	15'5" » »

Pouvoir absorbant. — Ayant pris un certain nombre de tubes de verre très minces, du même calibre, les ayant recouvert de différentes étoffes, Coulier les a exposés tous aux rayons solaires : l'expérience commencée et terminée en même temps pour tous les tubes a fait dresser le tableau suivant :

Thermomètre à l'ombre	27°
— au soleil	26°

	Température.	Différence avec la température du tube nu.
Tube non recouvert d'étoffe	37°,5	
— recouvert de coton pour chemises	35°,1	— 2°,4
— — de coton pour doublures	35°,5	— 2°,0
— — de chanvre écru	39°,6	+ 2°,1

(1) COULIER, *Expériences sur les étoffes vestimentaires militaires* (Paris, 1858, t. I, p. 122 et s.).

	Température.	Différence avec la température du tube nu.
Tube recouvert de drap bleu pour soldats..............	42°	+ 4°,5
— — de drap garance pour soldats.............	42°	+ 4°,5
— — de drap gris de fer, bleuté pour capotes..	52°	+ 15°,0
— — de drap garance pour sous-officiers........	41°,4	+ 3°,9
— — de drap bleu foncé pour sous-officiers ...	43°,0	+ 5°,5

La superposition des étoffes a fait dresser le tableau qui suit :

Tube et coton seul.................	42°	} différence 9°
Tube et drap seul..................................	51°	
Tube et coton sur drap	44°	} différence 7°
Tube et drap sur coton..........................	50°,5	} différence 6°,5

D'où l'on peut conclure que la laine jouit d'un pouvoir émissif inférieur à celui du coton et de la toile, et que d'autre part, elle absorbe les rayons calorifiques à un plus haut degré que la toile et le coton.

Les expériences de Hammond (*Treatise on Hygiene, with special reference to the military service, 1863, Philadelphia*, p. 583), qui datent de 1863, sont confirmatives de celles de Coulier. Des observations plus récentes, notamment celles de Krieger (*Zeitsch. f. Biologie*, 1869) et Schuster (*Arch. f. Hygiene*, 1888), ont fait penser que le pouvoir conducteur des différentes matières vestimentaires en usage dans les armées est sensiblement égal, et alors deux explications ont été données de l'utilité du vêtement comme protecteur contre les intempéries de l'air. Pour Krieger et Schuster, le vêtement, en retenant l'air immobile à la surface du corps, supprime une cause capitale de refroidissement. Pour Geigel (*Arch. f. Hygiene*, 1887), le corps perd la même quantité de chaleur, qu'il soit nu ou vêtu, mais lorsqu'il est vêtu, la déperdition de chaleur a lieu, la peau restant chaude et richement pourvue de sang, tandis que lorsqu'il est découvert, la peau est anémiée : le vêtement serait régulateur de la circulation. Nous croyons qu'il y a lieu cependant de faire entrer en ligne de compte la différence de conductibilité qui n'est pas la même pour l'air et pour les étoffes : l'air est plus mauvais conducteur de la chaleur que la matière première des tissus, de telle sorte que, ainsi que le disait Coulier, plus ceux-ci renferment d'air dans leur trame, plus leur conductibilité est diminuée et plus le vêtement s'oppose à la perte du calorique. Il faut noter aussi, « le réchauffement lent et progressif de l'air interposé, au fur et à mesure que celui-ci se rapproche de la peau, réchauffement qui est d'autant plus marqué, suivant Schuster, que cet air a plus de contact avec le vêtement chaud » (1).

Il résulte de ces données, que les vêtements de laine sont ceux qui, de beaucoup, protègent le mieux contre le froid.

____

(1) VAQUEZ, *Considérations sur l'hygiène des vêtements* (*Revue d'hygiène et de police sanitaire*, t. X, 1888, p. 890 et s.); voyez aussi Martin KIRCHNER, *Grundriss der Militär-Gesundheitspflege*, p. 469 et s., Brunswick, 1893

D'après Coulier, le coton est le tissu qui préserve avec le plus de sûreté contre l'excès de la chaleur extérieure. Après lui vient le drap bleu foncé, puis le drap garance, enfin le drap gris bleuté pour capote.

Mais autant que la matière du tissu, la couleur a de l'importance dans cette question : c'est le blanc qui est doué du moindre pouvoir absorbant, et les couleurs se classent, à cet égard, dans l'ordre décroissant qui suit : noir, bleu foncé, bleu tendre, vert, pourpre, rouge, jaune, blanc. C'est pourquoi les vêtements blancs ont toujours été en usage dans les pays chauds.

Le nombre des vêtements superposés doit diminuer aussi lorsqu'il s'agit de se protéger contre la chaleur. Hiller, dans des expériences faites sur des soldats allemands, a démontré qu'en marche la température rectale s'élevait à 39° et 40° avec des vêtements réglementaires en drap, tandis qu'elle ne s'élevait que de 0°,5 chez les hommes vêtus légèrement. D'autre part, d'après Coulier, lorsqu'on place un vêtement de coton sur un vêtement de laine, on obtient un abaissement de température d'autant plus marqué que la température de l'atmosphère est plus élevée.

Pour ce qui est de la facilité plus ou moins grande avec laquelle les différentes étoffes *absorbent l'eau*, il résulte de toutes les expériences (Coulier, Hammond, Linroth, Muller, Schuster, Cramer, etc.), que la laine absorbe le mieux les produits de la transpiration cutanée et la laisse évaporer avec le plus de régularité. Après les étoffes de laine se rangent celles de coton, de fil et de soie. Néanmoins, toutes choses égales d'ailleurs, la texture et l'épaisseur de l'étoffe sont des facteurs à considérer ; les tissus lâches absorbent mieux que les tissus compactes (Linroth, Muller, Hiller).

Ces expériences ont trait aux vêtements secs : lorsqu'un vêtement est mouillé par la transpiration ou autrement, sa conductibilité à la chaleur et ses facultés d'absorption et d'évaporation se trouvent modifiées. La facilité d'évaporation est en raison directe de la facilité avec laquelle l'air se renouvelle à la surface du corps et dépend de la constitution même du tissu : la toile absorbe et évapore l'eau très rapidement, tandis que la laine qui peut absorber, à poids égal, beaucoup plus d'eau que la toile, l'absorbe avec une bien plus grande lenteur.

Il n'est pas douteux que le port de vêtements trempés par la pluie a sur le moral du soldat une influence particulièrement pénible. De plus, les vêtements imprégnés d'eau sont plus lourds ; ils deviennent meilleurs conducteurs de la chaleur et par suite facilitent le refroidissement qu'augmente encore la déperdition continue du calorique fourni par le corps et employé à l'évaporation.

C'est pour ces raisons qu'on a souvent cherché à *imperméabiliser* les vêtements extérieurs des troupes.

Les méthodes d'imperméabilisation des tissus sont, d'après Büchner, au nombre de trois : imperméabilisation par une couche de caoutchouc.

gutta-percha, laque, sandaraque, etc.; imprégnation par des corps gras; imprégnation par des solutions d'oxydes métalliques dont l'évaporation ou la réaction chimique forme un sédiment qui adhère aux fibres des tissus (1).

Les vêtements caoutchoutés ont le grave inconvénient d'être imperméables non seulement à l'eau, mais encore à l'air, de telle sorte qu'ils mettent ceux qui les portent, dès qu'ils se livrent à un travail physique, dans un état de moiteur extrêmement pénible. De plus, le cavalier couvert d'un manteau de caoutchouc est exposé, pour peu que les plis du manteau se dérangent, à transformer sa selle en un lac ou à diriger sur ses jambes l'eau recueillie par son vêtement. Le fantassin a de même le bas des jambes et les pieds placés sous la douche que fournit incessamment l'eau collectée par le manteau. Aussi le vêtement rendu imperméable à l'eau par le caoutchouc ou par des substances analogues est-il inacceptable pour l'homme de guerre. C'est pourquoi on a cherché l'imperméabilisation par d'autres procédés.

Telle l'imbibition des tissus avec une matière grasse, ou la réaction du savon sur un sel de plomb, de fer ou d'alumine, ou l'emploi de la paraffine.

Pommay a conseillé l'emploi de l'acétate d'alumine : l'acide acétique se volatilise et l'alumine reste adhérente aux tissus.

Thieux (de Marseille), a préconisé l'imprégnation avec les solutions de sels métalliques et les précipités d'alumine. Son procédé a donné de bons résultats pour les vêtements des employés de chemins de fer.

Suivant Büchner, on peut imperméabiliser les tissus de lin et de coton en les soumettant à l'action d'un bain d'acide sulfurique qui transforme les fibres végétales des tissus en une matière glutineuse, les réunissant en un tout compact. Scoffern remplace l'acide sulfurique par l'oxyde de cuivre ammoniacal. Fournaise traite le drap non décati par l'alumine anhydre, n'augmentant le poids du tissu que de 2^{gr} à 3^{gr} par mètre. Chevallot de Bordeaux, Orloy de Milan, Muratory et Landry, Hofmeier de Vienne, Girardin, Bidard et Pusch recommandent chacun des procédés plus ou moins analogues, mais Hiller, après de nombreuses expériences comparatives, donne la préférence à l'emploi de l'acétate d'alumine.

Déjà en 1884 et 1885, des essais d'imperméabilisation des vêtements militaires par l'emploi du sel de saturne et de l'alun avaient été tentés par le ministère de la guerre belge et avaient donné de bons résultats : c'est ce procédé aussi qui semble à Lorenz le meilleur et le plus pratique.

Il ressort des expériences de Hiller et de Lorenz que les tissus ainsi

(1) POMMERAY, *De l'imperméabilisation des vêtements.* Dans cette *Revue critique* (*Revue d'hygiène et police sanitaire*, t. XIII, 1891, p. 1128 et s.), l'auteur passe en revue un certain nombre de travaux sur cette question, notamment celui de Lorenz (*Ueber die Brauchbarkeit wasserdichter Stoffe zur Kleidung, paru in Militärärz* 1890-1891), et HILLER (*Deutsch. militärärz tliche Zeitschrift*, 1888, p. 1).

traités ne sont pas absolument imperméables, c'est-à-dire que, s'ils opposent à l'eau de pluie une barrière généralement suffisante, ils permettent cependant l'accès de l'air et n'ont pas, par suite, les défauts des vêtements caoutchoutés, quant à l'arrêt de l'évaporation de la sueur. Il faut remarquer que le port continu d'un tissu imperméable à l'eau, serait-il même perméable à l'air, présenterait certainement des inconvénients, étant donnée la composition de la sueur qui n'est pas de l'eau pure : de telle sorte, que l'imperméabilisation doit nécessairement être réservée aux vêtements chargés de protéger les hommes contre la pluie (manteaux ou capotes), et il y a d'autant plus d'avantages à faire usage de manteaux ne se laissant pas pénétrer par les liquides, que le manteau de drap lorsqu'il est mouillé, non seulement devient lourd, mais cesse de donner passage à l'air.

Pour étudier dans tous ses détails l'action de l'imperméabilisation des vêtements, il ne faut pas perdre de vue les travaux de Sergius Boubnoff (*Archiv. f. Hygiène*, Band. 10, 1890, p. 334) qui établit que si, d'une façon générale les tissus vestimentaires sont perméables aux rayons solaires ayant une action chimique, cette perméabilité n'est pas en rapport avec la perméabilité pour l'air, mais dépend surtout de la couleur, les vêtements noirs étant les moins perméables aux rayons chimiques.

Lorenz a soin de faire remarquer que l'augmentation de poids causée par l'imperméabilisation est toujours très faible, que l'aspect et la qualité des tissus gagnent par ces opérations plus qu'ils ne perdent et que les seuls inconvénients sont que l'imperméabilisation finit par disparaître par le lavage et qu'elle est quelque peu dispendieuse.

La question de la *perception à distance de la couleur* des vêtements a été, ces temps derniers, l'objet de vives discussions. Il résulte des expériences déjà anciennes de Jules Gérard et de Devismes qu'à 300^m les couleurs sombres sont moins facilement perceptibles que les couleurs éclatantes. On a dû, au Tonkin, pour obéir à des nécessités stratégiques, couvrir les casques de nos soldats d'une étoffe noire et leur donner des vêtements de cette couleur.

Le rouge écarlate des uniformes anglais et le rouge garance des pantalons, épaulettes et képis de nos fantassins se distinguent plus facilement à 300^m que des couleurs plus foncées. Mais, à 300^m d'autres signes que la couleur du pantalon ont fait découvrir les bataillons ou les hommes isolés, et la question est de savoir, avant de décider des modifications dans l'uniforme de notre infanterie, si bien au-delà de 300^m, sur les limites de la zône dangereuse qu'élargissent chaque jour les engins à plus grande portée, la perception du rouge est véritablement plus nette que celle du bleu, du gris-de-fer, etc.

Il y a lieu cependant de noter que l'Autriche a renoncé aux uniformes blancs de son infanterie et que presque tous les corps de troupes des armées européennes sont vêtus de couleurs sombres ; que dans l'armée allemande on voile sous une housse le brillant du casque dès qu'on approche de l'ennemi et qu'on ne saurait se dissimuler que cette question de la perception des couleurs à distance a pris une importance particulière depuis l'emploi de la poudre sans fumée. Des expériences variées et bien conduites sont nécessaires pour trancher définitivement cette question actuellement à l'étude.

Le médecin-major Trifaud (1) fait remarquer que le degré de visibilité des couleurs aux grandes distances doit être envisagée sous deux aspects : 1° l'impression coloriée qui dépend essentiellement de l'intensité lumineuse atmosphérique, de la présence ou de l'absence du soleil : des silhouettes d'hommes, peintes de différentes couleurs, laissent voir ces couleurs à des distances variables suivant l'éclairage ; 2° l'impression lumineuse que donne la forme de l'objet, indépendamment de la couleur, sauf le cas où un soleil éclatant vient les éclairer : toutes les silhouettes, qu'elles soient peintes d'une couleur ou d'une autre, sont découvertes sensiblement à la même distance. Aussi le général Luzeux dit : « La coiffure de notre infanterie n'a rien d'étincelant et aux distances auxquelles se livreront les combats de mousqueterie, la couleur de cette partie de l'habillement ne peut pas attirer l'attention de l'ennemi ; la couleur du pantalon ne se distingue que quand l'homme est à la fois debout et à découvert ; mais alors on aperçoit l'homme lui-même, peu importe le pantalon. Si on distingue la couleur de celui-ci, tant mieux, car on saura si l'on a affaire à un ami ou à un ennemi. Combien de chasseurs à pied reposent sur nos champs de batailles de 1870, tués par des balles françaises ! on les avait pris pour des ennemis. » Néanmoins un ordre du commandant du corps d'armée de Pesth vient de prescrire des essais avec des capotes de troupe de quatre nuances différentes : gris, gris brochet, gris bleu, gris clair. Les Russes ont remplacé les boutons métalliques par des agrafes vernies mat et des boutons de corne et substitué aux fourreaux métalliques des sabres, des fourreaux de bois recouverts de caoutchouc corne, fabriqués à la manufacture d'armes de Slatooust.

Quant aux règles relatives à la *forme et à la disposition* à donner au vêtement pour *assurer la liberté des mouvements* de l'homme, elles se résument dans la nécessité de laisser aux membres inférieurs ou supérieurs et à chaque segment du corps son indépendance particulière (Aronssohn, *De l'habillement et de l'équipement du soldat* (*Recueil des mémoires de médecine, de chirurgie et de pharmacie militaires*, 3ᵉ série, t. XIX, 1867, p. 405 et s.).

De l'ensemble de ces observations générales sur le vêtement militaire, on peut conclure que, dans les pays froids et tempérés, le soldat doit

____

(1) Trifaud, *L'Éducation de la vue du soldat* (*Arch. de méd. et de pharm. militaires*, t. XIX, p. 84 et 274).

être muni comme vêtement extérieur d'effets de laine (drap) superposés, d'un manteau de drap imperméabilisé pour se garantir contre la pluie et porter au contact de la peau un vêtement de laine, de coton ou de toile.

Dans les pays chauds trois indications sont à remplir : se protéger contre le rayonnement solaire ; favoriser l'évaporation de la sueur et ainsi l'émission de chaleur du corps ; se protéger contre l'humidité des soirées et des nuits (Treille). Pour remplir les deux premières indications, on choisira de préférence un vêtement de dessous, léger, souple et ample de forme, en laine ou en coton qui ne présentera aucune aspérité pouvant irriter la peau. Par dessus on portera des vêtements amples, laissant circuler l'air librement, fabriqués en coton blanc, autant que possible. La coiffure sera large et ventilée, assez épaisse pour arrêter les rayons solaires. Pour éviter des refroidissements nocturnes, on aura recours à l'emploi de la laine (V. Reynaud, *L'armée coloniale au point de vue de l'hygiène pratique* (*Archives de médecine navale*, 1892 et 1893).

ARTICLE III. — FORME ET DISPOSITION DU VÊTEMENT MILITAIRE ET ADAPTATION AUX CLIMATS ET SAISONS

§ I. — VÊTEMENT DE LA TÊTE, DU TRONC ET DES MEMBRES

I. **Coiffure.** — « La coiffure militaire type est celle qui, aussi légère que possible, emboîte bien la tête du soldat, dont le centre de gravité se trouve sur la même verticale que celle du crâne et dont le poids se répartit bien sur la circonférence » (Morache). Elle doit de plus protéger la tête contre le froid, la nuque et le front contre la pluie et le soleil. Il faut reconnaître que ni le casque prussien en cuir bouilli, ni les shakos ou képis rigides en usage dans les différentes armées européennes et dans la nôtre ne remplissent exactement toutes ces conditions.

En vain, un concours public a-t-il été ouvert en France, en 1890, par le ministre de la guerre, aucun des deux cents modèles exposés n'a rallié tous les suffrages, et l'on est resté fidèle à notre képi mou qui constitue une assez bonne coiffure dans nos climats (mais non notre képi rigide, lourd, incommode et disgracieux). Aronssohn lui reproche de ne pas être assez chaud pour des têtes à cheveux coupés courts, et sans couvre-nuque surtout, il ne protège pas assez contre les rayons solaires. Nous ne lui connaissons cependant de supérieur que le chapeau de feutre, analogue à celui que portent les bersaglieri italiens, et qui était d'usage en France chez les hommes de guerre avant Louis XIV.

Le colonel Chatelet d'Haraucourt, commandant le régiment de Navarre en 1776, disait il est vrai qu'il « ne sera jamais qu'une éponge sur la tête du soldat », mais il n'est pas impossible de l'imperméabiliser, et en tout cas l'on ne saurait admettre, avec cet auteur, que les soldats s'en allassent sans coiffure, sous prétexte que « la nature a donné à l'homme pour sa conservation des cheveux, dont la contexture grasse et lisse est propre à faire couler la pluie et à l'empêcher de séjourner » : de telle sorte que pour le colonel d'Haraucourt, « c'est aller contre les vues de cette mère commune que d'obliger le soldat à couvrir sa tête d'un drap grossier qui s'imbibe d'une humidité malsaine et qui le prive des avantages naturels de sa conformation » (*Carnet de la Sabretache*, 1893).

Le bonnet de police rigide n'est plus en usage en France, mais est encore réglementaire dans plusieurs armées. On a vainement essayé de remettre à la mode parmi nous, cette coiffure coquette, en la déformant pour lui permettre de prendre des formes diverses qui en feraient tour à tour une casquette, une calotte, un bonnet de nuit, etc.; on n'a pu le faire adopter que pour le service d'écurie, en remplacement de la calotte usitée dans la cavalerie, pour les hommes de corvée.

Cette coiffure, pourvue d'oreilles pouvant se rabattre, est réglementaire en campagne dans l'infanterie austro-hongroise. Elle est reconnue très utile en hiver, mais mauvaise en été parce qu'elle ne protège pas contre le soleil et parce que confectionnée en drap épais et doublée, elle est trop chaude.

Le casque métallique de notre cavalerie de ligne, plus léger (963^{gr}) et plus stable que les casques des modèles précédents, est peut-être une nécessité de l'armement, mais aura toujours l'inconvénient d'être trop bon conducteur de la chaleur, et par conséquent de s'échauffer trop aisément dès qu'il sera frappé par les rayons solaires. Lorsqu'on le fabriquera en aluminium il sera considérablement allégé mais ne perdra pas sa conductibilité pour la chaleur, à moins qu'on ne le couvre de quelque tissu.

On a accusé le casque, sans preuve décisive, d'amener la calvitie par son usage prolongé. C'est là un inconvénient qu'il partagerait, dit-on, avec toutes les coiffures insuffisamment ventilées : aussi s'est-on ingénié, pour assurer la ventilation des coiffures, en y adaptant des ventouses. En général, et notamment dans notre képi, ces ventouses sont beaucoup trop petites pour que l'air puisse circuler en passant par ces orifices, dont l'utilité est très contestable dans les climats tempérés : soulever de temps en temps sa coiffure paraît un procédé bien plus efficace de ventilation, et la ventilation est véritablement utile, sinon pour empêcher la calvitie, comme certains le supposent, du moins pour abaisser la température qui peut être très élevée à l'intérieur de la coiffure. Vallin, au mois de juillet, après des promenades d'une heure au soleil, a constaté à l'intérieur d'un chapeau de soie ordinaire 42° et 46°.

Dans les pays chauds, les coiffures dont nous faisons usage en Europe doivent nécessairement être modifiées.

La chechia des tirailleurs indigènes, des zouaves, etc., est absolument défectueuse, surtout quand elle est portée (et elle l'est toujours par les chasseurs d'Afrique), sans la bande d'étoffe enroulée qui la transforme en turban.

Le turban réglementaire des zouaves et des tirailleurs est trop lourd et ne protège pas suffisamment la nuque et le front contre les rayons solaires ; nous préférerions à cette coiffure simili-orientale, ou l'adoption d'un turban avec haïk, comme le portent les Arabes, ou simplement le képi muni d'un couvre-nuque en calicot blanc, tel qu'il est en usage en Afrique pour les troupes qui y tiennent garnison accidentellement ; on peut remplacer le couvre-nuque par un simple mouchoir interposé entre la tête et le képi et flottant sur le cou.

Ce genre de protection contre le soleil est insuffisant dans les pays très chauds. Corre a fait, au Sénégal, des expériences à ce sujet. Les résultats qu'il a constatés sont les suivants :

DÉSIGNATION DES COIFFURES.	THERMOMÈTRE	
	Simplement abrité par la coiffure.	Enveloppé d'une serviette blanche sous la coiffure.
Casque anglais en moelle de sureau avec coiffe blanche et ventilateur	35°,6	33°
Ancien chapeau de paille d'infanterie avec coiffe blanche..	37°,5	33°(?)
Képi de sous-officier d'infanterie de marine	39°	36°,7
Casquette marine avec coiffe blanche	40°	38°,8
Casquette marine sans coiffe blanche	41°	39°,2

Le casque des troupes coloniales est en liège recouvert d'un tissu blanc. Le nouveau modèle a des bords larges et protégeant bien le front, la nuque et les oreilles. Il prend appui sur la tête par un cercle relié de distance en distance aux parois externes du casque par des morceaux de liège, et il est percé d'assez larges ventouses à la partie supérieure, de telle sorte qu'il est véritablement ventilé. Il est léger. Le casque dit d'officier pèse à peine 200^{gr}.

Quand la chaleur est très intense, on peut ajouter au casque un voile blanc, doublé de vert, en forme de diaphragme, formant visière et retombant sur les côtés et sur le cou, ou bien on se protège très efficacement en mettant sur sa tête, comme un couvre-nuque, une serviette trempée dans l'eau ; on a aussi placé au fond du casque une petite éponge mouillée.

Dans la campagne du Soudan, chaque soldat anglais avait reçu un couvre-nuque et un voile. Il portait le casque indien fait de moelle d'aloès et de lamelles de liège. Quand la chaleur était excessive, il était recommandé de placer dans le casque un mouchoir mouillé, des feuilles vertes ou une pelote de papier mouillé (Raynaud, *loc. cit.*).

Dans les pays froids, le passe-montagne et le capuchon sont utiles, mais ils ont l'inconvénient de diminuer la portée de l'ouïe et même de la vision. Dans l'armée norvégienne on fait usage d'un casque en feutre revêtu de drap presque noir et chaque homme est pourvu d'un bonnet tricoté en laine gris-bleue qui peut se porter seul ou sous le casque.

Dans quelques armées, notamment dans l'armée russe, il existe encore de bonnets à poils ; ils ont généralement perdu la hauteur de ceux des grenadiers de l'empire et, diminués de poids, ils présentent des avantages dans les pays du nord.

On a adopté avec succès, pour nos chasseurs alpins, le béret basque ; c'est une coiffure de campagne élégante, légère, ne donnant pas prise au vent et qui peut protéger les yeux contre la reverbération des glaciers.

II. **Cravate.** — Toutes nos troupes ont actuellement la *cravate*, sauf les cuirassiers qui ont conservé un col rigide, et les zouaves et les tirailleurs algériens qui ont le cou nu. La cravate actuelle est une bande de toile de coton bleu, longue de 1^m,45, large de 0^m,20, pliée en quatre, pouvant faire deux fois le tour du cou et se nouant par devant. Le col avait l'inconvénient de tenir le cou trop raide et parfois de le comprimer, d'où peut-être la naissance d'adénites cervicales (?) et la possibilité, surtout en marche, d'accidents cérébraux ; mais la cravate, pour qu'elle ne présente pas les inconvénients du col, il est nécessaire qu'elle ne soit pas serrée, et il importe que le col rigide de la tunique ne vienne pas se substituer à l'ancien carcan.

Le soldat allemand porte un col maintenu raide à l'aide d'une étoffe de crinoline.

La cravate ne doit pas être portée dans les colonies, et, à vrai dire, pourrait y être supprimée pour les hommes comme elle l'a été pour les officiers, non pas parce qu'on a observé des cas de strangulation chez des sujets au milieu d'un demi-sommeil alcoolique (Stocker, de Dantzig), ou parce qu'elle amènerait l'ophthalmie contagieuse, comme le pense ce même auteur, mais parce qu'elle est inutile et peut concourir à causer les accidents groupés sous le nom de coup de chaleur.

III. **Tunique.** — Notre tunique actuelle d'infanterie, à deux rangées de boutons, est supérieure aux tuniques antérieurement en usage, mais elle n'est pas encore assez ample. Ce reproche s'adresse aussi à la tunique dite ample de nos cavaliers de ligne, de notre gendarmerie et qu'on a adoptée pour les officiers d'infanterie depuis le 2 février 1893.

En toutes circonstances, les manches auront de larges entournures. La tunique est, à proprement parler, le vêtement des épaules et des bras ; aussi ne devrait-on pas nécessairement la fermer par devant ; un gilet sans manche serait alors le véritable vêtement du tronc.

La tunique, plus ou moins longue et croisée, est le vêtement de l'infanterie dans presque toutes les armées européennes. Celle de l'armée allemande vient de subir une modification heureuse : le col droit est remplacé par un col rabattu fermant non sur le cou mais sur la poitrine et pouvant être relevé pour garantir l'homme contre le froid ou contre la pluie.

IV. Veste. — La veste de notre soldat d'infanterie peut, quoique un peu rigide, remplir l'office de gilet et être portée sous la capote. On lui reproche cependant d'être trop ajustée et surtout d'être trop courte pour constituer un bon vêtement du tronc, lorsqu'elle est portée seule, puisqu'elle laisse le ventre à découvert. Elle n'est pas, en réalité, un vêtement de rechange bien approprié et elle alourdit le sac.

La veste ouverte des zouaves et des tirailleurs algériens, mise avec gilet, assure l'indépendance si utile du vêtement des membres supérieurs et de celui du thorax. La ceinture de laine supplée, dans ces corps de troupe, au peu de longueur de la veste.

V. Dolman et Vareuse. — Le dolman a quelques-uns des avantages de la veste algérienne. Il laisse la liberté nécessaire pour tous les mouvements ; il est assez ample pour ne pas gêner la respiration, tout en permettant le port, en dessous, durant l'hiver, de gilets qui assurent la protection contre le froid, tout en constituant un vêtement du tronc différent de celui des membres supérieurs.

Il convient cependant de réprimer la tendance qu'ont les hommes à se couvrir à l'excès en accumulant tricots et gilets sous leur vêtement le plus externe.

La vareuse ample, en usage pour les hommes de troupe d'infanterie de marine et les chasseurs alpins, et qu'ont portée quelque temps les officiers français de toutes armes, est une excellente tenue qui laisse au jeu du thorax toute l'aisance désirable ; elle abrite suffisamment le ventre et elle permet de porter en dessous, s'il est nécessaire, des vêtements supplémentaires. Confectionnée en molleton blanc, elle est très appréciée dans les pays chauds. La vareuse de l'infanterie de marine et des chasseurs alpins est supérieure à celle des officiers, en ce qu'elle est munie d'un col rabattu qui assure la liberté du cou et de parements pouvant protéger les mains.

Un ordre de cabinet vient de prescrire l'adoption, en Allemagne, pour l'infanterie de la garde et les troupes de chemin de fer de la *litewka* (vareuse) en molleton bleu déjà adoptée pour l'infanterie de ligne et la landwehr. Les chasseurs et tirailleurs recevront une litewka en molleton gris. Cet effet remplacera la jaquette de toile qui cesse d'être réglementaire.

VI. Ceinture de flanelle. — Les corps d'Algérie sont munis de ceintures de flanelle, rouges ou bleues, s'enroulant plusieurs fois autour de l'abdomen. Les militaires qui de France vont en Algérie, en reçoivent de semblables. Les troupes en campagne et, en temps d'épidémie, les troupes stationnées en France, touchent des ceintures de flanelle blanche, qui doivent être placées sur la peau, de manière à envelopper complètement le ventre. Elles sont justement regardées comme un agent important de la prophylaxie de la diarrhée et de la dysenterie.

Il faut cependant, pour que la ceinture de flanelle produise ses bons effets, qu'elle ne soit pas rendue imperméable par un port trop longtemps prolongé, lequel, par l'imbibition continue des sécrétions, l'empêche de remplir son office d'éponge.

VII. Capote. — La capote de notre infanterie serait très bonne dans nos climats si elle se rapprochait un peu plus de la capote-manteau des officiers, c'est-à-dire si elle était un peu plus ample et munie d'un col rabattu. Telle qu'elle est cependant, la capote rend de grands services et nous ne sommes pas de ceux qui demandent sa suppression dans les garnisons de l'intérieur, tout en reconnaissant qu'elle ne constitue pas un vêtement approprié aux climats chauds.

Pour diminuer le poids de la capote du soldat allemand, on a modifié récemment son mode de doublure.

Le *manteau* de notre cavalerie est un bon vêtement quoiqu'un peu lourd.

Le *manteau-collet* à capuchon des zouaves et des tirailleurs serait avantageusement remplacé par un manteau à manches ; il est du reste trop court pour protéger convenablement contre le froid des nuits algériennes, à plus forte raison est-il insuffisant pendant les campagnes européennes, comme on a pu le constater pendant la guerre de 1870-1871. Sa forme cependant est commode pour les troupes de montagne, pour lesquelles on a adopté un modèle plus ample, car il laisse une grande liberté aux bras et il est fort apprécié par les officiers de toutes les armes.

Les sentinelles sont autorisées à faire usage l'hiver, dans nos garnisons, d'un manteau supplémentaire qu'ils déposent dans la guérite en quittant la faction.

Tous les manteaux devraient, comme nous l'avons dit plus haut, être imperméabilisés. Depuis 1888, les troupes allemandes ont reçu un manteau tente-abri confectionné en étoffe brune imperméable de $1^m,65$ de côté et pourvu de boutons et de boutonnières. Deux cordons permettent de le serrer autour du cou et de la taille. Dans les expéditions des Achantis et du Soudan, les soldats anglais étaient pourvus de toiles imperméables sur lesquelles ils se couchaient. Les fantassins italiens ont des manteaux imperméables destinés au même usage.

En France, les officiers montés sont autorisés à faire usage de la pelisse bordée d'astrakan, qui est commode, chaude et élégante.

VIII. La cuirasse métallique, très discutée comme arme défensive, puisqu'elle ne peut s'opposer qu'à l'action du sabre et de la balle du revolver, gêne considérablement les mouvements des épaules et du tronc ; par son échauffement facile et son imperméabilité, elle exagère outre mesure et emmagasine la transpiration cutanée. La fabrication des cuirasses en aluminium ou en alliage d'aluminium en diminuera le poids, mais ne parera pas à ces défauts.

Que faut-il penser des *cuirasses en étoffes* (ou peut-être métalliques couvertes d'étoffes) qui s'opposeraient à la pénétration des balles (cuirasse Dowe, bouclier Beynton) ? Si tant est qu'elles puissent remplir cet office vis-à-vis des balles actuelles, à l'exclusion des balles en acier, il y a lieu de remarquer que plus de la moitié des blessures portent sur la tête et les membres, et que par conséquent l'effet utile de ces nouvelles cottes de mailles ne serait peut-être pas en proportion des inconvénients de leur poids qui varierait, dit-on, de 6^{kg} à 3^{kg},3 ; utilisables peut-être dans les guerres de siège, sous forme de boucliers portées d'habitude sur le sac, elles semblent ne devoir jamais faire partie de l'habillement des hommes.

IX. **Le pantalon** sera supporté par des bretelles extensibles, la constriction de l'abdomen par une ceinture de cuir ayant de réels inconvénients même lorsque cette ceinture glisse dans des passants en drap adaptés au pantalon, comme il est prescrit dans l'armée italienne. Le pantalon du fantassin doit être large, afin de ne pas frotter sur les cuisses. Enserré à sa partie inférieure dans la guêtre ou le brodequin, il garantit peut-être du froid et ne se laisse pas souiller par la boue, la pluie et la neige, mais il risque alors de trop comprimer la jambe ou la cheville et de former des plis qui peuvent causer des excoriations. C'est pour parer à cet inconvénient que le fantassin italien va recevoir un pantalon (en drap bleu avec passepoils jaunes) dont chaque jambe se termine par une manchette d'étoffe de coton à laquelle sont cousus deux rubans de fil de lin qui retiennent cette manchette et l'empêchent de glisser ; une agrafe en fer complète la fermeture par laquelle on obtient une sorte de culotte dont l'extrémité inférieure se place facilement dans le brodequin (*Revue du cercle militaire* du 17 juin 1894).

Le pantalon du cavalier doit être assez large et assez long pour que, l'homme étant à cheval, les mouvements du genou restent libres ; faute de cette précaution, il se produit une constriction très douloureuse de cette articulation et même des excoriations, des hygromas, etc. Quand il n'est pas porté dans la botte, le pantalon du cavalier est muni de sous-pieds et garni de cuir jusqu'au dessous du genou. Dans les armées allemandes et anglaises, les cavaliers se servent du pantalon garni de cuir jusqu'au bassin, tel qu'il était anciennement en usage en France : « Le cuir incessamment ciré ne tardait pas à perdre sa souplesse et déterminait des excoriations, des furoncles ; plus encore que le drap, il s'imprégnait des produits de la transpiration et exhalait une odeur repoussante. En le lavant, le soldat ne faisait encore que le durcir davantage, tandis que le drap ne perd pas beaucoup de sa souplesse. »

La culotte portée avec les bottes est la tenue habituelle de nos officiers montés, d'un certain nombre de nos cavaliers (gendarmes, etc.), et de beaucoup de corps de cavalerie des armées étrangères. La culotte large à la cuisse récemment adoptée est certainement préférable à l'ancienne culotte collante.

Le pantalon à la turque en usage chez les zouaves, les tirailleurs et les spahis, est constitué par une jupe fermée par en bas, n'offrant que deux ouvertures qui permettent aux jambes de le traverser ; il laisse les cuisses parfaitement libres et empêche les excoriations dans la région pubienne, mais il est lourd, surtout lorsqu'il a été mouillé.

Le *pantalon de treillis* avait été supprimé en 1860 ; il a été rétabli en 1881. Pendant les mois d'été, l'usage du pantalon de toile offre des agréments mais il est généralement trop peu chaud le soir, même en Algérie, notamment dans certains postes. Il ne saurait être, en dehors des colonies, qu'une tenue d'exception pendant la soirée, et son usage, comme celui du *bourgeron* de toile, doit être généralement réservé pour l'emploi de vêtement protecteur pendant les corvées et les exercices.

X. Vêtements de toile. — Le bourgeron serait utilement remplacé, dans cet office, par une tunique en toile, analogue à celle qui est réglementaire dans l'armée autrichienne, qui a été expérimentée en 1893 par le 35e régiment d'infanterie allemande, et qu'on a proposée avec raison pour nos garnisons du midi et de l'Algérie. Comme il est dit plus haut, la jaquette de toile est remplacée dans l'armée allemande par une vareuse en molleton. Néanmoins les corps de troupe sont laissés libres de continuer ou non à en faire usage.

XI. Vêtements coloniaux. — Les vêtements de flanelle blanche, très prisés par nos officiers dans les pays chauds, ont été souvent portés par eux en Algérie et en Tunisie : avec le casque en liège ou en moelle de sureau ils sont aujourd'hui réglementaires, mais il convient de veiller à ce qu'on évite les refroidissements du soir et de la nuit.

D'après l'intendant général Baratier (1), auquel nous empruntons tous les détails relatifs au vêtement au Tonkin, l'habillement des troupes d'infanterie de marine, aux colonies, repose essentiellement sur l'emploi des *effets coloniaux* : vareuse en molleton, pantalon de flanelle, pantalon blanc, gilet de laine, casque en liège, ceinture de flanelle, en outre des effets particuliers à chaque colonne à la charge des masses individuelles.

En Annam et au Tonkin, tout comme en Cochinchine, il est impossible

---

(1) A. BARATIER, *L'administration militaire au Tonkin*, 1885-1886 (*Revue du service de l'Intendance militaire*, t. II, p. 250).

de supporter les vêtements de laine ou de flanelle, même en étoffe très légère, pendant les six mois d'été. Très peu de personnes peuvent même supporter le gilet de flanelle sur la peau, à cause de l'éruption dénommée *bourbouille*.

En hiver les troupes de la marine portent, au Tonkin, la vareuse de molleton, le pantalon de flanelle (dite flanelle de Chine), et, selon le cas, le casque ou le képi. Le gilet de laine permettait de suppléer la capote généralement trop chaude. En 1884, on se servit du pantalon blanc en toile, du casque blanc et d'une sorte de paletot (de fantaisie), dit *kéo*, à coupe annamite, fabriqué avec une mauvaise toile indigène, brun foncé. Ce vêtement, trop négligé, fut prohibé par le général de Courcy et remplacé par le bourgeron avec la ceinture des zouaves. Puis, à partir de 1886, la tenue de garnison a comporté : *tenue d'été*, casque, veston blanc nouveau, avec insignes mobiles ou bourgeron pour les corvées, pantalon de treillis, ceinture de laine, ceinture de flanelle, jambières en toile (hommes montés); *tenue d'hiver*, casque ou képi, vareuse de molleton, pantalon d'ordonnance, capote ou manteau (en cas de besoin), ceinture de flanelle, gilet de laine, jambières en cuir (hommes montés).

Les Anglais, dans l'Inde, ont en garnison un veston blanc, en marche et en expédition un veston cachou en toile croisée et remplacent les bottes par des jambières en poil de chèvre. Sur les indications du Dr Harmand, ancien commissaire général au Tonkin, on fit, en 1887, des essais avec un veston cachou du modèle anglais, et il a été adopté pour les exercices, les marches et les colonnes, ce qui a permis de supprimer le veston noir qu'il avait fallu substituer, comme nous l'avons dit, au veston blanc trop visible de loin.

Les tirailleurs tonkinois indigènes ont reçu, dès le début de la formation, la tenue déjà adoptée en Cochinchine par le régiment de tirailleurs annamites. Cette tenue comprend un veston et un pantalon court à la coupe annamite, c'est-à-dire coupé droit, le salacco muni de son turban et de sa jugulaire, une ceinture et des sandales annamites. Chaque tirailleur a trois genres de vestons et de pantalons : le premier en flanelle bleue foncée pour l'hiver; le second en calicot blanc pour l'été; le troisième en calicot noir destiné, soit à suppléer les autres, soit à être porté pendant les marches et expéditions. Le salacco, coiffure locale, est une sorte de cône très aplati, formé de lamelles de bambou convergeant vers le sommet et fixées par une coiffe intérieure de bambou fin natté. Le turban est une bande de calicot noir que tous les annamites enroulent autour de la tête pour maintenir les cheveux qu'ils gardent longs comme les femmes. La jugulaire est une bande de cotonnade rouge qui se passe dans les anneaux du salacco, ceint le front, se noue sous le chignon et retombe par ses extrémités sur le dos de l'homme.

Le tirailleur est en outre pourvu de l'équipement et de l'armement normal, du bidon, d'un quart, de l'étui-musette, d'une marmite en cuivre (une pour quatre hommes) destinée à la préparation du riz, et enfin du « coupe-coupe » annamite.

Cette tenue fort originale, parfaitement adaptée aux coutumes de la population est simple, économique, aussi convenable pour le soldat isolé que pour la troupe sous les armes. On ne peut lui faire qu'un seul reproche, c'est d'être trop sommaire et trop légère pour des troupes qui expéditionnent en pays de montagne pendant l'hiver. L'intendant général Baratier a voulu doter les corps tonkinois d'un certain nombre de caleçons et de gilets en cotonnade ouatée à la mode des réguliers chinois, mais « les chefs de corps n'ont pas adhéré à une proposition dont l'humanité et le souci de la conservation de la troupe devaient leur conseiller l'adoption. »

L'ordre général n° 27 du 6 août 1892 signé général Dodds, contient les prescriptions suivantes relatives à la tenue des troupes dans les établissements français du Bénin.

En garnison « à partir du réveil et jusqu'au coucher du soleil, les Européens porteront le casque et la tenue de toile. A partir du coucher du soleil, la tenue pour hommes de troupe sera le képi, paletot de molleton et paletot de flanelle. La tenue en flanelle sera également prise dans la journée toutes les fois qu'en raison de la température, l'ordre en sera donné. La nuit les hommes conserveront toujours la chemise ou le tricot et la ceinture. »

En marche « le pantalon de treillis sera porté pendant le jour ; les hommes prendront le pantalon de flanelle au coucher du soleil. Le casque sera porté comme en garnison » (D'après Rangé, *Rapport médical sur le service de santé du corps expéditionnaire et du corps d'occupation du Bénin, 1892-1893. Arch. de méd. navale et coloniale*, t. LXI, 1894, p. 31 et s.).

XII. **Linge de corps.** — Le soldat français touche, comme *linge de corps*, trois chemises et deux caleçons. Les caleçons sont en toile, les chemises en toile ou en flanelle de coton. Ce dernier tissu est souple et présente quelques-unes des qualités de la flanelle véritable, se laissant facilement imprégner par la sueur et ne permettant pas sa trop brusque évaporation.

Dans les expéditions dans les pays chauds, la toile doit être remplacée par le coton, tant pour les chemises que pour les caleçons.

Le soldat allemand, jusqu'à cette année, recevait trois chemises en tissu colorié. Le soldat anglais est pourvu de trois chemises de toile ou deux de flanelle, au choix de l'intéressé qui, avec raison, préfère généralement la flanelle.

Hiller considère le port des chemises de flanelle comme constituant la véritable prophylaxie des accidents dus à la chaleur, et Robert Lawson a lu en 1887, à la Société de statistique de Londres, un travail d'après lequel la mortalité par suite de phthisie dans l'armée anglaise aurait baissé, moins par le fait d'une ventilation bien établie, que par la substitution des chemises de flanelle à celles de calicot et le remplacement du pantalon en laine par le pantalon en toile ?

Nos soldats ont deux mouchoirs, deux serviettes de toilette et une calotte de coton uniquement destinée à servir au camp ou au bivouac.

Les gants de peau sont indispensables au cavalier.

Les gants de laine blanche qu'on fournit au fantassin français ne sont pas assez épais pour le protéger du froid et ne servent véritablement que comme vêtement de parade. Les gants moufles sont en usage chez nous dans toutes les armes. Le général de Saint-Mars, commandant le 12e corps, a fait paraître, au mois de janvier 1894, l'ordre suivant dont les hygiénistes ne peuvent que se féliciter :

« Le pied du soldat est un organe d'une très grande importance, et on a fait quelques progrès, dans les dernières années pour le soigner et pour améliorer la chaussure qui l'enveloppe.

» Mais, par une étrange anomalie, on ne s'occupe pas des mains. Elles sont malpropres, raides, calleuses, écorchées ; leurs ongles sont mal taillés ou arrachés, et souvent, en hiver, elles sont engourdies par le froid, endolories par les gerçures, les engelures et les panaris.

» Cependant, on demande aux soldats l'adresse, la souplesse et l'habileté de leurs mains pour tous lesdétails du service journalier et surtout pour actionner le délicat mécanisme des armes.

» Le salut militaire montre la main ouverte et en évidence à côté du visage.

» Le commandant du 12e corps d'armée est certain du concours de tous les officiers qui commandent les troupes sous ses ordres pour se préoccuper des soins à donner aux mains des soldats et pour expliquer l'intérêt qu'il y a entretenir et a embellir cette partie du corps humain dont la structure est admirable et dont le rôle est si incessant, si compliqué, si indispensable dans tous les actes de la vie militaire.

» A l'époque actuelle de l'année, il s'agit notamment d'éviter le froid des mains.

» On appliquera la note ministérielle du 7 décembre 1888, n° 459, parue au *Bulletin officiel*, partie réglementaire, 2e semestre 1888, page 934.

» Toutefois, l'expérience ayant démontré l'incommodité des gants qui n'ont pas les cinq doigts distincts, le général commandant le corps d'armée interprète la note ministérielle en prescrivant de n'employer que des gants en laine à cinq doigts, semblables à ceux dont tout le monde font usage.

» La couleur de ces gants devra être uniforme dans chaque corps et de nuance foncée : brun ou gros bleu.

» Le port de ces gants sera réglementé suivant la température, fort changeante dans la 12e région, et suivant même le moment de la journée, de manière que le gant de laine soit pour le soldat un effet utile et agréable et non pas un objet inopportun et gênant.

» Le but du gant de laine est de donner la chaleur et, par conséquent, la souplesse et l'agilité aux mains. Il est donc bien indiqué pour tous les exercices et pour le maniement des armes. On manie mieux un fusil, un canon, un sabre ou une bride avec une main chaude et gantée qu'avec une main raidie par le froid, et, d'ailleurs, quand la température est basse, les meilleurs exercices sont le mouvement et la marche.

» Quand les soldats sont réunis sous les ordres de leurs chefs, il appartient à ceux-ci de juger s'il y a lieu de mettre les gants ou non ; la tenue doit être uniforme.

» Dans la tenue de ville, le port du gant de laine est facultatif, avec défense expresse de mettre les mains dans les poches, surtout dans les poches de derrière des capotes.

» Si les gants sont de bonne qualité, bien ajustés, les soldats les porteront volontiers quand la température les y incitera. Ces gants leur donnent l'aspect confortable que doivent avoir les soldats de la France. »

Dans l'armée russe et dans les autres armées du nord, les gants chauds sont d'un usage habituel, imposés par la rigueur du climat.

§ II. — CHAUSSURE

A toutes les époques, les chefs d'armée ont justement attribué à la chaussure du soldat une importance de premier ordre. Non seulement la chaussure doit protéger le pied contre l'humidité et contre les aspérités du sol, mais encore elle doit être construite de façon à faciliter la marche dans les terrains les plus variés. « C'est la nation qui donnera à ses troupes les meilleurs souliers qui aura l'avantage », a écrit le maréchal de Saxe, parlant de la chaussure des fantassins. On a dit que les armées de la République « ont conquis le monde sans souliers. » Mme de Rémusat (1) rapporte que Bonaparte lui a fait connaître que les recrues de l'armée d'Italie ne voulaient pas porter les souliers qu'on leur promettait de distribuer : néanmoins ce serait une longue page d'histoire militaire celle qui raconterait les souffrances du soldat privé de chaussures convenables. Qu'il nous suffise de rappeler, à titre d'exemple, l'épisode du Tléta des Douairs en 1879 (2). Un huitième de l'effectif d'un bataillon de zouaves fut en danger de mort ; et dix-neuf soldats périrent asphyxiés par le froid qui surprit une colonne faisant route entre Aumale et Laghouat. Il n'est pas douteux pour Lebastard, auquel nous devons le récit de ce désastre, que les mauvaises conditions de la chaussure furent

(1) « Je mis à l'ordre du jour qu'on distribuait des souliers aux recrues ; personne n'en voulait porter » a dit Napoléon à Mme de Rémusat, pour marquer l'enthousiasme de ses soldats (*Mémoires de Mme de Rémusat* publiés par P. de Rémusat, Paris, 1885, 22e édition, t. I, p. 271).

(2) LEBASTARD, *Relation médicale du désastre du Tléta des Douairs* (*Mémoires de médecine et pharm. militaires*, 3e série, t. XXXVI, 1880, p. 401).

un des facteurs qui amenèrent ces terribles accidents. « Le fil qui maintient les guêtres aux sous-pieds n'a pas tardé à être cassé ou usé, laissant alors le soulier complètement flottant et tendant à chaque pas à rester dans la boue dans laquelle il s'enfonçait, ainsi la première de toutes les causes du retard, celle qui s'est manifestée dès la deuxième pause, a été l'usure des sous-pieds et la nécessité de faire halte pour les réparer. » Les tirailleurs algériens qui faisaient partie de la colonne ne perdirent aucun des leurs, ayant quitté leurs chaussures pour s'en aller pieds nus. Que de fois n'avons-nous pas été témoin de faits analogues pendant la campagne de l'Est ! L. Colin rapporte qu'on a observé pendant la guerre russo-turque (1877-78) des congélations attribuables à l'étroitesse des chaussures fournies aux troupes.

Les blessures les plus légères du pied causent au marcheur des souffrances intolérables qui le rendent momentanément inapte au service de guerre. Lèques estime que les excoriations des pieds figurent dans la proportion d'un tiers dans les exemptions de service qui sont accordées aux jeunes soldats (1).

Touraine (2) admet que, dans les premiers jours d'une marche, 25 à 30 p. 100 de l'effectif sont plus ou moins blessés, et que 10 p. 100 viennent réclamer les soins du médecin du régiment.

Brandt von Lindau (3) écrit qu'annuellement, en Allemagne, on exempte du service actif 10.000 hommes, et qu'on en réforme 400 pour maladies des pieds, que le nombre des journées d'exemption de service provenant de ce fait s'élève à 60.000 par an, en temps de paix, et que le chiffre en devient beaucoup plus considérable en campagne.

1. **Forme de la chaussure.** — I. *Chaussure du fantassin.* — La loi du 4 juillet 1881 a substitué, dans l'armée française, le *brodequin napolitain* au soulier dénommé à tort *national*, fabriqué par la maison Godillot sur vingt-quatre pointures et se portant avec guêtres en cuir ou en toile, dont le sous-pied assure l'adhérence au pied. Cette même loi a stipulé « qu'il sera distribué à chaque homme, concurremment avec le brodequin, une chaussure dite de repos qui se composera du soulier actuellement en usage et d'une paire de guêtres blanches. »

Il est inutile d'insister sur la nécessité de donner au fantassin des chaussures qui n'amènent pas la constriction du pied et très bien adaptées à ses dimensions. Mais supposons que la chaussure militaire, soulier avec guêtre ancien modèle ou brodequin napolitain, ait été confectionnée avec du cuir parfait, qu'elle ne présente aucune aspérité intérieure, qu'elle ait été choisie à la taille du pied de chaque homme, le soldat

---

(1) *Mémoires de méd., chirurg. et pharm. milit.,* 3ᵉ série, t. VIII, 1882, p. 175.

(2) Touraine, *Notes sur la chaussure du fantassin (Mémoire de méd., chirurg. et pharm. milit.,* 3ᵉ série, t. XXVIII, p. 66, 1872).

(3) Brandt von Lindau (*Des deutschen Soldaten Fuss und Fussbekleidung,* Berlin, 1883.

sera-t-il chaussé dans des conditions satisfaisantes ? Sans doute son pied sera à l'abri de l'humidité, les excoriations et les cors ou durillons seront infiniment moins fréquents, mais l'organe de la marche n'aura pas été placé dans les conditions les plus favorables à son fonctionnement régulier. C'est que les souliers du modèle Godillot, les brodequins napolitains et en général les chaussures que portent la plupart des Européens, par une déviation successive due à l'usage et à la mode, ne sont plus basées sur la structure anatomique du pied ; les constructeurs ont méconnu les lois physiologiques de la marche. Tandis que les gants dont on se sert d'ordinaire se moulent sur la main, c'est le pied qui est obligé de se mouler sous la pression du soulier dans lequel on l'emprisonne, et c'est à cette cause surtout qu'il faut rapporter les blessures et déformations des pieds, si pénibles pour les individus et si préjudiciables dans l'armée.

Cette vérité a été énoncée par Camper, un cordonnier anglais. James Donnie a tiré du mémoire de Camper l'idée de la construction d'un soulier à semelle flexible. Le docteur Phœbus, le colonel Lunddhal, en

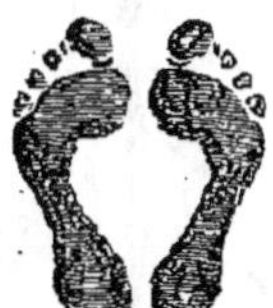
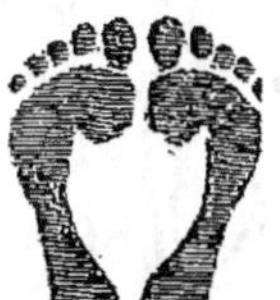

Empreinte d'un pied normal (Ahmet-Agneli, Musée du Val-de-Grâce).

Empreinte d'un pied dévié (Cordonnier mauvais marcheur, Musée du Val-de-Grâce).

Danemark, ont consacré à l'étude de la chaussure des mémoires et des conférences. Dès 1856, le médecin-major Touraine a commencé des observations sur la chaussure et, en 1871, il a publié un travail très judicieux, proposant un modèle de brodequin basé sur la structure et les fonctions normales du pied. Ce brodequin n'a pas, que nous sachions, subi le contrôle d'une expérience faite sur un certain nombre de soldats et nous ignorons si en pratique il serait sans défauts, mais ce qui est certain c'est que la chaussure Touraine constitue un progrès très sérieux, et Touraine serait considéré comme le promoteur d'une chaussure scientifiquement *rationnelle*, si ses travaux avaient eu une publicité antérieure à celle de Meyer, professeur d'anatomie à Zurich.

Ce dernier a posé les principes suivants : un pied normal, un pied d'enfant a les orteils parallèles entre eux, et le gros orteil continue la direction des premiers métatarsiens ; la partie antérieure du pied est carrée et non effilée ; le pied repose sur le sol par son bord externe, par le talon, par l'extrémité antérieure des métatarses et des orteils et laisse vide l'espace situé sous la voûte médio-interne (1). Cette disposition

(1) H. MEYER (*Die richtige Gestalt der Schuhe*, Zurich, 1858 ; *Die richtige Gestalt des menschlichen Korpers*, Stuttgard, 1884).

résulte nettement des empreintes des pieds d'enfants ou d'individus n'ayant jamais porté de chaussures (Voyez fig. p. 396).

De là la forme qu'il convient de donner à la semelle qui sera construite en prenant pour base la ligne normale d'appui du pied non déformé, ligne qui passe par le centre du talon, le milieu du premier métatarsien, et coupe l'ongle du gros orteil en deux parties égales. Cet axe de construction divise par conséquent la semelle en deux parties de largeur inégale : *a*) l'une, interne, étroite, limitée en dedans dans sa partie antérieure par une ligne droite parallèle au métatarsien et à son prolongement le gros orteil, lequel, normalement, est dirigé en dedans ; *b*) l'autre, externe, beaucoup plus large, et qui suivra la forme convexe en dehors qu'affecte le pied. La partie antérieure de la semelle sera

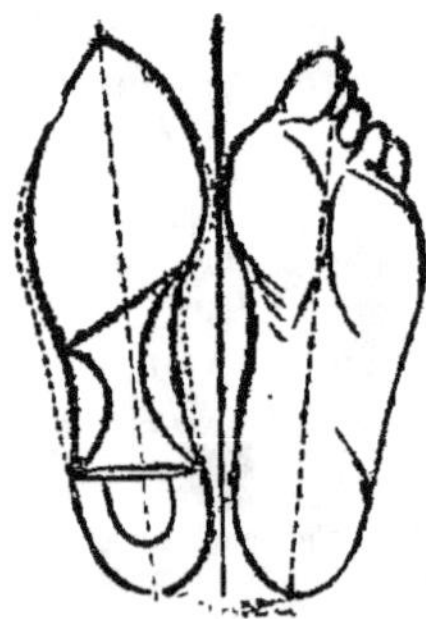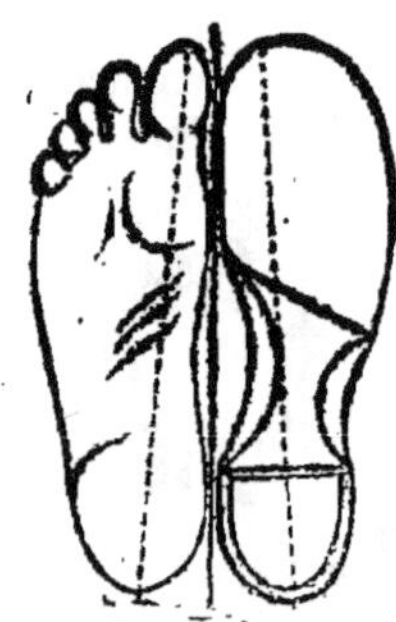

Chaussure non rationnelle. — Axe de construction de la chaussure et position (indiqué en pointillé) du pied libre relativement à la chaussure.

Chaussure rationnelle. — Axe de construction de cette chaussure.

carrée ou si on la veut pointue, la partie rétrécie ne commencera qu'au delà de l'extrémité du gros orteil.

Dans la chaussure ordinaire au contraire la semelle est divisée en deux parties sensiblement égales, situées en dedans et en dehors d'un axe qui passe par le centre du talon et le troisième métatarsien : si sur un pied logé dans cette chaussure, on trace une droite partant du talon, passant par le centre du premier métatarsien et se prolongeant au delà, on constate que le gros orteil se trouve déprimé en dehors de cette ligne et pressé par suite sur les autres orteils dont un ou plusieurs ont peine à trouver leur logement naturel et *chevauchent* plus ou moins l'un sur l'autre.

En plaçant l'une à côté de l'autre les semelles rationnelles du soulier droit et gauche d'un même individu on verra qu'elles se touchent au talon et à leur extrémité antérieure, tandis que les chaussures ordinaires ne se touchent pas au niveau des gros orteils.

L'axe de construction de la semelle entraine nécessairement une modification dans la coupe de l'empeigne qui devra être bâtie, d'après ce même axe de construction, en deux parties asymétriques.

Les travaux de Meyer sont trop connus pour que nous entrions dans plus de détails, qu'on trouvera du reste dans le mémoire de Du Cazal (1) et les traités récents d'hygiène.

L'exposition de Berne, en 1876, a été l'occasion d'une grande publicité des idées de Meyer. Cette même année paraît le travail de Salquin (2), qui adopte les principes du professeur de Zurich, et un diplôme d'honneur est accordé à M. Perron (de Paris). La question fut reprise au Congrès d'hygiène de Genève en 1882. Le colonel Ziegler, médecin en chef de l'armée fédérale suisse, s'y fit le défenseur de la chaussure du type de Meyer ; les conclusions de son rapport, appuyées par Vallin et tendant à propager la chaussure rationnelle, ont été adoptées par le Congrès.

D'après le colonel médecin Ziegler (3), pour qu'une chaussure mérite le nom de *rationnelle*, il faut : 1° que la semelle reproduise le contour du pied avec ces modifications : *a*) que le gros orteil soit la prolongation directe du premier métatarsien ; *b*) que la forme ait une longueur qui dépasse de 0^m,015 à 0^m,020 celle du pied, afin de permettre l'extension, le tassement de l'organe lorsqu'il supporte le poids du corps ; 2° que la plante de la forme reproduise aussi exactement que possible les saillies et les creux de la plante du pied et ne présente pas une convexité bilatérale uniforme ; placée sur une table, la forme doit y reposer solidement sans vaciller ; 3° que le dos de la forme reproduise le dos du pied ; 4° que toujours il y ait assez de place dans la chaussure pour l'extrémité antérieure du cinquième métatarsien ; 5° que l'empeigne embrasse bien le cou-de-pied, c'est-à-dire que le sillon entre les orteils et le cou-de-pied soit bien marqué afin d'éviter des faux plis blessants ; 6° que le talon de la chaussure ne soit ni trop haut ni trop bas et à bord extérieur vertical.

L'exposition d'hygiène à Berlin, en 1882, a généralement confirmé ces mêmes idées (Vötsch, Starcke). Seul le lieutenant allemand Brandt von Lindau présenta quelques objections et encore sa chaussure se rapproche-t-elle plus de celle de Meyer que de la forme habituelle.

Depuis cette époque la chaussure rationnelle a été approuvée par tous les hygiénistes, et cependant elle n'est généralement pas en usage : la question de l'outillage à créer, des approvisionnements existants et aussi les préjugés se sont opposés à son adoption.

<hr>

(1) Du Cazal, *La chaussure du soldat* (*Revue milit. de méd. et de chirurg.*, 1881-82, p. 161 et suiv.).

(2) Salquin, *Die rationnelle Fussbekleidung*, Berne, 1876 ; *La chaussure au système rationnel pur*, Berne, 1878.

(3) Ziegler, *Effets de la chaussure vicieuse et moyens de les prévenir* (*Communication au Congrès international d'hygiène et de démographie de Genève*, du 4 au 9 septembre 1882, Genève, 1883).

Elle a été expérimentée en Suisse (brodequin Salquin), dès 1860, puis dans l'armée italienne en 1873-74 et dans l'armée allemande en 1874. Des essais tentés en 1884 sur quinze corps de troupes français ont donné des résultats très satisfaisants par l'emploi des brodequins Perron (de Paris). Elle est réglementaire pour l'habillement des élèves de l'école du service de santé militaire de Lyon. Tout récemment, le médecin principal Nogier (1) vient de confirmer, après Du Cazal (1887) et nous même (1887), les principes fondamentaux de Meyer.

Lorsqu'une chaussure remplira les conditions indiquées par Ziegler, il importera assez peu qu'elle soit botte, brodequin ou soulier. Cependant le *soulier* a le grand inconvénient de ne tenir au pied qu'à l'aide d'une guêtre ; il n'a plus que peu de partisans et, en principe, n'est plus admis en France que comme chaussure de repos.

La *botte* en usage dans plusieurs armées, a des défenseurs, parmi lesquels le général Lewal ; mais elle est d'un paquetage difficile, elle blesse le cou-de-pied quand elle est trop serrée ou le talon lorsqu'elle ne l'est pas assez, toujours, et surtout lorsqu'elle est mouillée, elle est difficile à chausser et à enlever.

Le *brodequin* est généralement considéré comme la meilleure chaussure du fantassin. Bien qu'il soit adopté pour notre infanterie depuis le 4 juillet 1881, sous le nom de brodequin napolitain, les nécessités budgétaires ont été telles que les souliers à guêtres dont les magasins étaient richement approvisionnés, ont été portés jusqu'à ce jour par la majorité des hommes. C'est le 21 juillet 1893 seulement que le ministre a pu donner les ordres suivants :

« Tous les hommes de l'effectif de paix doivent être pourvus en permanence de deux paires de brodequins, d'une paire de souliers et au moins d'une paire de guêtres en toile.

» L'une des paires de brodequins est dénommée chaussure de mobilisation n° 1.

» Elle est constituée, en principe, au moyen de brodequins remontés.

» Après avoir été portée pendant quelques jours pour être brisée, la chaussure de mobilisation est déposée dans les magasins de compagnie et soigneusement entretenue. Elle ne peut être portée ensuite que lorsque l'ordre en est donné.

» Le soulier de repos est porté, en toute saison, dans l'intérieur des casernes, avec ou sans guêtres en toile. Il en est fait usage avec la guêtre en toile, pour la tenue d'extérieur, excepté pendant la mauvaise saison.

» Lorsque la deuxième paire de brodequins qui constitue la chaussure journalière sera en réparation, les hommes qui, jusqu'à complet épuisement des approvisionnements, seront pourvus de guêtres en cuir, feront usage du soulier comme chaussure journalière.

(1) Du CAZAL, *Revue militaire de médecine et de chirurgie*, 1881-82, p. 61 ; VIRY, *De la chaussure du soldat d'infanterie* (*Arch. de méd. et de pharm. milit.*, t. IX, 1887, p. 1) ; NOGIER, *Morphologie du pied* (*Ibid.*, t. XIX, 1892, p. 337).

» MM. les commandants de corps d'armée détermineront, suivant les localités, les autres circonstances où il pourra être fait usage du soulier et de la guêtre en cuir, sans que la légère disparate de tenue en résultant présente d'inconvénients.

» Les hommes qui ne pourront plus être pourvus de ce dernier effet porteront leurs brodequins n° 1, lorsque leur chaussure journalière sera en réparation ; mais les chefs de corps devront s'appliquer à réduire au minimum la durée des réparations, dans le but de ménager la chaussure de mobilisation. »

Il y aurait tout lieu de se féliciter de l'adoption du brodequin napolitain s'il était de forme rationnelle ; il est certainement supérieur à l'ancien soulier ; cependant, outre sa forme défectueuse, il à l'inconvénient d'être lourd et de présenter un mode de fermeture avec quartier et languette sur le cou de pied ; bien qu'il se prête aux mouvements d'augmentation et de diminution du volume du pied, la constriction du lacet sur le cou de pied et les plis de la languette peuvent causer des douleurs et des excoriations ; la couture de l'empeigne se découd souvent et gêne le pied ; le contrefort placé à l'intérieur se replie fréquemment et amène des excoriations et en réalité il n'est pas conforme aux données scientifiques dont l'expérience a confirmé la justesse et l'importance.

Nous en dirons autant du *brodequin Deschamps*, à soufflet extérieur et à laçage facile, du *soulier-brodequin Félix Guérin* qui ressemble au précédent (1) du *botillon à soufflet* du capitaine Lacroix qui se ferme latéralement au moyen de trois pattes qu'on peut desserrer à volonté et d'autres modèles plus ou moins ingénieux, mais construits d'après les anciens errements. Tels sont notamment le *botillon Forest* à soufflet avec patte, le *brodequin-botte Guérin* qui se boucle latéralement par un système sans ardillon et la *bottine du système Barthe* également à fermeture latérale.

On a beaucoup préconisé le brodequin *Bernais* qui, « rationnellement confectionné, est bien d'aplomb pour permettre la répartition régulière du poids du corps pendant la station et la marche ; la disposition générale indique que le pied est emboîté, logé sans être gêné ni tourmenté. Son mode de fermeture est le même que celui du brodequin napolitain ». Il présente les particularités suivantes : 1° double courbure postérieure du talon conforme à la structure normale du pied ; 2° partie dorsale maintenant exactement le tarse ; partie antérieure de la chaussure large et relevée dans le but de soulever les orteils ; 3° voûte plantaire exactement appuyée sur toute la longueur et la largeur de la semelle ; 4° région du cou de pied à l'aise pour ne pas gêner la circulation veineuse avoisinant les malléoles. Cette chaussure répond incontestablement à un certain nombre de *desiderata* du physiologiste, mais la

(1) Voyez *La Chaussure militaire* (*Bulletin de la réunion des officiers*, 1er semestre 1879, p. 472, 490, 518, 544).

forme de sa semelle n'est pas celle que nous estimons la meilleure, et Starcke notamment s'oppose à ce que la plante du pied repose partout sur la semelle. Nous pensons aussi que la fermeture médiane présente toujours les inconvénients si bien notés par Lèques. Ce brodequin a été fort apprécié par un certain nombre d'officiers, notamment dans les marches de montagne : il l'eût sans doute été davantage si sa semelle eût affecté la forme de Meyer.

Des reproches analogues sont à adresser à la plupart des chaussures exposées au concours ouvert par le ministre de la guerre en 1887 ! 278 inventeurs présentèrent 573 modèles différents. La commission (dans laquelle l'hygiène n'eut pas de représentant) en choisit cinq, le brodequin *napolitain* ordinaire ; le brodequin *Yvon à gousson* formé d'un seul morceau de cuir sans couture sur le côté, à coutures postérieures recouvertes par une lanière, à contrefort extérieur, lacé sur le cou-de-pied ; le brodequin *Salquin* et celui de *Barré* qui fut classé en première ligne, mis en expérience comparativement aux quatre autres et enfin primé le 21 novembre 1890. Cette préférence a été motivée par l'existence d'un soufflet destiné à parer aux inconvénients du laçage sur le cou-de-pied et qui n'y remédie qu'incomplètement. Les coutures de l'empeigne sont placées de façon à éviter les blessures des malléoles ; l'empeigne est cambrée à la machine ; la semelle est plate, à bout large ; cette chaussure est lourde, munie de clous trop nombreux mal disposés le long du bord interne. Malgré la faveur dont elle a été l'objet, elle n'a pas donné tout ce qu'on attendait d'elle, puisqu'un nouveau concours est actuellement ouvert, et elle nous parait de tout point inférieure au brodequin *Perron* qui figurait aussi au concours de 1887.

A l'Exposition de 1889 on a remarqué le brodequin *Thuau Levy*, à fermeture invariable, le brodequin *Ferlin-Maubon* (de Nancy), celui à semelle de bois de *Cogent*, celui de *Lagoutte* qui a peu de coutures : tous, avec des qualités diverses, péchaient par le principe irrationnel de leur construction. A cette exposition encore, les chaussons de Perron représentaient le type de Meyer (type *rationnel*).

Nous ne connaissons en réalité que deux brodequins militaires originaux construits d'après ce système et qui aient été véritablement remarqués en France. Ce sont : Le *brodequin du major Salquin* et le *brodequin Perron*.

Le *brodequin Salquin* a été présenté à la commission de l'habillement et du campement de notre ministère et au concours de 1887. Il a l'inconvénient d'être lacé sur le milieu du cou-de-pied, et de ne pas protéger sur une assez grande hauteur la partie inférieure de la jambe.

Le *brodequin Perron* est constitué : *a*) par une semelle de coupe *rationnelle* d'une seule pièce, carrée au bout, pourvue d'un double rang de clous plus saillants mais moins larges que ceux du brodequin napolitain ; *b*) par une tige avec avant-pied, le tout d'un seul morceau de cuir

26

corroyé, cambré et fermé en bas par une couture très courte, à 0^m,05 environ, le tout s'adaptant bien autour des malléoles et du talon, comme le demande avec raison Nogier *(loc. cit.)*. La fermeture continue au-dessus et le long de la jambe par un gousset assez large pour faciliter l'entrée du pied. Le cuir de ce gousset fortement baissé est assez souple pour se reployer sans plis sous un seul lacet en zigzag très facile à mettre, se fixant dans des crochets très solides, plats, placés alternativement de chaque côté du gousset. En ouvrant le tout à la hauteur du cou-de-pied, on obtient aisément l'axe de fixité sur lequel insiste également Nogier.

Il résulte de ces dispositions que le pied se trouve enveloppé dans une chaussure qui se moule sur lui, qui est parfaitement close, qui donne au gros orteil sa place naturelle, qui permet sur le cou-de-pied une constriction sans plis, suffisante pour bien maintenir la chaussure et empêcher les orteils de venir, pendant la marche, heurter l'extrémité antérieure du soulier, lequel devra toujours avoir au moins un centi-

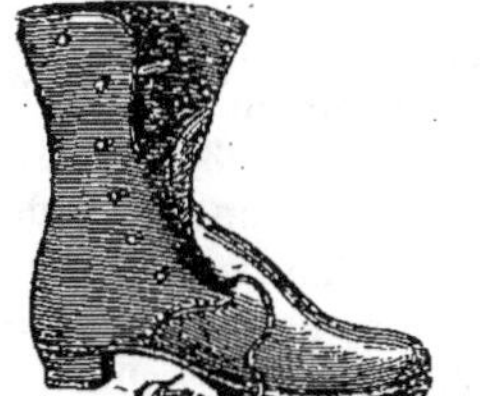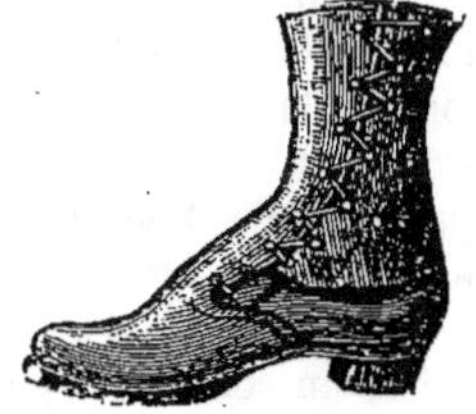

Brodequin militaire du type rationnel de Perron.

mètre de plus que la longueur du pied, afin de permettre son mouvement d'expansion pendant la marche. Le talon, en outre, est légèrement excavé, de façon à bien loger et soutenir le calcanéum. Sous la semelle existent des talons plats et larges, condition indispensable dans toute chaussure de marche.

Ce brodequin, d'un prix moins élevé que le napolitain, parce qu'il utilise plus avantageusement le cuir qui est toujours coupé dans un sens convenable, est résistant à l'usure ; il se remonte comme une botte ordinaire, mais à meilleur marché ; la semelle peut être réparée à l'aide de patins et de talons de rechange préparés d'avance et s'ajustant par les soins des ouvriers les moins expérimentés (1).

Pour compléter la chaussure du fantassin, Perron a proposé un soulier de repos léger, de forme rationnelle. « A tous les points de vue, le brodequin rationnel présenté par M. Perron semble remplir les conditions

(1) D'après SALLE, *La chaussure du fantassin (Archives de médecine et de pharmacie militaires* t. XXII, 1893, p. 351), le brodequin Perron, y compris quatre paires de patins de rechange et quatre à huit cloutages reviendrait à 25^f par an et par homme doté de deux paires de brodequins et d'une paire de souliers de repos système Perron.

que nous devons exiger pour la chaussure de nos fantassins », dit le médecin-major Salle *(loc. cit.)*, confirmant ainsi notre opinion.

Pour les marches en montagne, ce brodequin devrait cependant être muni d'une semelle un peu plus débordante. L'expérience, en effet, a montré l'utilité de la semelle large qu'ont actuellement nos chasseurs alpins et aussi les avantages que présentent les clous à tête quadrangulaire et pointue qui font l'office de crampons et assurent le pied.

Pour diminuer la vibration de tout le corps et particulièrement celle de l'encéphale que produit dans la marche le choc du talon, H.-J.-A. Collin a proposé d'adapter à la chaussure militaire un talon en caoutchouc. Il estime que non seulement on atténuerait l'ébranlement des organes, mais que de plus on emmagasinerait à chaque pas, par la compression du caoutchouc, la force qui se stérilise dans le choc du talon et qu'on utiliserait cette force pour la progression au moment où le talon se détache du sol, de la même manière que le vélocipédiste évite une trépidation insupportable et augmente sa vitesse en garnissant les roues de sa bicyclette d'une couronne de caoutchouc.

On peut obtenir les mêmes résultats en employant des talons incomplètement formés de caoutchouc : après avoir enlevé, par l'intérieur du talon comme à l'emporte-pièce, un disque de 0^m,03 de largeur et de 0^m,02 à 0^m,03 d'épaisseur, on comble cette cavité par un disque de caoutchouc dont la face supérieure fait légèrement saillie dans la chaussure et sur laquelle s'appuie le talon. Ces modifications de la chaussure sont actuellement soumises au contrôle de l'expérience, qui semble leur être favorable. On a remarqué depuis longtemps que les gens fatigués s'efforcent de diminuer le choc douloureux qu'entraîne la marche en traînant les pieds et en cherchant les bas côtés des routes où le sol est moins dur : il est admissible que la trépidation soit un des éléments de la fatigue et il peut sembler logique de donner un appui élastique au talon qui naturellement est constitué par des tissus élastiques ; en tout cas, il est très important de bien le loger dans la chaussure, de telle sorte que, tout en n'étant pas comprimé, il ne subisse pas de déplacements latéraux : il nous paraît que le système de Collin plus ou moins modifié, facilite la réalisation de cette indication.

La chaussure du fantassin peut comprendre, outre la chaussure proprement dite : la *guêtre* et la *jambière.*

La guêtre courte de cuir qui complétait le « godillot » disparaît avec ce soulier. Elle comprime parfois trop fortement la jambe, et forme des plis qui blessent le cou-de-pied, sans soutenir suffisamment le pied ; elle s'adapte souvent mal sur le soulier ; elle perd trop facilement ses sous-pieds par l'usure du fil qui les a cousus.

Les sous-pieds de la guêtre de toile sont plus solides, mais la toile se rétrécit sous l'influence de l'humidité. La guêtre de toile est en usage dans les colonies anglaises : chaque soldat en reçoit deux paires pour les expéditions coloniales, et malgré ses inconvénients elle est demandée pour nos hommes par les médecins de nos colonies.

La guêtre en drap analogue à celle de nos zouaves n'a pas cet inconvénient et elle maintient bien les mollets, sans les comprimer, ainsi que le faisait la molletière en cuir rigide qui a eu son moment de vogue sous le second empire. La bande molletière devenue réglementaire pour nos bataillons alpins, est certainement supérieure à la guêtre, puisqu'elle permet à tout moment à l'homme de modérer la constriction par laquelle elle assure un soutien aux muscles des jambes.

Nos réservistes sont autorisés à se servir, lors des convocations, de leurs chaussures personnelles. Ces chaussures leur sont remboursées. On leur donne les conseils suivants quant au choix à faire :

« L'empeigne doit être prolongée en dedans du quartier par une languette qui protège le pied contre la pression du lacet de fermeture et s'oppose à l'introduction du gravier et de la boue. La semelle doit être suffisamment épaisse pour protéger la plante des pieds contre les aspérités du sol ; il faut éviter cependant d'en exagérer l'épaisseur : sinon, la chaussure devient trop lourde et occasionne une fatigue inutile. La semelle peut être légèrement débordante ; elle est garnie de clous, le bout doit être large et légèrement arrondi. Le talon doit être large, bien plat, peu élevé et déborder sur la semelle d'environ 0^m,015. La chaussure doit être entretenue avec soin, maintenue constamment propre et débarrassée à l'intérieur de toute aspérité, si petite qu'elle soit. Au lieu de la cirer, il est préférable de la graisser, notamment en cas de pluie et surtout de neige, afin de conserver au cuir toute sa souplesse. Pour bien aller, la chaussure doit être suffisamment longue et large ; elle ne doit pas cependant ballotter au pied ; on doit éviter surtout de comprimer les doigts et le cou-de-pied. » (Circulaire ministérielle du 19 août 1893).

Ces conditions sont les plus essentielles parmi celles que doit remplir une chaussure qui n'est pas construite d'après le type rationnel et il y a certainement avantage à faire usage, dans les marches, de chaussures auxquelles les hommes sont habitués, plutôt que de leur imposer des souliers neufs même de forme parfaite, mais qui n'auraient pas été brisés à leur pied.

Ainsi que nous l'avons dit p. 798, la chaussure de *repos* du soldat français est l'ancien soulier avec guêtre blanche. Un jour ou l'autre on sera amené à lui donner une chaussure mieux entendue, nous ne pensons pas cependant que la chaussure dite de *repos* puisse être l'espadrille ou tel autre modèle qui ne permettrait pas à l'homme d'effectuer des marches avec sa seconde paire de chaussures. Peut-être un brodequin de toile de forme rationnelle remplirait-il bien cet office.

Dans les camps et dans certaines circonstances, nos soldats sont autorisés à se servir de sabots ou de galoches.

Le fantassin allemand, depuis 1877, porte la demi-botte du type

Bakanel et à doubles semelles. Le nouvel équipement de 1887 prévoit une chaussure de repos en toile à voile garnie de cuir (1).

Jusqu'en 1888 l'infanterie autrichienne était munie d'une demi-botte assez lourde (1^{kg},640), et d'une paire de sabots, tandis que les Hongrois étaient chaussés de brodequins lacés. Depuis 1889, chaque fantassin reçoit une paire de souliers auxquels on a ajouté, en 1891, des guêtres qui sont employées pour enserrer le pantalon en temps de pluie, mais qui, hors ces conditions, ont leur place dans le sac. Le 18 novembre 1892, après des expériences multiples, on a adopté comme chaussure de repos, pour l'infanterie de ligne, les chasseurs et les troupes de santé, une chaussure légère dont la partie supérieure est formée d'une toile de coton de couleur brune. Elle est doublée de toile de chanvre de même couleur et renforcée par des garnitures de cuir. Elle rappelle un peu la chaussure des touristes dite *bains de mer* et est destinée en principe à remplacer la chaussure de cuir dans les transports en chemin de fer et dans les camps, et à permettre la marche lorsque le pied est légèrement blessé.

L'infanterie italienne a deux paires de souliers et des guêtres de toile blanche boutonnées sur le côté. Les troupes alpines ont des brodequins. Les commandants de compagnie les font fabriquer sur mesure, selon les usages des vallées où stationnent leurs hommes.

En Suisse, l'homme est autorisé à fournir sa chaussure ; les bottines à élastiques sont interdites. La chaussure réglementaire de marche est le brodequin à talon bas ; la seconde paire de chaussure peut être la demi-botte ou le soulier. On porte aussi la guêtre.

En principe, le soldat russe emploie la botte étroite montant jusqu'au genou. Dans les régions froides, il fait souvent usage de bandes jambières. Bien qu'il n'y ait pas de chaussure de repos réglementaire, on a conseillé, dans les régions chaudes, des souliers en peau de chagrin et, dès 1885, on a essayé des chaussures en toile à voile.

Le soldat d'infanterie anglais a des souliers rationnels pesant 1^{kg},130 à 1^{kg},186 et des sortes de guêtres noires en cuir montant jusqu'à la moitié du mollet, boutonnées du côté externe. Depuis 1884, au lieu d'une paire de bottes, il place dans son sac des pantoufles légères en toile.

En Espagne, le soldat a des brodequins lacés ou des espadrilles à semelles de cordes tressées, avec guêtres.

L'infanterie belge se sert de souliers avec guêtres.

Les Turcs ont, suivant les armes, la demi-botte ou le brodequin.

Champouillon (2) a particulièrement insisté sur la nécessité de faire

(1) Martin Kirchner, *Grundriss der Militär Gesundheitsphlege*. — Brunswich, 1893, p. 523.
(2) Champouillon, *De la chaussure des troupes* (*Mémoires de médecine, chirurgie et pharmacie militaires*, 3e série, t. XXVI, 1871, p. 449 et s.)

usage de cuir bien tanné et bien sec, de façon qu'il soit imperméable ; d'exiger un rapport exact entre le volume du fil à coudre et celui de l'alène et sur les avantages d'une confection soignée de la semelle. Il importe aussi que les différentes pièces de la chaussure soient coupées dans le sens du cuir, selon leur destination, ainsi que le recommande Touraine (1). Plus récemment, les difficultés qu'on a éprouvées à se procurer des cuirs de bonne qualité ont engagé à chercher, à expérimenter des chaussures militaires confectionnées avec d'autres tissus souples, suffisamment résistants, imperméables à l'eau et mauvais conducteurs du calorique. Les brodequins de ce genre sont très appréciés

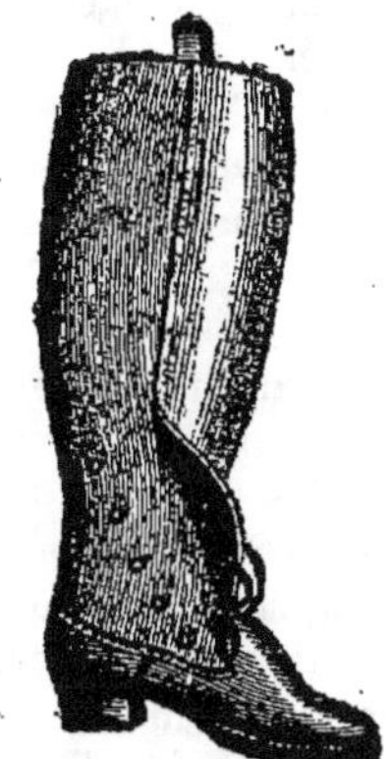
Botte de cavalerie Perron.

comme chaussures de repos et même comme chaussures de marche, dans des circonstances tout à fait particulières. Aussi, plusieurs médecins de notre marine demandent-ils, pour les pays chauds, des brodequins en grosse toile montant au-dessus des malléoles et lacés : la toile extensible permettrait au pied de se gonfler pendant la marche et éviterait les écorchures. Mais la toile préserverait-elle suffisamment contre l'humidité et surtout contre les chocs un peu forts ? Obtiendrait-on ainsi de vraies chaussures de guerre, d'une durée suffisante ? Il est permis d'en douter.

Les procédés de tannage rapide par l'électricité vont sans doute modifier la production des cuirs de telle sorte qu'on pourra rester fidèle, pour la construction des chaussures des troupes, à cette matière première dont la supériorité n'est pas contestable lorsqu'on envisage sa solidité, sa protection contre le froid et l'humidité et contre les heurts qu'amène la marche.

2. — *Chaussure du cavalier*. — Dans notre cavalerie on fait généralement usage de la botte portée sous le pantalon ; cette botte est nécessaire pour assurer la protection dont la jambe du cavalier a besoin ; elle est assez légère pour permettre à l'homme de faire une marche en cas de besoin. Les bottes fortes ne sont qu'un vêtement de parade et elles mettent l'homme démonté dans l'impossibilité de fournir une étape, alors qu'il est indispensable qu'il puisse, dans bien des circonstances, parcourir à pied des distances assez considérables.

Les officiers français montés portent avec la culotte une botte courte (Chantilly ou autre). Il y a lieu de se demander si le brodequin avec la fausse botte ou avec la jambière en cuir ou les houseaux ne constituerait pas une chaussure tout à fait appropriée à tous les besoins de l'homme

___

(1) Champouillon, *De la chaussure des troupes* (*Mémoires de médecine, chirurgie et pharmacie militaires*, 3e série, t. XXVI, 1871, p. 449 et s.).

qui peut être tantôt à pied tantôt à cheval ; en tous cas, cette tenue est actuellement autorisée pour nos officiers.

Perron a proposé une botte à ouverture large qui se serre latéralement à l'aide d'un lacet analogue à celui de ses brodequins ; cette disposition semble éminemment avantageuse et commode. (Voyez fig. p. 406).

Dans le service d'écurie et dans les camps de cavalerie, on fait usage de sabots et de galoches.

La botte portée sur ou sous le pantalon est la chaussure de la cavalerie dans toutes les armées.

Nos spahis algériens font usage de brodequins arabes avec des *mestres*, demi bottes molles en cuir rouge, selon l'usage des cavaliers indigènes.

Les tirailleurs montés à méhari sont chaussés de la même façon.

Le brodequin arabe se compose d'une empeigne et d'un quartier en maroquin rouge appelé filoli, entièrement doublés en basane fauve, et d'un semelage débordant tout autour le dessus de la chaussure d'environ 0^m,007.

II. Soins à donner à la chaussure et aux pieds. — Il est indispensable que le soldat sache soigner ses pieds et ses chaussures. Une circulaire ministérielle du 11 août 1875, rédigée d'après les rapports des médecins de nos corps de troupe, a fait connaître que les excoriations, ulcères et ampoules des pieds ont leur siège le plus fréquent à la plante, aux orteils, aux malléoles, sur le cou-de-pied et au talon, c'est-à-dire partout où frotte le soulier ou la guêtre. Les causes principales invoquées sont la malpropreté, le mauvais choix des chaussures lors des distributions, le heurt de coutures et d'aspérités pouvant exister à l'intérieur de la chaussure, et aussi des conditions uniquement dépendantes de la chaussure réglementaire en 1875, c'est-à-dire les plis de la guêtre sur le soulier, l'étroitesse de la chaussure à sa partie antérieure, sa pression sur les malléoles. La circulaire insiste sur les pratiques adoptées par les soldats pour assouplir le cuir de leurs souliers, échancrer certaines parties, etc. Lèques avait signalé déjà l'habitude qu'ont les hommes d'amincir le bord libre du quartier du soulier, de l'échancrer au niveau de la cheville et de couper les deux angles que forme le soulier d'ordonnance des deux côtés de la fente qui supporte les lacets, angles qui exercent un frottement répété à chaque flexion du pied sur la jambe.

L'article 359 *inf.* du décret du 20 octobre 1892 donne au soldat les conseils suivants qui, malgré leur apparente banalité, sont pratiquement de grande importance. Avant de faire une marche, les hommes « veillent surtout à la chaussure qui doit avoir été portée, brisée, être souple aux pieds dont les ongles, les cors ou durillons peuvent être une cause de douleurs. Les hommes susceptibles de se blesser graissent les parties délicates avant chaque marche avec du suif ou tout autre ingrédient autorisé. Les pieds doivent être l'objet de soins constants; dès qu'une partie quelconque est pressée douloureusement, il faut remédier à la gêne produite, en quittant les chaussures, s'il est possible, et graisser fortement la partie lésée et la partie de la chaussure qui frotte. S'il y a écorchure, il faut enduire la plaie de l'ingrédient autorisé et la protéger avec un linge; on évitera soigneusement que le linge ne fasse des plis dans le soulier. Les hommes qui ont des ampoules doivent les traverser, au moyen d'une aiguille, d'un fil graissé, laisser le fil dans l'ampoule et graisser ensuite. Chaque jour, à l'arrivée, on doit se nettoyer les pieds avec un linge légèrement humide et les essuyer. Il ne faut pas se laver les pieds à grande eau ». L'eau alcoolisée ou l'eau astringente (eau blanche, solution faible d'alun, etc.) sont utiles pour ces lavages. Dans l'armée allemande, pendant la guerre, il a été prescrit de faire procéder au lavage des pieds, chaque jour, deux heures après l'arrivée au bivouac ou au cantonnement, et Hiller a fréquemment insisté sur l'importance de la propreté des pieds pour assurer leur intégrité pendant les marches. Outre le suif, on emploie assez souvent, pour graisser les pieds, la vaseline mêlée ou non au savon et à l'alcool. Les hommes dont la transpiration des pieds est excessive seront présentés à la visite du médecin qui leur prescrira soit des badigeonnages avec des solutions d'acide chromique, de permanganate de potasse ou de perchlorure de fer, soit des poudres antiseptiques : sous-nitrate de bismuth (Bouchu et Duprez, Vieusse) acide salicylique, 10^{gr} pour 90^{gr} de talc ou d'amidon (Landouzy), etc. Le règlement allemand (*Kriegs-Sanitäts Ordnung*, p. 214) recommande une poudre composée de 3 parties d'acide salicylique, 10 parties d'amidon et 87 de talc. On en emploie environ 5^{gr} chaque fois.

Les chaussettes, surtout celles de laine fine, sont recommandées pour éviter les blessures du pied ; bien qu'elles ne soient pas réglementaires, il en est très fréquemment fait usage par les hommes. Ils y suppléent souvent par la *chaussette russe*, formée de bandes de toile qui, bien appliquée et propre, a de grands avantages. Les soldats allemands s'en sont régulièrment servis pendant la guerre 1870-71. Ceux-ci, cependant, reçoivent deux paires de chaussettes de laine feutrée qu'ils portent l'hiver. Ce nombre paraît insuffisant pour assurer la propreté indispensable et empêcher que ce vêtement ne devienne, dans les casernements, une source de malpropreté.

Quant aux soins à donner aux chaussures, ils consistent surtout dans le maintien de leur souplesse. En campagne et en manœuvres, les chaussures de nos soldats ne sont pas cirées, mais graissées (décision du 31 août 1874). Le cuir noirci, en effet, est difficile à entretenir propre, mais surtout il est trop bon conducteur du calorique. Champouillon recommande de graisser les chaussures avec un mélange de dégras et de suif : « aucune graisse », dit-il, « aucun ingrédient ne remplacent ce mélange ». Wicl et Guehm préconisent un mélange à parties égales de graisse de porc et d'huile de foie de morue. Touraine conseille un mélange de suif de mouton 120^{gr}, axonge 60^{gr}, cire jaune 30^{gr}, huile d'olive 30^{gr}, térébenthine 20^{gr}, le tout fondu au bain-marie. On emploie pour entretenir les cuirs, la *nourriture Mironde* à raison de 9^{gr} par paire de soulier, ou la graisse Thomas, dont la formule est la suivante : suif benziné 6^{kg}, huile de pied de bœuf 1^{kg}, cire jaune, 1^{kg}, oléorésine de térébenthine 1^{kg}, huile lourde de houille 1^{kg}. Le suif benziné se prépare avec : suif en branche 1000^{gr}, benzine 20^{gr}. Une instruction du 15 janvier 1888 prescrit aussi l'emploi de la composition suivante pour le graissage des cuirs : suif de première qualité, en été 30 p. 0/0, en hiver 20 p. 0/0 ; huile de pied de bœuf 70 0/0 en été, 80 p. 0/0 en hiver.

Lorsque les chaussures et les guêtres ont été mouillées, on ne les séchera pas au feu qui durcit le cuir, le fait raccourcir et lui enlève toute souplesse. Lorsqu'ils les enlèvent pour se livrer au repos, les cavaliers remplissent souvent leurs bottes mouillées avec de l'avoine qui empêche la rétraction du cuir.

§ III. — ÉQUIPEMENT DU SOLDAT

Le soldat, outre ses vêtements, transporte avec lui ses armes, ses munitions, les objets indispensables à la préparation de ses aliments (marmite, bidon, seau en toile, etc.), une certaine quantité de vivres et quelques outils.

Pour ce qui est du cavalier, le poids des effets qui lui sont nécessaires intéresse surtout l'hygiène du cheval ; nous nous bornons à indiquer le poids de la cuirasse qui varie en France de 8^{kg} à 8^{kg} 53, selon les tailles.

La charge du fantassin constitue, au contraire, un élément important de la résistance physique de ce dernier pendant les marches et les manœuvres du temps de paix et du temps de guerre.

Kirchner en 1893 (*loc. cit.*; p. 544), a indiqué dans le tableau suivant, le poids porté par les fantassins des différentes armées :

Armée allemande	32.840^{gr} (1)	et prochainement..	32,427^{gr}.
Armée austo-hongroise	29.180 (2)		
Armée italienne	33.000 (3)		
Armée suisse	43.212	et prochainement..	30,373.
Armée française	29.555 (4)		
Armée anglaise	28.622		
Armée russe	29.506		

(1) D'autres auteurs admettent un chiffre un peu supérieur : 33,028^{gr}.

(2) 28,900^{gr} pour d'autres auteurs.

(3) 26,000^{gr} d'après d'autres auteurs.

(4) Le chiffre plus généralement admis est 28,500^{gr}.

La part de l'armement (armés et munitions) serait, dans les différentes puissances :

Armée allemande............ 11.540gr
Armée austro-hongrise ...... 11.245 (?)
Armée suisse............... 10.761   et prochainement... 12,408gr
Armée anglaise.............   8.490
Armée russe...............   8.794

L'armement du soldat français comprend : le fusil modèle 1886 muni d'une épée bayonnette (fusil et bayonnette pesant $4^{kg},900$), les munitions et outils de pionnier, pelle, pioche, qu'on a cherché à rendre très légers.

Les ustensiles de campement ont les poids suivants, d'après Kirchner :

Armée allemande.. de	670gr à	800gr,	et si l'on ajoute le poids des vivres du sac.		4.753gr
Armée austro-hongr.	1.230	à 1.250	—	—	6.291
Armée italienne ...	735		—	—	4.624
Armée suisse......	826		—	—	5.436
Armée française...	875		—	—	5.170
Armée anglaise....	520	à 660	—	—	3.412
Armée russe	175	à 800	—	—	5.347

Ces ustensiles sont, en France, la gamelle individuelle, le petit bidon plat, métallique, recouvert de drap, la tasse en fer battu dite *quart*, puis, par quatre hommes, une grande marmite de campement, une gamelle de campement, un seau en toile, un moulin à café et une hachette.

Pour parer à la nécessité inéluctable de l'augmentation du nombre de cartouches à mettre à la disposition de chaque homme par le fait du fusil à tir rapide, Hotze est d'avis qu'on supprime le sac et les vêtements qu'il contient et qu'on diminue le poids des vivres en améliorant leur qualité ; qu'on remplace le manteau par le poncho et que l'on ne conserve des ustensiles de campement qu'une seule gamelle dans laquelle on pourrait faire rôtir un peu de viande. Cependant l'auteur autrichien ne dit pas comment on parera aux inconvénients hygiénqiues du port des vêtements mouillés, alors que le soldat sera dépourvu d'effets qui lui permettraient de laisser sécher ceux qui auraient été trempés par la pluie.

Le problème que pose le nouvel armement est évidemment très difficile à résoudre. Peut-on augmenter, dans les armées européennes, la charge du fantassin, alors que le poids moyen qu'il transporte varie de 28^{kg} à 43^{kg}, et représente la moitié du poids de son corps qui est en moyenne de 60^{kg} ? En vain fera-t-on remarquer que le fantassin romain portait des fardeaux énormes : il y a peut-être une erreur dans cette assertion et il ne semble pas que le poids du bagage individuel ait dépassé 25^{kg} à 30^{kg} sinon d'une façon exceptionnelle et pour une action courte et décisive, comme il est arrivé, par exemple pour les soldats d'Afranius qui, au lieu d'être chargés de vivres pour dix-sept jours, en furent munis pour trente-deux jours, lorsqu'ils passèrent le Segré, se dirigeant sur l'Elbe. Les lois physiologiques, selon l'opinion de Thurnwald (*Streffleur's œster. milit. Zeitsch*, octobre 1892 ; *Archives de médecine et de pharmacie militaires*, 1893, t. XXII, p. 187), indiquent qu'un homme ne saurait porter au-delà de 1/3 de son poids, s'il veut garder la liberté des mouvements nécessaires pour combattre et n'être pas réduit à l'état de portefaix inerte : 26^{kg} de charge correspondraient donc à un poids humain de 78^{kg}, et dans l'armée autrichienne le poids moyen des recrues n'est que de 64^{kg} et même 9 hommes sur 100 n'atteignent pas 60^{kg}.

L'exagération du poids à transporter par le fantassin, non seulement entraîne pour lui un supplément considérable de fatigue, mais encore ralentit fatalement la marche (V. ch. VIII). Le commandant Bonnel, ancien directeur de l'école de gymnastique de Joinville, au dire du général Lewal (*Tactique du ravitaillement*), estime que la charge entraîne une réduction d'un tiers du parcours à vitesse égale ; et que 40^{km} parcourus avec le sac chargé constituent un travail supérieur à 60^{km} parcourus les épaules libres. Un professeur italien du club alpin a écrit : « Chaque gramme de plus ou de moins à la chaussure équivaut à 1^{kg} de plus ou de moins à transporter dans une journée » (Lewal).

Et pourtant il semble difficile de diminuer notablement le poids à porter par notre soldat en lui enlevant ses vêtements de rechange. La veste actuelle pourrait, il est vrai, être remplacée par un jersey qu'on enfermerait dans le sac, comme l'a proposé la commission de 1891. Cette veste légère remplirait le triple rôle suivant : « L'homme la porterait sur sa peau pendant que sécherait sa chemise lavée ; il la porterait sur sa chemise pour nettoyer sa capote ou vaquer à des corvées par un temps doux ; il la porterait par le froid entre sa chemise et sa capote. On obtiendrait ainsi une diminution de poids de près d'une livre. A défaut de jersey pourquoi n'adopterait-on pas un gilet à manches, moins lourd et facile à plier dans le sac ? » (1). Mais nous ne croyons pas qu'on puisse supprimer les chaussures de rechange : tout au plus serait-il possible d'en diminuer le poids, en en changeant le modèle et en y adaptant des clous en aluminium.

Nous verrons plus bas le peu d'allégement que donnerait une modification du sac aujourd'hui réglementaire.

On s'est demandé s'il ne serait pas facile de diminuer le nombre des effets de campement transportés par les fantassins. « Actuellement pour une escouade de quinze hommes, il est porté quinze gamelles individuelles, quatre marmites à quatre, quatre gamelles à quatre, deux sacs à distribution, deux seaux en toile et une hachette de campement. La commission chargée d'étudier cette question en 1891, a proposé de supprimer par escouade : deux grandes gamelles, une marmite, un sac à distribution,

(1) FORGUE, *Le chargement du soldat* (*Archives de médecine et de pharmacie militaires*, t. XXII, p. 560, 1893).

huit gamelles individuelles. Etant donné que la marmite comporte deux récipients, marmite elle-même et son couvercle, les quinze hommes de l'escouade auraient à leur disposition les quinze objets suivants : trois marmites à quatre (soit six récipients), deux gamelles à quatre et sept gamelles individuelles, en tout quinze récipients pour manger, ce qui donnerait une économie de poids de plus d'une livre. Nous voyons, d'après les expériences faites au 16ᵉ corps d'armée, suivant les prescriptions du général Davoust, qu'une marmite est largement suffisante pour faire la soupe de cinq hommes, insuffisante pour six. On pourrait aller plus loin encore : supprimer les grandes gamelles : mais l'expérience du 16ᵉ corps a montré qu'il en fallait au moins une par escouade « pour aller aux distributions, décanter le café dans les marmites, etc., et l'on ne saurait en toute circonstance compter absolument sur les ressources que peut donner la réquisition » (Forgue, *loc, cit.*).

La solution partielle de la question de l'allègement du fantassin se trouve dans la substitution de l'aluminium aux métaux employés jusqu'à ce jour pour les différentes parties métalliques de l'uniforme, du campement et de l'armement autres que le fusil et la lame de la bayonnette. On ne saurait en effet penser à faire transporter par le train régimentaire tout ou partie des effets que l'homme porte actuellement sur lui.

En France, cette question de l'aluminium est l'objet d'études suivies. Balland a montré par ses expériences, à l'hôtel des Invalides, que ce métal, ne perd dans le vinaigre, après quatre mois, que $0^{gr},349$ par décamètre carré et dans la solution de sel, à 5 p. 100, seulement $0^{gr},045$ (1). D'autre part, Plagge (2), après deux ans d'expériences variées au laboratoire militaire d'hygiène et de chimie de l'Institut Frédéric Guillaume, a conclu que les ustensiles en aluminium sont très résistants au feu et que l'action des liquides sur ce métal, obtenu presque pur par les procédés industriels actuels, n'a pas d'inconvénients hygiéniques. Il semble que si les liquides renfermant du tannin (café, cognac), se troublent dans des récipients en aluminium par la formation de tannate d'aluminium et que si l'eau (non distillée) a présenté au bout de quelque temps des traces de silicate d'alumine, qui est du reste complètement insoluble, cela provient d'alliages mal combinés, tandis que les procédés perfectionnés peuvent fournir des alliages ou des revêtements en aluminium absolument inaltérables. Otto Huhnholz, de Steglitz, a indiqué de son côté les moyens de souder facilement l'aluminium, de le couvrir lui ou ses alliages d'autres métaux. En Roumanie également, les applications de l'aluminium à l'équipement militaire sont à l'étude, tandis que le comité d'artillerie russe

(1) BALLAND, *Note sur l'aluminium* (*Revue du service de l'intendance* 1892, t. V, p. 325 et s.)

(2) PLAGGE, *Deut. militär Zeitschrift*, 1892, 8. p. 329, et LONGUET, *Archives de médecine et de pharmacie militaires*, 1892, t. XX, p. 257 et s.

préconise l'emploi de ce métal dans la construction des voitures à muni
tions et des affûts.

En juin 1893, l'empereur d'Allemagne a fait expérimenter des petits
bidons et des quarts en aluminium ; un peu plus tard il prescrivait de
confectionner avec un alliage à base d'aluminium les attributs du casque ;
en janvier 1894 il approuvait le modèle d'une marmite de campement en
aluminium noirci ; le 9 février 1894 il montrait aux officiers du 1ᵉʳ régiment de la garde, les nouveaux casques en bronze d'aluminium adoptés
pour l'armée. Enfin le 30 mars 1894, une instruction ministérielle a
prescrit une modification de la tenue de l'infanterie allemande, dans le
but d'alléger le poids porté par les hommes.

« Le pantalon de treillis cesse de faire partie de la tenue de campagne, ce
qui produit une diminution de poids de 730ᵍʳ. Les gants sont également
supprimés pour toute la campagne allant d'avril en septembre ; allégement
de 135ᵍʳ. La coupe du manteau (capote) est modifiée avec suppression de la
doublure dans le dos et dans les manches, ce qui produit un allégement de
650ᵍʳ.

Les ustensiles de propreté, couture, etc., — dont l'ensemble pesait jusqu'ici
550ᵍʳ, doivent être réduits à 200ᵍʳ par homme — d'où allégement de 350ᵍʳ.

A l'avenir, chaque homme emportera en campagne : une boîte de graisse
d'armes, avec chiffons à nettoyer, étoupe, etc.; une boîte à graisse pour le
cuir, et un peigne. Les autres objets nécessaires seront répartis par les
soins du capitaine entre les hommes.

Les trois rations de vivres du sac seront réduites de 400ᵍʳ. Enfin l'emploi
de l'aluminium pour la confection de la marmite permettra un allégement
de 420ᵍʳ. On arrive ainsi à un allégement total de 2,535ᵍʳ, qu'on peut considérer comme d'ores et déjà réalisé.

D'autre part, les expériences prescrites par le ministre doivent avoir
pour objet la réalisation d'une série d'autres allégements d'environ 2ᵏᵍ ainsi
répartis : sur le havresac, les cartouchières et les courroies ; 1ᵏᵍ,240 ; sur
le casque, 200ᵍʳ ; sur les deux chemises que doit avoir l'homme, 330ᵍʳ obtenus
par la substitution du tricot au calicot ; sur les bottes, enfin, 200ᵍʳ – soit
en tout : 1,970ᵍʳ.

Ainsi 2,535ᵍʳ d'une port, et 1,970ᵍʳ de l'autre, donnent déjà un total de
4,505ᵍʳ, ou en nombres ronds 4ᵏᵍ,500.

A quoi il faut ajouter une troisième catégorie d'allégements obtenus par
la diminution des outils de pionniers et des munitions portées par l'homme,
ainsi que par l'introduction d'un nouveau sabre-baïonnette. Le tout donnant
un allégement de 2ᵏᵍ,385 qui, s'ajoutant au reste, réduit finalement de
presque 7ᵏᵍ, l'équipement de l'homme » (1).

Les modifications apportées à la forme du col de la tunique sont certainement avantageuses. La chemise sera désormais en tricot.

Le caleçon reste toujours en calicot, mais disposé de manière à pouvoir
se porter, au besoin, comme pantalon.

(1) *Le Progrès militaire* du 6 juin 1894.

En cas de guerre survenant entre avril et septembre, l'homme partirait à l'avenir avec un seul caleçon de calicot. Dans les autres mois, il serait vêtu d'un caleçon chaud et on lui donnerait, en outre, un caleçon de tricot dans le hâvre-sac.

Cependant, à côté du poids total de la charge du soldat, il y a lieu de considérer la répartition de ce poids entre les différents points d'appui qu'offre le corps humain. Dans la plupart des armées, une partie des vêtements et des vivres à transporter est contenue dans le sac ou sur le sac (havresac), une autre partie dans l'étui-musette ; les cartouchières flexibles qui ont remplacé la giberne rigide et quelquefois le havresac, renferment les cartouches.

L'étui-musette de nos soldats rappelle la besace que portaient en sautoir les soldats de Louis XIV, mais c'est une besace perfectionnée, car désormais elle sera confectionnée en toile très forte et aura la forme d'un portefeuille et une couleur cachou qui lui enlèveront l'aspect déplaisant qu'offrait l'ancien modèle. Elle est particulièrement destinée à loger les vivres de réserve.

Le sac (havresac) du soldat français pèse vide 1.820^{gr} ; il est formé d'un cadre en bois recouvert d'une toile noire imperméable ; il est placé en arrière de la verticale passant par le centre de gravité de l'homme debout, de telle sorte qu'il tendrait à renverser en arrière la colonne vertébrale si la contraction des muscles thoraciques ne faisait contre-poids. De plus, les courroies du sac compriment fortement la région claviculaire et écartent les épaules, d'où l'usage ancien des contre-sanglons se fixant au ceinturon. Pour que les contre-sanglons agissent d'une façon efficace, une assez forte constriction du ceinturon est nécessaire, et la compression du ventre par la bande étroite de cuir qui constitue le ceinturon d'ordonnance tend à paralyser les muscles du ventre et à gêner par suite les mouvements des membres inférieurs.

D'après une décision ministérielle du 17 janvier 1892, les contre-sanglons sont supprimés ; le ceinturon porte, outre la bayonnette, trois cartouchières, deux en avant et une en arrière, et il est soutenu lui-même par des courroies passant sur les épaules, assez larges à leur point de contact avec ces dernières. On gagne à cette combinaison la possibilité de mettre à la disposition immédiate du tireur de plus nombreuses cartouches et de décharger les hanches ; il est même possible d'autoriser les hommes à dégrafer complètement leur ceinturon pendant les marches et durant les haltes. Mais on peut se demander si les épaules ne sont pas trop chargées, ayant à soutenir le poids du sac, celui des cartouches, de l'étui-musette, du bidon et du fusil, d'autant qu'on a supprimé dans la tenue de campagne les épaulettes dont le corps rigide protégeait très efficacement les épaules contre le sciage des courroies de sac. Les tampons rembourrés adoptés par les chasseurs alpins remplissent un office analogue.

On pourrait peut-être alléger notre havresac, ainsi qu'il a été proposé, en amincissant le bois et en diminuant le nombre des boucles. Pendant les grandes manœuvres du 16ᵉ corps, en 1892, dans chaque régiment, une compagnie a expérimenté le port du sac privé de son cadre rigide ; quelques régiments ont loué cet allègement ; d'autres ont observé que le sac devient ainsi trop grand pour la quantité d'objets contenus, que ceux-ci tombent au fond et que le poids porte alors presque tout entier à la hauteur des reins. Il semble donc que le cadre en bois doit être conservé, mais qu'on pourrait peut-être un peu diminuer le volume du sac. Les divers types transformés présentés à la commission de 1891 se rapprochent tous du poids de 1ᵏᵍ. Les modèles proposés et expérimentés sont extrêmement nombreux, mais il faut reconnaître que le problème très complexe et très difficile que se posent les inventeurs n'a pas encore trouvé, soit en France, soit à l'étranger, de solution complètement satisfaisante.

Afin d'éviter que le poids du sac ne porte toujours au même endroit et pour permettre la circulation de l'air entre le dos et le sac, on a proposé la *réglette porte-sac*, petite tige de bois qui, reliée au ceinturon et à la partie inférieure du sac, permettrait d'écarter ce dernier pendant la marche. Nous ignorons si des résultats pratiques véritablement utiles ont été obtenus par cet appareil présenté au ministre de la guerre autrichien, en 1887.

Le sac anglais (sac-valise système Koppel) est fixé au niveau du sacrum à l'aide de bretelles entre-croisées et passant sur les épaules. La capote de l'homme, entourée d'une toile imperméable et pliée en rectangle, est placée, avec la gamelle, au-dessus de ce sac et maintenue sur les épaules par des courroies indépendantes du sac proprement dit. Les avantages recherchés par ces dispositions sont le libre jeu de la poitrine, l'abaissement de la charge, l'utilisation de la courbure du sacrum, comme point d'appui ; mais ce sac gêne les mouvements des hanches et des cuisses, et nous tenons de militaires anglais qu'il est loin d'avoir réalisé le progrès qu'on attendait de son adoption.

L'équipement du soldat allemand a été complètement modifié en 1887. Le sac adopté à cette époque, plus petit que l'ancien modèle, est en bois recouvert de peau. Il se fixe au ceinturon qui porte les cartouches, se place par dessus l'étui-musette et supporte le manteau ployé à plat, recouvert d'un morceau d'étoffe imperméable et la marmite individuelle. On a cherché ainsi à moins brider la poitrine et à diminuer la chaleur du dos. Les figures p. 416, empruntées à la *Revue du Cercle militaire*, (1887) montrent les détails de cet équipement.

Pendant les manœuvres allemandes de 1893, on a expérimenté un nouveau havresac. Il n'a pas de cadre en bois ; il est suspendu par quatre courroies qui viennent se rattacher au ceinturon par des crochets en aluminium ; le bord supérieur est garni d'un coussinet pour l'appui contre le dos. Mais ce qui fait sa caractéristique, c'est que, sous la palette est logé un second sac dit *Sturmsach (sac d'assaut)*. Grâce à un mécanisme spécial, lorsque le soldat tire une petite tringle métallique,

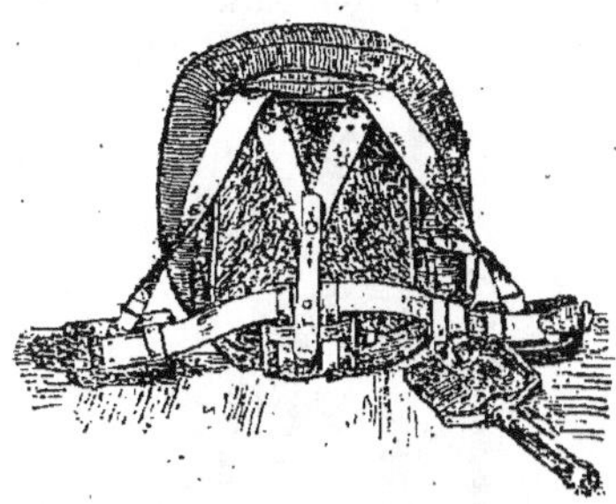

Sac, ceinturon et parties accessoires de l'équipement de 1887 du soldat allemand.

le havresac proprement dit se sépare et l'homme peut s'élancer en avant n'emportant avec le *Sturmsack*, qui contient trois jours de vivres en lard, saucisson de porc, café et sel, que sa musette, ses cartouches et son outil de pionnier. Ce nouveau havresac permettrait d'alléger considérablement le combattant au moment de l'attaque et le mettrait à même, en cas de succès, de marcher en avant pendant trois jours sans revenir en arrière pour rechercher la partie du sac abandonnée que lui rapporteraient les troupes de réserve. Certains officiers, cependant regrettent la facilité ainsi donnée à l'homme de quitter son chargement alors même que l'ordre ne lui en aura pas été donné.

Dans l'armée austro-hongroise, comme dans l'armée allemande, on a réparti entre les épaules et les reins le poids des effets portés par le fantassin. Le havre-sac autrichien est haut de 0^m,25, large de 0^m,40 et épais de 0^m,13. Un nouveau sac plus léger que celui de l'infanterie et fait de toile à voile imperméabilisée par un dépôt d'aluminium, vient d'être donné à l'artillerie.

Dans l'armée suisse, le ceinturon porte à gauche le sabre bayonnette, puis la gourde, en arrière la musette et au-dessus une longue cartouchière de la largeur du sac, à gauche un outil et en avant deux cartouchières plus petites. Le havre-sac, tout en étant soutenu par des bretelles qui passent sur les épaules, prend point d'appui sur la grande cartouchière postérieure. Le ceinturon est soutenu en avant par des contre sanglons partant des courroies d'attache du sac. Sur ce dernier sont fixés la marmite de campement au centre et le manteau roulé sur les bords externes et supérieurs. Une banderolle porte-cartouches réunit en avant les

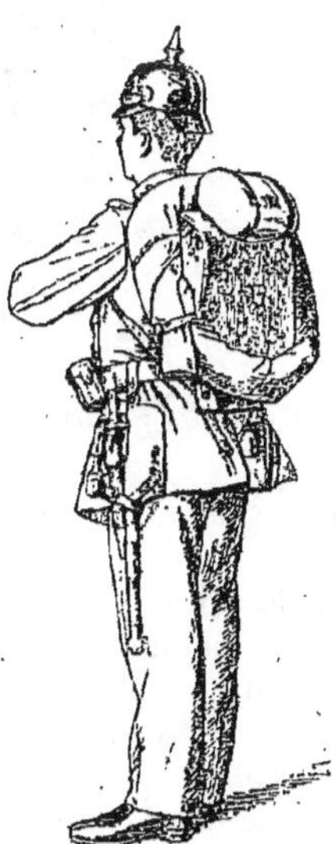

Soldat allemand chargé de l'équipement de 1887, vu de dos.

deux courroies du sac, et est destinée à recevoir, pendant le combat, les cartouches extraites des gibernes.

Le fantassin russe, depuis 1884, n'a plus de havre-sac proprement dit, mais une sacoche dont la bretelle prend point d'appui sur l'épaule droite et pend sur le haut de la cuisse gauche ; le manteau roulé est porté en sautoir appuyé sur l'épaule gauche.

Le port du sac, de l'armement et de l'équipement tout entier, constitue une habitude professionnelle que doit nécessairement acquérir chaque

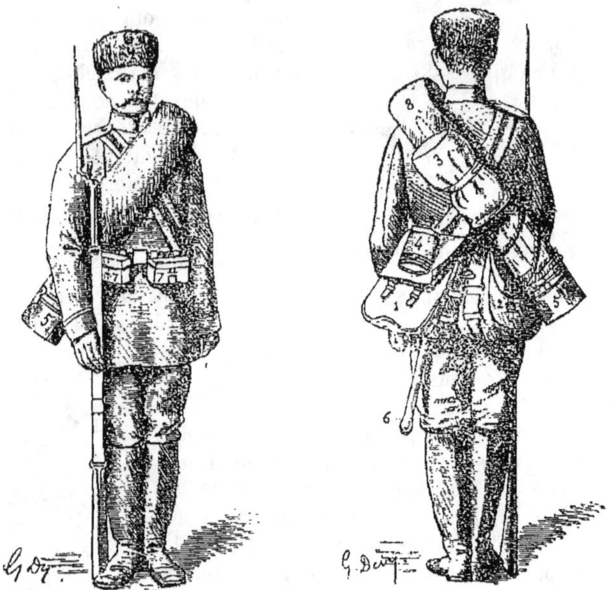

Équipement du fantassin russe (d'après *Arch. de médec. et de pharm. milit.*, 1883, t. Ier, p. 289).

1, havre-sac ; — 2, sac à biscuits ; — 3, trousse à bottes ; — 4, gourde ; — 5, marmite ; — 6, trousse à pelle ; — 7, cartouchière ; — 8, manteau recouvert de toile de tente.

fantassin. D'où la nécessité d'arriver, par un entraînement progressif et bien combiné, à accoutumer les recrues à faire sans fatigue des marches de plus en plus longues avec un chargement de plus en plus lourd et finissant par correspondre au poids que l'homme aura à transporter en guerre.

Une instruction du 10 juin 1893 remplaçant celle du 15 mai 1877, sur la même question, règle ces détails pour l'armée française.

I. — PORT DE LA BRETELLE DE SUSPENSION ET DU SAC.

Pour l'instruction individuelle et pour celle de l'escouade, sauf pour les exercices d'assouplissement sans arme, les recrues portent la bretelle de suspension et les cartouchières.

Dès l'exécution de la deuxième partie de l'école du soldat et dans les applications du service en campagne, comme dans tous les tirs, les sous-officiers se conforment à la tenue de la troupe en ce qui concerne le port du sac.

Pour les revues et chaque fois que la tenue de route ou de campagne est ordonnée, les sergents-majors prennent le sac.

Les sous-officiers rengagés sont dispensés de porter le sac dans les exercices ordinaires ; ils le portent dans les mêmes conditions que les sergents-majors.

II. — CHARGEMENT DES CARTOUCHIÈRES ET DU SAC.

Dès que l'instruction individuelle des recrues sera terminée, c'est-à-dire un mois et demi environ après leur incorporation, on appliquera les dispositions suivantes pour le chargement progressif des cartouchières :

1re semaine : 3 paquets de cartouches (1 paquet dans chaque cartouchière).
2e semaine : 6 paquets de cartouches (2 paquets dans chaque cartouchière).
3e semaine : 9 paquets de cartouches (3 paquets dans chaque cartouchière).
4e semaine : 12 paquets de cartouches (4 paquets dans chaque cartouchière).
5e semaine : 15 paquets de cartouches (5 paquets dans chaque cartouchière).

Lorsque les recrues prendront le sac, elles le porteront vide pendant la première semaine ; avec le linge et chaussures, pendant la deuxième semaine ; avec le linge et chaussures et le sac à brosses complet pendant la troisième semaine.

En un mot, quelles que soient les circonstances (rigueur de la température, épidémies, congés, etc.), les chefs de corps devront prendre leurs dispositions pour qu'à partir de la deuxième période d'instruction, les recrues puissent être considérées comme mobilisables et porter le chargement réglementaire comme les anciens soldats.

Ceux-ci assisteront à tous les exercices et aux diverses prises d'armes avec ce chargement, dont la composition doit être la suivante :

Dans les cartouchières : 15 paquets de cartouches.

Dans le sac : le linge, la chaussure et le sac à brosses complet.

Dans les corps qui utilisent encore l'armement modèle 1874, le chargement réglementaire comportera treize paquets de cartouches.

On se conformera, en outre, aux dispositions de la lettre collective du 17 janvier 1892 (*Bulletin officiel*, partie réglementaire, 1er semestre 1892, n° 3), sur l'adoption du nouvel équipement en ce qui concerne le chargement des cartouchières et du sac.

III. — PAQUETAGE.

Pour le paquetage extérieur du sac, on se conformera aux dispositions suivantes :

Elles exécutent sans sac l'école du soldat (1re partie) y compris l'escrime à la baïonnette et l'instruction du tireur.

Elles prennent le sac pour l'enseignement de la 2e partie de l'école du soldat, pour l'exécution pratique du service en campagne et du service des places ainsi que pour les marches d'entraînement.

Les anciens soldats assistent toujours sac au dos à tous les exercices qui ont lieu avec l'arme, sans en excepter les exercices de détail de l'école du soldat qu'ils reprennent avec les recrues.

Les exercices de tir réduit, les tirs préparatoires, les tirs individuels d'instruction et les tirs de concours ont lieu en tenue d'exercice avec bretelles de suspension dans le sac.

Les tirs individuels d'application et les tirs collectifs sont faits en tenue d'exercice avec le sac chargé.

Les tirs de combat s'exécutent en tenue de campagne.

Les prises d'armes, de quelque nature qu'elles soient (revues, service de place, détachement, etc.), ont lieu sac au dos.

Les sentinelles font faction sac au dos.

Dans le rang, les caporaux portent le sac comme les soldats.

Ils ne le portent pas à l'école du soldat (1re partie) lorsqu'ils font l'instruction des classes.

Sac avec courroies roulées : exercices de l'école du soldat et de l'école de compagnie (1re et 2e partie) ; instruction pratique sur le service en campagne (instruction de la section et de la compagnie) ; exercices de l'école de bataillon à rangs serrés (1re partie).

Sac paqueté avec la veste, les outils et les ustensiles de campement : marches militaires, exercices d'embarquement en chemin de fer, opérations (sans exception) de bataillon ou de régiment en terrains variés, tirs de combat.

Le poids du sac devant encore, dans ces conditions, rester inférieur à celui qu'il atteindrait en campagne, on prescrira quelquefois, pour une prise d'armes, d'ajouter au chargement du sac une provision de deux jours de biscuit en sus du chargement.

Comme complément des règles qui précèdent et qui visent une des parties les plus essentielles de l'éducation du fantassin, il y aura lieu, en ce qui concerne les marches, de se conformer aux dispositions de l'article 269 du règlement du 20 octobre 1892 sur le service intérieur (Voyez chapitre VIII, p. 858 et s.).

Plus la température est élevée, moins le soldat supporte facilement une charge considérable. Pendant la campagne de 1859 en Italie, notre armée ne put parcourir en moyenne que trois lieues par jour, depuis Magenta jusqu'à Solférino, par suite de la fatigue que, sous l'influence d'une forte chaleur, causa aux soldats le poids de leur équipement.

Dans nos combats d'Algérie, on a été obligé souvent de faire mettre sac à terre pendant les engagements. Même chose s'est vue quelquefois dans les guerres du continent, ce qui peut priver les hommes de toute ressource, soit que les sacs tombent aux mains de l'ennemi, comme il arriva aux Russes le soir de la bataille d'Austerlitz, soit que l'armée victorieuse poursuive l'armée vaincue, « à moins que, pour ne pas abandonner les sacs, on ne poursuive personne, comme on le fit en Crimée après la bataille de l'Alma » (Général Thoumas, *loc. cit.*).

Dans les expéditions coloniales, l'allégement du bagage à transporter par les hommes est une nécessité absolue. Le fantassin anglais, aux colonies, ne porte que ses armes, ses munitions et un manteau ou une couverture, les colonnes étant suivies d'un nombre considérable d'animaux de bats de porteurs ou de domestiques (followers), qui non seulement assurent le transport des bagages, mais encore font toutes les corvées. Au Soudan, les Anglais avaient 7.000 followers pour un corps d'armée de 7.000 hommes environ (G. Reynaud).

Aux débuts de l'expédition du Tonkin, nos soldats faisaient porter leur sac par des coolies, et comme le dit l'intendant général Baratier, « il faut convenir que dans la saison chaude, c'est-à-dire du 25 avril jusqu'au 15 octobre, la mesure peut se justifier. » C'est pourquoi G. Reynaud estime qu'il « faut avoir sur l'arrière d'interminables files de porteurs et ne pas surcharger le soldat européen. Il a bien assez à faire de porter ses armes et ses munitions, et de marcher sous un soleil de feu dans les rizières, dans les broussailles, dans les sentiers glissants....., il ne doit porter que ses armes, quelques munitions, un vêtement imperméable roulé en bandoulière et sa musette. »

Au Dahomey, en 1892, d'après les ordres donnés par le général Dodds, le poids total porté par les hommes d'infanterie a été abaissé à 15^{kg},645 répartis de la façon suivante :

1 casque........................	0^{kg},270		*Report*	3^{kg},635
1 paletot cachou...............	0 ,440		1 petit bidon plein avec quart..	1 ,425
1 pantalon treillis.............	0 ,900		1 ceinturon avec cartouchière et	
1 paire de brodequins.........	1 ,250		porte-sabre..............	0 ,885
1 chemise, gilet de flanelle ou			1 fusil modèle 1886..........	4 ,710
tricot....:...............	0 ,300		1 prêt individuel.............	0 ,030
1 mouchoir...................	0 ,025		1 jour de vivres	1 ,300
1 ceinture flanelle...	0 ,200		5 paquets de cartouches.......	3 ,525
2 étuis musette.	0 ,250		1 nécessaire d'armes..........	0 ,135
A Reporter........	3^{kg},635		Total............	15^{kg},645

Le reste du fourniment des Européens a été confié à des coolies indigènes et formait un total de 15^{kg}, comprenant :

1 havresac ; — 1 couvre-pied ; — 1 toile de tente avec accessoires ; — 1 gamelle individuelle ; — 1 cuiller ; — 1 paletot de molleton ; — 1 pantalon de flanelle ; — 1 chemise, gilet de flanelle ou tricot ; — 1 serviette ; — 1 mouchoir ; — 1 calotte de coton ; — 1 paire de chaussures de repos ; — 1 paire de lacets de rechange ; — 1 livret individuel ; — 1 trousse garnie ; — 2 jours de vivres.

Pour 4 hommes. — 1 ustensile de campement ou outil portatif ; 1 brosse à fusil ; 1 boîte à graisse ; 1 sceau de toile ; Par escouade... 1 sac à distribution ; Par section..... 1 moulin à café.

En revanche, les troupes indigènes volontaires et tirailleurs haoussas, les tirailleurs et volontaires sénégalais durent porter un poids de 29^{kg},835, chaque homme étant chargé de l'équipement au complet.

§ IV. — SOINS HYGIÉNIQUES A PRENDRE DANS LES MAGASINS D'HABILLEMENT

Avant notre règlement du 17 novembre 1887 sur l'habillement, chaque homme de troupe avait à sa disposition des effets qui lui étaient délivrés neufs ou bons, et qui étaient entretenus en partie à l'aide de la *masse individuelle* qui constituait une sorte d'abonnement entre le soldat et l'État. A cette époque, les magasins renfermaient peu d'effets d'habillement en cours de durée ; ces effets dits d'instruction servaient à l'habillement des réservistes ou étaient distribués aux hommes libérés.

Le décret du 16 novembre 1887 a modifié cet état de choses : il est délivré maintenant à chaque homme, au moment de l'incorporation, une collection d'effets dits *n° 2*, pour la tenue extérieure, en très bon état, et une collection d'effets *n° 3 ou d'instruction*, devant être utilisés pour les exercices et corvées et ayant déjà été portés. Une collection d'effets neufs *n° 1 (guerre et parade)* demeure en magasin, et ne peut être remise aux hommes, en temps de paix, que pour les exercices de mobilisation et les revues passées en tenue de campagne ou de parade. De l'application de ce règlement, analogue à certains égards au règlement allemand, il résulte que les magasins des corps de troupe contiennent, outre les effets neufs, de nombreux vêtements ayant servi, versés par les hommes qui ont quitté le régiment et destinés aux nouvelles recrues ou aux hommes de la réserve et de la territoriale appelés à faire des périodes d'instruction.

Cette situation des magasins impose une règle absolue d'hygiène préventive : tout effet d'habillement ayant été porté et devant être réintégré en magasin sera nettoyé avec le plus grand soin et désinfecté, pour peu qu'il soit suspect. Aussi l'art. 44 du décret du 25 novembre 1889 portant règlement sur le service de santé à l'intérieur, prescrit-il que lorsqu'un homme atteint d'une maladie contagieuse quitte la chambrée, le médecin peut, lorsqu'il le juge utile, prescrire la désinfection de tous les effets du malade et même, si la désinfection paraît insuffisante, il a le droit de demander l'incinération. Les effets des hommes rentrés dans leurs foyers ayant été atteints de maladies contagieuses, sont également brûlés.

Ce qui prouve l'importance de ces prescriptions, c'est qu'on a pu accuser l'organisation des magasins de compagnie d'avoir propagé la rougeole : en effet, le brusque accroissement de cette maladie dans toute l'armée depuis 1885, a coïncidé avec la réglementation nouvelle sur l'habillement.

La désinfection des effets de drap et de laine se fait par immersion pendant une demi-heure dans l'eau bouillante. Les expériences de

E. Richard démontrent que les draps de troupe ne subissent aucune altération de cette pratique. Il n'y a pas non plus d'inconvénient, pour la conservation des effets, à les plonger durant quarante-huit heures dans une solution forte d'acide phénique ou de sublimé, ou dans une émulsion de savon phéniqué ou de crésyl, à condition qu'on les lave ensuite à grande eau ; on hâte l'action des liquides désinfectants en les chauffant à 40° ou 50° (E. Richard). Enfin, pourvu qu'on enlève les cuirs et parties métalliques, la désinfection peut avoir lieu à l'étuve Geneste et Hercher. Il est à craindre que la sulfuration ne détériore la couleur des draps d'uniforme (V. chapitre IX).

Outre les magasins d'habillement, il existe des locaux pour l'emmagasinage des chaussures et autres objets en cuir destinés à servir en cas de mobilisation ; ceux-ci répandent des odeurs assez désagréables, pour qu'on souhaite que les magasins de ce genre ne soient point voisins des chambrées. Une instruction ministérielle du 21 décembre 1885, indique le procédé à employer pour le nettoyage des chaussures ayant servi et réintégrées en magasin pour être ensuite distribuées à nouveau. « On commence par tremper le soulier dans l'eau ordinaire pour ramollir le cuir, puis à l'aide d'une brosse à souliers double, dont on a abattu l'angle, on frotte l'intérieur du soulier, la brosse étant mouillée de la solution suivante : eau ordinaire, 1 litre, potasse, 15ᵍʳ, que l'on fait chauffer au préalable pour dissoudre la potasse, mais qu'on emploie à froid. Quand le soulier est débarrassé des impuretés qui lui sont adhérentes, on le plonge dans l'eau ordinaire pour enlever complètement les traces de potasse et on l'immerge dans la solution ci-après : eau ordinaire, 1 litre, acide oxalique, 15ᵍʳ, solution qui a pour effet de rendre au cuir une partie de sa couleur naturelle. On plonge à nouveau le soulier dans l'eau pour enlever les traces d'acide oxalique, et on le met sur une forme en ayant soin de le laisser sécher. On enduit l'empeigne et le quartier de dégras, le soulier restant sur forme jusqu'à ce que le cuir ait absorbé cette nourriture (24ʰ en hiver, 6ʰ en été). »

Les magasins régionaux d'habillement ne renferment guère que des vêtements neufs. Les magasins du campement contiennent cependant des tentes ayant servi. Elles sont désinfectées chaque fois qu'elles rentrent en magasin.

Dans ces dernières années, on a fait usage pour préserver les vêtements contre les parasites, non plus seulement de la poudre de pyrètre, du camphre, etc., mais de la naphtaline.

Une décision ministérielle en date du 30 janvier 1892, prescrit à ce sujet les mesures prophylactiques qui suivent : « La naphtaline s'emploie seule ou bien associée au camphre, suivant le mode ci-après : la naphtaline pure s'emploie pour la conservation des effets de l'armée ne nécessitant pas de manutentions fréquentes et emmagasinées dans des locaux suffisamment aérés, afin d'atténuer ou d'éviter les inconvénients que peut occasionner l'odeur pénétrante dégagée par ce produit. Il sera préférable d'employer la naphtaline pure livrée par le commerce, sous forme de tablettes qu'on placera directement au milieu des effets à conserver. Le produit mélangé de naphtaline et de camphre, dans la proportion de une partie de camphre et de trois parties de naphtaline, atténue l'odeur de la naphtaline pure, en conservant à cette substance les propriétés insecticides nécessaires. Il peut être employé sans inconvénient par les ouvriers du magasin. »

Une autre question encore est à indiquer au point de vue de l'hygiène des magasins d'habillements, c'est celle du dépôt des effets civils des hommes arrivants dans les corps. Il a été décidé que : « immédiatement après avoir été habillés, les jeunes soldats appelés à ne faire qu'un service réduit, doivent nettoyer les effets civils qu'ils ont apportés. Ces effets sont déposés dans le magasin de la compagnie après avoir soigneusement été empaquetés et étiquetés. Ils sont rendus à ces hommes au moment de leur renvoi dans leurs foyers. On se conforme pour la conservation et l'entretien de ces effets aux indications données pour l'entretien des effets militaires. »

Chaque fois par conséquent que les hommes proviennent d'une localité, foyer actuel ou ordinaire d'une maladie contagieuse, ou sont eux-mêmes reconnus malades ou convalescents d'une maladie suspecte, leurs effets seront désinfectés avec le plus grand soin.

CHAPITRE VII

PROPRETÉ DU CORPS ET DU LINGE DE CORPS

ARTICLE. I. — PROPRETÉ DU CORPS

En traitant de la propreté des locaux de l'habitation nous avons indiqué déjà que cette propreté dépend en partie de celle des habitants, c'est-à-dire du lavage du linge de corps, mais surtout du lavage corporel.

Jusqu'à ces dernières années le soldat français n'avait à sa disposition d'autre cabinet de toilette que le pavé de la cour voisin de la pompe, et ne possédait aucun linge pour s'essuyer. Aujourd'hui des lavabos sont installés dans presque toutes nos casernes, conformément aux circulaires ministérielles du 22 janvier 1874, 30 août 1875 et 9 novembre 1876 ; il est désirable qu'ils puissent servir, comme le recommande la circulaire, au lavage des pieds.

Les lavabos seront situés hors des chambres, mais cependant à leur proximité, de façon à ce que les hommes puissent y accéder demi-vêtus sans être exposés à se refroidir. A ce point de vue, leur emplacement au pied des escaliers n'est pas sans inconvénients.

Le sol et les parois des lavabos seront imperméabilisés, et l'écoulement de l'eau sera parfaitement assuré par un tuyau siphonné à sa sortie de la salle. Toutes les parties de ces cabinets de toilette devront pouvoir se nettoyer aisément, c'est pourquoi les cuvettes à bascule dont le dessous est difficilement accessible sont moins bonnes que les cuvettes fixes se vidant par le fond quand ou ouvre un clapet, ou même que les cuvettes mobiles reposant sur une tablette ; les cuvettes mobiles sont elles-mêmes moins faciles à tenir propres que des auges au-dessus desquelles s'ouvrent des robinets. Ces derniers seront en nombre proportionné à l'effectif et débiteront, dans l'unité de temps, une quantité d'eau suffisante.

Il est désirable que les locaux où sont situés les appareils de lavage soient assez vastes pour que ces appareils ne soient pas adossés au mur : on évitera ainsi l'humidité des parois et on facilitera les soins de propreté.

Chacun de nos soldats touche deux serviettes pour sa toilette.

Indépendamment de la toilette journalière du matin, il convient d'exiger des hommes qu'ils se nettoient dans la journée les mains et le visage aussi souvent que nécessaire. Il est nécessaire encore qu'ils fassent, dans des locaux spéciaux, des ablutions totales, tous les huit ou quinze jours au moins, ainsi que le prescrit le règlement du 20 octobre 1892.

Ces ablutions seront tièdes (27° à 37°) ; les ablutions froides générales, outre qu'elles ne sont pas applicables en toutes saisons, dans nos garnisons du Centre et du Nord, ont l'inconvénient d'être moins efficaces, au point de vue de la propreté, que les lavages chauds ou tièdes.

Pour tous les soins de propreté corporelle, il sera toujours mis du savon à la disposition des soldats.

Le *bain par demi-immersion* a été employé par Riolacci, en 1860, au 13ᵉ bataillon de chasseurs ; il utilisait, pour le chauffage de l'eau, le foyer de la cuisine ; l'eau était versée dans des bassins dans lesquels les hommes, plongés jusqu'à la ceinture, se savonnaient tout le corps.

Le *bain par immersion totale* est usité en Angleterre, où la plupart des casernes sont munies de baignoires. A Chelsea-Barack, ces baignoires ne sont directement alimentées que d'eau froide : il appartient au soldat d'aller quérir à la cuisine de l'eau chaude, quand il le désire.

À la caserne de Krampser (Hollande) chaque homme se baigne une fois par semaine pendant une demi-heure.

Dans les nouvelles casernes de Dresde, les salles de bains de la troupe renferment une baignoire par compagnie et un appareil à douche comprenant une conduite sur le sol pour les douches ascendantes et une conduite au plafond pour les douches en pluie. Ce dispositif permet de doucher cent hommes en une heure, avec une dépense de deux à trois litres d'eau par homme. Normalement, chaque soldat passe une fois par semaine à la douche froide en été ou tiède en hiver (1).

D'après Kirchner, le premier système de bains par aspersion établi dans une caserne allemande, est dû à l'Oberstabsartz Münnich, qui le fit installer en 1879 à Berlin, dans la caserne du régiment des grenadiers-gardes Empereur François, d'après le système de David Grove. Les pommes d'arrosoir sont inclinées à 45° sur le tuyau de canalisation, de telle sorte que l'homme reçoit le jet obliquement, et non perpendiculairement sur la tête.

Il existe des bains-douches dans un certain nombre d'autres casernes de l'empire allemand : à Munich, à la caserne du 1er régiment d'infanterie bavaroise, dans les nouvelles casernes d'Alsace-Lorraine, etc. Ils sont en usage en Autriche-Hongrie (quartier de cavalerie de Buda-Pesth, etc.), en Belgique (caserne des carabiniers à Bruxelles, etc.). En Russie, lorsque la caserne n'a pas d'installation de bains, les hommes sont envoyés dans les établissements de la localité. Au camp de Krasnoë-Selo, chaque soldat prend un bain de vapeur tous les huit jours.

Les efforts individuels des médecins et des autres officiers de notre armée ont amené l'autorité ministérielle à prescrire, par les circulaires du 31 juillet 1879, 18 mai 1880, 21 mai 1880, 12 août 1882, 8 mars 1886, 29 novembre 1893, 11 avril 1894 (2), l'installation de bains chauds, dans toutes les casernes. Le système généralement adopté comme étant le plus facilement applicable et le plus économique, est le *bain tiède par aspersion*.

Cependant quelques casernes possèdent des baignoires. C'est ce qui a lieu notamment dans les quartiers de la garde républicaine et des sapeurs-pompiers à Paris.

Au régiment des sapeurs-pompiers, chaque homme prend un bain par immersion tous les quinze jours. Il existe par caserne deux baignoires placées dans un cabinet cimenté et pourvu d'une bonne canalisation pour l'arrivée et l'évacuation de l'eau. Celle-ci est chauffée dans une chaudière en tôle, enveloppée dans un cylindre en bois de sapin et garnie d'un feutrage grossier ; sa contenance est de 375ᴵ ; grâce à un robinet

---

(1) GRILLON, *Les nouvelles casernes de Dresde* (*Revue du génie militaire*, t. I, p. 234).

(2) Par la note ministérielle du 11 avril 1894, le Ministre autorise le remplacement successif des autres appareils par ceux de Bouvier du prix de 550 fr. ou de Flicoteaux du prix de 500ᶠʳ ou de Herbet (modèle C) du prix de 625ᶠʳ.

flotteur, elle peut être maintenue toujours pleine, l'eau froide remplaçant constamment l'eau chaude. Le foyer est muni de tubulures verticales qui multiplient les surfaces de chauffe. Dans deux casernes le
chauffage est assuré par la combustion du gaz. Trente-cinq minutes sont
nécessaires pour préparer les deux premiers bains ; ceux-ci étant chauffés, on fait baigner, en une heure et demie environ, dix hommes, à l'aide
des deux baignoires, en laissant chaque soldat dix minutes dans l'eau.

Les systèmes adoptés pour donner les bains par aspersion sont très
variables et doivent être choisis en tenant compte de l'effectif et du
local, de la pression de l'eau distribuée et de l'économie résultant,
suivant les localités, de tel ou tel mode de chauffage.

Au 69ᵉ d'infanterie, en 1878, Haro faisait chauffer l'eau dans une
marmite placée sur un fourneau ordinaire. Cette eau, mélangée dans
une bâche, était reprise par une pompe d'arrosage pourvue d'une lance
terminée par une pomme d'arrosoir qui servait à doucher les hommes.
Ce procédé élémentaire et économique est encore employé dans un assez
grand nombre de nos quartiers.

Le médecin major Forgues, d'après Laveran (1), auquel nous empruntons la figure page 427, a apporté à ce procédé de balnéation des modifications qui ont donné de très bons résultats au 113ᵉ, à Blois.

La pompe ordinaire d'arrosage a été remplacée par une pompe plus
puissante (système Samain) ; l'eau chaude et l'eau froide se déversent
directement dans la bâche. On peut baigner quatre-vingt-dix soldats par
heure, à condition d'avoir deux salles servant aux hommes, l'une à
s'habiller, l'autre à se déshabiller. Le prix du bain s'élève à peine à
0ᶠʳ,04 par homme.

A Besançon et à Belfort, on a installé le *système Herbet*, à vapeur. Il
se compose d'une chaudière à vapeur reliée à un éjecteur, lequel est fixé
sur une bâche d'eau froide et prolongé par un tube en caoutchouc qui
se termine par une lance. En faisant varier le diamètre de l'orifice de
sortie de la lance, on augmente ou on diminue beaucoup les frottements
de l'eau à sa sortie et, par conséquent, l'afflux dans l'éjecteur de la
quantité d'eau froide, la quantité de vapeur restant à peu près la même :
par suite, la température de l'eau projetée est modifiée. A Besançon, on
lave avec cet appareil, qui peut fonctionner sans interruption pendant
plusieurs heures, jusqu'à quatre-vingt-seize hommes par heure. (V. fig.
p. 428).

Un second appareil a été construit par Herbet pour les bains par aspersion des dispensaires de plusieurs arrondissements de Paris. Le chauffage
de l'eau est obtenu au moyen du gaz ; l'éjecteur mélangeur est plongé dans
la bâche où arrivent l'eau froide et l'eau chaude. On pourrait, d'après
Herbet, laver à l'aide de cet appareil deux cent quatre-vingts hommes

(1) LAVERAN. — *De quelques procédés de lavage des hommes dans les casernes (Archives de médecine et de pharmacie militaires, t. IX, 1887, p. 441 et s.)*

par heure, à raison de 5ˡ et pour le prix de 0ᶠʳ,06 par homme. Ce système, comme le précédent, a l'avantage de faire arriver l'eau obliquement sur le corps du douché sans qu'il soit suffoqué par la douche en pluie

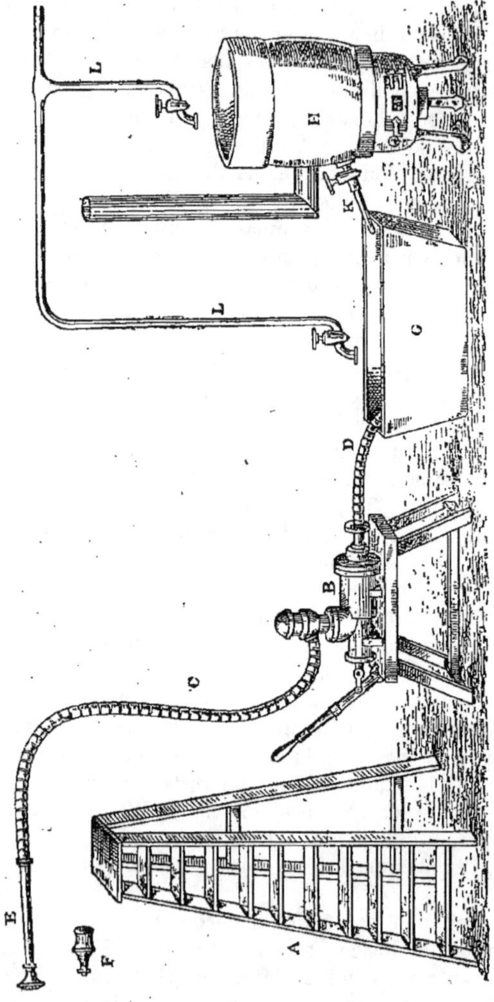

Appareil pour bains par aspersion, système Haro-Forgues.

A, échelle; — B, pompe aspirante et foulante; — C, tuyau de projection; — D, tuyau d'aspiration; — E, lance avec pomme d'arrosoir; — F, jet droit; — G, caisse pour le mélange de l'eau chaude et froide; — H, fourneau avec chaudière de 120 litres; — K, conduite d'eau bouillante; — L, conduite d'eau froide.

arrivant sur la tête (*Revue d'hygiène et de police sanitaire*, t. XIV, 1892, p. 409). Il est applicable partout où le gaz est à bon marché et où l'eau est distribuée sans pression.

Herbert fabrique en outre deux autres appareils : l'un dit *à circulation*, l'autre *à vapeur et à basse pression*. Dans l'*appareil à circulation*, on

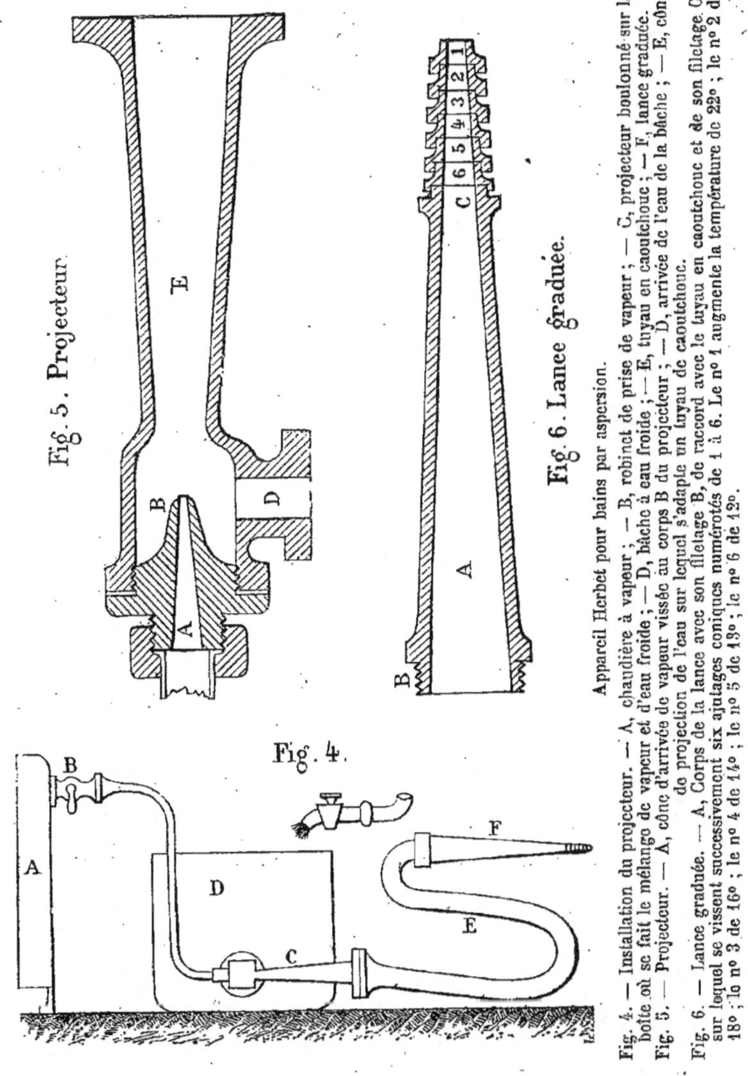

Appareil Herbet pour bains par aspersion.

Fig. 4. — Installation du projecteur. — A, chaudière à vapeur ; — B, robinet de prise de vapeur ; — C, projecteur boulonné sur la boîte où se fait le mélange de vapeur et d'eau froide ; — D, bâche à eau froide ; — E, tuyau en caoutchouc ; — F, lance graduée.

Fig. 5. — Projecteur. — A, cône d'arrivée de vapeur vissée au corps B du projecteur ; — D, arrivée de l'eau de la bâche ; — E, cône de projection de l'eau sur lequel s'adapte un tuyau de caoutchouc.

Fig. 6. — Lance graduée. — A, Corps de la lance avec son filetage B, de raccord avec le tuyau en caoutchouc. C, sur lequel se vissent successivement six ajutages coniques numérotés de 1 à 6. Le n° 1 augmente la température de 22° ; le n° 2 de 18° ; le n° 3 de 16° ; le n° 4 de 14° ; le n° 5 de 13° ; le n° 6 de 12°.

obtient facilement la régularité de la température de l'eau pour un débit donné sans que le chauffeur ait besoin d'une éducation spéciale : il lui

suffit d'observer un thermomètre placé en face de lui et d'ouvrir plus
ou moins un registre régulateur. En hiver, c'est-à-dire dans les plus

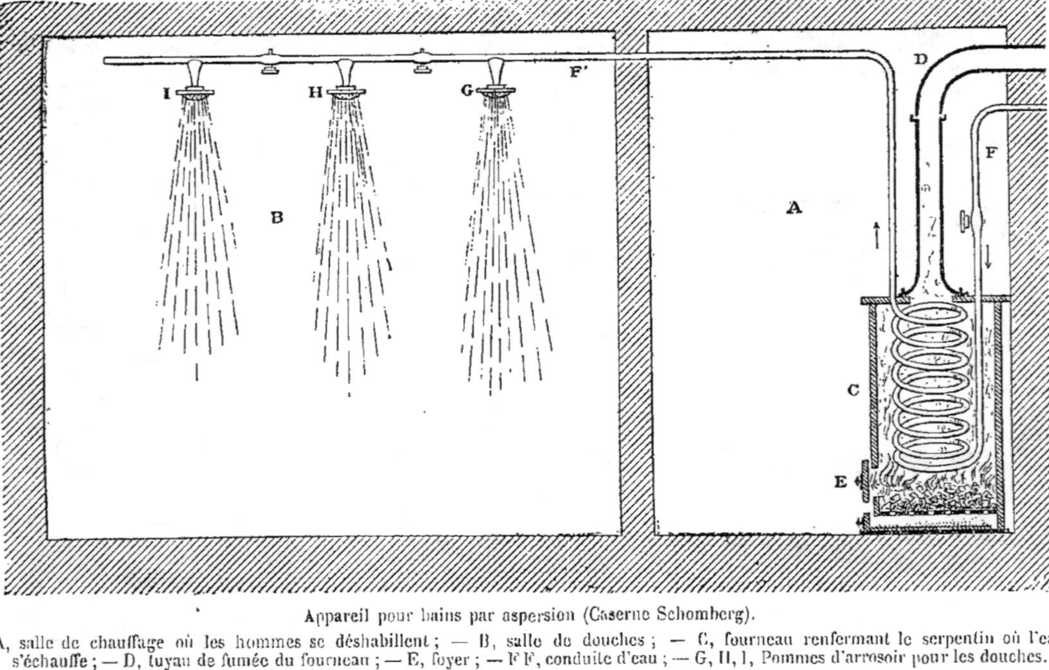

Appareil pour bains par aspersion (Caserne Schomberg).

A, salle de chauffage où les hommes se déshabillent ; — B, salle de douches ; — C, fourneau renfermant le serpentin où l'eau
s'échauffe ; — D, tuyau de fumée du fourneau ; — E, foyer ; — F F, conduite d'eau ; — G, H, I, Pommes d'arrosoir pour les douches.

mauvaises conditions, cet appareil peut débiter à l'heure 1.400^l d'eau à
35° à 40°, en dépensant au maximum 60^l de coke en trois heures de

fonctionnement. Il est fixe ou mobile, mais il n'y a aucun intérêt à le faire mobile, son rendement étant supérieur quand il est fixe. Il demande moins de temps que les thermosiphons pour la mise en train, et grâce à la construction de la chaudière, n'est pas soumis aux variations qu'on observe d'habitude dans les appareils à circulation.

L'*appareil à vapeur et à basse pression* fournit 700¹ d'eau à 40° par heure. Il n'est convenable que pour des fractions isolées et peu importantes.

À la caserne Schomberg, lors de sa construction, l'eau provenant directement d'une prise d'eau branchée sur la canalisation générale, était chauffée dans un serpentin placé dans un fourneau en briques et se distribuait à des pommes d'arrosoir situées près du plafond. La difficulté pratique du système consistait à ne pas laisser dépasser à l'eau une température de 37°, et de plus l'eau tombait verticalement sur la tête du douché (fig. p. 429). Cet appareil a été amélioré depuis peu.

Le médecin-major Barois a appliqué au chauffage de l'eau le principe du thermo-siphon, et a fait construire par MM. Bouvier et Descotte, d'Angers, un appareil employé dans cette garnison. La chaudière est à double paroi et à foyer central. Le tuyau à fumée traverse un réservoir situé directement au-dessus du foyer et communiquant avec la cavité externe de la chaudière par deux tubes. Quand on allume le foyer, l'eau tiède monte dans le réservoir par un des tubes et est remplacé par de l'eau froide qui descend et pénètre dans la chaudière ; cette eau s'échauffe, monte à son tour, de sorte qu'il s'établit une circulation continue. On obtient facilement une température de 37°. De la chaudière, l'eau est amenée aux pommes d'arrosoir.

Au 32ᵉ d'artillerie, à Orléans, et à la caserne La Tour-Maubourg (Paris), fonctionne le *système Samain et Arto*, admis dans un certain nombre d'autres quartiers. L'eau froide arrive dans un réservoir par un tuyau, elle est mise en contact avec un bouilleur autour duquel circulent les gaz du foyer. Du bouilleur part un autre conduit aboutissant au niveau de l'eau du réservoir : l'eau est ainsi chauffée à l'air libre sans crainte d'explosion. Le tuyau de départ de l'eau chaude est branché sur le tuyau ascendant en un point situé à l'extérieur du réservoir, où la température ne varie que lentement. Ce tuyau d'eau chaude aboutit à une boîte de mélange, où arrive également un courant d'eau froide. La boîte de mélange comporte un troisième tuyau, dit tuyau de retour au bouilleur, de telle sorte que la boîte est toujours parcourue par un courant d'eau chaude. Si la température est trop élevée, on peut vider l'eau échauffée. Les robinets sont rectangulaires ; un cercle gradué indique pour chaque position l'ouverture du robinet. En les ouvrant plus ou moins, connaissant à l'aide de thermomètres placés en vue du doucheur, la température de l'eau chaude et celle de l'eau froide, on peut réaliser dans la boîte à mélange une température quelconque ; les quantités d'eau à fournir sont indiquées par un tableau placé en face du doucheur (1).

La régularité de la température peut être obtenue aussi, dans toutes les installations, par le mélangeur peu compliqué et par suite économique, en usage dans les bains par aspersion du dépôt de la préfecture de police à Paris. Il est formé « d'une boîte cylindrique en bronze, à laquelle aboutissent deux tubulures pour l'arrivée de l'eau froide et de l'eau chaude et d'une tubulure de sortie de l'eau mélangée. Dans la boîte fermée agit une plaque tournante ou disque mobile présentant deux ouvertures ou fenêtres triangulaires, masquant et démasquant plus ou moins l'arrivée des deux eaux et permettant le réglage. Ce disque se déplace au moyen d'une clef qui permet l'introduction d'un couvercle fermant à pas de vis et portant un cadran gradué sur lequel une aiguille tournée par la même clef marque les divers débits d'eau froide, chaude ou mélangée. Sur la branche *mélangée*, est monté un thermomètre à mercure donnant la température de l'eau mélangée » (2).

A l'école Saint-Maixent et à l'école Saint-Cyr, on a installé, il y a quelques années, des bains par aspersion dans de bonnes conditions. Les *Nouvelles annales de la construction*, 4ᵉ série, t. V, juin 1888, p. 90, donnent le dessin des bains de l'école Saint-Cyr.

A l'école supérieure de guerre et à la caserne d'Orsay fonctionne *l'appareil Flicoteau*. L'eau est chauffée au gaz dans un bassin en cuivre relié avec un réservoir en tôle sur lequel sont fixées les pommes des douches. D'après les expériences faites au quai d'Orsay, un mètre cube de gaz suffit pour assurer le service de cent hommes en été et cinquante hommes en hiver.

A Grenoble, au quartier des batteries alpines, la *maison Bouchayer et Viallet* a construit un appareil qui se compose d'une chaudière entourée de chicanes, ce qui permet à la flamme de lécher les parois de la chaudière avant de s'échapper par le tuyau. Cette chaudière communique avec un réservoir séparé en deux compartiments par une cloison. La communication de chaque réservoir avec la chaudière a lieu au moyen d'une double tubulure munie de robinets à manette qui permettent de n'établir la communication qu'avec un seul compartiment. Si l'on ouvre les robinets de l'un d'eux, un courant ascendant d'eau chaude et descendant d'eau froide s'établit entre le réservoir et la chaudière. Quand la température du réservoir est arrivée au degré voulu, ce que l'on constate au moyen d'un thermomètre, et même facilement avec quelque pratique en palpant les tubulures, on ferme les robinets de la conduite qui va du réservoir à la chaudière. Ce réservoir est alors isolé et l'eau

(1) Janyetaz, *Bains par aspersion*, système Samain et Arto (*Le Génie civil*, t. XXI, nº 17, 1892, p. 284).

(2) L.-A. Barré, *Bains d'aspersion des prisons* (*La Semaine des constructeurs*, art. 44 du 23 avril 1892, p. 520).

peut en être employée pour les aspersions par l'ouverture du robinet qui communique avec les pommes d'arrosoir. Celles-ci sont disposées en deux séries de six qu'il est loisible d'isoler l'une de l'autre au moyen d'un robinet spécial, quand le nombre des hommes à doucher est égal ou inférieur à six, ainsi qu'il peut se produire à la fin de séances ou pour des malades de l'infirmerie, etc.

En même temps qu'on a fermé la communication entre la chaudière et le premier compartiment du réservoir, on a ouvert les robinets qui permettent la communication entre la chaudière et le second compartiment. L'eau de ce dernier compartiment s'échauffe pendant que l'eau du premier est utilisée. Quand le premier compartiment est vide, on renverse de nouveau la communication après avoir préalablement rempli d'eau froide le réservoir général, ce qui se fait très rapidement.

Avec chaque compartiment, on peut doucher facilement cinq séries de douze hommes, et le temps qu'on met à épuiser l'un des compartiments suffit à l'eau de l'autre pour monter à la température de 28° à 30° environ, une fois que l'appareil tout entier est échauffé. Mais au début il est nécessaire d'allumer le foyer une heure et demie à deux heures, suivant la saison, avant de commencer à donner les douches.

Enfin comme à la fin de l'opération il reste toujours de l'eau chaude dans le réservoir et que, du reste, l'appareil ne se refroidit que lentement, on peut utiliser cette eau pour des grands bains, au moyen d'une tubulure latérale aboutissant à la baignoire de l'infirmerie, en ouvrant au besoin toutes les communications, ce qui permet de vider les deux réservoirs en mélangeant leur eau à celle de la chaudière. Il y aurait peut-être à cet égard un dispositif meilleur, proposé par le médecin-major Gaillard : ce serait un tube partant du fond de la chaudière et aboutissant au robinet de la baignoire : toute l'eau chaude serait utilisée et la chaudière elle-même serait presque complètement vidée par siphonnement.

Il est aisé, avec cet appareil, de doucher cent dix à cent vingt hommes par heure, et chaque séance de quatre cents à cinq cents douches par aspersion nécessite une dépense de charbon qui n'excède pas 50^{kg} dans la saison froide.

La *maison Pierron-Boutier*, de Lyon, construit un appareil qui donne de l'eau chaude très promptement et en grande quantité ; il se compose d'un bouilleur en cuivre avec foyer au-dessous et double circulation de fumée, ce bouilleur est placé dans une première enveloppe en forte tôle d'acier formant calorifère et permettant de chauffer, au moyen de bouches de chaleur, le vestiaire ou tout autre pièce contiguë à celle où l'on donne les douches ; une bouche de chaleur peut également s'ouvrir dans cette dernière salle.

Le bouilleur et la chaudière sont réunis dans une enveloppe en maçonnerie faite de briques pressées avec façade en fonte. Le bouilleur est pourvu d'un trou d'homme permettant un détartrage facile ; un robinet placé au bas de l'appareil sert à le vider complètement. Des tampons convenablement disposés facilitent le ramonage des passages de feu. Le bouilleur est surmonté de deux tuyaux communiquant à une caisse de provision d'eau chaude ; ces deux tuyaux sont disposés de façon à assurer une circulation immédiate et constante dans la caisse, quel qu'en soit le niveau. La caisse d'eau chaude est alimentée par une deuxième caisse munie d'un robinet flotteur automatique réglant le niveau de l'eau ; ces deux caisses sont en communication au moyen d'un raccord à clapet de retour qui permet l'entrée de l'eau froide dans la caisse d'eau chaude et empêche l'eau chaude de retourner dans la caisse d'eau froide, malgré la différence des niveaux. Les deux réservoirs sont munis chacun d'un tuyau en cuivre terminé par un robinet amenant l'eau dans une troisième caisse. Cette dernière, dite de mélange et de distribution, est elle-même munie d'un robinet vanne distribuant l'eau à la température voulue. Un thermomètre flottant est placé dans la caisse et indique les changements de température qui s'obtiennent très facilement par la fermeture ou l'ouverture d'un des robinets. Un poste est placé tout à côté de la caisse de mélange, et le doucheur a ainsi sous la main les robinets venant des deux caisses et du réservoir de départ. Une échelle en fer conduit à ce poste qui est entouré d'une barrière protectrice ; les caisses et le poste du doucheur sont supportés par des consoles en fer. L'eau s'échappe par des pommes d'arrosoirs en cuivre rouge.

On peut ainsi doucher et laver dix hommes à la fois, et cette opération pourrait durer si on le voulait dix minutes. La caisse d'eau froide a une contenance de 500ˡ, afin que lorsqu'il n'y a pas de pression, on puisse la remplir à la main et avoir suffisamment d'eau pour l'opération du douchage. Lorsqu'il y a pression, cette caisse peut être remplacée par un réservoir de plus petite dimension.

Ce système permet de donner des douches à des températures déterminées et variables. Le chauffage se fait à la houille et la dépense de combustible est environ de 35 à 40ᵏᵍ, en supposant une marche soutenue de dix heures.

Le médecin-major Ocana a réalisé au 4ᵉ régiment du génie à Grenoble, une installation grâce à laquelle il est possible de doucher, avec le plus grand ordre, cent hommes par heure. Un tableau de service règle l'heure à laquelle chaque compagnie doit se présenter à la douche : en supposant que l'on donne des douches quatre jours par semaine pendant cinq heures, on peut faire passer à la douche deux mille soldats par semaine.

Le local dans lequel est installé le service des bains, est divisé en salle des douches D (fig. p. 434), et en vestiaire V, séparé lui-même en trois compartiments, pouvant contenir chacun douze hommes, chaque soldat occupant un espace de 0ᵐ,60 sur 0ᵐ,60, et ayant sa place marquée

28

par une série de numéros de un à douze. En outre, un espace A sert de
poste de rassemblement et porte aussi douze numéros. Ces trois compartiments sont peints de couleurs différentes (blanc, bleu, rouge) qui
servent à distinguer les séries de douze hommes qui les occupent.

Pour comprendre le fonctionnement du système, il faut supposer
qu'une série (blanche) est à la douche, qu'une seconde (bleue) se déshabille,
qu'une troisième (rouge) a pris sa douche et se rhabille, ces deux dernières
occupant leurs compartiments respectifs. Une quatrième série dite rem-

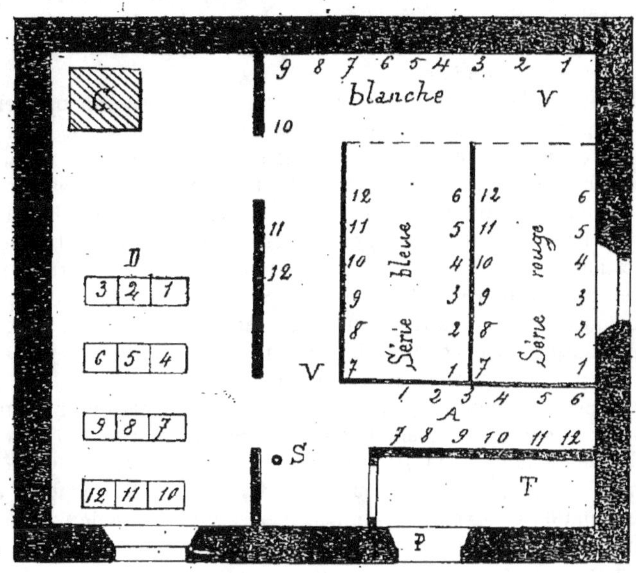

Plan d'une salle de douches avec vestiaire $\left(\frac{1}{500}\right)$

D, salle de douches ; — C, appareils ; — V V, vestiaire ; — A, poste de rassemblement ;
— P, porte d'entrée ; — T, tambour ; — S, sergent surveillant.

plaçante, massée dans le tambour, attend le moment d'entrer. Le sergent
S, qui dirige les mouvements, fait pénétrer cette dernière série dans l'espace A ; chaque homme prend alors le numéro de la case qu'il occupe ;
la série rouge étant rhabillée sort de son compartiment ; une fois qu'elle
est sortie, la série remplaçante vient prendre sa place et se déshabille ;
la série bleue étant déshabillée vient se masser dans l'espace A et attend
le moment de gagner la salle de douche ; une sonnerie indique que la
série blanche, à ce moment à la douche, a fini de prendre son bain ;
cette série revient dans son compartiment pour se rhabiller, tandis que
la série bleue la remplace à la douche et que la série rouge nouvellement

admise, vient se placer dans l'espace A, pour succéder à la bleue et ainsi de suite.

L'appareil de douche se compose de pommes d'arrosoir placées au plafond et de baquets d'une capacité de 10^l se vidant par un mouvement de bascule. L'homme s'assied sur une barre de bois devant le baquet portant son numéro et reçoit une douche d'une minute et demie ; il se savonne, vide son baquet, reçoit une seconde douche de même durée, vide de nouveau son baquet et s'essuie. Chaque homme reçoit 10^l d'eau à 30° et l'opération totale du douchage dure sept minutes.

L'eau distribuée dans les pommes des douches provient d'un réservoir d'une contenance de 1.000^l.

On obtient dans toute la masse du liquide du réservoir une température homogène, 30° ou plus, en faisant arriver l'eau froide directement dans la chaudière, suivant une projection déterminée et en réglant la circulation de la colonne montante. Il est facile de faire varier la température de l'eau, rapidement ou graduellement, au gré du doucheur, au moyen d'une targette qui rend, au besoin, le flotteur du robinet d'alimentation indépendant de la pression de l'eau et par l'ouverture plus ou moins complète du robinet qui fournit l'eau tiède aux pommes d'aspersion.

Le doucheur n'a qu'à fixer une fois pour toutes un buttoir sur un point déterminé d'avance pour obtenir, au moyen d'une simple pression sur un ressort, l'ouverture de ce robinet au degré voulu.

Le fonctionnement de l'appareil se fait sans interruption et indéfiniment, la masse liquide restant toujours à la température indiquée, grâce au fonctionnement d'un flotteur particulier à mouvement vertical qui, dans une course de 0^m,08, ouvre ou ferme complètement le robinet d'alimentation et permet le remplacement automatique de l'eau tiède qui s'échappe du réservoir, par une quantité d'eau froide qui arrive dans la chaudière.

Une douche froide en jet et en pluie, une douche spéciale produisant une poussière d'eau froide dans laquelle les hommes sont obligés de passer, au sortir de la douche d'eau chaude, complètent l'installation.

Tous les mouvements sont indiqués et commandés par une aiguille mue par un mouvement d'horlogerie. Cette aiguille, par des contacts ménagés sur un circuit électrique, actionne des sonneries qui indiquent au doucheur les moments où il doit ouvrir et fermer le robinet, et au surveillant des douches les moments où chaque série de baigneurs doit opérer les mouvements divers que nous avons indiqués.

Un disque automatique tournant d'un cran à chaque période de sept minutes, fait connaître à un moment quelconque la situation exacte d'une série.

Quant au prix de revient de la douche, d'après Ocana, étant donné

______

(1) Renseignements oraux et *Revue du génie militaire*, 1892, t. VI, p. 472)

que la houille coûte 2ʳ,60 les 100ᵏ, l'appareil permet de doucher douze hommes pour 0,05 pendant l'hiver.

De plus, à la fin de chaque opération, il reste dans le réservoir 1.000ˡ ou 1.200ˡ d'eau qui, si on laisse brûler le charbon restant dans le foyer, sont portés à la température de 45° à 50° et permettent de donner des bains de corps, des bains locaux, des douches chaudes ou écossaises, aux malades de l'infirmerie, s'il y a lieu.

On a cherché, il y a plusieurs années (1) à utiliser, notamment dans les quartiers de cavalerie, la chaleur que produit la fermentation des fumiers, pour le chauffage de l'eau destinée aux bains. Des bonbonnes ou des futailles servent de récipients et sont enfouies dans le fumier ; l'eau y atteint 28° à 30° après vingt-quatre heures, 40° à 45° après quarante-huit heures, 66° et même 70° après six jours. Cette pratique a donné de bons résultats, notamment au 4ᵉ chasseurs d'Afrique et à l'artillerie, à Auch (Martino) ; elle ne produit pas cependant une économie qui compense l'inconvénient du séjour prolongé des fumiers dans les quartiers.

Avec les moyens dont on dispose aujourd'hui dans nos casernes, il est facile de donner un bain par aspersion à chaque homme au moins toutes les trois semaines, et d'exiger le lavage de tous les soldats qui rentrent de permission.

Dans la plupart de nos casernes, les bains sont voisins de l'infirmerie régimentaire ou même sont compris dans les locaux de cette infirmerie. Cette disposition permet quelques économies dans le chauffage des bains de l'infirmerie ; elle n'en est pas moins regrettable, car l'infirmerie peut renfermer des contagieux et ne devrait être fréquentée que par les malades.

Les *bains froids de rivière* ou les *bains de mer* ont été longtemps les seuls bains généraux donnés aux soldats. Ils doivent être considérés aujourd'hui moins comme des moyens d'assurer la propreté que comme des exercices toniques et des écoles de natation. (V. chap. VIII).

Quelles que soient les dispositions adoptées pour les ablutions quotidiennes et pour les bains, il est quelques points de détail qui éveillent, au point de vue de la propreté, l'attention particulière du médecin militaire.

La propreté *des pieds* est, ainsi qu'il a été dit à propos de la chaussure, un des meilleurs moyens d'assurer leur intégrité pendant les marches, aussi convient-il que les officiers et les sous-officiers y veillent avec soin, et si les lavabos ne sont pas disposés convenablement, ils devront proposer et prendre des mesures spéciales pour organiser des bains de pied comme il en existe dans plusieurs casernes.

---

(1) VALLIN, *Revue d'hygiène et de police sanitaire*, t. I, p. 882.

C'est par la propreté des parties le plus directement endolories par l'exercice du cheval, que le cavalier évitera le plus sûrement les excoriations : il conviendrait que des lavages spéciaux fussent prescrits après chaque séance d'équitation, et que des lavabos fussent placés à cet effet à proximité des manèges.

La toilette journalière des parties génitales rendra les hommes attentifs aux premières manifestations des maladies vénériennes, empêchera la pullulation des pediculi pubis et évitera le prurit de la verge qui peut entraîner des inconvénients sérieux chez les jeunes gens.

Des soins de propreté non moins importants sont ceux de la bouche. Pour diminuer le nombre des maladies de la bouche et même des maladies générales dont les germes séjournent souvent dans cette cavité ou à son voisinage, et pour assurer la conservation des dents, ces organes si nécessaires à la bonne digestion, le Conseil de santé a fait donner, il y a bien des années déjà, une brosse à dents à chacun de nos soldats. Il appartient aux officiers et aux sous-officiers à en faire connaître le mode d'emploi aux hommes et à exiger d'eux qu'ils en fassent usage chaque jour.

Peut-on aller jusqu'à exiger le nettoyage de la bouche avec la brosse après chaque repas, comme le demande Kirchner (1) pour le soldat allemand? D'après cet auteur il devrait être distribué à cet effet une solution d'acide salycilique, il conviendrait que les hommes dont les dents se couvrent facilement de tartre, reçussent de la poudre dentifrice ; on les ferait se brosser pendant cinq minutes chaque jour ; la brosse qu'il ne faudrait tremper que dans un verre spécial, resterait suspendue pour sécher et serait désinfectée une fois par semaine au bichlorure. Kirchner pense du reste que le lavage des mains du soldat doit se faire plusieurs fois dans la journée à l'eau chaude, à l'aide de la brosse à ongles et avec la solution de bichlorure au millième. Il est vraiment à supposer que ces perfectionnements de la toilette individuelle n'entreront pas immédiatement dans les usages des quartiers allemands, quelque excellente qu'on suppose l'organisation des lavabos, et cette profusion de bichlorure de mercure mise à la disposition des soldats, ne nous paraîtrait pas sans dangers.

Nos règlements ordonnent avec raison de tenir les cheveux courts : il est possible ainsi de nettoyer la tête facilement à l'aide de lavages et d'éviter non seulement les parasites animaux (pediculi) visibles à l'œil nu, mais encore les maladies du cuir chevelu causées par des parasites microscopiques.

Tous les militaires français sont autorisés à porter à leur gré les moustaches, la mouche ou la barbe entière ; celle-ci assez courte pour ne pas

(1) M. Kirchner, *Ein Beitrag zür Militärgesundtheitsphlege* (*Münchener medic. Wochenschrifft*, Sp. 2515).

masquer les écussons du collet. Le port des favoris seul est interdit. Le soldat perruquier de chaque compagnie reçoit à l'infirmerie régimentaire une instruction sur les soins et l'hygiène de la tête et de la barbe. Ces soins se résument dans le maintien d'une parfaite propreté, chez tous les hommes, du cuir chevelu et de la face, dans la prohibition des cosmétiques et des graisses de mauvaise qualité, dans la propreté rigoureuse des perruquiers et des instruments de ces derniers, dans l'obligation qu'on leur impose de signaler les soldats atteints d'éruptions ou maladies quelconques du cuir chevelu ou de la face. On n'oubliera pas que l'herpes tonsurans, l'impetigo contagiasa, l'acné varioliforme, la tricorrhexie noueuse, certaines formes d'eczéma et de dermite aiguë, les teignes et même la syphilis peuvent être contractés chez le barbier, ce dernier ou ses instruments servant d'agent de contamination. Le médecin chef de service a, d'après le décret du 20 octobre 1892, art. 91, toute autorité en ces matières. La désinfection des ciseaux, tondeuses (la tondeuse Bariquand est réglementaire dans les corps de troupe), rasoirs, brosses, blaireaux, se fait à l'aide de solutions désinfectantes ou de la stérilisation à l'eau bouillante pour ceux des instruments qui supportent la température de 100°, ou par les autres moyens usités par les chirurgiens. A. Blaschko (*Berl. Klin-Woch.*, 1893, p. 75) conseille la désinfection par l'alcool absolu et le remplacement de la houpette à poudre par des tampons d'ouate. Si les ustensiles du perruquier étaient construits d'une façon spéciale, ils pourraient être stérilisés à l'étuve, ainsi qu'il se fait aujourd'hui chez certains coiffeurs (Boisard, de Lyon) ; le blaireau seul n'a pas pu être construit de façon à être porté à 105°, mais on a fabriqué des brosses qui résistent à cette température. Les rasoirs cependant y perdent un peu de leur tranchant.

En campagne, le port de la barbe devient dans bien des circonstances une nécessité. Dans l'armée allemande, il a été défendu aux hommes, en 1892, de se faire raser avant les grandes manœuvres de façon à ce que pendant ces exercices il y ait uniformité complète ; après les manœuvres, la liberté de se faire raser a été rendue, excepté toutefois à ceux dont la barbe a été trouvée particulièrement belle et forte.

ARTICLE II. — PROPRETÉ DU LINGE

Pendant fort longtemps les corps de troupe ont possédé des blanchisseuses qui étaient chargées du lavage des effets des soldats. Un arrêté du 7 thermidor an VIII et un règlement du 11 octobre 1809 avaient fixé leur nombre à deux par bataillon. Le règlement de 1824 prévoyait leur logement au quartier, mais défendait de leur délivrer des fournitures. Le règlement du 19 juillet 1854 sur le blanchissage à vapeur du linge de troupe, organisait des buanderies dans les casernes et prescrivait d'en choisir le personnel particulièrement parmi les blanchisseuses vivandières des corps.

La loi du 13 mars 1875, en immobilisant les régiments, puis les règlements nouveaux sur les fournitures de la Compagnie des lits militaires ont fait disparaître la blanchisseuse vivandière. Aujourd'hui, le blanchissage du linge du soldat est assuré par le service des lits militaires. Cependant, dans certaines places, il a été établi des buanderies militaires, notamment par le service du campement ; il en existe aussi dans les hôpitaux militaires, pour le linge de ces établissements, et récemment les infirmeries régimentaires, ont été pourvus de *lessiveuses* mobiles pour leur service particulier.

Le linge à blanchir par l'entreprise des lits militaires est réuni dans des sacs et transporté au local assigné par l'entrepreneur. Cette pratique présente l'inconvénient de disséminer dans les chambres, les cours et les rues des poussières organiques qui peuvent contenir des germes morbides : aussi la manipulation du linge dans les chambres se fera-t-elle toujours les fenêtres ouvertes.

La Compagnie des lits militaires reçoit pour le blanchissage 0^{fr},50 par homme et par semaine. Ce prix est appliqué aux collections d'effets suivants :

<table>
<tr><td>1 chemise par semaine.....</td><td>}</td><td rowspan="2">par homme de toute arme.</td></tr>
<tr><td>1 caleçon par quinzaine....</td><td>}</td></tr>
<tr><td>2 bourgerons de cuisine....</td><td>⎫</td><td rowspan="5">par semaine et par compagnie ou escadron.</td></tr>
<tr><td>2 pantalons de cuisine.....</td><td>⎪</td></tr>
<tr><td>4 torchons de cuisine......</td><td>⎬</td></tr>
<tr><td>2 sacs à distribution.......</td><td>⎭</td></tr>
</table>

On voit que ce système laisse à désirer par le peu de fréquence du blanchissage et parce qu'il ne comprend pas tous les effets des soldats ; de plus, ainsi qu'il a été souvent constaté, il n'est pas toujours assuré par les agents avec un soin suffisant. Aussi de fait, beaucoup d'hommes font-ils laver leur linge à leurs frais ou le lavent-ils eux-mêmes. C'est ainsi qu'on voit souvent les soldats pratiquer ce qu'on peut appeler des lavages individuels, en utilisant les lavoirs ou les auges installés dans les cours de beaucoup de casernes : lavage des doublures des tuniques ou capotes, lavage des effets de corvée dont ne se charge pas l'entrepreneur ou lavage de linge de corps. Ces pratiques exigent une surveillance hygiénique attentive des lavoirs installés dans les cours des quartiers, pour empêcher que l'eau souillée n'y séjourne et pour prohiber l'emploi par les hommes d'eau malpropre.

Le génie militaire a installé, dans un certain nombre de quartiers un modèle particulier de lavoir disposé de manière que l'eau propre soit distribuée dans une augette peu profonde, tandis que l'eau sale s'écoule dans une augette inférieure et se rend à l'égout. Ce système a l'avantage de s'opposer au gaspillage de l'eau propre et aussi d'empêcher les hommes d'employer pour le lavage de l'eau souillée. (V. fig. p. 440).

Les casernes pourvues de lavoirs ont également un petit séchoir à air libre, sous forme de hangar.

Dans les quartiers de cavalerie on ne saurait tolérer que les hommes lavent leur linge dans les abreuvoirs des chevaux.

Ces lavages à la caserne et quelquefois les lavages insuffisamment surveillés pratiqués par les agents de la Compagnie des lits militaires ont cet inconvénient majeur qu'ils ne sont pas précédés du lessivage. Or, cette dernière opération non seulement assure la propreté réelle du linge jusque dans sa trame, mais encore constitue une véritable désinfection, lorsqu'elle est bien conduite, puisqu'elle amène les tissus lessivés à une température de 100° à 110°.

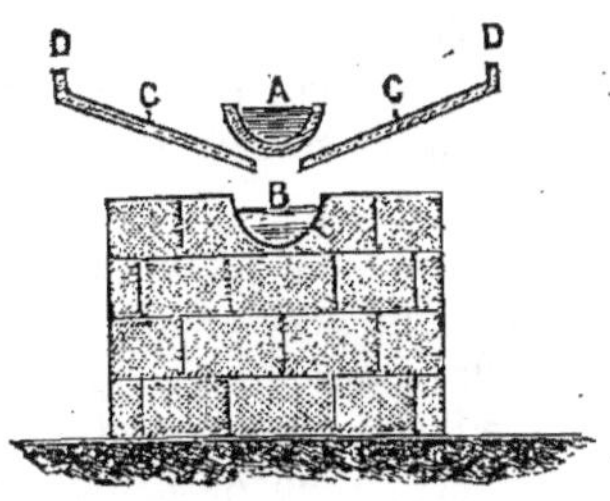

Lavoir du génie militaire.

A, augette en pierre de moins de 0ᵐ,20 de diamètre pour l'eau propre ; — B, augette pour l'écoulement de l'eau sale ; — C D, rampe pour le lavage des effets.

Pour assurer la propreté réelle du linge des soldats par la pratique d'un blanchissage bien conduit, par un change fréquent et peu onéreux pour la bourse de l'homme, le général baron Berge a organisé, en 1887, dans les casernes du 13ᵉ corps d'armée des buanderies et des lavoirs tenus par des soldats de chaque corps de troupe. La redevance aux lits militaires a été versée à la buanderie régimentaire et les objets réglementaires y ont été lavés moyennant un prix très inférieur à celui que les hommes auraient déboursé en ville. C'est ce qui a été fait notamment pour le 1ᵉʳ régiment du génie et pour le 122ᵉ d'infanterie à Montpellier. Dans le quartier du 122ᵉ, il a été établi dans une ancienne cuisine un grand réservoir alimenté par un robinet et divisé en deux bassins, celui en aval d'un niveau un peu inférieur à l'autre ; de plus, on a organisé un séchoir à air libre, un séchoir couvert et chauffé ; dans une salle attenante au lavoir, on a installé un appareil à lessivage et un tonneau laveur du système Gaston Rozérian. Les frais d'installation, qui ont été d'environ 2.000 fr. ont pu être rapidement couverts par le corps, bien que le prix de blanchissage payé par les hommes soit devenu inférieur à la retenue faite antérieurement au profit des lits militaires ; le linge, y compris les effets de corvée, a été parfaitement lavé. On est parvenu ainsi à avoir toujours des vêtements propres pour les cuisiniers, et enfin il est résulté du système, des bonis très appréciables dont ont bénéficié les ordinaires.

Cependant plusieurs de nos établissements militaires possèdent des buanderies parfaitement installées. Celle du magasin central de l'habillement et du campement de Lyon, organisé par la maison Dehaitre, est pourvue, outre les bassins de lavage, d'un tonneau laveur, d'une essoreuse, d'un séchoir à tiroirs, le tout disposé dans de vastes locaux. On y lave les tentes ayant servi dans les exercices et le linge à distribuer aux corps de troupe.

L'hôpital militaire du Val-de-Grâce est également pourvu d'une installation qui ne laisse rien à désirer : les cuves à lessivage, les appareils laveurs, les bassins de rinçage, le séchoir à tiroirs sont des modèles les plus perfectionnés, et cette buanderie est chargée de laver le linge de tous les hôpitaux militaires de Paris.

A l'étranger, on peut citer la buanderie de la garnison de Hanovre (V. *Revue du génie militaire*, t. II, p. 757). Les machines à laver sont munies de six marteaux en laiton qui battent le linge pendant douze à dix-huit minutes, à raison de quatre-vingt coups par minute et par marteau. Le séchage se fait dans une armoire en tôle, où le linge est introduit après essorage et dans laquelle il est manié à l'aide d'un mécanisme spécial. Un compartiment particulier du bâtiment des chaudières sert de local pour la désinfection par la vapeur.

Pendant les grandes manœuvres et surtout en campagne, la propreté du linge de corps est un des éléments qui interviennent d'une façon très avantageuse pour la conservation de la santé des hommes. Il appartient aux chefs d'unités d'utiliser, pour le blanchissage, les ressources des pays traversés, chaque fois que les opérations de guerre rendent cette utilisation possible, et de veiller par des soins attentifs à l'exécution des ordres qu'ils auront à donner pour remédier à l'incurie des soldats sous leurs ordres.

Ils ont aussi le devoir de se préoccuper, lorsqu'on campe sur le bord d'un cours d'eau, des emplacements à assigner aux lavoirs en aval des points d'alimentation en eau potable et d'empêcher la souillure de la rivière et de ses bords. La question deviendrait particulièrement grave en temps d'épidémie, puisqu'il est constant que le choléra, par exemple, s'est plusieurs fois propagé par les petits cours d'eau, transportant de village en village les germes de la maladie.

Tout le linge provenant d'hommes malades d'affections contagieuses ou suspectes sera désinfecté avant d'arriver à la buanderie. Faute de cette précaution, on s'exposerait à répandre les germes dangereux pendant le transport du linge, à infecter les appareils de lavage et l'on soumettrait à toutes les chances de la contagion les hommes attachés au service de la buanderie qui sont d'autant plus exposés que leur travail est généralement pénible et qu'ils se trouvent, par suite, dans des conditions favorables de réceptivité.

(1) VIRY, *Revue d'hygiène et de police sanitaire*, t. X, 1880, p. 992.

Le blanchissage du linge comporte un certain nombre d'opérations qu'il convient de passer en revue (1).

L'*essangeage* ou *trempage* est le premier temps du blanchissage : il a pour but de débarrasser le linge des impuretés solubles dans l'eau et d'imprégner de liquide toutes les parties des tissus. Il consiste d'ordinaire à plonger le linge dans de l'eau froide ou un peu tiède et à l'y laisser pendant cinq à huit heures.

On peut au simple trempage substituer l'emploi d'un tonneau laveur, et alors l'opération est achevée en une dizaine de minutes (E. Richard).

Après l'essangeage, le linge a perdu une grande partie des matières qui le souillaient, mais l'eau qui a servi à ce premier lavage, est extrêmement chargée de substances étrangères et particulièrement riche en débris organiques et en micro-organismes vivants. Miquel estime qu'elle renferme vingt-six millions de germes de bactéries par centimètre cube, alors que l'eau d'égout puisée au déversement dans la Seine du grand collecteur, à Clichy, n'en contient que six millions (*Revue d'Hygiène,* t. VIII, 1886, p. 388).

En conséquence, si l'eau d'essangeage s'écoule dans un cours d'eau, il est de toute nécessité de s'assurer que le courant est assez rapide pour assurer la prompte dissémination de ces dangereuses colonies, si elle se déverse à l'égout, de faire en sorte que celui-ci reçoive de l'eau en quantité suffisante. Jamais on n'autorisera le rejet de cette eau d'essangeage à l'aide de baquets ou autrement sur le sol de la caserne, du camp, de la localité où l'on cantonne. Enfin, si son évacuation ne peut pas être assurée, mieux vaut mettre le linge, sans trempage préalable, au lessivage.

Le *lessivage* ou *coulage* est en effet, au point de vue de l'hygiène, l'opération essentielle du blanchissage. Dans beaucoup de localités, le linge des militaires est soumis au lessivage, tel que le pratiquent les ménagères. Le linge est entassé dans un cuveau et recouvert d'une toile renfermant une lessive de cendres de bois ou de carbonate de soude bien dissout (25^{kg} de cendres ou 6^{kg} à 7^{kg} de carbonate pour 100^{kg} de linge) ; dans une chaudière voisine on fait cuire de l'eau et l'on verse sur la cuve cette eau, qui bouillante, traverse le linge, entraînant la lessive ; on la recueille à l'aide d'un robinet placé au bas du cuveau, on la remet à la chaudière, on la verse de nouveau sur la cuve et l'on recommence ainsi plusieurs fois.

En saponifiant les graisses, le contact de la solution alcaline rend soluble dans l'eau les matières dont l'étoffe est souillée et permet leur enlèvement ultérieur par le lavage. De plus, ainsi que nous l'avons dit déjà, l'action d'une température de 100° assure la destruction du plus

---

(1) Voyez E. Richard, *Précis d'hygiène appliquée,* Paris, 1891, p. 333 et s.; Rochard et Vallin, *Encyclopédie d'hygiène de Rochard,* t. III, p. 741 et s.

grand nombre des micro-organismes que le linge pourrait renfermer, mais encore faut-il que toute la masse soit portée pendant un certain temps à 100° et, afin de ne pas coaguler les matières albuminoïdes, qu'on atteigne la température de 100° que lentement et progressivement.

Ce procédé primitif de coulage est très long, puisqu'il exige de douze à dix-huit heures ; il est dispendieux à cause de la perte énorme de calorique et il dégage beaucoup de buées. Aussi a-t-on cherché à lui substituer des procédés à la vapeur. Chaptal, en 1807, faisait remarquer que le lessivage à la vapeur est le seul procédé qui permette d'imprégner de lessive à peu près également tout le linge. Berthollet, Cadet-Devaux, Curaudau ont exprimé la même opinion. En 1837, le baron Bourgnon fit campagne pour ce mode de lessivage. En 1844, un industriel, Chasles, fabriqua des appareils d'un assez bon usage. En 1853, une commission nommée par le Ministre de la guerre, pour étudier la question du blanchissage dans l'armée, se prononça pour le système par la vapeur qui, disait le rapporteur, « nettoie parfaitement le linge, ne le brûle aucunement et assure sa conservation, en ce sens que l'emploi de la brosse et du battoir devient complètement inutile pour le lavage ; la lessive est faite en beaucoup moins de temps que par le coulage ordinaire » (six heures au lieu de vingt-quatre) (1). Le décret du 10 décembre 1853 et le règlement du 19 juillet 1854 qui réglaient le blanchissage par la vapeur, ne sont plus applicables aujourd'hui, mais ils n'en ont pas moins marqué un réel progrès dans cette importante question d'hygiène. Ce qui a amené leur caducité, c'est que l'expérience a démontré que le contact brusque de la vapeur avec le linge avait pour effet d'amener une usure prématurée, en dépit de l'abolition de l'usage de la brosse et du battoir.

Aussi s'est-on ingénié dans ces derniers temps à améliorer le procédé des ménagères ou à modifier les lessiveuses à la vapeur, de façon à diminuer cet inconvénient du contact trop rapide de la vapeur avec le linge. La fig. p. 444 montre un appareil construit par la maison Decoudun pour le lessivage par ébullition. La chaudière est en tôle, hermétiquement close et installée sur un fourneau en maçonnerie. Une tuyauterie en cuivre établit la communication entre la cuve et la chaudière, de manière que la lessive contenue dans cette dernière s'élève par le tuyau vertical et se répande en pluie par le champignon. La rentrée de la lessive dans la chaudière se fait par un tuyau placé au bas de la cuve.

La maison Pierron Boutier de Lyon, la maison Fernand Dehaitre (Paris), construisent des appareils analogues.

Lorsqu'on dispose d'un générateur de vapeur, on peut se servir de l'appareil Decoudun pour lessivage à la vapeur. Il se compose essentiellement d'un injecteur spécial placé de manière à recevoir constamment le liquide du double fond de la cuve et à le refouler dans une colonne

____

(1) Didiot, *Code des officiers de santé de l'armée de terre*, Paris, 1863, p. 563.

ascensionnelle terminée à la partie supérieure par un champignon d'arrosage ou mieux, pour les grandes cuves, par un tourniquet à branches. On raccorde l'appareil injecteur à un tuyau amenant la vapeur du générateur. Lorsqu'on ouvre le robinet, la vapeur élève la lessive et la refoule dans l'appareil d'arrosage et de plus, en se condensant, elle chauffe la lessive. La première jetée de vapeur se fait environ à 20°. Cette même lessive après avoir traversé le linge, est élevée à nouveau et ainsi de suite, de sorte que, comme elle s'échauffe à chaque jetée, elle acquiert graduellement des températures de plus en plus élevées, pour arriver finalement à l'ébullition. (V. fig. p. 444).

Un bon appareil pour lessivage à vapeur, au dire de Rochard et Vallin (*Encyclopédie d'hygiène*, t. III, p. 752), est la lessiveuse Chauveau qui se compose d'un cuvier en tôle galvanisée dont le fond est perforé et mobile, d'un réservoir d'eau pour la production de la vapeur et d'un foyer situé au milieu de ce réservoir. Du centre de la plaque perforée qui

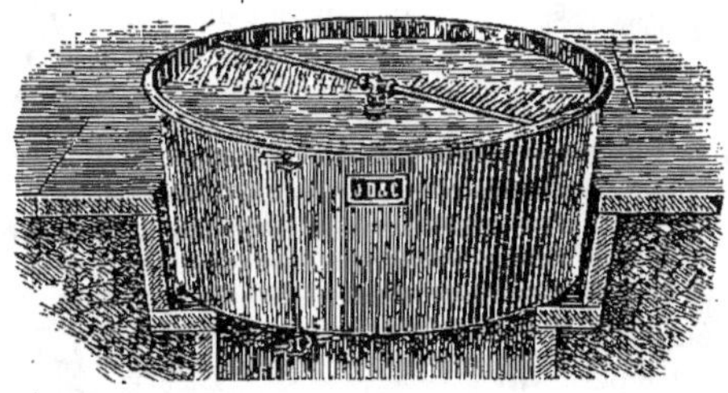

Lessiveuse Decoudun pour lavage par ébullition, à jet continu et à température graduée.

constitue le fond du cuvier s'élève un tube distributeur percé de trous et muni de branchements également percés. Ces tubes se démontent pour permettre le placement du linge qu'on imprègne de lessive ; grâce à la disposition adoptée, lorsque la vapeur se forme elle pénètre lentement et progressivement le linge, sans altérer les tissus. Avec 15^{kg} de houille on peut lessiver 250^{kg} de linge sec en deux ou trois heures,

C'est sur le même principe plus ou moins heureusement appliqué que sont fondées la plupart des *lessiveuses* portatives dans lesquelles on remplace souvent la solution de carbonate de soude par une solution de savon.

Après le lessivage le linge est *savonné* soit à la main, soit dans des machines particulières, puis *rincé* à la main ou à la machine et enfin *séché*.

Le *lavage ou savonnage à la main* se fait à l'aide d'eau chaude savonneuse contenue dans un baquet et nécessite l'usage de la brosse ou du battoir.

Dans les grandes buanderies on se sert de *machines à laver* dites *tonneaux laveurs*. Ce sont des appareils de dimensions diverses, mobiles autour d'un axe horizontal, dans lesquels le linge mis au contact d'une solution chaude de savon est projeté contre les parois du tonneau et contre les diverses pièces introduites en même temps : cette action mécanique remplace le battoir, pourvu que le tonneau exécute dix-huit tours à la minute. On a calculé qu'avec un tonneau mu par une manivelle, un ouvrier lave trois fois plus de linge que s'il le lavait à la main.

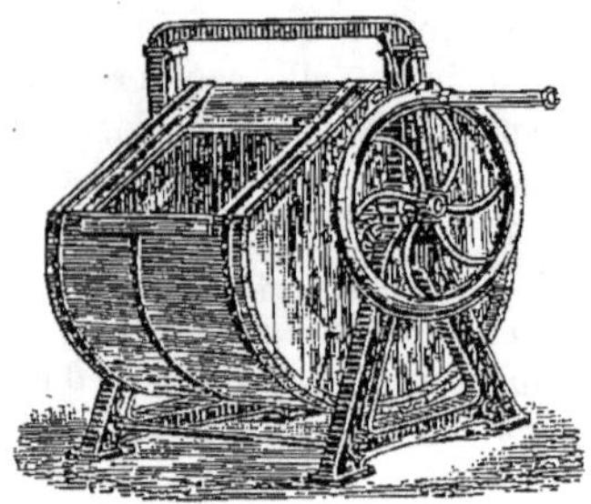
Tonneau laveur système Decoudun.

Le tonneau laveur Decoudun se compose d'une vasque fixe en tôle à axe horizontal porté par un bâti en fonte et à l'intérieur de laquelle se meut un autre tambour excentrique tournant autour du même axe. Ce second tambour est divisé par des cloisons en forme de rayons et qui reçoivent le linge. L'eau savonneuse maintenue chaude par un jet de vapeur est placée dans la vasque fixe. A chaque rotation du tambour intérieur celui-ci puise de l'eau de savon qui se mêle au linge mis en mouvement et se déverse au retour de l'appareil. En une heure un appareil peut laver 40^{kg} de linge sec. (V. fig. p. 445).

Une disposition qui supprime la porte des tonneaux laveurs est due à l'ingénieur Chasles ; la force centrifuge empêche le linge et le liquide de sortir pendant la rotation dans un sens et leur donne issue dans la rotation en sens inverse. Les différents constructeurs ont établi sur ce type des laveuses de modèles variables, rondes, à pans coupés, avec des batteurs ou sans batteurs, en tôle, en bois, etc., destinées à être mues par manivelle pour les plus petites, par des moteurs à gaz, à pétrole, à vapeur, à électricité, etc.

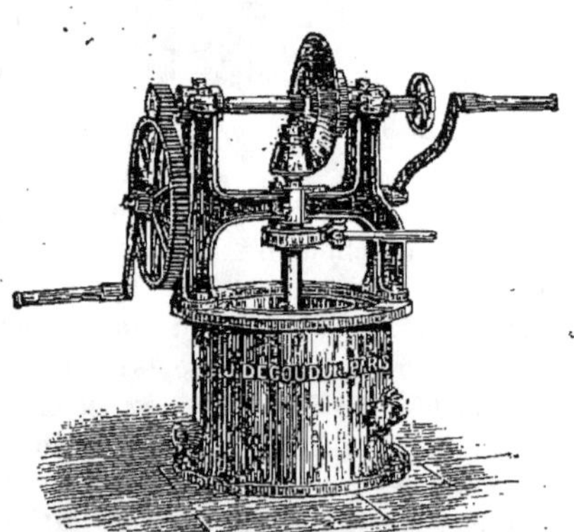
Essoreuse à force centrifuge.

Le *rinçage* peut avoir lieu dans des machines semblables aux laveurs ou dans des appareils spéciaux constitués par un tonneau à claire-voie en bois tournant dans un bac également en bois, plein d'eau qu'il est assez facile de rendre courante (appareil F. Dehaitre), ou bien enfin à la main, dans des bassins.

La maison F. Dehaitre, notamment, fabrique des bacs en bois, mobiles, mais le plus souvent il est fait usage de bassins maçonnés recevant de l'eau chaude ou tiède par de larges robinets.

Les bassins, qu'ils servent ou lavage ou au rinçage ou simultanément aux deux opérations, doivent être établis de façon que, par des valves bien disposées, l'eau puisse séjourner dans des étages différents, et que, lorsqu'elle n'est pas courante, il soit possible de la renouveler facilement ; les bords seront aménagés de telle sorte que les ouvriers ne se mouillent pas avec les pièces de linge qu'ils attirent vers eux, l'eau amenée hors du bassin trouvant un écoulement dans une rigole parallèle à la paroi verticale du bassin.

Par le rinçage on enlève les dernières taches à l'aide du savon, du chlore, de la potasse (eau de Javel), etc. Rochard et Vallin conseillent le bois de Panama, la saponaire d'Égypte et la saponaire indigène.

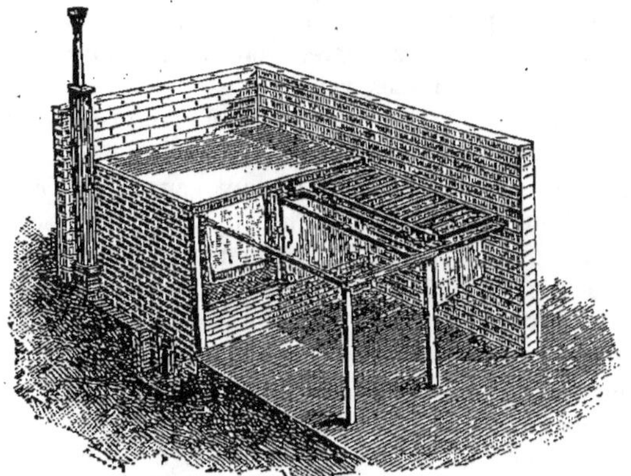

Séchoir à air chaud (Système Chasles).

Après le rinçage, il est procédé au *séchage* qui comprend l'*essorage* et le *séchage proprement dit.*

L'*essorage* est souvent fait à la main par la torsion et la pression du linge, dans le but de le débarrasser d'une partie de l'eau de lavage. Cette opération est beaucoup plus complète, plus rapide et plus économique lorsqu'on emploie des essoreuses mécaniques à force centrifuge. Dans les établissements militaires, les seules essoreuses acceptables sont celles actionnées par un moteur mécanique : les essoreuses à bras fourniraient un rendement insuffisant pour la somme du travail très pénible qu'elles exigeraient des hommes. Les essoreuses mécaniques se composent essentiellement d'un panier métallique perforé qui reçoit le linge et tourne avec une grande vitesse autour d'un axe vertical ; il est placé dans un cylindre plein qui reçoit l'eau que la force centrifuge fait échapper à la périphérie. L'opération est très rapide puisque, après cinq minutes de rotation, le linge a perdu les deux tiers de l'eau qui l'imbibait, et en réalité économique car, dit E. Richard, l'eau coûte dix fois moins à enlever avec l'essoreuse qu'avec l'air chaud. (V. fig. p. 445).

Le linge essoré est porté au *séchoir*. Le séchage à l'air libre, le linge étant étendu sur des cordes de chanvre ou des fils de fer galvanisés n'est pas toujours possible dans nos climats. Le séchage dans des hangars couverts est long, incertain dans sa durée, impraticable par la gelée : aussi dans les buanderies qui reçoivent du linge d'une façon continue, les séchoirs spéciaux sont-ils indispensables.

Ces séchoirs représentent toujours des étuves chauffées et ventilées.

Dans le système Chasles, l'étendage se fait en dehors du séchoir, sur des chariots qu'on introduit dans la chambre chauffée. (V. fig. p. 446).

A l'hôpital du Val-de-Grâce, on a adopté le séchoir à tiroirs multiples de F. Dehaitre. A chaque porte correspond un chariot roulant sur le sol et par conséquent facile à manier et représentant un véritable tiroir qu'on manœuvre indépendamment de ses voisins. Chaque tiroir présente des barres d'étendage bien à la portée de la main de l'ouvrier qui n'a qu'à lever les bras pour assurer son travail.

Nous n'insistons pas sur les avantages de tout genre qu'offrent, pour les différentes opérations du blanchissage, les appareils perfectionnés que nous avons indiqués : qu'il suffise de remarquer qu'ils assurent un nettoyage plus complet et plus rapide du linge à laver avec une économie assez notable de la main-d'œuvre pour amortir rapidement le prix d'installation et d'entretien des appareils. Facilitant le blanchissage, ils permettent de blanchir plus souvent; exigeant moins de bras, ils diminuent les chances de maladies pour nos buandiers.

Quoi qu'on fasse cependant, le service qu'on exige d'eux est pénible : la dépense de force que nécessite le déplacement du linge mouillé, la constante humidité, les buées inévitables, sont des causes d'insalubrité contre lesquelles on luttera par une bonne alimentation, une ventilation suffisante des ateliers et l'obligation de porter des chaussures mettant le pied à l'abri de l'eau (sabots) et des vêtements imperméables pour protéger certaines parties selon le travail de chacun (tabliers, pèlerine, etc.).

Toute la série d'opérations que nous venons de décrire n'est pas impossable à toute espèce de linge. Ainsi les objets en laine et en flanelle ne peuvent être soumis au lessivage; on est obligé de les laver à l'eau froide ou tiède (45° au plus), si on ne veut pas les détériorer. Leur désinfection s'impose absolument dans tous les cas douteux.

CHAPITRE VIII

DE L'ÉDUCATION MILITAIRE

L'éducation militaire a pour but de donner aux soldats la vigueur physique qui leur est nécessaire pour le service en guerre, de les mettre à même de manier utilement leurs armes et de leur inculquer les principes qui doivent les diriger dans l'accomplissement de leur devoir dans les diverses circonstances dans lesquelles ils pourront se trouver. C'est-à-dire qu'à l'éducation corporelle se joindra celle de l'âme et qu'on inculquera à l'homme l'esprit de discipline, l'idée de dévouement et de sacrifice à la Patrie qui font la force morale des armées. C'est cette force morale « qui a paru » à Bugeaud « au-dessus de la force physique » et dont Napoléon disait : « La partie divine de la guerre est tout ce qui dérive des considérations morales, du caractère, de l'opinion, de l'esprit du soldat. »

ARTICLE I. — ÉDUCATION MORALE

L'éducation morale des armées, telle qu'il faut la comprendre aujourd'hui est, à proprement parler, d'origine contemporaine.

Dans la Grèce antique, à Rome, au moins au début de l'organisation des armées , le métier des armes était celui de tout citoyen, et l'éducation civique se confondait avec l'éducation militaire. Il n'en fut plus de même sous les empereurs, mais l'éducation du soldat de profession visa surtout l'accoutumance à la guerre.

Au moyen-âge, les armées de Charlemagne formées surtout d'Occidentaux et d'Austrasiens, plus tard les serfs de Philippe-Auguste et, ultérieurement, les réunions de troupes jusqu'à Henri IV, de quelque nom qu'on les appelât, ont pu faire des prodiges de valeur, compter dans leurs rangs des guerriers fidèles à leur pays, d'admirables hommes de guerre, des modèles de générosité et de bravoure, mais les sentiments de solidarité, l'esprit militaire tel que nous le concevons aujourd'hui, fait d'amour du pays, d'obéissance absolue et volontaire, d'abnégation et de vaillance, n'ont pas pu être enseignées au plus grand nombre, dans des masses formées d'éléments puisés à l'étranger ou recueillis dans les couches sociales inférieures, vivant le plus souvent du pillage en temps de guerre, de la maraude en temps de paix.

L'armée nationale commença à se former en France grâce aux efforts de Sully ; elle redevint royale sous Louis XIV, mais donna naissance à une pépinière d'officiers qui auraient continué la propagation, parmi les soldats, des idées de réforme et de discipline patriotique qui commençaient à se répandre, si le licenciement prescrit par le duc d'Orléans, puis la conduite malheureuse des guerres de Louis XV n'avaient de nouveau écarté momentanément les principes d'une morale militaire basée sur le dévouement au pays.

Viennent alors les guerres de la République où éclate l'enthousiasme des enrôlés volontaires, les guerres de l'Empire dont les armées recrutées par la conscription (décrétée par la loi du 19 fructidor de l'an VI) et par les levées en masse, furent animées bien souvent, dans tous les rangs, par l'amour de la gloire et de la patrie. C'est au souffle généreux des idées de la Révolution que prirent véritablement corps les principes qui sont la base même de l'éducation morale des soldats d'aujourd'hui ; mais il fallut, pour que l'armée restât la véritable école de patriotisme pour tous les citoyens, que non seulement le service militaire demeurât possible pour tous, mais encore qu'il devînt pour tous obligatoire et personnel, et qu'on exclut des rangs de l'armée ceux que leurs antécédents rendaient indignes de porter l'uniforme.

L'étude de l'éducation morale des troupes n'est pas du ressort direct de l'hygiène, et cependant cette éducation a des conséquences hygiéniques trop importantes pour que nous n'en disions pas un mot.

Il est nécessaire que, grâce à son éducation, le caractère du soldat soit assez trempé pour qu'il sache supporter avec résignation toutes les misères de la guerre ; il ne devra pas ignorer que les jours de privation y seront nombreux et qu'on lui demandera non seulement de faire le sacrifice de sa vie le jour du combat, mais encore, ce qui est plus pénible peut-être, de supporter avec vaillance les fatigues et les peines de tout genre qui sont le prix auquel s'achètent les victoires. Il faut au soldat de la virilité de caractère, de la volonté, de la bravoure, de la ténacité, du zèle, de l'entrain, de la bonne humeur, de l'initiative en même temps que l'esprit de subordination. Dès le temps de paix, on exigera de lui une obéissance complète, les manifestations extérieures du respect dû aux chefs, la précision et la rectitude absolues dans les exercices auxquels il sera soumis et cette abdication momentanée de la volonté qui fait de l'homme dans le rang une machine intelligente fonctionnant à la voix du commandement. Mais en même temps on le relèvera à ses propres yeux en montrant, au moins à l'élite, les bienfaits de l'obéissance libre-

ment consentie, vertu sociale autant que vertu militaire, en enseignant
à tous le sentiment du devoir, la nécessité de la solidarité, l'ardeur pour
le service et la gloire, le dévouement à la patrie, la générosité vis-à-vis
du vaincu, le respect et l'amour du drapeau.

Cette éducation morale dont les procédés varient nécessairement suivant les pays et en tenant compte du caractère national est essentiellement
l'œuvre des officiers et des sous-officiers; elle résulte de la pratique
journalière du service, de l'exemple et de l'enseignement oral des chefs,
du récit fait aux soldats des hauts faits de leurs devanciers, des cérémonies militaires dans des circonstances déterminées, du respect qu'on
inspire aux hommes pour leur uniforme, de l'emploi des répressions et
des récompenses qui sont la base pratique de la discipline militaire.

Colombier recommandait pour l'éducation morale des soldats de
« mettre les jeunes et les nouveaux, pour ainsi dire sous la tutelle des
vieux et des plus sages qui les instruiront par l'exemple et par les remon-
trances » et il n'est pas encore aujourd'hui de meilleure méthode d'enseignement moral que cet enseignement mutuel. Il ajoutait que le moyen
sur lequel on doit le plus compter pour retenir les hommes dans le devoir
consiste à leur inspirer des principes et à leur faire contracter l'habitude
des pratiques religieuses. La liberté laissée à chacun de remplir suivant
ses désirs les devoirs religieux que lui dicte sa conscience a remplacé,
dans notre armée, l'assistance réglementaire à des cérémonies du culte;
dans d'autres armées l'enseignement oral des ministres de la religion a
pu conserver une partie de l'importance que lui attribuent nos anciens
auteurs militaires.

Dans plusieurs de nos régiments, soucieux de l'éducation intellectuelle
et morale, on a installé des bibliothèques pour les sous-officiers et pour
les hommes. Elles sont généralement approvisionnées par la Société
Franklin et par des dons du ministère; elles renferment des livres de
délassement et d'étude, et aussi des ouvrages exprimant des sentiments
patriotiques et donnant le récit des hauts faits des guerriers. Un décret,
en date du 17 mars 1891, a reconnu d'utilité publique l'œuvre des
cercles-bibliothèques des sous-officiers et soldats, et « le moment est
venu où chaque caserne devra avoir sa salle de lecture. La caserne n'est
plus aujourd'hui une sorte de prison. « Elle est l'école par excellence, le
couronnement et la sanction de l'éducation nationale, la plus haute
expression du devoir social ».

Si ainsi que nous l'avons exposé, le mode de recrutement actuel a pour
conséquence fâcheuse l'abaissement de l'âge moyen des soldats, d'autre
part le séjour successif à la caserne de tous les jeunes gens du pays,
quelle que soit leur situation sociale, a notablement relevé en France
le milieu moral militaire. Les jeunes gens aisés, au contact du paysan et
de l'ouvrier ont abandonné plus d'un préjugé puisé dans leur éducation
première. Ils ont été portés aussi à regarder comme superflues les habi-

tudes d'un luxe exagéré, mais de leur côté ils ont introduit dans la chambrée des usages de bonne hygiène ; l'exemple donné par une forte minorité a servi de modèle et de plus a entraîné, pour ainsi dire, le commandement et le législateur à favoriser des institutions hygiéniques à l'état embryonnaire avant 1870 : telles l'organisation des lavabos et des bains, l'alimentation variée, etc.

Il n'est pas jusqu'à la présence dans les quartiers, pendant plusieurs semaines de l'année, des hommes de la réserve et de l'armée territoriale qui n'ait eu son contre-coup sur l'hygiène du soldat de l'armée active, tant il est vrai que tous les éléments se trouvant en présence exercent leur action particulière sur les conditions de la vie du soldat. Les réservistes et les territoriaux apportent avec la vigueur et le sérieux qui accompagnent leur âge et la position qu'ils ont déjà acquise dans la société, un sentiment marqué du devoir, un désir évident de bien faire dont l'exemple n'est pas perdu par les soldats plus jeunes.

<h3 style="text-align:center">ARTICLE II. — DES EXERCICES MILITAIRES.</h3>

L'éducation physique du soldat est assurée particulièrement par les exercices militaires qui ont pour but d'amener l'homme à cet état particulier d'endurance et d'habitude qui fait dire qu'il est entraîné, c'est-à-dire capable de résister aux obligations et au travail de son service, sans subir de déchéance organique.

Chez les Grecs, on exerçait les guerriers par des combats fictifs. A Rome, les soldats faisaient, pour leur instruction, de longues marches, étaient dressés à la natation et au maniement des armes. Au Moyen-Age, l'équitation, l'escrime, les tournois ont été les exercices militaires des nobles, tandis que le tir à l'arc a été celui des milices communales. La gendarmerie de Lous XI réunie au camp de Pont-de-l'Arche vers 1480 y manœuvra, disent les historiens, à la manière des Grecs et des Romains. La préparation à la guerre pratiquée dès le temps de paix ne cessa pas d'être la règle dans toutes les armées permanentes, et cet entraînement est poussé d'une manière plus intense lorsque la durée du séjour sous les drapeaux est plus courte, comme dans l'armé prussienne, dès la fondation de cette armée et surtout après Iéna, ou bien lorsqu'il est nécessaire de faire un rapide emploi des troupes devant l'ennemi. Le premier camp de Boulogne a été un camp d'entraînement ; c'est à Lyon que, par des travaux de terrassement, des exercices répétés et une discipline rigoureuse, le maréchal Castellane préparait les régiments destinés à l'armée d'Orient en 1854 et 1855.

A différentes époques on a proposé pour assurer l'entraînement des troupes, non plus seulement la pratique habituelle du service combinée avec des exercices, mais des méthodes particulières inspirées par des données scientifiques.

En 1869 le docteur de Vauréal (1) exposait un système qui, disait-il, assurerait en trois mois et sans déchet, l'aguerrissement de cinq cents hommes, avec plus de sûreté qu'une campagne de même durée. Bien que ces exercices systématiques fussent basées sur les principes d'une hygiène bien entendue, les exigences du service actuel permettraient difficilement de mettre ces procédés en pratique.

De fait, les exercices militaires comprennent, dans toutes les armées, le maniement de l'arme dont le soldat doit user (fusil, sabre, canon), et les travaux résultant de sa spécialité ; la gymnastique, en y comprenant la marche, l'équitation et la pratique même du service des places ou du service en campagne.

Il est nécessaire cependant que le travail demandé au soldat soit soumis à certaines règles dont l'expérience, aussi bien que la science ont démontré la valeur. Ce travail ne sera pas excessif ; il sera interrompu par des périodes de repos en rapport avec sa longueur et son intensité ; le sommeil, d'une durée suffisante, permettra la réparation de l'usure subie ; enfin, l'exercice sera en raison directe de la force actuelle du sujet, et imposé à doses graduellement progressives, sans dépasser jamais une mesure convenable ; enfin l'alimentation demeurera proportionnée aux déchets organiques. En vain objecterait-on que des sujets entraînés ont été capables de fournir un travail énorme dans un temps déterminé sans prendre une quantité de nourriture équivalente à l'usure de l'organisme : ce sont là des faits particuliers dont on ne saurait tirer une règle générale applicable à la vie normale de l'ensemble des jeunes soldats, dont l'éducation militaire doit avant tout développer la force corporelle.

Les exercices du soldat français sont déterminés par le *tableau de l'emploi du temps* qui est fixé par le chef de corps et qui doit offrir une sage répartition du travail et du repos (art. 3 *inf.* du décret du 20 octobre 1892). La *progression* est également fixée par les chefs militaires.

D'une façon générale, on évitera d'exposer inutilement les soldats aux rayons ardents du soleil d'été, au froid excessif de certaines journées d'hiver et à la pluie. En été, les moments les plus favorables pour l'exercice sont ceux des premières heures de la matinée.

Les principaux résultats de l'exercice militaire bien dirigé sont connus : développement du système musculaire, augmentation de la capacité respiratoire, diminution du système adipeux, régularisation du fonctionnement du système nerveux et, surtout, augmentation de la résistance physique.

Abel (*Milit. Aerts. Zeitung*, 1861, p. 237), a constaté que 75 fois sur 100, la circonférence thoracique augmente chez les soldats, que leurs

(1) Docteur VAURÉAL. *De l'aguerrissement des armées*, Paris 1869.

muscles se développent et que le poids augmente de 2^{kg}, quoique le tissu graisseux ait diminué. En 1880, Fetzer mesure 292 hommes recrues de vingt à vingt-et-un ans provenant de la Forêt-Noire, au moment de l'incorporation, après les trois mois qu'a durés la période d'instruction, six mois après l'incorporation, à une date correspondant à la fin des écoles de compagnie et de bataillon, et enfin dix mois après l'incorporation, au retour des manœuvres d'automne, et il a obtenu les résultats suivants. La taille s'est élevée en moyenne de $0^m,005$. Le poids après des oscillations considérables s'est, en fin de compte, trouvé légèrement accru. Le périmètre thoracique à l'inspiration s'est élargi de $0^m,007$; mais ce gain n'a pas été obtenu graduellement : à la fin du premier trimestre, le périmètre a augmenté de $0^m,005$; pendant le second trimestre, temps d'arrêt ; puis enfin il y a eu augmentation. Le périmètre thoracique à l'expiration a diminué. L'amplitude respiratoire a beaucoup gagné. La capacité respiratoire a augmenté de $0^{m3},500$. Les différents diamètres ont progressé de la façon suivante (1) :

Diamètre antéro-postérieur supérieur (à la hauteur du manche supérieur du sternum)		$0^m,003$
id.	antéro-postérieur moyen (milieu du sternum)	$0\ ,008$
id.	antéro-postérieur inférieur (au niveau de l'appendice xyphoïde)	$0\ ,004$
id.	intercoracoïdien	$0\ ,031$
id.	interaxillaire	$0\ ,013$
id.	intermammaire	$0\ ,013$

Il résulte des expériences faites par le major Hammersbey, au camp d'Aldershott en 1862, d'après Morache, que 300 hommes exercés pendant deux mois ont fourni :

Augmentation de la circonférence thoracique		$0^m,041$
id.	de l'avant-bras	$0\ ,013$
id.	du bras	$0\ ,016$

Ammon (2) a publié les résultats de pesées et de mensurations poursuivies au 1er bataillon du régiment des grenadiers du corps badois n° 109, de 1886 à 1889, et constaté qu'après des oscillations variables et en rapport avec les périodes de l'instruction, on arrivait en définitive, au moment de la libération, à une augmentation du poids, de la taille et du développement des différentes parties du corps. Les chiffres suivants indiquent la moyenne des oscillations et des augmentations constatées :

	Oscillations périodiques.	Augmentation au moment de la libération.
Poids	$3^{kg},0$ à $4^{kg},1$ 0/0	$1^{kg},$ à $2^{kg},0$ 0/0.
Cou	$0^m,08$ $0^m,22$ 0/0	
Poitrine (ligne bimammaire)	$0^m,20$ $0^m,22$ 0/0	$0^m,15$ à $0^m,17$ 0/0

(1) *Ueber den Einfluss des Militärdienstes an die Korperssierck* (d'après RAPP, *Revue militaire de médecine et de chirurgie*, Paris, 1881-82, p. 65).

(2) AMMON, *Wiederholte Wägungen und Messungen von Soldaten* (*Deustch Militärärztliche Zeitsch.*, XXII⁰ année, 1893, p. 337 et s.).

	Oscillations périodiques.	Augmentation au moment de la libération.	
Tour de taille (au-dessous des fausses côtes) 0m,17 jusqu'à 0m,26	0m,21 jusqu'à 0m,32 0/0	0m,03	0m,04 0/0
Cuisse droite (à sa naissance). 0m,15 jusqu'à. 0m,2	0m,19 jusqu'à 0m,38 0/0	0m,08	0m,15 0/0
Mollet (à sa partie la plus saillante)......	0m,05 jusqu'à 0m,13 0/0	0m,12	0m,33 0/0
Bras (au-dessus de l'insertion du deltoïde).............	0m,05 jusqu'à 0m,18 0/0	0m,02	0m,07 0/0
Avant-bras (immédiatement au-dessous du coude)........	0m,03 jusqu'à 0m,11 0/0	0m,06	0m,22 0/0

A l'école de Joinville-le-Pont, on a noté que l'amplitude respiratoire s'est accrue de 0m,06 à 0m,10. Le périmètre thoracique s'est élargi, en moyenne, sur 200 hommes, en trois mois, de 0m,115. Chassagne a trouvé sur 200 hommes, en trois mois d'hiver, une augmentation du biceps de plus d'un demi-centimètre, de un centimètre et demi à la cuisse, de sept au mollet, tandis que les résultats dynamométriques fournissaient 2kg d'augmentation pour la pression des mains et 3kg pour la traction verticale de bas en haut. Le même auteur a vu le poids diminuer de 310gr pendant les trois premiers mois du séjour à l'école, pour remonter ensuite. Burq, sur 80 hommes examinés, admet que le poids augmente en moyenne de 6kg, 8kg et 10kg. c'est-à-dire jusqu'à 10, 12 et 15 p. 100 environ (sans augmentation de la ration alimentaire) et que cet accroissement est dû exclusivement au développement musculaire. (Dally, Rapport sur l'école de Joinville-Pont, et rapport de Burq, *Annales d'hygiène et de médecine publiques*, t. 50, 1878, p. 406 et suiv.). Marey a constaté, sur les élèves de Joinville, que l'amplitude des mouvements du thorax avait presque quadruplé après six mois d'entraînement tandis que la fréquence des inspirations et expirations avait diminué de moitié, d'où une augmentation notable de l'air inspiré dans un temps donné.

Des résultats aussi satisfaisants fournis par une élite soumise à un entraînement spécial ne sont pas ceux que peuvent donner la moyenne des hommes des régiments, mais au moins indiquent-ils l'influence heureuse de l'éducation physique.

Dans une étude sur le 16e corps d'armée, le médecin principal Frilley (1) a constaté, en 1887, sur 5.999 recrues de la classe de 1885, arrivées au terme de leur période d'instruction, les résultats suivants : pour la taille, un gain moyen de 0m,005 ; pour le poids, un gain moyen de 1kg,058 ; pour le périmètre thoracique, un gain moyen de 0m,012. Sur la classe précédente, il avait noté pour la taille un gain moyen de 0m,003, et pour le périmètre thoracique un gain moyen de 0m,123.

---

(1) FRILLEY, *Rapport sur les modifications survenues après sept mois d'incorporation, dans la taille, le poids et le périmètre thoracique des jeunes soldats de la classe de 1885, incorporés dans le 16e corps. (Archives de médecine et de pharmacie militaires, t. XI, 1888, p. 81 et suiv.).*

Le médecin-major Mandoul (*Archives de médecine et pharmacie militaires*, 1890, t. XV, p. 16) expérimentant sur 230 hommes du 22ᵉ d'infanterie et sur un certain nombre de jeunes soldats du 3ᵉ hussards est arrivé à des résultats analogues :

Pour la taille le gain moyen après un an de service a été............ de 0ᵐ,006
Pour le périmètre thoracique. .... de 0 ,015
Pour le poids........................ .... de 2ᵏᵍ

La taille a semblé avoir une certaine influence sur le mode de développement des hommes, notamment sur l'augmentation du périmètre thoracique comme le montrent les chiffres suivants :

	GAIN MOYEN ANNUEL	
	Poids.	Périmètre thoracique.
Taille de 1ᵐ,70 et au-dessus................	2ᵏᵍ,800	0ᵐ,024
Taille de 1ᵐ,70 à 1ᵐ,65........	2 ,260	0 ,019
Taille de 1ᵐ,65 à 1ᵐ,60........	2 ,420	0 ,018
Taille de 1ᵐ,60 et au-dessous................	1 ,950	0 ,013

Dans les casernes suédoises, où les leçons de gymnastique sont journalières, des mensurations sont prises sur les recrues au début et à la fin du cours annuel. Demenÿ (*L'éducation physique en Suède*, Paris, 1892) a publié les résultats suivants notés en 1892 sur 113 recrues de la marine, à la fin des exercices :

Âge moyen..................................... 19 ans.
Poids.. .... 60ᵏᵍ,9
Taille 1ᵐ,681
Longueur des hanches............................. 0 ,578
Largeur des épaules............................ 0 ,265
Diamètre inférieur du thorax..................... 0 ,269
    Id.   antéro-postérieur.... .... 0 ,196
Circonférence thoracique maxima................ 0 ,869
    Id.   abdominale minima................. 0 ,725
Capacité respiratoire........................... 41,25

Ces moyennes élevées plaident en faveur de l'éducation physique, telle qu'elle est pratiquée en Suède.

Nous avons, durant quatre années, pesé et mesuré les élèves de Saint-Cyr au moment de leur entrée, au cours de leur séjour et au moment de leur départ; bien que nous n'ayons pas encore classé rigoureusement toutes ces données numériques, nous pouvons dès aujourd'hui affirmer que l'entraînement militaire auquel sont soumis ces jeunes gens sortant des collèges, a pour résultat d'élargir le périmètre de la poitrine et d'augmenter sensiblement chez la plupart le volume des muscles du thorax et des membres. La taille est en croissance par le fait même de l'âge. Quant au poids, il est souvent en déficit, surtout à la fin de la première année scolaire.

« On ne voit jamais mieux, dit Arnould, l'élévation de la résistance par l'exercice proprement dit qu'en comparant les troupes exercées avec les levées récentes, au point de vue de l'aptitude à soutenir une campagne. L'armée française qui, en 1805, gagna la bataille d'Austerlitz, avait été préparée au camp de Boulogne ; elle ne comptait pas d'hommes au-dessous de vingt-deux ans ; elle fit 400 lieues à pied sans, pour ainsi dire, laisser de malades sur sa route. Au contraire, l'armée de Wagram (1809), tout aussi héroïque, mais composée de jeunes soldats, avait encombré les hôpitaux avant d'arriver à Vienne et jalonné la route de cadavres. Il faut sans doute tenir compte de l'âge. Mais nos mobiles et mobilisés de 1870-1871, dans l'âge de la virilité, pris au champ ou à l'atelier et physiquement bien développés ne résistèrent pas mieux : leur force réelle ne suppléait pas le manque d'entraînement spécial, bien que d'autres conditions puissent être invoquées encore pour expliquer l'inconsistance physique des armées de la Défense. Nous relèverons toutefois ce fait étrange, dont se vantent avec quelques droits les écrivains allemands et qui contredit aux souvenirs de la retraite de Russie (1812) : à savoir que les troupes allemandes ont mieux supporté le froid de l'hiver de 1870-71 que les soldats français. Avec quelques autres circonstances déjà indiquées, l'aguerrissement des soldats étrangers a certainement eu une bonne part dans cette supériorité d'endurance. W. Roth, médecin en chef du XIIe corps (Saxe), a également fait ressortir les aptitudes à la marche de ces vainqueurs naturellement lourds et positivement mal chaussés ; une division a fait 34 milles (251.872^m) en neuf jours consécutifs, à peu près 28^{km} par jour ; 11 milles et demi (85.192^m) en deux jours ; 55 milles et demi (411.144^m) du 29 octobre au 17 novembre. L'armée bavaroise de von der Tann, battue à Coulmiers, trouva assez de jambes pour se retirer de 67^{km} en vingt-six heures. Les vainqueurs de Sedan firent de 35^{km} à 45^{km} par jour pour gagner Paris. Personne n'a mis en doute que cette puissance d'efforts ne soit due aux soins avec lesquels on cultive le développement physique en Allemagne » (1). L'intérêt qu'on apporte depuis quelques années au même objet en France, nous permet d'espérer l'incorporation future de contingents tout aussi bien préparés que ceux des nations voisines.

Cependant les résultats numériques que nous avons rapportés sont des moyennes, et l'éducateur militaire a, dans la pratique, à tenir compte d'individus dont tous ne sont pas également aptes à l'entraînement physique. Il doit ne pas exiger de tous des efforts de quantité et de qualité égales, mais savoir borner le travail, même celui des plus aptes, dans de sages limites, s'il ne veut pas s'exposer à voir survenir quelqu'un des accidents dits de *surmenage*.

Le premier symptôme du surmenage est l'endolorissement ou la fatigue de certains groupes musculaires, impression plus ou moins fugitive, plus

---

(1) ARNOULD, *loc. cit.*, p. 7001.

tardive à paraître chez l'homme de volonté que chez le sujet empreint de
mollesse, mais qui peut être absolue et empêcher toute action ; puis c'est
la courbature localisée ou générale, quelquefois accompagnée de fièvre
et de symptômes généraux, l'essoufflement qui précipite les mouvements
respiratoires et ralentit ceux du cœur. Tous ces états sont sous la dépendance d'une souillure du milieu intérieur, par les produits de déchets
issus de l'excès de travail, et si cet excès continue ou bien si la réparation
devient insuffisante, l'individu, indépendamment des accidents aigus
auquel il se trouve exposé (cœur forcé, surmenage aigu) et qui causent
un rapide déchet dans les colonnes en marche, arrive à une déchéance
organique provenant de l'épuisement des forces radicales, grâce à l'infection progressive du sang par l'accumulation des produits de la dénu-
trition des tissus. Le surmenage est singulièrement facilité par toutes les
causes déprimantes, aussi s'il peut être observé au moment où se fait
l'éducation du soldat, il acquiert en campagne une importance primor-
diale. Non seulement il peut réduire les effectifs à l'inaction, mais il les
place en une constante imminence morbide, par suite de l'adaptation des
organismes à l'évolution en eux de certains germes morbides (fièvre
typhoïde, dysenterie), que ceux-ci soient pris au dehors ou qu'ils soient
fournis par l'organisme lui-même (parasitisme latent) (Kelsch). Le surmenage joue en guerre le même rôle funeste que les agglomérations en
temps de paix (Kelsch) (1).

§ I. — EXERCICES PARTICULIERS AUX DIFFÉRENTES ARMES

I. Les soldats de la plupart des corps de troupe apprennent à faire
usage du *fusil,* du *mousquet* ou du *revolver*, les cavaliers et les artilleurs
sont exercés à se servir du *sabre*. Le maniement du fusil ou du sabre se
fait à rangs ouverts ou serrés, de pied ferme ou en marche et, dans
plusieurs corps de troupe, à pied aussi bien qu'à cheval. Il exige la mise
en action d'un certain nombre de groupes musculaires et une attention
plus ou moins soutenue à la voix ou aux signaux des instructeurs. Ces
exercices, particulièrement ceux du fusil, très longs et très minutieux,
il n'y a pas encore un très grand nombre d'années, sont aujourd'hui
réduits à leur minimum, tant à cause de la nécessité d'une instruction
rapide que par le fait même du perfectionnement des armes.
    Lorsque le soldat reste longtemps de pied ferme et surtout pendant
les revues, la station, dans une attitude immobile, combinée avec le
poids de l'équipement et de l'armement et souvent la chaleur, cause

<hr>

(1) Voir Coustau, *Des troubles fonctionnels et des affections organiques du cœur chez
le soldat (Archives de médecine et de pharmacie militaires*, 1887, t IX, p. 265 et s.).

assez facilement des syncopes ; aussi le maniement de l'arme doit-il être interrompu par des repos suffisants ou combiné avec des marches, aussi bien par les temps chauds que pendant les rigueurs de l'hiver.

En Allemagne, on a souvent noté des ostéomes du deltoïde attribués à la pression du fusil. D'après Roth et Lex, les cas de cette production morbide (*Exerzirknochen*) auraient disparu depuis 1879, tandis que pour du Bois Raymond l'application des nouveaux règlements sur l'exercice n'aurait eu d'autre effet que de faire passer ces ostéomes de l'épaule gauche à l'épaule droite. On a observé des exemples de ces productions osseuses dans notre armée, surtout chez des cavaliers, mais beaucoup moins fréquemment que dans l'armée allemande (1).

L'exercice du *canon*, travail normal de l'artillerie, est enseigné aussi aux soldats d'autres armes. Il exige le développement d'une assez grande force musculaire que tous les organismes ne sont pas aptes à fournir d'une façon continue.

Le maniement d'arme assouplit le soldat, lui fait paraître moins lourd et moins embarrassant son équipement, le familiarise avec la voix des chefs, l'habitue à passer de l'immobilité à une mobilité déterminée, le contraint à l'obéissance en quelque sorte mécanique et est aussi bien un entraînement à la discipline morale qu'à la résistance physique.

Le *tir au fusil* est un exercice indispensable à l'éducation pour la guerre ; il constitue en outre une gymnastique, se faisant d'ordinaire en plein air, amenant un travail spécial très avantageux de l'organe de la vision et de l'ensemble du système musculaire et nerveux par la coordination nécessaire des mouvements du tireur. Il en est de même du *tir au revolver* et au *canon* (2).

Les tirs à feu exposeraient à des dangers si les mesures réglementaires de prudence n'étaient pas scrupuleusement observées. Le tireur cependant, grâce au perfectionnement actuel des armes, pistolets, fusils ou canons, est relativement peu exposé à se blesser lui-même.

Dans les tirs à la cible avec le fusil ou le revolver, il arrive quelquefois des accidents aux marqueurs et presque toujours parce que les règlements ne sont pas exactement obéis. L'article 223 du règlement du 11 novembre 1882 sur l'instruction du tir indique la façon d'installer les abris des marqueurs. Ces derniers seront pourvus des lunettes réglementaires pour protéger leurs yeux contre les éclats qui pourraient les frapper et l'on veillera tout particulièrement à l'entretien des biseaux du cadre de la cible qui doivent être en acier doux « afin d'éviter autant

---

(1) Voir DELORME, *Société de chirurgie*, séance du 4 juillet. — BERTHIER, *Étude histologique et expérimentale des ostéomes musculaires* (Arch. de méd. départementale, juillet 1894).

(2) Voir TRIFAUD, *L'éducation du sens de la vue chez le soldat* (Archives de médecine et de pharmacie militaires, t. XIX, 1891, p. 81 et 274).

que possible la production·des éclats de plomb (*Ibid.*, art. 226) qui quelquefois ont pu atteindre les hommes dans les abris.

Nimier a remarqué avec raison que les vibrations aériennes résultant du coup de canon sont d'autant moins offensantes pour l'organe auditif des servants, que ceux-ci sont placés plus en arrière de l'arme. Il recommande avec raison, pour éviter la rupture du tympan, les hémorrhagies des organes auditifs ou oculaires, les troubles de l'audition (surdité et bruits subjectifs, troubles fonctionnels divers d'ordre réflexe dans la sphère des nerfs bullaires en particulier), de prescrire aux artilleurs de regarder la gueule du canon et d'entr'ouvrir la bouche au moment du tir (1). Ce procédé semble supérieur à l'introduction d'ouate dans les oreilles. Il résulte des expériences de Lèques que lorsqu'un homme souffre des effets d'une détonation, ce sont les vibrations sonores seules qui doivent être incriminées si l'homme est placé sensiblement en arrière de la bouche de l'arme ; mais que s'il est à sa hauteur ou à proximité, et à plus forte raison s'il se trouve dans un plan situé en avant de la bouche à feu, on doit accuser le choc gazeux d'être l'auteur principal des désordres produits (2). De fait, les déchirures du tympan sont devenues beaucoup plus rares depuis l'emploi des canons se chargeant par la culasse.

Dans le tir au canon on a observé plusieurs fois la projection de l'étoupille au moment de sa déflagration. Ces projections se produisent quand l'étoupille, par suite d'un encrassement de la lumière de l'arme ou pour quelque autre cause n'est pas engagée entièrement dans la cavité destinée à la recevoir : projetée, elle frappe directement ou par ricochet les servants s'ils ne sont pas à leur place réglementaire. Un système de taquet qui empêche la mise à feu lorsque la culasse mobile est incomplètement fermée empêchera à l'avenir le rejet en arrière de cette culasse au moment du tir. Quant aux éclatements de canons qui tuent et mutilent les artilleurs, elles ont dépendu de causes qui quelquefois sont demeurées obscures mais qui en tout cas ne relèvent pas de l'hygiène.

Nous en dirons autant des explosions dans les arsenaux dont sont victimes les artificiers presque toujours coupables de négligence ou d'imprudence (Voyez notamment circulaire ministérielle du 5 mai 1894). C'est presque toujours aussi par oubli des prescriptions réglementaires qu'ont lieu les accidents qui surviennent chez ceux qui, en dépit des ordres, instructions et décisions ministérielles souvent répétés, ramassent des projectiles sur les terrains de cible, les démontent ou en approchent des corps incandescents.

II. Les troupes de toutes armes, très fréquemment les troupes d'infanterie et particulièrement celles d'artillerie et du génie, sont employées à

---

(1) *Bulletin et Mémoires de la Société de chirurgie de Paris*, t. XV, 1889, p. 336.

(2) LÈQUES, *Hémophtalmie grave déterminée par la détonation d'un canon de fort calibre. Expériences sur le mode d'action de ce genre de détonation* (*Archives de médecine et de pharmacie militaires*, t. XIX, 1892, p. 115 et suiv.).

des travaux de terrassement soit pour leur instruction spéciale quant à la construction des mines, des batteries ou autres fortifications, soit pour l'élévation des buttes dans les polygones, la construction de routes, etc. Ce genre de travail qui a été en usage pour les soldats de toute antiquité et d'une façon non interrompue jusqu'à nos jours, constitue en somme un exercice en plein air éminemment salutaire, pourvu qu'il ne soit pas poussé jusqu'à l'extrême fatigue.

Dans les pays à fièvre cependant, ces travaux offrent des dangers particuliers auxquels on palliera surtout par l'usage préventif de la quinine, par le choix des heures de travail, par l'alimentation généreuse, par le déplacement des travailleurs pendant la nuit, etc.

En campagne on a vu les travaux de terrassement devenir particulièrement pénibles et périlleux ; ils exigent alors une somme considérable de résistance surtout lorsqu'à la fatigue et aux dangers du feu s'associe l'action de la chaleur ou celle du froid, comme devant Sébastopol par exemple. Cependant, en Crimée, l'armée française « a établi, réparé, entretenu 100^{km} de routes ; elle a creusé 80^{km} de tranchées, 1.200^m de travaux de mines, construit 160 batteries, fabriqué 5.000 gabions, 20.000 fascines, 800.000 sacs à terre, élevé des fortifications devant Kamiesch, et tous ces travaux ont été exécutés par des corvées d'infanterie sous la direction de l'artillerie et du génie » (Chenu, *loc. cit.*, p. 13).

Les obligations spéciales des sapeurs-mineurs exposent ces derniers non seulement aux maladies dont ils peuvent mettre les germes en liberté dans les travaux de puits et de mines, mais encore aux dangers provenant de la déflagration de la poudre, de la mélinite, de la dynamite, etc., déflagration qui elle aussi produit des gaz irrespirables.

Les troupes sanitaires (infirmiers, brancardiers) sont exercés à des manœuvres dites d'*ambulance*, qui consistent dans l'exercice du brancard, le transport des blessés, leur chargement ou leur déchargement dans les voitures ou dans les wagons de chemin de fer, etc. Ces exercices sont une heureuse diversion au service hospitalier qui est particulièrement dangereux dès le temps de paix, par suite des fatigues qu'il impose dans les salles de malades et surtout à cause de la contagion à laquelle elle expose les infirmiers.

Les sapeurs-pompiers de la ville de Paris sont particulièrement exercés à la manœuvre des appareils extincteurs d'incendie et de sauvetage, qui ont pour base des exercices répétés de gymnastique.

L'exécution du service intérieur comprend, outre ces différents exercices, des occupations diverses relatives à l'entretien des armes et des effets, à l'alimentation, au maintien de la propreté dans les chambres et les autres locaux du quartier, et pour le cavalier aux soins qu'il doit donner à son cheval et à la propreté des écuries.

III. Le service de place appelle le soldat à monter des gardes. Il passe alors vingt-quatre heures dans un corps de garde qu'il ne quitte que pour être placé en sentinelle. Généralement la durée de la faction est de deux heures ; mais, par les temps froids ou par les fortes chaleurs, les sentinelles sont relevées plus souvent. En temps de paix, elles sont autorisées, lorsqu'il pleut, à s'abriter dans les guérites et, par les grands froids, à se munir d'un manteau supplémentaire.

Le service de garde ou de planton expose les hommes aux inconvénients des intempéries, mais nous avons noté déjà que les maladies causées par les influences cosmiques sont beaucoup plus rares dans les armées que celles qui procèdent de l'infection et de la contagion.

Quant à la fréquence des veilles que peuvent entraîner les tours de gardes, elles sont réglées, en garnison, comme il est dit plus bas. A la guerre, le service de nuit peut être beaucoup plus fréquent et reste complètement subordonné à la nécessité de ne pas laisser les campements, bivouacs ou cantonnements être surpris par l'ennemi.

IV. Enfin l'instruction du soldat comprend, outre les exercices pratiques, des explications théoriques qui exigent de sa part l'étude de textes de règlements, et de la part des instructeurs une exposition orale. Ce travail a lieu le plus ordinairement dans les chambres qui, dès lors, cessent d'être largement ventilées. Il est souhaitable que ces théories se fassent autant que possible sur les terrains d'exercices, en attendant qu'on ait établi partout des locaux spéciaux pour donner ces leçons. En règle générale, il vaut mieux instruire et exercer les hommes dans les cours des casernes que dans les chambres, en pleine campagne que dans les cours ou sur les places des villes. Néanmoins, comme par suite de la nécessité d'économiser le temps, la plus grande partie de l'instruction sera toujours donnée dans les quartiers, on ne saurait trop souhaiter l'installation, dans toutes les casernes, de hangars spéciaux pour les exercices ; ces hangars abriteraient les hommes contre les intempéries, permettraient de n'occuper jamais les chambrées pendant les exercices, mais on n'en ferait usage que lorsqu'on ne pourrait pas maintenir les hommes augrand air.

Un enseignement particulier est donné dans les salles d'écoles à certaines catégories de soldats et de sous-officiers, et vient avantageusement interrompre la série des exercices physiques.

A côté de ces leçons, il faut rappeler celles qui ont trait à l'éducation morale et patriotique du soldat et qui sont dirigées par les commandants de compagnie.

§ II. — EXERCICES GYMNASTIQUES

I. **Gymnastique proprement dite.** — La gymnastique des anciens, considérée dans ses rapports avec l'éducation des jeunes soldats, comprenait la lutte, le pugilat, la course, le saut, le jet du disque, l'exercice des armes, l'action de grimper, l'art de l'équilibre, le port des fardeaux, la natation, en un mot tous les exercices corporels utiles à l'homme de guerre. Le moyen-âge a eu sa gymnastique en rapport avec les armes en usage à cette époque. Au moment de l'institution des armées permanentes, elle tomba en discrédit, l'action des masses se substituant à l'action individuelle du combattant. Cependant Maurice de Saxe, en 1877, puis Puységur, ministre de la guerre en 1788, conseillaient d'endurcir l'homme de guerre par des exercices corporels, notamment par des travaux de terrassement. Mais il faut arriver jusqu'au xix⁰ siècle pour voir la gymnastique pratiquée régulièrement dans notre armée par imitation de ce qui se passait au Danemarck, où Christiani et Nachtegall avaient fondé, en 1799, des écoles de gymnastique militaire, et en Prusse où les chefs du *Tugenbund* réunissaient les jeunes gens pour leur donner l'éducation physique, en vue de la revanche contre la France et où les enseignements de Jahn sont encore aujourd'hui populaires.

Un arrêté de l'an VIII ordonna que la gymnastique serait enseignée dans nos casernes aux enfants de troupe. En 1807, Amoros avait établi à Madrid un établissement de gymnastique suivant le modèle de celui que Pestalozzi avait organisé en 1790 dans le canton de Vaud, à Iverdun. En 1818, naturalisé français, il créa à Grenelle l'école de gymnastique militaire définitivement organisée en 1829 et qui, en 1852, a été transportée à Joinville-le-Pont.

C'est à cette école que se forment aujourd'hui, chaque année, 600 à 800 instructeurs pour nos hommes. Ces instructeurs, caporaux ou sous-officiers choisis dans les corps de troupe, vont passer six mois à l'école où ils sont entraînés par des marches ou des courses de résistance, en même temps qu'ils sont exercés aux sauts des obstacles et à la construction des fortifications passagères ; on cherche à développer chez eux la force et aussi l'agilité et la souplesse et on leur donne des notions théoriques appropriées à leur culture intellectuelle et aux fonctions d'instructeurs qu'ils auront à remplir dans leurs corps, où ils enseigneront la gymnastique aux soldats, conformément aux prescriptions du manuel de gymnastique approuvé par le Ministre le 1ᵉʳ février 1893, qui a remplacé le manuel du 26 juillet 1877 et aux règlements sur les manœuvres des corps de troupe.

L'instruction des recrues débute par la *gymnastique d'assouplissement*. Elle a lieu d'abord sans armes. Elle comprend les mouvements d'assouplissement des bras, de flexion du corps et des extrémités inférieures et les différents sauts ; puis les mêmes exercices sont repris avec armes, puis enfin avec armes et bagages, en ayant soin de n'arriver que progressivement à la charge réglementaire du sac.

Le *saut* qui se retrouve dans presque tous les exercices de gymnastique « exerce tous les muscles, quoiqu'il tende à renforcer plus particulièrement ceux des membres pelviens ; il augmente surtout l'élasticité de leurs fibres et la souplesse des articulations. Méthodiquement employé, il donne plus de précision et de régularité aux mouvements alternatifs de flexion et d'extension. Il comporte des intervalles de repos qui préviennent la fatigue ; il est de trop courte durée pour déterminer la gêne de la respiration et de la circulation ; par la gradation de la hauteur d'où l'on s'élance, il donne au regard plus de sûreté, familiarise avec la vue des lieux profonds, fait cesser les vertiges de la peur et dispose les articulations des membres pelviens à ployer sous le poids du tronc, de manière à épargner aux viscères qu'il contient, le contre-coup des secousses et des chutes » (Michel Levy). Le saut mal exécuté peut nuire par l'ébranlement du cerveau.

On distingue pour l'instruction de nos soldats (*Manuel de gymnastique de 1893*), les sauts individuels de pied ferme en largeur, en hauteur et en profondeur, les mêmes sauts précédés d'une course et les sauts d'obstacle avec ou sans armes.

Dans le saut en largeur, la chute a lieu sur les talons : elle ne présente cependant pas de danger lorsque le sol n'est pas glissant, grâce à la décomposition des forces et à la position du corps dont le centre de gravité se trouve en arrière des pieds au moment du contact avec le sol.

Dans le saut en profondeur, il est particulièrement nécessaire d'abaisser le plus possible le centre de gravité du corps afin de diminuer la hauteur de la chute et d'arriver au contact du sol, les genoux étant légèrement fléchis pour amortir le choc. C'est ce genre de saut qui amène le plus d'accidents dans les gymnases (entorses, fractures, hernies, commotions cérébrales, etc.), aussi son enseignement exige-t-il une progression bien entendue.

La *gymnastique* dite *appliquée*, comprend les exercices aux appareils : barre à suspension, barres parallèles, échelle horizontale, poutre horizontale, planche à rétablissement, échelle inclinée, perches fixes et oscillantes, cordes à nœud et lisses, anneaux, trapèze et enfin les exercices du portique et les luttes de traction.

Le soldat bien entraîné par la gymnastique, doit savoir sauter en profondeur, largeur et hauteur dans toutes les directions, avec ou sans armes, à l'aide d'un bâton, d'une perche ou d'un fusil ; être capable de traverser des rivières ou des précipices sur un tronc d'arbre ou un pont étroit sans garde-fou ; pouvoir franchir des barrières, des murs, des fossés, des ravins, en s'aidant de quelque instrument ou sans aucun appui, les mains libres ou en portant un fardeau, avoir l'habitude d'exécuter n'importe quelle escalade au moyen d'échelles, de cordes ou d'aspérités, de grimper au sommet d'un mât, de descendre d'un lieu élevé d'une façon analogue ; de porter avec adresse et sécurité, étant arrêté ou en mouvement, des corps incommodes et pesants, quelquefois des hommes ou des enfants pour les sauver d'un danger, les retirer d'un incendie, d'un champ de bataille ou les forcer à se rendre ; tirer à soi, soulever ou traîner et pousser des poids ou des masses considérables, pour appliquer tous ces moyens à un grand nombre de cas de guerre ou d'intérêt public (Mutel, *Éléments d'hygiène militaire*, Paris, 1843).

Les résultats pratiques et apparents de la gymnastique, telle qu'elle est enseignée à Joinville-le-Pont, ont été résumés de la façon suivante par Dally : « Nous avons vu exécuter pendant cinq heures les exercices d'ensemble les plus variés, les mieux combinés ou les plus difficiles que l'on puisse imaginer, sous un soleil ardent et avec une netteté d'exécution et de discipline dans le rang, qui n'a jamais été atteinte..... Comment ne pas rendre justice à un enseignement qui, par une série d'habiles préparations, permet au bataillon de l'école de parcourir en quinze minutes, avec armes et bagages, un kilomètre environ tracé sur une piste de 250^m, semée de onze obstacles représentés par des fossés de 0^m,50, des banquettes de 0^m,50 précédés et suivis de fossés de 0^{m}50, des haies de 0^m,80, un fossé de 2^m de largeur et de 2^m de profondeur ; tous ces obstacles franchis avec un ensemble parfait par les pelotons au commandement de leurs chefs. »

Une autre observation mérite aussi d'être signalée : « C'est la course au pas gymnastique et en cadence de tous les élèves sur un portique de 4^m de hauteur, 6^m de longueur et 0^m,30 de largeur... », et enfin l'escalade, faite simultanément par tous les hommes « à l'aide de cordes et de perches et le fusil en bandoulière, d'un mur de 9^m de hauteur en s'aidant des pieds, soit comme point d'appui, soit en s'arc-boutant aux très rares aspérités du mur, et le couronner en cinq minutes. »

Après une période d'instruction plus longue il est vrai qu'à Joinville-le Pont, où l'entraînement est plus intensif qu'au régiment, la grande majorité de nos soldats et tous les élèves de Saint-Cyr exécutent des manœuvres analogues.

La gymnastique rend donc l'homme « plus courageux, plus intrépide, plus intelligent, plus sensible, plus fort, plus industrieux, plus adroit, plus véloce, plus souple et plus agile ; elle le dispose à résister à toutes les intempéries des saisons, à toutes les variations des climats, à supporter toutes les privations et les contrariétés de la vie, à vaincre toutes les difficultés, à triompher de tous les dangers et de tous les obstacles, à rendre enfin des services signalés à l'État et à l'humanité » (Mutel, *loc. cit.*, p. 317). Elle « développe chez l'homme de la force et de la souplesse, qualités qui lui permettent un maniement plus facile de ses armes, un transport moins pénible de sa charge ; elle lui donne une grande confiance en lui-même ; son moral s'en ressent, et l'on sait quelle part a dans les choses de la guerre le moral du soldat » (*Étude sur la gymnastique ; Bulletin de la réunion des officiers*, 1886, n° 15, p. 345).

Les bienfaits de la gymnastique sur les jeunes soldats sont quelquefois

vraiment surprenants. « Des jeunes gens qu'on jugeait trop faibles pour
pouvoir supporter des fatigues inhérentes à l'armée, ont pu acquérir en
peu de temps (après six mois ou un an de gymnastique), un développement général du corps qu'on n'aurait jamais osé espérer, et devenir,
sous l'influence de cet exercice, de bons et assez robustes soldats »
(Rossignol, *loc. cit.*, p. 452).

Pour que les effets produits par la gymnastique soient tels, il faut
que les exercices soient non seulement progressifs, mais peu prolongés,
coupés par des intervalles de repos. Il est bon qu'ils aient lieu quelque
temps après le repas. Le ventre sera soutenu par une large ceinture et
les autres parties du corps seront libres de constriction. On veillera à ce
que pendant les repos et après les séances de travail, les hommes, pour
ne pas se refroidir, se couvrent convenablement et évitent les courants
d'air.

Pour tous les exercices, le terrain du gymnase sera nivelé et bien
battu ; sous chaque appareil on disposera une couche épaisse de sable
destiné à amortir les chutes et qui sera remué avant chaque leçon.

L'instruction pour la voltige du 26 juin 1842, donnait à l'instructeur
les sages conseils suivants : « L'instructeur doit s'attacher à donner de
la hardiesse et de l'émulation aux hommes, en leur rendant cet exercice
aussi agréable que possible, et en prenant toutes les précautions nécessaires pour éviter qu'ils ne se blessent ou ne se découragent. On ne
devra jamais perdre de vue que la sécurité, l'attrait, la bonne volonté et
le plaisir même sont les premiers et les plus sûrs éléments du succès
dans cet exercice. On évitera avec soin de brusquer les hommes et de
tourner leurs efforts en ridicule quand ils ne réussiront pas, et de
punir pour des maladresses involontaires. Il ne faut pas non plus exiger
d'eux dans ce travail une attitude strictement militaire, qui les fatigue
sans utilité pour l'objet qu'on se propose et ne pas réprimer avec trop
de sévérité les éclats de gaieté et les élans de plaisir auxquels il est
heureux qu'ils se livrent pendant cet exercice, qui les y porte naturel
lement quand il est bien dirigé. Enfin il ne faut demander dans tout ce
travail, qui n'a été militarisé en quelque sorte que dans le but de faciliter
son étude et son application au grand nombre, qu'une régularité, une
exactitude, une perfection relatives. »

L'instructeur suspendra les exercices dès que les hommes donneront
des signes de fatigue ou d'essoufflement, et l'on recommandera aux
soldats, lorsqu'ils rentreront au quartier, de se frictionner à sec à l'aide
de la serviette, tout en évitant les courants d'air.

Il y a lieu cependant de se demander avec F. Lagrange si les procédés
de la gymnastique suédoise ne devraient pas être employés, au moins au
début, pour les exercices d'assouplissement. Dans la gymnastique suédoise, au lieu de donner, comme il est d'usage chez nous, toute la
vigueur possible au mouvement exécuté, on exige toute l'amplitude

que permet l'articulation exercée. « Par le procédé français on obtient des résultats plus athlétiques, on augmente davantage la force des muscles, mais par le procédé suédois on obtient des effets plus hygiéniques », on donne « plus de mobilité aux articulations. Les mouvements normaux gagnent à ces exercices une facilité et une aisance singulières » (1), et l'on arrive en somme au but recherché, une augmentation de l'amplitude de la cage thoracique et une plus grande agilité.

Depuis une quinzaine d'années, il s'est fait en France un mouvement d'opinion favorable aux exercices corporels. Dans les écoles, les collèges et les lycées, dans les établissements d'instruction supérieure comme parmi les jeunes gens appartenant au commerce et à l'industrie, dans les grandes et petites villes, la gymnastique, sous ses différentes formes, est cultivée avec une ardeur qu'entretiennent les sociétés et les ligues qui se sont formées pour l'encourager. Il n'est pas douteux que la généralisation de cette éducation physique qui, du reste, ne néglige pas la culture des sentiments patriotiques, ne fournisse à l'armée des contingents renfermant un grand nombre de jeunes gens déjà entraînés pour les exercices du corps, fortifiés pour le service du pays qu'ils ont appris à aimer et aptes à devenir des soldats habiles de leurs membres, agiles, à système musculaire en bon état et désireux de bien servir.

II. Marches. — *Instruction du marcheur*. — Les exercices de marche proprement dits ont pour but d'habituer les troupes d'infanterie à la fatigue de la marche, au port du havresac chargé, et aux soins à donner aux pieds et à la chaussure.

Les exercices de marche débutent dans notre armée par l'enseignement des principes des différents pas.

Le pas normal de l'infanterie française est le *pas accéléré*; sa longueur est de 0^m,75 à compter d'un talon à l'autre, et sa vitesse est de 120 pas à la minute. Il s'exécute de la façon suivante : l'instructeur commande *en avant*, le soldat porte le poids du corps en avant et sur la jambe droite, les jarrets tendus ; l'instructeur commande : *marche*, et l'homme porte le pied gauche en avant, la pointe légèrement tournée en dehors, le pose à 0^m,75 du droit, le talon droit levé, tout le poids du corps portant sur le pied qui pose à terre. Le soldat porte ensuite la jambe droite en avant, le pied passant près de terre, pose ce pied à la même distance et de la même manière qu'il vient d'être expliqué pour le gauche, et continue de marcher ainsi, sans que les jambes se croisent, sans que les épaules tournent, en laissant aux bras un mouvement d'oscillation naturelle ; la tête restant toujours dans la position directe (Règlement du 29 juillet 1884, modifié par décision ministérielle du 3 janvier 1889).

Ce pas est analogue à celui que, dès 1793, on proposa d'adopter sous

____

(1) F. LAGRANGE, *De l'exercice chez les adultes*, Paris, 1891, p. 320.

le nom de *pas unique*. Il correspond assez exactement au pas accéléré
des anciens règlements.

Le pas dit de *route* diffère du pas accéléré, en ce qu'il n'est pas
cadencé ; sa vitesse et sa longueur sont variables. Le kilomètre peut être
parcouru habituellement en douze minutes, et par une troupe exercée,
en onze minutes. En principe, le *pas de charge* est cadencé ; il est
exécuté d'après les mêmes règles que le pas accéléré, mais sa vitesse
habituelle est de 140 pas à la minute. Néanmoins, ce pas est employé
dans des circonstances telles, qu'il faudra souvent exiger du soldat toute
la vitesse qu'il peut donner.

Les règlements antérieurs à 1870 distinguaient des pas beaucoup plus
nombreux ; tel le *pas ordinaire* qui, en 1735, avait une cadence de 60 à
la minute, en 1776 de 70, en 1791 de 76, et qui a été employé pour
l'instruction des recrues jusqu'en 1870 ; tels encore le *pas de flanc*, le
pas redoublé, le *pas de pivot*, etc. Le tableau suivant a été dressé par
Michel Lévy (*Traité d'hygiène*, 4e édition, 1862) :

Désignation des pas.	Nombre dans une minute.	Espace parcouru dans une minute.	Espace parcouru dans une heure.
Pas ordinaire de 0m,66...	76	49m,40	3.000m
Pas de route............	100	65 ,00	4.000
Pas accéléré............	110	74 ,50	4.290
Pas accéléré............	120	78 ,00	4.680
Pas de charge..........	128	83 ,20	4.992
Pas maximum.....	153	100 ,00	6.009

D'après le médecin-major Cortial (1) la longueur normale du pas d'un
homme ne dépasse pas les 6/7 de sa hauteur sous jambes et l'on doit
considérer comme excessive toute longueur de pas qui serait notablement
supérieure à cette limite. En général, la fente tenant à peu près la moitié
de la hauteur du corps, le pas réglementaire de 0m,75 correspondrait à une
taille de 1m,75, bien supérieure à la moyenne de la taille de nos soldats
qui oscille entre 1m,65 et 1m,66 et serait par suite trop long pour la grande
majorité des hommes. Cette manière de voir n'est pas partagée par la
plupart des officiers ; comme nous le verrons un peu plus bas, d'après
les travaux de Marey, il semblerait même que le pas de 0m,80 présenterait certains avantages. Le conseil que donne Cortial de remplacer le
pas cadencé par le pas à volonté dans les marches un peu longues est
cependant à prendre en considération, l'expérience ayant démontré
qu'un certain nombre d'hommes, parmi les plus petits, suivent quelquefois les plus grands avec moins de fatigue en multipliant le nombre de
leurs pas qu'en s'efforçant d'en augmenter la longueur.

Il ne faut pas perdre de vue non plus que la vitesse de la marche
dépend autant de la rapidité avec laquelle on détache le pied du sol
que de la longueur du pas, de telle sorte que l'éducation parvient à sin-

(1) CORTIAL. *De la marche au point de vue militaire*. Paris, 187..

gulièrement modifier cette vitesse, bien qu'elle soit aussi fonction de l'inclinaison du plan sur lequel on progresse et du poids du corps du marcheur. On admet généralement que les distances parcourues dans le même temps en rampe et en terrain horizontal sont, pour une troupe, dans le rapport de 2 à 5.

« Les forces et le travail, » dit Marey, « ont la même mesure en physiologie qu'en mécanique. Les résistances d'inertie, celles que les masses opposent aux forces qui tendent à les déplacer, sont liées à la vitesse que la force imprime à chaque instant au corps mis en mouvement. Quand la force a fini d'agir, on a la mesure du travail accompli, si l'on connaît à la fois la masse du corps et la vitesse que cette masse a acquise. On peut prendre comme mesure du travail accompli l'effort multiplié par le chemin parcouru. Dans les conditions de la marche, le travail dépensé ou l'effort, est représenté par la moitié du poids multiplié par le carré de la vitesse, » et le général Lewal (*Tactique du ravitaillement*) ajoute : « La masse se compose d'un poids fixe, celui de l'homme et d'un poids variable qui constitue son chargement. Le poids de l'homme reste à peu près invariable pendant la route. Si l'on considère des vitesses égales, la variable est le poids qu'il porte, et son accroissement ou sa diminution auront une influence stable sur la fatigue éprouvée. Si le même homme, avec le même chargement est astreint à une vitesse plus ou moins rapide, le travail fait variera en raison de la vivacité de l'allure. Ces deux variables n'ont pas la même importance.

Le chargement n'est qu'une addition au poids de l'homme, tandis que la vitesse est un multiplicateur élevé au carré ; donc la vitesse est un facteur autrement grave que la charge. Le calcul l'indique et l'expérience le prouve.

Une allure lente permet au soldat de porter un assez grand poids. Le corps se voûte et le pas est forcément raccourci.

Le poids s'oppose à la vitesse ; si l'homme est délivré de tout ou partie de sa charge, il se redresse et son mouvement s'accélère. Aussi pour les assauts précipités, dans les pentes prononcées ou dans les expéditions pressées, on avait la coutume de faire mettre les sacs à terre : fâcheuse mesure imposée par l'excès de charge.

Si le poids diminue à mesure que la vitesse augmente, la quantité de mouvement ou de fatigue peut demeurer invariable. Donc avec un travail égal, on fera plus de chemin en portant moins.

Si, au contraire, la charge et la vitesse grandissent à la fois, on aboutit à un travail démesuré, au surmenage, à l'épuisement.

Si, pour un même chargement et une vitesse égale, la variable considérée est le poids de l'homme, la quantité de mouvement est d'autant plus forte que le soldat pèse davantage. Les individus grands ou puissants fatiguent plus que les gens de moyenne taille. C'est un fait bien connu que les grenadiers ont toujours été moins bons marcheurs que les voltigeurs.

La charge, la corpulence, la vitesse ne sont pas les seuls facteurs de la fatigue, soit pour un même parcours, soit pour la même durée. D'autres causes accroissent non la quantité de mouvement, mais son action détérioratrice de l'organisme humain.

La marche est plus pénible à mesure que la déclivité du terrain augmente. Chacun sait combien sont dures les ascensions en montagne, et sur certaines pentes elles cessent d'être possibles.

L'état du chemin a une influence sensible : raboteux, le pied pose mal, sableux il enfonce, boueux il glisse, pierreux il se blesse, et il en résulte une gêne se traduisant en fatigue.

Quand la pression barométrique diminue, l'oxygénation du sang diminue, l'organisme s'appauvrit, l'anémie commence. Cette action nocive se manifeste surtout dans les altitudes. La respiration y devient plus précipitée, difficile même. Parfois se produit le vertige des montagnes.

La température a une influence marquée sur la marche. Elevée, la transpiration affaiblit le corps ; basse, elle le tonifie. Par les temps frais et vifs l'allure croit en vitesse et en durée.

L'atmosphère humide, le brouillard, la pluie, rendent la respiration et les mouvements moins aisés ; d'où la nécessité de plus grands efforts. Quand le ciel est blanc, les nuages près de terre, on a coutume de dire que le temps est lourd. On se sent écrasé.

C'est un effet de l'électricité sur le système nerveux. Son action est certaine, quoique encore peu connue. »

Marey (1) a calculé la dépense musculaire fournie par un homme du poids de 64^k.

La marche cadencée à 120 (pas accéléré) correspond à un travail de 12^{kgm} par pas (dont 0^{kg},7 pour l'oscillation des membres, 0^{kgm},8 pour l'oscillation verticale du corps et 5^{kgm},0 pour la translation horizontale du corps) ; la marche cadencée à 140 (pas de charge) correspond à un travail total de 13^{kgm} (1^{kgm} pour l'oscillation des membres ; 7^{kgm},5 pour l'oscillation verticale du corps ; 4^{kgm},5 pour la translation horizontale du corps) ; la course cadencée à raison de 180 pas à un travail de 15^{kgm},8 (se décomposant pour les trois éléments sus-indiqués, en 0^{kgm},3 ; 8^{kgm},0 : 7^{kgm},5) ; la course de vélocité à 17^{kg},8 (1,0 + 3,8 + 13,0).

La dépense de travail pour un pas effectué en terrain plat varie donc de 12^{kgm} à 17^{kgm},8. Si l'on tient compte du nombre de pas effectués en une minute à ces allures extrêmes, on trouve que la dépense de travail varie de 1.500^{kgm} au pas accéléré (soit 25^{kgm} par seconde) à 4.450^{kgm} (soit 74^{kgm} par seconde) dans la course de vélocité.

Ces variations dépendent de l'accélération de la cadence et de l'augmentation de la vitesse, c'est-à-dire de l'espace parcouru dans l'unité de

(1) D'après un article *Education militaire* du *Journal des sciences militaires*, 9e série. t. 48, 1892, p, 352.

temps. La vitesse elle-même dépend du nombre de pas faits en une seconde et de la longueur du pas : $V = nl$.

D'après les expériences de Marey avec des hommes de taille moyenne ($1^m,67$), dans la marche naturelle, $n = 120$ et $l = 0^m,833$. Lorsque l'homme porte 20^{kg} $l = 0^m,806$ sans que n soit modifié.

Dans une marche cadencée fournie par des hommes peu exercés, la longueur du pas est au-dessous de $0^m,833$ jusqu'à la cadence de 140 pas.

$$n = 110 \text{ on a } l = 0^m,734$$
$$n = 120 \text{ on a } l = 0 ,806$$
$$n = 130 \text{ on a } l = 0 ,825$$

Jusqu'à 150 pas, la longueur du pas s'accroît en même temps que la cadence, mais à partir de 150^m, il n'en est plus de même.

$$\text{Lorsque } n = 150 \text{ on a } l = 0^m,855$$
$$\text{Lorsque } n = 160 \text{ on a } l = 0 ,845$$

D'où la conclusion pratique qu'il n'y a jamais avantage, quelque pressé qu'on soit, à adopter une cadence plus rapide que 150 pas par minute : ce que l'on gagne en nombre de pas, au prix d'une augmentation de fatigue, on le perd par la diminution de la longueur du pas.

Avec une charge de 20^{kg}, la marche cadencée donne les chiffres ci-après :

$$\text{Pour } n = 120 \text{ on a } l = 0^m,797$$
$$\text{Pour } n = 130 \text{ on a } l = 0 ,803$$
$$\text{Pour } n = 140 \text{ on a } l = 0 ,808$$

ce qui prouve que la longueur du pas d'un homme chargé reste à peu près constante, quelle que soit la cadence adoptée. La présence d'hommes de petite taille (au-dessous de $1^m,67$) ne change rien à ces données ; en effet, on a constaté que le port du sac produit ce résultat assez inattendu de diminuer la longueur du pas chez les hommes de grande taille, et de ne pas la raccourcir chez les petits. C'est pourquoi plusieurs auteurs se sont montrés partisans du pas de $0^m,80$ au lieu de celui de $0^m,75$. « Les officiers qui ont vu les troupes allemandes en marche savent que leur pas est en même temps à cadence accélérée et très allongé. L'effet utile de la marche, c'est-à-dire l'espace parcouru pendant un temps donné, y gagne visiblement, et la fatigue n'est pas accrue si l'on s'en tient à la cadence de 120, qui est naturelle à l'homme. Ajoutons que le soldat arrivant plus tôt à l'étape porte son sac pendant moins de temps, et que la marche elle-même le fatigue moins que le fardeau dont il est chargé. »

Appliquant ces principes et les formules de Marey à quelques exemples donnés par le médecin-major Coustan (1), le colonel Lefèvre (2) arrive aux résultats numériques suivants.

(1) COUSTAN, *Des maladies des armées en paix et en campagne* (*Archives de médecine et de pharmacie militaires*, 1869, t. XIV, p. 320).

(2) J.-B. LEFEVRE, *Le pas de route* (*Journal des sciences militaires*, 9e série, t. LI, 1891, p. 869).

Le travail développé dans une marche de huit heures à raison de 4^{km} par cinquante minutes avec dix minutes de repos par heure, le poids de l'homme avec sa charge étant supposé égal à 96^{kg} et le terrain plat, le travail en kilogrammètres est de 768.000^{kgm}.

Le travail développé par une marche de huit heures à raison de 4^{km} toutes les onze minutes, avec dix minutes de repos, en terrain plat est de 792.530^{kgm}. Le travail est plus considérable que dans le cas précédent, la vitesse par minute de 90^m,91 étant plus éloignée de la vitesse la plus favorable (52^m) que la vitesse de 80^m par minute.

Pour Coustan, pour un homme s'élevant, avec son chargement à 1.800^m d'altitude, en faisant une route de 30^{km} en douze heures avec dix minutes de repos par heure, et supposant que la durée effective de la marche soit de dix heures ou 600 minutes (marche exécutée en 1889 par le 12e bataillon de chasseurs), le travail développé est au total de 1.453.392^{kgm}.

Il a calculé que le travail demandé aux recrues dans son régiment, au début de l'instruction, ne dépasse pas 60.000^{km} pour les deux séances journalières d'exercice (sans tenir compte, il est vrai, du travail de pied ferme).

Hirschfeld (*Revue militaire russe*, février 1872) estime qu'un soldat parcourant 100^m à la minute, pesant 64^{kg}, portant 31^{kg}.322 et qui, le même jour, marcherait cinq heures et s'arrêterait trois heures, fournirait un travail représenté par 343.200^{kgm}, c'est-à-dire un travail un peu supérieur à celui que font les hommes qui, dans les prisons allemandes, marchent dans les roues motrices, et un peu inférieur à celui d'un ouvrier tourneur qui actionne lui-même son tour.

Dans certaines armées, ainsi que cela avait lieu en France anciennement, les bras restent collés au corps pendant la marche : le corps perd ainsi l'usage de ces balanciers naturels, dont les oscillations facilitent instinctivement l'équilibre, tandis que leur immobilisation augmente, sans profit réel, le travail musculaire des quatre membres.

Dans l'armée allemande notamment, à chaque pas, le soldat frappe le sol de son talon, la cadence se trouve ainsi rythmée, mais il ne semble pas que cette exagération d'un temps naturel de la progression en avant, hâte la vitesse ni surtout la légèreté de la marche.

Une troupe, et particulièrement une troupe de soldats chargés de leurs armes et de leur équipement, marche forcément plus lentement que l'individu isolé et sans charge. « Un piéton isolé qui fait une longue route peut parcourir 6^{km} par heure ou 100^m par minute, le pas de route étant de 0^m,80, il fait donc 125 pas dans une minute et 7.500 dans une heure ; et il peut soutenir cette marche pendant 8 h. 1 2 par jour sans nuire à sa santé » (Michel Lévy).

La progression des marches militaires est déterminée par nos règlements de la façon suivante. Les exercices de marche commencent pour tout le régiment deux mois au plus tard après l'arrivée des recrues, ils ont lieu une fois par semaine jusqu'à l'époque où l'instruction du régiment permet de faire les exercices d'application. Ils ont d'abord lieu par bataillon, puis par plusieurs bataillons réunis. La durée de chacun de ces exercices est progressivement augmentée de façon à parcourir 16^{km} dans les commencements et 30^{km} au plus, au moment de faire les exercices d'application. En outre, il est exécuté au cours de la deuxième période d'instruction, par tout l'effectif présent et pendant quatre jours de suite, une série de marches d'épreuve de 20^{km}, 22^{km}, 24^{km} et 26^{km}, avec chargement de guerre. Dans tous ces exercices, le chargement à porter dans le sac sera progressivement croissant. Quand les soldats sont suffisamment entraînés, les exercices de marche ne se font plus exclusivement sur les grandes routes. L'allure aussi est progressivement augmentée, de façon à arriver à parcourir le kilomètre en onze minutes ; mais la cadence de 110 pas environ par minute est toujours reprise pendant la dernière demi-heure de marche (Art. 269 du décret du 20 octobre 1892).

L'expérience qui a dicté ces principes, a démontré que tout soldat soumis à cet entraînement progressif, parvient assez rapidement à parcourir sans fatigue exagérée et avec sa charge normale, 30^{km} en huit ou dix heures. Parvenu à ce degré d'instruction, il sera capable de fournir les marches de guerre.

On l'y préparera du reste par des exercices d'application en terrains variés et par des manœuvres diverses qui, s'ils n'exigent pas toujours de longs parcours, amènent cette fatigue particulière qui résulte des inégalités et des différences de pente du sol parcouru.

C'est par cette éducation que se trouvent expérimentalement résolues ces deux questions : la longueur de l'étape que l'on peut exiger du fantassin chargé ; la vitesse avec laquelle l'étape peut être parcourue.

Nous ne parlons ici que des marches exécutées par les troupes : l'expérience a démontré que des marcheurs isolés ou des coureurs, libres de tout fardeau, arrivent à des vitesses beaucoup plus grandes qu'on ne saurait comparer à celles des marches de guerre.

Nos soldats cependant sont exercés à la *course,* conformément aux prescriptions du *Manuel de gymnastique* approuvé par le Ministre de la guerre, le 1er février 1893. On commence par habituer les hommes à faire des pas égaux en longueur et en vitesse. A cet effet on les fait marcher d'abord sur une piste représentant en étendue le nombre de mètres que doit parcourir un homme en une minute à la cadence du pas accéléré ($V = 120^m$; $l = 0^m,75$) c'est-à-dire 90^m, et à la cadence du pas gymnastique ($V = 170^m$; $l = 0^m,80$), c'est-à-dire 136^m, puis on les exerce avec un chargement progressif.

Le *pas gymnastique* est un pas de course cadencé qui s'exécute de la façon suivante. Au commandement de : *pas gymnastique,* le soldat, s'il est équipé, saisit avec la main gauche, le fourreau de la baïonnette qu'il ramène en avant : s'il n'est pas équipé, il place les mains à hauteur des hanches, les doigts fermés, les ongles en dedans, les coudes en arrière et porte le poids du corps en avant et sur la jambe droite. Au commandement de *marche,* il porte le pied gauche en avant, la jambe légèrement ployée, le genou peu élevé, pose ce pied, la pointe la première, à $0^m,80$ du droit, et exécute avec le pied droit, le même mouvement qu'il vient de faire avec le gauche. Il continue ainsi en portant le poids du corps sur la jambe qui pose à terre, et en laissant aux bras un mouvement d'oscillation naturelle.

Le pas gymnastique peut être exécuté à différents degrés de vitesse ; dans les circonstances pressantes, la cadence de ce pas peut être portée à 180 pas par minute. Néanmoins, d'une façon générale, le pas de course, cadencé ou non, ne permet pas de gagner du temps dans une étape un peu longue. Il faut qu'une troupe soit bien exercée pour parcourir 4^{km} en 20 minutes et, après ce laps de temps, il est indispensable de reprendre le pas accéléré. Il est recommandé de ne respirer pendant la course, autant que possible que par le nez, en conservant la bouche fermée, l'expérience ayant démontré qu'en se conformant à cette règle, un homme peut fournir une course plus longue avec moins de fatigue à toute vitesse. La course exige une éducation plus suivie que la marche et tous les sujets ne sont pas aptes à parcourir rapidement et sans fatigue de longs espaces. « La course modérée développe les membres pelviens, procure à tous les organes des secousses utiles, influe sur la respiration, fortifie tout le corps, mais il faut y être habitué et comme dressé. » (Michel Lévy).

D'après les recherches de Marey, en se reportant à la formule $V = nl$ (p. 470) les variations de n et de l dans la course sont les suivantes :

$$
\begin{array}{llll}
\text{Pour } n = & 150 & \text{on a } l = & 0^m,734 \\
\quad - & 160 & - & 0\ ,87 \\
\quad - & 170 & - & 0\ ,92 \\
\quad - & 180 & - & 1\ ,03 \\
\quad - & 190 & - & 1\ ,08 \\
\quad - & 200 & - & 1\ ,11 \\
\end{array}
$$

Par conséquent, dans la course, avec une cadence de 150 pas on va moins vite qu'avec la même cadence dans la marche dans laquelle le pas est de $0^m,855$ (p. 470). Une cadence de course de 160 ne donne qu'un faible avantage et il faut arriver de suite à la cadence de 180 qui est la plus favorable pour le pas gymnastique, avec une longueur de pas de 1^m. Comme limite de la cadence d'une course qui ne devrait durer que quelques minutes, on peut donner le chiffre de 200^m. (*Éducation militaire, loc. cit.*).

Il est d'expérience que le coureur s'essouffle beaucoup moins vite lorsqu'il y a synchronisme entre la cadence du pas et le rythme de la respiration, c'est-à-dire lorsque l'inspiration se produit tous les quatre ou tous les six pas. L'instructeur devra s'inspirer de ce principe.

La course avec le sac chargé est un excellent exercice d'entraînement et les hommes bien entraînés doivent pouvoir parcourir en route, en manœuvres et en campagne, une distance de 4.500^m en 50 minutes. Cependant, à la guerre, lorsqu'on voudra porter des hommes au pas de course sur un point, il sera nécessaire de les alléger. Le travail développé pendant le pas gymnastique couru sans charge qui est de 2.840^{kgm} en une minute et 47^{kgm} en une seconde, passe à 3.792^{kgm} à la minute, ou 63^{kgm},2 à la seconde, lorsque le soldat a sac au dos. L'effet utile d'un tel effort est loin d'être en rapport avec la fatigue qu'il entraîne et qui nécessite un arrêt, après que les hommes ont parcouru quelques centaines de mètres. (*Éducation militaire, loc. cit.*).

Le *Manuel de gymnastique* de 1893 prévoit l'exécution de courses de vélocité à raison de deux séances par semaine. La distance maxima ne doit pas dépasser 120^m et l'instruction comprend une progression divisée en quatre périodes correspondant à 60^m, 80^m, 100^m et 120^m.

Les hommes suffisamment instruits à la course, l'exécutent en la combinant à des sauts sans armes, puis avec armes et bagages sur des pistes tracées conformément aux règlements.

Les pistes pour courses d'obstacles ont environ 60 à 80^m de long. On y rencontre un petit fossé pour saut en largeur (0^m,70 de large), un fossé de 3^m de large et 1^m de profondeur avec pente douce pour remonter, un second petit fossé, une haie de 0^m,70 de haut, un troisième petit fossé, une haie de 0^m,60 de large, suivie immédiatement d'un fossé de 0^m,50 avec talus de sortie, un quatrième petit fossé, un fossé de 1^m,50 de profondeur suivi d'un terre-plein avec haie de 1^m, conduisant sur un terrain en pente qui amène à un petit fossé, puis à un mur de 0^m,80 de haut au dessous duquel un fossé de 2^m de profondeur et 5^m de largeur clos par un mur à rétablissement, un sixième petit fossé et enfin une barrière de 0^m,70 de haut.

Cependant le capitaine d'infanterie de marine de Raoul, estime que partant d'autres principes que ceux du pas gymnastique classique et aussi en assurant la progression méthodique de l'allure, on peut arriver à augmenter considérablement la vitesse d'une troupe au pas de course. Il fait marcher les hommes qu'il entraîne, dans la marche qu'il appelle en *demi-flexion* par opposition à la marche habituelle qu'il nomme en *extension*. La marche en demi-flexion est, dit-il, celle du soldat las, arrivant à la fin de l'étape, et cherchant instinctivement à reposer certains de ses membres fatigués, c'est la marche du paysan et surtout du montagnard fléchissant les genoux, levant peu le pied et courbé en avant ; c'est celle des coureurs de l'Extrême-Orient. Le pied rase le sol, ce qui diminue la dépense musculaire ; les enjambées sont plus grandes, surtout dans les descentes ; le choc du pied contre le sol est moins violent et à travers

champs, le pied va d'un obstacle à l'autre, d'une saillie à l'autre sans
perte de travail ; le poids du corps porté en avant entraîne l'individu.
Dans le pas gymnastique ordinaire, l'essoufflement force à s'arrêter
avant la fatigue ; Marey a démontré que les deux pieds abandonnent
simultanément le sol ; dans la marche en demi-flexion, le pas gymnastique n'entraînerait pas d'essoufflement à condition de faire une profonde
inspiration tous les quatre ou cinq pas et un pied reste toujours appliqué
contre le sol. La cadence du pas dans les exercices d'entraînement sera
lente au départ, on fera des pas d'abord de 0^m,35 et l'on augmentera
ensuite progressivement et insensiblement leur longueur.

Les expériences du capitaine de Raoul ont été faites sur des hommes
choisis de la garnison des forts de Rosny et de Nogent, destinés à servir
de coureurs de profession dans nos colonies dépourvues de cavalerie.

Le premier exercice comporte un parcours de 3^{km} dans lequel le
premier kilomètre est franchi en 9 minutes 30 secondes ; le second en
8 minutes 30 secondes et le troisième en 7 minutes 30 secondes. Au
vingtième exercice, la distance du but est doublée et l'on exige respectivement une minute de moins que dans la première séance, pour la durée
du parcours des trois premiers kilomètres. Vers la quarantième leçon, le
trajet est fixé à douze ou quinze kilomètres et la vitesse est de 7 minutes
5 secondes pour le premier kilomètre, de 5 minutes 30 secondes pour
le sixième. Avec des hommes exercés, on peut brusquer la progression,
parcourir le premier kilomètre en 6 minutes et atteindre au troisième la
vitesse de 5 minutes, limite extrême que ne doit jamais dépasser une
troupe ordinaire.

Le capitaine de Raoul estime qu'il suffit d'un entraînement de trois
mois pour obtenir d'une classe de jeunes soldats le parcours sans sac, de
vingt kilomètres en une heure cinquante minutes. A partir de la quarantième leçon, les coureurs prendront le sac dont le chargement sera progressivement augmenté, et de l'avis d'officiers compétents, les hommes
les plus aptes à ces exercices, arriveront facilement à franchir avec armes
et bagages, 15^{km} en 1 h. 30 ou 1 h. 40. Quant aux autres, on pourra
obtenir d'eux, dans les mêmes conditions, une course de plus de 9^{km} dont
la moitié en terrain accidenté avec une vitesse moyenne de 6 minutes
par kilomètre. (*La Nature*, 21e année, 1893. p. 191 ; Dr Félix Régnault,
ibidem, 1893, n° 1052, p. 129).

D'après le Dr Félix Regnault, le pas gymnastique en flexion évite
l'essoufflement et ne peut amener l'asystolie. Il permet de faire une
étape donnée en moitié moins de temps qu'au pas réglementaire ou
d'augmenter la lenteur de l'étape sans augmenter la durée de la marche.
« On peut même concevoir des troupes d'élite capables de faire des
marches forcées de 50^{km}, 60^{km} et même 80^{km} et 100^{km} et de les recom-
mencer plusieurs jours de suite, comme le font les coureurs japonais et
cinghalais », et il est possible d'appliquer ce genre de pas gymnastique

à de fortes unités, divisions ou corps d'armée. (*La Nature* du 6 et 20 janvier 1894, p. 83 et 122).

Mesures hygiéniques à prendre pendant les marches. — Les articles 359 et 419 inf. du décret du 20 octobre 1892, prescrivent les plus sages recommandations pour les marches à l'intérieur et résument tous les renseignements de l'hygiène à ce sujet.

Il est nécessaire que les marches soient interrompues par des haltes ; elles auront lieu dans l'infanterie toutes les cinquante minutes et dureront dix minutes. On aura soin de les commander dans un endroit ni trop chaud, ni trop frais, abrité contre le vent, et l'on permettra aux hommes de déposer leurs sacs et de s'asseoir, si la terre n'est pas mouillée, mais non de s'étendre ; si l'homme est en transpiration et sent qu'il se refroidit par le repos, il doit prendre quelque mouvement.

Le lieutenant-colonel de Pourvourville (1) estime que la durée et la fréquence des haltes doivent être déterminées plutôt par le genre de terrain parcouru que par la durée de la marche. Cette opinion peut être admise pour une troupe peu nombreuse mais la régularité des haltes s'impose pour une colonne composée de plusieurs corps de troupe (Cortial).

Dans les marches en montagne, surtout pendant l'ascension, les haltes fréquentes sont indispensables. Lèques pense qu'elles doivent être de cinq minutes toutes les vint-cinq minutes.

Le règlement du 23 mai 1887 sur le service en campagne de l'armée allemande (art. 211) prescrit un arrêt suivant d'assez prêt le départ, pour permettre aux hommes de satisfaire leurs besoins naturels, et des haltes échelonnées suivant la longueur du trajet et l'état de la température.

Outre les haltes horaires, nos règlements prescrivent que l'infanterie fera, aux deux tiers ou au moins à moitié du chemin, une grande halte d'une heure environ, dans un lieu habité et qu'on prendra là le repas.

De Pourvourville critique la grand'halte à moins qu'elle ne soit suffisante pour « reposer complètement les membres et refaire le marcheur tel qu'il était avant son départ ou à peu près ». Elle doit avoir alors une durée égale à la moitié du temps déjà employé pour la marche et dans ces conditions l'endroit où l'on s'arrête exige un lieu ombragé, sec, voisin de l'eau, abrité contre le vent.

La cavalerie ne fait pas en général de halte-repas. Cependant quand, par exception, la longueur de la marche y oblige, ces haltes ont lieu, mais toujours à une certaine distance des lieux habités.

Pendant les routes, une surveillance spéciale sera exercée sur les fontaines et aussi sur les débits de boissons des localités parcourues. On se souviendra du danger que présentent les boissons froides pour l'homme en sueur et tous les graves inconvénients des alcools. Il sera

(1) *Notes sur la marche* (*Journal des sciences milit.*, 1886 et 1887. t. XXIII, XXIV et XXV).

sage de tenir la main à l'exécution de la prescription suivante : lorsqu'un soldat a besoin de s'arrêter entre deux haltes, il en demande la permission à l'officier ou au sous-officier qui se trouve le plus près de lui et laisse son fusil à un de ses camarades. Il est tenu de rejoindre promptement sous peine de punition. S'il est indisposé, le capitaine l'autorise à attendre le passage du médecin (art. 422) lequel, s'il y a lieu, permet au retardataire de monter sur la voiture ou d'y déposer son sac.

A moins de nécessité absolue, la colonne ne se met pas en route avant le jour ; lorsque le trajet est court, le colonel retarde l'heure du départ pour laisser plus de repos à la troupe (art 417).

En Algérie cependant on fera toujours bien de partir avant l'aurore et, si le gîte ne peut pas être atteint avant la grande chaleur, on campera à la grand'halte qu'on ne quittera qu'à la fraîcheur du soir.

Les marches de nuit sont particulièrement fatigantes pour les hommes. Gouvion Saint-Cyr, dans ses mémoires, s'y montre complètement opposé. Le règlement allemand de 1887 ne les admet qu'en cas de nécessité. En montagne elles seront spécialement évitées : elles sont plus pénibles encore qu'en plaine et presque toujours dangereuses. Au moins convient-il de ne « jamais s'engager de nuit dans les montagnes sans requérir un certain nombre de falots ou de lanternes, quitte à ne pas les allumer. Cette précaution est indispensable même par une nuit claire, attendu qu'on peut être surpris par l'orage » (1).

Une règle essentielle pour ménager les hommes est d'éviter les à-coups « les ralentissements subits ou les brusques accélérations de vitesse : on commence, après chaque halte, à l'allure de 110 pas environ par minute, qu'on augmente progressivement, s'il y a lieu, jusqu'à ce que l'allure de 120 pas à la minute soit atteinte. Le chef de la colonne s'assure que l'officier ou le sous-officier qui est en tête a un pas bien réglé » (art. 419). On ménage entre les diverses unités, les espaces réglementaires. « Les bataillons prennent alternativement la tête de la colonne ; il en est de même pour les compagnies de chaque bataillon.... La vitesse se ralentissant naturellement dans les montées, la tête de chaque groupe ne reprend l'allure ordinaire que lorsque la queue est arrivée en haut de la côte. Quand on a à craindre des encombrements, au passage d'un défilé, le chef de la colonne place un officier qui fait arrêter au besoin, à l'issue opposée et ranger sur un des côtés de la route toutes les voitures venant en sens inverse. Lorsqu'une colonne doit passer un défilé qui l'oblige à s'allonger beaucoup, la tête de la colonne est arrêtée au-delà du défilé, dès qu'elle a laissé derrière elle, l'espace nécessaire, pour contenir la colonne avec les distances réglementaires ; elle est remise en marche assez tôt pour que les dernières subdivisions ne soient pas

____

(1) E. PAQUIÉ, *Marches en pays de montagne* (*Journal des sciences mili. ires*, t. XXIV, p. 201).

obligées de s'arrêter après avoir effectué leur passage. Si la colonne doit passer sur un pont suspendu, le passage s'effectue successivement par petites fractions et en rompant le pas ; les hommes marchent sur un rang à droite et à gauche, la tête de la colonne est arrêtée et remise en marche dans les mêmes conditions que ci-dessus. » On évitera ainsi les catastrophes analogues à celle arrivée à Angers où, par suite de l'oubli des prescriptions réglementaires, le pont de la Basse-Chaîne s'écroula dans la Maine, le 16 avril 1850, entraînant avec lui un bataillon du 11e léger qui perdit ainsi 220 hommes.

La musique, les tambours et clairons pourront servir à l'occasion à entraîner une troupe éprouvée par la fatigue.

Occuper l'esprit des hommes sans les fatiguer pendant les marches sera toujours un excellent système pour diminuer la fatigue. A ce titre, sans même tenir compte de l'instruction qui en résulte, le moyen employé par le colonel Déhon-Dalhmann mérite d'être noté. Pour une marche par étapes du 37e de ligne, de Nancy à Châlons, avec retour par une route différente de celle de l'aller, il a fait distribuer à chaque homme un itinéraire donnant le tracé du chemin parcouru, le nom des localités traversées, les distances, les principaux accidents du terrain, etc., de manière à permettre au soldat de s'intéresser aux objets qui se déroulaient sous ses yeux.

Marches par le froid et la chaleur. — Quand les marches ont lieu par des froids rigoureux ou de très fortes chaleurs, des précautions particulières sont nécessaires.

Lorsque le froid est vif et qu'il tombe de la neige, on prescrira de serrer les rangs et on raccourcira les étapes, si c'est possible, car la fatigue vient vite dans ces conditions. On veillera surtout à ne laisser personne en arrière, car on sait que tout homme qui s'arrête et qui s'endort est un homme mort. On ne se mettra en route qu'après avoir mangé la soupe et on évitera les dangers de l'abus des boissons alcooliques par une distribution d'eau-de-vie.

Lorsque au contraire, les marches se font par la chaleur et qu'on peut craindre l'*asphyxie par la chaleur*, le *coup de chaleur* ou l'*insolation proprement dite*, on espacera les rangs, on ordonnera les haltes à l'ombre, les vêtements seront desserrés (1), on se servira des mouchoirs comme couvre-nuques. Les troupes marchant en colonne serrée transportent avec elles une atmosphère qui est bientôt saturée de vapeur d'eau et d'humidité et favorise la production du coup de chaleur.

D'autre part, l'immunité relative dont jouissent les cavaliers vis-à-vis de cette maladie, démontre que les couches inférieures du sol sont particulièrement nuisibles, bien qu'il y ait lieu de tenir compte de la fatigue

(1) Voyez Hiller, *loc. cit.*, et une conférence du même auteur in *Supplément du Militär-Wochenblatt*, Berlin, 1887, compte-rendu, in *Archives de médecine et de pharmacie militaires*, t. X, 1887, p. 232.

du cavalier, moins grande en marche que celle du fantassin. Dans les pays chauds et dans nos climats en été, on ne marchera pas au milieu du jour, suivant en cela les instructions ministérielles plusieurs fois renouvelées.

La décision ministérielle du 1er août 1890, sur les mesures sanitaires à observer pour l'exécution des marches pendant la période des chaleurs, est ainsi conçue :

« Les marches exécutées pendant le milieu du jour dans la saison chaude, étant de nature à compromettre la santé des troupes, le Ministre a décidé qu'à moins de nécessité absolue, aucune troupe d'infanterie ne sera mise en route de 9 heures du matin à 3 heures du soir, aux époques et dans les régions suivantes :

» Pour les treize premiers corps d'armée, du 15 juin au 1er septembre ; pour les 14e, 15e, 16e, 17e et 18e corps, du 1er juin au 1er septembre ; pour le 19e, du 1er mai au 15 septembre.

» En ce qui concerne les troupes de cavalerie et d'artillerie, qui ne portent pas le sac, cette défense ne s'appliquera qu'à partir de 10 heures du matin.

» Il n'est fait d'exception que pour les grandes manœuvres d'automne ; les commandants de corps d'armée ou les membres du conseil supérieur de la guerre, directeurs des manœuvres, pourront, sous leur responsabilité, ordonner, pendant les heures sus-indiquées, les marches qu'ils jugeraient être rigoureusement nécessaires à l'exécution des opérations militaires.

» Les médecins des corps de troupe feront aux officiers, sous-officiers, brancardiers et infirmiers régimentaires des conférences sur les accidents produits par la chaleur et sur les premiers secours à donner aux hommes atteints d'insolation ; chargés pendant les marches d'accorder les dispenses de port du sac, ils veilleront à ce que cette mesure hygiénique ne dégénère pas en abus.

» Les chefs de corps prendront les dispositions nécessaires pour que les hommes ne partent pas à jeun le matin, et ne se remettent pas en marche aussitôt après avoir mangé. Pendant les marches, toutes les fois que la chaleur sera forte, on fera desserrer les rangs, on diminuera l'allure, on fera mettre le mouchoir sur le képi, en le déployant à la façon d'un couvre-nuque, et déboutonner les capotes.

» Les chefs de corps, commandants de compagnie, escadron ou batterie, veilleront à ce que, avant de se mettre en route, les hommes aient rempli leurs petits bidons à la meilleure source de la localité.

» Quand le commandant de la colonne jugera utile de faire renouveler la provision d'eau pendant la route, il enverra en avant un officier et quelques hommes pour faire préparer la quantité d'eau suffisante dans les localités où la troupe devra s'arrêter ; le maire et les habitants seront invités, par eux, à mettre sur les bords de la route des récipients, tels que baquets, tonneaux défoncés, seaux, cruches, arrosoirs, etc., en bon état de propreté, auxquels les hommes puissent rapidement remplir leurs bidons, tout en restant en ordre de marche.

» On veillera soigneusement à ce qu'en aucun point de la route les hommes ne s'abreuvent directement et en abondance aux ruisseaux et fontaines, les accidents les plus fâcheux et la mort suivant souvent ces imprudences.

» Les mesures les plus sévères seront prises pour empêcher et réprimer l'alcoolisme qui rend les accidents d'insolation graves et mortels.

» Quelle que soit d'ailleurs la nature de la marche exécutée, les chefs de colonne ne perdront pas de vue qu'ils sont responsables de la santé des troupes placées sous leurs ordres. A cet effet, ils devront tenir compte des circonstances atmosphériques et ne pas hésiter à faire preuve d'initiative soit pour raccourcir la marche quand ce sera possible, soit pour la couper par une grande halte ou un long repos, sauf à rentrer ou à arriver plus tard à leur garnison ou au gîte d'étape. »

Le règlement du 23 mai 1887 sur le service en campagne de l'armée allemande regarde comme un des moyens les plus efficaces de parer aux dangers résultant de la chaleur l'obligation imposée aux hommes de boire pendant les marches, d'une façon réglementée, ainsi qu'il est dit p. 343.

Mais dans toutes les marches la fatigue est ce qu'il faut redouter par dessus tout, c'est elle qui est le facteur le plus important du coup de chaleur comme des accidents qui surviennent dans les marches d'hiver : il importe donc de donner aux hommes un repos indispensable entre les marches, de veiller aux repas, d'alléger de leur sac ceux que leur état actuel met dans l'impossibilité de le porter sans un effort excessif, de recueillir sur les voitures ceux qui, trop fatigués, ne peuvent plus marcher. Ce qui fait dire à Cortial *(loc. cit.)* que dans une troupe où chacun fait son devoir, chefs, commandants d'unités, médecins, des accidents graves ne doivent pas se produire.

Il cite, comme exemple de ce qu'il convient de faire dans une situation critique le fait suivant plein d'enseignements :

« Le 24 septembre 1871 la colonne Saussier forte de neuf bataillons, quittait Batna, après quatre jours de repos, à six heures du matin, pour faire une étape de 32^{km} au moins. La chaleur était excessive. On marcha pendant une partie de l'étape en colonne de compagnies déployées sur un terrain nu, poussiéreux et à une allure assez rapide, motivée par l'heure tardive du départ, le retard de quelques unités, et l'impatience des chevaux, au repos depuis quatre jours. Vers dix heures, bien avant la grande halte, le médecin d'arrière-garde n'avait plus de moyens de transport pour débarrasser de leur sac les hommes fatigués incapables d'aller plus loin. On n'avait pas trouvé d'eau et on ne devait guère en trouver avant la halte du soir. Il fit prévenir le chef d'état-major que la colonne se désorganisait à la gauche et qu'il était impossible de ramasser les traînards, ce qui pouvait avoir de graves conséquences puisqu'on marchait à portée de l'ennemi. Le général prescrivit au commandant du bataillon d'arrière-garde de suivre la colonne à la distance et à l'allure qu'il jugerait convenable, de s'arrêter même au besoin, pour ne laisser personne en arrière, et d'attendre que les bêtes de somme du convoi administratif vinssent chercher les traînards, après avoir été déchargées à la halte du soir. C'est ce qui fut fait. L'arrière-garde arriva à la halte à la nuit close, sans avoir laissé un homme en arrière et sans avoir eu de décès. Deux hommes qui s'étaient forcés pour suivre la colonne, succombèrent par suite du coup de chaleur. La rapidité de l'allure, la chaleur et la soif ont causé les accidents de surmenage aigu survenus pendant cette marche. La journée suivante fut encore pénible, mais à un moindre degré. Après la visite du soir, le deuxième jour, l'ambulance de la colonne fut encombrée ; une évacuation s'imposait avant de s'éloigner de Batna : elle se fit dans la nuit. La colonne prit deux jours de repos en un point fourni très abondamment d'eau d'excellente qualité (Aïn-Sfia) et tout rentra dans l'ordre » *(loc. cit.)*.

Dans certaines de nos colonies les marches sont presque impossibles pour les Européens, surtout lorsqu'ils doivent porter eux-mêmes leurs effets, leurs armes et les objets de campement. Nous avons indiqué p. 419 certaines des mesures prises pour alléger les fantassins dans plusieurs expéditions. Le capitaine Gallieni a eu l'idée d'éviter à ses soldats jusqu'à la fatigue de la marche en transportant les hommes à leur lieu de destination. « Je m'étais contenté », écrit le capitaine Gallieni, « d'une forte compagnie d'infanterie de marine que j'avais divisée en deux pelotons : chacun d'eux était attaché à l'une des colonnes. Pendant le combat ils devaient servir de réserve aux troupes indigènes. Chaque peloton était monté à mulets. L'Européen ne marche pas dans le Soudan, c'est un fait reconnu. L'intensité des rayons solaires jointe à l'anémie tropicale qui atteint plus ou moins les blancs séjournant sous ce climat, ne lui permet pas de déployer la vigueur nécessaire pour exécuter les longues marches de nos colonnes. On pourrait tout au plus admettre qu'un homme vigoureux, bien nourri, ne portant aucun chargement, marchant en dehors des heures chaudes de la journée, serait capable de voyager à pied et de parcourir une certaine étendue de terrain. Mais il n'en saurait être de même d'un soldat, chargé de ses armes, de ses munitions et de ses vivres, qui n'est pas libre de choisir ses heures de marche, qui est astreint à un service de nuit très pénible et qui a, en moyenne, la fièvre tous les huit jours. S'agit-il de longues marches, entreprises en pays ennemi, de concert avec nos troupes indigènes, le soldat européen s'arrête au bout de peu de temps, se laisse aller au bord du sentier tandis que la colonne continue et, quand il se relève, il ne retrouve plus sa trace et tombe aux mains des coureurs ennemis. Celui qui, doué d'une énergie à toute épreuve, veut aller jusqu'au bout, se couche dès l'arrivée à l'étape et reste incapable de rendre le moindre service pendant toute la journée. » (*Deux campagnes dans le Soudan français, 1866-1889*, Paris, 1891, p. 20). Depuis mars 1889, chaque Européen est pourvu pour la route d'un mulet harnaché qui transporte l'homme et ses bagages. L'amélioration sanitaire a été remarquable et la colonne a pu fournir des marches plus rapides.

L'idée de transporter éventuellement l'infanterie, même en Europe, à l'aide de montures, afin de la mener sans grande fatigue jusqu'au lieu du combat, a été l'objet des études du général Lewal (*Journal des sciences militaires*, 1893), qui, après avoir comparé l'utilité à cet égard du vélocipède et du cheval, écarte le cycle pour lui préférer les chevaux de peu de valeur, les ânes, les mulets, etc., que pourrait fournir la réquisition.

Il y a lieu de remarquer cependant qu'un transport de quelque durée, même au pas, comme l'entend le général Lewal, amène pour les individus non accoutumés, une fatigue presque aussi grande que la marche.

Marches de guerre. — Les règles hygiéniques qui précèdent sont applicables aux marches de guerre.

Celles-ci diffèrent des marches à l'intérieur, quant aux fatigues qu'elles imposent à la troupe, non seulement parce qu'elles ont nécessairement lieu quelles que soient les intempéries, mais encore parce qu'elles entraînent des émotions et des surprises, doivent être faites souvent en silence et exigent par suite une véritable contention d'esprit. De plus, les hommes employés comme éclaireurs sont soumis à une fatigue particulière, étant obligés souvent de passer par des endroits escarpés et d'un accès difficile et ayant le souci d'une lourde responsabilité.

Les marches de guerre sont généralement lentes et le chemin parcouru est court, mais elles peuvent nécessiter de fréquents arrêts et imposer à l'homme une longue station debout ; de plus, leur répétition devient d'autant plus pénible que l'alimentation et le repos nocturne sont plus irrégulièrement assurés.

« Le général Lewal a fait un relevé des marches exécutées pendant les campagnes les plus connues ; il est arrivé à ce résultat que sur 1100 marches, la moyenne des distances parcourues dans une étape a été de $25^{km},200$, la plus forte étape aurait été de 57^{km}, exécutée par les Prussiens en 1866. Ce qui constitue l'effort le plus grand, ce n'est pas une seule étape de cette longueur, c'est la continuité de la marche forcée ; à ce point de vue, les grenadiers d'Oudinot poursuivant avec la cavalerie de Murat, le corps autrichien de Werneck dans la campagne de 1805, peuvent être difficilement dépassés, puisque pendant trois jours consécutifs, ils ont fourni des étapes de treize, quatorze et quinze lieues. » (Général Thoumas, *Les transformations de l'armée française*, t. II, p. 418, Paris, 1887).

Au Mexique, une colonne lancée à la poursuite de la division Doblado, parcourut 47^{km} jusqu'à cinq heures du soir, se reposa jusqu'à une heure, se remit en route et marcha encore une distance de 14^{km}. Mais des marches de ce genre, s'obtiennent surtout par des fractions de corps.

On observe que dans une expédition rapide que fit César pendant le siège de Géorgie, il parcourut 70^{km}. Pareil effort ne saurait être, même par une troupe entraînée, peu nombreuse, bien nourrie et peu chargée, que tout à fait exceptionnelle, puisque Hildebrandt démontre qu'un homme qui fait une marche de 33^{km}, fait autant de travail que celui qui travaille toute une journée dans un même lieu.

Pour éviter des fatigues inutiles aux troupes, lorsqu'une marche est ordonnée, nos règlements actuels prescrivent l'indication d'un *point initial* qui, pour toutes les unités de la colonne, est le point de départ. L'heure du départ de la tête étant indiquée, chaque chef d'unité, d'après sa place dans la colonne et connaissant le temps normal d'écoulement des unités qui le précèdent, peut calculer l'instant où il doit se trouver au point initial et par suite, le moment où les hommes auront à quitter le campement pour se trouver au moment voulu à l'endroit déterminé. Cette mesure, capitale au point de vue tactique, est d'une importance énorme au point de vue de l'hygiène, puisqu'elle permet de laisser les troupes au repos jusqu'à l'instant précis où réellement, elles doivent commencer leur marche.

Le moment des haltes horaires est indiqué par l'élément de tête et ainsi se trouvent réglées les haltes des autres éléments. « Lorsqu'une troupe en marche est fatiguée », dit le général Thoumas, « il vaut mieux augmenter la durée des haltes que ralentir la vitesse. Dans les marches forcées, on évite de faire l'étape tout d'une haleine, on la coupe par un repos prolongé » (Thoumas, *loc. cit.*)

III. **Équitation.** — L'équitation est le principal exercice gymnastique du soldat de cavalerie. Les débuts de l'éducation équestre ne vont pas sans quelque fatigue musculaire et même, chez beaucoup, sans quelque appréhension, mais le plus souvent l'accoutumance vient vite, surtout lorsque par des exercices de voltige, le jeune cavalier a pris confiance dans son agilité. « L'émotion timide du noviciat dans les manèges, l'étude inquiète des mouvements du cheval, l'espèce de lutte qui s'établit entre lui et le cavalier, les élans et les prouesses de l'émulation, l'attachement même que lui inspire l'animal qu'il monte habituellement, les impressions plus rapides et plus variées que procure cet exercice, la fierté qu'on éprouve involontairement à dominer l'espace de plus haut et avec une plus grande puissance de locomotion, voilà autant de sensations inconnues du piéton » (Michel Lévy), qui font aimer l'équitation à la plupart des jeunes gens.

« L'équitation met en jeu les muscles des membres inférieurs et un peu ceux du tronc chez les novices qui se livrent d'abord à des contractions inutiles. Le trot est l'allure la plus fatigante pour le cavalier, surtout dans les principes de l'école française qui veut que l'on trotte le corps droit, même renversé, les cuisses adhérentes par la face interne et le genou aux flancs du cheval, la jambe libre et mobile, les étrivières longues et le pied ne posant sur l'étrier que par sa pointe un peu relevée ; les réactions sont donc transmises intégralement au bassin, puis au tronc du cavalier. L'école anglaise » dont les règles sont aujourd'hui adoptées pour notre cavalerie « admet des étriers courts et aidant le tronc à éluder les secousses que lui communique le trot du cheval. L'exercice du cheval augmente l'appétit, en ce qu'il hâte mécaniquement la circulation du contenu de l'intestin. Lorsque la promenade a lieu au grand air, l'effet n'est que plus assuré. Comme l'équitation ne cause pas une réelle dépense de force chez les vieux cavaliers et que la stimulation mécanique ou atmosphérique des fonctions digestives a lieu néanmoins, il se trouve que le métier n'est pas incompatible avec un peu d'obésité.

Le travail de manège est beaucoup moins salubre que l'équitation en plein air. Le sol de cet endroit recouvert de sable, de sciure de bois, de copeaux de liège, se pénètre de l'urine et de la fiente des chevaux ; l'atmosphère en devient poussiéreuse et humide. Une aération très généreuse de ce local est de rigueur, encore ne sera-ce jamais un séjour inoffensif » (Arnould, *loc. cit.*, p. 1008).

L'équitation amène chez les débutants de fréquentes excoriations, qui souvent sont le prélude de l'ecthyma plus ou moins généralisé. Elle peut provoquer la naissance des hémorrhoïdes, des varices et des varicocèles. Il est possible que la pratique du trot fasse apparaître des hernies chez les sujets prédisposés. Chez les jeunes cavaliers, plus que chez les anciens, on a vu se développer des ostéomes des muscles de la cuisse.

Le cavalier doit veiller avec le plus grand soin à la propreté corporelle, et les ablutions au retour du manège devraient être la règle. Il fait bien de porter un suspensoir. Il ne doit pas rester en selle assez longtemps pour ne pas régulariser les fonctions naturelles : bien des affections de la vessie ou de la prostate ont pour cause l'oubli de cette recommandation.

L'instruction du cavalier comprend, outre la conduite de la monture et les évolutions à cheval, le saut des obstacles, la voltige, excellent travail de force et de souplesse, et l'exercice du sauteur qu'Arnould qualifie de brutal et qui aurait certainement des inconvénients par les secousses violentes qu'il imprime, s'il était prolongé outre mesure, mais qui cependant est reconnu nécessaire pour compléter l'éducation des cavaliers de profession.

Les exigences de la guerre moderne ont fait donner une extension très grande au travail individuel des cavaliers destinés à servir d'éclaireurs : d'où la nécessité de soumettre à un entraînement bien conduit, quant à la résistance organique qu'ils doivent acquérir, des hommes appelés à supporter de longues courses faites à des allures souvent très rapides.

Quelques maladies du cheval étant transmissibles à l'homme, il importe que les animaux malades soient isolés, et à cet effet les cavaliers sont tenus de faire connaître les indispositions qu'ils croient remarquer chez les chevaux dont ils ont la garde, afin que ces derniers soient présentés à la visite du vétérinaire qui jugera ce qu'il convient de faire pour

empêcher dans une écurie l'extension de la morve, du charbon, etc.
C'est à lui aussi qu'incombe le soin de veiller à ce que les hommes
employés à soigner, à l'infirmerie vétérinaire, les animaux atteints de
maladies contagieuses, prennent toutes les précautions nécessaires pour
se garer eux-mêmes de la contagion et pour ne pas porter les contages
parmi leurs camarades. Le règlement allemand du 6 mai 1886 sur le
service vétérinaire dans l'armée allemande, prescrit que les hommes
employés près des chevaux morveux subiront chaque jour la visite
médicale. Les pansements, nettoyages, etc., des animaux malades ou
suspects, ne doivent pas se faire avec la main nue. En quittant l'écurie,
ou chaque fois que les hommes auront été souillés par le jetage, ils se
laveront les mains avec du savon et avec une solution au sublimé à 1 p.
1.000 ou avec une solution phéniquée à 50 p. 1.000.

IV. **La natation** doit être considérée, dans l'armée, comme un exercice
gymnastique et comme une nécessité d'éducation.

Dans toutes les garnisons maritimes ou dans celles au voisinage desquelles existe un cours d'eau, un lac ou un étang dans lequel il soit possible de faire nager les hommes, on organise chaque été des bains et des
leçons de natation.

Le bain froid est tonique pourvu qu'il soit pris dans de bonnes conditions. Il appartient, d'après nos règlements, au médecin du régiment
d'en proposer l'usage, lorsqu'il le juge opportun, d'en dispenser les
hommes qu'il estime ne pas devoir y prendre part et en pratique c'est
lui qui fixe l'époque des bains, leur durée pour chaque homme et tous
les détails de cet exercice hygiénique auquel il assiste toujours.

Les leçons de natation ont été organisées régulièrement dans l'armée
française après les essais tentés, en 1849 et 1850, par le général de Cour-
tigis sur la Marne, entre Nogent et Saint-Maur. Les écoles de natation
dirigées par un officier supérieur utilisent comme moniteurs les hommes
bons nageurs que possède le régiment. L'instruction est donnée d'après
la méthode d'Argy qui présente cette particularité qu'on commence par
enseigner à terre les mouvements des bras et des jambes que doit
exécuter le nageur pour se soutenir sur l'eau (voyez *Manuel de gymnastique* approuvé par le Ministre de la guerre, le 1er février 1893, p. 203
et 205).

L'appareil Devot en usage au lycée Michelet, est un perfectionnement
de cette méthode. L'élève apprend à faire les mouvements simultanés
des bras et des jambes sur un appareil qui le maintient à peu près comme
s'il était sur l'eau. La poitrine et le menton sont soutenus par une cuirasse et une mentonnière fixe ; les mouvements des membres sont guidés
par des lanières de caoutchouc allant des parties fixes à des gouttières
articulées qui embrassent les membres pelviens et à des poignées que sai-
sissent les mains. Il y aurait grand avantage, étant donnés les résultats

heureux démontrés par l'expérience, à introduire cet appareil dans l'outillage des corps de troupe.

La natation combine les effets toniques des bains froids avec la mise en action de tous les muscles du corps et les fortifie sans occasionner la déperdition qu'entraînent les autres exercices par production d'un excès de chaleur et de sueur : on peut dire qu'elle constitue le meilleur des exercices gymnastiques. Malheureusement il s'en faut de beaucoup que, dans toutes les garnisons, on puisse apprendre à nager à un grand nombre d'hommes ; il est des localités où l'eau fait défaut, dans d'autres la saison favorable aux bains froids est trop courte, et de plus presque partout les exigences des autres parties de l'instruction, privent la natation du nombre d'heures nécessaires à cet exercice.

A Londres, à Berlin, à Bruxelles, existent des piscines à eau tiède dans lesquelles, été comme hiver, il est possible de s'exercer à la natation. A l'hôpital militaire de Vienne, des piscines semblables sont fréquentées par les troupes de la garnison qui y viennent deux fois par mois en hiver et plus souvent en été. L'ingénieur Edmond Philippe a créé un établissement de ce genre rue Château-Landon à Paris et d'autres ont été ouverts depuis. E. Philippe a organisé, à Lille en 1890 puis à Armentières, des écoles de natation, en utilisant les eaux de condensation d'usines, de telle façon que la température est maintenue dans le bassin de 24° à 26°. A Lille, 100 hommes peuvent nager simultanément dans un vaste bassin dont l'eau se renouvelle à raison de 600^{m3} à 700^{m3} par douze heures ; les impuretés légères, telles que l'huile, qui viendraient à flotter sur l'eau, sont entraînées dans un déversoir formant trop-plein au pourtour du bassin. Le fond de la piscine est balayé journellement à l'aide de balais spéciaux généralement formés d'une lame de cautchouc et il n'est nécessaire de vider la piscine qu'une fois par mois pour nettoyer les parois. Il est défendu de se savonner dans la piscine : des bains douches sont annexés à l'établissement pour les soins de propreté. Un certain nombre de villes, Dunkerque, Boulogne-sur-Mer, Lyon, etc., vont probablement être dotées sous peu de bains semblables.

Chaque fois que les conditions d'installation assureront la propreté de la piscine et de l'eau employée, il y aura grande utilité à utiliser ces établissements pour les troupes de la garnison. Peut-être même conviendrait-il d'en créer d'analogues pour l'usage particulier de la troupe.

Savoir nager est en effet une qualité que doit posséder le soldat : il est bon qu'il soit capable de se tirer soi-même du danger résultant d'une submersion accidentelle et de porter secours à son semblable en danger, qu'il puisse traverser les cours d'eau qu'il sera appelé à franchir en guerre. Aussi convient-il qu'on lui apprenne, outre la natation simple le moyen de faire passer d'une rive à l'autre ses effets et ses armes, soit en poussant devant lui un radeau chargé des uns et des autres, soit en les transportant lui-même par divers artifices (V. *Manuel de gymnastique*).

L'histoire militaire est pleine de faits qui démontrent l'utilité de la natation. Celle-ci du reste a été méthodiquement enseignée à diverses époques aux soldats des puissances européennes. L'école de natation de Pragues date de 1811, celle de Vienne de 1813. A l'école de Berlin on a fait, dès avant 1849, de véritables manœuvres de nageurs et aujourd'hui encore, dans l'armée allemande, la natation est fort en honneur.

L'indication des bains froids de rivière n'existe dans nos climats que pendant l'été et les jours les plus chauds de l'automne, alors que la température des cours d'eau est de 15° à 20° et que la température extérieure est elle-même élevée.

Les bains militaires ont toujours lieu en corps sous la surveillance d'officiers et du médecin. Chaque année, pour éviter le retour de pénibles accidents, il est rappelé aux hommes qu'il leur est interdit de se baigner isolément.

On se rend au lieu fixé pour la baignade d'un pas peu rapide et on laisse la troupe se reposer avant de la faire se déshabiller. Le médecin exemptera du bain ceux pour lesquels il jugera cet exercice inopportun et il veillera toujours à ce que l'heure choisie soit telle que la digestion soit terminée.

Le bain sera généralement court et on ne permettra de le prolonger qu'aux nageurs de profession.

Bien que nos écoles de natation soient pourvues des appareils de protection ou de sauvetage nécessaires et que nous n'ayons pas à rappeler ici les secours à donner aux asphyxiés par submersion, il importe de remarquer qu'une grande différence de température existant entre l'atmosphère et l'eau (le thermomètre marquant même 20° dans l'eau), peut causer chez certains sujets des accidents de syncope sur lesquels Tourraine, Bédié et Granjux ont appelé l'attention. Le corps du baigneur se couvre d'une rougeur *scarlatineuse* et s'il ne sort pas de l'eau, il perd connaissance et peut disparaître, sans même que ses compagnons s'aperçoivent de sa submersion. Nous avons été personnellement témoin d'un fait de ce genre qui heureusement n'eut pas d'issue fatale.

On s'est préoccupé dans l'armée allemande, plus que dans la nôtre, de l'influence que peut avoir la balnéation froide pour réveiller ou provoquer des myringites suivies d'otite moyenne et de fait on a constaté en juillet, à l'époque des bains, des maxima dans les affections des oreilles, qui ont varié de 1,26 (en 1881-82) à 0,80 par 1.000 hommes d'effectif, alors que les maxima des années correspondantes notés en novembre à l'arrivée des recrues, en janvier au moment le plus froid de l'année, ne sont que de 0,95 à 0,63 p. 1.000. Comme prophylaxie de ces accidents il est prescrit : de ne pas conduire les hommes aux bains après des exercices fatigants ; de porter pendant le bain des tampons d'ouate dans les oreilles (!) ; de défendre toute taquinerie entre les baigneurs ; de recommander aux hommes de ne pas incliner la tête sur une épaule quand ils sautent à l'eau ; de ne pas apprendre à nager aux soldats qui ont ou ont eu une maladie d'oreille (Nimier, *Arch. de méd. et de pharm. mil.*, 1890, t. XV, p. 391).

V. **L'escrime** *à l'épée* ou *à la pointe* (fleuret) est pratiquée dans toutes nos casernes. C'est un exercice très favorable pour le développement de la force et de l'adresse : la courte durée du service a pu seule déterminer la mesure qui cesse de rendre obligatoire pour tous une gymnastique éminemment utile (décision ministérielle du 15 février 1894). Les leçons sont données par des maîtres d'escrime et des prévôts. L'école de Joinville-le-Pont fournissait, depuis 1892, de 300 à 400 prévôts diplômés par an.

L'escrime telle qu'elle est enseignée dans nos régiments et généralement en France, comprend deux parties, la *leçon* dans laquelle le maître apprend à l'élève à diriger son épée dans l'attaque et dans la défense et l'*assaut* qui est l'application de ces règles et se trouve être la représentation du combat.

On a remarqué, il y a plusieurs années, à l'école de Joinville, que la pratique journalière de l'escrime dans les salles d'armes produit une sudation qui amène à la fin de la journée, une fatigue plus notable que celle causée par les exercices en plein air. L'escrime peut aussi amener chez les jeunes sujets le développement exagéré du côté droit, si l'on ne fait pas alternativement usage de la main droite et de la main gauche pour tenir l'arme. Il convient de veiller à la propreté des masques et à la bonne qualité de leur vernis de façon que des particules solides ne viennent pas irriter les yeux. Il est indispensable surtout de s'assurer de la solidité des masques, de l'écartement convenable des mailles, combiné de façon à empêcher la pénétration du bouton du fleuret, de la résistance des plastrons, du bon état des fleurets et des boutons des fleurets pour éviter tout accident.

Dans les assauts il peut être recommandé, ainsi qu'il se pratique dans certaines salles d'armes civiles de Paris, de se garnir le cou d'un foulard. On diminuera ainsi les chances d'un accident rare, mais que nous avons nous-même observé, de blessure mortelle d'un vaisseau du cou par un fleuret qui s'était brisé sur le plastron, avait ricoché et pénétré, en vertu de la vitesse acquise, dans l'artère sous clavière droite.

On a proposé aussi pour abriter le cou de munir les masques d'une sorte de barbe ou hausse-col en toile : c'est là une protection insuffisante et cet appareil, incommode pour le tireur, est difficile à tenir propre.

Il y a une dizaine d'années les leçons étaient données à tous les hommes simultanément sur le terrain de manœuvres, le fleuret étant simulé par une baguette : ces leçons en plein air nous paraissaient excellentes. Cependant dans les régiments on est revenu à l'enseignement donné dans les salles d'armes, tandis qu'à Joinville le travail se fait maintenant en plein air.

Au siècle dernier les soldats d'infanterie recevaient des leçons d'espadon et de contre-pointe : on faisait usage du panier ou épée de bois. Ce genre d'exercice qui apprenait aux fantassins à se servir du briquet a disparu avec cette arme ou n'est plus pratiquée que par les escrimeurs de profession.

L'*escrime au sabre* ou *contre-pointe* fait partie de l'instruction normale du soldat de cavalerie. Avant février 1894 il y était exercé dès qu'il était admis à l'école d'escadron, en même temps qu'il recevait des leçons d'escrime à la pointe.

L'*escrime à la bayonnette* est enseignée collectivement et fait partie du maniement d'armes du soldat d'infanterie ; elle apprend à l'homme à se servir du fusil armé de la bayonette comme d'une arme offensive, portant des coups de pointe, comme d'une arme défensive, en déjouant par des parades, des feintes et une sorte de voltige, le jeu de l'adversaire. Lorsque les hommes connaissent bien le mécanisme de cette escrime ils sont exercés à pointer sur des mannequins.

Les *exercices du bâton* sont une sorte d'escrime qui se compose de coups presque tous doubles et accompagnés chacun de sa parade ; elle représente en quelque sorte le reste de l'art de l'espadon ou épée à deux mains. Cet exercice développe singulièrement l'agilité et, bien que le poids manié n'assure pas la force du poignet, il a cependant l'avantage d'exercer les muscles des membres supérieurs et inférieurs et ceux du thorax.

Ces mêmes avantages se retrouvent dans la *boxe française* qui donne une grande sûreté de mouvements à ceux qui y excellent.

La boxe et le bâton font partie des exercices prévus par le *Manuel de gymnastique* de 1893.

En Suède, l'exercice militaire comprend les exercices du fleuret, du sabre et de la bayonnette. L'escrime au fleuret ou à l'épée est l'escrime française ; elle n'est pas poussée bien loin au point de vue de l'assaut et exclut toute idée de combat.

Pour la leçon d'escrime au sabre, les hommes sont revêtus de masques et de cuirasses de fer qui permettent de porter les coups avec toute la vigueur d'une véritable attaque.

L'escrime à la bayonnette est toute spéciale ; elle se compose d'un jeu serré ou les bayonnettes se croisent et se trompent comme des épées. Les bayonnettes employées sont des tiges à ressort qui rentrent dans le corps de l'arme à chaque résistance (Demenÿ, *loc. cit.*)

Dans l'armée allemande, l'escrime à la bayonnette a un caractère plus individuel qu'en France et se rapproche à certains égards des usages suédois.

VI. La danse a été dans l'antiquité un exercice militaire important. L'oubli où était tombée la danse pyrrhique était, aux yeux de Platon, la cause de la décadence de la discipline parmi les guerriers grecs. Une ordonnance du 1er juillet 1788 permettait l'établissement dans les casernes françaises d'écoles de danse. Les ordonnances du 24 juin 1792 et du 13 mai 1818 voulaient que la danse et l'escrime fussent également encouragées. L'enseignement de la danse se donnait dans beaucoup de nos régiments avant 1880.

Aujourd'hui, des prévots d'armes en sont chargés, mais tous les hommes ne sont pas tenus de suivre ces leçons.

La danse constitue un très bon exercice mettant en action un grand nombre de muscles et ayant pour effet de donner à l'homme de la force, de la souplesse et de la grâce.

Elle peut être, notamment dans les camps, une source précieuse de distraction. Le capitaine Cook en a fait, pour ses équipages, un antidode contre la nostalgie.

VII. Chant, musique (1). — Les chants guerriers se trouvent à l'origine de l'histoire militaire de tous les pays.

Nos rois se faisaient accompagner de leurs chapelles à la guerre. Sous Louis XIV, les timbaliers jouaient un grand rôle. Les musiques de régiments s'organisèrent sous Louis XV et Louis XVI. La *Marseillaise* a électrisé les armées de la Révolution. Sous le Consulat et l'Empire, les orchestres régimentaires atteignirent une grande perfection. Les chants patriotiques ont été considérés en Allemagne, avec raison, comme un stimulant moral extrêmement important.

Il semble donc rationnel de cultiver le chant à ce point de vue dans les armées. C'est ce qui a lieu notamment en Allemagne et en Russie ou les régiments en marche sont précédés de chœurs de chanteurs. En France, quelques chefs de musique ont organisé des chœurs dans leurs régiments, mais c'est en vain que des tentatives individuelles ont essayé de vulgariser, parmi nos hommes, des morceaux de chants appropriés à la profession militaire : pendant les marches, les soldats préfèrent entonner des refrains populaires, quelquefois d'une poésie douteuse, souvent d'un tour gaulois quelque peu exagéré, mais qui du moins ont l'avantage, grâce à leur rythme, de faire marcher et de tromper les ennuis de la route, sans exiger des exécutants ni grande attention ni travail de mémoire.

En dehors de l'effet moral du chant, effet que l'hygiène ne saurait négliger, il y a lieu de remarquer que l'exercice méthodique des organes de la voix a une influence heureuse sur le développement de la poitrine. C'est à ce titre qu'il fait partie du programme de l'enseignement donné à l'école de Joinville.

(1). Voyez NEUKOMM, *Histoire de la musique militaire*, Paris, 1889.

La question des musiques militaires est très diversement jugée par les meilleurs esprits : pour les uns, une musique est « en temps de paix un attirail de luxe, en temps de guerre, une dépense de peu d'utilité » ; pour les autres, et nous nous rangeons volontiers de leur côté, la musique a sur le soldat une influence heureuse : elle facilite la marche, sinon pour tous, du moins pour ceux qui sont placés de façon à l'entendre, elle fait vibrer cette ardeur guerrière que porte en lui tout homme revêtu d'un uniforme ; elle tend à élever les âmes ; elle unit autour du drapeau les hommes d'un même régiment ; elle est dans les casernes, sur les champs de manœuvre et jusque dans les hôpitaux, un précieux délassement ; si l'action morale du son des instruments doit être nul sur les champs de bataille de l'avenir, du moins les musiciens fourniront-ils au service de santé des brancardiers intelligents et adroits de leurs mains.

Nous croyons que l'influence des musiques militaires, beaucoup plus restreinte aujourd'hui qu'autrefois au point de vue de l'éducation physique du soldat, a une part appréciable dans son éducation morale.

VIII. **Patinage.** — L'exercice du patin qui unit l'action tonique du froid au travail musculaire des membres inférieurs est un excellent stimulant de la respiration ; mais il est surtout considéré comme une nécessité dans certaines régions.

Dans l'armée norvégienne il est fait un usage régulier du *ski* ou *skidor*. C'est une planche de sapin mince et effilée de 1ᵐ,80 à 2ᵐ,30 de long, de 0ᵐ,09 à 0ᵐ,10 de large, de 0ᵐ01 à 0ᵐ,02 d'épaisseur, recourbée en l'air à 0ᵐ,20 ou 0ᵐ,25 de l'extrémité antérieure ; on la fixe au pied au niveau des orteils et à l'aide de courroies bouclées qui vont du talon à la pointe du pied. Cet appareil, dont l'emploi demande un assez long exercice, permet de parcourir 12ᵏᵐ à l'heure, et le soldat entraîné peut supporter cette marche pendant quatre à cinq heures par jour.

La Suède et la Norvège possédaient depuis l'an 1200 des éclaireurs munis du ski ; au XVIIIᵉ siècle il y existait des corps de chasseurs (ski-löbere) que Charles XII employa comme partisans. En 1747 ils furent organisés en six compagnies de cent hommes. Le dernier règlement relatif à leurs manœuvres remonte à 1860. Depuis cette époque on a renoncé à des corps spéciaux de patineurs et tous les fantassins sont entraînés à cet exercice, tant en Suède qu'en Norvège.

Une chaussure analogue au ski a été essayée en Allemagne en 1892-1893 dans le régiment d'infanterie n° 82, en garnison à Goslar, sur les confins du Hanovre et du Brunswich où les hommes munis de patins à neige ont fait des marches manœuvres, ainsi que les bataillons de chasseurs de Colmar et de Hirschzberg.

En Autriche-Hongrie le soulier à neige est d'un usage habituel dans quelques parties de la Galicie et un bataillon de mille hommes est organisé en corps de *Schneeschuhlaüfer*.

L'infanterie hollandaise fait usage de patins pour marcher et manœuvrer sur les canaux glacés qui sillonnent la Hollande.

Dans l'armée russe, les chasseurs finlandais sont tous équipés et instruits en vue de l'emploi du ski (1). Durant l'hiver de 1893, les régiments d'infanterie de la 40e division ont fait des essais de patinage qui ont donné d'assez bons résultats pour qu'il ait été décidé qu'à l'avenir tous les corps du nord et de l'ouest recevraient des instructeurs Permiens, Votiaks et Finnais pour généraliser l'usage du patin. Par une température de 16° à 18° on a pu pratiquer toutes les évolutions de l'école de tirailleurs avec une remarquable précision, et on a constaté que la vitesse de la course est de sept minutes par verste.

L'usage de patins analogues est très utile à nos soldats alpins, surtout à ceux qui passent l'hiver dans les postes les plus élevés des Alpes ; mais l'emploi de ces patins à neige ne constitue pas, à proprement parler, l'exercice du patinage.

« Le matin » dit le lieutenant-colonel Paquié, parlant de reconnaissances opérées en 1885 par une compagnie du 7e bataillon de chasseurs, au pas de la Cavale et au col de Pourriac, à travers les vastes plateaux de Salzo Moreno recouverts d'une couche de 2m,50 environ de neige, « la neige durcie par le froid de la nuit supportait très bien les hommes, et la marche était assez rapide ; mais au retour sa surface ramollie par le soleil ne présentait plus la même consistance, les hommes s'enfonçaient jusqu'aux genoux, et il leur aurait été impossible de rentrer au cantonnement s'ils n'avaient été munis de patins. Ces patins ou raquettes affectent une forme ovale de 0m,35 de longueur, sur 0m,20 de largeur, le pourtour est en bois disposé sur champ, et l'intérieur est garni de grosses ficelles longitudinales et transversales, formant entre elles des mailles carrées de 0m,04 environ de côté, à l'aide de petites cordes qui s'enroulent autour du soulier et de la jambe, on les fixe au-dessous des pieds, et les hommes peuvent alors marcher sur la neige ramollie, sur les névés sans enfoncer de plus de 0m,10 ».

IX. **Vélocipédie.** — Toutes les puissances militaires ont aujourd'hui adopté l'usage du vélocipède pour le transport des ordres ou le service d'exploration, et il n'est pas impossible que cet instrument ne prenne quelque jour une place plus considérable encore dans les armées. En France, les hommes à employer comme vélocipédiste sont appelés à donner la preuve d'un entraînement suffisant au moment où ils sont désignés pour ce service, de telle sorte qu'ils ne font pas leur éducation au régiment, mais que l'armée utilise leurs qualités déjà acquises avant l'incorporation.

(1) Plusieurs de ces renseignements sont empruntés à un article *Le soulier à neige*, de la *Revue du cercle militaire*, 1894, n° 23, p. 596.

Les avis les plus divers ont été émis sur les avantages et les inconvénients hygiéniques de ce mode de locomotion. Disons seulement que si
l'on a remarqué à la suite d'excès de cet exercice chez des jeunes sujets,
des affections des organes génito-urinaires, elles sont attribuables à la
position du cycliste qui, avec les anciennes selles, faisait porter le poids
du corps en avant et reposait en quelque sorte sur la partie antérieure du
périné, mais que ce grave inconvénient disparaît avec les progrès réalisés
dans les nouvelles machines construites de telle sorte que le cycliste
repose sur les tubérosités ischiatiques.

Le cyclisme présente en tout cas les avantages d'un exercice au grand
air ; il met en œuvre les muscles du membre inférieur et même du
membre supérieur, facilite la respiration et peut être tonique, s'il n'est
pas fait abus de vitesse et si la durée du travail ne se prolonge pas
outre mesure.

X. **Transport des troupes en chemin de fer**. — Nos troupes
peuvent être transportées sur les voies ferrées françaises, à l'aide de
wagons à marchandises ou dans des compartiments de voitures de 3ᵉ
classe.

Dans le premier cas les soldats sont embarqués au nombre de trente-
deux, trente-six ou quarante dans la même voiture, suivant les dimensions de celle-ci et conformément aux indications qui y ont été préalablement inscrites. Les wagons à marchandises sont alors aménagés de la
façon suivante. Deux banquettes sont placées contre les parois latérales
de chaque wagon. Dans la direction de l'axe longitudinal et médian de
ce même wagon, et parallèlement aux premières, sont disposées deux
autres banquettes à dossier commun. Les hommes prennent place sur
ces sièges, se faisant ainsi face deux à deux. Avant que les voyageurs
n'aient pris place, les sacs et les fusils ont été déposés aux extrémités et
contre les parois du petit côté du wagon.

Les soldats voyageant dans les compartiments de 3ᵉ classe n'occupent
dans chaque compartiment que huit places sur dix, l'espace laissé libre
étant destiné au placement des effets. Les fusils et les sacs sont rangés
du côté opposé à la porte d'entrée : quatre sacs sont mis sous les banquettes trois autres à la place restée vide sur une banquette, le dernier
sac et les fusils sous la banquette du côté opposé.

L'expérience a démontré que les transports à longue distance ne sont
pas sans causer aux hommes une très grande fatigue et il est spécialement recommandé par la décision ministérielle du 25 août 1890 qui règle
la question, de prescrire aux hommes de desserrer la guêtre ou le brodequin, afin d'éviter les gonflements qui se compliquent quelquefois
d'accidents sérieux.

Le commandant de la troupe peut autoriser les hommes à se débarrasser de leur équipement (ceinturon garni, étui-musette, bidon, etc.), à

déboutonner la capote ou la veste et à demeurer dans cette tenue incorrecte jusqu'à la station qui précède celle d'arrivée.

La question de ventilation des wagons est en réalité assez difficile à résoudre : les vasistas largement ouverts exposent aux courants d'air et à l'action de la pluie les hommes les plus voisins de ces ouvertures. Dans les wagons à marchandises couverts munis de volets, il est prescrit de tenir les portes fermées mais les volets ouverts, au moins partiellement, pendant la marche du train.

Quant à la propreté corporelle, toutes les prescriptions hygiéniques indiquées par le règlement sur le service intérieur doivent être, autant que possible, observées. Le chef de la troupe profite des arrêts du train, et de préférence de ceux du matin, pour ordonner des soins de ce genre, ainsi que l'aération complète et le nettoyage des wagons.

Le règlement ne prévoit pas le chauffage des voitures. Il serait désirable cependant que, pendant la saison rigoureuse, il put être fait usage de bouillotes, l'immobilisation pendant de longues heures devant nécessairement devenir très pénible pendant l'hiver.

Mais la question d'hygiène peut-être la plus importante qui s'attache au transport des troupes en chemin de fer, est celle des précautions à prendre pendant les arrêts pour empêcher la souillure du sol, surtout si parmi les transportés existe quelque maladie suspecte (dysenterie, fièvre typhoïde, choléra). Il sera donc nécessaire, les latrines des gares étant évidemment insuffisantes, de prévoir aux arrêts l'installation de tinettes et d'urinoirs mobiles. A défaut d'autre matériel, des baquets goudronnés en nombre suffisant, qu'on désinfectera après le passage des trains par le crésyl ou par le lait de chaux, pourront être employés.

Il est inutile d'insister sur la nécessité de veiller à ce que les embarquements se fassent avec ordre et méthode, que les hommes ne descendent des trains que lorsque la sonnerie réglementaire leur en donne le signal, et que, durant tout le trajet, les règlements de police relatifs à l'ouverture des portières, etc., soient scrupuleusement observés, pour éviter tout accident.

On doit recommander aussi aux hommes de tenir à la main leur fourreau de sabre lorsqu'ils descendent des wagons, et quand ils sont descendus de ne pas appuyer leurs armes contre les voitures du train qui peuvent à tout instant être ébranlées par un mouvement de la locomotive.

De même pendant l'embarquement des chevaux, des voitures, canons, etc., etc., toutes les règles de prudence déterminées par la décision ministérielle du 25 avril 1890, seront l'objet d'une attention particulière afin de parer aux accidents que pourraient entraîner ces manœuvres, si elles n'étaient pas pratiquées méthodiquement et en tenant compte des enseignements de l'expérience.

L'alimentation des hommes voyageant en chemin de fer est assurée par les vivres qu'emportent ces hommes et par le système des repas servis dans les gares (haltes-repas) comme il est dit page 108.

ARTICLE III. — LOISIRS DU SOLDAT

I. Lorsque, pendant une partie de la journée, notre soldat n'a pas de service à faire, il trouve dans la caserne peu d'endroits où il puisse, à l'abri de la pluie ou du froid, jouir de son repos : ce sont la chambrée, la cantine, et quelquefois la bibliothèque.

Dans la chambrée, il a le droit de s'installer sur son lit, pourvu qu'il ne s'y étende pas avec ses chaussures, ou de s'asseoir, s'il y trouve de la place, à la table qui occupe le centre de la pièce. Les distractions qu'offre ce local sont petites : des récits ou des conversations, quelques jeux (dames, loto, etc.), la lecture souvent interrompue par les allées, les venues et les interpellations des entrants et des sortants, en forment les éléments ! D'autre part, l'occupation diurne des dortoirs, nous le répétons, est une pratique hygiénique déplorable.

A la cantine, le militaire peut se procurer, moyennant rétribution, des rafraîchissements de qualité trop souvent médiocre, et cela en dépit de la surveillance assidue dont ces établissements sont l'objet, au point de vue de la nature des marchandises qui s'y débitent.

Les bibliothèques, là où elles existent, n'ont pu être placées bien souvent que dans les locaux trop étroits affectés aux écoles, et nous n'avons pas encore, d'une façon générale, de ces mess presque élégants ouverts aux soldats et aux sous-officiers dans les casernes anglaises. Pourtant les mess de sous-officiers sont prévus dans les nouvelles casernes et dans le quartier de cavalerie de Vincennes, on en a installé un dans un bâtiment spécial isolé et entouré d'un jardin. La circulaire ministérielle du 5 février 1894, ainsi que nous l'avons dit déjà, va singulièrement améliorer la situation actuelle , car elle prescrit qu'à défaut de mess, « il sera installé, à l'intérieur de la caserne, des salles de lecture et de jeu ».

En réalité aujourd'hui, lorsque le soldat est libre, le plus ordinairement, il sort du quartier, et s'il ne se rend pas dans quelque café ou cabaret, il va errant, seul ou avec des camarades, dans les rues de la ville ou dans la campagne. Heureux si la promenade est dirigée de façon à éviter tous les dangers de l'entraînement, si grands à cet âge, vers de funestes habitudes !

Une distraction très goûtée du soldat est le théâtre, qu'il y soit acteur ou spectateur, et nous avons vu dans mainte garnison privée de théâtre municipal ou dans les camps, comme cela eût lieu jusque sous les murs de Sébastopol, des soirées fort agréablement remplies, grâce à l'initiative des officiers qui se faisaient volontiers directeurs, décorateurs et même auteurs pour entretenir parmi les hommes la gaieté si favorable à la santé, si indispensable en campagne. Nous avons vu aussi des officiers de tout grade se dévouant à faire des conférences sur des sujets variés à la portée de leur auditoire, qui récompensait par son assiduité des efforts si méritants.

Le jardinage est, dans les camps surtout, une source de distractions qu'il faut d'autant moins négliger que des jardins potagers bien cultivés sont souvent une ressource précieuse pour les ordinaires.

L'audition de la musique du régiment a pour beaucoup un grand attrait et on ne saurait trop applaudir aux mesures prises pour qu'elle se fasse entendre non seulement sur les places publiques, mais au quartier et sur le terrain de manœuvres pendant les repos.

Il convient de noter encore parmi les loisirs du soldat, quelques exercices qui, pratiqués volontairement, deviennent pour lui des distractions : l'escrime, la danse, l'équitation, quelquefois permise isolément aux sous-officiers. La natation, d'après nos règlements, n'est licite que dans les écoles de natation militaire, et il est interdit aux hommes, par mesure de prudence, de prendre individuellement des bains de mer ou de rivière (p. 487).

Dans les casernes anglaises, les soldats se livrent volontiers à certains jeux : paume, polo, cricket, lawn-tennis qui, avec d'autres jeux analogues, s'acclimateraient très facilement parmi nos hommes.

Un certain nombre de nos corps de troupe célèbrent une fête annuelle à l'anniversaire de quelque fait d'arme glorieux : il y a dans cet usage non seulement une occasion de loisir, mais encore un moyen d'éducation morale. Pareil usage existe dans d'autres armées, et le général Mocenni vient de le réglementer dans l'armée italienne.

II. A côté des loisirs qu'amène l'interruption du travail plusieurs fois par jour pendant quelques heures et durant plusieurs jours chaque mois, il y a lieu de dire quelques mots du *sommeil*, de cette interruption quotidienne qu'amène la nuit.

Le sommeil nocturne est beaucoup plus réparateur que le diurne, aussi lorsqu'on a essayé autrefois de faire marcher les troupes pendant la nuit, alors que la chaleur du jour semblait trop forte, on a dû bientôt renoncer à cette pratique ; le fait de ne pas voir les aspérités du chemin pour les éviter et de ne pas jouir de la variété du spectacle que peut offrir la route, constituent assurément une fatigue qui s'ajoute à celle de la marche, mais on est obligé de reconnaître que l'absence même de sommeil est la raison principale qui rend si pénibles les étapes nocturnes.

En garnison, nos soldats veillent généralement peu : l'article 43 du décret du 23 octobre 1883 veut que chaque homme ait au moins six nuits de repos entre chaque veille, et de fait le nombre des jours de garde est aujourd'hui restreint en garnison ; les veilles fréquentes sont au contraire une des grandes causes de fatigue en guerre.

Dans les pays chauds, la chaleur du milieu du jour engage à la *sieste* :

on ne saurait nier son utilité qui devient une nécessité dans les pays tropicaux et elle est d'autant plus indispensable que le travail auquel on se livre pendant le reste de la journée est plus pénible; mais la sieste ne saurait jamais suppléer l'absence de sommeil pendant la nuit : dans les pays chauds plus qu'ailleurs, un long repos est indispensable au rétablissement des forces. En Algérie et en Tunisie, pendant la saison chaude, on bat la retraite à dix heures du matin et le réveil à deux heures du soir.

Le général Poilloüe de Saint-Mars, commandant le 12ᵉ corps d'armée, a prescrit, pour l'été de 1894, des mesures analogues aux troupes de son commandement. Nous transcrivons son ordre parce qu'il donne de sages conseils d'hygiène générale.

« Dès l'apparition du soleil, les persiennes ou les nattes qui én tiennent lieu seront manœuvrées par le gardien de chambrée, de façon à interdire l'entrée des rayons solaires à l'intérieur des bâtiments et y conserver la *fraîcheur*.

« A dix heures, repas du matin.

« De onze heures à midi, corvée générale pour mettre le casernement dans le plus grand état de propreté. Les escaliers et les chambres seront nettoyés avec du sable mouillé et phéniqué. Les lits seront préparés en mettant un des draps au-dessus.

« A midi, on battra ou on sonnera la retraite. La caserne sera consignée. Les cantines seront évacuées et fermées.

« Les persiennes ou les nattes en tenant lieu seront closes ou baissées de tous côtés pour obtenir l'ombre.

« Les hommes se coucheront sur leur lit en pantalon de toile et ils se reposeront en silence.

« Au bout de quelques jours, l'habitude du sommeil viendra et chacun sera fort aise d'en profiter.

« Les sous-officiers donneront l'exemple.

« Les casernes devront ainsi présenter, autant que possible, la fraîcheur, l'ombre et le silence, et cette pause dans l'agitation de la longue journée d'été sera salutaire à nos jeunes gens.

« Ceux qui ne voudront pas y prendre part pourront rester dans les cours, mais sans troubler par leurs allées et venues le calme des chambrées.

« Entre deux et trois heures, suivant les armes, suivant les localités suivant les fatigues et la température de la journée, on sonnera la diane, et le soldat, redevenu dispos, reprendra gaiement les occupations du service. »

Pour assurer l'exécution de ces prescriptions, le général de Saint-Mars ordonne l'emploi de nattes aux fenêtres. Dans une autre circulaire, il fait ressortir l'avantage de ces stores.

« Ces nattes sont celles dont beaucoup de régiments se servent pour fermer les fenêtres exposées au midi. On les fabrique à très bon marché avec de la paille et de la ficelle ; on les adapte sur une traverse en bois et on les manœuvre facilement avec deux cordages. Tous les régiments en possèdent maintenant pour coucher les réservistes et peuvent en utiliser une partie pour le bien-être des chambrées.

« Dans les plus pauvres maisons, on sait trouver le moyen d'empêcher le soleil d'entrer dans les chambres, d'y surchauffer les murs intérieurs et les parquets, d'y amener les insectes, d'y rendre la température insupportable; il est indispensable d'obtenir le même résultat dans les bâtiments où habite toute la plus belle jeunesse de notre pays.

« L'usage des nattes de paille pour fermer les fenêtres, tout en laissant tamiser l'air, est excellent à condition de s'en servir avec soin, avec ingéniosité, de les entretenir exactement et de les stériliser de temps à autre avec des antiseptiques.

« Le général commandant le corps d'armée prie MM. les chefs de corps de s'occuper de ces installations qui procurent une si grande amélioration dans la salubrité du logement des troupes.

« Tous les avantages de l'habitation humaine sont perdus en été si l'on ne parvient pas à s'y garantir du soleil et de ses effets. On ne peut pas s'y reposer, même pendant la nuit, la boisson s'échauffe et la consommation en est excessive et malsaine, toutes les fermentations s'exaspèrent et les maladies arrivent en foule.

« Le manque de persiennes est donc une lacune dans nos casernes monumentales. Maintenant les chefs de corps sauront la combler. »

La durée du sommeil nécessaire varie avec les personnes et les habitudes; il est normalement accordé au soldat de six à huit heures de sommeil, ce qui est suffisant. Le sommeil doit être proportionné au travail fourni par l'organisme pendant la veille, et l'on comprend, qu'en guerre, on ait vu souvent les hommes harassés de fatigue profiter de la plus petite halte pour se livrer au sommeil, là où ils s'arrêtaient, dans la boue, dans la neige, au risque de ne plus se réveiller et d'être faits prisonniers ou tués. Il arrive en effet un moment où l'énergie la mieux trempée est incapable de résister au besoin naturel du sommeil, et comme on l'a fait remarquer, « si Alexandre, Pompée, Napoléon ont dormi pendant la nuit qui précédait une bataille décisive, cela tenait peut-être moins à la quiétude de leur âme qu'aux travaux préparatoires de telles journées » (Michel Lévy).

Pour que le sommeil procure son maximum d'effets utiles, l'homme s'étendra complètement; dans la vie normale il se déshabillera, et lorsqu'il sera de service ou en campagne, il desserrera ses vêtements, si la chose est possible.

En toute circonstance, on exigera des hommes qu'ils se couvrent pendant la nuit, et particulièrement lorsqu'ils camperont ou bivouaqueront.

ARTICLE IV. - DE QUELQUES HABITUDES ET COUTUMES MILITAIRES.

§ I. — HABITUDES

I. **L'habitude,** c'est-à-dire une disposition acquise par des actes réitérés, en vertu de laquelle on tend à répéter ces mêmes actes, joue un très grand rôle dans l'*entraînement* indispensable au soldat pour lui permettre de supporter les fatigues de sa profession.

Ce qu'on a appelé l'acclimatation à la vie militaire, n'est en réalité que le résultat d'habitudes multiples auxquelles s'est plié l'organisme : la mortalité qui pèse si lourdement sur les plus jeunes soldats prouve que tous ne sont pas également aptes à les contracter avec la même facilité.

L'intervention continue du chef militaire, la connaissance qu'il a de chacun de ceux qu'il commande, lui permettent de faire contracter à ses hommes des habitudes salutaires, et son rôle d'éducateur a, dans tous les détails de la vie du soldat, une importance hygiénique considérable. « C'est par l'habitude, dit Rossignol (*loc. cit.*), que l'homme parvient à supporter l'abstinence, la faim et la soif, et à régulariser toutes les fonctions de l'organisme ». Les habitudes de régularité dans toutes les actions physiologiques seront toujours favorables, tandis que les habitudes tendant à un fonctionnement irrégulier ou à la satisfaction de besoins factices seront contraires à la santé.

L'habitude des mesures d'ordre et de propreté est un des grands bienfaits que les individus doivent recueillir de leur séjour sous les drapeaux.

L'habitude de l'exagération des plaisirs vénériens peut, pour le soldat, outre la multiplication du danger de contracter des maladies vénériennes, amener des altérations graves du système nerveux, conséquences funestes, non-seulement des plaisirs solitaires, mais encore des relations sexuelles pratiquées sans mesure quant à leur fréquence et à leur durée. « Si vous ne pouvez éviter l'amour des femmes », recommande Montluc, « au moins alllez-y sans vous perdre. Laissez l'amour aux crochets lorsque Mars sera en campagne ».

III. **Acclimatement.** — L'acclimatement des soldats hors de leur pays d'origine, c'est-à-dire l'aptitude de vivre sous un ciel étranger, résulte en réalité des modifications que subissent les organismes pour s'adapter à un nouveau climat (J. Rochard, art. *Acclimatement* du *Dictionnaire de médecine et de chirurgie pratiques*, t. I, 1887). L'acclimatement est donc en quelque sorte une conséquence de l'habitude.

Il y a lieu de distinguer l'acclimatement dans les climats d'altitude, dans les climats chauds et dans les climats froids.

Climats d'altitude. — D'une façon générale, les soldats se trouvent très bien d'une altitude élevée ; l'air des montagnes est particulièrement tonique et salubre, et dans les postes élevés des Alpes, malgré les rigueurs de la température, nos hommes jouissent d'une excellente santé.

Jourdanet, il est vrai, pensait qu'au-delà de 2.000^m les nouveaux venus contractent une certaine débilité physique et morale dont souffrent du reste, dit-il, les autochthones des localités situées à cette altitude. Le récit qu'a fait le médecin principal Coindet des effets de l'altitude sur le corps expéditionnaire du Mexique ne permet plus de soutenir les opinions de Jourdanet. Les effets de l'altitude ont été à peine appréciables à Orizaba (1.215^m) sur les 10.000 hommes observés et dont le transport à cette altitude avait été rapide. Après le passage des Cumbrès, lorsque nos soldats dépassèrent le niveau de 2.000^m, quelques-uns ressentirent les phénomènes généralement observés dans les ascensions des montagnes ou en aérostatique, mais ces symptômes se dissipèrent rapidement, et après dix mois de séjour sur l'Anahmar, la constitution des Français s'était transformée de telle sorte qu'elle se rapprochait, dit Coindet, de celle des Indiens. Ces observations faites sur une grande échelle et rapprochées de tout ce qu'on savait déjà, sont suffisantes pour montrer que l'assuétude s'établit vite et permet au plus grand nombre le séjour des altitudes élevées. Les observations antérieures n'ont fait que confirmer les opinions de Coindet.

Climats chauds. — Les climats chauds agissent sur le nouveau venu par deux séries d'influences : les cosmiques et celles qui résultent des maladies endémiques ; ces dernières créent le plus grand danger.

Cependant l'action de la chaleur n'est pas indifférente. « L'Européen », dit J. Rochard, « qui arrive dans un pays chaud, mais salubre, n'a pas de tribut à payer aux maladies, car on ne peut donner ce nom aux éruptions lichénoïdes ou furonculeuses dont il est souvent atteint. Pendant quelque temps, il jouit de la plénitude de sa santé, il supporte sans peine le travail, la marche en plein soleil, il peut conserver sans grande gêne les vêtements qu'il portait dans son pays ; son aspect contraste avec celui de ses compatriotes arrivés depuis plus longtemps. Peu à peu ses aptitudes diminuent, son appétit décroît, son teint pâlit, son activité physique et intellectuelle s'éteignent ; les fonctions de la peau et celles du foie s'exagèrent, l'hématose et la nutrition perdent de leur énergie », et il arrive petit à petit à cet état qui constitue l'anémie des pays chauds.

Quant aux influences dépendant des maladies endémiques, elles ne sont pas constantes et varient avec le pays ; ce sont principalement les fièvres palustres, la dysenterie, le choléra, la fièvre jaune, avec lesquels il faut compter.

Il est d'expérience que l'envoi des jeunes soldats dans nos colonies et même en Algérie, augmente considérablement la morbidité et la mortalité. Comment en serait-il autrement lorsqu'aux dangers de l'assuétude, au service militaire, viennent s'ajouter les dangers résultant du climat et de l'ignorance des précautions à prendre pour en éviter les effets funestes ? Les hommes destinés à faire séjour ou campagne dans nos colonies doivent donc être choisis parmi les soldats ayant au moins un an de service, vingt-deux ans d'âge et présentant une constitution robuste, d'un tempérament plutôt sec qu'obèse.

On a renoncé à acheminer lentement, ainsi qu'il était d'usage anciennement, et comme le conseillait Michel Lévy, les troupes vers les pays chauds, en les faisant stationner dans des garnisons de plus en plus méridionales. Il a été démontré que ces acclimatations successives sont plus nuisibles qu'avantageuses et ne sauraient préserver des atteintes des maladies régnantes.

Les troupes dans les pays chauds recevront un habillement particulier, léger mais protégeant bien la tête et le ventre et préservant de la fraîcheur des nuits.

L'alimentation sera réglée d'après les principes indiqués au chapitre IV. Elle sera toujours tonique et réparatrice sans être trop stimulante ni trop chargée en graisse ; elle fera certains emprunts rationnels aux matières alimentaires usitées par les indigènes. Le repas principal se prendra de préférence le soir.

L'eau de boisson sera l'objet d'une surveillance toute spéciale et il sera généralement prescrit de la bouillir ou de la filtrer aseptiquement. En général on ne boira qu'aux repas et si, dans certaines circonstances, il est fait exception à cette règle, il sera distribué des boissons à des heures régulièrement déterminées. Le café et le thé seront conseillés.

On n'oubliera pas non plus de veiller aux accidents résultant de la chaleur elle-même (insolation à tous les degrés) en évitant le travail au soleil et l'on maintiendra un bon moral parmi les troupes.

Quant à la prophylaxie des maladies régnantes, elle sera réglée d'après les principes indiqués au chapitre IX.

Dans certaines localités, il sera possible de diminuer notablement les dangers du climat en quittant pendant la mauvaise saison le littoral, ou la plaine pour la montagne ; l'émigration au camp Jacob à la Guadeloupe, aux sanatoria de l'Himalaya dans les Indes, équivalent presque au rapatriement.

Lui seul cependant permet la conservation des effectifs dans beaucoup des postes de nos colonies ; il doit se faire lorsque l'anémie est menaçante et le renouvellement des garnisons aura lieu après l'hivernage (décembre dans l'hémisphère nord, juin dans l'hémisphère sud), en évitant toujours l'arrivée des nouveaux contingents au moment des épidémies et des endémies. Le rapatriement sera d'autant plus fréquent que la contrée sera plus insalubre. On a adopté la limite de deux années pour e Tonkin et l'Annam.

Climats froids. — Les climats froids sont généralement salubres et moyennant certaines précautions, le froid est mieux supporté par les troupes que la chaleur.

Lorsque les troupes sont appelées à servir dans les pays froids, le logement, la nourriture, le vêtement et notamment la chaussure, seront à combiner pour placer les organismes dans les conditions de résistance nécessaire.

Le choix des hommes n'est pas non plus sans influence, et la résistance nerveuse semble jouer un rôle plus important que l'assuétude elle-même. Larrey déjà estimait que les races méridionales tolèrent mieux le froid que les races du Nord, et il avait remarqué que les Italiens, les Espagnols, les Portugais, les Français du Midi et les créoles avaient mieux résisté pendant la campagne de Russie, en 1812, que les Allemands, les Hollandais et les Russes eux-mêmes. La même observation a été faite, encore par Larrey, sur les prisonniers transportés en Sibérie ; et, pendant la guerre de 1870-71, les contingents du Midi de la France sont ceux qui ont le mieux supporté les rigueurs d'un hiver exceptionnel pendant les marches de l'armée de la Loire, et surtout durant la si pénible retraite de l'armée de l'Est.

Cette règle n'est applicable cependant qu'à la race blanche : la race nègre ne peut pas s'acclimater dans le nord : « Au moment où Méhémet-Ali recrutait son armée avec des nègres du Sennocai, ils succombaient presque tous. Aubert Roche estime à dix-huit mille le nombre de ces victimes du climat et de la nostalgie. Les noirs de l'intérieur de l'Afrique, transplantés en Arabie, y sont décimés par la fièvre, la dysenterie et la plaie de l'Yemen à laquelle ils sont très sujets. Le séjour de l'Europe ne leur est pas plus favorable. Ils y sont moissonnés par les maladies de poitrine et surtout par la phthisie. Baudin *(Société d'anthropologie)* cite l'exemple d'un régiment anglais composé de dix-huit cents noirs qui fut envoyé en garnison à Gibraltar, en 1817. Il fut entièrement détruit par la phthisie pulmonaire en moins de quinze mois. Nous avons vu le même fait se reproduire au bagne de Brest sur les forçats de cette race provenant des colonies. La tuberculisation pulmonaire faisait d'affreux ravages parmi ces malheureux. Elle en enlevait un cinquième tous les ans » (Rochard, *loc. cit.*).

Les congélations, depuis la retraite des Dix Mille jusqu'aux guerres modernes, ont causé de nombreuses victimes dans les armées. Pendant le siège de Sébastopol, l'armée française a compté 5.290 cas de congélations, sur lesquels il y a eu 1.179 décès ; l'armée anglaise a enregistré 2.380 congélations qui ont fourni 463 décès.

Pendant l'hiver 1870-1871, les congélations des pieds ont causé bien des souffrances, et nous avons eu à constater de nombreuses morts par coup de froid, notamment pendant la retraite de l'armée de l'Est.

L'action du froid se fait sentir aussi sur les troupes d'une façon indirecte, en engageant les hommes à se calfeutrer dans leurs habitations : C'est ainsi qu'il peut jouer un rôle important dans la genèse du typhus et du scorbut, comme on l'a observé en Crimée.

III. **Habitudes alcooliques.** — Nous avons blâmé déjà l'habitude des alcooliques, notamment du *petit verre du matin*, de l'absinthe et des liqueurs soi-disant apéritives ou stimulantes de l'appétit.

L'ivresse a été considérée à certaines époques et dans certains pays comme une maladie militaire, et l'alcoolisme chronique a été observé assez fréquemment chez les vieux soldats. L'absinthe, ainsi que nous l'avons vu (p. 373), a eu dans l'étiologie de l'alcoolisme une part importante, mais dont on a cependant exagéré la fréquence.

Les chiffres fournis par la statistique médicale de l'armée française ne nous donnent pas exactement le nombre des alcooliques chroniques : tous les alcooliques, en effet, n'entrent pas à l'hôpital et, d'autre part, beaucoup, succombent à des affections diverses enregistrées sous des dénominations autres que celle d'alcoolisme.

Il est entré dans les hôpitaux pour alcoolisme chronique 126 hommes en 1880, et 114 hommes en 1881.

De 1882 à 1887 inclus, l'alcoolisme, d'après la nomenclature adoptée, est englobé parmi les intoxications. En 1883 il y a eu 73 entrées et 103 en 1889.

Quant aux décès ils se répartissent comme il suit :

En 1869 on a inscrit 7 décès (dont 2 en Algérie), par delirium tremens et 6 (dont 3 en Algérie), par accidents suite d'ivresse : soit au total 13 décès.

En 1872, 9 décès (dont 1 en Algérie) par delirium tremens et 8 (dont 3 en Algérie) par accidents suite d'ivresse. Total : 17 décès.

En 1873, 6 décès (dont 3 en Algérie) par delirium tremens et 5 (dont 3 en Algérie) par accidents suite d'ivresse. Total : 11 décès.

En 1874, 6 décès (dont 3 en Algérie) par delirium tremens et 2 (dont 1 en Algérie) par accidents suite d'ivresse.

A partir de 1875, les décès attribuables à l'alcoolisme, sont inscrits sans autre distinction de la façon suivante :

En 1875	22 décès.	En 1884	14 décès.
1876	22 —	1885	9 —
1877	14 —	1886	5 —
1878	19 —	1887	6 —
1879	12 —	1888	10 —
1880	13 —	1889	4 —
1881	7 —	1890	11 —
1882	11 —	MOYENNE ANNUELLE.	11,5 décès.
1883	16 —		

Il est certain cependant que le mode de recrutement actuel de notre armée, la disparition des remplaçants et des vieux soldats, les occupations très nombreuses qui laissent peu de loisirs aux troupes, l'éducation hygiénique, la sévérité de la discipline sont autant de causes qui agissent avec une importance diverse pour faire diminuer l'alcoolisme chronique parmi nos troupes.

Quant à l'alcoolisme aigu, si l'ivresse a été officiellement blâmée à toutes les époques, elle est aujourd'hui l'objet de pénalités spéciales. En conséquence de la loi du 23 janvier 1873 qui a classé l'ivresse publique parmi les contraventions ou les délits, la décision ministérielle du 6 mai 1873 a déterminé les punitions disciplinaires spéciales qu'encourt le militaire oublieux des règles de la tempérance et nous sommes porté à croire que, depuis cette époque, sinon à cause de ces pénalités, du moins par le fait du progrès des mœurs, l'ivresse a diminué parmi nos soldats.

Malheureusement le bon marché des liqueurs frelatées et des alcools dangereux, la facilité avec laquelle le soldat se les procure en dehors du quartier, sont des circonstances qui viennent contrebalancer en partie les motifs de décroissance des dangers de l'alcool parmi les troupes. Combien fréquemment il arrive aux médecins des corps de troupe d'être appelés à constater de véritables empoisonnements par les alcools des marchands de vin. Combien aussi est difficile la surveillance des cantines à cet égard.

Au dire de Garcin (*Armée anglaise*, Paris, 1886), « l'ivrognerie est la plaie de l'armée anglaise ». Ainsi en 1881, sur 224.681 condamnations ayant trait à la discipline, il y a eu 23.470 amendes pour ivrognerie ; 14.741 coupables ont été déférés aux cours martiales et 104 punis de travaux forcés.

Dans l'armée allemande, l'ivresse est assez commune et est fréquemment observée à tous les échelons de la hiérarchie.

IV. **Tabac.** — Déjà l'ordonnance du 8 octobre 1688, puis le règlement du 30 juillet 1720 avaient alloué gratuitement à chaque soldat, une livre de tabac par mois. D'après le règlement du 20 avril 1734, les cantiniers des corps touchaient du tabac à prix réduit, en quantité proportionnelle à l'effectif et le revendaient aux soldats. L'ordonnance du 12 juin 1748 défendait aux militaires de revendre aux habitants le tabac de cantine. La fourniture spéciale du tabac aux troupes a été abolie pendant les guerres de la Révolution et rétablie par décret impérial du 29 juin 1853 qui a déterminé qu'il serait délivré du tabac de cantine à fumer, au prix de 1f,50 le kilog., aux sous-officiers et soldats, à raison de 10gr par jour. Il est du reste interdit aux soldats de faire commerce du tabac qu'ils ont touché.

Le tabac est surtout employé dans l'armée de terre sous forme de fumée, l'usage de la chique y étant toujours demeuré aussi exceptionnel qu'il est fréquent dans la marine.

Sans vouloir résumer ici tout ce qui a été dit pour ou contre l'usage du tabac, nous admettons volontiers que l'emploi « du tabac est inhérent et nécessaire à la vie du soldat ; c'est pour lui un besoin de tous les jours non seulement lorsqu'il est paisiblement en garnison, mais surtout pendant les longues nuits qu'il passe au bivouac. Aussi malgré les inconvénients qu'il cause et les conséquences fâcheuses qui résultent quelquefois de son abus, ce serait affecter un rigorisme déplacé que de lutter contre un usage qui procure au moins des consolations dans les situations les plus critiques » (Didiot, *loc. cit.*), qui berce l'imagination, calme l'ennui et donne parfois, au moins momentanément, plus de lucidité à la pensée. « Ainsi le tabac s'élève au rang de modificateur moral et dès lors il faut l'apprécier, non plus avec les seules données de la chimie, mais au point de vue des réactions morales qui jouent un rôle si considérable dans l'hygiène humaine » (Michel Lévy).

Il est constant que la privation du tabac a pu paraître à certains sujets plus pénible que la privation d'aliments et elle a figuré parmi les punitions disciplinaires de l'armée prussienne. Korloff, dans sa relation sanitaire de la guerre de 1877-78 contre la Turquie, a noté les avantages du tabac et exprimé le désir qu'il en soit délivré chaque jour aux soldats russes. Vauban déjà avait remarqué que l'usage de la pipe diminue les sensations de la faim et de la soif. Les anciens auteurs ont considéré la fumée du tabac comme pouvant servir de correctif à l'air vicié par les miasmes et de nos jours on est porté à lui reconnaître des propriétés antiseptiques.

On ne saurait nier cependant que l'usage excessif de la fumée ne puisse entraîner des accidents, perte de l'appétit, de la force musculaire, trémulence des membres, délire, vertiges, altérations de la vision, perte de la mémoire et disparition progressive de toutes les facultés intellectuelles.

Arnould considère qu'il y a abus dès que la consommation de tabac dépasse 20^{gr} par jour par personne. Il est difficile de préciser la quantité de tabac nuisible à chaque individu, mais tout adulte faible de poitrine, salivant facilement, malade du cœur, ayant un tempérament nerveux exagéré, fera bien de s'abstenir de fumer.

« Le tabac ne peut exercer qu'une influence nuisible sur l'adolescent » (Michel Lévy) dont il compromet le développement.

On défendra toujours de fumer dans les dortoirs militaires.

L'hygiène individuelle du fumeur consiste dans la propreté de la bouche et dans le nettoyage fréquent des pipes, brûle-cigares ou brûle-cigarettes, dans l'emploi des appareils qui ne permettent l'arrivée à la bouche que d'une fumée déjà refroidie, dans la défense d'avaler la fumée, et dans celle de fumer à jeun.

§ II. — DE QUELQUES COUTUMES MILITAIRES

I. **Tatouage.** — Le tatouage est d'un usage très répandu et probablement très ancien dans les peuplades à civilisation rudimentaire ; d'une façon générale on voit disparaître cette coutume au fur et à mesure qu'on se rapproche des centres plus éclairés et que le niveau intellectuel s'élève.

Ce fait tient en grande partie à ce que l'utilité du tatouage ne se fait plus sentir chez les civilisés. Le tatouage en effet n'a pas eu seulement un but ornemental, il a été souvent une nécessité : il a servi par exemple d'état civil aux individus et à un peuple entier. Il a permis de distinguer les tribus les unes des autres, au service d'une même tribu les hommes revêtus d'un caractère religieux, les guerriers et parmi ceux-ci les chefs de leurs soldats. Il a pu même servir à conserver et à transmettre la tradition. En Nouvelle-Zélande, par exemple, les chefs ont des tatouages spéciaux qui augmentent avec leurs faits d'armes et sont transmissibles par l'hérédité. Le tatouage constitue donc chez certains peuples primitifs, sous une forme rudimentaire, l'histoire écrite d'une famille et par suite d'une nation.

Dans les sociétés d'intelligence cultivée, le tatouage a disparu depuis longtemps, du moins en tant que coutume générale, et on ne les retrouve guère que dans les classes d'une moralité peu élevée, et jamais sur les parties découvertes en permanence, comme la face.

Le milieu militaire, quoique composé d'éléments de culture très différente, fournit un certain nombre de tatoués.

Dans l'armée comme dans toutes les agglomérations, chaque individu a une manière de penser qui lui est propre, en même temps qu'une allure qu'il emprunte au milieu qui l'environne et quelquefois l'impulsion donnée par une minorité mal pensante ou grossière trouve, même dans les esprits plus éclairés, des imitateurs poussés soit par la crainte de paraître trop délicats, soit par un instinct étrange d'imitation.

C'est ainsi qu'on a pu voir récemment dans un régiment d'infanterie l'évolution d'une véritable épidémie de tatouage : une classe presque entière a été tatouée par deux hommes de la plus basse extraction, incorporés à la même date. Si aujourd'hui les malheureux tatoués regrettent vivement leur accident, ils avouent spontanément l'avoir subi sans enthousiasme. Chacun s'est livré aux mains de l'opérateur passivement en quelque sorte, « pour faire comme les autres », par une sorte d'amour-propre mal placé, et pour éviter surtout les railleries de camarades peut-être peu soucieux de se laisser tatouer eux-mêmes.

Le procédé de tatouage exclusivement employé par les soldats est celui dit par piqûres. Les tatouages par cicatrices, par brûlures ou sous épidermiques ne sont pas en usage parmi eux.

Le mode opératoire du procédé par piqûre est des plus simples : l'instrument est formé de plusieurs aiguilles (trois en général) montées sur un morceau de bois et fixées à l'aide de plusieurs tours de fils. Leurs extrémités sont au même niveau et très peu écartées les unes des autres. La matière colorante est presque toujours l'encre de Chine. L'encre ordinaire, la poudre de charbon de bois, le bleu de blanchisseuse sont cependant, mais rarement employés. Toutes ces substances donnent, après l'opération, des teintes bleues plus ou moins prononcées. C'est avec le rouge, la seule couleur employée ; cette dernière s'obtient exclusivement à l'aide du vermillon.

La couleur choisie étant placée dans un récipient quelconque, l'opérateur y plonge ses aiguilles. Tendant alors fortement la peau du patient, il pratique une série de piqûres obliques d'une profondeur variant d'un demi millimètre à un millimètre. Cette obliquité du trajet explique pourquoi les contours obtenus prennent l'apparence de lignes continues où chaque point est peu apparent.

Immédiatement après les piqûres, des phénomènes locaux d'inflammation se développent, moins accentués avec l'encre de Chine qu'avec les autres substances. Après trois semaines, la réaction inflammatoire a cessé et le tatouage a acquis la physionomie qu'il gardera toujours.

Quelquefois cependant les choses ne se passent pas aussi simplement, comme nous le verrons un peu plus bas.

Il est difficile de donner, d'une façon générale, la proportion des hommes tatoués au régiment. Elle est éminemment variable suivant que le hasard y amènera des individus tatoués eux-mêmes et faisant de la propagande pour cette pratique, suivant le milieu moral de tel ou tel corps. C'est ainsi que dans les compagnies de discipline, par exemple, la proportion des tatoués devient très considérable. Dans les grandes villes, aussi les soldats trouveront au dehors, dans des cabarets notamment, des tatoueurs de profession. Ceux-ci sont moins à craindre que les camarades opérant au quartier, à cause du prix plus élevé de leurs services et de leur influence moins directe.

Quoi qu'il en soit, malgré l'absence de statistique générale, il est certain que le passage par le régiment entraîne un bon nombre d'hommes à subir l'opération du tatouage.

Les tatouages pratiqués au régiment ne diffèrent en rien des autres ; au point de vue de leur siège : c'est la face antérieure de l'avant-bras qui tient le premier rang parmi les régions de choix.

Le caractère professionnel domine dans le choix des dessins, mais n'est pas exclusif. A côté des emblèmes métaphoriques (cœurs percés, étoiles, mains entrelacées, poignards, etc.) et des emblèmes amoureux ou érotiques, on voit le plus souvent des figures ayant trait à la profession des armes. « Pour la plupart des soldats, c'est, outre l'image d'un militaire vêtu de l'uniforme spécial à leur régiment, des dates commémoratives rappelant la date de naissance, de tirage au sort, le numéro de la conscription, le numéro matricule, celui du régiment, la date du tatouage et même, pour les hommes des compagnies de discipline, le jour de la condamnation. Un homme avait trois inscriptions : c'étaient les dates successives des trois conseils de guerre qui l'avaient condamné » (1).

Les inconvénients moraux qui suivent presque fatalement la pratique du tatouage ne sont pas les moins importants. On trouvera peu de tatoués qui fassent quelque difficultés à avouer l'ennui, sinon la honte, que leur cause le stigmate dont on les a marqué, alors même que l'emblème représenté, n'est pas particulièrement grossier ou obcène.

Peut-être le tatoué a-t-il confusément conscience de la sorte de parenté que ces signes lui donnent avec cette catégorie des tatoués, qu'on pourrait appeler « non repentante », qui peuple les prisons militaires et les corps disciplinaires. C'est à ces derniers qu'il faut s'adresser pour trouver les tatouages les plus nombreux et les plus compliqués et c'est parmi eux que le professeur Lacassagne, alors qu'il était médecin-major en Algérie, a réuni une collection remarquable exposée au musée de médecine légale de la faculté de Lyon.

Il est presque constant de voir le nombre des tatouages croître avec celui des punitions, en rappeler même la date.

Si les regrets suivent immédiatement l'acte de concession qui a stigmatisé les hommes n'appartenant pas à la catégorie précédente, ils deviennent encore bien plus vifs un peu plus tard, au sortir de la vie militaire notamment. Le plus souvent, le tatoué cachera soigneusement aux yeux des siens cette marque qui lui devient odieuse, il trouvera même des circonstances qui lui rendront cruelle cette particularité.

Enfin des accidents graves et pouvant compromettre l'existence sont parfois la conséquence du tatouage. Non seulement les procédés opératoires usités ont amené des complications inflammatoires plus ou moins marquées, telles que abcès, adénites, lymphangites suppurées, phlegmons diffus, mais on a vu la gangrène suivie de cicatrices vicieuses, des chéloides cicatricielles, des déformations des membres. Berchou (*Histoire médicale du tatouage*, Paris, 1869), cite quatre cas d'amputation dont une de cuisse et un cas de mort par choc nerveux.

Mais le grand danger du tatouage pratiqué comme nous l'avons dit est l'inoculation de la syphilis : Hutin, Robert, Rollet, etc., en ont cité des exemples célèbres, et le médecin major Strœbel, dans un mémoire récent présenté au Comité technique de santé, vient de nouveau d'attirer l'attention sur ce point.

_____

(1) *Dictionnaire encyclopédique des sciences médicales*, LACASSAGNE, Art. *Tatouage*, p. 130, t. XVI.

Le nombre restreint des observations publiées, n'est certainement pas l'expression de tous les malheurs ainsi causés, car ceux des soldats qui se livrent à la pratique du tatouage, sont tous désignés pour fournir une notable quantité de syphilitiques, et de syphilitiques peu soigneux de leur personne. L'ignorance et la malpropreté les prédisposent à conserver pendant longtemps, souvent à leur insu, des lésions, parmi lesquelles celles de la bouche seront les plus dangereuses pour le patient du tatoueur. On imagine aisément quel rôle joue la salive dans leurs manipulations, qu'elle serve à humecter la pointe des aiguilles, à renouveler le liquide colorant, ou à pratiquer le lavage final.

D'autre part, la couche de la peau où pénètrera le liquide virulent étant des plus favorables à l'inoculation, et les plaies pratiquées dans cette région étant innombrables, il paraît fatal qu'un sujet porteur de plaques muqueuses dans la bouche, inocule la syphilis à son patient (1).

Pour toutes ces raisons, il est grandement souhaitable que le tatouage disparaisse du milieu militaire : il appartient au commandement de le prohiber d'une façon absolue. Le 11 février 1860, le ministre de la marine est entré dans cette voie ; on peut supposer que des ordres formels et rigoureux, chasseront des casernes ces pratiques ridicules et dangereuses.

Jusque dans ces dernières années, le tatouage a été répandu à tous les degrés de la hiérarchie dans la marine russe, mais cette pratique commence à y disparaître.

L'opération n'avait pas lieu en Russie, ni à bord des bâtiments, mais au Japon.

« Tous les officiers russes ont fait quelques voyages dans les mers de Chine, et les relations entre Vladivostok et Nagasaki sont continues. Près de Nagasaki est une petite île appelée Inassa où la vie russe s'est peu à peu implantée ; on y trouve des bains russes, des églises, des hôtels et même un cimetière consacré suivant le rite grec. Cette île, il y a quelques années, était en quelque sorte une station où les bâtiments russes trouvaient à se ravitailler et où ils faisaient de longs séjours. C'est dans cette île que des tatoueurs japonais exercent leur art sur la peau des marins russes. Ils y ont acquis une réelle réputation, et matelots et officiers, lorsqu'ils vont à Inassa, mettent à contribution leur habileté », qui n'a pas empêché plus d'un accident de se produire. Il y a une dizaine d'années, on a eu à déplorer la mort d'un jeune enseigne qui s'était laissé tatouer. (*Le Temps,* 13 septembre 1893).

II. **Duel.** — Le duel peut être considéré, sinon comme une habitude, du moins comme un usage militaire.

Le duel, en effet, à presque toutes les époques, a été plus ou moins

(1) V. ROBERT, *Inoculations syphilitiques produites par le tatouage* (*Mémoires de méd. chirg. et pharm. milit.*, 3ᵉ série, t. XXXV, 1879, p. 609).

fréquent dans les armées et bien que jusqu'au xviie siècle, il ait été revendiqué par la noblesse comme un de ses privilèges, il n'a pas été rare parmi les militaires de tous grades bien avant cette époque.

Henri II, vers 1550, s'occupa des combats singuliers des jeunes soldats ; il leur imputait à crime « non de se battre mais de s'y porter à la dérobée ou ne pas suspendre à l'instant le combat quand un officier d'autorité en donnait l'ordre ; par cette désobéissance le duelliste encourait la mort. »

Sous Henri III (1580), le prévôt de Saint-Germain-des-Prés et le Parlement voulurent, à l'égard de quelques militaires, mettre à exécution les lois contre le duel ; « le colonel général de l'infanterie s'y opposa de haute lutte, fit relâcher de force les délinquants détenus et dispersa par les armes les membres du Parlement réunis en séance » (1).

Henri IV (1609) fit inutilement tous ses efforts pour supprimer les combats corps à corps. Le duel cependant était interdit sous peine de mort dans les armées impériales et dans celle de Gustave-Adolphe (1611-1632). Malgré les peines féroces édictées par Richelieu contre les duellistes et leurs témoins, les duels furent à cette époque très fréquents.

D'après les ordonnances du 5 janvier 1677, que fit paraître Louis XIV, en cas de duel entre officiers, l'agresseur ou même les deux duellistes devraient être cassés et poursuivis suivant la rigueur des lois répressives du duel. L'édit de 1679 est aussi sévère que ceux de Richelieu. L'ordonnance du 8 avril 1686 accordait son congé et une récompense de 50 écus à tout soldat qui se faisait dénonciateur d'un duel. Et pourtant Louis XIV faisait expulser à petit bruit du régiment du roi les officiers qui refusaient des cartels.

Louis XV et Louis XVI en montant sur le trône jurèrent de ne jamais faire remise de peines prononcées contre les duellistes, toutefois les décrets, lois et ordonnances promulguées contre le duel furent sans cesse éludés en France pendant le xviiie siècle. L'officier qui aurait refusé de se battre eut été déshonoré. Voltaire nous apprend qu'il y avait des compagnies de gens d'armes où l'on ne recevait personne qui ne se fût battu au moins une fois ou qui ne jurât de se battre dans l'année.

L'autorité militaire ne désapprouva jamais ces pratiques. En 1785 elle entra en conflit à Metz au sujet des prétentions qu'émit l'autorité judiciaire de connaître des duels entre soldats ; il est vrai que dans cette circonstance l'autorité judiciaire fut déclarée avoir raison.

Sous le Directoire et sous l'Empire, le duel entre les soldats fut par moments une véritable frénésie, mais il ne fut disciplinairement puni que lorsqu'on se trouvait devant l'ennemi. La prohibition du duel ne fut du reste pas reproduite dans le Code pénal militaire de 1791 ni dans la

---

(1) Article DUEL, du *Dictionnaire de l'armée française*, du général BARDIN, Paris, 1851. — Voir aussi Ch. TEISSIER, *Du duel* (thèse de doctorat), Lyon, 1890 ; TARDE, *Études pénales et sociales*, Paris, 1892.

législation de 1810. Le règlement du 24 juillet 1846, à propos des punitions, mentionne vaguement le duel des soldats et semble le considérer
comme un des accidents naturels que le caporal d'escouade doit faire
connaître à ses chefs. L'ordonnance du 2 novembre 1833 prescrit de
même au caporal d'escouade de rendre compte des duels ; le décret sur
le service intérieur du 28 décembre 1883 et celui du 20 octobre 1892
reproduisent la même rédaction, de telle sorte que l'on doit admettre
que, dans notre armée, le duel n'est pas en lui-même considéré comme
une faute contre la discipline. Comme le fait remarquer Tarde, jamais
les duels militaires n'ont été poursuivis devant les conseils de guerre et
très fréquemment des rencontres ont été prescrites par les chefs de
corps, en dépit de la loi de 1837 qui interdit le duel en France, loi si singulièrement tombée en désuétude. Tarde cependant cite (*loc. cit.*, p. 43)
la note suivante émanée du bureau de la justice militaire de la guerre :
« Les Ministres de la guerre n'ont cessé de rappeler aux généraux, en
réponse à des communications particulières que, le duel étant défendu
par les lois civiles et religieuses, l'autorité militaire ne devrait jamais
prescrire de rencontre par les armes, mais devrait se borner à veiller
à ce que dans les rencontres demandées par les intéressés, tout se passât
d'une façon loyale. On pourrait même citer plusieurs exemples de chefs
de corps punis disciplinairement pour avoir contraint des hommes à se
battre. » Dans une autre lettre le Ministre s'exprime ainsi (*loc. cit.*,
même page) : « Je sais qu'il existe des cas où l'honneur se trouve tellement compromis ou engagé, qu'il est bien difficile, pour des militaires
surtout, de n'avoir pas recours à la voie des armes, mais ces cas sont
heureusement rares ».

« Une circulaire de M. de Freycinet (8 juillet 1889), supprime le duel
obligatoire, en laissant subsister le duel facultatif et autorisé et substitue
l'épée de combat au fleuret comme arme réglementaire » (*ibidem*, p. 44).

Si le duel dans l'armée française est assez commun, il est rarement
mortel, puisqu'on ne compte que quatre morts en dix ans (Tarde). Il faut
voir dans la fréquence relative du duel dans notre armée la preuve que
le point d'honneur y est très développé chez nos soldats, et nous sommes
porté à dire avec Lacassagne : « On nous accordera qu'il faut un certain
degré de civilisation à une société pour arriver à cette notion du point
d'honneur telle qu'elle s'est montrée au moyen âge et comme elle nous
a été transmise » (*Précis de médecine judiciaire*, Paris, 1878).

En Angleterre, le duel militaire, comme le duel en général, est extrêmement rare ; la veuve d'un officier mort en duel, est déchue de ses
droits à la pension. Le soldat anglais trouve dans l'habitude qu'il a de la
boxe, le moyen de régler ses différends avec ses compagnons.

Dans l'armée prussienne, il existe depuis longtemps des tribunaux
d'honneur chargés de juger les questions pouvant amener des rencontres
à main armée. Il est vrai que si la loi pénale punissait les officiers duel-

listes de la réclusion dans une forteresse, la cour d'honneur les condamnait quelquefois à la dégradation pour avoir refusé de se battre. Depuis 1874, le duel militaire est autorisé ou toléré dans l'armée allemande.

C'est dans l'armée italienne que le duel est le plus florissant. On en compte environ 82 par an. Le code pénal militaire du 5 décembre 1872, punit l'inférieur qui provoque son supérieur et l'officier qui aura été défié par un autre de même grade, quand la provocation aura été motivée par des faits de service. Le général Mezzacapo a déclaré devant le Sénat italien que « dans l'armée il faut maintenir le duel entre officiers », que « le duel dans la vie militaire ne peut être regardé comme dans la vie civile... C'est un débouché grâce auquel les petites inimitiés entre officiers, qui sans lui seraient durables, s'évanouissent : après le duel, ils deviennent bons amis et camarades comme auparavant. Puis le détruire, ne serait-ce pas affaiblir cet exquis sentiment d'honneur et de délicatesse que l'on cherche à développer chez les militaires ? » (Tarde):

Le duel est inconnu dans les armées suédoise et norwégienne.

Il n'est pas pratiqué en Turquie, entre Mahométans, étant défendu par la loi religieuse.

En Russie (d'après le docteur Bajenow, cité par Tarde), le duel était inconnu avant Pierre-le-Grand. C'est de son époque que datent les premières lois contre le duel qui avait été importé par les étrangers restés à son service. Aujourd'hui il ne se voit guère que dans la noblesse et entre officiers ; parmi ces derniers, le duel a été assez fréquent pendant la période des guerres napoléoniennes et après le siège de Sébastopol. Quant aux soldats, ils vident leur querelles « tout bonnement et tout bêtement à coups de poings ».

Il ne nous appartient pas de juger si la conclusion de Tarde doit être adoptée lorsqu'il dit : « Puisqu'il nous est venu un si bel accès d'enthousiasme pour la sainte Russie, puissions-nous aussi nous modeler sur elle » en excluant le duel de nos mœurs. Qu'il nous suffise de faire remarquer que le duel est regardé par les chefs de notre armée, comme un moyen d'inspirer au soldat le respect de sa personne et que, si la philosophie le condamne, comme aussi la loi religieuse, il est souvent entre les mains du commandement un moyen de discipline morale, dont l'hygiène, le plus souvent, n'a pas à s'occuper au point de vue de la conservation de l'individu. Il est d'usage en effet, d'entourer la pratique du duel entre soldats de mesures telles que, dans l'immense majorité des cas, il n'en résulte ni mort d'homme, ni blessure grave. Les cas dans lesquels, en dépit de la présence du maître d'armes et d'un médecin, il y a une issue funeste, constituent en réalité de rares exceptions ; cependant, il faut bien le reconnaître, ces exceptions ont été malheureusement constatées.

III. **Suicide.** — On a été porté à croire que le suicide est commun dans les armées. Il s'est présenté quelquefois, il est vrai, dans des conditions spéciales dans lesquelles l'imitation, la désespérance des hommes abattus par les revers ou d'autres circonstances particulières l'ont rendu fréquent, relativement à l'effectif observé, mais il a cessé aujourd'hui de jouer un rôle assez marqué dans la mortalité, au moins de notre armée, pour qu'on puisse utiliser les données statistiques recueillies à son sujet, à ces époques troublées, comme des éléments d'appréciation véritablement utiles pour mesurer la valeur morale des troupes.

La statistique médicale de l'armée française accuse :

En 1881........	155	décès par suicide	*Report*....	1073	décès par suicide
1882........	196	—	En 1887........	171	—
1883...... .	154	—	1888........	189	—
1884........	188	—	1889.... ...	169	—
1885........	188	—	1890........	149	—
1886........	192	—			
A reporter.	1073	—	TOTAL.	1751	décès par suicide

Si l'on distingue les suicides à l'intérieur de ceux en Afrique, on trouve la proportion de 29 hommes pour 100.000 hommes, de 1872 à 1890. Elle a été de 28 pour 10.000 hommes de 1872 à 1880, alors que de 1862 à 1869, elle s'était élevée à 47 pour 100.000 hommes. En Algérie et Tunisie depuis 1881, la proportion s'est maintenue constamment deux fois plus élevée : ainsi de 68 pour 100.000, de 1872 à 1890.

Dans l'armée prussienne (1) on comptait d'après Baudin, de 1829 à 1838, une mortalité de 50 pour 100.000 hommes. Elle a été de 64 en 1867. D'après Morselli, de 1847 à 1858, de 64 aussi dans l'armée saxonne. Dans l'armée allemande, de 1873 à 1878, 61 pour 100.000 hommes ; de 1878 à 1888, 67 pour 100.000 hommes d'effectif auxquels il convient d'ajouter 10 tentatives non suivies de succès par 100.000 hommes. En mars 1893, on a apporté à la tribune du Reichstag, l'affirmation que les suicides devenaient de plus en plus fréquents dans l'armée, par suite des mauvais traitements infligés aux hommes. Cette assertion a été vivement repoussée par le chancelier Caprivi, mais aucun chiffre n'a été produit en faveur de l'une ou de l'autre opinion.

C'est l'armée autrichienne qui présente le plus grand nombre de suicides : elle perd annuellement plus d'hommes par suicide que par fièvre typhoïde, par pneumonie, et même, dans certaines années, que par tuberculose. La mortalité par suicide représente 1/5 de la mortalité générale.

Il y en a eu, en 1881, jusqu'à 346 et 394 en 1886, soit 149 pour 100.000 hommes d'effectif. De 1875 à 1887, la moyenne annuelle a été de 122 décès pour 100.000 hommes d'effectif, auxquels il faut ajouter 40 tentatives n'ayant pas abouti.

(1) La plupart de ces renseignements sont empruntés à Longuet : *Le suicide dans les armées européennes* (*Archives de médecine et de pharmacie militaires*), t. XVIII, 1891, page 436 et s.

La répartition des suicides par séries d'années montre la progression constante de ces attentats. En 1869 : 85 pour 100.000 hommes ; de 1870 à 1874, 89 ; de 1875 à 1880, 112 ; de 1881 à 1887, 131.

Dans l'armée italienne, la mortalité par suicide a atteint le chiffre de 30 pour 100.000 hommes en 1887 ; 45 en 1888 ; 38 en 1889.

De 1875 à 1888, l'armée belge a fourni 24 suicides pour 100.000 hommes. En 1868-69, la proportion avait été de 45 pour 100.000 hommes.

De 1881 à 1888, l'armée anglaise occupant les garnisons du Royaume-Uni, a présenté une mortalité par suicide de 23 pour 100.000 hommes. En dehors du royaume, l'armée formée par les mêmes éléments donne une moyenne double de suicides. D'après Millard, de 1852 à 1866, l'armée anglaise dans toutes ses positions donnait 15,5 suicides par 100.000 hommes ; 44,3 de 1866 à 1870 et en moyenne 37,9, pour la période entière de 1862 à 1870.

Dans l'armée russe, le suicide est rare, puisque de 1876 à 1889 (à l'exception des années 1876 et 1878 occupées par la guerre du Danube) on ne relève qu'une moyenne de 20 suicidés par 100.000 hommes, avec un maximum de 31 en 1882, et un minimum de 15,7 en 1887.

De telle sorte qu'en résumé, la fréquence du suicide varie dans les armées européennes, de 9 à 1 et a (sauf dans l'armée autrichienne et peut-être dans l'armée allemande), une tendance à diminuer.

On peut dire d'une façon générale, que avant 1870, les suicides ont été, en France, deux fois plus nombreux chez les vieux soldats que chez les jeunes.

La même observation a été faite en Angleterre. En 1884, les soldats anglais de 20 à 24 ans ont présenté 17,4 suicides par 100.000 hommes ; ceux de 24 à 34 ans, 52 ; ceux de 35 à 45 ans, 55 (armée de l'intérieur et des colonies). De 1867 à 1870, Millard avait trouvé, à 25 ans, 20 suicides par 100.000 hommes en Angleterre ; 71 suicides pour les soldats de 35 à 40 ans.

Dans les armées basées sur le service obligatoire et de courte durée, les suicides se présentent au contraire dans les premiers temps du séjour au quartier.

En Allemagne et en France, près de la moitié des suicides sont accomplis par les soldats de moins d'un an, bien que l'effectif de ces derniers ne corresponde pas au 1/3 de l'effectif total. « Dans l'armée autrichienne, les suicides accomplis dans les six premiers mois de service, dépassent la moitié, atteignent jusqu'à 6 et 7 dixièmes de la totalité des suicides ; constatation plus précise encore, les suicides accomplis par les jeunes soldats dans leur premier mois de service, sont plus fréquents d'un tiers que dans les cinq mois qui suivent et représentent 1/8 des suicides de toute l'année » (Longuet, *loc. cit.*).

« L'esprit militaire » a dit Esquirol, « qui inspire l'indifférence pour la vie, qui n'attache pas une grande importance à un bien qu'on est prêt

à sacrifier à l'ambition d'un maître, l'esprit militaire, dis-je, doit être
favorable au suicide ». Les recherches statistiques ne sont pas confirmatives de cette manière de voir. En effet, même dans l'armée autrichienne, le tiers seulement des suicides de cause connue est attribuable à
la répulsion du métier militaire, 1/3 à la crainte d'une punition et 1/3
au dégoût de l'existence et aux peines de cœur. Dans l'armée allemande,
1/3 des suicides dont la cause est appréciable est dû à la crainte d'une
peine encourue, 1/2 à des affections mentales, 1/20 à des chagrins, 1/20
au dégoût de la profession militaire. En Italie, 3/4 des suicides sont attribués à des causes indépendantes du métier militaire, 1/4 seulement à
des causes inhérentes à l'armée, parmi lesquelles, pour 1/7 de l'ensemble, la crainte d'une punition et le remords d'une faute disciplinaire.
En France, en laissant de côté les suicides dont le mobile est resté
inconnu, et qui représentent 1/10 de l'ensemble, les maladies mentales
revendiquent un peu plus de 1/5, les suicides de cause passionnelle un
autre cinquième, la crainte d'une répression encourue, un peu plus d'un
cinquième et il s'agit alors le plus souvent de fautes de droit commun.
Enfin la répulsion du service militaire ne compte que pour 1/16 de l'ensemble.

Arnould (*Archives d'anthropologie criminelle* t. VIII, 1893, p. 21),
a étudié en détail 69 cas de suicide qu'il a notés durant dix années,
dans le 1er corps d'armée ; 9 de ces suicides ont été fournis par des sous-
officiers, soit 13 %, et 57 par des caporaux ou soldats, soit 82,6 %. Quant
aux causes, elles se répartissent de la façon suivante :

Alcoolisme	6 cas.	Individus sous le coup d'une pu-	
Amour contrarié	9 —	nition.	21 cas.
Chagrins de divers caractères	8 —	État mental voisin de la maladie.	13 —
Cause inconnue,	12 —		

de telle sorte, dit-il, que les suicides dans l'armée française dépendent
plutôt des conditions communes que des conditions spéciales à l'armée,
tout au plus existe-t-il certaines circonstances de la vie militaire qui
déterminent l'action décisive. Cette conclusion est d'autant plus fondée
que la plupart des suicides observés sur des militaires se trouvant sous
le coup d'une punition, ont été relevés chez des sujets punis pour des
délits de droit commun et non pour des manquements à la discipline.

§ III. — CRIMINALITÉ MILITAIRE

Tant que les armées n'ont pas été des armées nationales et solidement
organisées, elles ont admis des hommes de toute catégorie, enrôlés
quelquefois par l'appât des pillages et auxquels on demandait surtout de
l'entrain et de l'audace. Les crimes militaires, la désertion à l'étranger

notamment, ont alors été très nombreux et, autant qu'on en peut présumer sans données numériques précises, il est probable que les crimes et délits de droit commun, n'étaient pas rares dans ces agglomérations de soldats pour lesquels la guerre était un moyen d'existence. Il est constant, que dès les premières années de son institution, la conscription a fait diminuer le nombre des déserteurs. Cependant, sous le premier empire, nos régiments laissent parfois à désirer dans leur conduite, surtout au moment des revers, alors que la continuité des guerres oblige à des recrutements en masse d'où toute sélection morale est bannie et qui ne permettent pas l'établissement d'une organisation disciplinaire apte à refréner les mauvais instincts (1). Sous la Restauration, les nouveaux règlements militaires sont la base d'une réforme des mœurs et des habitudes de l'armée française, et celle-ci commence à se transformer. Malheureusement la loi de 1832 introduit dans ses rangs, à côté des remplaçants par vocation, des remplaçants cherchant dans la carrière militaire des moyens d'existence qu'ils seraient incapables de trouver dans des emplois civils, et des engagés volontaires, fils de familles dévoyés, pour lesquels l'engagement est une punition : ces deux catégories fournissent 64 p. 100 des soldats condamnés devant les conseils de guerre. La statistique donne, en 1839, 3.029 condamnés sur 4.367 individus jugés par les conseils de guerre, soit pour un effectif de 317.578 hommes, un condamné sur 104 et un accusé sur 72. On compte 3.708 sujets prévenus de crimes et délits militaires (1/85) et 639 prévenus de crimes et délits communs (1/466). En 1849, au lendemain de la Révolution, le chiffre des condamnés s'élève à 5.154 et celui des accusés ou prévenus à 7.378 : soit par rapport à un effectif de 412.706 hommes, un condamné sur 80 et un accusé sur 55. Il conviendrait cependant de diminuer le chiffre des accusés des 870 Français ou indigènes d'Algérie non militaires, jugés par les conseils de guerre. On compte pour cette période 5.132 crimes et délits militaires (1/80) et 2.246 crimes et délits communs (1/183).

Sous Napoléon III, les remplaçants pouvant être des hommes choisis parmi les libérables de bonne conduite, les rengagés méritants étant sollicités à demeurer sous les drapeaux par l'obtention d'une prime, l'amélioration morale de l'armée est manifeste. Dans la période 1865-66 on note, année moyenne, pour un effectif de 403.042 hommes, 4.097 condamnés (soit 1 sur 98 hommes) et 4,947 accusés (1 sur 81 hommes). Il y a 4.026 crimes et délits militaires (1/100) et 921 crimes et délits communs (1/437).

L'application de la loi sur le recrutement de 1872 amène des résultats favorables encore plus marqués. L'année moyenne, pour la période

(1) Ces renseignements et ceux qui suivent sont empruntés à un mémoire de Corre, *Aperçu général de la criminalité en France*, Paris-Lyon, 1891.

1885-86, fournit, avec un effectif de 541.304 hommes, 4.531 condamnés (1 sur 119) et 5216 accusés ou prévenus (1 sur 103 hommes) ; de ces derniers, 4.483 relèvent de crimes prévus par le code militaire (1/120) et 733 de crimes ou délits jugés d'après le Code pénal ou commun (1/738).

« Il y a donc, si l'on élimine l'année perturbatrice 1849, diminution continue des accusés ou prévenus militaires, et ce phénomène est en opposition remarquable avec l'accroissement non moins continu du crime-délit dans le milieu général. En effet, aux époques correspondantes avec celles qui précèdent, le rapport des crimes et des délits (réunis) aux chiffres de la population s'exprime par un dénominateur de plus en plus faible, c'est-à-dire que l'attentat se condense en des fractions de plus en plus réduites et partant plus multipliées de la population, qu'il augmente par conséquent : il a plus que doublé entre 1836-40 et 1881-85 :

| | CRIMINALITÉ GÉNÉRALE : ANNÉE MOYENNE. | | |
	Population moyenne	Crimes et délits	Rapport des crimes et délits à la population.
1836-40	33.600.000	88.430	1/390
1846-50	35.600.000	132 860	1/267
1861-65	37.200.000	147.700	1/251
1881-85	37.800.000	191.020	1/190

Si poussant plus loin l'investigation, on divise les crimes-délits punis par le code militaire en crimes-délits véritablement militaires (désertion, insubordination, trahison) et en crimes-délits *militarisés*, ne différant des crimes-délits communs que par le milieu dans lequel ils se produisent (vols, faux en écritures militaires, destruction d'effets militaires etc.), Corre dresse le tableau suivant :

| | CRIMES ET DÉLITS MILITAIRES | | Crimes et délits militarisés Nombre annuel moyen | Crimes et délits communs Nombre annuel moyen | CRIMES ET DÉLITS militar. et comm. réunis | |
	Nombre annuel moyen désertion — autres	Rapport à l'effectif			Nombre annuel moyen	Rapport à l'effectif
1839	606 — 395 / 1001	1/317	2.626	659	3 285	1/90
1849	598 · 1018 / 1616	1/296	3.224	2.246	5.470	1/75
1865-66	681 — 1175 / 1856	1/222	2.047	921	2.968	1/135
1885-86	984 — 2014 / 2998	1/180	1.443	733	2.176	1/248

On voit que l'influence heureuse de la discipline fait diminuer les crimes et délits communs ou analogues. Les crimes et délits militaires, il est vrai, sont en croissance ; nous sommes porté à y voir la marque d'une

PRINCIPES D'HYGIÈNE MILITAIRE.

sévérité plus grande dans la recherche et dans la répression du crime et non comme Corre, « un phénomène qui exprime le progrès d'une transformation radicale dans l'état d'esprit, d'une révolution sociale, avec l'impatience d'un joug contre nature, d'un fardeau devenu trop lourd pour l'homme civilisé moderne ». Et ce qui vient à l'encontre de la thèse de cet auteur, c'est le tableau suivant que nous lui empruntons.

MILITAIRES EN POSITION D'ABSENCE CONDAMNÉS PAR LES COURS D'ASSISES ET LES TRIBUNAUX CORRECTIONNELS

	1839		1849		1865-66 Année moy.		1885-86 Année moy.	
Assassinats, meurtres............	1		1		2		»	
Homicide inv., coups et bless., voies de fait	28	33	40	45	208	250	39	45
Viols, attentats à la pudeur et aux mœurs.	4		4		40		6	
Faux.....	24	88	23	102	6	219	2	84
Vols, escroquerie, abus de confiance.....	64		79		213		82	
Divers.		45		42		158		36
Totaux................		166		189		625		165

Ce tableau qui relève les condamnations encourues par les militaires en situation d'absence montre l'action heureuse de la discipline, puisque les crimes de droit commun sont beaucoup plus fréquents chez les individus momentanément soustraits à son action bienfaisante que parmi les présents à la caserne; il indique aussi que l'éducation donnée depuis le régime de la loi de 1872, tend singulièrement à l'amélioration de la moralité générale.

Après un séjour d'une année dans les bataillons d'infanterie d'Afrique, ceux des condamnés qui seraient l'objet de rapports favorables de leurs chefs, pourront être envoyés dans d'autres corps par le ministre de la guerre.

Ces dispositions ne sont du reste pas applicables aux individus qui auraient été condamnés pour faits politiques ou connexes à des faits politiques.

Cette exclusion de l'armée de presque tous les individus tarés, non seulement facilite l'éducation morale en éloignant les élément dissolvants qu'apportent toujours les mauvais conseils et les mauvais exemples, mais de plus tendra à abaisser la proportion dans l'armée des délits et des crimes de droit commun et peut-être même des fautes militaires.

En tout cas, il nous semble, d'après ces documents, quoiqu'ils soient incomplets, que les recherches sur la criminalité militaire sont capables de fournir des indices utiles sur l'éducation morale d'une armée, et il résulte des quelques chiffres qui précèdent, que le recrutement actuel de notre armée et que l'enseignement donné par nos officiers tend à relever notablement le niveau moral des troupes françaises.

La loi de 1872 excluait de tout service militaire, les individus condamnés à une peine afflictive ou infamante et ceux qui, ayant été condamnés à une peine correctionnelle de deux ans d'emprisonnement et au dessous, avaient été placés par le jugement de condamnation sous la surveillance de la haute police et interdits, en tout ou partie, des droits civiques, civils ou de famille.

La loi de 1889 exclut de l'armée de terre, mais met à la disposition du ministre de la marine et des colonies les mêmes catégories d'individus et de plus les relégués collectifs. Le Ministre de la marine détermine par arrêtés les services auxquels ces hommes seront employés, soit durant la période du service actif, soit en cas de mobilisation.

Les relégués individuels sont incorporés dans les corps disciplinaires coloniaux.

Les individus reconnus coupables de crimes et condamnés seulement à l'emprisonnement par application de l'article 463 du code pénal, ceux qui ont été condamnés correctionnellement à trois mois de prison au moins pour outrage public à la pudeur, pour délit de vol, escroquerie, abus de confiance ou attentat aux mœurs prévu par l'article 334 du code pénal, ceux qui ont été l'objet de deux condamnations au moins, quelle qu'en soit la durée, pour l'un des délits spécifiés sont incorporés dans les bataillons d'infanterie légère d'Afrique.

Les hommes qui, au moment de l'appel de leur classe, se trouveraient retenus, pour ces mêmes faits, dans un établissement pénitentiaire seront incorporés dans les bataillons d'infanterie légère d'Afrique à l'expiration de leur peine, pour y accomplir le temps de service prescrit par la loi.

CHAPITRE IX

PROPHYLAXIE HYGIÉNIQUE DES PRINCIPALES MALADIES DU SOLDAT

En se reportant à ce que nous avons dit au chapitre II de la morbidité et de la mortalité militaires on verra qu'en temps de paix comme en guerre, ainsi que l'avait indiqué L. Laveran, dès 1860, les maladies qui atteignent particulièrement les soldats en temps de paix sont les maladies des agglomérations, c'est-à-dire celles qui procèdent de la vie en commun et de la densité de la population ; de plus les maladies transmissibles ont une expansion rapide quand elles pénètrent parmi les troupes, les maladies aiguës sont plus fréquentes dans les armées que les maladies chroniques et ces dernières tendent à y évoluer rapidement ; enfin, il y a chez les soldats une réceptivité spéciale, souvent exclusive, à l'égard de certaines affections (fièvres éruptives, oreillons, goitre aigu, stomatite ulcéro-membraneuse, etc.) (L. Colin) (1).

S'il n'est pas de milieu qui puisse prétendre résister toujours avec succès à l'attaque des agents infectieux ou contagieux, il faut reconnaître que le milieu militaire place l'organisme humain dans des conditions marquées d'infériorité pour la résistance ; il manque à nos soldats, au moment de leur incorporation, le développement intégral de leur force et aussi l'accoutumance à l'attaque de ces causes morbifiques, et l'assuétude devient difficile à acquérir grâce au renouvellement incessant des contingents et parce que les éléments les plus nombreux des effectifs proviennent des campagnes et non pas des villes où elle se réalise en partie.

Cependant, comme l'a dit Bouchard dès 1885, « ce qui rend possible le développement de la maladie infectieuse, ce n'est pas la rencontre fortuite d'un homme et d'un microbe, l'homme sain n'est pas hospitalier pour le microbe ; presque constamment envahi par des agents infectieux, il réagit contre eux et dans cette lutte garde généralement le dessus... Il n'en est pas de même quand la vitalité de l'organisme humain est amoindrie : alors ses moyens diminuent. De même qu'on voit se couvrir de joncs des terrains où quelques circonstances insolites s'opposent à l'écoulement naturel des eaux, de même certains microbes peuvent envahir l'organisme humain dont la santé fléchit quand, par le fait d'un trouble de la nutrition, la constitution chimique de l'organisme s'est modifiée ». Que le microbe agisse par lui-même ou par ses produits, qu'il provienne des milieux ambiants ou séjourne d'ordinaire à l'état latent et inoffensif dans les organismes pour se montrer nocif à un moment donné, les conditions favorables à ses effets funestes se rencontreront parmi nos hommes si le défaut d'aération, l'insuffisance de l'alimentation ou des soins de propreté, les fatigues exagérées, etc., ont produit des troubles nutritifs plus ou moins marqués et dont le degré ultime constitue ce qu'on a appelé la *misère physiologique*.

(1) Voyez notamment : A. LAVERAN, *Traité des maladies et épidémies des armées.* Paris, 1857 ; L. COLIN, *Traité des maladies épidémiques*, Paris, 1879 ; KELSCH et KIENER, *Traité des maladies des pays chauds*, Paris, 1889, KELSCH, *La pathogénie dans les milieux militaires (Archives de médecine et de pharmacie militaires*, t. XVII, 1891. p. 1 et 113) ; KELSCH, *Traité des ma'adies épidémiques*, t. I, Paris, 1894 ; C. FLÜGGE, *Grundriss der Hygiene*, Leipzig, 1889 ; Martin KIRCHNER, *Grundriss der Militär Gesundheitsphlege*, Brunswich : en cours de publication.

La guerre ne crée point de maladies spéciales, mais les fatigues et les privations qu'elle entraîne, parfois l'insalubrité des localités où elle se déroule sont des facteurs qui viennent s'ajouter à ceux qui agissent dès le temps de paix sur la santé des soldats. Bien que les maladies en quelque sorte endémiques dans les camps, la diarrhée, la fièvre typhoïde, la dysenterie se multiplient quelquefois dans une proportion colossale, ces affections restent cependant tout d'abord subordonnées, dans leur marche, à l'action des saisons et les mesures prophylactiques à leur opposer doivent prévoir leur rareté en hiver et leur brusque accroissement à la période estivo-automnale, époque ordinaire de leur apogée. Néanmoins, lorsque les expéditions se prolongent, l'excès des pertes des organismes sur les recettes amène une cachexie de misère qui finit par livrer les troupes en proie aux maladies de tous les appareils et aux affections générales, toutes les manifestations morbides ayant perdu alors leurs allures saisonnières pour devenir, pour ainsi dire, permanentes (Kelsch).

Aussi la prophylaxie des maladies infectieuses et contagieuses consiste-t-elle :

1°) A rendre infécond pour les agents morbigènes le terrain humain, ce qui ne saurait se faire qu'en fortifiant les organismes par l'application méthodique des principes d'hygiène exposés dans les pages précédentes;

2°) A chercher à entraver l'expansion, le transport et la pullulation des contages.

On se souviendra à cet effet que les principaux véhicules des maladies contagieuses sont les sécrétions du malade ; les effets de linge et de literie à son usage ; les ustensiles et meubles qui l'avoisinent ; l'air de sa chambre et même l'air atmosphérique qui l'a touché ; les liquides qui l'ont nettoyé ; les récipients qui ont reçu ses déjections depuis ceux employés à son lit jusqu'à et y compris l'égout qui les a collectées ; la couche superficielle du sol qu'il a pu contaminer ; son cadavre (Flügge, *loc. cit.*, p. 482).

Pour arriver à une prophylaxie hygiénique rationnelle des maladies infecto-contagieuses du soldat, outre les moyens indiqués pour la bonne installation du logement, pour fournir une alimentation convenable, pour assurer la propreté, pour répartir convenablement le travail et le repos, il existe des règles spéciales dont les unes sont applicables, dans l'armée, à la défense des organismes contre toute espèce de maladie infectieuse ou contagieuse, dont les autres s'adressent particulièrement à quelques-unes de ces maladies.

ARTICLE I. — PROPHYLAXIE GÉNÉRALE DES MALADIES CONTAGIEUSES DANS L'ARMÉE

La prophylaxie générale des maladies contagieuses du soldat comprend l'*isolement*, l'*évacuation des locaux infectés*, l'*hygiène générale*, l'*action personnelle des médecins*, la *désinfection*, l'*incinération*, l'*organisation des stations sanitaires*.

I. Isolement. — Tout soldat soupçonné d'affection contagieuse sera éloigné de l'habitation commune et mis dans la nécessité de cesser avec ses camarades des relations qui pourraient devenir dangereuses pour eux.

Un isolement d'observation peut se faire à l'infirmerie régimentaire, mais lorsque l'affection dont l'homme est atteint est démontrée avec certitude être contagieuse, le malade entrera toujours à l'hôpital, où il sera possible d'assurer l'isolement complet. En campagne, des hôpitaux spéciaux seront affectés au traitement des contagieux, qui devront, autant que possible, être éloignés rapidement du gros de l'armée et évacués avec toutes les précautions nécessaires sur le service de l'arrière. Mais il faut bien reconnaître que les impérieuses nécessités de la guerre empêchent souvent l'isolement d'être aussi rapide qu'en temps de paix.

Les corps de troupe atteints de maladies contagieuses ou épidémiques ne devront pas voyager, tant à cause de la fatigue que les marches causent aux hommes, qu'à cause du transport des germes par les malades ; ces mêmes régiments ne recevront pas de contingent nouveau (recrues, réservistes, hommes de l'armée territoriale, etc.), et les communications avec les corps non contaminés seront interceptées ; de même on ajournera les changements de casernement, qui auraient pour effet de rapprocher des unités indemnes de celles qui comptent dans leurs rangs des malades contagieux ou suspects.

D'autre part les soldats convalescents de maladies transmissibles ne seront dirigés sur leurs foyers, en congé ou définitivement, que lorsqu'il sera constaté qu'ils sont devenus incapables de disséminer les germes de la maladie. Le médecin seul a qualité pour déterminer cette époque pour chaque convalescent, suivant la nature de la maladie, sa forme et les moyens de désinfection dont il dispose. Il tiendra aussi grand compte de ce fait d'observation qu'il est des maladies contagieuses qui ne se développent pour ainsi dire pas lorsque les contages ne sont pas accumulés dans des locaux d'habitation commune.

En aucune circonstance, les soldats ne seront envoyés isolément ou en troupe dans les localités où règne une maladie transmissible, et, s'ils arrivent au corps venant d'une localité suspecte, ils seront soumis à l'isolement et à une observation régulière pendant un temps suffisant en rapport avec la durée de l'incubation de la maladie. En France, depuis quelques années, les noms des communes visitées par une épidémie sont portés à la connaissance des autorités militaires par les soins du Comité consultatif d'hygiène.

Si par suite d'exigences de guerre, des troupes sont appelées à traverser en chemin de fer ou par étapes, des villes ou villages où règne une maladie contagieuse, on prendra toutes les mesures nécessaires pour éviter le contact entre les soldats et la population, : le cantonnement sera, s'il est nécesssaire remplacé par le campement et le bivouac ; au besoin, on établira autour de la colonne en station ou en marche, un véritable cordon sanitaire.

Souvent on pourra faire connaitre aux hommes le danger que leur ferait courir la fréquentation des établissements publics ou de plaisir, lorsque dans les environs de la garnison ou du cantonnement, sévit une maladie transmissible.

Au cours d'une épidémie, il importe de traiter avec soin toutes les indispositions, mais on évitera, surtout en campagne, d'encombrer avec des hommes simplement indisponibles, les établissements hospitaliers de première ligne qui pourraient devenir des foyers extrêmement dangereux d'infection.

En manœuvre, comme en campagne, les officiers et les sous-officiers chargés d'assurer le logement ou le cantonnement, s'informeront avec soin des maladies contagieuses régnantes et on ne désignera personne pour habiter les maisons signalées comme renfermant ou ayant abrité des malades, avant avis de l'autorité médicale qui prescrira, s'il y a lieu, des désinfections. Néanmoins la véracité des faits allégués par les habitants dans ces circonstances, devra toujours être contrôlée et affirmée par les autorités locales compétentes : il peut être aussi difficile d'avoir connaissance des malades contagieux que de se garer contre les récits fantaisistes dictés parfois par le désir de se soustraire à la charge du logement militaire.

II. Évacuation des locaux infectés. — Les locaux infectés, casernes, camps ou cantonnements seront abandonnés par la troupe. La dispersion des hommes dans un vaste campement constitue un des meilleurs moyens de faire cesser certaines épidémies de caserne, mais on conçoit qu'il est des conditions de temps et de lieux qui modifient cette règle générale : on ne fuira pas la fièvre typhoïde de la caserne, par exemple, pour exposer la troupe à des accès pernicieux, à la fièvre jaune, aux congélations ou aux insolations, etc. ; la formulation des mesures hygiéniques, comme des ordonnances thérapeutiques, demande une appréciation rigoureuse de chaque cas particulier et exige un jugement actuel que sa science et son expérience dicteront au médecin, seul compétent pour le rendre.

III. Hygiène générale. — Lorsqu'on est menacé d'une épidémie, comme en temps d'épidémie, l'alimentation sera plus tonique, la surveillance de l'eau de boisson plus minutieuse encore que d'ordinaire ; on distribuera du vin, du thé, un supplément de viande, etc. Les règles relatives à l'aération des locaux, à leur propreté, à celle du linge et des hommes eux-mêmes seront l'objet d'une attention toute spéciale. En même temps les exercices et les fatigues seront réduits au minimum possible, sans qu'on permette cependant aux hommes de séjourner trop longtemps dans les logements, et sans que la troupe soit réduite à une inactivité absolue qui serait pleine de danger.

Les prescriptions sanitaires les plus urgentes seront portées à la connaissance des hommes avec assez de prudence pour ne pas provoquer de trop vives alarmes, et l'on aura soin de les échelonner en quelque sorte, sans changer brusquement le tableau de service du jour au lendemain.

On cherchera par tous les moyens, à fortifier, au besoin à relever le moral des hommes. En campagne surtout, cet élément prophylactique qui découle en grande partie de l'ascendant des chefs, de leur exemple et de leur ingéniosité à créer des distractions à la troupe, a une importance qui a été maintes fois proclamée, et sur laquelle nous avons déjà plusieurs fois insisté.

IV. Action personnelle des médecins militaires. — Le médecin militaire a le devoir constant de veiller à l'exécution des règles de l'hygiène et de proposer à ses chefs hiérarchiques, les mesures qu'il croit utiles. Il est nécessaire aussi qu'il s'enquière des maladies endémiques ou épidémiques des localités occupées ou traversées par la troupe et qu'il s'arme pour protéger les soldats contre leur atteinte.

Dès qu'une maladie épidémique ou contagieuse menace ou éclate dans un corps de troupe, il appartient au médecin de régiment de le faire connaître au chef de corps et au directeur du service de santé du corps d'armée, lequel a le devoir d'en informer le Ministre de la guerre et de proposer lui-même des mesures prophylactiques. En portant, à la connaissance du commandement, un mal commençant ou même imminent que sa perspicacité lui a fait soupçonner dans des formes frustes qui souvent sont les premiers d'une série épidémique, ou que ses recherches bactériologiques lui ont dévoilé, le médecin s'assure la possibilité d'en enrayer les progrès, et sa vigilante attention a plus d'une fois fait avorter une épidémie commençante.

C'est ainsi que nos règlements militaires ont devancé les prescriptions de la loi du 30 novembre 1892 sur l'exercice de la médecine, loi qui exige désormais la déclaration à l'autorité civile, des cas de maladies contagieuses, et dont le Ministre de la guerre a réglé l'application dans l'armée par la circulaire du 12 mai 1894, ainsi conçue :

« Monsieur le Ministre de l'intérieur m'a consulté sur la question de savoir si les médecins militaires étaient tenus de faire, personnellement, à l'autorité civile, la déclaration des maladies épidémiques dont la divulgation n'engage pas le secret professionnel, par application de l'art. 15 de la lui du 30 novembre 1892, ainsi conçu : Tout docteur doit faire à l'autorité publique, son diagnostic établi, la déclaration des cas des maladies épidémiques tombées sous son observation.

Le but essentiel de cette déclaration, est la prophylaxie des maladies contagieuses : or, il en est, tout différemment s'il s'agit d'un homme logé dans un casernement, ou d'un officier, ou d'un sous-officier logé en ville.

Dans le premier cas, le médecin militaire rendra toujours immédiatement compte à son chef de corps de tout ce qui intéresse la santé de la troupe; la protection de la santé du soldat, et par cela même de la population civile, est immédiate et certaine ; les mesures prophylactiques sont prises d'extrême urgence à l'intérieur de la caserne où le militaire est logé ; elles le sont également à l'hôpital où le contagieux est transporté immédiatement, et où il est toujours l'objet de mesures spéciales d'isolement ou de désinfection.

Il n'en n'est plus de même pour les officiers et leurs familles qui, étant logés en ville, traités presque toujours dans leur domicile particulier, étant en contact immédiat et presque incessant avec la population civile, peuvent, comme les personnes civiles, contaminer le milieu urbain dans lequel ils résident.

Si donc, dans le premier cas, l'autorité municipale n'a point à intervenir dans l'intérieur des casernements, elle a tout intérêt et tout droit à faire prendre, par elle-même, en ce qui concerne les officiers, les sous-officiers et les employés militaires logés en ville ainsi que leurs familles, les précautions légales pour protéger les habitants.

C'est par ces considérations que j'ai, d'accord avec M. le Ministre de l'Intérieur, décidé à la date de ce jour :

1° Que, en ce qui concerne les hommes de troupe logés dans les casernes et établissements militaires, la déclaration des maladies contagieuses et épidémiques étant faite par le médecin militaire au chef de corps, l'autorité publique était prévenue en sa personne et qu'il appartenait au commandement et non pas au médecin militaire de faire à l'autorité civile la déclaration dont il s'agit. Cette déclaration sera non pas individuelle, mais sommaire et collective, de telle sorte que l'autorité civile soit tenue au courant des fluctuations de l'épidémicité militaire;

2° Que, pour les officiers, les sous-officiers et employés militaires logés en ville et leurs familles, le médecin militaire sera tenu de faire au Maire et au Sous-Préfet la déclaration individuelle définie par la loi du 30 novembre 1892 ; à cet effet, et pour eux seuls, ils recevront du Maire des carnets du modèle défini par l'arrêté du Ministre de l'Intérieur (§§ 1, 2 et 3, en date du 23 novembre 1893).

Cette déclaration civile ne les dispense d'ailleurs aucunement de celle à laquelle les astreint leur devoir militaire envers le chef de corps ou de service duquel relève le militaire près duquel ils ont été appelés.

A cette occasion, je crois devoir vous rappeler qu'il a été formellement entendu entre les Ministres de l'Intérieur et de la Guerre, à une époque déjà ancienne, que les commandants d'armes et les maires doivent se communiquer d'*urgence*, tous les faits épidémiques parvenus à leur connaissance, tant, dans les villes de garnison que dans les localités que la troupe doit occuper ou traverser pendant les marches ou les manœuvres.

Les médecins militaires étant, aux termes de l'arrêté de M. le Ministre de l'Intérieur en date du 5 juin 1890, appelés à faire partie des conseils départementaux d'hygiène et de salubrité, avec voix consultative, ont ainsi toute facilité de suivre le mouvement des maladies contagieuses et épidémiques de la population civile ; ils doivent constamment s'en préoccuper, y apporter autant d'assiduité que de prévoyance, et ils sont assurés de trouver des renseignements utiles près des médecins des épidémies, délégués du Ministre de l'intérieur.

En rendant compte au chef de corps des renseignements donnés par le médecin des épidémies, en recevant communication de ceux qu'aura fournis l'autorité municipale, ils seront à même de proposer, en temps opportun, des mesures préventives dont l'efficacité sera d'autant plus certaine, que leur exécution étant ordonnée par l'autorité militaire supérieure, il est du devoir de tous de s'y conformer strictement. »

Pendant tout le cours de l'épidémie, les médecins chefs de service dans les corps de troupe et les médecins chefs d'hôpitaux recevant les malades, restent en relations constantes entre eux et avec le directeur du service de santé du corps d'armée, qui les réunit en conférence s'il le juge utile, et ainsi se trouve assuré l'échange de leurs vues et leur constante consultation, ce qui permet à l'armée de profiter du bénéfice de leur expérience et de leur observation journalière des phases de l'épidémie. Le Ministre, lorsqu'il le juge opportun, envoie en outre sur les lieux, un médecin du grade de médecin inspecteur ou le médecin inspecteur général qui prescrit d'office, au nom du Ministre, toutes les mesures prophylactiques, que personnellement il estime nécessaires ou qui ont pu être décidées par le Comité technique de santé siégeant au ministère de la guerre.

L'action personnelle des médecins militaires s'exerce encore par une autre voie dans la prophylaxie des maladies épidémiques. Le médecin inspecteur général, le médecin inspecteur directeur du service de santé au ministère de la guerre et souvent d'autres médecins de l'armée font partie du Comité consultatif d'hygiène de France. Dans chaque chef-lieu de département, comme le rappelle la circulaire du 12 mai 1894, le médecin le plus élevé en grade est membre de droit du conseil d'hygiène et de salubrité (arrêté ministériel du 15 juin 1890), de telle sorte que la voix du médecin de l'armée peut être entendue chaque fois que des questions d'hygiène intéressant les troupes viennent à être étudiées dans leurs relations avec la santé publique des localités où elles tiennent garnison.

Les règlements des différentes armées sont semblables aux nôtres sur cette question, notamment ceux de l'armée allemande, articles

26 à 29 du règlement sanitaire du temps de paix *(Frieden Sanitäts Ordnung)*.

En Prusse, d'après une ordonnance du 8 août 1835, lorsqu'une épidémie éclate, il se constitue une commission sanitaire qui, dans les villes de garnison, comprend nécessairement des officiers et un médecin militaire d'un grade élevé. Le médecin militaire allemand a aussi à sa disposition en campagne, l'outillage nécessaire pour faire les recherches bactériologiques pouvant le mettre à même d'étudier la nature des premiers cas d'une épidémie menaçante.

V. Désinfection. — La désinfection des malades, des vêtements suspects et de la literie, des locaux d'habitation, par la ventilation et la propreté (p. 110), des meubles et plus particulièrement des déjections et excrétions des malades, exige une série de mesures dont l'importance est absolument capitale.

L'instruction suivante règle cette question dans l'armée française.

1. NOTICE SUR LES DÉSINFECTIONS *(annexée au décret du 28 novembre 1889, portant règlement sur le service de santé à l'intérieur).*

I. ORDRES. — AUTORISATIONS ET FORMALITÉS

Dans les hôpitaux, les opérations de désinfection sont ordonnées par le médecin-chef.

Dans les corps de troupe, elles sont ordonnées par le chef de corps, sur la proposition du médecin-chef de service, toutes les fois qu'il s'agit de désinfecter un nombre restreint d'effets d'habillement, de literie ou de locaux. Lorsque la désinfection doit s'étendre à un groupe considérable d'effets, d'objets de literie ou de locaux et qu'elle comporte des allocations exceptionnelles, l'autorisation est demandée au Ministre. Toutefois, en cas d'urgence, l'autorisation peut, sur l'avis du directeur du service de santé, être accordée par le général commandant le corps d'armée. Dans ces deux dernières circonstances, il est toujours rendu compte au Ministre de l'exécution de la désinfection.

Dans les demandes qu'il établit, le médecin chef de service doit toujours spécifier, non seulement les conditions pathogéniques à combattre, mais encore les locaux à désinfecter suivant la nature de la maladie et sa tendance à prendre de l'extension. A côté de maladies nettement transmissibles (fièvres typhoïdes, fièvres éruptives, diphtéries, etc.,) il est des modifications de l'état sanitaire ou des affections moins graves en elles-mêmes (angines, diarrhées, embarras gastriques). qui, par leur nombre et leur fréquence en un moment donné et par leur connexité avec des maladies épidémiques qu'elles précèdent habituellement, peuvent, à titre exceptionnel, légitimer le recours aux désinfectants.

Les désinfections complètes sont indiquées en cas d'infection totale du casernement ; mais, comme elles sont toujours onéreuses, elles ne devront être prescrites que dans les cas précédents ; autrement on serait exposé à multiplier des opérations d'une utilité contestable (dans les locaux non contaminés) et en réduisant d'autant le budget spécial, à priver du bénéfice de ces mesures, nombre de casernes où la circonscription du mal indique un foyer spécial dont l'assainissement n'occasionnerait qu'une dépense relativement minime.

La désinfection des locaux occupés par le service des places (bureaux, corps de garde, latrines, etc...), est ordonnée par le commandant d'armes, sur la proposition du médecin chargé du service médical de la place. Les désinfectants et le matériel nécessaires sont alors délivrés, sur l'invitation du commandant d'armes, par le médecin-chef de l'hôpital militaire le plus voisin.

Les chefs de corps ou de services sont tenus d'informer le service du génie, toutes les fois que des opérations importantes de désinfection de locaux sont exécutées dans les casernements. Pour la désinfection des fournitures appartenant à la Compagnie des lits militaires, on se conformera aux prescriptions de l'article 90 du règlement du 30 septembre 1886, sur l'exécution du service des lits militaires.

Les médecins des hôpitaux et des corps de troupe devront tenir note de toutes les opérations de désinfection exécutées, quelles que soient leur nature et leur importance.

Dans les hôpitaux militaires toutes les opérations de désinfection sont effectuées au compte du service de santé ; dans les corps de troupe, elles sont également à la charge du service de santé en ce qui concerne les effets d'habillement, la literie et les locaux des casernements y compris les latrines, mais à l'exclusion des écuries dont la désinfection est opérée au titre du service des remontes.

II. — PERSONNEL D'EXÉCUTION ET DE SURVEILLANCE.

Les opérations de désinfection sont effectuées par le personnel des corps et services, sous la surveillance d'un médecin désigné à cet effet.

Le médecin préside à la préparation, à la répartition et à l'emploi des solutions désinfectantes ; et il demeure personnellement responsable des accidents toxiques qui pourraient résulter de leur emploi pendant toute la durée de l'opération.

Les désinfecteurs seront dûment avertis des dangers auxquels ils s'exposeraient en s'écartant des instructions et des consignes qui leur seront tracées.

Au début du travail, ils devront se dépouiller de leurs vêtements habituels, pour revêtir des effets fournis spécialement pour ce service. Pendant le travail, ils s'abstiendront de boire et de manger. Après chaque séance, ils retireront leurs vêtements de travail, ils se laveront le visage, la barbe, les cheveux et les mains, reprendront leurs vêtements ordinaires ; enfin autant que possible, il leur sera donné un bain à la fin de la journée de travail.

Pour donner plus de sécurité à ces opérations, dans chaque corps d'armée, un groupe d'infirmiers doit être instruit, à l'hôpital régional, dans la pratique des désinfections.

III. — MOYENS DE DÉSINFECTION.

Les moyens à mettre en œuvre pour obtenir les désinfections, sont :

1° L'incinération ;

2° L'ébullition dans l'eau pendant une demi-heure ;
3° Le courant de vapeur d'eau à 100° ;
4° Le courant de vapeur humide sous pression, entre 112° et 115° ;
5° Les solutions aqueuses d'acide phénique à 5 p. 100 et à 2 p. 100 ;
6° La solution aqueuse de bichlorure de mercure à 1 p. 1.000 ;
7° Le lait de chaux à 20 p. 100 ;
8° La solution de crésyl à 5 p. 100 et à 2 p. 100 ;
9° La solution aqueuse de sulfate de cuivre à 2 p. 100 ;
10° Les solutions aqueuses de chlorure de zinc à 5 p. 100 et à 2 p. 100 ;
11° L'acide sulfureux.

Agents physiques. — Les désinfections par les trois premiers moyens peuvent se faire dans des appareils improvisés et la manière de faire, toujours simple, ne comporte pas d'explications.

Le quatrième moyen exige une étuve avec générateur à vapeur sous pression, dont l'installation coûteuse ne peut s'obtenir que par une demande ministérielle spéciale motivée. Lorsque le corps d'armée est pourvu d'une étuve à désinfection sous pression, locomobile, elle peut, sur une demande au général en chef, être mise temporairement à la disposition des corps ou services qui ont à effectuer des désinfections importantes. La désinfection par ces étuves sous pression se fait avec une grande perfection et la manière de procéder est réglée par une instruction spéciale, à laquelle on doit se conformer strictement.

Agents chimiques. — Les corps sont pourvus des agents chimiques nécessaires aux désinfections courantes par les demandes trimestrielles de médicaments.

Lorsque des désinfections d'une importance exceptionnelle sont autorisées par le Ministre, des demandes supplémentaires de livraison par les établissements du service de santé, ou d'achat sur place, sont adressées au directeur du service de santé, en y joignant une copie de l'autorisation ministérielle.

La manière de faire les solutions n'exige de précautions spéciales que pour celles de sublimé.

La solution de bichlorure de mercure ne doit se faire que dans des vases en terre vernissés, en fonte ou en tôle émaillée, en dissolvant dans l'eau bouillante un gramme de sel marin et un gramme de sublimé par litre. Cette préparation faite à l'avance, s'altère ; elle doit être employée dans les vingt-quatre heures.

On augmente le pouvoir désinfectant des solutions phéniquées, ou celle de sublimé, par l'addition d'un gramme d'acide tartrique ou d'acide chlorhydrique par litre. Le mélange de la solution de sublimé à 1 p. 1.000 avec celle d'acide phénique à 50 p. 1.000, est un désinfectant très énergique.

Pour éviter des méprises, toutes les solutions contenant du sel mercurique doivent être colorées par l'addition d'une solution alcoolique à 1 p. 200 de bleu d'aniline, à la dose de 40 gouttes par litre de liquide désinfectant.

Les solutions antiseptiques ne doivent jamais être renfermées dans des bouteilles à vins ou à liqueurs ni dans des bidons ou des récipients servant aux boissons, mais dans des flacons portant une bande circulaire et une étiquette de couleur orange, bien apparente, avec l'inscription *Poison* en gros caractères.

Pour préparer le lait de chaux, on fait d'abord déliter de la chaux maigre ou grasse, de bonne qualité, en l'arrosant petit à petit avec la moitié de son poids d'eau. On obtient de la sorte une poudre qui peut être conservée quelque temps dans un récipient soigneusement bouché et placé dans un endroit sec. 1^{kg} de chaux ayant absorbé 500 grammes d'eau pour se déliter, a acquis un volume de $2^l,20$, qu'il suffit de délayer dans le double de son volume d'eau, soit $4^l,40$ pour obtenir un lait de chaux à 20 p. 100. Le lait de chaux ne peut conserver ses qualités désinfectantes, que dans un vase bien bouché, et pendant peu de jours.

Les émulsions de crésyl se font comme les autres solutions aqueuses et aux mêmes doses que l'acide phénique ; elles sont à préférer lorsqu'il s'agit à la fois de désinfecter et de déguiser de mauvaises odeurs.

La désinfection par l'acide sulfureux se fait au moyen de la combustion du soufre dans un local parfaitement clos. Il est, avant tout, nécessaire de rendre les clôtures hermétiques, en recouvrant les joints des portes et des fenêtres par des bandes de papier collé ; on place ensuite sur le sol un certain nombre de réchauds ou de récipients en poterie grossière de quinze à vingt centimètres cubes de diamètre et de $0^m,04$ de profondeur, contenant au maximum 250^{gr} de soufre en canon concassé. Si le sol de la chambre est planchéié, il est indispensable, pour éviter l'incendie, d'interposer un lit de salle de $0^m,25$ d'épaisseur, sous chaque réchaud. Le nombre des réchauds doit varier suivant le cubage du local, de façon que la quantité de soufre soit de 30^{gr} au plus, 20^{gr} au moins, par mètre cube. On enflamme le soufre à l'aide de copeaux de bois ou de papier, de l'alcool, du pétrole ou d'une mèche de tonnelier, en commençant par le foyer le plus éloigné de la sortie ; on se retire rapidement, pour éviter de respirer des vapeurs irritantes d'acide sulfureux qui se dégagent aussitôt et ou ferme hermétiquement la porte de sortie ; par prudence et pour la rapidité, il convient d'employer deux hommes à cette opération. Au bout de trente-six heures, la désinfection est terminée, on ouvre le local, on y établit des courants d'air, et on ne doit y séjourner qu'après une heure de large ventilatibn.

IV. — MODE D'APPLICATION DES PROCÉDÉS DE DÉSINFECTIONS AUX DIVERS OBJETS.

Il faut se garder de secouer des vêtements et des effets ou objets de literie infectés, afin de ne pas disséminer dans l'air, des poussières et des germes infectieux : tout matériel suspect doit être transporté dans des draps imbibés d'une solution phéniquée faible, ou dans des récipients hermétiques.

Les désinfecteurs chargés des manipulations d'objets infectés doivent être couverts d'une calotte et d'une longue blouse, qui, aussitôt après leur travail, sont enlevées, passées à l'eau bouillante, à l'étuve, ou immergées dans une solution antiseptique.

Les effets de toile ou de coton, tels que chemises, bonnets, caleçons, chaussettes, cravates, mouchoirs, serviettes, torchons, tabliers, bourgerons, pantalons de treillis, draps de lit, alèzes, taies d'oreillers, etc., sont susceptibles d'être parfaitement désinfectés par l'immersion dans l'eau bouillante ou dans une solution de sublimé, d'acide phénique, de sulfate de cuivre ou de chlorure de zinc. Après une immersion complète pendant une demi-heure, il ne reste plus qu'à lessiver les objets par les procédés habituels.

Les effets de laine tels que tuniques, capotes, pantalons, chaussettes, chemises, ceintures, gilets ; les objets de literie, tels que couvertures, matelas, traversins, oreillers, édredons, etc..., sont susceptibles d'être désinfectés par la vapeur sous pression, par l'immersion dans un liquide désinfectant, et par la sulfuration.

Avant de les soumettre à l'action de la vapeur, il faut imbiber, avec de la lessive de soude ordinaire, les taches de vin, de graisse, de sang ou de pus. Il faut préserver à l'aide de flanelles, les objets à désinfecter de tout contact avec les parties métalliques des appareils, pour éviter les taches de rouille.

Enfin, on prend aussi toutes les précautions nécessaires pour que le matériel à désinfecter ne soit pas souillé par l'eau de condensation.

La désinfection des effets de laine par les bains antiseptiques exige une immersion de quarante-huit heures, et il ne faut pas ici aciduler les solutions par l'acide chlorhydrique, car cet acide compromettrait la solidité des tissus.

Les objets de literie, tels que matelas, traversins, édredons, ne peuvent être désinfectés par immersion sans être défaits. Pour les découdre, on asperge à fond les enveloppes avec une solution antiseptique, puis on lessive celles-ci à part ; la laine et le crin animal sont immergés pendant deux heures, dans le bain désinfectant, puis lavés à grande eau et séchés ; la plume est soumise à la sulfuration et le crin végétal brûlé.

Les objets en drap, les tuniques, les capotes, les pantalons peuvent aussi se désinfecter par une simple immersion d'une demi-heure dans l'eau bouillante ; mais ce procédé ne doit être appliqué ni aux couvertures de laine, ni aux flanelles.

La sulfuration peut s'appliquer à la fois aux vêtements de laine, de coton et aux objets de literie ; cependant, la couleur de certains tissus peut être altérée par cette opération. Les objets sont étalés dans un local bien clos, de 40ᵐ à 50ᵐ de cubage, sur des tringles en bois ou des cordages scellés au mur, à 2ᵐ au-dessus du sol, et exposés aux vapeurs sulfureuses pendant trente-six heures ; au sortir de ce local, les effets sont aérés pendant deux ou trois jours, afin de dissiper l'odeur de soufre, puis lavés, s'il y a lieu, et les matelas refaits.

Les toiles cirées, les objets en cuir, en peau ou en bois collés à la colle forte, ne doivent être désinfectés, ni à l'étuve, ni à l'eau bouillante ; il faut se contenter de les lotionner avec les solutions antiseptiques, ou les sulfurer.

Les objets sans valeur, tels que paille, foin, chiffons, papiers, pièces de pansement, décombres, fumiers et débris d'animaux ou de végétaux doivent être incinérés : dans un foyer, si leur volume le permet ; ou, dans le cas contraire, hors des habitations, en se conformant aux règlements de police. L'incinération des substances peu combustibles, telles que le fumier, n'est possible qu'après un arrosage avec du pétrole.

Les meubles en bois, cadres, glaces, sont désinfectés à l'aide de pinceaux ou de linges imbibés de solutions fortes, ou bien soumis à la sulfuration. Les meubles capitonnés peuvent être aspergés avec le spray phéniqué, puis essuyés.

Les voitures et les wagons sont désinfectés par les mêmes moyens que les locaux et les meubles : on lave, avec des solutions désinfectantes, le sol, les parois, les coussins, soit à l'aide d'éponges, de pinceaux, de brosses, soit à l'aide d'un jet obtenu par une pompe à main, ou par un réservoir placé à quelques mètres au-dessus du sol.

Les locaux sont désinfectés par des lavages antiseptiques ou par la sulfuration.

Pour les lavages, on retire les étoffes et les meubles qui sont désinfectés à part, comme il est dit plus haut ; puis on imbibe à fond, avec une solution antiseptique, le plafond, les murs, les boiseries, les portes, les fenêtres et enfin le plancher, à l'aide de pinceaux, de lavettes, d'éponges fixées au bout d'un bâton, ou à l'aide d'un pulvérisateur spécial. Il faut faire pénétrer le liquide dans les fentes et les joints ; les surfaces doivent être assez mouillées pour se maintenir humides, pendant dix ou quinze minutes. Pendant l'opération, il est recommandé de laver les pinceaux et les éponges dans l'eau pure, afin de ne pas souiller de poussières les solutions désinfectantes qui seraient vite altérées.

Pour pratiquer la sulfuration des locaux, les objets métalliques particulièrement ceux en fer et en cuivre, qui s'altèrent très facilement par l'action du soufre, doivent être enduits de corps gras.

Après la clôture hermétique de toutes les issues, et avant de procéder à l'inflammation du soufre, il est utile de saturer d'humidité l'air du local pour fixer l'acide sulfureux, soit en passant un linge mouillé sur les murailles peintes et sur le sol, soit en faisant bouillir de l'eau dans un large bassin. Le local ne doit être réoccupé qu'après une large ventilation et l'avis du médecin.

Les déjections des malades (1), les selles, l'urine, les crachats, les matières vomies, sont désinfectées par l'addition de solutions antiseptiques et les vases destinés à recevoir ces déjections doivent toujours contenir à l'avance une certaine quantité de ces solutions ; celle de crésyl à l'avantage d'être désodorisante. Les parquets, les meubles et les effets souillés de déjections doivent être désinfectés avec le plus grand soin par les procédés qui conviennent à leur nature. Les crachats des tuberculeux et des diphtéritiques doivent être l'objet de la plus grande surveillance ; on recommandera aux malades de ne cracher ni sur des mouchoirs, ni sur des serviettes, ni surtout sur le sol, mais seulement dans un crachoir contenant à l'avance une petite quantité d'eau phéniquée, et le contenu ne sera, si faire se peut, versé dans les latrines qu'après avoir été soumis à l'ébullition.

Les cabinets d'aisance communs doivent être interdits aux malades atteints d'affections contagieuses, surtout de fièvre typhoïde, de choléra, de dysenterie et de scarlatine ; il faut leur attribuer des seaux inodores, contenant à l'avance des solutions désinfectantes, vidés et entretenus en parfait état de propreté.

Quand un malade a fréquenté un cabinet commun, le réduit doit être désinfecté avec soin, ainsi que le siège et le tuyau de chute, par des lavages à l'aide de solutions fortes.

Les fosses d'aisance qui reçoivent des déjections suspectes doivent être

____

(1) V. p. 126

désinfectées à l'aide du lait de chaux qu'on verse, autant que possible, en quantité égale au volume des matières contenues dans la fosse.

On obtient une désodorisation des fosses, plutôt qu'une désinfection, en versant chaque matin, par l'orifice de chute, un quart d'huile lourde de houille, ou, à défaut, une solution aqueuse de sulfate de fer au dixième, et à raison de 25^{gr} de ce sel par homme et par jour.

Les baquets de propreté doivent être en métal ; s'ils sont en bois, ils seront imperméabilisés par plusieurs couches de goudron bouillant, étendues à l'intérieur et à l'extérieur, jusqu'à ce que le goudron fasse vernis à la surface. Ils seront vidés et lavés à grande eau matin et soir, puis on y versera 100^{gr} d'huile lourde de houille ou de crésyl.

Les urinoirs doivent être lavés trois fois au moins par jour à grande eau, avec un arrosoir de jardin muni d'une pomme ou avec une lance. Dans les journées chaudes, il est souvent utile de faire succéder à ces lavages une aspersion avec un lait de chaux ou une solution de crésyl.

On ne peut désinfecter les murs profondément imprégnés d'urine qu'en les faisant repiquer, puis cimenter à nouveau et en recouvrant leur surface d'une couche de goudron de houille.

Les cadavres des personnes qui ont succombé à une affection contagieuse doivent être enveloppés dans un suaire imprégné d'une solution phéniquée forte. La bière est remplie de sciure de bois mouillée d'une solution forte de crésyl. Les locaux où ils ont séjourné, les brancards et les voitures qui ont servi à leur transport, doivent être désinfectés avec soin.

Au moment de l'inhumation, la bière est recouverte d'une couche de chaux vive et l'exhumation est toujours interdite. La dépouille des morts ne cesse d'être un danger pour les vivants que par la crémation ; mais cette opération n'est pas dans les mœurs actuelles, elle exige l'emploi de fours spéciaux que l'avenir multipliera sans doute et qu'il sera opportun d'utiliser dans certaines épidémies.

Les personnes qui ont été en contact prolongé avec des malades atteints d'affections contagieuses doivent changer de vêtements pour les faire désinfecter ; d'autre part, elles doivent se laver les mains et le visage avec de l'eau savonneuse chaude, se nettoyer les ongles soigneusement et enfin se lotionner les parties découvertes, surtout la barbe et les cheveux, avec de l'alcool étendu d'eau. On peut aussi plonger les mains pendant une minute dans une des solutions désinfectantes indiquées plus haut, et cette dernière précaution est indispensable pour les personnes qui participent aux pansements des malades.

Mais les lotions avec ces solutions toxiques ne peuvent s'étendre sans danger à la désinfection de grandes surfaces cutanées ; il faut, dans ce cas, employer la solution de borate de soude ou d'acide borique à 20^{gr} pour 1.000 dans l'eau chaude et on peut se servir de ces dernières, même pour la désinfection des orifices cutanés et des muqueuses.

En général, un grand bain savonneux ou même de sublimé à 20^{gr} suffit pour obtenir une désinfection totale du corps et cette manière de faire est applicable à la plupart des convalescents de maladies contagieuses avant de cesser l'isolement et de permettre le retour à la vie commune ».

Pour ce qui est du choix à faire de l'agent désinfectant dans chaque cas particulier il faut, en attendant que la science ait déterminé les anti-septiques spéciaux à chaque virus, chercher « à aller au delà des besoins nécessaires pour ne pas s'exposer à rester en deça » (Arloing), en utilisant les agents les plus puissants, c'est-à-dire jusqu'à nouvel ordre, le sublimé corrosif, peut-être l'eau de Javel (Chamberland et Fernbach), et l'étuve à désinfection à vapeur sous pression portant la température à 120°. Les solutions de sublimé finissent par perdre leur action antiseptique par décomposition du sel de mercure, mais les formules employées dans nos hôpitaux militaires sont favorables à la conservation des préparations. Léo Vignon (1) qui s'est particulièrement occupé de cette question, recommande une des deux formules suivantes : sublimé 1^{gr}, acide chlorhydrique $0^{m3},01$ par 1^l d'eau ; ou sublimé 1^{gr} et chlorure de sodium 10^{gr} pour 1^l d'eau. Il faut ajouter cependant que, d'après Burcker, les principes minéraux et organiques de certaines eaux provoquent la décomposition immédiate du sublimé.

L'étuve à désinfection adoptée dans l'armée française, est l'étuve à vapeur sous pression de Geneste et Herscher type fixe et type mobile (Voyez *Encyclopédie d'hygiène*, t. V, p. 766 et s.).

Lorsque les solutions désinfectantes doivent être pulvérisées, il est fait usage du pulvérisateur de Geneste et Herscher (Voyez *Encyclopédie d'hygiène*, t. V, p. 779) ou de l'appareil de Bernard.

D'après le règlement du 30 septembre 1886 sur le fonctionnement de la Compagnie des lits militaires, la désinfection de la literie doit être faite par cette compagnie à l'aide du soufre, moyennant rétribution. Mais une note ministérielle en date du 30 juillet 1890, complétée par celles du 11 juillet 1893 et du 28 septembre 1893, fait connaître que, lorsque du matériel des lits militaires devra être désinfecté par un autre procédé que la sulfuration, le corps de troupe détenteur des effets à assainir préviendra de l'opération le préposé des lits militaires qui sera admis à y assister ; s'il se produisait des dégradations elles seraient soldées à la Compagnie des lits militaires.

Ces instructions permettront de réaliser la désinfection véritable de la literie, lorsqu'elle sera utile et l'on ne verra plus des simulacres de combustion de soufre ou des aspersions insignifiantes avec des liquides désinfectants être substitués aux pratiques rationnelles et efficaces. La surveillance sera assurée par des personnes compétentes qui feront exécuter la désinfection suivant les règles établies et sans jamais permettre le contact des objets à stériliser avec ceux déjà purifiés.

2. ÉTUVES A DÉSINFECTION. — *Étuves de Geneste et Herscher.* — *L'étuve fixe de Geneste et Herscher* (fig. p. 385) est installée dans tous nos grands hôpitaux militaires de façon à pouvoir être utilisée pour le service inté-

(1) *Bulletin de l'Académie des sciences*, 15 mai 1894.
(2) *Bulletin de l'Académie des sciences*, 11 juin 1894.

rieur de l'établissement et aussi pour les besoins de la garnison. A cet
effet, le local affecté à la désinfection est partagé en deux parties séparées l'une de l'autre : les objets à désinfecter, qu'ils proviennent de l'hôpital ou de l'extérieur sont reçus dans une pièce en communication avec
un des côtés de l'étuve, ils sont placés dans l'appareil puis retirés dans
une autre pièce où s'ouvre la seconde porte de l'étuve et de là dirigés
vers l'hôpital ou la caserne qui les a envoyés.

L'étuve Geneste et Herscher se compose, comme on sait, d'un générateur de vapeur communiquant avec la chambre de désinfection. Cette
dernière est essentiellement constituée par un cylindre métallique horizontal entouré d'une enveloppe isolante et muni d'une porte d'entrée et
d'une porte de sortie. Ces portes montées sur simple pivot se meuvent
facilement sur un galet, se ferment au moyen de boulons à bascule qui

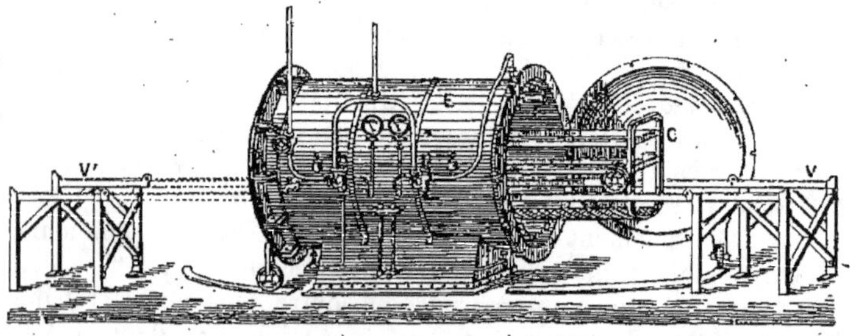

Étuve fixe de Geneste et Herscher (type habituel à vapeur humide sous pression).
E, étuve ; — C, chariot ; — V V', rails pour recevoir le chariot à son entrée et à sa sortie
de l'étuve

permettent d'assurer la clôture hermétique, en appuyant la porte sur
une rainure circulaire munie d'une garniture souple. A l'intérieur du
cylindre se trouve un chariot qui peut être retiré par la porte d'entrée
et par celle de sortie.

Le générateur de vapeur communique avec le cylindre à désinfection
par deux robinets : l'un permet l'adduction de la vapeur dans l'intérieur
du cylindre, l'autre dans deux batteries de chauffe formées chacune
d'une rangée de petits tubes en fer et placées l'une en haut, l'autre en
bas de l'appareil. Un tuyau de dégagement muni d'un robinet fait communiquer la partie inférieure de l'étuve avec l'extérieur.

Pour faire fonctionner l'appareil on chauffe les batteries à 133°. Cette
température correspond à la pression de 25^{kg},500 qu'on lit sur le manomètre disposé à cet effet.

Lorsqu'elle est obtenue, on place dans l'étuve le chariot chargé des
objets à désinfecter ; on fait dégager la vapeur dans l'intérieur de l'appareil et on ouvre le robinet du tuyau de dégagement : l'air contenu

dans le cylindre étant plus dense et plus froid que la vapeur, se réunit à la partie inférieure et s'échappe par le tuyau de dégagement : lorsqu'il s'y mêle de la vapeur qui apparaît à l'extérieur sous forme de brouillard, on referme le tube de dégagement et on laisse pénétrer la vapeur jusqu'à ce que le manomètre marque une pression de 1^{atm},28 correspondant à 107°. A ce moment on ouvre de nouveau le tuyau de dégagement, il se produit une décompression brusque qui fait éclater les dernières vésicules d'air emprisonnés dans les mailles des tissus et permet à la vapeur un contact intime avec toutes les parties les plus tenues des objets à désinfecter. La décompression obtenue, on amène la pression à 1^{atm},66, correspondant à 115° ou même 1^{atm},96 correspondant à 120° ou même à 2^{atm},3 correspondant à 125° ; on la maintient pendant dix minutes, puis on laisse échapper la vapeur ; on ouvre un peu la porte de sortie du cylindre pour

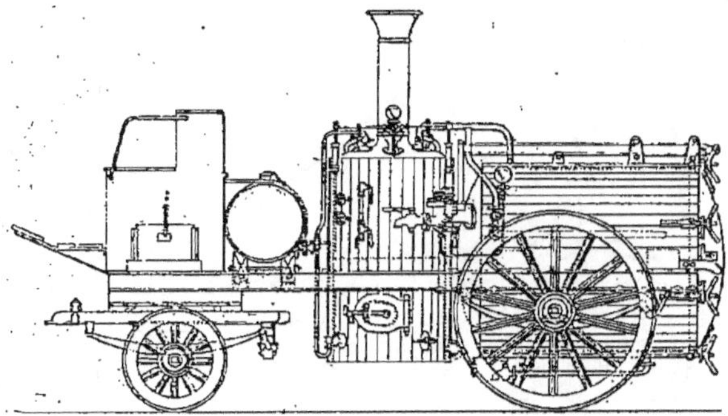

Étuve locomobile de Geneste et Herscher à vapeur humide sous pression (type habituel à une seule porte postérieure).

permettre le séchage des objets qui est achevé au bout de vingt minutes environ. Pendant l'opération, 1^{kg} de matelas a absorbé environ 50^{gr} d'eau. Le séchage peut du reste se faire hors de l'étuve, à l'air libre ou dans une chambre chauffée, ou dans un séchoir à air chaud (p. 446).

L'étuve locomobile de Geneste et Herscher (fig. p. 536) est constituée par une voiture qui porte le générateur à vapeur et le cylindre étuve. L'appareil pèse 2.300^{kg} et peut être attelé de deux chevaux. Dans les modèles les plus habituels, le cylindre n'a qu'une porte, mais le mode de fonctionnement et le principe de l'appareil sont les mêmes que pour l'étuve fixe. Dans un modèle nouveau, l'étuve est placée perpendiculairement à l'axe de traction de la voiture et a deux portes, c'est là un perfectionnement notable qui permet d'assurer plus sûrement la non confusion des objets souillés et de ceux qui ont passé par l'étuve (fig. p. 537).

Vingt minutes sont nécessaires pour mettre la chaudière en pression.

Cette étuve est particulièrement destinée, en temps de paix, à la désinfection des effets provenant des différents quartiers et dans lesquels elle est envoyée sur les indications des médecins chefs de service dans les corps et les ordres des directeurs du service de santé et du général commandant le corps d'armée. En guerre, elle sera utilisée dans les formations sanitaires de l'arrière et même dans les hôpitaux de campagne.

Une règle pratique essentielle est, comme le dit l'instruction ministérielle, de ne jamais placer dans les étuves à vapeur sous pression (type fixe ou type mobile) des objets en bois ou en cuir : ils y seraient complètement altérés. Il est nécessaire aussi de nettoyer toutes les taches de sang, de graisse, etc., qui par le passage à l'étuve deviennent plus apparentes et indélébiles par le fait de la coagulation de l'albumine sous l'influence de la chaleur.

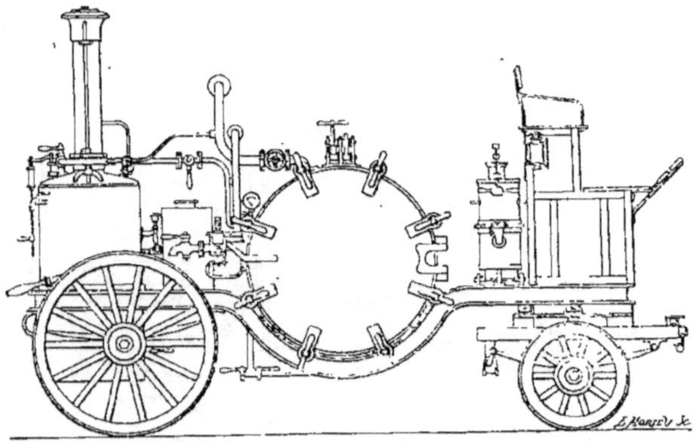

Étuve locomobile de Geneste et Herscher à vapeur humide sous pression (type nouveau à deux portes).

On a conseillé, pour éviter cet inconvénient, de tremper les objets tachés, avant de les placer dans l'étuve, dans une solution très étendue (2 à 3 pour 1.000) de permanganate de potasse, puis dans une solution très étendue d'acide sulfureux, qui enlève la teinte rose laissée par le permanganate de potasse. On peut ainsi au préalable, lorsque le contage n'est pas trop dangereux pour les hommes employés à ce service, laver les taches dans une solution légèrement alcaline. Traugott (de Breslau) conseille l'immersion du linge taché dans une solution de 0^{gr},5 de sublimé dans 1.000^{gr} d'eau additionné de 6^{gr} de sel marin.

Il faut veiller en outre à ce que les vêtements, ceux de drap en particulier, ne forment pas de faux plis sur le chariot. Au moment même où les vêtements, matelas, etc., sortent de l'étuve, il s'est produit par leur déshydratation un état particulier de leur trame qui les rend cassants, mais après quelques heures d'exposition à l'air, l'état hygrométrique normal se trouve rétabli et l'on peut dire, d'une façon générale, que l'étuve à vapeur, sous pression portée à 115° ne compromet pas sérieusement les tissus ordinaires ni les couleurs (1). Cependant, plusieurs désinfections successives abrègent un peu la durée des couvertures de laine ou de coton et quelquefois le drap des tuniques se rétracte.

Cette question de l'altération des tissus par l'étuve a été particulièrement étudiée par Levison de Copenhague qui a examiné à l'aide de la balance la résistance des tissus après plusieurs passages à l'étuve. L'instrument qu'il a employé est une balance-bascule : à l'extrémité du petit bras on fixe une bande double du tissu à observer ; à l'extrémité du long bras on place un seau dans lequel on verse du plomb jusqu'à rupture de la bande ; un mécanisme automatique arrête à ce moment le versement du plomb et il est facile de connaître le poids qui a amené la déchirure de l'étuve.

Il a été reconnu par ces expériences que les tissus de lin, après dix passages à l'étuve, perdent leur résistance ; ceux de laine s'altèrent très peu ; ceux de coton gagneraient de la solidité. Mais, comme le fait remarquer Arnould (*loc. cit.*), les morceaux d'un même tissu présentent souvent de notables différences quant à leur résistance avant de passer à l'étuve.

Les étoffes bon teint ne changent généralement pas de couleur. Néanmoins, Arnould (*loc. cit.*) a remarqué à Dunkerque « que le drap rouge des bandes de pantalons de l'artillerie et du collet des dolmans de cette arme, a paru ne pas bien supporter le passage à l'étuve. Peut-être le voisinage du drap bleu a-t-il aidé à l'altération de la couleur rouge ». Nous avons eu occasion d'observer des décolorations partielles sur les pantalons garance et même sur des tuniques bleues dont les draps cependant avaient été considérés comme bon teint par des commissions de réception parfaitement compétentes et qui avaient fait appel à des experts chimistes instruits et soigneux.

L'étuve de Geneste et Herscher, dit Richard, « est l'instrument de désinfection le plus parfait qui existe actuellement ». Arnould ajoute : « Si nous lui reprochons quelque chose ce serait même d'être trop parfait et de dépasser le but au prix d'une construction très belle et très sûre, mais qui coûte un peu cher ».

Cependant, comme l'expérience a démontré que les microbes pathogènes connus sont presque tous détruits à une température voisine de 100°, Geneste et Herscher, pour répondre au désir de plusieurs hygiénistes, ont construit une étuve d'un nouveau modèle, qu'ils appellent *étuve à désinfection par l'action directe de la vapeur fluente sous pression*, dans laquelle la température peut être maintenue à 104° ou 105°. Cet appareil a été exposé à l'exposition internationale de Lyon en 1894.

(1) Arnould, *La désinfection publique*, Paris, 1893, p. 206 ; *Der Einflus der Desinfection mi: stromenden und gespannten Wasser-Dampf auf verschiedene Kleiderstoffe* (*Zeitsch f. Hygiene*, VI, p. 225, 1889).

L'air contenu dans l'étuve ou dans les objets soumis à la désinfection et qui constitue le principal obstacle à la propagation de la chaleur, est extrait par un courant de vapeur traversant l'appareil de haut en bas. La pression, dans ces conditions, est trop faible pour donner au procédé des détentes une efficacité suffisante.

La vapeur introduite dans l'étuve (fig. p. 539), arrive à la partie supérieure de l'appareil, au-dessus d'un écran qui présente des ouvertures permettant une répartition uniforme de la vapeur sur toute la longueur de la capacité, sans craindre les projections directes sur les objets placés dans le chariot. La vapeur, se répand à la partie supérieure, refoule

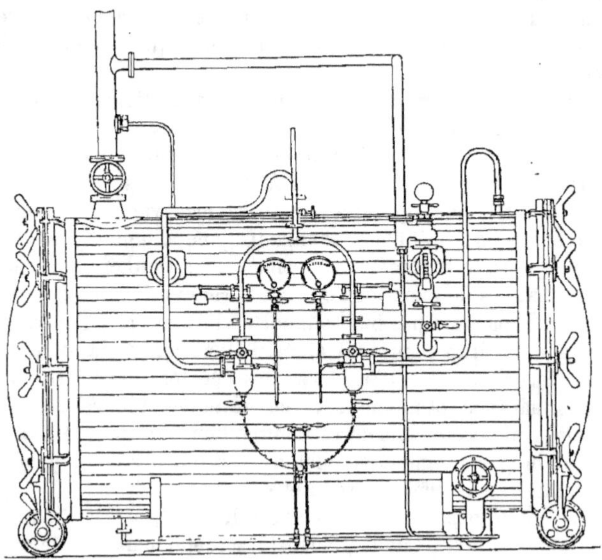

Étuve de Geneste et Herscher par la vapeur fluente à basse pression.

l'air plus tard au bas de l'étuve, où une autre rampe percée de trous communique avec le robinet dessiné sur la partie de la figure à la droite du lecteur ; ce robinet, étant ouvert, laisse passer l'air (lequel sera bientôt remplacé par un fluide mélange d'air et de vapeur), qui vient baigner un thermomètre. En lisant les indications données par cet instrument, il est facile de suivre les diverses phases de l'opération.

Au-dessus de ce thermomètre un clapet-soupape de retenue ne livre passage à l'air qu'autant que sa pression a atteint $0^{kg},2$, pression indiquée par le manomètre, figuré à la droite du lecteur ; un tuyau conduit cet air au tuyau d'échappement.

On laisse le robinet situé à droite et dont il a été question, ouvert tant que le thermomètre ne marque pas 104°, température correspondant à la pression de 0ᵏᵍ,2, maintenue par le clapet-soupape, placé au-dessus de l'étuve sur la verticale du robinet de droite.

Lorsque cette température est atteinte, on peut être assuré que le fluide qui s'échappe de l'étuve n'est plus que de la vapeur pure, complètement privée d'air, et l'on ferme le robinet de droite.

La pression est alors maintenue dans l'étuve entre 0ᵏᵍ,2 et 0ᵏᵍ,3 indiquée au manomètre de gauche, la soupape placée sur la bouteille à la gauche de ce manomètre, étant réglée à 0ᵏᵍ,3. On s'assurera que cette soupape ne crache pas pendant la période de désinfection : si cet accident venait à se produire, il proviendrait d'un fonctionnement irrégulier du clapet-soupape de droite qui devient ainsi un organe de contrôle : durant toute la durée de la désinfection, la vapeur doit être, dans la chambre étuve, véritablement fluente.

Lorsque la désinfection est terminée, il y a lieu de procéder au séchage. Pour permettre d'évacuer complètement la vapeur contenue dans l'étuve, puis les produits du séchage, l'étuve est munie d'un tuyau d'évacuation placé à la partie supérieure avec un éjecteur-aspirateur à vapeur : à la partie inférieure et diamétralement opposée, une vanne permet à l'air de rentrer, de s'échauffer au contact de la batterie de chauffe, de sécher les objets contenus dans le chariot et de sortir par le tuyau d'échappement.

Les autres parties de la manœuvre, c'est-à-dire échauffement préalable de l'étuve, chauffage de la batterie intérieure, purges d'eau condensé dans l'étuve et la batterie, ainsi que dans les bouteilles de séparation, échappement final et séchage se passent comme pour les étuves courantes.

Cet appareil peut en outre fonctionner comme l'étuve ordinaire, à pression et à détentes ; il suffit pour cela de soulever le clapet-soupape, au moyen du petit écrou à manettes placé sous le contre-poids de cette soupape, et de surcharger la soupape de la bouteille pour permettre de monter la pression à 0ᵏᵍ,7, indiqué au manomètre.

D'autres étuves que celles de Geneste et Herscher et d'autres appareils à désinfecter méritent d'être signalés et sont employés en France ou à l'étranger ; ils sont par conséquent utilisables en cas de mobilisation ou dans les hôpitaux civils pourvus de salles militaires.

Étuve de Koch. — L'ingénieur français Koch a construit une étuve qui est employée au lazareth de Strasbourg. Elle fonctionne à la vapeur d'eau sous pression et est construite de telle sorte que jamais la pression ne dépasse une limite assez faible et fixée d'avance. Elle consiste en une chambre prismatique à doubles parois en fer et tôle très résistantes. L'intervalle des tôles est rempli de laine de scories, corps mauvais conducteur de la chaleur. La chambre est munie de deux portes de 1ᵐ de large sur 2ᵐ de haut. La longueur entre les deux portes est de 2ᵐ,35. « Sur les côtés de l'appareil est disposée une puissante canalisation de tuyaux à ailettes, d'une surface de chauffe de 28^{m3}, dans laquelle on fait circuler de la vapeur d'eau sous pression. Quand les portes de l'appareil sont closes, l'air de la chambre se dilate et cherche à s'échapper ; il n'a d'autre issue qu'un tuyau partant de la partie inférieure de la chambre et aboutissant à un réservoir contenant de l'eau bouillante. Ce réservoir cylindrique est muni d'un tuyau de trop plein. L'eau en est maintenue bouillante, soit par de la vapeur venant directement de la chaudière, soit par l'eau de condensation de la conduite à ailettes. L'air ne peut s'échapper de la chambre que lorsqu'il fait équilibre à la colonne d'eau bouillante, augmentée des résistances qui se produisent dans les tuyaux. L'air contenu dans les objets à désinfecter est ainsi raréfié, et lorsqu'on y injectera de la vapeur, cette dernière pourra avec bien plus de facilité pénétrer les objets dont la température est d'ailleurs suffisante pour empêcher toute condensation. Quand on injecte de la vapeur dans l'appareil, même si l'on arrête le courant qui circule dans la tuyauterie à ailettes, la chaleur que dégagent les parois de la chambre et les tuyaux à ailettes est suffisante pour vaporiser encore une partie de l'eau entraînée de la chaudière par la vapeur. Nous aurons ainsi dans l'étuve de la vapeur d'eau relativement sèche ; cet avantage est très important pour diminuer la durée de l'opération. La vapeur mélangée d'air qui s'échappe hors de l'étuve pendant toute la durée de l'opération par le tuyau d'évacuation est continuellement remplacée par une nouvelle quantité de vapeur venant du générateur, de sorte, qu'en peu de temps, tout l'air est expulsé de la chambre et que les objets se trouvent dans une atmosphère de vapeur d'eau pure dont l'effet est beaucoup plus efficace qu'un mélange d'air et de vapeur. Cette installation présente en outre l'avantage que la vapeur de l'étuve n'est jamais portée à une température supérieure à celle que l'on désire obtenir ; les objets ne risquent donc pas d'être détériorés. L'adoption du récipient d'eau bouillante constitue un grand progrès, en ce qu'il sert à la fois d'appareil laveur pour les gaz qui s'échappent de l'étuve, de régulateur de pression et de soupape de sûreté (1).

Laveuse désinfecteuse F. Dehaitre. — La maison Fernand Dehaitre construit une *laveuse désinfecteuse* qui essange, lessive et lave le linge souillé, puis, quand les taches ont disparu, désinfecte par l'action directe de la vapeur sous pression.

L'appareil se compose d'une enveloppe cylindrique fixe en tôle portée sur des bâtis en fonte et d'un cylindre mobile en tôle galvanisée, perforée, tournant à l'intérieur de l'enveloppe fixe. Le cylindre mobile peut être actionné soit par une courroie, soit par un moteur direct fixé sur la machine. Ce cylindre est divisé en deux compartiments par un diaphragme ondulé en tôle galvanisée et perforée, placé suivant son diamètre ; à chaque compartiment correspond une porte à fermeture étanche. L'en-

(1) WEISGERBER, *Revue d'hygiène et de police sanitaire*, t. VIII, 1886, p. 502.

veloppe fixe est munie d'une porte à charnières à joint étanche et convenablement équilibrée par un contre-poids pour en rendre la manœuvre facile. A la partie inférieure se trouve une large valve de vidange communiquant avec un récipient dans lequel sont stérilisés les liquides lixiviels. Autour de la partie fixe et intérieurement, se trouve une batterie de tuyaux à ailettes, destiné à porter l'intérieur de la machine à une température convenable pour éviter la condensation quand on fera de la désinfection de literie. La machine est en outre pourvue d'un manomètre indicateur de pression, d'un thermomètre et d'une soupape de sûreté. La machine est éprouvée et timbrée à 3^{kg} pour pouvoir admettre avec sécurité de la vapeur sous pression à 110° ou 115°.

Les objets à assainir sont placés dans le tambour mobile ; on introduit dans l'appareil de l'eau qu'on porte progressivement à 15° et 20° pendant que le tambour est mis en mouvement. L'eau polluée par ce premier lavage, est évacuée dans un bouilloir où on la fait bouillir avant de la rejeter à l'égout.

Cette eau est remplacée par de la lessive qu'on porte à 110° ou 120°, et qui assure la désinfection. Celle-ci étant achevée, on procède au rinçage.

On peut aussi se servir de cet appareil comme d'une étuve pour la désinfection des matelas par exemple, en n'y introduisant que de la vapeur sous pression.

Étuve Le Blanc. — Parmi les étuves à vapeur sous pression, il convient de citer celle de l'ingénieur Le Blanc, dont le premier modèle a fait l'objet d'une discussion à la Société d'hygiène et de médecine publiques en décembre 1883 (1). Elle diffère de celle de Geneste et Herscher par des détails de construction, mais remplit en réalité les conditions de température exigées pour assurer la désinfection. Elle lui est antérieure, et celle de Washington-Lyon de Londres l'avait précédée.

Étuves à air chaud. — Les premières étuves à désinfection employées ont été des étuves à air chaud ; telle celle de Ransom construite en 1871 (2) à l'hôpital de Nottingham, tels aussi le four Léoni de Londres, l'appareil désinfecteur de Nelson et Somer de Londres, l'étuve de l'hôpital militaire d'Amersfoot en Hollande, l'étuve chauffée au gaz construite en 1881 à l'hôpital Saint-Louis à Paris, l'étuve proposée cette même année 1881 à la Société de médecine publique, par Ch. Herscher, qui a indiqué les principes sur lesquels on croyait devoir baser la construction de ces appareils. « La chambre à désinfection », dit cet auteur, « peut avoir 1^m,50 sur 2^m,25 ou 2^m. Les parois seront imperméables à la chaleur, construites par exemple en briques et doublées intérieurement d'un

____

(1) *Revue d'hygiène et de police sanitaire*, t. VI, 1884, p. 53 et t. VII, 1885, p. 529 et 732.

(2) Voir la description de ces appareils dans Vallin, *Traité des désinfectants et de la désinfection*, Paris, 1883, p. 434 et s..

revêtement en bois de 0ᵐ,03 à 0ᵐ,04 d'épaisseur. Les portes doublées de la même manière doivent fermer hermétiquement. La source de chaleur la meilleure est le gaz avec l'adaptation d'un régulateur automatique à air, tel que celui d'Arsonval, mais, à défaut de gaz, on peut employer tout autre appareil de chauffage, agencé spécialement pour fonctionner avec une grande régularité. On peut aussi échauffer l'air au contact de doubles parois portées à une température élevée par la vapeur qui y circule, comme l'ont fait à Londres Henry, à Berlin (1) Esse dont l'appareil perfectionné a servi de type pour celui qu'on a établi à Berlin, à l'hôpital Moabit. »

Les étuves à air chaud sont insuffisantes, et on n'en construira plus. Les expériences de Koch et Wolphügel d'une part, celles de Vallin de l'autre ont bien démontré que, dans ces appareils, la température est trop irrégulièrement distribuée. C'est ainsi que dans une étuve portée à 118ⁿ, le centre d'un matelas n'a atteint que 15° après cinq heures d'exposition et que souvent, tandis que les parties externes des objets sont roussies, les parties profondes ne sont pas assez échauffées pour être désinfectées.

Étuves à air chaud et à vapeur combinés. — Dans d'autres appareils on a cherché à combiner l'action de l'air chaud avec celle d'un courant de vapeur. Ainsi Geneste et Herscher ont construit, en 1885, une étuve à désinfecter démontable et transportable, dans laquelle on peut utiliser l'air chaud sec et successivement, si on le désire, l'air chaud et la vapeur. Un petit ventilateur est interposé entre le calorifère et l'étuve, ce qui permet un mélange parfait des veines d'air introduites dans celle-ci et le jeu de trappes disposées à cet effet assure l'abaissement de la température dans les limites nécessaires à l'humidification réelle des objets à désinfecter. On les fait passer successivement de la température sèche de 110° à la température humide de 100 · pour revenir à la fin de l'opération, qui dure une demi-heure, à l'exposition sèche à 110° (2).

C'est d'après des principes analogues qu'a été disposée à Nantes, sur les indications du docteur Leduc, une étuve construite par Fernand Dehaitre, que Lefèvre décrit comme il suit : « L'étuve est entourée d'une double paroi en tôle, dont le vide est rempli de matières peu conductrices. Deux portes à deux vanteaux garnies de la même façon laissent entrer et sortir un chariot monté sur rails qui porte les objets à désinfecter. L'étuve est chauffée intérieurement par un batterie de tuyaux à ailettes qui reçoivent la vapeur. Ce mode de chauffage peut être remplacé, suivant les exigences locales, par tout autre procédé. Un tuyau spécial amène la vapeur destinée à la filtration. L'étuve étant préalablement chauffée, on introduit le chariot, puis on relie sa partie inférieure avec

---

(1) V. *Revue d'hygiène et de police sanitaire*, t. III, 1881, p. 585 et 665.
(2) *Revue d'hygiène et de police sanitaire*, t. VII, p. 730.

un ventilateur placé auprès de l'appareil et actionné par un petit moteur à vapeur. Cette communication s'établit au moyen d'un joint d'accouplement instantané, analogue aux joints du frein Westinghouse. L'aspirateur est relié par son autre extrémité avec la partie supérieure de l'étuve. Les portes étant fermées, on ouvre le tuyau spécial qui fournit la vapeur et l'on met en marche le ventilateur qui aspire le mélange d'air chaud et de vapeur, et l'oblige, pour ainsi dire, à filtrer à travers les objets placés sur le chariot. Ce mélange est ensuite refoulé à la partie supérieure de l'étuve où, après s'être réchauffé et chargé d'une nouvelle quantité de vapeur, il circule de nouveau à travers les objets autant de fois qu'on le juge nécessaire (1). »

Cependant Salomonsen et Levison à Copenhague (2), en 1888, ont montré que l'air chaud paralyse l'action de la vapeur et que ces étuves mixtes marchent irrégulièrement et très lentement. Telle est aussi l'opinion du docteur Loubinoff. J. Strauss est même d'avis que les appareils où la vapeur sans pression vient se mêler à l'air sec et surchauffé doivent être définitivement rejetés ainsi que les appareils où la vapeur est surchauffée, brûlée en traversant des tubes portés au rouge : car elle perd alors sa valeur désinfectante qu'elle possédait à 100° pour ne la récupérer qu'à 150° (3).

Étuves à vapeur sans pression. — Un grand nombre de constructeurs utilisent la vapeur d'eau à 100° sans pression ou avec une très faible pression. C'est ce qui a lieu dans les appareils de Van Overbeck (Utrecht), de Meyer, Rietschel, Flügge (Gœttingen), Henneberg (Berlin), Henri (Paris), Thursfield (Berlin), Schimmel, qui est un des plus répandus en Allemagne, Budenberg, Bude, Schmidt (Weimar), etc. L'étuve est alors constituée par un cylindre en tôle dont la double paroi est remplie d'eau qui est chauffée à 100° au moyen d'un foyer établi sous l'appareil, ou bien la vapeur est fournie par un générateur spécial.

Le capitaine Reck, de Copenhague, a construit, pour l'armée danoise, des étuves de ce dernier modèle. Il expulse l'air par la vapeur de haut en bas, et après avoir laisser circuler dans l'appareil, pendant trente minutes, de la vapeur à 100° au moins, il la condense au moyen d'une *douche purgeante* et remplit l'étuve d'air à l'aide d'un courant circulant de bas en haut. L'épuration totale a une durée de quarante-cinq minutes et les objets sortent secs de l'étuve.

Geneste et Herscher ont proposé une *cuve à désinfecter* dans laquelle,

---

(1) Julien LEFÈVRE, *Le chauffage et les applications de la chaleur dans l'industrie et l'économie domestique*, Paris, 1893.

(2) *Versuche mit verschiedenem Desinfections Apparaten* (*Zeits. f. Hyg.*, IV, p 94, 1888).

(3) Voir la description de ces appareils et leur critique dans RICHARD, *Précis d'hygiène appliquée*, p. 357 et s., Paris, 1891, et dans ARNOULD, *La désinfection publique*, Paris, 1893, p. 187.

par trempage, on obtient l'assainissement de tous les effets supportant le lavage à 100° (1).

L'appareil (fig. p. 545), se compose d'une cuve à deux compartiments : A est la chaudière, B le bac servant à la désinfection. Deux

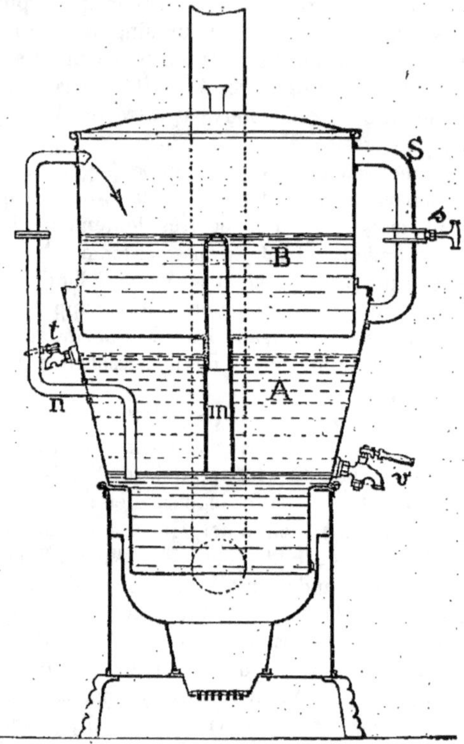

Étuve pour la désinfection à 100°, de Geneste et Herscher.

A, chaudière ; — B, bac où se placent les objets à désinfecter ; — S, tuyau muni d'une valve S ; — m n, tubes réunissant les compartiments A et B ; — t, robinet de jauge ; v, robinet de vidange.

tubes m et n réunissent les deux compartiments et plongent dans la chaudière à des niveaux différents. Un troisième tuyau S muni d'une valve s sert à faire échapper la vapeur produite dans la chaudière par l'ébullition, ou au contraire, quand la valve est fermée, à empêcher

(1) *De la stérilisation et de la désinfection par la chaleur* (*Archives de médecine expérimentale*, 1890, p. 309, 333) ; Voir aussi RICHARD, *loc. cit.*, et *Archives de médecine et de pharmacie militaires*, t. XV, 1890, p. 128.

l'échappement de cette vapeur. L'appareil comporte en outre un robinet de jauge t, un robinet de vidange v, un couvercle et enfin un fourneau en fonte qui sert de support à tout l'ensemble.

Lorsque l'eau, mise dans la chaudière jusqu'au robinet de jauge t est en ébullition, si l'on vient à fermer la valve S, cette eau, poussée par sa propre vapeur, s'élève dans le bac supérieur jusqu'à ce que le niveau dans la chaudière ait atteint le bas du tube m. A ce moment, comme l'autre tube n plonge encore dans le liquide inférieur, il se produit, par l'effet de l'ébullition, une circulation continue : l'air de la chaudière, en contact avec la partie chauffée, s'élève dans le tube n et se déverse dans le bac B, pendant qu'au fur et à mesure l'eau du bac redescend dans la chaudière par le tube central m. On a ainsi, au bout de très peu de temps, la même température de 100° dans le bac supérieur et dans le fond de la chaudière.

Lorsque dans le bac B on place un panier treillagé mobile, disposé pour recevoir des crachoirs métalliques, l'appareil peut servir à la désinfection des crachoirs des tuberculeux.

L'efficacité des étuves à vapeur sans pression est mise en lumière depuis 1881 par les expériences de R. Kock, Gaffky et Löffler sur la destruction des spores du charbon et qu'ont reprises Wolff à l'instigation de Wirchow en 1886 puis E. Esmarck en 1887 ; mais il faut reconnaître qu'il est des spores qui ne sont pas détruits à 100°.

Pour essayer d'élever la température de la vapeur au-dessus de 100°, sans la soumettre à la pression, le professeur de Saint-Pétersbourg, Dobroslavine a remplacé l'eau par une solution concentrée de sel marin qui ne bout qu'à 108° et construit une étuve spéciale qu'il nomme étuve selhydrique (1). Les expériences rapportées par l'auteur ne sont pas parfaitement démonstratives du bon fonctionnement de l'appareil qui nécessite en tout cas trois heures pour chaque opération. D'autre part, Reuscher estime que, bien que la solution saline employée n'entre en ébullition qu'à une température supérieure à 100°, la vapeur que l'on obtient n'a pas plus de 100°.

Étuve de l'armée russe. — Budde (2) estime que la vapeur qui circule au lieu de rester dormante comme dans l'étuve ordinaire de Geneste et Herscher est le moyen de désinfection le plus énergique, pourvu qu'elle soit portée à une haute pression.

D'après cette idée, le service de santé russe a demandé « un appareil à désinfection agissant par le courant de vapeur à saturation et sous une tension supérieure à la pression atmosphérique, muni d'un dispositif de

---

(1) M. A. DOBROSLAVINE, *Étuve selhydrique pour désinfection* (*Revue d'hyg. et de pol. sanit.*, t. VIII, 1886, p. 487).

(2) *Neue constructionen für Dampfdesinfectionsapparate nebst Versuchen über ihre Functionsfähigkeit* (*Zeits. f. Hygiene*, VII, p. 269, 1889).

ventilation et d'une issue pour l'évacuation de l'air par le fond de la chambre, sans mécanisme extérieur de chauffe mais avec des accumulateurs de calorique ». L'ingénieur Krell de Nuremberg chargé de la construction par l'inspecteur du département médical de l'armée russe von Remmert, a imaginé un appareil nouveau, avec la collaboration du docteur Raptschefsky, directeur du laboratoire de bactériologie de la haute administration sanitaire de l'armée à Saint-Pétersbourg. Arnould (*Revue d'hyg. et de pol. sanit.*, t. XV, 1893, p. 90) décrit ainsi cette étuve de l'armée russe :

« Elle comporte une chambre de forme cylindrique, en tôle épaisse de $0^m,0065$, ayant $0^m,915$ de diamètre et $1^m,52$ de long, avec une porte à chaque extrémité. Ces dimensions suffisent pour un hôpital de guerre de 400 à 600 lits. Du reste, un seul générateur de vapeur peut alimenter deux chambres pareilles. La fermeture de la chambre présente ceci de particulier qu'on n'a point eu recours au caoutchouc ni à l'abbeste pour la rendre hermétique, mais qu'on a pratiqué sur l'extrémité du cylindre une rainure en queue d'aronde qui a été remplie de plomb ; c'est sur celui-ci que s'applique le bord, rendu tranchant, de la plaque de tôle bombée, discoïde, qui sert de porte et que six fortes vis serrent contre l'ouverture. C'est aussi l'obturation métallique que l'on a adoptée pour les orifices de ventilation.

A l'intérieur du cylindre, sous l'orifice d'entrée du courant de vapeur, une plaque de cuivre étamé protège les objets à désinfecter contre l'eau de condensation. Ces objets sont placés dans une corbeille demi-cylindrique en fil de cuivre étamé, suspendue à une barre qui glisse dans une rainure ménagée au plafond de la chambre.

Sur le fond de celle-ci, des saumons de plomb font l'office d'accumulateurs de calorique.

Les parois du cylindre sont garnies de feutre et de bois, à titre de mauvais conducteurs de la chaleur.

Si l'établissement auquel l'étuve est destinée n'a pas de générateur de vapeur, on lui en fournit un. L'étuve complète ne pèse pas plus de vingt quintaux et peut être expédiée à Taschkent, Irkoutsk, etc., sans difficulté

Dans les conditions les plus difficiles, cet appareil peut terminer une désinfection en vingt-deux minutes. En pratique, l'opération dure beaucoup moins ; il se distingue donc par sa grande rapidité de fonctionnement. On peut dire qu'il opère deux fois plus vite que l'étuve Geneste et Herscher, deux fois et demie plus vite que celle de Badenberg, quatre à cinq fois plus vite que celle de Schimmel à Nuremberg ».

Le docteur Raptschefsky n'a pas encore fait connaître les résultats de ses recherches pour apprécier la valeur microbicide de cette étuve.

Étuves improvisées. — A défaut d'étuve parfaite, on fera toujours bien d'utiliser les étuves moins perfectionnées qu'on pourra se procurer et d'en improviser au besoin, car il vaudra toujours mieux risquer une désinfection peut être incomplète que de ne pas tenter d'opposer la moindre barrière aux contages d'une épidémie menaçante ou existante.

D'après Richard qui, avec Longuet, a vu ces improvisations à l'étranger, en 1887 (*Archives de médecine et de pharmacie militaires*, t. X, p. 494), on peut improviser partout et à peu de frais une étuve à désinfection à circulation de vapeur. « Au-dessus d'une chaudière ou d'une marmite du diamètre de 0^m,80 par exemple, on place debout un tonneau d'un diamètre très légèrement supérieur et ayant à peu près 1^m,50 de hauteur. La paroi inférieure a été percée de nombreux trous au villebrequin pour livrer passage à la vapeur : on peut remplacer ce fond par un filet formé de cordes entrelacées. La paroi supérieure est remplacée par un couvercle mobile fermant aussi exactement que possible : le mieux est de confectionner un couvercle avec deux disques en bois cloués l'un sur l'autre et dont l'inférieur s'engage exactement dans l'ouverture du tonneau, dont le supérieur, débordant légèrement le précédent, repose par son bord sur l'extrémité des douves. À son centre ce couvercle est percé au villebrequin d'un orifice qui est fermé par un bouchon à travers lequel passent : 1° la tige du thermomètre destiné à marquer la température de la vapeur à sa sortie du tonneau ; 2° un tube assez large, ouvert à ses deux bouts qui doivent livrer passage à la vapeur. Ce tube est assez haut pour que la vapeur, en s'échappant, n'empêche pas de lire les indications du thermomètre ; ce qu'il y a de mieux, c'est de le faire déboucher à l'extérieur du local. Un système de crochets et de cordes est disposé à la partie inférieure du couvercle et sur la paroi interne du tonneau ; on bouche l'interstice avec de la glaise, du feutre mouillé ou des chiffons mouillés.

La dépense de première mise se monte à 20 fr. au maximum et encore avec cette somme on peut garnir le tonneau de deux poignées destinées à faciliter les manipulations. La dépense de charbon peut être évaluée à 0^f,75 par désinfection (1). »

Des appareils de ce genre ont été installés notamment à l'hôpital militaire de Giessen, en 1887, par l'Oberstabsarzt John, à Cobourg par le Stabsartz Groselke, au régiment de cavalerie royale piémontaise par le capitaine médecin Cartas (*Giorn. med. del. r. Eserc.*, avril 1893).

Ils se composent, d'après Richard (*loc. cit.*), d'un foyer, d'une chaudière, d'une chambre de désinfection, et de conduites d'évacuation pour la fumée et la vapeur. Le foyer est en maçonnerie, la chambre de désinfection est un tonneau en chêne de la hauteur de 1^m,20 sur 1^m environ de diamètre à sa base et 0^m,90 à sa partie supérieure.

La chaudière porte un niveau d'eau au-dessus duquel est placé un entonnoir pour l'alimentation.

Le foyer est surmonté d'une plaque de fonte creusée d'une rainure

____

(1) RICHARD, *Précis d'hygiène appliquée*, p. 361, Paris, 1891.

circulaire qu'on remplit d'eau et dans laquelle on engage le bord inférieur du tonneau.

Les douves du tonneau ont été imprégnées avec de l'huile de lin à chaud. Elles sont assemblées par des cercles en fer qu'on peut resserrer ou relâcher au moyen d'une vis de serrage.

Les objets à désinfecter peuvent être, soit suspendus à des crochets, soit placés sur un grillage en bois qui forme le fond du tonneau.

Le couvercle est à fermeture hermétique avec interposition d'un anneau de caoutchouc. Le tonneau est muni de deux tuyaux d'échappement pour la vapeur, placés l'un au voisinage du bord supérieur, l'autre au voisinage du bord inférieur ; chacun d'eux porte une valve de fermeture ; l'inférieur s'ouvre directement dans le conduit de fumée du foyer.

Lorsque les objets sont disposés dans le tonneau, on porte l'eau à l'ébullition. La vapeur, montant par la grille en bois, passe à travers les objets à désinfecter et sort par le tuyau d'échappement supérieur, le tuyau inférieur étant maintenu fermé. Il faut environ une heure et demie pour que la vapeur marque 100° au thermomètre à sa sortie de l'étuve. A partir de ce moment, il faut compter une heure pour que la désinfection soit complète. Au bout de ce temps on ouvre la valve du tube d'échappement et en cinq minutes l'opération est terminée.

Les dépenses d'installation ont été les suivantes :

350 briques pour le foyer.	16f,25
Travaux de maçonnerie.	10 ,90
Tonneau de bois de chêne..	96 ,35
Travaux de serrurerie.	312 ,70
Huile pour imprégner le tonneau.	3 ,75
TOTAL	449f,15

La chaudière en cuivre existait dans les approvisionnements de l'hôpital et ne figure pas dans la dépense.

18^{kg} de houille sont nécessaires pour une opération de désinfection.

Les objets sèchent rapidement.

Presque toutes les étuves de ce genre sont d'un prix qui varie entre 400^f et 600^f.

Dans l'armée allemande, des installations pour la désinfection sont prescrites dans toutes les garnisons, et l'on emploie, à côté de ces appareils simples installés dans les petites agglomérations, les étuves fixes le plus fréquemment en usage en Allemagne, c'est-à-dire celles de Schimmel, de Henneberg ou de Budenberg.

L'*étuve de Schimmel*, fabriquée à Schemnitz, en Saxe, est le type le plus répandu en Allemagne dans les grands hôpitaux. C'est celle dont on se sert dans l'établissement municipal de désinfection de Berlin.

« Elle se compose d'une chambre rectangulaire ou elliptique en tôle, à double paroi dont l'intervalle est comblé par un corps mauvais conducteur de la chaleur (cendre de bois, sciure de bois, charbon pulvérulent, laine de scories, etc.). Les portes pour l'introduction et l'extraction des objets sont également à double paroi. La partie inférieure de la chambre est occupée par des tuyaux à ailettes qui sont chauffés par la vapeur et par un tuyau percé de petits trous pour l'admission de la vapeur dans l'intérieur de l'étuve ; un chariot à galets, roulant sur rails, reçoit les objets à désinfecter. A la paroi supérieure du chariot sont fixés des crochets auxquels on peut suspendre des sacs en toile renfermant également de ces objets. Au bas de la paroi antérieure de l'étuve est pratiqué un orifice pour l'admission de l'air, orifice que l'on peut fermer hermétiquement au moyen d'une valve. Au sommet de la paroi postérieure, c'est-à-dire en un point diagonalement opposé, se trouve le tuyau d'échappement de la vapeur muni d'une valve qu'on manœuvre de l'extérieur par une clef. Le fond porte un tuyau d'écoulement pour l'eau de condensation. Une soupape de sûreté s'ouvre dès que la pression a atteint un dixième d'atmosphère dans l'étuve.

Les étuves Schimmel sont de trois dimensions différentes et cubent $0^{m3},80$, 2^{m3} ou $4^{m3},80$. Autant que possible, la vapeur est empruntée à un générateur servant à d'autres usages ; elle doit, pendant toute la durée de l'opération, avoir une tension de trois à quatre atmosphères, qui est indispensable, non pour la désinfection elle-même, mais pour porter les batteries de chauffe à la température nécessaire » (1).

On a prétendu qu'avec ces étuves on obtenait une pression correspondant à 104° ou 105° : cela ne saurait être, dit Richard, à moins de fermer complètement la valve de départ, ce qu'on ne fait jamais, car on aurait à craindre une explosion ; or, en ouvrant la valve tant soit peu, on rend la pression dans l'étuve sensiblement égale à la pression extérieure, attendu qu'il suffit d'un orifice à section extrêmement réduite pour écouler de grandes quantités de vapeur. Les augmentations de température observées doivent être attribuées, ainsi qu'on l'a remarqué et dit, à la condensation de la vapeur.

L'*étuve de Henneberg*, d'après Richard (*loc. cit.*, p. 338), se compose d'un générateur de vapeur à foyer central, d'une chambre où s'échauffe l'air destiné à sécher les objets, et de la chambre de désinfection qui est fermée au moyen d'un couvercle en tôle légère.

Les gaz produits par la combustion passent en léchant la chambre et s'échappent par la conduite de fumée. La vapeur produite dans le générateur passe par un tuyau horizontal pour se rendre dans la chambre de désinfection ; par le jeu d'un robinet, on peut la diriger directement vers l'extérieur à l'aide d'un autre tuyau. La vapeur qui a pénétré dans la chambre de désinfection la parcourt de haut en bas et s'échappe dans ce même tuyau.

<hr>

(1) E. RICHARD, *loc. cit.*, p. 381.

Le montage et la manutention de cet appareil sont des plus simples. — On peut le monter sur roues.

La maison Rietschel et Henneberg construit deux modèles d'étuves de grandeurs différentes. La chambre de désinfection a une capacité de un demi-mètre cube dans le petit modèle et de un mètre cube dans le grand,

Dans les établissements où ces étuves sont à demeure, on peut, au moyen d'un système de poulies et d'une chaîne actionnée par une manivelle, retirer et placer dans la chambre de désinfection la cage en fer galvanisé dans laquelle sont placés les objets à désinfecter.

L'appareil peut également être monté sur roues.

Dans l'*étuve de Budenberg* la chambre de désinfection « est un récipient horizontal ovalaire long de $2^m,25$ avec $1^m,5$ de hauteur et $0^m,9$ dans sa plus grande largeur, cubant intérieurement 2^{m3}. Ce récipient repose sur quatre pieds de fer réunis deux par deux par des traverses en bois. Il est fait de tôle galvanisée de $1^m,5$ d'épaisseur, renforcée de six cercles de fer, dont deux bordent les parois verticales. L'une de celles-ci est la porte, qui se ferme à l'aide de vis et d'écrous, avec interposition de feutre. Chacune des parois verticales est doublée à l'intérieur d'une grille en lames de tôle galvanisées, en vue d'empêcher le contact des objets à désinfecter avec ces parois, sur lesquelles se précipite l'eau de condensation. Une grille semblable garnit le fond du récipient. La vapeur est introduite par la partie supérieure à l'aide de tuyaux qui courent sous la voûte du récipient, et desquels elle s'échappe par une fente longitudinale supérieure, pour se répandre dans toute la chambre à désinfection. A la partie inférieure de la paroi verticale fixe, est adapté un tuyau qui s'ouvre dans l'espace intérieur, mais peut aussi être prolongé en dehors. Ce tuyau est muni d'une soupape chargée d'un poids mobile. En haut un thermomètre perce la voûte du récipient.

Le générateur de vapeur est une chaudière pourvue d'un tuyau de 5^m d'échappement, d'un manomètre à ressort et d'une soupape de sûreté, qui s'ouvrira à $0^{atm},4$ de surpression. Sa surface de chauffe est de $2^{m2},5$. Elle consomme 10^{kg} à 12^{kg} de charbon par heure » (1).

L'armée allemande n'a pas encore adopté d'étuve locomobile. « En campagne », dit Kirchner (*loc. cit.* p. 362), « on pourra improviser des appareils à désinfection à l'aide de chaudières de buanderie et de tonneaux. Il est souhaitable que les armées en campagne soient pourvues d'appareils à désinfection mobiles ». L'appareil de Thursfield sur voiture à quatre roues, pour deux chevaux, ceux de Rietschel et Henneberg ou de Budenberg lui semblent acceptables malgré leur haut prix ; l'étuve de Bude lui paraît trop petite.

L'*étuve de Thursfield*, dit E. Richard (*loc. cit.*, p. 368), est montée sur un train à deux roues. Un foyer revêtu de briques réfractaires est situé à

(1) NAPIAS et MARTIN, *Encyclopédie d'hygiène*, t. V. p. 775.

la partie inférieure, au dessous de la chaudière dans laquelle est plongée la chambre de désinfection qui a la forme d'un cylindre (largeur, 1 mètre ; diamètre 0ᵐ,70). La porte est unique, à fermeture hermétique. La vapeur développée dans le générateur, entre par le haut dans les tuyaux, et passe dans l'étuve par des pertuis ; elle traverse la chambre de désinfection de bas en haut et s'échappe par un conduit qui la dirige dans la cheminée et sur le trajet duquel est fixé le bouchon qui livre passe aux fils d'un pyromètre électrique. Un entonnoir pour l'alimentation de la chaudière et un niveau d'eau complètent l'appareil. Toute espèce de combustible peut être utilisée.

Dans cette étuve, il ne faut pas trop remplir la chaudière annulaire, parce que l'eau en bouillant serait projetée dans la chambre à désinfection et mouillerait les objets. Il importe aussi que le volume d'eau soit suffisant pour une opération, ou qu'on puisse, au cours de l'opération, remplir à nouveau la chaudière avec de l'eau chauffée préalablement. On a essayé de capter pour cet usage l'eau de condensation, mais la quantité qui a pu être recueillie a été si faible qu'on a reconnu que cela n'en valait pas la peine.

On commence par chauffer l'étuve, puis on introduit le chariot chargé et on attend que la température ait atteint 60°, ce qui demande environ une demi-heure. Pendant ce temps de l'opération, on laisse ouvertes la valve d'admission de l'air et celle d'échappement de la vapeur. Puis on ferme complètement la première de ces deux valves et presque complètement la seconde, et l'on fait circuler la vapeur pendant trente minutes à travers l'étuve. Au bout de ce temps on arrête l'arrivée de la vapeur dans l'intérieur de l'étuve, on continue à chauffer au moyen des tuyaux à ailettes, et en ouvrant la valve d'admission de l'air, on fait traverser l'étuve par un courant d'air qui opère le séchage des objets dans un délai de douze à quinze minutes.

Le temps accordé à ces diverses phases du fonctionnement de l'appareil doit être augmenté pour les objets un peu épais, tels que matelas, édredons, traversins, gros paquets de couvertures, etc... Il faut compter alors une heure pour échauffer les objets, une heure pour le passage de la vapeur et une heure pour le séchage, soit un total de trois heures.

3. PULVÉRISATEURS A DÉSINFECTER ET DÉSINFECTION DES LOCAUX. — Pour la désinfection des parois, meubles, voitures, etc., on emploie, dans l'armée française, ou le lavage avec les solutions désinfectantes ou la pulvérisation à l'aide du pulvérisateur de Geneste et Herscher et du pulvérisateur Bernard.

Le pulvérisateur à levier de Geneste et Herscher, le plus usité, se compose de deux récipients superposés, réunis par un tube de faible diamètre. On verse le liquide désinfectant dans le réservoir inférieur, à l'aide d'un entonnoir extérieur. Une petite pompe permet de comprimer de l'air dans le récipient supérieur, et air et liquide tendent à s'échapper par des robinets placés sur le haut de l'appareil et communiquant chacun avec un des réservoirs. De ces robinets partent deux tubes en caoutchouc dont l'un se continue par un tube en laiton qui donne de la rigidité à cette sorte de lance, laquelle se termine par une petite pomme où s'effectue la pulvérisation par le mélange de l'air et du liquide. Afin de faciliter l'emploi des solutions de bichlorure de mercure, les pulvérisateurs sont garnis d'ébonite à l'intérieur; l'extrémité de la lance est seule attaquable par le sublimé.

Il résulte des expériences de Richard, qu'avec une balayette un ouvrier peut, en une heure, badigeonner de 40^{m2} à 50^{m2} de surface ; avec une brosse à main, 65^{m2} et qu'avec le pulvérisateur Herscher, on asperge de 75^{m2} à 200^{m2}, suivant la nature du revêtement, la hauteur, etc. En se servant de la balayette ou de la brosse on peut, avec un litre de solution désinfectante, humecter jusqu'à 50^{m2} d'un mur peint à l'huile, 25^{m2} d'un parquet en chêne ciré et à lames assez bien réunies, tandis que les murs poreux

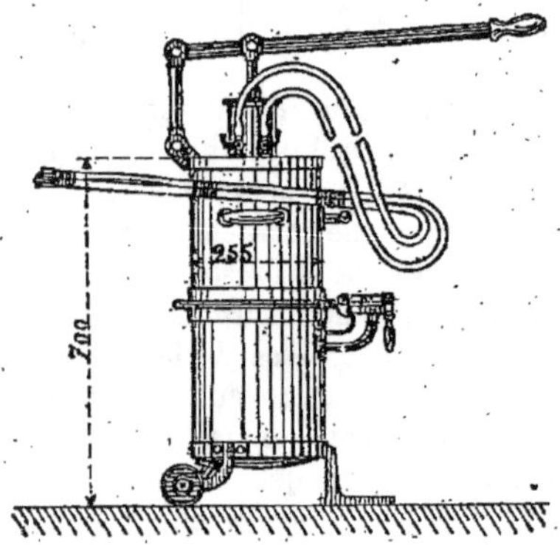

Pulvérisateur à levier de Geneste et Herscher.

peuvent absorber de 4^l à 5^l par mètre carré. En moyenne on doit compter avec le pulvérisateur à main d'Herscher, employer 1^l de solution pour 10^{m2} de surface (Richard, *loc. cit.*, p 424).

Geneste et Herscher ont construit aussi pour l'aspersion et la désinfection des grandes surfaces un appareil monté sur roues et pouvant être traîné par deux hommes (fig. p. 554). Il convient particulièrement pour le nettoyage des wagons, hangars, etc.

Le *pulvérisateur Bernard* consiste essentiellement en une pompe capable de comprimer l'air en quelques secondes sous une pression de 3 atmosphères et de projeter, à l'aide de l'air ainsi comprimé, des solutions désinfectantes.

Cet appareil comprend un récipient de capacité variant de 15^l à 500^l (20^l pour le modèle adopté dans nos hôpitaux) dans lequel se meut le piston de la pompe, et pourvu d'un bouchon à fermeture hermétique et d'un robinet à fermeture à levier sur lequel on peut greffer un vaporisateur et un pulvérisateur. Le piston de la pompe est formé de deux disques métalliques qui enferment un autre segment mobile, lequel sous la moindre pression fait joint hermétique contre les parois du corps de pompe, ce qui supprime tout frottement ; un clapet de forme spéciale permet à l'air d'entrer mais non de sortir.

On y adapte une sorte de lance dite *vaporisateur* d'un ou deux mètres de long ; ce vaporisateur est entièrement métallique et formé de deux tubes dont l'un amène le liquide, l'autre l'air comprimé ; la vapeur qui s'échappe de l'appareil ne mouille pas. On peut remplacer le vaporisateur par le pulvérisateur qui est un tube terminé par une petite boule creuse et percée de façon que le liquide arrivant sous pression dans cette boule mue avec une extrême vitesse par la force centrifuge s'échappe par un tout petit trou sous forme d'une poussière liquide très fine qui mouille fortement.

Toutes les parties de l'appareil sont enduites à l'intérieur d'un vernis qui les protège contre la solution de bichlorure de mercure à 1 p. 1.000 et même à 1 p. 10.

Les faits suivants ont été constatés au Val-de-Grâce :

1° Si l'on comprime l'air dans l'appareil vide de liquide, on peut

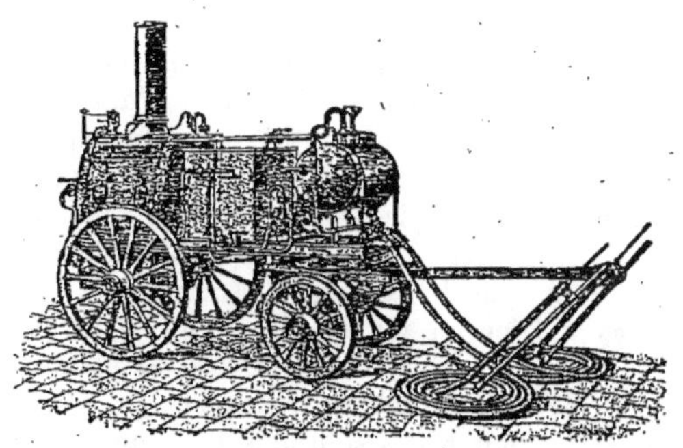

Appareil à désinfecter les écuries, les étables, les wagons à bestiaux, etc.

conduire cet air dans un autre récipient rempli par exemple d'eau créosotée que l'on peut ainsi vaporiser avec une grande force ;

2° En faisant barboter l'air comprimé à travers une couche liquide médicamenteuse on peut créer une atmosphère chargée de principes actifs (créosote par exemple) ;

3° L'appareil peut servir pour réfrigérer une salle (voir p. 123) et pour donner des douches ;

4° En remplissant l'appareil d'une solution antiseptique rien n'est plus facile que le nettoyage et la désinfection des parois d'une chambre par la vaporisation ou la pulvérisation. En un quart d'heure on a nettoyé les murs, plinthes, lits en fer et planches de lits d'une chambrée de vingt hommes. Malheureusement le fonctionnement de l'appareil Bernard est très pénible pour les hommes et, malgré son prix moins élevé, il nous paraît d'un maniement beaucoup plus difficile que l'appareil Geneste et Herscher qui nous semble devoir lui être préféré.

Le liquide désinfectant le plus souvent employé pour les pulvérisations est le bichlorure de mercure à 1 p. 1.000 dont l'inocuité pour les hommes employés à la pulvérisation et pour ceux qui viendront habiter la chambre est démontrée. Cette solution n'altère en rien les murs blanchis à la chaux avec ou sans colle, ni les papiers peints, ni les surfaces recouvertes d'enduits à base métallique terreuse (Guttman et Merke, Richard).

La solution d'acide phénique à 5 p. 100 est généralement considérée comme moins active, plus dangereuse et son odeur est très désagréable et persistante.

La solution de crésyl trouve son emploi lorsqu'il y a lieu de désodoriser en même temps que de désinfecter.

Quand on emploie l'acide phénique ou le bichlorure de mercure comme désinfectant soit en lavage soit en pulvérisation, il est essentiel de ne pas perdre de vue les expériences de Koch et de Wolfflügel qu'a reprises le docteur Lenti de l'Institut d'hygiène de l'Université de Naples, sur l'action qu'exercent l'alcool et les corps gras pour abolir, dans certaines conditions, le pouvoir microbicide de ces substances. D'après Lenti, l'alcool absolu, en l'absence d'eau, annihile complètement le pouvoir bactéricide de l'acide phénique et du sublimé sur les spores charbonneuses. Ce pouvoir ne reparait que lorsque la proportion d'eau ajoutée à l'alcool est de 2 pour 100 pour la solution du sublimé à 1 pour 1.000, et de 70 pour 100 dans les solutions d'acide phénique. Encore faut-il que la durée d'action ne soit pas inférieure à vingt-quatre heures pour le sublimé et à quarante-huit heures pour l'acide phénique. L'acide phénique et le lysol dissous dans la glycérine perdent complètement leur action désinfectante. La glycérine empêche l'action des solutions de sublimé à 2 pour 1.000 quand la proportion d'eau qu'elle contient est inférieure à 40 p. 100. Avec des solutions d'acide phénique contenant 10 pour 100 de cet acide, la destruction complète des spores n'a lieu que lorsque la proportion d'eau est de 80 pour 100 et encore est-il indispensable que la durée du contact de l'eau soit de plus de vingt-quatre heures (1).

Cependant, d'après Chamberland et Fernbach (2), « l'eau de Javel du commerce, la solution de chlorure de chaux à un dixième (c'est-à-dire la solution de 100ᵍʳ de chlorure de chaux dans 1.200ᵍʳ d'eau, et étendue de dix fois son volume d'eau), l'eau oxygénée du commerce sont plus actifs que la solution acide de sublimé au millième, solution qui est appelée solution forte. Ces désinfectants n'agissent pas ou n'agissent qu'après plusieurs heures sur les germes humides, lorsqu'on les emploie à la température ordinaire, mais si ces désinfectants sont portés à la température de 40° à 50° et même davantage, les germes humides sont détruits beaucoup plus rapidement. Quelques minutes suffisent », et ces auteurs

(1) Lenti, *De l'influence de l'alcool, de la glycérine et de l'huile sur l'action des désinfectants* (*Revue d'hygiène et de police sanitaire*, t. XI, 1893. p. 1025 et s.).

(2) *Annales de l'Institut Pasteur*, t. VII, 1893, p. 433 et s.

estiment que la solution de chlorure de chaux au dixième doit être substituée dans la majeure partie des cas au sublimé : elle possède à peu près la même activité que la solution de bichlorure au centième, elle est plus économique (10ˡ pour 0ʳ,05), elle est sans aucun danger pour ceux qui la manient et ne laisse pas de trace de poison dans les appartements.

Ces mêmes observateurs ont fait la remarque importante que les germes desséchés sont beaucoup plus résistants aux désinfectants que les germes humides. Tandis que ces derniers sont tués en quelques minutes, les premiers peuvent résister pendant plusieurs heures, même à une température de 40° à 50°. De là la nécessité de pulvériser de l'eau sur les parois à désinfecter, avant d'y faire agir la solution désinfectante.

Des expériences de Traugott (*Zeitsch. f. Hyg.*, t. XIV, 1893, p. 427), il résulte que le peroxyde d'hydrogène en solution de 1 p. 100 à 2 p. 100 a l'avange de n'être pas toxique et peut remplacer le sublimé et l'acide phénique pour les lavages, mais l'auteur ne dit pas si, lorqu'on l'emploie ploie en pulvérisation, le contact est assez prolongé pour que ce produit puisse être efficace. On peut supposer au contraire que la solution de trichlorure d'iode à 1 p. 100, non toxique mais odorante pourrait servir avantageusement.

Le médecin principal Laveran, professeur d'hygiène au Val-de-Grâce, dans la séance de l'Académie de médecine du 24 juillet 1894, a communiqué un certain nombre d'expériences qu'il a poursuivies en collaboration avec le professeur d'épidémiologie Vaillard.

Ils ont fait mouler des briquettes de plâtre de 0ᵐ,10 de côté et 0ᵐ,02 d'épaisseur, creusées de petites cupules, ils les ont stérilisées, enveloppées de papier à filtrer, puis ils ont déposé dans les cupules une ou deux gouttes de cultures pures de différents microbes pathogènes, de crachats, de pus, etc., et, après avoir laissé sécher pendant vingt-quatre heures à l'abri du papier stérilisé, ils ont dirigé sur les cupules le jet d'un pulvérisateur. Après séchage d'une durée de vingt-quatre heures, les briquettes étant toujours protégées par le papier, ils ont raclé légèrement le fond de chaque cupule et ensemencé le produit du raclage dans du bouillon. Les pulvérisations ont été pratiquées avec le pulvérisateur Vermorel qui mouille beaucoup ou avec le pulvérisateur Geneste et Herscher grand modèle à une distance de 1ᵐ,30 à 1ᵐ,50 ou avec le pulvérisateur Geneste et Herscher petit modèle, qui mouille moins que les précédents, à une disdistance de 1ᵐ à 1ᵐ,20. La durée de la pulvérisation a toujours été d'une minute.

Il résulte de ces expériences que très souvent, quelle que fut la solution désinfectante, (même le chlorure de chaux), les bouillons ensemencés ont donné des résultats positifs. C'est ainsi qu'avec la solution de sublimé à 1 p. 1.000 acidulée, et même avec celle à 2 et 4 p. 1.000, le bacille du charbon résiste toujours, le coli bacille, le pyocyaneus, le pyogènes aureus, les bactéries ordinaires des crachats résistent très souvent. Il en a été de même dans les expériences avec le vibrion cholérique, avec le bacille de la tuberculose et avec le vaccin, mais les résultats ont été négatifs avec le bacille de la diphtérie. Laveran arrive à ces conclusions :

« Le meilleur procédé de désinfection des parois des habitations consiste à les laver avec une solution d'acide phénique à 5 p. 100 ou de sublimé à 2 p. 1.000, acidulée. Dans tous les locaux qui sont exposés à de fréquentes souillures : hôpitaux, casernes, écoles, chambres d'hôtel, etc., il faudrait avoir des parois imperméables faciles à nettoyer et à désinfecter par ce procédé.

Lorsqu'on opère la désinfection à l'aide des pulvérisateurs, il faut pulvériser le liquide désinfectant jusqu'à ce qu'il ruisselle le long des murs ; même dans ces conditions la désinfection faite par ce procédé est souvent incomplète.

La solution d'acide phénique à 5 p. 100 nous paraît préférable pour la désinfection des murs par lavage ou par pulvérisation aux solutions de sublimé de 1 ou 2 p. 1.000 (1) ».

Esmarck a proposé de remplacer le spray ou le lavage pour la désinfection des parois par le nettoyage à l'aide de la mie de pain. Il estime que ce procédé serait plus certain que la pulvérisation et que le lavage avec la solution de bichlorure au millième. Sans compter que cette pratique est très lente, très minutieuse, elle est extrêmement dispendieuse, puisque pour une pièce de 60^{m3}, où l'on aurait dépensé pour 0^f,20 à 0^f,15 de solution, on a déboursé de 2 à 3^f. de pain. Le pain qui a servi au nettoyage doit être brûlé. Mais peut-on compter que les ouvriers feront le nettoyage avec toute l'attention nécessaire et qu'ils ne laisseront pas tomber de pain chargé de germes dans les interstices du plancher ?

Cronberg (*Arch. f. Hygiene*, t. XIII, 1891, p. 294), a fait à l'Institut hygiénique de Rostock, une série d'expériences tendant à remplacer la mie de pain par l'éponge, l'amadou, le cuir et le caoutchouc. Des tentures et des parois d'appartements peintes à l'huile ou à la détrempe étaient badigeonnées avec une culture étendue de staphylococus aureus ; après dessication, on les frottait avec les substances à l'essai, puis on procédait à un grattage, et dans les produits de cette opération, on recherchait les résultats de l'ensemencement sur gélatine. L'éponge s'est montrée supérieure aux autres substances, surtout sur les papiers ; son pouvoir désinfectant augmente si on l'humecte légèrement avec une solution de sublimé. Après avoir servi, elle peut être stérilisée pour servir de nouveau.

4. SULFURATION. — Ainsi qu'il a été dit p. 529 et 531, la désinfection par le soufre est réglementaire dans l'armée depuis les travaux de Czernicki, Granjux, Geschwind, sur la sulfuration des casernes. Depuis

<hr>

(1) *Bulletin de l'Académie de médecine*. Séance du 24 juillet 1894.

cette époque, bien des objections ont été faites contre l'emploi de ce désinfectant.

Les objections basées sur les expériences bactériologiques de laboratoire sont quelque peu contradictoires, car si les travaux de Wolfflügel et Koch (1883) et ceux de Schotte et Gœrtner (1880) nous apprennent que les spores du bacillus anthracis et du bacillus subtilis résistent à des doses très fortes d'acide sulfureux, celles de Vallin montrent qu'avec des doses de 30^{gr} par mètre cube, on stérilise des liquides contenant les virus du chancre mou, du farcin et de la tuberculose. G. DujardinBeaumetz est arrivé aux mêmes résultats. Sternberg a détruit, avec une sulfuration de moyenne intensité, les microcoques de la septicémie puerpérale, de l'érysipèle, du liquide vaccinal et de la fermentation de l'urée (Calmette).

Dans la discussion qui s'est élevée à ce sujet à la Société de médecine publique en 1887, on a apporté plus de faits favorables à cette pratique que de défavorables et, comme l'a fait remarquer Vallin, si l'acide sulfureux ne détruit pas *à tout jamais* dans un local infecté, les germes des infections contagieuses, il a quelquefois arrêté net des épidémies. Mais il importe que l'opération soit bien conduite, et il n'y a pour cela qu'à se conformer aux règles formulées p. 531.

A l'instigation du Conseil d'hygiène du département de la Seine, des expérimentations sur la valeur désinfectante de l'acide sulfureux ont été reprises à l'hôpital Cauchin et les résultats ont été publiés par Dubief, Brutel et Gaillard (*Bulletin général de thérapeutique*, 1889-32, p. 175). En comptant les micro-organismes de l'asmosphère d'une chambre de 21^{m3}, bien close, à sol cimenté et imperméable et à parois étanches, vingt-quatre heures après qu'on y avait fait brûler de 20^{gr} à 40^{gr} de soufre par mètre cube, on a constaté une diminution considérable dans le chiffre des germes vivants. Il a été démontré que l'action de l'acide sulfureux se fait surtout sentir sur les germes des bactéries et que les spores des cryptoganes lui résistent.

Néanmoins, en dépit de l'opinion contraire d'Ollivier, nous sommes porté à admettre que l'acide sulfureux, malgré sa puissance de pénétration, est loin d'être toujours suffisant pour détruire des contages aussi subtils que ceux des fièvres éruptives. Dans une épidémie de rougeole observée à Nevers en 1885, le médecin-principal Geschwind l'a trouvé absolument inefficace, comme plus tard dans d'autres casernements, les médecins-majors Louis et Sudour.

L'acide sulfureux a du reste quelques inconvénients dans la pratique : il attaque les métaux, mais surtout il laisse dans les chambres une odeur extrêmement désagréable et qui persiste très longtemps. Lorsqu'on l'applique à la désinfection des matelas, on aura beau les ouvrir, les aérer et les rebattre, ils garderont pendant des mois, cette odeur caractéristique, vraiment pénible pour les hommes qui devront faire des fournitures sulfurées.

Nous ne pensons pas cependant que la sulfuration doive être proscrite : elle est quelquefois un procédé infidèle, mais à défaut d'étuve et de pulvérisateur elle devra être mise en usage, car en réalité elle est commode, peu dispendieuse et elle s'est montrée quelquefois vraiment efficace.

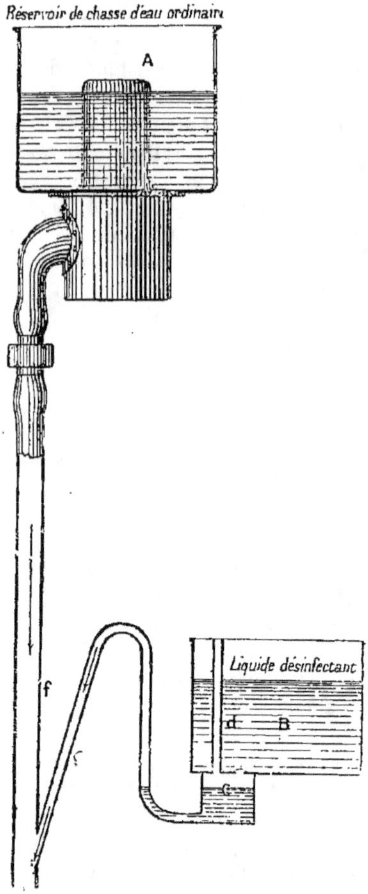

Dans certaines conditions rien n'empêcherait d'essayer la désinfection au moyen des vapeurs ammoniacales : ce procédé il est vrai, n'a pas la sanction de l'expérience, mais les essais bactériologiques tentés à l'Institut hygiénique de Buda-Pesth par le docteur von Ringler ont montré qu'au bout de deux heures elles peuvent tuer le bacille du choléra et celui de la fièvre typhoïde. On évapore dans des vases plats 1^{kg} d'ammoniaque liquide par 100^{m3} d'espace (*Central-blatt, f. Bacteriologie* XIII, p. 651).

5. DÉSINFECTION DES LATRINES. — Nous avons indiqué p. 126 les agents le plus souvent employés pour désinfecter les latrines. En temps d'épidémie, les matières suspectes seront, autant que possible, reçues dans des vases contenant des matières désinfectantes, de façon à n'être projetées dans les fosses où dans les égouts qu'après avoir perdu leurs qualités nocives.

Geneste et Herscher, sur les indications de Napias, ont construit un appareil qui, dans les latrines du tout à l'égout, assure la désinfection des matières usées. Nous en empruntons la description à l'album de Geneste et Herscher, d'après la *Revue du génie militaire*, (1889, p. 408).

Chasse d'eau avec entraînement réglé d'un désinfectant.

A, réservoir de chasse ; — B, réservoir contenant le liquide désinfectant ; — C, petit réservoir communiquant avec l'atmosphère par le tube *d* ; — *f*, conduit amenant l'eau de la chasse ; — E, siphon faisant communiquer le réservoir *c* avec le tuyau *f*.

« Cet appareil se compose d'un réservoir B contenant le liquide désinfectant ; une petite capacité C mise en communication avec le réservoir par un petit trou recouvert d'une toile métallique, règle la quantité de liquide qui doit être entraînée à chaque chasse ; un tube D met le petit récipient en communication avec l'atmosphère : un siphon E, part du fond de ce petit réservoir et se branche sur le tuyau réunissant la cuvette à l'appareil de chasse d'eau A ; chaque fois que l'appareil de chasse fonctionne, la succion produite par l'écoulement de l'eau dans le tuyau amorce le petit siphon E et le liquide contenu dans le récipient inférieur C s'écoule. Le petit trou qui met le récipient inférieur en communication avec le réservoir B, est d'un diamètre tel qu'il ne permet le remplissage du récipient C que très lentement, tandis que l'écoulement du liquide se fait très rapidement par le siphon E. Dès que le niveau baisse jusqu'à l'entrée du siphon, l'air venu de l'extérieur par le tube D est entraîné par le liquide et le désamorce. Le récipient se remplit tout doucement et l'entraînement se produit de nouveau quand une autre chasse a lieu. On remarque dans le fonctionnement de cet appareil que l'écoulement du liquide désinfectant a lieu dès que l'eau de la chasse est entièrement passée dans le tuyau, c'est-à-dire quand la cuvette est nettoyée. Le liquide antiseptique séjourne par conséquence dans la cuvette et désinfecte les déjections avant qu'elles soient évacuées par la chasse d'eau ».

Le *procédé de désinfection des matières fécales Hermitte* aurait l'avantage, au dire de ceux qui le prônent, de permettre l'envoi à l'égout et même à la rue des déjections de toute nature, sans qu'il fût besoin de champ d'épandage. Il est basé sur l'emploi d'un liquide désinfectant très énergique obtenu par l'électrolyse de l'eau de mer ou d'une dissolution d'un mélange de chlorure de sodium et de chlorure de magnésium dans une machine électrique dite électrolyseur. Le chlorure de magnésium est seul décomposé, le chlorure de sodium sert de conducteur. L'électrolyse dissocie les différents éléments du chlorure de magnésium et en forme d'autres composés dont l'un, formé de chlore et d'oxygène, est très oxydant, parce qu'il abandonne facilement son oxygène. A richesse égale de chlore gazeux, sa puissance est cinq fois plus grande que celle du chlorure de chaux. Ce corps mis en présence des matières alvines cède son oxygène à l'hydrogène sulfuré et au sulfhydrate d'ammoniaque qui se produisent pendant la fermentation : il transforme l'un en eau, l'autre en acide sulfurique hydraté qui ne sont ni odorants ni dangereux. Il abandonne de plus son oxygène à certaines matières organiques pour former de l'acide carbonique, tandis que l'hydrogène provenant de la décomposition de l'eau se combine à l'azote pour former de l'ammoniaque. L'urée devient imputrescible. Les microbes anaérobies sont tués par la mise en liberté de l'oxygène et les aérobies par l'action chimique destructive qu'exerce l'oxygène naissant sur les cellules microbiennes, en oxydant les matières grasses qu'elles contiennent en abondance (Duclaux). Quant au résidu inodore qui reste sur les pôles de l'électrolyseur, il est à peine de quelques centigrammes par litre et par conséquent négligeable ; il peut du reste être vendu comme engrais. Quant aux dépenses d'installation et de fonctionnement, une source d'électricité sera toujours moins chère que l'achat et l'entretien d'un champ d'épandage.

Telle est la théorie : reste à savoir ce que donnera l'expérience (1).

Lorsqu'on reçoit les *matières fécales sur la tourbe*, il est possible de les incinérer. L'Oberstabsartz Borelius (2) a décrit un appareil spécial en brique facile à construire à cet effet. Il se compose d'un foyer installé à $0^m,40$ au-dessus d'un cendrier de $0^m,75$ de longueur sur $0^m,50$ de large et $0^m,25$ d'élévation et s'ouvrant dans une cheminée haute de 2^m. On active le feu de houille avec des branchages, et, lorsque ce fourneau brûle sans interruption nuit et jour, on parvient à détruire une quantité considérable de déchets. A défaut de tourbe, on peut employer des copeaux, mais on réussit moins bien.

6. Désinfection des instruments de musique. — Une décision ministérielle en date du 23 juillet 1890 prescrit, pour la désinfection des instruments de musique les règles suivantes :

« Quand un instrument de musique a servi pendant quelque temps, il se forme dans ses parties déclives un amas de matières grisâtres, constitué par des mucosités dans lesquelles se trouvent de nombreux ferments qu'il importe de détruire, parce que certains d'entre eux peuvent pulluler et se transmettre, en causant des maladies plus ou moins graves. Cet amas de mucosités est généralement très adhérent et ne peut être enlevé que par un outillage spécial ; pour y parvenir et garantir ainsi les musiciens qui doivent successivement faire usage du même instrument, le Ministre a décidé que tous les instruments à vent en usage dans l'armée seraient soumis régulièrement, sur l'ordre des chefs, à un nettoyage complet et, dans certains cas, à la désinfection.

Le nettoyage suffit tant que l'instrument ne change pas de propriétaire et que celui-ci n'est point malade. Comme la souillure de l'instrument s'opère d'une manière continuelle et progressive, il faut que le nettoyage soit fait tous les mois.

La désinfection totale, suivie d'un nettoyage avec l'éponge, sera nécessairement effectuée chaque fois qu'un instrument changera de propriétaire, ou lorsque celui-ci aura été atteint d'une maladie infectieuse.

La technique de ces deux opérations est indiquée ci-dessous :

Nettoyage des instruments en cuivre. — Remplir l'instrument avec de l'eau chaude à 50° ou 60°, en la versant par le pavillon et en bouchant l'embouchure ; laisser en contact pendant une dizaine de minutes pour ramollir le mucus. Ceci fait, rincer l'instrument avec de l'eau à la même température et répéter cette opération trois ou quatre fois de suite. Pour achever le nettoyage, on aura recours au procédé de l'éponge applicable aux instruments

(1) Voyez Du Bois Saint-Sevrin et Auché, *Désinfection des matières fécales par le procédé Hermitte* (**Archives de médecine navale et coloniale**, mai 1894, p. 375).

(2) Dr Borelius, *Die Beseitigung der Ansteckungsstoffe, insbesondere der flüssigen bei Infektionskrankheiten* (*Deutsche Militärärztliche Zeitschrift*, 1893, XXIIe année, p. 125 et s.).

à tubes étroits. On introduit, par l'embouchure, un morceau d'éponge gros comme une noisette et on le fait, en soufflant, sortir par le pavillon.

L'éponge sera réintroduite plusieurs fois, jusqu'à ce qu'elle ne ramène plus d'impuretés. Pour les instruments à pistons, on aura soin, après avoir fait passer l'éponge à passage libre, de la faire circuler ensuite avec le premier piston baissé, puis avec le deuxième, etc., de manière à nettoyer toutes les parties de l'instrument.

Si ce procédé était jugé insuffisant, on ferait passer par l'instrument un chiffon au moyen d'une forte corde à boyau munie d'un œillet destiné à fixer le chiffon. Ce procédé est, du reste, connu de la plupart des musiciens.

Le nettoyage par l'eau chaude est applicable à tous les instruments en cuivre et ne présente aucune difficulté. Il suffit pour les instruments à clés d'enlever celles-ci pour éviter le contact de l'eau sur les tampons. Pour le procédé par la corde à boyau, un musicien spécialement dressé à cet effet serait chargé de faire l'opération dès qu'elle serait reconnue nécessaire.

Nettoyage des instruments en bois. — Ces instruments ne peuvent être mis dans l'eau chaude, ni dans l'eau froide, car ils se fendent. Le nettoyage se fait avec l'écouvillon. Le musicien doit avoir à sa disposition deux écouvillons, dont l'un est tenu constamment huilé, afin d'être passé une ou deux fois par semaine dans chaque partie de l'instrument pour y laisser un léger brillant, et dont l'autre sert à enlever la salive et, au besoin, l'excédent d'huile.

Désinfection des instruments en cuivre. — La désinfection de tous les instruments en cuivre a lieu par leur immersion dans l'eau bouillante pendant dix à quinze minutes. Toutes les parties de l'instrument, embouchures, pompes, pistons et même les ressorts peuvent sans inconvénient être plongés dans l'eau à la température de 100°. Il suffit, pour les instruments à pistons, d'enlever préalablement les deux rondelles de liège de chaque piston et de démonter les clés pour les instruments qui en sont pourvus. On remédiera à la difficulté que peut présenter le volume des saxhorns et des saxophones en soumettant successivement à l'ébullition le haut et le bas de chaque instrument.

Afin de rendre plus facile l'introduction de l'eau bouillante dans toutes les parties de l'instrument, il est recommandé de retirer les pompes ou de démonter les instruments aussi complètement que possible et d'immerger ces parties ainsi séparées.

Désinfection des instruments en bois et des becs des instruments en cuivre à clés. — La désinfection ne peut avoir lieu, dans ce cas, par l'eau bouillante qui, comme il a été dit plus haut, ferait fendre immédiatement l'instrument.

On aura recours au moyen suivant :

Faire passer dans l'écouvillon légèrement humecté d'une solution de bichlorure de mercure à 1 p. 1.000 et essuyer immédiatement après. La même opération aura lieu pour l'extérieur, au voisinage de l'embouchure (pour la flûte), et dans le cas où cette opération serait reconnue nécessaire, sur toute la surface extérieure de l'instrument; la solution du sublimé à 1 p. 1.000 n'a pas l'inconvénient d'enlever sensiblement le vernis dont les instruments en bois sont recouverts.

Pour les becs des instruments en cuivre à clés, ils seront démontés; la ligature, qui est en métal, sera soumise à l'ébullition, l'anche, qui a peu de valeur, sera au besoin remplacée, et le bec, dépourvu de ses accessoires, essuyé et écouvillonné comme il est dit ci-dessus.

Enfin, le nettoyage s'effectuera, pour les clairons et trompettes, sous la surveillance du tambour-major ou du brigadier-trompette, et, pour les instruments de musique, sous celle du chef de musique ou de fanfare.

La désinfection sera effectuée, dans tous les cas, dans un local de l'infirmerie régimentaire ; le médecin chef de service fera mettre à la disposition des musiciens l'eau chaude et la solution de bichlorure nécessaires ».

VII. Incinération. — L'incinération des objets contaminés à détruire, des baraques ou tentes infectées, etc., peut se faire à l'aide de tous les

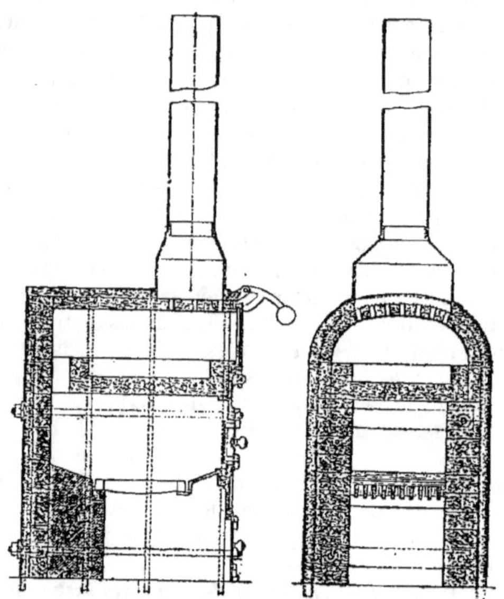

Appareil de Geneste et Herscher pour l'incinération des rebuts.

appareils de chauffage et même à l'air libre, ainsi qu'il a été prescrit au Tonkin par N.-T. Dujardin-Beaumetz qui, lorsqu'il y dirigeait le service de santé en 1885, et étant à cette époque dépourvu des étuves à désinfection qui existent actuellement, a fréquemment éteint des foyers de choléra dès leur apparition, en brûlant tous les effets à l'usage des malades.

Geneste et Herscher ont construit pour l'incinération des rebuts des hôpitaux, un four disposé pour utiliser toute espèce de combustible. Au-dessus du foyer se trouve une cuvette en terre réfractaire qui reçoit les détritus à brûler et qui est contournée par les produits de la combustion. La paroi supérieure de la cuvette est formée d'une arcade,

également en terre réfractaire, percée de trous communiquant directement avec la cheminée, par laquelle sont évacués les gaz et la fumée :
cette sorte de crible s'oppose à l'entraînement, avant leur combustion,
des objets légers tels que papiers, ouate, fibres d'étoffes, etc.

L'ensemble de l'appareil est revêtu de fonte : une porte donne accès
au foyer, une autre au cendrier, une troisième à la cuvette ; cette dernière est munie d'une garniture en toile d'amiante et d'un levier chargé
d'un contrepoids qui rendent sa fermeture hermétique.

En Angleterre et en Amérique des fours pour la destruction des rebuts
se trouvent dans un certain nombre de villes : tous les appareils de ce
genre sont évidemment utilisables pour la destruction par le feu des
effets contaminés (V. Richard, *Précis d'hygiène appliquée*, p. 65 et s.).

VIII. Stations sanitaires. — Lorsqu'au moment d'une mobilisation
ou d'une concentration ou aussi du retour d'une expédition, les troupes
sont soupçonnées de pouvoir apporter les germes d'une maladie contagieuse, il peut paraître prudent de leur faire subir une sorte d'observation quarantenaire et d'établir pour elles des stations sanitaires. C'est
le conseil que donnait Fauvel, lorsqu'en 1854 il demandait que chaque
régiment arrivant de France à Gallipoli, fut soumis pendant quelques
jours au repos et observé avant de rejoindre le gros de l'armée concentrée
à Varna : ce conseil ne fut pas suivi, et on sait comment de proche en
proche le choléra décima nos soldats depuis Marseille jusqu'à Sébastopol.

L'idée de Fauvel a été mise à exécution au retour des troupes du
Tonkin en 1886. Il fut décidé, sur la proposition du médecin inspecteur général Didiot, que les hommes contaminés seraient débarqués à
l'île Bagan et que les troupes indemnes seraient campées à Port-Cros ;
l'île de Port-Cros eut son hôpital provisoire qui devait évacuer ses malades
sur l'hôpital temporaire de Porquerolles à l'expiration des quarantaines.

Les mesures prescrites à l'égard des rapatriés ont été des ablutions,
des distributions de vêtements et d'effets en remplacement de ceux
apportés en arrivant, désinfection et incinération de ceux de ces effets qui
paraîtraient suspects (1).

« A l'arrivée de chaque bateau, le directeur de la santé et le commandant d'armes se rendaient à bord. Ce dernier remettait à tous les
chefs de détachement la consigne générale indiquant les dispositions
relatives au débarquement, au logement, à la nourriture, aux ablutions,
à la désinfection et à l'hygiène du camp. Le débarquement se faisait
ensuite au moyen du remorqueur, du chaland ou des barques sous la
direction d'un officier. Les malades étaient ordinairement débarqués les
premiers et transportés tout de suite à l'hôpital. Les autres soldats étaient

(1) ANNEQUIN, *Le sanatorium de l'île de Port-Cros en 1886 (Archives de médecine et
de pharmacie militaires*, t. VIII, 1886, p. 283 et 372).

conduits en ordre à la salle de désinfection où ils étalaient leurs sacs et havresacs et se rendaient par série de vingt à la salle d'ablutions où des effets d'entretien leur étaient remis. Un officier les accompagnait alors au camp dont l'assiette de logement avait été préparée d'avance et où les vivres les attendaient ; c'est le lendemain qu'avait lieu la visite des convalescents, l'examen des demandes de secours et qu'on pratiquait les vaccinations » (Annequin).

Les ablutions se faisaient par des bains douches. La désinfection était assurée par le soufre pour les sacs et objets pouvant se détériorer en passant à l'étuve, par l'étuve Geneste et Herscher pour les autres effets. On prescrivit l'incinération des matelas employés pendant la traversée (sauf les toiles qui furent passées à l'étuve), de la paille ayant servi à l'hôpital, des chiffons et débris de tout genre et des vêtements classés hors de service.

Les camps pour les hommes bien portants étaient au nombre de trois : le camp de l'Estissac pouvant loger 316 hommes dans des tentes et des baraques, le camp de l'Eminence pour 360 hommes, formé d'un fort, de tentes ou de baraques, le camp de l'amiral Courbet pouvant loger 318 hommes dont 180 sous tentes, 138 sous baraques.

L'hôpital abritait presque tous ses malades sous la tente, les bâtiments de l'ancien fort du Château n'ayant pu recevoir que 75 lits et les services généraux.

L'hôpital temporaire de Porquerolles était mieux organisé, sa contenance était d'environ 300 lits. Il est situé en face de la presqu'île de Gien, sa construction remonte à 1859, au moment du rapatriement des troupes de Crimée. Depuis cette époque il avait servi de sanatorium à l'armée d'Afrique et de Tunisie. Formé de deux corps de bâtiments disposés en arc de cercle sur le versant nord d'un mamelon dominant le port de Porquerolles et l'entrée de la rade d'Hyères du côté de Toulon, l'hôpital est à 300ᵐ environ des maisons les plus proches du village et à 200ᵐ du bord de la mer.

Les murs de ses baraquements ont 3ᵐ de hauteur, le parquet reposant directement sur le sol est en briques et la toiture est formée de briques et de tuiles superposées et fixées les unes aux autres par une épaisse couche de mortier.

L'un des pavillons comprenant 108 lits, a ses deux façades principales tournées l'une vers le levant, l'autre vers le couchant. La ventilation en est facile par des fenêtres opposées ; toutefois en hiver il est trop exposé au vent d'est qui domine en cette saison et qui est toujours fortement chargé d'humidité.

L'autre pavillon a sa façade principale exposée au vent du nord-ouest ou mistral mais la violence avec laquelle souffle ce dernier est en partie atténuée par les bâtiments d'exploitation situés du côté le plus rapproché du village et par la présence du mamelon sur le versant duquel l'hôpital est construit.

Etant suffisamment éloigné du village et établi du reste sur un terrain beaucoup plus élevé que ce dernier (15^m à 20^m) l'hôpital se trouve dans une situation hygiénique excellente. Les parties de l'île situées en arrière de lui, dans la région sud, sont couvertes de pins et permettent aux malades de faire des promenades sous bois à l'abri du soleil et de la violence du vent.

Il n'existait à l'hôpital aucune fosse fixe. Chaque pavillon était muni de deux tinettes mobiles que l'on vidait au moins une fois par vingt-quatre heures dans la mer et qui étaient soigneusement désinfectées à l'aide d'une solution de sulfate de cuivre.

Comme les malades débarqués à Porquerolles avaient déjà subi des quarantaines très rigoureuses pendant la traversée ou bien, à une certaine époque (avril-juillet 1886), avaient été soumis à des mesures de désinfection à l'île de Port-Cros il n'y avait à l'hôpital comme moyen de désinfection qu'une salle de sulfuration pour les objets les plus suspects.

Chaque malade à son entrée recevait des effets neufs en échange de ceux qui lui avaient servi pendant la traversée et qui, suivant leur état, étaient incinérés ou lessivés.

ARTICLE II. — MESURES APPLICABLES A QUELQUES MALADIES EN PARTICULIER

I. **Fièvre typhoïde.** — La fièvre typhoïde reconnaît dans les milieux militaires des causes diverses dont l'examen indique les mesures hygiéniques prophylactiques à opposer à cette maladie dont nous avons indiqué la fréquence (voir page 13 et s.).

L'origine *hydrique* de la fièvre typhoïde n'est pas douteuse. Régnier entre autres, a démontré l'importance de ce facteur étiologique dans les casernes des sapeurs-pompiers de Paris (*Archives de médecine et de pharmacie militaires*, t. VIII, 1886, p. 81), et sur les 194 manifestations épidémiques constatées dans notre armée, du 1er janvier 1887 au 1er janvier 1890, il a été prouvé que dans 187 d'entre elles, il existait à la portée des hommes, dans le casernement même, une eau « défectueuse, douteuse, médiocre, ou infectée » (Schneider). Les mesures prises depuis la fin de 1889 pour l'amélioration de l'eau potable distribuée aux casernes par l'établissement de filtres Chamberland partout où l'eau distribuée n'est pas de l'eau de source, ont immédiatement amené les résultats les plus heureux.

Au Congrès de Berlin, en 1890, le médecin-major Schneider a pu dire « La mortalité typhoïdique qui était de 964 en 1886 et de 763 en 1887, n'est plus, en 1889, que de 641. C'est ainsi que l'armée française a eu dans ces deux dernières années, 4.466 malades et 285 décès typhoïdiques de moins que dans les deux années précédentes. Pour montrer que cette diminution est directement liée à l'amélioration de l'eau de boisson, je ne citerai que ce qui s'est produit à Paris. La statistique locale de la fièvre typhoïde enregistrait 1.245 cas et 132 décès en 1886, 1.296 cas et 140 décès en 1887. En 1888 et 1889, les casernes de Paris qui jusque-là recevaient de l'eau des rivières (Seine et Ourcq) sont dotées progressivement d'eau de source excellente (Vanne et Dhuys) et immédiatement la fréquence de la fièvre typhoïde diminue : on n'observe plus que 535 cas avec 100 décès en 1888, et 531 cas avec 82 décès en 1889 et encore les résultats de cette dernière année n'ont-ils pas été aussi heureux qu'on pouvait l'espérer, par suite de l'obligation où s'est trouvée l'administration des eaux de substituer, pendant quelques semaines, l'eau de rivière à l'eau de source dans diverses casernes de Paris. Cette amélioration du reste n'est pas stationnaire, car dans les six premiers mois de 1890, on a noté une nouvelle diminution dans la mortalité par fièvre typhoïde qui n'a atteint que le chiffre de 921 cas, alors que dans le semestre correspondant de 1880, on avait enregistré 1.424 cas ».

La propreté aseptique de l'eau de boisson et sa surveillance s'imposent donc comme un moyen puissant d'empêcher ou d'entraver les manifestations épidémiques de la fièvre typhoïde dans nos casernes.

Le médecin inspecteur Kelsch a fait ressortir le danger des foyers infectieux qui se forment *sous les planchers des casernes* par l'accumulation lente des matières organiques ou éventuellement dans les chambrées par augmentation momentanée des effectifs : la propreté du logement, son aération et la diminution de la densité, par tous les moyens dont on disposera, sont, ainsi qu'il a été dit au chapitre IV, des mesures préservatrices capitales.

Il est peut-être difficile d'affirmer aujourd'hui que *l'encombrement* est par lui-même la cause de la fièvre typhoïde, cependant il est certain que, dans certaines casernes, la fièvre typhoïde paraît à l'état d'épidémie dès que la population dépasse un certain chiffre, et force est bien d'admettre ou bien que le bacille typhogène, latent dans quelque paroi du logement, trouve dans les conditions que crée l'encombrement une vitalité plus grande, ou bien que les organismes placés dans ces mêmes conditions, résistent plus difficilement aux attaques du bacille, soit que ce dernier les envahisse venant de l'extérieur, soit que séjournant préalablement en eux (parasitisme latent) il acquière une nocuité plus grande.

La *mauvaise tenue habituelle des lieux d'aisance* a toujours été considérée comme favorisant ou engendrant la fièvre typhoïde. Avant que la fréquence de l'étiologie hydrique de la maladie fut généralement admise, on a même été porté à rechercher la source la plus fréquente du mal dans l'entretien insuffisant ou la construction vicieuse des cabinets, des fosses ou des égoûts. Que le contage ait été apporté dans une fosse fixe par un malade, qu'il s'y reproduise et s'en échappe pour aller souiller à

travers le sol, la couche d'eau voisine, ou qu'il se répande dans l'atmosphère pour être absorbé par la voie digestive ou même pulmonaire, les
faits sont nombreux qui prouvent que des épidémies ont cessé par
l'assainissement des fosses d'aisance ou le curage d'un égoût. Il est
constant aussi que des épidémies ont pris naissance par la mise à jour de
matières organiques putréfiées. L'origine *fécale* de la fièvre typhoïde ne
saurait être contestée : elle entraîne l'obligation de l'amélioration et de
la surveillance des latrines des casernes et des camps et très particulièrement la désinfection des latrines soupçonnées de récéler des germes
typhoïdiques, quelle que soit l'opinion qu'on admette sur la spécificité
du bacille d'Eberth ou le danger résultant du bacille coli commun is; elle
exige aussi des mesures de précautions particulières lorsqu'il s'agit de
procéder à certains travaux de curage de fossés, d'étangs, etc., qui peuvent engendrer à la fois la fièvre typhoïde et la fièvre palustre. Nous
indiquons ces mesures un peu plus bas à propos de cette dernière
maladie.

Ce que nous avons dit de la naissance de la fièvre typhoïde dans les
camps dont l'occupation se prolonge sans que le sol soit suffisamment
protégé contre l'imprégnation par les matières organiques, signale les
moyens préventifs à employer dans l'assiette du campement et fait
connaître la nécessité d'un déplacement des troupes lors de l'éclosion de
la maladie, lorsque celle-ci est attribuable à la *souillure du sol*. Il en
est de même quand les parois des chambres, les latrines du quartier ou
quelque autre partie du casernement peuvent être incriminées. De toutes
les maladies épidémiques, c'est peut-être la fièvre typhoïde dont l'expansion est le plus sûrement entravée par l'évacuation des foyers, l'espacement des hommes et leur campement dans de bonnes conditions,
que ce soit la couche d'eau souterraine, le sol du camp ou le plancher
de la caserne qui soit le point de départ de l'épidémie.

L'influence de la *fatigue*, comme facteur étiologique de la fièvre
typhoïde, a été très particulièrement notée par les médecins militaires et
des observations nombreuses forcent à admettre que le *surmenage*, en
prenant ce mot dans son sens le plus large, prépare admirablement le
milieu intérieur à l'envahissement et à la culture des germes, soit que
l'organisme leur serve de support depuis quelque temps, soit qu'il les
puise dans une source ambiante (Kelsch) : de telle sorte qu'il appartient
aux chefs militaires et à leurs conseillers de veiller à ce qu'on n'exagère
jamais les fatigues du soldat en garnison, pendant les manœuvres et
notamment les manœuvres en montagne (Franchet) ni surtout durant les
opérations de guerre.

L'éclosion de la fièvre typhoïde au milieu des colonnes expéditionnaires
en marche dans le Sud-algérien ou tunisien, loin des foyers infectieux
témoigne, d'après Kelsch, de la véhiculation des germes de la fièvre
typhoïde par l'homme sain (parisitisme latent) : aussi pour ces expéditions

très particulièrement, doit-on n'employer que des soldats résistants, ayant une certaine ancienneté et est-il indispensable d'éloigner, dans la mesure du possible, de nos troupes africaines, l'influence de tous les agents morbides qui joindraient leur action à celle déjà si funeste de la chaleur.

Le médecin militaire sera souvent averti de l'imminence d'une épidémie de fièvre typhoïde par l'apparition d'un nombre plus marqué d'embarras gastriques fébriles. Sans doute tous les embarras gastriques ne relèvent pas de la fièvre typhoïde, mais un grand nombre d'entre eux ne sont qu'une forme fruste de la dothiénenterie. La présomption sera plus grande encore si l'on est à l'époque de l'exacerbation automnale annuelle de la fièvre typhoïde ou si des circonstances spéciales de fatigue, etc., peuvent faire redouter l'apparition de la maladie. Dans ces conditions on prendra immédiatement des mesures de protection comme si l'on avait affaire à des cas positifs de fièvre typhoïde.

Bien que la fièvre typhoïde soit beaucoup moins contagieuse que beaucoup d'autres maladies, elle se transmet non seulement par l'intermédiaire des déjections et des effets des malades mais encore par l'atmosphère dans laquelle ils ont vécu. En conséquence l'aération des chambres des malades, si possible l'isolement de ces derniers dans des salles spéciales sont d'excellentes précautions, et d'autre part, la désinfection des selles, des effets, du linge des malades sera journellement pratiquée avant le transport des selles dans les latrines, du linge à la buanderie. On désinfectera aussi la literie des hommes contaminés et les locaux qu'ils auront habités. La désinfection générale des casernements sera du reste, particulièrement facilitée par le campement des troupes, si l'on juge opportun de le prescrire.

En même temps qu'on ordonnera de désinfecter les effets, le matériel et les chambres, on prescrira aux soldats des bains-douches. Cette balnéation sera spécialement indiquée le jour où les effectifs rejoindront les casernements après avoir campé.

Sous aucun prétexte on ne tolèrera jamais qu'une troupe indemne de la maladie vienne occuper un camp, un bivouac, un cantonnement, une chambre de caserne, sans qu'on ait, au préalable, désinfecté les locaux où l'on aurait observé récemment des cas de fièvre typhoïde.

Le typhoïdique est contagieux pour son entourage pendant la durée de la maladie et pendant les quinze jours qui suivent la convalescence. La durée de l'incubation de la maladie est d'ordinaire de douze à quatorze jours mais elle peut varier de huit à vingt-trois jours. Le bacille d'Eberth se conserve dans une culture pure pendant plus de trois mois, mêlé à des saprophytes jusqu'à trois mois, à l'état sec pendant plus de cinq mois.

Cependant, on ferait erreur si l'on se bornait, dans la lutte contre la fièvre typhoïde dans l'armée, à s'attaquer à un des facteurs étiologiques que nous venons d'énumérer, alors même qu'il semblerait avoir dans un cas particulier le premier rang dans l'étiologie. On ne perdra jamais de vue la complexité des causes qui peuvent entrer en ligne. « Le rôle du sol, des météores, de l'organisme lui-même », à côté de celui de l'eau de boisson, « s'impose à la conviction avec une irrésistible logique ; l'on reste frappé du contraste entre la complexité réelle des facteurs typhogènes et la simplicité, probablement aussi factice que séduisante, de l'étiologie urbaine » qui est en réalité le plus souvent la contamination hydrique. « Lorsqu'une épidémie vient à naître dans un grand centre, le seul objectif consiste à chercher et à découvrir le bacille ; à le chercher et à le découvrir — quelquefois — dans un milieu invariable, l'eau. Mais le bacille vit en permanence dans les milieux où nous nous agitons. Son existence est attestée par la série, non interrompue, de ces cas sporadiques qui se succèdent dans la population comme dans les casernes, et qui sont comme la racine des épidémies futures. Et puis il faut autre chose encore que la graine pour faire une épidémie » il faut une aptitude spéciale de l'individu et du milieu ambiant « c'est de leur entrée en scène, de leur concours actif que naissent les épidémies » (1) ; de telle sorte qu'on peut dire en toute vérité, qu'il n'est pas de trop de l'observance constante de toutes les règles de l'hygiène pour combattre la fièvre typhoïde.

II. Tuberculose pulmonaire. — Villemin a prouvé, en 1865, que la tuberculose est une maladie virulente et contagieuse. Kock en a démontré le bacille. Peut-être le bacille de Kock n'est-il pas le seul qui l'engendre, mais il est désormais certain que le contage se répand surtout, et particulièrement chez les soldats, par les crachats desséchés des individus atteints de tuberculose, crachats qui transformés en poussière pénètrent par la voie respiratoire. Sans doute, les matières fécales des phthisiques réduites en poussière tenue peuvent adultérer l'atmosphère ; les soldats sont capables aussi de contracter la tuberculose par la voie digestive ou la voie génitale mais, comme l'écrivait Villemin dès 1869 (2), c'est surtout le plancher des casernes souillé par les crachats qui est l'agent de la propagation de la maladie. Et comment en serait-il autrement, lorsqu'on sait que le bacille de la tuberculose garde ses propriétés virulentes pendant six semaines à l'état humide et pendant sept mois à l'état sec ?

De ces considérations découle l'indication formelle d'écarter de l'armée tous les tuberculeux avérés. Les instructions ministérielles qui régissent la question dans l'armée française sont absolument précises à cet égard, et il appartient aux médecins des conseils de révision et des commissions de réforme, comme aussi à ceux des corps de troupe, d'en proposer la stricte exécution.

---

(1) KELSCH, *Traité des maladies épidémiques*, t. I, Paris, 1894, p. 450.

(2) VILLEMIN, *De la propagation de la phthisie* (*Académie de méd.*, 13 avril 1869 et *Gazette hebd. de médecine et de chirurgie*, 1869, p. 261).

La fréquence de la tuberculose dans certains corps n'est-elle peut-être pas due en majeure partie au maintien dans les quartiers de serviteurs anciens, suspects de tuberculose et qu'on hésite à rendre à la vie civile, en considération de leurs longs services ? Telle est du moins l'opinion du médecin principal E. Blaise, ancien médecin-chef de la garde républicaine. Il est vrai que Coustan estime que la plus mauvaise chambre de caserne habitée par vingt hommes, mais évacuée, nettoyée et aérée par ordre à heure fixe, vaut cent fois le meilleur logement de garde républicain marié, où l'ignorance des préjugés féminins et la difficulté du contrôle domestique, font que les prescriptions hygiéniques les plus élémentaires restent lettre morte.

Quoi qu'on fasse cependant, tous les tuberculeux ne pourront pas avec certitude être éloignés des chambrées avant qu'ils y aient peut-être déposé des germes. La tuberculose latente est très fréquente. Kelsch estime que, sur 3 individus, 2 à 2 1/2 sont porteurs de quelques tubercules. Comment dès lors déclarer tuberculeux, aptes à la réforme, tous ceux qui n'offrent aucun symptôme morbide appréciable ou qui ne manifestent l'existence de ce mal que par des signes incertains, de la fièvre, des vomissements, une bronchite d'apparence banale ?

Encore faudra-t-il les soumettre à des examens fréquents, afin de découvrir les premières manifestations de la maladie et au moins ne pas négliger, pour examiner ces hommes de très près, l'occasion qu'offre chaque mois la visite générale de santé. Depuis 1889, en Allemagne, un arrêté ministériel prescrit que « chaque mois la poitrine de chaque soldat doit être sérieusement examinée. Si le thorax n'a pas la mesure voulue et s'il est reconnu que les exercices gymnastiques ne le développent pas, le soldat sera considéré comme prédisposé à la phthisie et renvoyé de suite dans sa famille ».

En outre il faut s'attacher à mettre les hommes dans de bonnes conditions hygiéniques, assurer notamment la ventilation libérale des logements et y interdire l'encombrement que l'on sait être une condition éminemment favorable au développement de la maladie. Puis surtout on empêchera les crachats de quelques soldats atteints de la maladie de devenir dangereux pour le plus grand nombre.

A cet effet on veillera à ce que les hommes, ainsi qu'il est prescrit, ne crachent que dans les crachoirs disposés à cet effet ; et les crachoirs des casernes, au lieu d'être remplis de sable sec, contiendront de préférence du sable humecté d'une solution de chlorure de zinc, ou bien on remplacera le modèle actuel par des vases de verre ou de porcelaine renfermant un liquide désinfectant.

Le battage des couvertures ne devrait être permis qu'en dehors des quartiers. Il serait bon que les mêmes couvertures fussent toujours affectées aux mêmes hommes. Les planchers imperméabilisés seront d'une propreté méticuleuse ; pendant le balayage, on s'efforcera de ne pas soulever les poussières, et on défendra de balayer lorsque la chambre sera occupée par plusieurs hommes.

Enfin la viande d'alimentation sera surveillée comme il est dit p. 236.

Quant on a eu affaire à un tuberculeux avéré, la désinfection de tous ses effets, de sa literie, de son châlit, de la place qu'il a occupée dans la chambrée s'impose d'une façon absolue et se fera au moyen de l'étuve, du lavage et de la pulvérisation.

III. **Fièvres éruptives.** — La scarlatine, la rougeole, la suette miliaire et la variole étant transmissibles surtout par le contact des malades et des objets à leur disposition, la désinfection des locaux d'habitation et des effets de literie et d'habitation constituent, avec l'isolement des malades, la base de la prophylaxie des fièvres éruptives.

La rougeole dont la période d'incubation (jusqu'à l'apparition de l'éruption) est de neuf à dix jours, mais peut varier de quatre à quatorze jours, est contagieuse pendant toute cette période et durant les quinze jours qui suivent l'apparition de l'éruption.

La variole, dont la durée d'incubation est d'environ douze jours, est contagieuse depuis l'apparition de l'éruption jusqu'à la chute définitive des croûtes. Sa forme atténuée, la varioloïde demande les mêmes mesures de préservation que la variole.

La scarlatine a une incubation d'une durée habituelle de vingt-quatre à soixante-douze heures, mais capable de se prolonger jusqu'à sept jours et même davantage. La maladie peut rester contagieuse pendant les deux mois qui suivent l'apparition de l'éruption. Les épidémies sont souvent à soupçonner sous les formes frustes les plus variées : angines, douleurs articulaires, néphrites, otorrhées (Viry) et exigent de la part du praticien une attention soutenue pour être découvertes.

Dans la grande majorité des cas, les fièvres éruptives ne prennent pas naissance dans la caserne, mais sont importées de l'extérieur et sont d'origine civile : c'est là un mode étiologique contre lequel on ne peut pour ainsi dire pas se garer ; encore convient-il, en temps d'épidémie régnant sur la population de la localité où l'on tient garnison, de conseiller aux hommes d'éviter les contacts dangereux.

Cependant dans quelques épidémies on a cru devoir incriminer les effets d'habillement conservés en magasin (sans que cependant le fait ait été prouvé (V. p. 421)), comme ayant été la cause de la maladie.

La désinfection des vêtements, linges, draps et couvertures qui auront servi aux malades se fera par l'immersion dans une solution contenant par litre 50^{gr} de chlorure de zinc ou de sulfate de cuivre (*Instruction du Comité consultatif d'hygiène du 30 janvier 1885*), ou mieux encore par le passage à l'étuve qui est absolument nécessaire pour l'assainissement des matelas.

Les germes rubéoliques, malgré l'opinion contraire de Grancher et de

Bard, ont une vitalité marquée, et l'on aurait tort de négliger les mesures de désinfection après l'éloignement des malades.

La combustion du soufre ne semble pas détruire avec certitude le contage de la rougeole et la sulfuration a été reconnue également insuffisante contre celui de la scarlatine : aussi estimons-nous que l'étuve, le lavage avec des solutions désinfectantes et l'emploi du pulvérisateur sont indispensables pour la désinfection des locaux où ont séjourné des rubéoliques, des scarlatineux et des varioleux, et que la sulfuration n'est à employer qu'à défaut d'autre procédé.

L'expérience d'Arnould est bien d'accord avec cette manière de voir lorsqu'il dit : « Pendant six à sept ans, dans le 1ᵉʳ corps d'armée, nous avons assisté aux échecs les plus complets de la désinfection sulfureuse vis-à-vis de la scarlatine. » Le même fait a été démontré par Geschwind pour la rougeole, à propos d'une épidémie observée à Nevers en 1885, au 13ᵉ d'infanterie (*Archives de médecine et de pharmacie militaires*, t. VII, 1886, p. 224 et s.), et affirmé de nouveau par Louis (*Ibid.*, t. XV, 1890, p. 95), et par Sudor (*Ibid.*, t. XIX, 1894, p. 24).

Il est prudent, pendant la desquamation, afin de diminuer la diffusion de l'exfoliation cutanée, d'enduire le corps des rubéoliques et des scarlatineux de vaseline boriquée et de leur donner des bains de sublimé ou au savon noir qui agit comme antiseptique.

On fera bien aussi de conseiller, non-seulement aux malades mais aux hommes vivant dans un foyer épidémique, de se gargariser avec des solutions désinfectantes ou d'assurer l'antisepsie de la bouche et du pharynx par l'emploi du savon, comme le recommande le Dʳ Camescasse (*Journal de méd. et de chirurg. pratiques*, 1894, p. 244). A cet effet, la brosse à dents humide est passée sur le savon et portée sur les dents, sans qu'il y ait d'eau dans la bouche, la salive suffisant pour que la bouche se remplisse d'une mousse abondante.

Le plus souvent dans les fièvres éruptives, il ne saurait être question de campement sous la tente, car les hommes en période d'incubation, seraient ainsi exposés à des refroidissements et placés en condition prochaine de graves complications, mais il est souvent possible et très utile d'abandonner les chambres les plus infectées.

Pour ce qui est de la variole, sa prophylaxie est, dès avant l'apparition de toute épidémie, la vaccination et la revaccination qu'il serait indispensable de renouveler à la moindre menace d'expansion épidémique. Le médecin militaire, en même temps qu'il revaccinera ses hommes, fera tous ses efforts pour encourager directement ou indirectement les revaccinations dans la population civile. En Algérie, en territoire militaire, il provoquera la vaccination et la revaccination des indigènes et s'opposera avec énergie à la pratique de la *variolisation* trop souvent en usage, encore aujourd'hui, dans les tribus qui entourent les centres occupés par nos garnisons.

La notice suivante annexée au règlement sur le service de santé du 25 novembre 1889 et qui remonte au 21 novembre 1888, a réglé la vaccination dans l'armée française.

I. — Organisation générale du service de la vaccine. — Vaccination dans les corps d'armée. — Les médecins chefs de service dans les corps de troupe et dans les écoles militaires, et les médecins-chefs des hôpitaux, sont chargés respectivement du service des vaccinations et revaccinations du personnel des corps de troupes, écoles, hôpitaux.

Les médecins-chefs dans les corps de troupe et dans les écoles sont tenus : 1° de vacciner ou revacciner tous les jeunes soldats ou élèves dès leur arrivée, ainsi que les hommes des contingents antérieurs chez lesquels l'inoculation est restée stérile ; 2° De renouveler l'opération chez les sujets réfractaires pendant les quatre mois qui suivent le premier essai. De vacciner et de revacciner dès leur arrivée, tous les hommes de la réserve, de la territoriale à la disposition, etc. à l'occasion des périodes d'exercice pendant lesquelles ils sont convoqués, à l'exception de ceux dont le livret individuel portera mention d'une vaccination ou revaccination opérée avec *succès certain*, depuis moins de huit ans, ainsi que de ceux qui produiront à leur arrivée au corps un certificat établi par un docteur en médecine et dûment légalisée, constatant qu'ils ont subi une vaccination ou revaccination suivie de *succès certain* dont la date sera indiquée et ne devra pas être antérieure à une période de huit années ; 4° De soumettre à la vaccination en temps d'épidémie variolique, tous les hommes chez lesquels les inoculations antérieures seraient restées stériles, ou ceux dont la vaccination suivie de succès remonterait à plus de cinq ans.

Les médecins-chefs des hôpitaux ont les mêmes obligations pour les hommes des catégories ci-dessus définies qui seraient entrés à l'hôpital sans avoir été vaccinés ou revaccinés au corps. Pour les vaccinations et les revaccinations, il sera fait trois piqûres ou scarifications à chaque bras.

On aura soin de pratiquer les piqûres ou scarifications sous la saillie du deltoïde, à la face externe et moyenne du bras.

Les hommes désignés pour être inoculés devront, avant de se présenter au médecin, avoir soigneusement lavé leurs bras. En outre, avant de pratiquer l'opération, on lavera la région à inoculer au moyen d'un tampon de ouate trempé dans de l'eau chaude ayant bouilli, et on l'essuiera avec un linge propre.

Une lancette fortement chargée de vaccin servira à effectuer au maximum trois piqûres ou scarifications sur le même sujet : elle devra être ensuite flambée ou trempée dans de l'eau bouillante et épongée avec soin avant d'être rechargée de vaccin.

Le vaccin employé généralement est le vaccin animal.

Il est fourni aux médecins chefs, soit par les directeurs des services de santé de la région, qui eux-mêmes le reçoivent des centres vaccinogènes, soit directement, par les centres vaccinogènes sur la demande des dircoteurs du service de santé.

Il est constitué cinq centres vaccinogènes, savoir :

1° A l'école d'application de médecine et de pharmacie militaires pour le gouvernement militaire de Paris, les 3ᵉ, 4ᵉ, 9ᵉ, 10ᵉ, 11ᵉ, 12ᵉ, 13ᵉ corps d'armée;

2° A l'hôpital militaire du camp de Châlons pour les 1er, 2e, 5e, 6e, 7e, 8e corps d'armée;

3° A l'hôpital militaire de Bordeaux pour le 14e corps d'armée, le gouvernement militaire de Lyon, les 15e, 16e, 17e, 18e corps d'armée;

4° A l'hôpital militaire d'Alger pour les divisions d'Alger, d'Oran;

5° A l'hôpital militaire de Philippeville pour la division de Constantine et la Tunisie.

Les directeurs régionaux du service de santé et les médecins-chefs sont tenus de demander le vaccin dont ils ont besoin au centre vaccinogène chargé d'approvisionner leur circonscription. Ils ne devront s'adresser à des établissements étrangers qu'en cas de nécessité absolue et à défaut d'approvisionnement régulier.

Les directeurs du service de santé des corps d'armée ou des divisions en Algérie et de la brigade de Tunisie dirigent les opérations de vaccination et de revaccination. Ils donnent les ordres nécessaires pour qu'elles soient pratiquées de façon à présenter toutes les garanties au point de vue de la qualité du vaccin et des résultats prophylactiques. Dès que l'époque de l'arrivée du contingent annuel est connue, les médecins-chefs de service adressent aux directeurs du service de santé l'indication des besoins en vaccin de chaque corps de troupe ou établissement, ainsi que celle des conditions dans lesquelles la vaccination pourra être pratiquée.

Les directeurs du service de santé centralisent ces documents, provoquent les ordres du commandement afin que les vaccinations se fassent sans retard à des dates fixées d'avance et réglées de telle sorte que les cultures nécessaires de vaccin soient faciles, ils demandent en temps opportun au centre vaccinogène de leur ressort, le vaccin dont ils ont besoin.

Ce vaccin est destiné à l'inoculation d'un nombre de génisses suffisant pour vacciner de pis à bras et pour constituer, dans chaque région, les sources vaccinales jugées nécessaires.

La matière vaccinale provenant des centres vaccinogènes est répartie entre les médecins-chefs et employée, suivant les ordres du directeur du service de santé, soit à l'inoculation des animaux, soit à la vaccination directe des hommes dans les localités où l'intermédiaire d'une génisse serait inutile.

Le soin de se procurer et de préparer les animaux vaccinifères appartient, en principe, à chaque médecin chef. Le directeur du service de santé peut demander au général commandant le corps d'armée de donner des ordres pour que le service de la vaccine soit centralisé sous la direction d'un médecin d'hôpital ou de corps de troupe, toutes les fois qu'il y aura lieu de rendre plus expéditive et plus facile la vaccination des différents corps d'une même garnison.

Le directeur du service de santé désigne les médecins qui auront à préparer les conserves de vaccin pour les formations sanitaires de campagne du corps d'armée, savoir :

Ambulance du quartier général	4 tubes	
Forts isolés	3 id.	à renouveler
Places fortes ne dépendant pas d'un camp retranché	5 id.	tous les 6 ou 8 mois.
Camps retranchés	10 id.	

II. — Organisation et fonctionnement des centres vaccinogènes. —
Les centres vaccinogènes fonctionnent : celui du Val-de-Grâce, sous les
ordres immédiats du médecin-inspecteur, directeur de l'Ecole d'application de médecine et de pharmacie militaires ; ceux des hôpitaux de
Bordeaux, camp de Châlons, Alger et Philippeville, sous l'autorité du
directeur du service de santé de la région. Les médecins chefs de ces quatre
derniers hôpitaux prennent la direction de ce service. Ils peuvent en confier
l'exécution à l'un des médecins placés sous leurs ordres, auquel seront
adjoints, si les besoins l'exigent, les médecins de l'hôpital ou de la garnison
désignés à cet effet par le directeur du service de santé du corps d'armée.

Les directeurs des centres vaccinogènes ont la mission d'entretenir une
source constante de vaccin pour faire face, dans le plus bref délai possible,
à tous les besoins des troupes en Algérie et en Tunisie, ils doivent également pourvoir à la vaccination des indigènes en territoire militaire.

Avant la période des vaccinations annuelles et pendant toute la durée de
celle-ci, ils prennent les mesures convenables pour assurer en temps
opportun, l'approvisionnement des corps d'armée ou divisions de leur
ressort respectif. Ils reçoivent avis, au moins un mois à l'avance, des
demandes formulées par les diverses parties prenantes ainsi que de la date
à laquelle les expéditions de vaccin devront parvenir aux destinataires.

En dehors de ces circonstances, ils entretiennent une source vaccinale par
des cultures convenablement espacées, afin de satisfaire, à première réquisition, aux besoins imprévus qui peuvent se manifester.

Ils ne négligent aucune occasion de renouveler leur source vaccinale à
l'aide de cow-pox ou de horse-pox spontanés, si des cas s'en présentent.

Ils assurent la vaccination des corps de troupe en garnison dans les
localités où existent les centres vaccinogènes.

*Des formes sous lesquelles le vaccin doit être fourni par les centres vacci-
nogènes. — Mode d'emploi* (1). — Les directeurs des centres vaccinogènes
vaccinent les hommes de la garnison en utilisant le vaccin de génisse entre
le 3ᵉ et le 6ᵉ jour après l'inoculation, et, de plus, ils recueillent, préparent et
expédient le vaccin sous l'une ou l'autre des formes suivantes, selon la
demande qui leur en aura été faite :

1° *Pulpe glycérinée. — Mode de préparation.* — Après avoir enlevé la mince
croûte qui recouvre l'éruption vaccinale et renferme presque toujours des
impuretés diverses, on gratte les boutons de la génisse à l'aide d'une curette

(1) Le danger de transmission de la tuberculose est celui que l'on redoute particulièrement lorsqu'on pratique l'inoculation vaccinale de pis à bras. Jusqu'à ce jour l'examen
particulier de cette question prouve et l'extrême rareté et la tuberculose chez les jeunes
bovidés et le résultat négatif des inoculations expérimentales de vaccin mélangé à du sang
puisé sur les tuberculeux.

D'autre part, bien qu'il soit reconnu que la pulpe vaccinale bien récoltée et bien employée est dans l'immense majorité des cas, exempte de danger, certains faits publiés
récemment attestent qu'on doit redouter la production d'accidents septiques lors de l'emploi
du vaccin de conserve. La question reste donc à l'étude.

Aussi, dans les conditions présentes, la condamnation de l'usage des vaccinations de pis
à bras paraît prématurée. Qu'il s'agisse de vaccin puisé directement sur l'animal, ou de
vaccin de conserve, le médecin vaccinateur doit avoir toujours présents à l'esprit les
dangers à éviter et s'entourer des précautions les plus minutieuses.

tranchante et l'on dépose la matière obtenue dans un petit mortier rigoureusement aseptique. On ajoute au produit du raclage un volume égal de glycérine neutre chimiquement pure, et on mélange par une trituration prolongée jusqu'à formation d'une substance homogène, melliforme, sans grumeaux (l'adjonction d'une petite quantité de sucre en grumeaux favorise la trituration). La pulpe est alors introduite dans des tubes de verre préalablement stérilisés par la chaleur ; ces tubes sont ensuite hermétiquement obturés.

Devant servir à l'inoculation des hommes, cette pulpe doit être recueillie, préparée et mise en tube, suivant les règles de la plus minutieuse asepsie ; de plus, elle doit être utilisée dans le plus bref délai possible après sa récolte.

Ces deux conditions sont de rigueur pour assurer à cette préparation l'intégrité de ses propriétés vaccinales et la mettre à l'abri de toute altération.

Dans le cas où la pulpe glycérinée serait mise en réserve pour un emploi ultérieur ne devant jamais dépasser les quinze ou vingt jours qui suivent sa récolte, il est indispensable de le maintenir dans un milieu froid, à l'abri de la lumière, ou dans une cave fraîche. (La période de conservation assignée dans cette instruction aux différentes formes de vaccin est un minimum dont il est prudent cependant de ne pas s'écarter si l'on veut éviter tout mécompte).

2° *Lymphe vaccinale en tubes.* — La lymphe vaccinale préparée en tube est beaucoup moins active que la pulpe ; elle perd rapidement de son efficacité et donne lieu, chez l'homme, à de nombreux mécomptes, en raison de sa conservation difficile. Toutefois son emploi est commode pour l'inoculation des génisses ; la lymphe vaccinale pure, fraîchement recueillie, donne toujours chez les animaux la vaccine classique. D'autre part, la lymphe vaccinale peut être ajoutée au produit du raclage du bouton pour la préparation de la pulpe glycérinée.

Pour recueillir la lymphe vaccinale, on se sert d'un tube cylindrique de 0ᵐ,06 à 0ᵐ,08, large de 0ᵐ,002, et terminé par des extrémités effilées, mais non capillaires. L'une de ces extrémités est plongée dans le liquide à recueillir ; celui-ci pénètre rapidement, surtout si l'on donne au tube une position déclive et si l'on écarte avec une aiguille la couche fibreuse qui épaissit la lymphe ; huit à dix minutes sont nécessaires pour remplir ce tube. Il est opportun de comprimer simultanément plusieurs pustules ; si des coagulations fibreuses filiformes viennent obstruer l'extrémité effilée du tube, il suffit d'y introduire un crin de Florence.

Le tube étant rempli, il s'y forme un caillot fibrineux ; après une heure ou deux, le coagulum est achevé et flotte au milieu du liquide ; au moyen d'un trait de lime, on divise le tube dans sa partie large et on en verse le contenu dans un verre de montre. On sépare et on réserve la partie coagulée pour être jointe à la pulpe, tandis qu'on recueille la lymphe dans des tubes capillaires, comme il est d'usage pour le vaccin humain, ou dans un tube semblable à celui qui a servi pour la récolte, en ayant soin de n'y point faire pénétrer de bulle d'air.

Les deux extrémités de ce tube sont fermées, soit à la lampe, soit en les plongeant dans une bougie formée de trois parties de paraffine et d'une de suif, soit encore à l'aide d'une solution de caoutchouc dans l'éther.

3° *Pulpe desséchée et réduite en poudre*. — On gratte les boutons de vaccin à l'aide d'une curette tranchante et l'on dépose la matière obtenue, en couches très peu épaisses, dans un verre de montre rigoureusement propre. La pulpe recueillie est immédiatement soumise à la dessication, qui doit être rapide, absolue et s'opérer, autant que possible, à l'abri de l'air.

Le meilleur moyen est le suivant : on dispose sur un plateau à faire le vide un cristallisoir rempli d'acide sulfurique anhydre, et, au-dessus, de petites étagères sur lesquelles on place les verres de montre renfermant la pulpe ; on recouvre le tout d'une cloche qu'on lute très exactement sur le plateau et qui est mise en communication avec un appareil à faire le vide (trombe, etc.). La dessication est complète en 24 ou 36 heures.

A défaut d'appareil à faire le vide, on peut placer sous une cloche les verres de montre contenant la pulpe et un petit baquet rempli d'acide sulfurique ou de chlorure de calcium ; la dessication n'est obtenue qu'après deux ou trois jours.

On peut encore dessécher la pulpe dans une étuve sèche chauffée à 35° ou 38°.

Lorsque la dessication est achevée, la pulpe forme un amas cohérent, de consistance pierreuse, que l'on pulvérise dans un mortier rigoureusement propre. La poudre est tamisée à travers de la mousseline et introduite dans de petits tubes étranglés en leur milieu, bien secs, préalablement stérilisés et que l'on referme à la lampe.

Pour employer la poudre vaccinale, on la délaye dans un verre de montre, avec quantité égale d'eau glycérinée ; la poudre s'imbibe, se gonfle et forme, au bout de quatre à cinq minutes, un mélange homogène qu'il est facile d'inoculer par la méthode des scarifications.

Il convient de rappeler que le vaccin conservé agit avec plus de lenteur que le vaccin frais, et que, de ce fait, l'éruption obtenue par son emploi subit quelquefois un retard de 24 ou 36 heures dans son apparition.

Cette pulpe conserve, pendant plusieurs semaines, ses propriétés virulentes.

Le directeur du centre vaccinogène expédie aux directeurs du service de santé. Cependant, dans les cas urgents, les expéditions peuvent être faites à l'adresse des médecins-chefs. Ceux-ci en accusent réceptions.

En toute circonstance, une étiquette, collée sur les tubes envoyés, porte les indications suivantes :

Corps destinataire ;

Nature du vaccin (lymphe, pulpe glycérinée, pulpe desséchée) ;

Date de la récolte du vaccin ;

Date de l'expédition.

Les tubes convenablement disposés dans des étuis en bois ou en fer blanc, à l'intérieur desquels ils sont protégés par de l'ouate ou de la sciure de bois, sont envoyés par la poste et en franchise (Décret du 7 février 1888).

Matériel affecté aux centres vaccinogènes. — Les centres vaccinogènes seront munis des appareils et instruments suivants :

1° Table à bascule ; le modèle en usage au Val-de-Grâce ou tout autre peut être adopté. Il y aura utilité, si les circonstances le permettent, à le faire construire sur place, par la main-d'œuvre militaire ;

2° Liens en cuir pour l'immobilisation des génisses ; muselières ;

3° Pinces expressives, modèle Chambon ;

4° Lancettes à manche, pour l'inoculation des génisses ;

5° Curettes tranchantes pour la récolte de la pulpe ;

6° Lancettes à vacciner ;

7° Rasoirs, bistouris, ciseaux ;

8° Tubes pour la récolte de la lymphe vaccinale ;

9° Tubes pour la pulpe glycérinée ;

10° Tubes pour la pulpe desséchée et pulvérisée ;

11° Verres de montre, cristallisoirs, cloches en verre ; baguettes de verre ;

12° Trompe à faire le vide pour la dessication du vaccin ; étuve.

Le vaccin mis en réserve est conservé dans un endroit frais spécialement disposé à cet effet.

III. — MODE D'APPROVISIONNEMENT EN ANIMAUX VACCINIFÈRES. — FRAIS A ALLOUER. — SOINS A DONNER AUX VACCINIFÈRES. — Pour se procurer les animaux vaccinifères, les directeurs des centres vaccinogènes et les médecins-chefs s'adressent, autant que possible, au fournisseur attitré de l'hôpital ou de la troupe. Il sera alloué, s'il y a lieu, une indemnité de 10 fr. à 15 fr. par génisse, les pertes et dépréciations restant à la charge du propriétaire.

La viande de l'animal, après l'abattage, sera acceptée dans les fournitures de l'hôpital ou du corps de troupe, en tant qu'elle offrira les qualités prévues au cahier des charges.

Les médecins vaccinateurs peuvent faire appel à un vétérinaire militaire pour le choix des animaux vaccinifères, l'indication des soins à leur donner, et pour la pratique des autopsies, dans le cas où l'autopsie de l'animal serait jugée nécessaire.

La désignation du vétérinaire est faite par le général commandant le corps d'armée ou le gouverneur militaire, sur la demande du directeur du service de santé.

Tous les frais occasionnés par les vaccinations sont à la charge du service de santé ; ils sont acquittés, dans les corps de troupe, par les trésoriers des corps qui en sont remboursés en fin d'année dans les formes réglementaires. Dans les hôpitaux et les dépôts de vaccin, les frais sont acquittés par le comptable de l'hôpital.

Choix du vaccinifère. — On choisira de préférence une génisse de robe claire et déjà sevrée. L'animal sera sain, vivace, plutôt un peu maigre que trop gras. L'œil sera vif, brillant, non congestionné ni chassieux ; le mufle rosé et frais, l'oreille fraîche, la peau souple, exempte de boutons, le poil soyeux et brillant.

Il faut repousser sans hésitation une bête trop maigre, malingre, fiévreuse, à peau épaisse collée aux côtes, ou atteinte de diarrhée. On s'assurera par la pression de l'ombilic que toute suppuration est tarie en cette région.

En toute circonstance il convient de laisser l'animal au repos, et de le tenir en observation pendant les vingt-quatre heures qui précèdent l'opération.

Soins à donner au vaccinifère. — Si la génisse inoculée est sevrée on la nourrira avec du foin. Lorsque l'animal n'est pas sevré, on lui donne par jour dix litres de lait, et deux à quatre œufs, le tout partagé en trois repas.

Le lait est donné tiède. Les œufs sont écrasés dans la bouche de l'animal qui avale simultanément la coquille et son contenu.

Autant que faire se pourra, on installera l'animal dans une stalle réservée d'un quartier de cavalerie, ou à l'hôpital s'il y existe une écurie, dans les conditions les meilleures de ventilation, d'abri et de chaleur, de 14° à 15°.

Des écuries seront successivement établies dans les centres vaccinogènes.

Un homme habitué à ces travaux sera particulièrement chargé de soigner l'animal.

La litière sera tenue dans la plus parfaite propreté.

S'il survenait de la diarrhée on réduirait la quantité de lait à 5ˡ ou 4ˡ auxquels on ajouterait 4 à 6 échaudés finement broyés ou bien on ne donnerait d'autre aliment que 3 ou 4 œufs. Si le dévoiement persistait, on pourrait administrer la magnésie calcinée ou quelques gouttes de laudanum.

Immédiatement après l'insertion du vaccin et avant d'enlever les liens qui ont maintenu les jambes de l'animal pendant l'inoculation, on entourera le mufle d'une muselière en osier pour empêcher l'animal de se lécher. On peut, dans le même but, faire usage d'un collier formé de petits bâtons parallèles et reliés entre eux par des liens.

La plus grande surveillance sera exercée pendant l'évolution vaccinale ; la température rectale sera prise matin et soir. A l'état normal, cette température oscille entre 38°,5 et 39°,5, restant sans élévation appréciable pendant les sept premiers jours de la période d'évolution du vaccin. Toutes les fois que le thermomètre, placé dans le rectum, dépassera 39°,8, l'animal devra être tenu pour suspect et le vaccin ne sera pas recueilli ou ne sera utilisé qu'après une autopsie minutieuse ayant dissipé tous les doutes.

Toute diarrhée intense et fétide qui ne cède pas aux moyens indiqués, ou tout signe d'affection grave, motivent les mêmes réserves.

Lorsque, pendant la période d'évolution, la génisse perd sa vivacité, reste couchée, et malgré les excitations habituelles, refuse de se lever ou lorsqu'elle peut à peine se tenir debout quand on parvient à la soulever, il faut renoncer à la récolte du vaccin, et faire abattre la génisse dans le plus rapide délai.

S'il y a lieu de soupçonner que l'animal est atteint de tuberculose, il ne sera pas pratiqué de vaccination ; on se bornera à récolter le vaccin et l'animal sera sacrifié. Si les résultats de l'autopsie sont confirmatifs de l'existence de tuberculose (les ganglions mésentériques seront l'objet d'une attention particulière) le vaccin sera détruit sans avoir été utilisé.

Les séances de récolte vaccinale seront coupées par des intervalles de repos pendant lesquels on fera promener l'animal vaccinifère préalablement débarrassé de tous ses liens.

Vaccination avec le vaccin humain. — Lorsque les médecins-chefs seront dans l'impossibilité de se procurer du vaccin animal pour les vaccinations générales, ils feront usage du vaccin humain. Ils utiliseront alors par ordre de préférence :

1° Le vaccin provenant d'enfants âgés au moins de quatre mois et reconnus parfaitement sains ;

2° Celui d'adultes sains vaccinés pour la première fois ;

3° Celui d'adultes sains revaccinés ;

4° Le vaccin humain conservé en tubes.

A l'effet d'obtenir des mères qu'elles prêtent leurs enfants pour l'exécution des opérations vaccinales dans les corps de troupe, une indemnité pouvant atteindre 15ᶠ sera allouée pour chaque enfant.

L'inoculation sera faite par la méthode des piqûres, trois sur chaque bras.

Constatation des résultats de la vaccination. — Les médecins-vaccinateurs suivent attentivement les effets des inoculations ; ils exemptent de tout ou partie du service les hommes, généralement en petit nombre, que l'éruption vaccinale rend assez souffrants pour exiger un repos relatif ou complet.

Ils consignent sur le registre des vaccinations et sur le registre d'incorporation les résultats certains ou les insuccès.

Les résultats constatés sont reportés sur les livrets individuels des hommes.

Les médecins-chefs, à l'exception de ceux des écoles, adresseront au directeur du service de santé du corps d'armée, dans la quinzaine qui suivra les revaccinations de chacune des catégories spécifiées au chapitre I (2ᵉ alinéa) de la présente notice un rapport détaillé sur le résultat de ces opérations. Ce rapport est établi dans la forme indiquée ci-après.

Ils feront, en outre, figurer dans le rapport de fin d'année un résumé d'ensemble de toutes les revaccinations opérées dans l'année.

Lorsque les inoculations auront été opérées avec du vaccin fourni par un centre vaccinogène, le directeur du service de santé fera parvenir au directeur de ce centre tous les renseignements propres à l'éclairer sur la valeur du vaccin envoyé par ses soins » (1).

Le médecin-major Maréchal a proposé en 1890, après un certain nombre d'expériences (*Archives de méd. et de pharm. milit,*, t. XV, 1890, p. 269), de pratiquer la vaccination au moyen de plumes métalliques, l'instrument vaccinifère ne servant qu'une seule fois. Cette plume est, en réalité, une plume ordinaire non fendue mais affutée des deux côtés, et depuis 1891 elle a pris place dans le matériel réglementaire de notre service de santé militaire, sous le nom de *plume métallique pour la vaccination indivi-duelle.* Les plumes étant désinfectées, chacune ne servant que pour un seul homme, toute inoculation de maladie d'homme à homme est évitée avec certitude par cette invention ingénieuse.

Il n'est pas douteux que l'application rigoureuse des prescriptions réglementaires fera complètement disparaître la variole dans notre armée, diminuera considérablement le nombre des sujets aptes à contracter cette maladie au moment d'une mobilisation et permettra d'éviter des épidémies de variole semblables à celles qui ont sévi sur nos soldats en 1870 et 1871.

Les bons résultats déjà obtenus sont démontrés par les chiffres suivants :

En 1886, nous comptions encore 15 décès par variole dans l'année (0,004 p. 1.000 hommes d'effectif), 18 en 1887 (0,005 p. 1.000 d'effectif);

(1) V. Antony, *Recherches sur la valeur relative des différentes préparations vacci-nales* (*Arch. de méd. et de pharm. milit.*, 1893, t. XXII, p. 465-528).

dès 1888, on n'enregistre plus que 7 décès, 5 en 1889 et 4 en 1890, et encore faut-il remarquer que ces décès se rapportent, pour la plupart, à des hommes arrivant au régiment en pleine incubation de la maladie : il est malheureusement à présumer que tant que la vaccination ne sera pas obligatoire pour la population civile, nous verrons ainsi dans l'armée quelques cas ayant pris naissance en dehors d'elle. Cependant les revaccinations deviennent de plus en plus fréquentes dans la population civile, en attendant que l'application de la loi détermine dans quelles limites elles seront obligatoires ; et ce qui démontre bien leur influence c'est que l'immunité individuelle va grandissant, comme l'indique la proportion décroissante des succès obtenus dans les revaccinations militaires, bien qu'elles continuent à être pratiquées avec le plus grand soin et avec des préparations vaccinales d'une efficacité certaine.

Des mesures analogues à celles que nous venons d'indiquer ont été prises pour la vaccination des réservistes dans l'armée allemande.

Par une circulaire en date du 8 août 1889, il est prescrit que les hommes de la réserve de remplacement soient dorénavant vaccinés au fur et à mesure de leur convocation, s'ils ne présentent pas des traces de vaccination ou s'ils n'ont pas eu la variole dans les deux années qui précèdent. Grâce à la bonne qualité de la lymphe animale et au perfectionnement de la technique, ajoute la circulaire, il n'y a pas lieu de se préoccuper des indispositions ou des interruptions de service auxquelles pourrait donner lieu l'opération.

La garde et le IIIe corps demanderont la lymphe nécessaire à l'institut vaccinal du docteur Pissin, à Berlin ; les autres corps s'adresseront aux instituts régionaux de Berlin, de Cassel, Halle et Kœnigsberg. Le prix de la lymphe nécessaire pour la vaccination d'une personne revient partout à 7 pfennig 1/2 (0^f ,09).

La garde, les XI, IV et Ier corps détacheront un militaire à l'institut Pissin et aux établissements de Berlin, Cassel, Halle et Kœnigsberg, dans un but d'instruction et en même temps pour surveiller l'exécution des commandes.

Une note rectificative du 25 août autorise les directeurs du service de santé à se pourvoir de lymphe vaccinale auprès de tous les instituts de vaccine de l'Empire allemand sans exception.

Ces instituts sont au nombre de dix-neuf : deux en Prusse, quatre en Saxe, deux en Bavière, deux en Alsace-Lorraine, deux dans le Wurtemberg, un dans le grand-duché de Bade, un en Hesse, un dans le Meklembourg-Schwerin, un à Anhalt, un à Lubeck, un à Brême, un à Hambourg.

La vaccination ou revaccination de tous les incorporés a été rendue obligatoire dans l'armée prussienne dès 1834 (1) et la mortalité par variole qui était à cette époque de 0,36 pour 1.000 hommes d'effectif est tombée successivement aux chiffres suivants :

(1) KIRCHNER, *loc. cit.*, 1892, p. 431.

De 1835 à 1844...................... 0,30 par 1.000 hommes d'effectif
De 1845 à 1854...................... 0,10 —   —
De 1835 à 1864.................... 0,03 —   —
De 1865 à 1869 .... 0,10 —   —

En 1866 il se produisit une augmentation par le fait de la guerre prusso-autrichienne.

Pendant la guerre 1870-71, l'armée de campagne compta 4.835 varioleux et 278 décès, soit 0,25 par 1.000 hommes d'effectif ; les troupes stationnées eurent 3.478 malades et 162 décès ou 0,54 pour 1.000 hommes d'effectif : cette recrudescence est attribuable, d'après Kirchner, aux mouvements des troupes et au transport des germes par les prisonniers français.

La revaccination est obligatoire dans l'armée du Wurtemberg depuis 1833, dans celle du Hanovre depuis 1837, de Bavière depuis 1843, de Saxe depuis 1868 et partout les excellents effets de cette mesure se sont fait sentir.

Les dernières statistiques relatives à cette question sont particulièrement démonstratives à cet égard.

Pour ce qui est de l'armée allemande (à l'exclusion du corps d'armée saxon et de l'armée bavaroise).

En 1867   on compte 7,4 malades p. 100 d'effectif et 0,01 décès p. 1.000 d'effectif.
En 1868   id.   3,9   id.   0,05   id.
En 1869   id.   4,3   id.   0,05   id.
En 1873-74   id.   0,8   id.   0,05   id.
En 1874-75   id.   0,8   id.   0,00   id.
En 1875-76   id.   0,6   id.   0,00   id.
En 1876-77   id.   0,6   id.   0,00   id.

et la morbidité va s'abaissant jusqu'à 0,1 en 1887-88, la mortalité restant toujours nulle, sauf en 1884-85 où elle est de 0,03 p. 1.000.

La mortalité est également nulle dans le XIIe corps (saxon) et en Bavière.

Comme on le voit, la prophylaxie de la variole a atteint son idéal dans l'armée allemande, ainsi que l'écrivait déjà Longuet en 1890, en analysant la statistique officielle de 1883-84 *(Archives de médecine et de pharmacie militaires*, t. XVI, 1890, p. 56).

De tels résultats ne peuvent être obtenus que dans un pays soumis à la revaccination obligatoire : de fait, on n'a à pratiquer dans l'armée allemande que des revaccinations, et des revaccinations de moins en moins fructueuses d'année en année, à mesure qu'augmente le nombre des jeunes gens revaccinés déjà à douze ans et même revaccinés une seconde fois dans les écoles, les fabriques, etc.

Le vaccin le plus fréquemment employé jusqu'en 1890, a été le vaccin humain de bras à bras, mais depuis lors une part plus large a été faite au vaccin animal.

En Autriche, la mortalité par variole était tombée dès 1878 à 0,15 pour 1.000 hommes d'effectif.

Dans l'armée anglaise, bien que la revaccination ne soit pas strictement réglementaire, la variole est pour ainsi dire inconnue : on n'en a pas constaté un seul cas en 1890 ; en 1891, une recrue a eu la petite vérole et l'avait probablement contractée avant son incorporation. D'après les chiffres de la statistique de 1890, la vaccination a été pratiquée de bras à bras sur 6.797 hommes et a été suivie de 56,2 pour 100 de succès, avec du vaccin animal de conserve sur 25.709 militaires ayant présenté 65 p. 100 de succès. Le nombre des anciens soldats revaccinés ne dépasse pas 3.000 (1).

La revaccination avec le vaccin animal est obligatoire dans l'armée italienne : de 1881 à 1888 le nombre moyen de décès par variole y a été de 9 à 10 par an.

En Russie la vaccination a quelque peine à s'acclimater et la variole y fait souvent de grands ravages.

Dans l'armée espagnole, tout semble édicté pour assurer la vaccination et la revaccination dans d'excellentes conditions : la vaccination y est obligatoire depuis 1868, de nombreuses décisions prescrivent avec de grands détails l'organisation du service, et cependant on compte encore en 1886, 96 décès par variole, soit une mortalité de 1 p. 1.000. Ce qui démontre que les règlements hygiéniques ne valent que par la manière dont ils sont appliqués.

IV. **Choléra.** — La prophylaxie du choléra, en ce qui a trait à la pénétration de cette maladie dans les milieux militaires, a pour base l'éloignement de toute personne ou de tout objet pouvant introduire des germes du mal, la désinfection des objets souillés par les déjections des malades ou pour avoir séjourné dans leur atmosphère.

En conséquence, on isolera les hommes ou les détachements venant de localités infectées, et les malades seront immédiatement séparés d'avec les hommes sains. Malgré l'opinion de Koch qui craint, en désinfectant les latrines, de détruire dans les masses fécales les saprophytes dont le bacille virgule est rapidement victime, nous pensons que la désinfection des fosses et des tinettes doit être pratiquée avec la plus grande vigilance, et que les latrines qu'ont fréquentées les malades doivent être interdites, si la chose est possible, ou tout au moins inondées de désinfectants. Les effets des soldats atteints seront également désinfectés ou brûlés. Flugge recommande spécialement pour la sanification des effets des cholériques la solution de sublimé à 1 sur 2.000 (additionnée de sel marin) et la solution savonneuse d'acide phénique (savon 3 parties, phénol 3 à 5 parties pour 100 parties d'eau), le lait de chaux et l'emploi de l'étuve.

La désinfection s'étendra à la chambre, à la baraque, à la tente, à la

____

(1) ANTONY, *État sanitaire de l'armée anglaise (Arch. de méd. et de pharm. milit.,* XXIII, 1894, p. 313).

place même qu'ont occupées les cholériques, et de la rapidité des mesures de désinfection et d'isolement dépendra souvent l'arrêt ou la marche progressive de l'épidémie.

Les partisans de l'origine hydrique du choléra (Koch, Flugge) attachent une importance très grande à l'ébullition de l'eau de boisson et à l'interdiction des fruits et légumes ayant pu être souillés par une eau impure. Ces mesures sont toujours à conseiller.

Que le choléra reconnaisse le coma bacille de Koch comme cause unique ou que le contage n'acquière sa virulence qu'après avoir passé d'un premier malade sur un terrain doué de propriétés particulières favorables à son évolution ultérieure (Pettenkofer) ; que les conditions de la virulence du coma bacille dépendent de son association ou de sa non association avec d'autres microbes (Metchnikoff), que cette virulence puisse être atténuée ou non par les humeurs organiques (Behring, Pfeiffer, etc.), en pratique, la diarrhée dite *prémonitoire* (Guérin) sera toujours soignée avec la plus grande attention ; les malades qui en souffriraient seront considérés comme suspects et on procédera à la désinfection de leurs effets et déjections comme si l'on avait affaire à des sujets positivement atteints de choléra épidémique. Il semble bien certain, en effet, que la diarrhée prémonitoire, la cholérine, le choléra nostras ne sont que des formes atténuées du choléra dit *asiatique*, lequel apparaît souvent au milieu de nous sans importation nouvelle d'Asie, mais par développement de germes conservés sur place (1). Le coma bacille en culture pure, humide, reste virulent pendant une année ; il est vrai que mêlé à des saprophytes il perd sa vitalité avant quinze jours et, lorsqu'il est dans un milieu sec, en quelques heures.

Au Tonkin, le choléra est endémique : par un isolement rigoureux des malades et en détruisant les objets usagers, on a empêché, comme nous l'avons dit, l'extension des foyers et entravé les épidémies. La prophylaxie du choléra, dit N.-T. Dujardin-Beaumetz est « tout entière dans les soins préventifs à donner aux hommes atteints de diarrhée même simple ; dans l'isolement hâtif, rapide et absolu des malades suspects ou atteints de choléra confirmé, dans la désinfection chimique immédiate de leurs vêtements, dans la destruction par le feu de tout ce qui, ayant été à l'usage des cholériques, ne peut être assaini ni désinfecté. Elle est avant tout dans la mise en quarantaine de rigueur des villages, des cantonnements, des convois contaminés, dans le fractionnement des troupes atteintes par la maladie, dans l'isolement prolongé des convalescents. Il faut absolument exiger que tout homme atteint de diarrhée même légère, se présente ou soit présenté d'office à la visite et isolé des autres malades ou de la chambrée. On le mettra au régime ; on lui fera prendre

____

(1) KELSCH, *Considération sur l'étiologie du choléra* (*Revue d'hygiène et de police sanitaire*, 1889 et tirage à part).

de l'eau de riz et de l'opium (une à deux pilules de 0ᵍʳ,05 chaque ou vingt gouttes d'alcoolé d'opium, de laudanum ou d'élixir parégorique) ainsi que du thé chaud alcoolisé. On veillera à ce qu'il ne fasse pas d'excès d'aliments ou de boisson, ne se surexcite pas par des liquides alcooliques ; à ce qu'il porte sa ceinture de flanelle même la nuit ; à ce qu'il évite le froid et l'humidité. Il n'ira pas aux latrines communes, ses matières seront spécialement désinfectées ; il sera en réalité en *quarantaine d'observation*. Dès l'apparition des premiers symptômes (selles, vomissements) le malade sera éloigné du casernement et transporté avec tout ce qui est à son usage (sac, vêtements, literie) dans le local spécial dont le chef de poste aura fait choix : sa chambrée sera immédiatement évacuée, les murs seront blanchis à la chaux, le sol sera lavé avec un liquide désinfectant, les latrines auxquelles il a pu se rendre seront désinfectées de même. On surveillera l'état de santé des hommes qui habitaient la même chambrée que le malade (1) ».

En France et partout ailleurs, les mêmes principes sont à appliquer en tenant compte de la différence des milieux.

Les mouches sont certainement d'importants agents de transport d'un grand nombre de principes contagieux (charbon, ophthalmie purulente, etc.). Le professeur de Hambourg, Simmands a démontré que, malgré la facilité avec laquelle le bacille du choléra perd sa virulence par le dessèchement, les mouches peuvent le transporter à de grandes distances et le semer dans les aliments, d'où la conclusion pratique de tenir rigoureusement couverts, jusqu'à complète désinfection, tous les objets qui ont pu être contaminés par les cholériques et d'écarter avec le plus grand soin, les mouches des aliments liquides, dans les endroits infectés.

Chaque fois que la chose sera possible, les troupes au milieu desquelles apparaîtrait un cas de choléra, iront camper sur des lieux secs et élevés. Le camp sera très particulièrement surveillé, quant aux latrines et à tous les dépôts de matières putrescibles, puis son sol, ses feuillées, ses tentes etc., seront minutieusement désinfectés au moment où il sera levé.

On ne rendra le cholérique à la libre pratique que lorsque toute diarrhée aura positivement disparu ; il recevra des effets neufs ou désinfectés, après avoir pris un bain savonneux ou mercuriel.

En campagne et durant les sièges, comme en temps de paix, il sera installé des services hospitaliers spéciaux pour les cholériques et lorsque ces services auront été évacués, les locaux et le matériel seront désinfectés ou incinérés.

La rapidité des secours étant une condition indispensable pour assurer l'efficacité du traitement des cholériques, les infirmeries et hôpitaux ne pourront pas être installés à une grande distance des troupes où sévit l'épidémie.

---

(1) N.-T. DUJARDIN-BEAUMETZ, *Instruction médicale à l'usage des postes militaires dépourvus de médecin*, Hanoï, 1886, p. 17.

Que faut-il penser des vaccinations anti-cholériques pratiquées à Calcutta par le Dr Hafkine ? Les faits semblent plaider en leur faveur si l'on s'en rapporte à la revue critique que le médecin-major Catrin a publiée dans la *Revue d'hygiène* (t. XVI, 1894, p. 699), mais avant d'y soumettre nos soldats, de nouvelles expérimentations nous semblent nécessaires.

Le médecin militaire ne perdra pas de vue l'esprit des prescriptions contenues dans l'instruction ministérielle du 13 décembre 1853 et dans celle du 30 juillet 1883. Cette dernière est ainsi conçue :

« 1° Dans les circonstances où l'on peut prévoir le retour d'une épidémie de choléra, les règles hygiéniques recommandées en tout temps dans l'armée et dont la vigilante application lui a été en particulier si profitable en 1832 et en 1849, doivent être régulièrement observées.

2° Éviter ou diminuer l'encombrement des habitations en réduisant, autant que possible, le nombre des hommes dans les chambres, et en les distribuant dans toutes les parties disponibles affectées au logement ; même, au besoin, étendre celui-ci.

3° Renouveler, pendant le jour, l'air des chambres par l'ouverture permanente ou souvent répétée des fenêtres et des portes ; défendre toutefois d'ouvrir les croisées le matin et d'établir des courants d'air avant que les hommes soient complètement habillés. Entretenir constamment pendant le jour et la nuit, lorsque les fenêtres sont fermées, une ventilation modérée, sans trop grand refroidissement de la chambre et sans courants nuisibles, à l'aide de ventouses et de ventilateurs appropriés à cet usage, s'ils existent ; établir ces moyens s'ils n'existent pas. Lorsque le temps sera froid, surtout froid et humide, multiplier dans les chambres les foyers particuliers, lesquels ont le triple avantage de donner une chaleur tempérée, de détruire l'humidité, de faciliter l'aération, conditions particulièrement essentielles pendant une épidémie de choléra, tandis que les chauffoirs communs, installés dans une salle unique par caserne, souvent même dans une salle où couchent les hommes, peuvent devenir des sources d'infection, à raison de la profonde viciation de l'air qu'y occasionne une trop grande réunion de personnes. En tout état de choses, empêcher les soldats de s'assembler en trop grand nombre dans les chambres chauffées et défendre expressément d'y fumer.

4° Ne conserver dans les chambres aucun homme qu'une indisposition, même légère, obligerait à garder le lit ; le faire entrer, suivant le cas, à l'infirmerie ou à l'hôpital.

5° Déterminer deux ou trois repos, d'une heure ou moins, chaque jour, dans les ateliers d'ouvriers ; pendant ces intervalles, faire évacuer le local et en tenir les fenêtres ouvertes.

6° Éviter autant que possible le dépôt, dans les chambres habitées, des objets d'équipement et de harnachement produisant et entretenant une odeur fétide et malsaine, tels que bottes, schabraques, etc.

7° Tenir la main à l'exécution scrupuleuse des prescriptions relatives à la propreté des casernes et autres logements militaires.

8° Faire blanchir à la chaux, les murs des chambres, des corridors, des escaliers, si cette opération n'a pas été faite depuis un an.

9° Veiller à ce que le balayage soit fait avec le plus grand soin et que les ordures ne séjournent ni dans les chambres ni dans les corridors, ni dans les cours.

10° Faire enlever les fumiers tous les trois jours, ne pas les conserver en tas dans les cours, ni à proximité des casernes.

11° Pourvoir partout les latrines de portes battantes, se fermant d'elles-mêmes. Réparer s'il y a lieu le dallage des cabinets ; remettre en bon état ou établir toutes les dispositions destinées à empêcher la stagnation des liquides et à faciliter le nettoiement ; badigeonner tous les jours les murailles du haut en bas jusqu'au sol avec un lait de chaux. Entretenir continuellement l'aération des latrines ; verser sur le sol et dans les fosses une solution de sulfate de fer à 30 grammes de sel ferrique par litre d'eau.

12° Supprimer les baquets dans les lieux clos où ils sont employés, ou les disposer de la manière la plus convenable pour prévenir autant que possible l'exhalaison des gaz fétides ; dans le même but, y verser tous les matins, après nettoyage, un demi-litre de solution de sulfate de fer précitée.

13° Placer dans les latrines qui ne seront pas suffisamment assainies par les moyens indiqués à l'article 11, dans les ateliers, salles de police, prisons, dans les lieux ou l'infection peut se produire, de larges terrines pleines d'eau chlorurée, obtenue d'après cette formule :

Eau. . . . . 12 parties.
Hypochlorite de chaux sec. . . . . 1 partie.

Laissez déposer et décanter.

La solution sera renouvelée toutes les fois que les médecins le jugeront convenables.

14° Faire opérer l'enlèvement immédiat des immondices ou en faciliter l'écoulement dans les égoûts, fossés, canaux, cours d'eau, qui se trouvent dans le voisinage des logements militaires.

15° Recommander aux hommes l'entretien de la plus grande propreté individuelle, tant par le changement fréquent de linge que par les lotions de diverses parties du corps.

16° Redoubler d'attention à l'égard des ordinaires. Veiller particulièrement à ce que la viande soit de bonne qualité, mieux choisie, plus musculeuse, en augmenter la quantité ; diminuer l'usage des légumes aqueux, qui sont généralement relâchants, celui des légumes secs ; faire alterner les légumes avec le riz que l'on devra ne pas trop faire cuire, mais simplement crever ; car, c'est parce qu'il est ordinairement trop cuit, réduit en véritable colle, que cet excellent aliment déplaît aux soldats ; donner au bouillon plus de sapidité et de parfum, qualités essentielles pour la digestibilité, en y mettant quelques clous de girofle, un bouquet d'herbes aromatiques, etc. Interdire les végétaux crus, salade, concombre, radis, etc ; les salaisons, le lard dont la qualité ne serait pas irréprochable. Du vin, qui pourra être accordé par des décisions spéciales, sera demandé chaque fois que la nécessité en sera reconnue.

17° Rappeler aux hommes les dangers de l'ivrognerie et de l'intempérance et insister d'autant plus sur ce point que l'expérience de 1849 a démontré que le plus léger excès peut devenir l'occasion de la maladie ; exercer une grande surveillance sur les boissons et les aliments solides débités dans les cantines et les cabarets fréquentés par les soldats, particulièrement sur les viandes de charcuterie dont l'altération peut produire un véritable empoisonnement : empêcher formellement la vente de ces viandes dans les cantines.

18° Veiller rigoureusement à ce que les hommes soient, en toutes circonstances, suffisamment vêtus pour se préserver du froid, de l'humidité, de l'effet des brusques transitions de température. Tenir la main à ce que, pendant la nuit, les militaires obligés de se lever pour satisfaire quelque besoin, ne sortent de la chambre que le corps vêtu du pantalon et de la capote, la tête couverte et les pieds convenablement chaussés ; instituer des gardes de chambrée pour exiger l'observation de ces précautions.

19° Toute fatigue excessive, tout ce qui tiendra à débiliter étant une condition de prédisposition à l'invasion de la maladie, il importe de ménager les forces des soldats par une diminution de travaux, Ne commencer les exercices des troupes que lorsque le froid des nuits est dissipé et après le déjeuner, les suspendre ou les abréger quand le temps est froid et humide.

20° Diminuer, autant que possible, le nombre de postes pendant la nuit ; réduire à une heure le temps de faction de jour et de nuit : donner, en toute saison, la capote de guérite, pour qu'il en soit fait usage, selon le besoin, soit le jour et la nuit, soit la nuit seulement. Même en été, la fraîcheur des nuits pendant la faction peut être nuisible. Surveiller d'une manière toute expresse la tenue des corps de garde, sous le rapport du renouvellement de l'air et sous celui de la température, qui y est trop souvent excessive. Laisser aux hommes qui descendent la garde la journée entière pour se reposer.

21° Ne mettre, en cas de route, les troupes en marche qu'après le déjeuner.

22° Le traitement de certaines maladies n'exige pas moins d'attention que toutes les parties de l'hygiène. On doit particulièrement apporter une grande discrétion dans l'emploi des moyens qui troublent les fonctions digestives, provoquent des évacuations et débilitent l'économie, tels que les vomitifs, les purgatifs, les émissions sanguines. Dans la blennorrhagie, en particulier, il convient d'être réservé dans l'administration du copahu et d'en surveiller les effets. »

Suivent les indications des premiers secours à donner aux malades.

Une circulaire ministérielle du 18 juillet complète ces recommandations par les suivantes :

« 1. DÈS QUE LE CHOLÉRA S'EST MANIFESTÉ DANS UNE VILLE OU AUX ENVIRONS D'UNE VILLE DE GARNISON. — 1° Faire bouillir l'eau de boisson dans tous les établissements militaires où la pureté de cette eau n'est pas garantie, soit par son origine, soit par son épuration, et n'est pas démontrée par l'analyse chimique et l'examen bactériologique ; recommander instamment aux hommes d'éviter de boire en ville l'eau des puits, réservoirs, bornes-fontaines, etc., dont la pureté n'est pas certaine ; leur rappeler que l'eau de source, l'eau filtrée et l'eau bouillie méritent seules confiance ; les avertir expressément que les liqueurs alcooliques, dites apéritives, ou autres ne peuvent par elles-mêmes suffire à détruire les éléments nuisibles qui existent dans l'eau, et que l'eau mauvaise avec laquelle on les a mêlées reste aussi dangereuse qu'auparavant.

2° Supprimer les distributions de lard et de biscuit, exclure de l'ordinaire les légumes aqueux, interdire aux cantiniers la vente de charcuterie.

3° Faire porter les ceintures de flanelle et rendre les officiers et les sous-officiers responsables de l'exécution de cette prescription, interdire le pantalon de coutil.

4° Réduire à une heure la durée des factions, supprimer dans la mesure du possible les permissions et les gardes de nuit ; ne faire aucun exercice avant le lever du soleil.

5° Donner matelas et couvertures aux militaires punis de salle de police, prison et cellule.

6° Réduire la somme des exercices et fatigues ; supprimer tout travail de 10 heures du matin à 2 heures de l'après-midi.

7° Surveiller rigoureusement, surtout au point de vue de leur régime, de l'eau qu'ils boivent, de leur habitation, les plantons, les ordonnances, secrétaires d'état-major, sapeurs-pompiers disséminés dans les petits postes et en général tous les militaires ne logeant pas ou ne vivant pas au quartier.

II. Si la garnison elle-même est atteinte. — 1° Appliquer strictement les prescriptions de la notice 7 du règlement sur le service de santé du 25 novembre 1889, en ce qui concerne la désinfection des personnes et de tous les objets ayant été en contact avec les cholériques.

2° Veiller particulièrement à la destruction ou neutralisation immédiate des matières vomies et des selles.

3° Prescrire aux officiers et sous-officiers de signaler immédiatement au médecin les hommes souffrants.

4° Envoyer sans retard à l'hôpital tout malade atteint de choléra ou de diarrhée suspecte.

5° Assurer la rapidité de ce transport en tenant dans les principales casernes des voitures prêtes à être attelées à la première réquisition des médecins des corps de troupe occupant ces casernes ou les casernes voisines.

6° Pendant le transport, entourer les malades de couvertures, chaufferettes, boules d'eau chaude, etc.

7° Désinfecter ces voitures avant leur sortie de l'hôpital.

8° Consacrer dans les hôpitaux un personnel particulier et des salles spéciales : 1°) aux malades atteints de choléra et de cholérine confirmés ; 2°) à ceux qui sont atteints de diarrhée chronique. »

Les corps de troupe ayant actuellement ou ayant eu récemment des cholériques, ou séjournant dans une localité où règne le choléra, ne seront pas mis en route : ils répandraient, ainsi qu'on l'a vu maintes fois, la maladie sur tout leur parcours. Si, par des nécessités urgentes leur déplacement s'impose absolument, ces troupes seront observées et soumises à une quarantaine d'observations avant de prendre le contact d'autres régiments.

Pour le rapatriement de nos soldats de l'Extrême-Orient en 1886, non seulement on établit une sélection des embarqués au départ des localités suspectes ou du port d'embarquement et on pratiqua à bord les désinfections nécessaires, mais encore on prescrivit l'observation et l'isolement au moment du débarquement, autant que nécessaire. Il fut décidé par le Comité consultatif d'hygiène, sur la proposition du médecin inspecteur général Didiot, ainsi que nous l'avons dit p. 564, que les provenances du Tonkin, non contaminées, seraient envoyées sur l'île de Port-Cros ; que si les navires provenant du Tonkin avaient ou avaient eu des accidents cholériques à bord ils seraient dirigés immédiatement sur l'îlot de Bagan où les malades seraient débarqués et les navires désinfectés.

Les heureux résultats obtenus par les mesures que l'on oppose actuellement à la propagation des épidémies cholériques nous permettent de croire (bien que nous admettions que le choléra puisse renaître de germes préexistants), que si elles avaient été mises en pratique en 1854, la maladie n'eut pas été transportée du Midi de la France au Pirée, à Varna et à Constantinople, qu'on aurait évité le désastre sanitaire de la Dobrutscha qui nous a coûté 2.036 hommes sur un effectif de 10.590 hommes, parmi lesquels 200 tout au plus restèrent non malades (Cazalas) et qu'on n'aurait pas vu, sous les murs de Sébastopol, cet immense foyer épidémique qui se rallumait chaque fois qu'il arrivait en Crimée de nouveaux contingents envoyés de France ou de Constantinople.

Lorsque le choléra a envahi une armée en expédition, il est indispensable de joindre aux mesures de désinfection et d'isolement, celles qui tendent à placer les hommes dans les meilleures conditions de résistance ; il convient notamment de ne pas oublier l'action que peuvent exercer sur les organismes les influences météorologiques. L'épidémie de la Dobrutscha se calma lorsqu'on eut quitté la vallée basse, chaude, mal aérée, pour gagner le plateau de Baldschick (Cazalas). En 1817, l'armée du marquis d'Hastings maltraitée par le choléra sur les bords du Sind fut débarrassée du fléau quand elle arriva à Erich sur les plateaux élevés et secs qui bordent la Betwah (A. Laveran).

V. Typhus. — Le typhus a été considéré (L. Laveran) comme le type des maladies engendrées par le méphitisme des lieux habités. On l'a nommé aussi, *maladie des camps, fièvre militaire, fièvre des armées, peste de guerre* et il a toujours été, jusque dans ces derniers temps, le fléau des navires faisant de longues traversées, des armées, surtout des armées assiégées et assiégeantes, et des blessés entassés dans les ambulances. « La misère engendre le typhus », dit le médecin inspecteur Kelsch, « et la contagion le propage ». Et par misère il faut entendre l'alimentation insuffisante ou vicieuse, les privations de tout genre, les maladies régnantes, etc. Mais parce que, comme on l'a noté particulièrement pendant l'épidémie d'Algérie en 1868, les faméliques sont capables de donner le typhus sans en être atteints eux-mêmes, il faut bien reconnaître que d'autres facteurs encore que les privations, l'encombrement et la contagion directe sont capables de rendre pathogènes les germes typhiques que les individus sains peuvent transporter dans leur organisme (Kelsch, *loc. cit.*).

La durée moyenne de l'incubation est de douze jours, mais elle est quelquefois beaucoup plus courte ou beaucoup plus longue. La propagation se fait de proche en proche par l'atmosphère qui entoure le malade ou par ses effets de literie ou ses vêtements ; le contage, que la bactériologie n'a pas encore défini, est probablement renfermé dans les squames épidermiques et dans les productions morbides de l'arbre aérien (crachats, mucosités nasales, etc.) et peut se conserver longtemps dans les vêtements et probablement dans le sol et sur les parois des habitations.

Le froid favorise indirectement le développement du typhus parce qu'en hiver le soldat craint d'ouvrir son logement pour l'aérer et l'on sait l'influence funeste qu'a eue en Crimée le creusement des tentes (taupinières), dans le but de se préserver contre l'abaissement de la température : dans ces excavations une humidité infecte mêlait ses effets délétères à ceux de l'air confiné. Nous avons critiqué le logement sous la tente-abri des troupes françaises bloquées dans le camp retranché de Metz en 1870 et pourtant ce mode d'habitation et les déplacements fréquents des tentes ont peut-être préservé nos troupes du typhus : elles n'en ont pas été atteintes, alors que la maladie aurait été constatée à Metz *intra muros* dans des orphelinats (1).

Le typhus étant essentiellement contagieux, l'incinération ou la désinfection à l'étuve des objets contaminés par le malade s'impose impérieusement. A propos du typhus de Crimée, Jacquot dit : « Quand une troupe en prise au typhus a campé sur un terrain, ses déjections, ses provenances excrémentitielles quelconques imprègnent le sol de matières dont les exhalaisons seront funestes aux troupes qui lui succéderont. Ainsi environ 1.500 hommes campés à Casath et n'ayant pas le typhus, viennent s'établir sur un terrain contaminé à Kamiesch et le typhus ne tarda pas à se développer. De tels exemples pourraient être multipliés. La mesure prophylactique la plus importante, quand le typhus règne dans un camp, c'est de transporter ailleurs les tentes et d'abandonner les baraques. Nul doute que l'épidémie de 1856 ne se fût dissipée plus promptement et plus complètement, si les autorités militaires et administratives eussent appliqué plus promptement et plus complètement les mesures qui leur avaient été proposées à ce sujet » (2).

Bien que le typhus n'existe pas dans notre armée en temps de paix, et qu'il n'apparaisse le plus souvent qu'à la fin des opérations de guerre particulièrement pénibles, son endémicité « dans plusieurs circonscriptions territoriales de Bretagne, constitue un danger personnel pour le voisinage et notamment pour les corps d'armée stationnés dans cette région. Les hommes originaires de ces foyers sont exposés à y prendre le

(1) Viry, *Gazette hebdomadaire de médecine et de chirurgie*, 1873, p. 56.
(2) Jacquot, *Du typhus de l'armée d'Orient*, Paris, 1858, p. 80 — Voyez Kelsch, *Traité des épidémies*, t. I, Paris, 1894.

typhus pendant les séjours qu'il font dans leur famille en qualité de permissionnaires et exposent d'autre part à la contagion leurs camarades après leur retour à la caserne » (Kelsch, *loc. cit.*). Aussi, après les cas observés en 1892 et 1893, dans la population civile, le Ministre de la guerre a-t-il prescrit les mesures suivantes :

« La prophylaxie du typhus exige des mesures identiques à celles qui sont dirigées contre toutes les maladies contagieuses, car chaque cas méconnu ou négligé peut devenir l'origine d'un foyer secondaire nouveau.

L'*isolement* des malades ou même celui des sujets qui ont été exposés à la contagion s'impose avec la plus excessive rigueur. Il sera pratiqué dans des locaux spéciaux, d'une propreté irréprochable et largement ventilés. La réunion de plusieurs malades dans des salles qui ne réalisent pas ces conditions crée le danger de l'hypertyphisation par la concentration des germes morbides, et augmente les chances de contagion à l'égard du personnel. Aussi la dissémination des malades sous des *tentes* ou des baraques (modèle du service de santé) est-elle le moyen le plus efficace d'arrêter la propagation d'une épidémie.

Dès son arrivée à l'hôpital ou à l'ambulance, le malade sera baigné ou au moins lavé soigneusement sur toute la surface du corps. Autant que possible, *deux lits* lui seront affectés. Il les occupera alternativement ; à chaque changement de lit, la fourniture de celui qui est devenu vacant, sera exposée à l'air libre.

Le personnel employé au traitement des typhiques ne communiquera pas avec les malades d'autres catégories, ni avec le personnel des autres services. Les infirmiers seront pourvus de vêtements spéciaux, qu'ils quitteront à la sortie des salles. Ils se laveront fréquemment la figure et les mains avec une solution antiseptique. Ceux qui ne sont pas de service ne devront pas séjourner dans les locaux réservés aux typhiques et encore moins y coucher. Tous prendront, de jour ou de nuit, le repos nécessaire et recevront une nourriture substantielle. Jamais ils ne devront pénétrer à jeun dans les salles des malades.

La paillasse des typhiques sera incinérée ; les draps et les couvertures seront immergés dans une solution de sublimé et passés ensuite à l'étuve ; les matelas et les vêtements seront, suivant les cas, incinérés ou simplement soumis à l'action de la vapeur sous pression. Les malades eux-mêmes ne seront envoyés en congé de convalescence que lorsqu'il sera certain que leur état de guérison exclut toute chance de contagion ultérieure. Les personnes que d'impérieux devoirs n'appellent pas au milieu des typhiques ne seront pas admises à les visiter, ou ne les approcheront que les fenêtres étant entièrement ouvertes.

A l'aération large et continue des chambres on ajoutera leur désinfection réitérée au moyen de fumigations sulfureuses, ou de pulvérisations au bichlorure de mercure. L'agent typhogène étant très tenace, les murs des locaux qui ont abrité des malades seront désinfectés au soufre et au sublimé, puis grattés et blanchis ou tapissés à neuf. Les chambres resteront ensuite inoccupées plusieurs semaines, pendant lesquelles elles demeureront exposées aux courants d'air par l'ouverture des portes et fenêtres.

Au moment du licenciement de l'hôpital ou de l'ambulance des typhiques, les vêtements des infirmiers, ainsi que le matériel de l'hôpital seront soigneusement désinfectés. En outre, on maintiendra isolé pendant une période de *dix* à *douze* jours le personnel, avant de lui faire rallier son poste ou de lui accorder des congés.

Toutes ces mesures et celles spécialement relatives à la désinfection de la literie et de la chambre occupée par un homme atteint ou suspect seront appliquées dans les corps de troupe. La chambre elle-même sera immédiatement évacuée et ne pourra être réoccupée qu'autant que les prescriptions ci-dessus auront été rigoureusement observées. »

VI. Dysenterie. — La dysenterie, maladie saisonnière des climats tempérés, maladie climatique dans les pays chauds, est par excellence une des maladies des armées en campagne et une maladie extrêmement redoutable (1743, bataille de Dettingen, Pringle) ; en 1757, l'armée française communique la maladie à la population civile de l'électorat de Mayence ; en 1792 la dysenterie fait reculer les alliés ; en 1793 elle sévit dans l'armée française en Italie ; en 1812 en Pologne ; de mai à septembre 1855, 9.919 diarrhéiques traités à Constantinople donnant 15 p. 100 de décès (1) ; sous Metz, en 1870, elle fut pour l'armée assiégée une des grandes causes de la mortalité. C'est elle qui domine la pathologie des troupes d'occupation de l'Indo-Chine.

D'après Kelsch, elle doit son développement et sa propagation à la contagion ou à l'infection ; la permanence et la gravité de ses endémies, la durée prolongée et la léthalité de ses épidémies, dépendent les unes des influences thermiques, les autres de la famine. La cause première de la maladie n'est pas connue, mais on peut supposer que les germes qui la produisent ont besoin pour se développer d'une température ambiante de 18° à 20° au moins et que les organismes affaiblis par un régime alimentaire insuffisant ou défectueux sont particulièrement aptes à les reproduire, lorsqu'ils lui arrivent d'un foyer infectieux ou contagieux. L'influence de l'alimentation vicieuse s'est très nettement montrée pendant le siège de Metz en 1870.

La prophylaxie se déduit de ces données étiologiques : fuir les foyers de dysenterie, détruire les germes dans les déjections des malades, veiller à ce que les casernes, les cours, les abords des latrines, les cabinets, le sol des camps ne deviennent pas des réceptacles du contage, isoler les malades, désinfecter leur linge et leurs effets, porter son attention sur l'eau de boisson si facilement polluée et qui bien souvent a servi de véhicule à l'agent contagieux, surveiller l'alimentation dont on excluera la charcuterie, les fruits, et si possible le biscuit et les légumes de difficile digestion. Fortifier les organismes par tous les moyens dont on dispose ; éviter les causes de refroidissement, particulièrement du ventre, et exiger le port de la ceinture de flanelle.

(1) A. LAVERAN, *Traité des maladies et épidémies des armées*, Paris, 1875, p. 100.

On observe assez souvent, dans les camps, des épidémies plus ou moins importantes de diarrhée dont quelques-unes au moins ne sont peut-être que des formes frustes de la dysenterie. En 1872, nous avons été témoin, au camp de Villeneuve-l'Étang, d'une petite manifestation épidémique de ce genre : les premiers malades occupaient une baraque contiguë à une feuillée mal tenue, la maladie gagna de proche en proche les baraques voisines et s'éteignit avec la suppression et la désinfection de la feuillée.

VII. **Fièvres palustres**. — Les fièvres palustres sont surtout redoutables dans les climats chauds, mais peuvent causer des désastres dans les climats tempérés (expédition des Anglais dans l'île de Walcheren, 1805-1809); elles sauvèrent Rome des Gaulois et causèrent la perte d'une armée romaine en Écosse ; en Crimée elles éprouvèrent beaucoup les troupes campées près de la Tschernaïa; la rémittente palustre fut la dominante durant la guerre d'Italie (1859) et pendant notre occupation des états pontificaux ; les fièvres de marais mirent en question la possibilité de notre colonisation algérienne et elles constituent encore, en Algérie, une cause très importante de la morbidité et même de la mortalité de nos troupes, bien que le nombre des décès qu'elles occasionnent ait considérablement diminué, grâce aux travaux d'assainissement d'une part et à la connaissance que l'on a de moyens efficaces de traitement d'autre part (1) depuis que le médecin inspecteur Maillot a montré l'efficacité de la quinine dans toutes les formes des fièvres palustres.

La suppression des marais par la submersion ou par le drainage, la culture et surtout la culture intensive (L. Colin) des terrains incultes riches en matières organiques végétales, le pavage des villes à sous-sol marécageux, telles sont les mesures prophylactiques à employer contre le sol lui-même. Il peut être fait usage de plantes à croissance rapide, les légumineuses, les graminées, le tournesol, les héliantus sont particulièrement employés avec les eucalyptus qui réussissent surtout en Algérie et dans le midi de l'Europe. Diminuer les rapports de l'homme avec les foyers (Kelsch) est la règle générale de la prophylaxie appliquée à l'homme. Contrairement à ce qui a lieu pour la plupart des maladies infectieuses, la réunion des habitations sur un terrain restreint vaut mieux que la dissémination de la population qui, par sa densité, fait obstacle à la circulation du miasme de cette maladie infectieuse et non contagieuse (L. Colin). La caserne en pierres est le meilleur des logements dans les pays à malaria, le cantonnement est préférable au baraquement, la baraque est supérieure à la tente, la tente au bivouac dont les feux constituent cependant un préservatif qui n'est pas à négliger. Les troupes ne seront dirigées sur les régions fiévreuses qu'en

---

(1) KELSCH et KIENER, *Traité des maladies des pays chauds*, Paris, 1889, p. 143.

dehors de la période épidémique, et c'est en dehors de cette période qu'elles entreprendront des travaux de défrichement ou de terrassement. Autant que possible, pendant la mauvaise saison, elles seront logées sur les hauteurs qui dominent les plaines insalubres. L'alimentation sera tonique et réparatrice. On défendra de boire l'eau des marais sans qu'elle soit assainie, bouillie ou filtrée. Il est reconnu que les distributions de café sont très utiles. On y joint avec grand avantage l'usage préventif de la quinine. Si la valeur prophylactique du précieux médicament a été contestée dans les districts insalubres du Danube et du Caucase, elle a maintes fois été appréciée en Algérie et récemment notée de nouveau au Dahomey (Barthélemy). L'influence de la radiation solaire sur la tête est préjudiciable le jour, comme le refroidissement pendant la nuit.

Il importe de ne pas oublier qu'une atteinte de fièvre palustre non seulement ne préserve pas d'atteintes ultérieures, mais au contraire y prédispose.

Lorsque l'on connaitra l'habitat hors de l'organisme humain, du parasite démontré par A. Laveran, en 1884, dans le sang des paludiques, la prophylaxie de la fièvre palustre se trouvera sans doute éclairée d'un jour nouveau.

Quand des travaux seront ordonnés, devant entraîner le remuement de terres dangereuses, on prescrira les mesures recommandées par L. Colin dans son rapport à l'Académie de médecine en 1881, et qui peuvent se résumer ainsi : 1° loger les ouvriers dans des baraques bien closes ; 2° fragmenter le travail, ne pas le commencer sur de grandes surfaces à la fois, pour ne pas créer de vastes foyers d'infection ; 3° éloigner tout ouvrier atteint de fièvre et ne pas le reprendre même après guérison ; 4° choisir de préférence l'hiver pour l'exécution du travail, toujours le suspendre en juillet et août, et si possible en juin et septembre ; n'employer que des hommes sains, en aussi petit nombre qu'on pourra, s'efforçant de substituer la machine à la main-d'œuvre humaine ; 6° réduire au minimum la durée et la fréquence du contact dangereux ; 7° fournir aux travailleurs, pour augmenter leur résistance organique, des repas chauds, des boissons toniques, et leur faire porter des ceintures et chemises de flanelle ; 8° allumer des feux qui établissent des courants et brûlent les germes dangereux.

Lors du curage du canal de Versailles et du lac de Saint-Mandé, en 1892, on a de plus exigé le lavage des mains des ouvriers dans des solutions de sublimé, la prise de petites quantités de quinine ($0^{gr},30$ en deux jours), et la désinfection des boues.

Celle-ci a été pratiquée, dans les grands travaux que nous venons d'indiquer et dans plusieurs autres, par l'emploi du sulfate de fer et de la chaux, conformément aux expériences préalables du docteur Rabot (de Versailles) qui a démontré que le sulfate de fer agit surtout sur les produits de la fermentation des matières albuminoïdes, en les absorbant, mais n'a qu'une faible puissance pour empêcher cette fermentation et en détruire les germes. Le lait de chaux au contraire, antiseptique puissant, détruit les agents de la fermentation des albuminoïdes et précipite l'excès du sulfate de fer. Rabot estime qu'il faut 500^{gr} de sulfate de fer et 1^{kg} de chaux vive par mètre cube de vase pour la désinfection, mais lorsqu'on traitera des matières particulièrement septiques, il sera bon de doubler ces doses. On devra substituer le perchlorure de fer au sulfate de fer, s'il s'agit de désinfecter un cours d'eau riche en matières organiques, pour éviter la production ultérieure de sulfures.

Les résultats de cette pratique ont été excellents : à Versailles aucun ouvrier n'est tombé malade, et nulle part les habitants du voisinage n'ont éprouvé aucun inconvénient. « Qu'il se soit agi d'assainir un étang au Grand Vivier, de dessécher une mare à Crépines, d'enlever 85.000^{m3} de vase à Versailles, de transporter les 2.500^{m3} de boue du lac de Saint-Mandé ou de désinfecter à Corbeil une masse de 80.000 tonnes de blé en fermentation, on a toujours employé les solutions saturées de sulfate de fer et de chaux vive pour rendre ces opérations inoffensives. Sans doute leur mode d'emploi a dû varier suivant l'importance des travaux, les difficultés que présentait chaque cas particulier et les ressources pécuniaires dont on disposait. Au Grand Vivier, avec quatre ou cinq hommes seulement, on mélangeait, à l'aide de bâtons, l'eau, la vase et les solutions de fer et de chaux. A Versailles on employait une drague suceuse faisant l'aspiration sous l'eau. A Saint-Mandé on faisait un premier mélange après avoir mis le lac presqu'à sec ; puis on renouvelait ce mélange chaque fois que l'on remuait les boues, soit pour y pratiquer des tranchées, dans le but de faciliter leur assèchement, soit pour les charger sur les wagonnets qui devaient les transporter. Mais comme les résultats ont toujours été excellents et que la méthode a toujours été la même, on peut dire que ce procédé paraît être bon et donner une sécurité complète, surtout si l'on peut, comme à Versailles et au Grand Vivier, pratiquer l'antisepsie complète sous l'eau et avant la mise à nu des vases » (1).

VIII. **La fièvre jaune** (vomito negro) qui a sévi sur nos troupes au Mexique peut se ranger à côté des fièvres palustres. Endémique dans le golfe du Mexique, elle est transportable par les navires et se répand par contagion (épidémie de Saint-Nazaire), mais elle ne semble pas s'acclimater loin de la mer.

Les vaccinations essayées par D. Freire avec du virus atténué, n'ont encore donné que des résultats incertains sinon malheureux.

____

(1) DIVERNENESSE, *Aseptisation des terres contaminées* (*Revue d'hygiène et de police sanitaire*, t. XVI, 1894, p. 135).

La désinfection, l'observation des suspects et l'isolement des malades sont encore les moyens de préservation les plus efficaces.

IX. Grippe. — La grippe qui semblait disparue de l'Europe depuis 1847, a fait sa réapparition dans les armées d'Europe en 1889, frappant un grand nombre de soldats et entraînant souvent la mort, surtout par des complications pleuro-pulmonaires. La contagion joue un rôle certain dans la propagation de cette maladie d'origine infectieuse dont l'agent microbien n'est pas encore connu avec certitude, malgré d'importantes recherches sur cette question, parmi lesquelles il convient de citer celles du professeur J. Teissier, de Lyon.

La tendance à la généralisation de la grippe est telle que lorsque la maladie sévira dans une ville, il sera bien difficile d'espérer en préserver la garnison, et l'isolement des malades atteints semble impossible dans la grande majorité des épidémies. On devra cependant préserver du contage les hommes malades d'autres affections et les convalescents.

L'envoi en permission ou en congé des convalescents de grippe ou des soldats légèrement atteints et d'un certain nombre d'hommes disponibles fait un vide, qui lors de la dernière épidémie, a amené une atténuation rapide du fléau : « Si à leur retour au corps beaucoup de permissionnaires durent payer leur tribut à la maladie, il faut ajouter que la deuxième phase épidémique survenue consécutivement fut de courte durée et de faible intensité » (1). Le renvoi rapide des hommes appelés pour une courte période, est une mesure complémentaire de la précédente.

Voici le résumé des mesures hygiéniques d'ordre général qui furent prescrites dans toutes les garnisons françaises : réduction des heures de travail au strict nécessaire, suppression partielle ou absolue des exercices en plein air pendant les saisons rigoureuses, retard du réveil, amélioration de la nourriture et distribution de vin, selon les ressources de l'ordinaire, surveillance spéciale au point de vue hygiénique de tous les locaux du casernement, obligation du port de vêtements chauds, du manteau ou de la capote pendant la saison froide, des vêtements de laine en Algérie et en Tunisie et participation des hommes punis à toutes ces précautions hygiéniques. Tous les corps contaminés ont été autorisés à percevoir des allocations supplémentaires de chauffage, et il a été fait aux hommes des distributions de thé sucré (3^{gr} de thé et 10^{gr} de sucre par ration).

Ces prescriptions furent appliquées, au grand bénéfice de toute l'armée, et plusieurs rapports attribuent à ces mesures d'avoir produit un effet moral excellent et d'avoir réduit dans une certaine proportion la morbidité militaire.

---

(1) KELSCH et ANTONY, *La grippe dans l'armée française* (*Archives de médecine et de pharmacie militaires*, t. XVIII, 1891, p. 83, 161, 273).

La plupart des complications de la grippe sont dues à des agents pathogènes résidant dans la bouche, les fosses nasales et les bronches : c'est une indication qu'on ne saurait perdre de vue ; l'antisepsie des cavités buccales et nasales par des lavages répétés, par l'emploi du savon (p. 572), par des pulvérisations, des gargarismes boriqués ou au sublimé, la destruction rapide de toutes les évacuations des malades, la propreté minutieuse du personnel hospitalier, sont des mesures qui doivent être appliquées sévèrement, afin de réduire au minimum la mortalité des épidémies d'influenza.

X. Scorbut. — Le scorbut est une maladie infectieuse (Frilley, Villemin), qui souvent a accompagné le typhus et qui reconnait comme cause adjuvante très efficace la privation d'aliments frais et particulièrement de légumes frais. Cette maladie, commune pendant les sièges, s'est unie au typhus en Crimée ; elle a été observée pendant le siège de Paris en 1870 et pendant la guerre russo-turque en 1878. Les Anglais le combattent avec succès à bord de leurs navires à l'aide du *lime juice* dont le jus de citron forme la base, mais sa véritable prophylaxie, c'est l'hygiène générale, l'alimentation réparatrice et variée et l'emploi de toutes les mesures pouvant relever l'énergie physique et morale des soldats.

XI. Diphthérie. — Cette maladie est contagieuse, surtout par le contact des fausses membranes qui en sont la caractéristique clinique comme le bacille de Lœffler en est la caratéristique bactériologique, qu'il existe dans les fausses membranes, la bouche ou les expectorations du malade, qu'il soit seul présent ou qu'il se trouve associé avec le petit coccus (coccus Brisou), avec le streptocoque ou avec le staphylocoque qui augmente notablement sa virulence.

La contagion est possible dès la période d'incubation qui dure le plus souvent de deux à quatre jours, quelquefois cinq, six ou sept jours, et les diphthériques peuvent transmettre la maladie pendant un temps indéterminé, mais certainement assez long. Les germes se fixent sur les vêtements et les objets touchés par les malades, et ils peuvent conserver leur infectiosité pendant des mois et des années, surtout s'il en reste dans la bouche, le pharynx ou les fosses nasales des convalescents ; Flugge cependant estime que le bacille diphthérique ne reste virulent en culture pure que pendant six semaines et durant quinze jours à l'état sec.

Il y a lieu de croire d'après les expériences de Ledoux-Lebaud que c'est seulement lorsque le bacille est soustrait à la lumière solaire qu'il peut se conserver très longtemps (*Archives de médecine expérimentale*, t. V. 1893, p. 779).

Klebs, Ferrand et Teissier ont pensé que les manifestations épidémiques de la diphthérie sont peut-être en relations avec le mauvais état des fumiers et que le contage qui l'engendre trouverait là un habitat favorable. D'après Longuet, dans l'armée française comme dans l'armée allemande, la diphthérie est plus fréquente dans les troupes à cheval que dans les troupes à pied. De 1872 à 1885 on a noté, en France, 433 décès par diphthérie sur lesquels 228 appartiennent aux fantassins et 188 aux cavaliers, soit une proportion de 10 à 8, alors que la proportion des effectifs entre infanterie et cavalerie est de 10 à 3. En Allemagne, d'avril 1874 à mars 1882, on a enregistré 90 décès diphthéritiques, dont 45 pour l'infanterie et 35 pour la cavalerie, ce qui donne une proportion de 10 à 8, tandis que la proportion des effectifs est comme en France de 10 à 3.

Quoi qu'il en soit, l'éloignement rapide des fumiers et la bonne installation des dépôts où on les conserve, comme il est dit p. 177, sont toujours à conseiller. Mais ce qui importe par dessus tout, c'est l'isolement des malades et la désinfection rigoureuse et répétée des locaux et objets qu'ils ont pu souiller. Traugott préconise particulièrement à cet effet l'eau oxygénée à 1 p. 100. La tenacité du contage de la diphthérie, exige que la désinfection soit très minutieuse et plusieurs fois répétée.

En période d'épidémie, on conseillera les lavages de la bouche avec des solutions désinfectantes.

Le traitement de la diphthérie par le sérum antitoxique préparé par la méthode de Roux (de Paris), bien qu'à ses débuts, donne des résultats excellents et tout fait supposer que la vaccination préventive sera, dans les milieux exposés à la contagion, le moyen prophylactique le plus sûr à employer désormais. Il y aura lieu dans les recherches qui vont se succéder sur cette importante question de préciser la durée de l'immunité conférée par la vaccination nouvelle et de déterminer les doses à employer. L. Martin, dans ses conférences à l'institut Pasteur, au mois d'octobre 1894, estime que « lorsque dans une famille ou une agglomération d'enfants, survient un cas de diphthérie, on doit vacciner les enfants de cette famille ou de cette agglomération en injectant cinq centimètres cubes de sérum, une fois donnés, pour les enfants de moins de dix ans et dix centimètres cubes au-dessus de cet âge. Cette vaccination suffira, le plus souvent, à empêcher toute épidémie, ou si quelques enfants sont infectés par le premier cas, ils le seront moins gravement ».

XII. Pneumonie. — L'étude des épidémies de pneumonie, particulièrement des épidémies observées dans les milieux militaires « a mis en évidence deux facteurs moins en vue jusqu'alors que les météores dans l'histoire de cette affection, bien qu'ils soient doués d'une incontestable puissance : ce sont la souillure du sol ou des habitations et le méphitisme de l'encombrement. Sur ce terrain, l'étiologie de la pneumonie se confond avec celle de la fièvre typhoïde ; les deux affections peuvent naître d'un foyer générateur commun (1) ». D'autre part « si le

(1) KELSCH, *Traité des maladies épidémiques*, t. I, p. 264, Paris, 1892.

surmenage est un des moteurs pathogènes les plus puissants de la fièvre typhoïde, la misère physiologique est éminemment apte à susciter la pneumonie, et surtout à lui imprimer un haut degré de gravité » (Kelsch *loc. cit.*), comme le montrent notamment les ravages qu'elle produit parmi les prisonniers de guerre.

Le microbe pathogène de la maladie est le pneumocoque dont l'habitat habituel, alors qu'il est incapable de vivre à la température des appartements, se trouve être, comme l'ont démontré Pasteur et Netter, la bouche, le pharynx et les cavités avoisinantes (fosses nasales, sinus aériens, trompes d'Eustache et mêmes bronches) de l'homme sain ou de l'individu ayant été atteint de pneumonie. Le pneumocoque qui vit ainsi en temps ordinaire à l'état de saprophyte n'attend pour devenir nocif que des conditions favorables se développant dans l'organisme qui le porte.

Toute l'hygiène préventive découle de ces données étiologiques.

Le microbe, du reste, peut sans doute être véhiculé par l'eau de boisson (Heinéfeken) et il n'est pas impossible, comme l'ont soutenu les médecins militaires allemands Scheren, Propping, Schenck et d'autres, qu'il existe une relation entre certaines épidémies de pneumonie dans les chambrées des casernes et des cas de pneumonie observés chez les chevaux des mêmes quartiers. Les médecins de cavalerie doivent avoir leur attention particulièrement éveillée sur l'observation de ces faits.

XIII. Oreillons. — L'isolement des hommes atteints et l'espacement de la population sont les mesures à opposer en cas d'épidémie d'oreillons. Le peu de gravité que présente le plus souvent la maladie (abstraction faite de l'atrophie secondaire du testicule dans les cas d'orchite ourlienne) n'engage pas d'ordinaire à prescrire l'évacuation des foyers par les troupes. Pourtant on a été amené quelquefois, par la persistance de certaines épidémies (Grenoble 1887, Coulommiers 1888, etc.), à faire camper les régiments infectés. En 1871, un bataillon du 90e de marche, cantonné au petit séminaire de Bordeaux y avait contracté les oreillons dans des locaux où les séminaristes avaient été eux-mêmes atteints de ce mal et l'épidémie cessa par suite du départ hâtif de la troupe qu'amenèrent inopinément les événements de la Commune, entraînant le campement ou le cantonnement pendant une quinzaine de jours.

L'incubation des oreillons varie de quatorze jours à trois semaines qui est la durée la plus ordinaire. La maladie est contagieuse pendant la période prodromique qui dure quelquefois quatre jours ; quinze jours après l'apparition de la parotidite, le malade n'est plus apte à transmettre son mal.

Ollivier (*Communications à l'Académie de médecine*, 23 juin 1885 et *Études d'Hygiène publique*, 1891, pages 74 et s.) croit avoir trouvé l'agent figuré qui serait le contage de la maladie : ce contage pénétrerait par les voix aériennes et de là serait porté dans l'organisme, aux glandes salivaires, y produirait une affection locale, laquelle deviendrait à son tour une infection générale : de cette conception qui a besoin d'être étayée sur des expériences nouvelles, résulterait l'utilité prophylactique des lavages antiseptiques de la bouche.

XIV. La stomatite ulcéro-membraneuse réclame surtout des soins de propreté de la bouche et l'usage d'ustensiles individuels. La solution de chlorate potasse a été conseillée à titre préventif dès l'apparition des premiers cas.

XV. Rage. — La rage n'est pas particulièrement fréquente dans l'armée. Néanmoins, pour l'éloigner des casernes, le Ministre a interdit, le 16 avril 1886, de laisser pénétrer les chiens dans les bâtiments militaires.

En France, en Algérie et en Tunisie, tout militaire mordu par un animal enragé est immédiatement dirigé sur l'Institut Pasteur pour être soumis aux inoculations de virus atténué.

De plus, le 30 février 1886, il a été ordonné que :

« A chacune des évacuations sur l'hôpital du Val-de-Grâce à Paris, il doit être adressé directement et sans retard par le chef de corps, ou de service, ou de détachement, à M. le Médecin en chef de l'hôpital du Val-de-Grâce, un certificat établissant que l'animal était réellement enragé et, autant que possible donnant les résultats de l'autopsie. Dans les cas douteux, si l'animal a été immédiatement abattu et enfoui sans autopsie préalable, il y aura lieu de rechercher le corps et d'adresser à l'hôpital militaire du Val-de-Grâce, pour être remises au laboratoire de M. Pasteur, la tête et la partie supérieure du cou de l'animal. Mais cet envoi destiné à permettre des inoculations de contrôle, n'aurait d'utilité qu'autant que l'enfouissement ne remonterait pas à plus d'un mois ».

Pour hâter le diagnostic du chien soupçonné de rage, Kelsch et Vaillard (*Archives de médecine et de pharmacie militaires*, t. XIV, 1892, p. 161) conseillent d'inoculer, dans tous les cas douteux, à un lapin ou à un chien, un fragment de bulbe de l'animal suspect. L'inoculation peut se faire dans l'arachnoïde par trépanation, ou par injection dans la chambre antérieure de l'œil. Par le premier procédé, la rage se déclare au bout de 13 à 17 jours chez le chien, de 11 à 15 jours chez le lapin ; par le second, au bout de 15 à 20 jours chez le chien, de 20 jours chez le lapin. Chez le lapin, la rage prend presque toujours la forme paralytique d'emblée. Il importe que le liquide injecté soit préparé avec toutes les précautions nécessaires pour assurer sa pureté.

« Le bulbe ayant été sectionné et enlevé avec des instruments préalablement flambés, un fragment en sera prélevé avec pureté et trituré dans une petite quantité d'eau *bouillie;* pour cela on devra se servir d'un verre et d'une baguette de verre stérilisés, soit par le flambage, soit par une ébullition prolongée. L'émulsion obtenue est ensuite filtrée sur un linge fin soumis également à l'ébullition ; on en injecte alors quatre à cinq gouttes dans la chambre antérieure de l'œil au moyen d'une seringue de Pravaz purifiée par l'ébullition. L'inoculation est rendue plus facile par l'instillation préalable sur la cornée de quelques gouttes d'une solution de chlorhydrate de cocaïne au vingtième ».

A côté de ces maladies transmissibles par l'air ou par un contact que fait découvrir une observation attentive, ou bien qui ont pour causes au moins adjuvantes les influences telluriques, alimentaires ou de milieux sur lesquelles l'hygiène a prise, il convient de signaler quelques autres maladies qui se propagent par un contact en quelque sorte plus grossier et plus facilement reconnaissable : ce sont les maladies cutanées parasitaires et les maladies vénériennes.

XVI. **La gale** était, il y a un certain nombre d'années encore, une des maladies les plus fréquentes et les plus rebelles des armées. La connaissance de sa vraie nature permet généralement de ne pas la contracter en évitant le contact intime des malades, et de la guérir rapidement par la désinfection locale, notamment au moyen de préparations sulfurées ou à base de pétrole portées au contact du parasite : ces moyens suffisent pour éteindre facilement les foyers de la maladie.

XVII. **Le favus** est devenu assez rare parmi les troupes. L'épilation et l'emploi des parasiticides rendent les malades peu dangereux comme agents de propagation.

Une surveillance spéciale sur les perruquiers sera exercée dès qu'un homme atteint de favus sera signalé, et il en sera de même dans tous les cas de maladies du cuir chevelu.

XVIII. **Pelade.**— Cette affection a fait, dans ces dernières années, des incursions assez fréquentes dans nos casernes. La nature vraie de la maladie, peut encore paraître incertaine : les uns avec Bazin et Hardy la regardent comme franchement parasitaire, d'autres avec Laillier admettant qu'elle est parasitaire en ce sens que le parasite sans détruire le cheveu l'empêche de se nourrir, d'autres enfin, Neumann, Hebra, Horand (de Lyon), etc., nient absolument son origine parasitaire. Bien des motifs cependant portent à croire qu'elle est contagieuse, aussi les contacts entre les malades et les sujets sains doivent-ils être évités avec soin. Il est certain cependant que le péladique régulièrement soigné, soumis à des mesures de propreté et de désinfection, dont les parties malades sont recouvertes par un isolant (collodion iodoformé, bonnet, perruque, emplâtre, etc.) est peu dangereux.

Une instruction ministérielle en date du 16 juin 1890 renferme les prescriptions qui suivent :

« Les képis dont la désinfection sera jugée utile, devront être désinfectés au moyen de l'étuve Geneste et Herscher ; toutefois le drap des képis sera seul passé à l'étuve, tandis que les visières et les coiffes, préalablement décousues seront immergées pendant trois heures dans une solution de bichlorure de mercure à 1 p. 1000. Il conviendra, pour effectuer ces désinfections, de se reporter à la notice n° 7 annexée au règlement sur le service de santé, qui contient toutes les indications de détail nécessaires (V. p. 527).

La reconfection des képis décousus sera assurée par les soins du corps, au compte du service de l'habillement. L'indemnité à allouer pour ce travail sera fixée par le conseil d'administration et calculée d'après le tarif du 7 juillet 1881, en tenant compte, d'une part, des dispositions de la décision ministérielle du 29 février 1888 (*Bulletin officiel, partie régimentaire,* p. 150) relative à la fixation des primes de travail ; d'autre part, des dispositions de l'art. 45 du décret et de l'instruction du 16 novembre 1887, 18 mars 1889.

Il sera non moins indispensable, lorsque des cas de pelade seront constatés, de désinfecter les cravates et les cols de tunique, de veste ou de capote qui auraient pu se trouver en contact avec les cheveux des malades. Ces objets de vêtement devront être soumis à l'action de la vapeur sous pression dans l'étuve Geneste et Herscher, avec les précautions indiquées par la notice précitée. »

XIX. La prophylaxie des **maladies vénériennes** dans l'armée française est fondée sur ce principe : contraindre les militaires malades à se soigner et les mettre dans l'impossibilité de devenir des agents de contamination.

Pour engager le soldat à se faire soigner, l'arrêté ministériel du 10 mai 1842 spécifie « l'abolition de la punition d'un mois de consigne infligée aux vénériens sortant des hôpitaux » guéris de maladies vénériennes : mais en revanche il porte : « Tout sous-officier, brigadier, caporal ou soldat reconnu atteint d'une affection vénérienne ou cutanée dont la gravité révélerait que l'apparition remonte à plus de quatre jours, sans que le malade ait pu s'y méprendre, sera traité à la salle des consignés, si son état le permet ; il sera en outre puni, à sa sortie de l'hôpital, d'un mois de consigne pour ne pas s'être présenté, dès le début de la maladie, à la visite du chirurgien du corps et pour s'être rendu à charge à ses camarades par un long séjour aux hôpitaux » (art. 2). — En outre, tout sous-officier, caporal ou brigadier sachant qu'un soldat sous ses ordres est atteint de maladie contagieuse est tenu de l'engager à se présenter à la visite, de l'y conduire s'il ne s'y présente pas spontanément et dans ce cas de le punir.

Dans quelques corps de troupe l'usage s'est conservé jusqu'aujourd'hui non pas de punir les vénériens mais, ce qui pratiquement revient au même, de les priver tous indistinctement de permissions. Il en résulte plus d'une dissimulation de maladie et, dans son rapport à l'Académie de médecine en 1887, sur la prophylaxie publique de la syphilis, présenté au nom d'une Commission dont faisait partie le médecin-inspecteur général L. Colin, A. Fournier demande formellement que cette manière de faire disparaisse (1).

L'obligation imposée aux hommes de déclarer les maladies vénériennes dont ils sont atteints trouve sa sanction dans la *visite générale de santé* que passe ou fait passer chaque mois le médecin chef de service du corps, en présence des officiers de semaine, visite qui a pour but la recherche de toutes les maladies contagieuses et l'examen de la propreté corporelle.

Les sous-officiers ne sont pas soumis à la visite de santé. Néanmoins, comme le chef de corps a le devoir de faire visiter « tout militaire soupçonné d'être affecté de maladies vénériennes ou cutanées et qui se refuserait à en faire la déclaration volontaire » (art. 4 de l'arrêté du 20 février 1842), il pourra toujours prescrire, quand il le jugera convenable, la visite corporelle des sous-officiers.

Les médecins des corps de troupe feront bien de prendre des dispositions pour que cette visite des soldats et des sous-officiers ait lieu dans la salle de visite de l'infirmerie, c'est-à-dire dans les conditions habituelles de la visite médicale journalière « avec la discrétion et les convenances qui sont dues à tout malade, quel que soit d'ailleurs son genre de maladie » (A. Fournier, *loc. cit.*). On évitera ainsi les fraudes que sont portés à commettre ceux qui hésitent à faire connaître publiquement les maladies vénériennes dont ils peuvent être atteints. Pour les sous-officiers notamment la visite sera toujours individuelle.

En outre, tous les hommes « quittant le corps par permission, congé, réforme ou retraite, sont visités par le médecin du corps » afin que ceux qui seraient atteints de maladies contagieuses soient traités avant leur départ.

Le 20 février 1842, le général commandant la 13ᵉ division a décidé que « tout homme atteint de syphilis doit nommer à ses chefs la prostituée avec laquelle il a contracté cette maladie et ceux-ci doivent dénoncer immédiatement cette femme à l'autorité civile qui, de son côté, doit faire savoir au chef militaire quelle suite elle a donné à la dénonciation qu'elle a reçue (2) ».

Cette mesure s'est généralisée et aujourd'hui dans toutes les garnisons elle est mise en vigueur. L'article 6 du décret de 1889, portant règlement sur le service des places stipule que le « commandant d'armes a droit au concours de l'autorité civile pour toutes les mesures de recherches et de précautions qu'exige le soin de la santé des hommes ».

Il faut reconnaître que les enquêtes faites à la suite des déclarations des soldats malades sont loin de toujours aboutir : la crainte d'une

(1) Fournier, *Rapport à l'Académie de médecine sur la prophylaxie publique de la syphilis*, Paris, 1887.

(2) P. A. Didiot, *Code des officiers de santé de l'armée de terre*, Paris, 1863.

punition pour indication fausse ou fantaisiste ne les arrête pas toujours devant une mesure qui peut quelquefois prendre à leurs yeux le caractère d'une délation ; d'autres fois ils ignorent le vrai nom de la femme qui les a contaminés, et qui n'a eu garde de le leur faire connaître. Néanmoins il demeure utile de provoquer les indications des hommes : plus d'une fois on a été mis ainsi sur la voie de sources de contamination, soit dans des maisons de tolérance soit dans des établissements non surveillés tels que cabarets, débits de vin, etc., qu'il sera toujours facile au commandement, renseigné par les rapports médicaux et de police, de consigner, pour s'être transformés en lieux de prostitution.

Il résulte de l'enquête de la Commission de l'Académie de médecine en 1887 que ces sortes de maisons sont particulièrement dangereuses pour la troupe. Le médecin inspecteur général L. Colin a fait connaître que sur 32 soldats syphilitiques, 14 sont infectés par des prostituées publiques et 18 par des femmes employées dans de soi-disant débits de vins.

Le professeur A. Fournier demande aussi, dans son important rapport, qu'il « soit institué un service de police spéciale autour des grands camps, tels que Satory, Saint-Maur, Châlons, etc., car l'expérience apprend qu'il s'établit autour des grands rassemblements de soldats une prostitution spéciale qu'on pourrait appeler la prostitution *des bois*, composée de rôdeurs du plus bas étage et éminemment féconde en contagions vénériennes de tout genre ». Des dispositions de ce genre ont été prises anciennement au camp de Châlons et, en 1873, nous avons obtenu quelques mesures de protection aux environs du camp de Saint-Germain-en-Laye.

Il propose en outre qu'il soit institué une série de conférences annuelles dans le but d'éclairer les jeunes soldats et les réservistes, dès l'arrivée au régiment, sur les dangers de la syphilis. Il appartient, croyons-nous, à chaque médecin de corps, lorsqu'il le jugera opportun suivant les localités et le milieu dans lequel il exerce, de présenter au commandement des propositions dans ce sens et d'user, dans l'exposition aux hommes de ces questions délicates, de toute la discrétion que son tact lui dictera.

Les médecins militaires, dans les villes de garnison, peuvent être appelés à assister à la visite des filles publiques ; en Algérie, ce service leur est généralement dévolu.

L'ensemble de ces mesures permet de « retirer de bonne heure de la circulation environ 150 contagieux sur 1.000 hommes d'effectif chaque année. Il est facile de se rendre compte de la puissance de dissémination vénérienne que ces 150 hommes jeunes porteraient au dehors » (Didiot, *loc. cit.*).

Ces règlements supposent une police bien faite de la prostitution et ayant pour résultat de soumettre les prostituées publiques à des visites médicales et de diminuer le plus possible le nombre des prostituées clandestines, d'autant plus dangereuses qu'elles échappent à toute surveillance sanitaire.

En temps de paix, les maladies vénériennes vont pour ainsi dire toujours de la population civile vers l'armée. Il pourrait en être autrement en temps de guerre. Il en serait certainement autrement en temps de paix si les soldats atteints de syphilis quittaient l'armée sans y avoir été soignés. Les médecins des corps de troupe sont donc tenus de suivre l'évolution de la maladie chez les hommes qu'ils savent avoir été atteints de chancre infectant. Ces militaires seront examinés fréquemment, soumis à un traitement rationnel pendant un temps suffisant et internés chaque fois qu'ils seront porteurs d'un accident inoculable : la guérison réelle des syphilitiques importe autant à l'armée qu'au pays tout entier.

L'extension des maladies vénériennes qui varie annuellement dans les armées, de 50 à 100 pour 1.000 hommes d'effectif, dépend de la fréquence de la maladie dans les localités où séjournent les hommes, du renouvellement plus ou moins actif de la virulence par l'apport de germes importés des pays d'outre-mer, ainsi qu'il arrive dans les ports (J. Jeannel), de la race, de la facilité des relations avec la population civile et surtout de la façon dont est exercée la police sanitaire locale (1).

En 1869, le gouvernement anglais ému des ravages que la syphilis exerçait dans l'armée fit voter par « la Chambre des Communes un bill établissant dans quatorze villes de garnison une organisation analogue à celle de nos dispensaires municipaux ; c'est le fameux *Act for prevention of contagions diseases*. Quatorze autres garnisons de cinq cents hommes au minimum restaient, comme les témoins des expériences de laboratoire, abandonnés comme par le passé, à tous les dangers de la prostitution libre. On ne procéda que lentement et successivement à l'organisation sanitaire des 14 garnisons à prostitution surveillée ; en 1865 l'*Act*, n'était encore appliqué que dans 3 d'entre elles ; en 1886, qu'à 4 ; en 1867, à 5 ; en 1868, à 8 ; en 1869, à 10 ; enfin, en 1870, il fonctionnait dans les 14 stations. Or, bien que l'épreuve, dans ces conditions, eût été boîteuse et incomplète, le bilan des années 1864-1870 permit de constater que le groupe surveillé, qui présentait avant l'*Act* un excédent de maladies vénériennes de 14 pour 1.000 sur le groupe libre, en avait bénéficié au point de descendre au-dessous de celui-ci de 21 p. 1.000 environ. Cette statistique ne portait que sur les ulcères vénériens primitifs : garnisons soumises à la surveillance, 87 pour 1.000 ; garnisons libres, 108 pour 1.000.

L'expérience se poursuivit plus probante encore pendant les années 1870-1881 ; les villes surveillées présentent une atténuation croissante. Les autres offrent des fluctuations sans importance ; les deux chiffres sont devenus : 48 pour 1.000 pour les premières, 113 pour 1.000 pour les secondes.

Pour l'année 1881, les garnisons soumises à l'*Act*, ont eu 74 cas

(1) J. JEANNEL, *De la prostitution dans les grandes villes du XIXe siècle*, Paris, 1868.

d'ulcères vénériens primitifs pour 1.000 hommes et 97 gonorrhées ; les autres, respectivement 181 et 122 pour 1.000. En ce qui concerne la gonorrhée, on n'observa entre les deux groupes, dans les premières années de l'application de l'Act, que des différences insignifiantes : puis l'écart s'est progressivement établi.

Ces chiffres sont-ils assez démonstratifs ? Le malheur est que dans ce pays où le respect de la liberté individuelle est élevé à la hauteur d'un dogme, le *Contagions diseases Act* n'a jamais cessé d'être impopulaire. Une agitation considérable, dans laquelle un faux libéralisme s'est trouvé associé aux aberrations humanitaires du prosélytisme britannique, a circonvenu l'opinion à ce point que les dernières élections à la Chambre des Communes se sont faites, dans un grand nombre de collèges, sur cette question du rappel des Acts. En 1882, il s'est trouvé à la Chambre des Communes une majorité pour voter leur suppression, et le cabinet Gladstone, lié par son programme, s'est incliné devant cette décision que la Chambre des Lords n'a pas ratifiée sans regrets (1). »

En 1885, les maladies vénériennes sévissent de nouveau sur l'armée anglaise comme un véritable fléau, puisque la syphilis primitive atteint cette année le chiffre de 127,4 pour 1.000 de l'effectif, l'uréthrite frappe 121,2 hommes pour 1.000 : c'est-à-dire que les maladies vénériennes éprouvent au total 275,4 pour 1.000 de l'effectif. En chiffres absolus ce sont 23.992 hommes hospitalisés par an et 1.700 hommes journellement immobilisés dans les hôpitaux. On voit d'après les chiffres indiqués p. 10 que le soldat français est au moins quinze fois moins sujet à la syphilis que le soldat anglais (2).

En 1890 la syphilis a motivé 10.658 entrées dans les établissements hospitaliers de l'armée anglaise, soit une proportion de 106,4 pour 1.000 malades avec 3 décès et 79 réformes pour accidents constitutionnels. En outre on a enregistré 1.655 cas de chancres simples, 8.948 uréthrites, au total 21.262 vénériens ou 212 p. 1.000, sans parler d'un millier d'orchites et de balanites non compris dans ces évaluations (3).

En 1888 sous l'influence des idées anglaises, les Italiens abolirent la réglementation de la prostitution. De 79 vénériens pour 1.000 hommes d'effectif en 1888, on passa brusquement à 99 en 1889, à 104 en 1893 (au lieu de 43 en France). Frappés de ces faits, parallèles du reste à ceux qu'on observait dans les hôpitaux civils, le 27 octobre 1891, la surveillance médico-policiaire de la prostitution a été rétablie (4).

XX. Il est des maladies sur lesquelles la prophylaxie hygiénique a moins de prise que sur celles que nous venons de parcourir bien que

(1) LONGUET, *Archives de médecine et de pharmacie militaires*, t. III, page 248 et s.
(2) LONGUET, *Archives de médecine et de pharmacie militaires*, 1888, t. XII, page 219.
(3) ANTONY, *Archives de médecine et de pharmacie militaires*, 1894, t. XXII, p. 312.
(4) LONGUET, *Archives de médecine et de pharmacie militaires*, 1893, t. XXI, page 546.

cependant certaines précautions puissent en atténuer les effets : ce sont les maladies dépendant de l'influence des météores. Sans doute la vie au grand air préserve les hommes contre le méphitisme des lieux habités et diminue la mortalité, mais elle amène souvent des indispositions ou des maladies légères en temps de paix et devient, en campagne, une cause sérieuse d'affections graves. L'habillement, le mode d'abri, le genre de travail imposé sont changés ; les précautions individuelles pour éviter les alternatives de chaud et de froid, les boissons trop froides, etc., peuvent, ainsi qu'il a été dit, diminuer l'influence des intempéries saisonnières et entraver l'action des microbes saprophytes à l'état habituel (streptocoque, staphylocoque, etc.) qui deviennent facilement pathogènes sous diverses influences météoriques.

X. L'*œil* est sujet à diverses maladies sur lesquelles l'hygiène a une influence préservatrice très marquée. Certaines inflammations de la partie antérieure du globe de l'œil (conjonctivites) sont essentiellement contagieuses : parmi elles il faut noter l'*ophtalmie granuleuse (ophtalmie purulente* d'*Egypte*, etc.) ; elle a sévi sur les troupes françaises en Egypte en 1799, a été très commune dans l'armée belge où elle n'a pas complètement disparu, et elle règne endémiquement avec une grande fréquence dans les populations indigènes de l'Algérie et de la Tunisie, qui la communiquent parfois à nos soldats. L'isolement des malades, la propreté et tous les moyens propres à combattre la contagion préserveront nos troupes d'une maladie dont les suites peuvent causer la cécité.

De plus, en toute circonstance, on protégera les yeux contre l'humidité et le froid de la nuit, on évitera, — et le port de lunettes bleues ou fumées pourra à cet effet être autorisé pour les individus les plus sensibles — les effets de la réverbération d'un sol sableux, crayeux, ou couvert de neige.

CHAPITRE X

HYGIÈNE DU CHAMP DE BATAILLE

L'hygiène du champ de bataille, abstraction faite des soins à donner aux blessés, comprend deux parties : 1° *hygiène avant et pendant le combat* ; 2° *assainissement du champ de bataille après le combat.*

I. *Avant le combat*, autant que faire se pourra, les hommes prendront un repas de soupe de viande ou du café ou du thé. L'alcool à dose un peu élevée serait funeste : les insurgés blessés de la Commune ont fourni presque autant de décès que d'opérés et les magnifiques résultats chirurgicaux qu'on a obtenus sur les Arabes, même sans antisepsie, sont attribuables, pour une part, à l'abstinence d'alcool qu'exige leur loi religieuse.

On fera remplir les bidons individuels d'eau ou de café étendu d'eau : ce sera là une grande ressource pour les hommes fatigués par la lutte et surtout pour les blessés. « Tous ceux qui ont visité un champ de bataille ou éprouvé eux-mêmes une perte de sang de quelque abondance, connaissent les tortures auxquelles la soif soumet les blessés » (Heyfelder), et, malgré les approvisionnements en eau des postes de secours et des ambulances, ce précieux liquide fait toujours défaut les jours de bataille.

Les hommes seront porteurs de leur paquet individuel de pansement et de leur plaque d'identité. Cette plaque, mise en usage pour la première fois pendant la guerre de sécession, est réglementaire dans l'armée allemande et aussi en France depuis le mois de septembre 1881. L'*absence* constitue pour les individus et leur famille une situation légale particulière, trop pleine de troubles et d'embarras de tout genre pour que toutes les mesures tendant à faciliter la recherche de l'identité des tués, des blessés et des prisonniers ne soient pas dignes de grand intérêt.

C'est à ce titre que l'expérience qui a eu lieu en 1893 sur une compagnie du 76e de ligne, à la caserne du Château-d'Eau, mérite d'être relatée. Chaque homme a été photographié sur papier sensible par le duc de Morny, le n° matricule étant écrit à la craie sur la capote : le portrait ainsi obtenu pourrait être placé dans le livret individuel que, presque toujours, l'homme porte avec lui et se substituer au signalement banal. Avec des plaques de vingt-cinq cases (et on pourrait en faire quatre-vingt-une) on parvient à photographier 2.000 hommes en vingt heures, de telle sorte qu'à l'arrivée des classes, il ne serait pas impossible de procéder à cette opération photographique.

Pendant le combat l'hygiène perd ses droits, en même temps que la vie humaine est sacrifiée comme si elle avait perdu toute valeur : il appartient au commandement seul d'en disposer, avec une sage économie sans doute, mais en sachant faire tous les sacrifices nécessaires, en les exigeant au besoin.

Ceux-là seuls, qui tombent frappés par l'ennemi, redeviennent sujets de l'hygiène : le blessé doit être relevé, transporté, soulagé, soigné à l'aide des moyens dont dispose le service de santé de l'avant et, dans les guerres européennes, sous la protection du pavillon neutre de la Convention de Genève.

Dans les intervalles de l'action, ainsi que le fait remarquer le général Lewal, il est de première importance de faire manger les hommes qui toujours auront eu à produire un travail énorme.

II. *Après le combat*, les blessés relevés pendant l'action ayant reçu les soins nécessaires, le rôle du service de santé n'est pas terminé. On devra rechercher ceux qui, tombés pendant la lutte, n'auraient pas été recueillis durant l'engagement. Au cours de la bataille, un certain nombre n'auront pas été découverts, s'étant abrités dans les broussailles, dans un fossé, derrière un obstacle quelconque ; d'autres même auront été laissés pour morts, alors qu'ils étaient en état de syncope. La syncope des blessés est surtout fréquente par le froid. « J'ai éprouvé une épouvantable émotion après la bataille d'Orléans (Coulmiers) », dit le professeur Nusbaumm, de Munich, « lorsqu'une nuit noire, sombre et profonde (10 et 11 novembre) a produit tant de léthargies ». Si ces recherches se font de nuit et si aucune circonstance ne s'y oppose, on s'aidera des différents moyens d'éclairage dont on pourra disposer, notamment des lanternes au magnésium du genre de celles qui existent dans nos voitures régimentaires, ou des appareils électriques ou autres expérimentés à cet effet dans ces dernières années.

En même temps qu'on relève les derniers blessés on procède, autant que faire se peut, à l'inhumation des morts.

Les inhumations rapides s'imposent surtout en été, mais en toute saison il importe qu'elles soient faites dans des conditions telles que le champ de bataille ne devienne pas un foyer de pestilence et d'infection. L'histoire des guerres est féconde en épidémies qui ont été favorisées, sinon engendrées, par l'abandon sans sépulture ou par des inhumations incomplètes.

Les inhumations se feront, sous la direction de l'autorité militaire, par les habitants du pays requis à cet effet, par les prisonniers de guerre ou par des soldats commandés de corvée. Il est désirable que toujours un médecin y assiste. « Un examen minutieux du pouls, des battements du cœur, de la température du corps, de la pupille, permet à l'œil exercé du médecin de découvrir des traces de vie là où d'autres désespèrent. On peut ainsi se trouver dans le cas de sauver des hommes en état de mort apparente, du danger d'être enfouis dans la fosse commune (1) ».

Il importe de choisir pour cimetière, autant que le permettent les exigences du moment, un terrain qui ne soit pas dans le fond d'une gorge, un « sol poreux, perméable, sec, déclive, éloigné du voisinage immédiat d'un cours d'eau servant à l'alimentation ; éviter le sable, l'argile, les terres fortes, marécageuses. Les terrains humides où l'eau est stagnante retardent la décomposition des corps. Les fosses ou tranchées doivent avoir 2^m de largeur et une profondeur de 2^m au moins. Les cadavres seront dépouillés de leurs vêtements, car les parties couvertes de pièces d'habillement

---

(1) VALLIN, *Traité des désinfectants et de la désinfection*, p. 780. Paris, 1883. — Voir aussi PEIRE, *Essai sur l'hygiène des champs de bataille*, thèse inaugurale, Paris, 1873, et RAVENEZ, *De la crémation (Génie sanitaire*, 2ᵉ année 1892, p. 21 et s.).

résistent beaucoup plus longtemps à la destruction. On dispose, si cela est possible, quelques branchages au fond des tranchées pour faciliter l'écoulement de l'eau et le drainage du sol ; les corps sont superposés en couches et de préférence en séries perpendiculaires entre elles ; les fosses doivent être très incomplètement remplies, de telle sorte qu'au-dessus du dernier cadavre il reste un espace libre de 0^m,78 au moins pour rejoindre la surface plane du sol. On achève de combler la fosse avec de la terre et on dispose en talus toute la terre enlevée dont les cadavres inhumés ont pris la place. On forme ainsi une sorte de tumulus qui dépasse d'ordinaire de 1^m le niveau de la plaine, et dont les dimensions et l'étendue mesurent exactement celles de la fosse ; ces reliefs du sol qui, sur certains champs de bataille, atteignent une longueur d'un kilomètre, signalent plus tard à l'attention du laboureur la présence de ces cimetières ; ils protègent ces tristes dépouilles des insultes des animaux immondes ; ils les protègent aussi contre le soc de la charrue qui a parfois mis à jour des corps à demi-consumés et donné issue, en déchirant la terre, à des flots de gaz pestilentiels. » Si faire se peut, on saupoudrera les corps, comme le recommande Heyfelder, de chaux, de charbon, de tan et l'on placera sur les tumuli des mottes de gazon ou bien, si la saison est favorable, on y sèmera des plantes herbacées de pousse rapide. « La chaux, disait H. Larey, dans un rapport du 7 mars 1872, opère une véritable crémation, dont les effets restent inaperçus.

La notice n° 14 annexée au décret du 31 octobre 1892 portant règlement sur le service de santé de l'armée française en campagne, donne sur ce sujet les prescriptions qui suivent :

« Le premier soin est de choisir un terrain convenable. Assurément à la suite d'une grande bataille qui a occupé plusieurs lieues, on ne peut pas songer au transport des cadavres humains à trop longue distance ; on sera donc porté à les enterrer à proximité de l'endroit où ils sont tombés ; mais encore faut-il choisir le terrain et l'endroit favorables. Ainsi on ne doit pas enterrer les morts auprès des fermes ou des points que l'on a choisis pour l'emplacement d'un hôpital de campagne ; à plus forte raison doit-on s'en abstenir dans les lieux habités, comme du reste, l'interdit le décret du 23 prairial an XII.

En principe, un cimetière doit être situé en bas et non en haut par rapport à un lieu habité.

On doit éviter de l'établir près d'une route fréquentée, près d'une rivière, d'une source ou d'une chute d'eau, ou dans tout autre endroit pouvant à un moment donné être inondé.

Les terrains secs, perméables, légèrement inclinés, dépourvus d'arbres sont choisis de préférence.

La nature du terrain a, en effet, beaucoup d'influence sur la décomposition des cadavres, et on a classé les terres en trois catégories : 1° terres à décomposition rapide des matières animales (terrains silicieux et calcaires) ; 2° terres mixtes (terrains schisteux, calco schisteux et schisteux à fond granitique; 3° terres à décomposition lente (sols d'alluvion argileux ou argilo-calcaires).

Comme il a été dit plus haut, il faut éviter la proximité de l'eau, et cela non seulement parce qu'il y a danger d'infecter l'eau potable, mais aussi parce que l'action de l'eau sur les cadavres retarde considérablement la putréfaction. D'autre part, il n'est pas sans inconvénient d'étendre, sans absolue nécessité, la surface du terrain à consacrer aux sépultures ; aussi est-on obligé d'établir des fosses communes.

Dans ce cas, il est indispensable de creuser très profondément le sol de telle sorte que la rangée de cadavres la plus superficielle soit au moins à 2^m au dessous du niveau du sol.

Au fond de la fosse, on dispose quelques branchages pour faciliter l'écoulement de l'eau et le drainage du sol, puis les cadavres sont superposés par couches et, de préférence, en séries perpendiculaires entre elles. Il y a tout avantage à dépouiller les corps de leurs vêtements, car les parties couvertes de pièces d'habillement résistent beaucoup plus longtemps à la destruction ; on conçoit cependant que ce qui peut se faire après de petites affaires soit souvent impraticable après les batailles importantes.

Lorsque les ressources le permettent, il convient de recouvrir les cadavres avec de la chaux vive ; on peut encore arroser les corps avec de l'acide sulfurique ou chlorhydrique; il est bon, en outre, de couvrir la dernière couche de cadavres de charbon de bois ou de coke, de scories ou de cendres provenant des gares et des usines, et destinées à absorber les gaz putrides.

Les déblais enlevés pour creuser les fosses servent à recouvrir les cadavres et à élever des tumuli.

Tout le terrain devra être semé de plantes fourragères à croissance rapide et particulièrement de celles qui sont avides d'azote, comme le trèfle ou l'avoine ou encore la luzerne, le maïs, le chanvre; les racines pénétrant profondément dans le sol conviennent le mieux.

Les officiers sont enterrés isolément; il arrive très fréquemment en effet, que leurs familles demandent à les faire transporter auprès d'elles, et ces autorisations sont toujours accordées lorsque la santé publique ne doit pas être compromise par l'exhumation et le transfèrement des corps.

Les mêmes principes d'inhumation s'appliquent aux animaux tués pendant le combat; dans ce cas, les fosses doivent être notablement plus profondes ; mais pour ceux-ci, on peut avoir d'emblée recours à la crémation.

Après que l'on a mis à profit les ressources alimentaires que fournit la viande des chevaux et mulets tués pendant le combat, il reste une masse énorme de carcasses à enfouir : travail considérable et excessif que l'on peut simplifier en les brûlant comme d'ailleurs tous les détritus laissés par l'armée. Cette pratique a fait ses preuves dans des circonstances très nombreuses.

Pour des animaux récemment tués, on peut sans inconvénient opérer à l'air libre ; on creuse légèrement le sol, dans son excavation on dispose une sorte de bûcher sur lequel on place les cadavres d'animaux et que l'on arrose de pétrole pour activer la combustion.

Si, au contraire, on opère sur des cadavres inhumés depuis plusieurs mois, on peut employer le procédé suivant : enlever la terre de la fosse jusqu'à ce qu'on arrive sur la couche noire, fétide, en contact immédiat avec les cadavres ; au cours de ce travail, arroser la terre avec une solution antiseptique, puis la faire enlever ; quand les cadavres sont à découvert, faire couler sur eux une épaisse couche de goudron et de pétrole et l'enflammer ensuite avec de la paille. L'opération dure une heure environ ; au bout de ce temps, il ne reste guère que des os calcinés, et le contenu de la fosse est réduit des trois quarts. »

L'usage de brûler les corps des morts est venu de la guerre et des épidémies, par suite de la nécessité de soustraire les vivants au danger qu'entraîne la putréfaction de nombreux cadavres et de rapatrier les restes des victimes des guerres. Aussi n'est-il pas étonnant que l'incinération ait été assez fréquemment employée après les batailles ou les sièges, lorsque l'inhumation a semblé difficile ou impossible.

C'est ainsi qu'après la prise de Taragonne par l'armée française (juin 1811), on brûla 4.000 cadavres, soit hors des murs, soit sur les places de la ville. On construisit, à cet effet, des pyramides dont « la base était composée de madriers, de poutres et de gros bois sec qu'on trouvait facilement dans les maisons, ou qui avaient servi aux blindages. Cette couche inférieure était recouverte de sarments, de fascines et de menus bois. Au-dessus de ces matériaux très combustibles, on disposait une couche de cadavres avec la précaution de ne pas les juxtaposer trop immédiatement. Une nouvelle couche de fascines était garnie d'une autre couche de cadavres, et ainsi de suite, de manière à former des bûchers pouvant détruire 300 à 400 morts. On avait aussi la précaution de disséminer des cartouches dans toute la masse. La combustion fut très complète, la base de chaque bûcher constituant un brasier très ardent et suffisamment durable. » (L. Dufour, *Mémoires d'un savant français*, Paris, 1888, d'après le *Journal d'hygiène*, t. XIII, p. 126).

On rapporte que les Russes détruisirent par le feu les monceaux de cadavres que l'armée française, en 1812, abandonnait derrière elle sans sépulture. En 1814, après la bataille de Paris, les Allemands brûlèrent à Montfaucon, pendant quinze jours, 4.000 cadavres, en les plaçant sur de grands foyers formés de tringles de fer soutenues par des pierres. Les Anglais, dans leurs guerres de l'Inde, ont souvent fait disparaître les cadavres en les jetant sur des bûchers. Pendant la guerre turco-serbe, les Serbes ont plusieurs fois incinéré les morts (Voyez J. Rochard et Vallin, *Encyclopédie d'hygiène*, t. IV, pages 94 et suivantes). Au Dahomey, en 1892, le général Dodds a fait brûler d'une façon habituelle les corps des tués pendant les combats, et, au dire de ceux qui ont fait cette campagne, dans les quelques rares circonstances où l'incinération des morts n'a pu être pratiquée, il en est résulté de graves inconvénients.

Heyfelder estime que la combustion des corps doit être habituelle dans les guerres. Déjà en 1867, au Congrès international des sociétés de secours aux blessés tenu à Paris, on avait proposé l'incinération des hommes tués à la guerre, et, au congrès international d'hygiène de Londres, ce même vœu a été exprimé.

Pourtant il est bien des conditions dans lesquelles il ne sera pas possible de détruire les cadavres par combustion à l'air libre. On ne trouvera pas toujours le combustible nécessaire, la combustion est très lente, la fumée qui se dégage des bûchers est épaisse, salissante et d'une odeur infecte ; il y a lieu de compter aussi avec le sentiment général qui n'admet que difficilement que la combustion se substitue à l'inhumation.

Il est vrai qu'en imprégnant les cadavres de goudron ou de pétrole on activera beaucoup la rapidité de la destruction, et, comme le dit le médecin-major Ravenez (*loc. cit.*), l'incinération ne demande, comme outillage, qu'un certain nombre de tonneaux de goudron et de pétrole que l'on trouve partout et qui, à l'arrière des armées, n'attireraient nullement l'attention des combattants.

L'ingénieur Créteur estime que le goudron provenant des usines à gaz permettra l'incinération immédiatement après la bataille, moyennant une dépense de 0ᶠ,15 par individu ; aussi pensons-nous que le rapport sur le service de santé allemand pendant la guerre de 1870 conclut avec trop de rigueur lorsqu'il dit que la crémation (ou carbonisation) des corps des décédés ne peut être obtenue par la combustion à l'air libre. Malgré ses lenteurs et ses inconvénients, elle est possible et sera souvent utilisable. Le règlement allemand de 1878 ne l'interdit pas, pourvu qu'elle puisse être exécutée en vase clos, mais il la réserve provisoirement pour les cadavres d'animaux, ce qui semble montrer que les procédés d'incinération à l'air libre qu'on a expérimentés n'ont pas été excellents, ou peut-être que l'idée de la combustion des morts a quelque peine à pénétrer dans les esprits.

L'inhumation ou la destruction des cadavres des animaux constitue un point important de l'assainissement des endroits où l'on s'est battu et même des lieux où l'on a campé. Ainsi que nous l'avons dit, le plus grand nombre des chevaux tués le jour d'une bataille pourraient logiquement servir à l'alimentation des troupes ; mais ceux non employés comme viande de boucherie et les restes des animaux dépecés devront, de toute nécessité, être profondément enfouis ou brûlés.

Cependant, si la destruction des cadavres par le feu à l'air libre nous semble possible dans certaines circonstances après les batailles, nous imaginons difficilement que l'on puisse jamais pratiquer en campagne la *crémation* des morts à l'aide d'appareils perfectionnés. Ceux-ci pourraient peut-être trouver leur emploi dans une ville assiégée, dans le camp d'une armée assiégeante, surtout lorsque les épidémies ou les pertes infligées par l'ennemi auront encombré les cimetières dont on dispose. On construira alors des fours sur le modèle de ceux installés à Milan, Lodi, Padoue, Dresde, Bruxelles, Paris, etc. (Voir *Encyclopédie d'hygiène*, tome IV, page 63 et s.).

Kuborn et Jacques et d'autres adeptes de la crémation ont, il est vrai, proposé en 1876, au congrès de Bruxelles, l'emploi aux armées de fourgons ou wagons crématoires.

La voiture de Kuborn et Jacques est essentiellement constituée par une caisse métallique renfermant deux soles en fonte inclinées, chauffées en dessous et sur lesquelles on placerait les cadavres. La caisse est montée sur un châssis à deux essieux susceptibles de s'adapter à des roues de chemin de fer ou à des roues à jantes plates pour circuler sur les voies ordinaires. Chaque sole peut recevoir trois cadavres. Le bord inférieur des soles « vient plonger dans un barillet, constituant ainsi, en même temps qu'un réceptacle pour les produits condensés, une fermeture ou joint hydraulique excellent. Sous les soles sont placés deux foyers conjugués qui les chauffent à feu nu. Une série de carneaux, pratiqués sur les côtes, permettent l'admission de l'air nécessaire à la combustion.

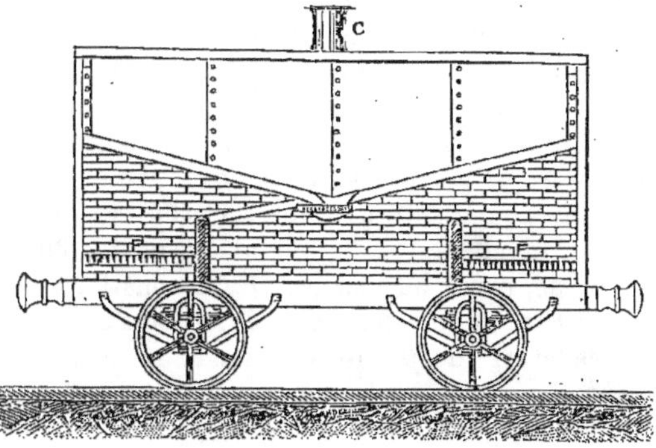

Wagon crématoire de Kuborn et Jacques.

L'appareil, grâce à son fort tirage, conséquence de sa mobilité, permet l'emploi de toute espèce de combustible. Les flammes du premier foyer F, après avoir chauffé la sole qui le surmonte, viennent enflammer les gaz dégagés par les cadavres, puis les graisses liquéfiées qui s'écoulent du barillet par une sorte de syphon. Pendant ce temps, les gaz dégagés et mélangés au produit de la combustion des résidus vont passer sur le second foyer F'. La combustion est ainsi complète et finalement les produits gazeux non utilisés se rendent par des carneaux latéraux dans la cheminée C, qui les répand dans l'atmosphère. L'opération dure de soixante-quinze à quatre-vingt-dix minutes. La tâche des ouvriers, une fois les cadavres placés sur les soles et le couvercle refermé, se borne à entretenir le feu. C'est une besogne qu'on peut confier à des manœuvres » (J. Rochard et Vallin, *Encyclopédie d'hygiène*, t. IV, p. 83).

Comme le font remarquer les auteurs de l'article *Crémation* de l'*Encyclopédie d'hygiène*, pour détruire les cadavres des batailles des 14, 16 et

18 août 1870, sous Metz, 150 de ces voitures eussent été nécessaires ; et en supposant que de si nombreux véhicules puissent être amenés en temps opportun sur les champs de bataille, comment songer, ainsi que l'écrivait Vallin en 1883, à faire passer sous les yeux de ceux qui vont combattre cet appareil funéraire et lugubre ?

La désinfection des localités où l'on s'est battu peut aussi devenir nécessaire, d'une façon secondaire en quelque sorte, lorsque les inhumations auront été insuffisantes immédiatement après l'action.

Après la guerre de 1870, l'assainissement des environs de Paris, de Sedan, de Metz, de Belfort, etc., a été l'objet d'études suivies, les différents gouvernement intéressés directement comme belligérants ou indirectement par le fait du voisinage des terrains à désinfecter, ayant nommé des commissions spéciales chargées de trouver des moyens pratiques de parer aux dangers résultant des inhumations hâtives faites pendant la guerre.

Le Comité consultatif d'hygiène de France, dans un rapport du 20 mars 1871, présenté par A. Latour, au nom d'une commission composée de : MM. Bussy, Fauvel, M. Lévy, H. Bouley, Reynaud et A. Latour, a été d'avis de ne pas pratiquer aux environs de Paris d'exhumations générales, « vu la saison dans laquelle nous entrons, vu le temps qui s'est écoulé depuis l'inhumation et qui a suffi à mettre les cadavres en pleine décomposition ». Mais le Comité estimait que le moyen le plus pratique et suffisamment sûr de parer au danger des émanations putrides était « d'élever sur les fosses ou les tranchées renfermant un nombre plus ou moins grand de cadavres, un tumulus en terre, ne dépassant pas $0^m,40$ à $0^m,50$ de hauteur. Ce tumulus devrait être, d'ailleurs, immédiatement ensemencé de graines, de plantes à végétation rapide, et surtout avides d'azote ; telles que : l'*héliantus* (grand soleil), le *galliga officinalis*, la moutarde, le topinambour ou quelques graminées qui, coupées en vert, seraient employées comme un fourrage ». Le rapporteur ajoutait : « Mais un autre cas se présente, et est fréquent aux environs de Paris, où dans un jardin, un champ, on rencontre plusieurs tombes ne renfermant chacune qu'un cadavre, mais inhumé à une profondeur également insuffisante. Dans cette condition, il paraît très difficile et peu équitable d'imposer au propriétaire du sol, la servitude de plusieurs tumulus. Le Comité pense que, dans des cas de ce genre, l'administration pourrait prescrire la mesure suivante : creuser parallèlement à la fosse qui renferme le cadavre, et aussi près que possible d'elle, une fosse de $1^m,50$ à 2^m de profondeur, dimension prescrite par le décret du 23 prairial an XII, enlever la couche de terre recouvrant le cadavre, répandre sur celui-ci une quantité suffisante de chlorure d'oxyde de chaux pour le désinfecter, puis le faire glisser dans la fosse nouvellement creusée, placer le cadavre sur un lit de chaux vive, dont il serait recouvert avant de le recouvrir de terre ». Enfin le Comité conseillait « la culture et la plantation des terrains dans la zone la plus rapprochée des sépultures ».

Le Conseil d'hygiène de la Sarthe a été d'avis aussi que « l'exhumation et la réinhumation ne seraient pas sans présenter quelque danger et qu'il valait mieux rapporter sur les fosses une quantité suffisante de terre pour donner à la couche de recouvrement une épaisseur d'un mètre au moins ; qu'il fallait en outre, ensemencer la surface de ces fosses avec de l'orge, de l'avoine, du ray-gras, de la luzerne ou toute autre plante de saison, de végétation abondante et herbacée ».

Le comité pour l'assainissement des champs de bataille qui s'était constitué à Bruxelles sous la présidence du prince Orloff, envoya à Sedan une commission dont nous connaissons les travaux par les récits du docteur Guillery (*Gazette hebdomadaire*, 1871, p. 175) et de Créteur (*L'hygiène sur les champs de bataille*, Bruxelles, 1871, et *Congrès d'hygiène de Bruxelles*, 1876. t. II, p. 323). Créteur a tenté avec succès l'incinération dans la fosse même (Voir *Encyclopédie d'hygiène*, t. IV, p. 94).

Il faisait enlever la terre jusqu'au voisinage du cadavre, versait de l'acide phénique, puis découvrait le corps entièrement, répandait du chlorure de chaux, ensuite du goudron qu'on enflammait avec de la paille imbibée de pétrole. En moins d'une heure, les plus grandes fosses ont été désinfectées grâce à la température élevée que produit le goudron en présence des corps gras. Le résidu était composé d'os calcinés ; la terre de la fosse était sans odeur et la fumée s'élevant dans les airs détruisait les insectes et masquait l'odeur cadavérique. Les ossements calcinés étaient ensuite recouverts par des tumuli. Après peu de temps (25 avril 1871) les autorités allemandes s'opposèrent à la crémation de leurs soldats, et l'on dut arrêter une opération qui avait parfaitement réussi.

A Sedan, l'ingénieur français des ponts et chaussées Trouet saupoudrait avec une poudre désinfectante des toiles dont on enveloppait le cadavre exhumé avant de l'enterrer de nouveau ; la fosse elle-même était recouverte de la même poudre ; enfin on creusait autour de la sépulture un fossé circulaire dont la terre rejetée vers le centre formait tumulus et était ensemencée.

III. Dans les forts assiégés il sera, avec le système actuel de fortifications, absolument nécessaire de pratiquer des inhumations provisoires. Dans certains ouvrages on utilisera les contre escarpes avec revêtement en décharge dans lesquels on placera les corps complètement entourés de chaux. La sous-commission du service de santé à l'exposition de 1889, estime qu'on pourrait se servir, dans ces circonstances, du sidéro-ciment Morinies. Il consiste essentiellement en une carcasse en fil de fer quadrillé servant de support à une couche de ciment dans laquelle les fils de fer sont complètement noyés. Il serait facile avec cette composition de fabriquer, au moment du besoin, des cercueils qu'on rendrait parfaitement étanches en les badigeonnant de goudron à l'intérieur. Après la mise en bière, on jointrait avec du ciment. Les cercueils seraient conservés dans une chambre mortuaire et il semble qu'on n'aurait à craindre ni exhalation méphitique, ni détérioration du cercueil.

« En cas de besoin absolu, par exemple pendant un bombardement, les corps nus sont enveloppés dans un drap imbibé d'une solution de sublimé corrosif à 1 p. 1.000, d'acide phénique ou de crésyl à 1 p. 20, et placés momentanément dans un réduit isolé, où on les recouvre, à défaut de cercueils, d'une poudre absorbante, telle que le charbon, la sciure de bois, les cendres ou les scories, ou même d'une couche de terre.

L'exhumation devra être faite aussitôt que possible quand l'investissement du fort aura pris fin. » (Notice N° 14, du règlement du 31 octobre 1892, sur le service de santé en campagne).

On peut aussi répandre sur le cadavre complétement nu, 7^k de sel de cuisine ou 500^{gr} d'acide chlorhydrique ou sulfurique dilué et remplir ensuite la bière avec des poudres absorbantes.

Les cercueils ainsi préparés seront hermétiquement fermés et placés dans un endroit frais, ou même provisoirement recouverts d'une couche de terre.

NOTES. — ERRATA. — ADDENDA

CHAPITRE II

Page 8. — *Morbidité dans l'armée française.* — Depuis l'impression de ce chapitre, la statistique médicale de l'armée française pour les années 1891 et 1892 a été publiée. Elle enregistre les chiffres suivants pour la mortalité à l'intérieur :

ANNÉES.	NOMBRE des entrées à l'hôpital.	NOMBRE des entrées à l'infirmerie.	TOTAL.	PROPORTION pour 1000 hommes présents.	NOMBRE des indisponibles.	TOTAL des malades de tout genre.	PROPORTION des malades de tout genre pour 1000 hommes d'effectif.
1891....	97.498	164.522	262.020	647,31	553 582	815.602	2014,91
1892...	88.118	158.103	246.221	602,42	498.796	745.017	1822,82

Page 9. — En 1891 on a inscrit 159.900 malades ayant moins d'un an de service.

    id.   150.219 malades ayant plus d'un an de service.

   En 1892 on a inscrit 141.437 malades ayant moins d'un an de service.

    id.   145.246 malades ayant plus d'un an de service.

Page 10. — Au lieu de *106 vénériens* pour *100 hommes* d'effectif, il faut lire pour *1.000 hommes* d'effectif, et de même pour tout le tableau mettre *1.000* au lieu de *100*.

Le nombre des vénériens a été :

   En 1891.. . de 43,7 pour 1.000 hommes d'effectif.
   En 1892.... de 44,0   id.

qui se répartissent ainsi :

ANNÉES.	SYPHILIS		CHANCRE MOU		BLENNORRHAGIE	
	Nombre de cas.	Proportion pour 1000 h. d'effectif.	Nombre de cas.	Proportion pour 1000 h. d'effectif.	Nombre de cas.	Proportion pour 1000 h. d'effectif.
1891...............	4.490	8,6	3.795	7,3	14.544	27,8
1892...............	4.824	9,2	3.418	6,5	14.865	28,3

Page 11. — *Mortalité et sorties définitives pour cause de maladies dans l'armée française.* — En 1891 et 1892 la mortalité est au-dessous de la moyenne des vingt-sept années précédentes, mais les sorties définitives pour cause de maladies sont au-dessus de la moyenne correspondante, d'où résulte une proportion plus grande des déchets pour cause de maladies, ainsi que l'indique le tableau qui suit :

ANNÉES.	EFFECTIF moyen des présents	NOMBRE des décès.	PROPORTION des décès pour 1000 h. présents.	NOMBRE des sorties définitives de l'armée pour cause de maladies.	TOTAL des décès et des sorties définitives pour cause de maladies.	PROPORTION pour 1000 h. présents du total du déchet pour cause de maladies.
1891	404,782	3.081	7.53	9.626	12 707	31.39
1892 :	408,716	2.559	6.24	9.726	12.285	30.05

(Voyez la note de la page 12).

Page 13. — *Morbidité typhoïdique.* — Le développement progressif de l'adduction de l'eau de source ou des appareils de filtrage a été suivi d'une diminution de plus en plus sensible dans la morbidité typhoïdique, ainsi que le montrent les chiffres ci-dessous :

Années.	Cas.	Décès.
1886....................	7.771....................	964
1887....................	6.130....................	763
1888....................	4.884....................	801
1889....................	4.274....................	701
1890....................	3.901....................	607
1891....................	3.603....................	561
1892....................	4.820....................	739
1893....................	3.314....................	550
1894....................	3.060....................	530 (1).

« En résumé, les chiffres 7.771 et 3.060 représentent de 1886 à 1894 inclus, pour l'ensemble des garnisons de France, la diminution constante et progressive des cas de fièvre typhoïde : la moyenne annuelle des décès, qui, avant 1888, était de 843, n'est plus, de 1888 à 1894, que de 590 ;

(1) Rapport du Ministre de la guerre au Président de la République, du 9 avril 1895. — *Journal officiel de la République française*, du 11 avril 1895.

encore ce chiffre, en 1894, ne dépasse-t-il pas 530. En sorte que l'on peut affirmer que les seules mesures d'hygiène ont, eu égard à la mortalité moyenne des années antérieures à 1888, conservé en cinq ans à la France 1.265 de nos soldats » (Ibidem).

Pages 13. — La *tuberculose* a amené (à l'intérieur) en 1891, 696 décès et en 1892, 548 décès.

Page 16. — *Mortalité et morbidité dans l'armée anglaise*. — Le tableau suivant (Antony, *État sanitaire de l'armée anglaise en 1890. — Army medical department Report of the year 1890*, vol. XXXII, 1892. — *Arch. de méd. et de pharm. milit.*, t. XXIII, 1894) fait connaître la morbidité et la mortalité de l'armée anglaise en 1890.

	EFFECTIF	HOSPITALISÉS pour 1000.	DÉCÉDÉS pour 1000.	RAPATRIÉS pour 1000.	RÉFORMÉS pour 1000.	JOURNÉES d'indisponibilité par homme.
Royaume Uni........	100.120	810.6	5,58	»	16,72	16,17
Gibraltar...........	4.659	756,3	3,22	12,02	9,87	14,67
Malte	7.036	588,3	9,77	22,68	13,46	13,97
Chypre...........	508	596,4	5,90	9,84	1,97	12,92
Egypte...........	3.209	990,0	12,47	18,07	13,40	23,45
Canada...........	1.301	434,4	5,07	15,20	12,31	9,22
Bermudes.........	1.516	639,0	13,58	13,58	11,64	10,54
Indes occidentales..	1.044	1.188,7	9,58	28,73	26,82	23,69
Cap Bonne-Espérance et Sainte-Hélène ..	2.961	785,8	8,44	36,47	22,97	18,47
Maurice	516	1.581,4	13,57	89,15	23,25	33,35
Ceylan...........	1.028	843,4	9,73	34,04	23,34	19,81
Chine...........	1.346	1.254,1	9,65	25,26	18,57	18,82
Détroits...........	1.257	1.249,0	3,98	19,89	11,93	35,53
Indes...........	67.456	1.517,1	14,45	25,42	16,99	31,71
Hommes embarqués .	2.416	1.351,8	9,93	»	»	»
	196.502	1.058,6	9,02	24,63	16,55	21,77

L'influence funeste de la tuberculose a diminué : le déchet total qu'elle a produit en 1890 n'est que 3,50 pour 1.000 hommes d'effectif, dont 1,39 décès pour 1.000 hommes.

Les fièvres éruptives et la fièvre typhoïde sont presque inconnues à l'intérieur et dans un très grand nombre de colonies. « Dans les possessions voisines des tropiques, la malaria joue un rôle morbide considérable, un rôle obituaire presque insignifiant ; c'est au contraire la fièvre typhoïde qui influence au plus haut degré la mortalité des troupes coloniales. Aux Indes, la dysenterie, les abcès du foie, le choléra et les accidents dûs à la chaleur sont les autres facteurs importants de la léthalité » (Ibidem).

Les maladies vénériennes sont toujours aussi fréquentes et pour les mêmes causes (V. p. 607).

Page 19. — *Morbidité et mortalité dans l'armée allemande*. — En

1889-90 la morbidité de l'armée allemande (garde et les 15 corps d'armée, abstraction faite des deux corps bavarois) a été de 847,2 pour 1.000 hommes d'effectif. — Pour un effectif de 418.913 hommes, on a compté 375.849 malades, dont 129.842 ont été admis dans les hôpitaux et 246.007 dans les infirmeries.

La mortalité est descendue à 3,3 pour 1.000 hommes. Il convient d'y ajouter, pour 1.000 hommes, 25 réformés et 7,8 retraités.

La morbidité par fièvre typhoïde a été pour 1.000 hommes de 3,1 malades, qui ont fourni 0,29 décès.

La proportion de la tuberculose pulmonaire a été de 3,2 représentée par 1.340 malades, dont 230 sont morts, c'est-à-dire 0,55 pour 1.000 hommes d'effectif.

On a observé 7 cas de variole sans décès ; 324 cas de scarlatine, soit 0,77 pour 1.000 hommes d'effectif ; 302 cas de rougeole, c'est-à-dire 0,72 pour 1.000 hommes d'effectif.

La grippe a frappé un dixième de l'effectif et amené 26 morts.

On a traité 11.200 vénériens, soit 26,7 pour 1.000 hommes d'effectif. Ces cas se répartissent ainsi :

Uréthrite......... 15,9 pour 1.000 hommes d'effectif.
Chancre mou...... 5,4　　　　id.　　　　id.
Syphilis.......... 5,4　　　　id.　　　　id.　　　　(1).

Page 21. — *Morbidité et mortalité dans l'armée autrichienne.* — « De 1889 à 1891, l'effectif de l'armée autrichienne a varié de 261.546 hommes à 284.743, la morbidité de 929 à 1.007 et 891 pour 1.000, dont 363,374 360 hospitalisés, et la mortalité de 6,03 à 6,27 et 5,46 pour 1.000 (suicides et accidents compris) » (2).

La morbidité typhoïdique a été, en 1890, de 3,8 avec 0,6 décès, et en 1891 de 4,6 avec 0,8 décès pour 1.000 hommes d'effectif.

Antony (*loco citato*) a dressé le tableau ci-dessous relatif à la tuberculose :

ANNÉES	TUBERCULOSE		SCROFULOSE.	TOTAUX des malades.	TUBERCULOSE Décès pour 1000.
	pulmonaire.	autres.			
1889.......	3,7	0,4	1,7	5,8	1,4
1890.......	4,1	0,6	1,6	6,3	1,5
1891.......	3,9	0,5	1,4	5,8	1,2

(1) Voir Antony, *État sanitaire de l'armée allemande en 1889-1890*, d'après *Sanitäts-Bericht über die Kœniglich Preussiche Armee*, etc., *für die Berichtsjahre vom 1 April 1889, bis 31 Mars 1890.* — *Arch. de méd. et pharm. milit.*, t. XXIV, 1894, page 331.

(2) Antony, *État sanitaire de l'armée autrichienne (1889 à 1891)*, d'après *Militär Statistisches Jahrbuch für das Jahr*, 1891-1892. — *Arch. de méd. et pharm. milit.*, t. XXV, 1895, p. 316.

Et il ajoute : « En 1891 on a constaté 336 décès par tuberculose ; 1.745 hommes, en outre, ont été réformés pour tuberculose, scrofulose et hémoptysie. A ces chiffres, si on ajoute 2.049 éliminations pour bronchite chronique, non compris l'emphysème, on trouve que l'armée autrichienne a perdu 14,50 pour 1.000 du fait de la tuberculose et des lésions catarrhales chroniques des poumons ».

Page 26. — *Morbidité et mortalité en campagne.* — La statistique de *l'expédition du Dahomey*, telle qu'on la connaît aujourd'hui, accuse une morbidité générale de 5,60 pour 1.000 hommes de l'effectif. L'infanterie de marine a eu 9,0 malades pour 1.000 hommes d'effectif, la flottille 8,0, l'artillerie de marine 7,4, les spahis 6,2, le génie 5,0 et la légion étrangère 3,5. Ici encore ressort l'influence heureuse de l'ancienneté de service pour les expéditions coloniales.

CHAPITRE III

Page 40, *ligne 22.* — Le travail du médecin-major Mackiewicz, auquel il est fait allusion, a paru dans les *Archives de médecine et pharmacie militaires,* t. XXIV, 1894, p. 194. Il renferme de nombreux tableaux et des documents intéressants.

Page 52. — Le *tableau* de la page 52 *relatif aux résultats de la loi de 1889* peut aujourd'hui être établi comme il suit :

ANNÉES.	INSCRITS	EXEMPTS définitivement	AJOURNÉS.	SERVICE auxiliaire.	TOTAL des inaptes immédiatement.	APTES immédiatement.
1890..................	310 275	29.620	39.997	52.792	92.409	217.775
1891..................	300.247	28.685	42.700	22.324	93.718	206.436
1892..................	277.425	25.884	40.167	20.295	86.316	191.079
1893..................	343.651	30.356	50.373	27.620	108.349	235.302
1894..................	330.138	26.081	40.082	15.363	81.526	218.612
MOYENNE de 1890 à 1894	312.347	28.125	42.665	21.678	92.469	219.840

Page 53. — Le tableau de la page 53 peut être complété par les données numériques des années 1892, 1893 et 1894, et fournir les chiffres ci-dessous :

ANNÉES.	1re PARTIE de la liste.	DISPENSÉS article 21.	DISPENSÉS des art. 23 et 50.	LIÉS au service.
1890............	140.718	40.915	3.401	32.744
1891............	132.399	35.182	3.973	34.842
1892............	124.480	33.043	3.847	29.627
1893............	156.576	39.582	4.415	31.614
1894............	162.042	42.484	4.753	32.250

Page 54. — Une loi du 5 décembre 1894 a créé en Algérie des *corps de troupe indigènes* d'infanterie et de cavalerie montée à méhara, spécialement chargés de l'occupation et de la surveillance des régions sahariennes de la colonie et encadrés par des éléments français.

Page 60. — *Recrutement de l'armée allemande.* — Une instruction du 1er avril 1894 détermine les appelés à servir dans l'armée allemande, les qualités qu'ils doivent avoir, ainsi que les motifs d'exemption totale ou partielle de service (Voir Dettling, *Arch. de méd. et de pharm. milit.*, t. XXIV, 1894, p. 154 et 233).

L'effectif de l'armée allemande a été fixé comme suit du 1er avril 1895 au 1er avril 1896 :

   22.168 officiers ;

   77.981 sous-officiers ;

   15.647 tambours, clairons, trompettes, etc. *(Spiellente)* ;

   1.926 aides de lazareth, infirmiers ;

   7.221 ouvriers des ateliers régimentaires ;

454.439 simples soldats (y compris les *Gefreite* et les *Kapitulanten* (rengagés) non encore promus sous-officiers ;

   2.072 médecins militaires ;

   1.102 payeurs, inspecteurs de musique et aréostiers ;

   579 vétérinaires ;

   1.069 armuriers ;

   93 selliers.

Page 66. - Au lieu de § *X* lisez § *IX*.

Page 66. — *Recrutement de l'armée Ottomane.* — Les trois dernières lignes du premier alinéa sont à rectifier comme il suit : la réserve ou rédif comprend deux bans où l'on reste *huit* années et enfin l'armée territoriale ou mustaffiz où l'on passe *six* ans.

Dans l'armée ottomane, les exemptions définitives pour cause d'inaptitude physique ne sont prononcées que dans le cas d'infirmités apparentes. Il suffit alors à l'intéressé de faire constater son état par *le conseil de recrutement*. Dans le cas d'infirmités non apparentes, l'examen est pratiqué par deux médecins militaires ; si l'incapacité est reconnue, l'homme est ajourné à l'année suivante et doit se représenter devant le conseil de recrutement chaque année, jusqu'au passage de sa classe dans le rédif ou bien jusqu'à ce qu'il soit reconnu apte au service et incorporé.

Le conseil de recrutement (*akhz i asker medjlisi*), qui remplit le rôle de notre conseil de révision, se compose des officiers ou assimilés du bureau de recrutement succursale de la circonscription de recrutement et des fonctionnaires de l'ordre administratif, judiciaire et religieux du Kaza sur le territoire duquel se trouve le siège du conseil. Le fonctionnaire civil du rang le plus élevé préside le conseil. Un médecin militaire, ou à défaut un médecin civil, assiste aux séances, sans voix délibérative (1).

Page 67. — Au lieu de § *XI* lisez § *X.*

Page 67. — *Recrutement de l'armée russe.* — D'après un mémoire publié dans la *Revue militaire de l'étranger* (t. 45, 1894, p. 34 et 119) et intitulé : *La loi générale de recrutement et la composition des contingents annuels en Russie*, la visite corporelle des recrues est faite, après le tirage au sort, par les *commissions de recrutement de district.* Le président de la commission peut autoriser des tiers à y assister, et ces derniers ont le droit de formuler des observations qui sont obligatoirement consignées dans les comptes-rendus des commissions. Ces observations peuvent amener les *commissions de recrutement de gouvernement* à ordonner une contre-visite.

L'avis émis par les médecins n'oblige en aucune manière la commission qui peut prendre une décision contraire à celle qui lui est proposée. Les jeunes gens qui se déclarent atteints de maladies non apparentes ou ceux que les médecins soupçonnent de simuler, sont envoyés en observation dans des établissements sanitaires, aux frais du Trésor.—Les jeunes gens que leurs infirmités rendent impropres à tout service dans l'armée, sont exemptés du service militaire, à l'exception toutefois des mutilés volontaires qui doivent toujours être incorporés. Les difformités physiques et maladies entraînant l'exemption sont énumérées dans une liste établie par le conseil médical de l'Empire et revêtue de l'approbation des ministres de la guerre, de la marine et de l'intérieur. Les sujets d'une constitution faible ou atteints d'infirmités n'entraînant pas l'exemption, comme les recrues relevant d'une maladie grave, sont ajournés à l'année suivante. Cet ajournement peut être renouvelé pour un an, après quoi les ajournés sont ou définitivement exemptés ou versés dans la milice ou dans l'armée active.

Le contingent appelé en 1894 a été fixé à 270.000 hommes.

En 1893 (2), la convocation des hommes de la milice (*opoltchénié*)

---

(1) Ces détails sont empruntés à une étude sur l'*Organisation militaire de l'empire ottoman* parue en 1894 dans la *Revue militaire de l'étranger*, t. 46, p. 291 et 385.

(2) *Revue militaire de l'étranger*, t. 46, 1894, p. 95.

appelés pour accomplir une période d'instruction de quatre semaines s'est adressée à 398.170 hommes classés dans l'opoltchénié en 1890 et 1892. Parmi eux 313.240 soit 78,67 pour 100 ont accompli intégralement leur période d'instruction ; les autres au nombre de 84.930 (21,33 pour 100) se répartissent dans les catégories suivantes :

Dispensés à cause de l'épidémie de choléra.....	15.507
Dispensés légalement........	3.029
Insoumis..	37.792
Rayés comme impropres au service..	9.252
Renvoyés comme malades...................	19 293
Déserteurs	57
Total.	84 930

Page 68. — Au lieu de § *II* lisez § *XI*.

Page 71. — *Recrutement de l'armée japonaise* (1). — L'attention qu'a éveillée récemment l'armée japonaise qui a si rapidement mis à profit les enseignements des missions militaires françaises et allemandes et ceux puisés par ses chefs en Europe, et en partie dans les écoles militaires de notre pays, nous engage à inscrire quelques données sommaires relatives à sa constitution.

La première loi militaire proprement dite fut promulguée au Japon en 1875 et complétée successivement par une série d'autres dont la dernière date du 21 janvier 1889.

Le service militaire commence, pour tous les Japonais, à l'âge de vingt ans et comporte trois ans de service dans l'armée permanente ; puis quatre ans dans la première réserve, et cinq ans dans la deuxième. — Après quoi les hommes, qui ont à ce moment atteint l'âge de trente-deux ans, font partie de la garde nationale et y restent jusqu'à l'âge de quarante ans. Il existe pour les jeunes gens de dix-sept à vingt ans une sorte de *Landsturm* et l'on n'incorpore chaque année qu'une partie du contingent, le tirage au sort établissant des catégories analogues à celles de la *réserve de remplacement* allemande..

L'armée du pied de paix comprend 4.182 officiers, 10.582 sous-officiers, 56.541 soldats auxquels peuvent se joindre, en cas de guerre, 97.000 réservistes et 98.000 territoriaux.

Le territoire du Japon comprend six régions divisionnaires, dont chacune est partagée en deux subdivisions, et quatre circonscriptions territoriales de recrutement pour la levée des contingents et le contrôle des réservistes.

Chaque régiment est pourvu de quatre médecins et, à l'état-major de la division, réside un médecin divisionnaire. Ils reçoivent leur instruction dans une école de médecine militaire.

(1) Voir *Revue du Cercle militaire*, 2.e année, 189 . p. 15 , 175 et 205.

Les troupes sont généralement casernées dans les villes.

L'habillement est calqué sur celui des troupes européennes (V. p. 665).

Nous avons fait connaître p. 333 l'alimentation habituelle.

CHAPITRE IV

Page 97. — *Logement des troupes dans l'armée italienne.* — Le médecin principal Antony a publié dans les *Archives de médecine et de pharmacie militaires* (t. XXV, 1895, p. 147) une description de la caserne Victor-Emmanuel II, des élèves carabiniers royaux, à Rome, qu'il a visitée à l'occasion du Congrès médical de Rome, en avril 1894.

Cette caserne, édifiée sur la rive droite du Tibre, en dehors de la ville de Rome et dans le voisinage du Vatican, prend façade d'une part sur une grande place d'armes, de l'autre sur la rue Jules César. Elle est constituée par quatre bâtiments formant rectangle, un cinquième parallèle aux petits côtés coupe en deux parties la cour intérieure. Elle est destinée à loger de 3.000 à 3.400 hommes.

Les rez-de-chaussées sont occupés par les magasins, les ateliers, les cantines, etc., et une salle de répétition pour les musiciens : celle-ci est matelassée, afin d'empêcher la propagation du son à l'extérieur.

Les réfectoires sont grands et bien aérés, mais la cuisine située dans un sous-sol obscur est très mal ventilée et évacue difficilement ses buées, cependant assez peu abondantes, puisqu'elle est pourvue d'appareils à vapeur système Egrot.

Les chambres qui cubent de 460^{m3} à 480^{m3} pour 24 ou 28 lits, ont une surface très restreinte, quoiqu'on relève les lits pendant la journée. Ces chambres occupent trois étages.

Les latrines sont à la turque avec clapets et se déversent directement à l'égout, sans système d'obturation.

Les cours mal empierrées sont couvertes de boue à la moindre pluie.

« En résumé, la caserne des élèves carabiniers royaux, bien que de construction assez récente, présente la plupart des inconvénients bien connus des casernes monumentales où la densité humaine est portée à son maximum. Elle ne saurait être citée comme modèle du genre ; ses cuisines surtout ont une installation très défectueuse, déplorable, comme s'est du reste empressé de le faire ressortir le colonel de ce corps d'élite. Grâce à la vigilance de ce chef et des officiers qui le secondent, cette caserne est très propre, soigneusement entretenue et son état sanitaire laisse peu à désirer ; c'est un résultat qui est tout entier à leur louange. » (*loc. cit.*)

Page 97. — *Logement des troupes dans les pays chauds.* — Voir sur cette question une étude d'ensemble dans *Hygiène des troupes européennes aux colonies et dans les expéditions coloniales,* par le docteur

M. A. Legrand, médecin de 1re classe de la marine ; in-16 de 420 pages, Paris, 1895, p. 20 et s.

Page 107. — *Baraques au Dahomey*. — Pour la campagne du Dahomey, le colonel Dodds mit au concours, à son arrivée à Porto-Novo, un type d'abri aussi léger que possible, plus efficace que la petite tente, moins encombrant que la grande, permettant aux hommes de se tenir debout et utilisant dans la toiture les toiles de la tente-abri. Plusieurs types furent présentés et le colonel donna la préférence à celui que proposa le lieutenant d'artillerie de marine Gougé.

« Cet abri se compose d'une mâture légère en bambou (nervure centrale de la feuille du palmier à huile qui porte ce nom au Bénin où le vrai bambou est rare) et d'une couverture formée de toiles de tentes et de feuillage. Les bambous coupés à la longueur voulue et percés de trous à l'aide d'un fer chaud, s'assemblent au moyen de chevilles en bois, de manière à constituer des travées qui s'ajoutent à la suite les unes des autres. Deux montants, deux arbalétriers et une traverse horizontale, qui maintient leur écartement, composent une ferme. Chaque ferme est reliée à la suivante par cinq pannes creusées à leurs extrémités de trous longitudinaux dans lesquels s'introduisent les chevilles d'assemblage. La distance de deux fermes consécutives est égale à la largeur moyenne d'une toile de tente, en sorte que deux toiles de tente boutonnées sur la panne faîtière et maintenues simplement aux coins par des liens, couvrent une travée. Sur ces toiles, on jette du feuillage qui empêche la température de s'élever à l'intérieur de l'abri, comme cela arriverait si elles recevaient directement les rayons du soleil. Les montants enfoncés de 0^m,25 en terre, portent des boucles en liane. Dans ces boucles, on engage des feuilles de palmier disposées horizontalement, qui ferment l'abri sur les côtés et aux extrémités. Si l'on a soin de ramener toutes les folioles à l'extérieur, ce mode de couverture, grâce à l'imperméabilité de la toile de tente, garantit de la pluie aussi bien que du soleil, car ces folioles, formant gouttières, conduisent l'eau dans le fossé que l'on a pris la précaution de pratiquer autour de l'abri » (1).

La construction se fait très simplement et rapidement. Deux travailleurs peuvent monter trois travées en huit minutes et les recouvrir complètement en un quart d'heure. Chaque travée abrite deux ou trois hommes.

L'ossature d'un abri pour douze soldats, à raison de deux par travée, pèse 49^{kg},5 qui représentent la charge de deux hommes. Pour le transport, les bambous étaient réunis en faisceaux de 25^{kg} environ que les porteurs chargeaient sur leur tête.

Page 120. — *Chauffage des casernes*. — Une décision ministérielle

____

(1) ROQUES, *Le Génie au Dahomey en 1892* (*Revue du Génie militaire*, t. VIII, 1894, p. 278 et suiv.).

du 30 mars 1895 stipule que « chaque unité administrative devra disposer du nombre de poêles reconnu nécessaire et fixé dans les conditions de l'art. 14 du règlement du 19 janvier 1890, sur le service du chauffage. Dans les grands froids, le général commandant le corps d'armée accordera, sur le fond de réserve constitué par le chauffage, les allocations supplémentaires de combustible dont il aura reconnu l'utilité ».

Page 126. — *Émulsion d'huile lourde de houille.* — Le pharmacien-major Perier (1) a proposé, pour émulsionner l'huile lourde de houille, de mélanger 1.000ᵏʳ de cette huile à 100ᵏʳ d'alcoolé de quillaya, valant 0ᶠ,15. Le rendement est de 1.100ᵏʳ. Avec 50ᵏʳ d'alcoolé de quillaya on obtient encore une bonne émulsion. On prépare cet alcoolé de la façon suivante : 100ᵏʳ d'écorce de quillaya sont mélangés avec 500ᵏʳ d'alcool ; on chauffe au bain marie, à une température voisine de l'ébullition, pendant une demi-heure, on laisse macérer pendant quarante-huit heures, puis on filtre. Le rendement est de 900ᵏʳ.

Une note rédigée par le pharmacien principal Burcker et les pharmaciens-majors Georges et Gaillard (2) fait connaître que la composition très variable de l'huile lourde de houille fournie par le commerce explique comment les différents procédés préconisés pour émulsionner ce produit, notamment celui indiqué par le *Formulaire des hôpitaux militaires*, ne donnent pas toujours des résultats satisfaisants. Les auteurs exposent dans quelles proportions on peut employer, suivant la densité de l'huile du commerce, des solutions de savon de titres différents. Ainsi, par exemple, l'huile de houille d'une densité de 999 s'émulsionne facilement suivant la formule : savon blanc 500ᵏʳ, eau 4.500ᵏʳ, huile 5.000 ; celle qui a une densité de 1.085 demande pour 4.000ᵏʳ d'huile, 3.500ᵏʳ d'eau et 500ᵏʳ de savon vert ; celle qui a une densité de 1.072 exige pour 2.500ᵏʳ d'huile, 500ᵏʳ de savon vert et 1.000ᵏʳ d'eau, ou 200ᵏʳ de savon blanc pour la même quantité d'eau.

Page 131. — *Tinettes mobiles.* — L'instruction ministérielle du 30 mars 1895 prescrit de veiller à ce que les tinettes soient garnies d'un manchon intérieur formé de matières pulvérulentes pour les empêcher de dégager des émanations putrides et dangereuses. Elles doivent être désinfectées, surtout lorsqu'elles sont garnies seulement de tortillons de paille (procédé tout à fait insuffisant), à l'aide de l'huile lourde de houille, du crésyl, du lait de chaux, etc.

Page 143. — *Désinfection des matières fécales par le procédé Hermite.* — Nous avons indiqué p. 560 le principe de la désinfection des matières fécales par le procédé Hermite.

(1) PÉRIER, *Nouvelle formule pour émulsionner l'huile lourde de houille* (*Arch. de méd. et de pharm. milit.*, t. XXXIV, 1894, p. 127).
(2) *Ibidem*, p. 516.

Des expériences pour l'installation de ce système ont été instituées récemment au camp de Châlons (1).

On choisit une latrine à tinettes mobiles, à cinq trous de chute, dont on entoura les sièges en fonte, pour défécation accroupi, d'une couronne de plomb percée de trous, afin d'y amener, par une irrigation automatique (à défaut de chasses réelles), le liquide désinfectant. Au-dessous de chaque trou de chute un entonnoir en zinc recueillait les matières et les déversait dans un collecteur de $0^m,30$ de diamètre en tôle ordinaire, non galvanisée. La sortie du collecteur était relevée de manière à y maintenir constamment une nappe d'eau baignant les matières qui y séjournaient entre deux apports d'eau. Ce collecteur débouchait lui-même dans une tinette à siphon-dilueur, au sortir de laquelle les matières contenues dans les eaux vannes devaient être suffisamment divisées et stérilisées pour être, sans inconvénient, déversées directement au ruisseau.

Les premiers dilueurs expérimentés comprenaient une seule tôle formant double fond et perforée de trous de $0^m,005$ environ de diamètre; un agitateur rotatif mû par intervalles divisait la matière qui passait à travers les trous. Ultérieurement ces dilueurs furent remplacés par deux paniers en tôle galvanisée, perforée à $0^m,0035$ et $0^m,002$, et sur chacun desquels agissait un agitateur.

A la partie inférieure de chacun des dilueurs se trouvait une turbine horizontale qui, mise en mouvement périodiquement, avait pour but, comme les agitateurs, d'empêcher les dépôts minéraux de se former dans le fond de la tinette et refoulait le tout dans le siphon qui servait à l'évacuation.

Pour obtenir le liquide chloré antiseptique, on faisait une solution aqueuse des chlorures de magnésium et de sodium, dans une cuve en tôle galvanisée d'environ 1^{m3}. La solution était refoulée par une pompe centrifuge dans la partie inférieure de l'*électrolyseur* en fonte galvanisée. Le liquide baignait les électrodes et se déversait dans une cuve, de façon à ce qu'il s'établit une circulation continue jusqu'à ce que l'électrolyse fût complète et qu'on eût atteint la teneur voulue en chlore.

On fut amené à admettre que 5^{gr} à 6^{gr} de chlore sont nécessaires pour stériliser une selle de 150^{gr}. L'électricité était fournie par une dynamo de 5 à 6 volts, donnant 250 à 300 ampères, et il a été établi qu'il faut une ampère-heure pour produire 1^{gr} de chlore.

Lorsque le liquide avait atteint la composition en chlore que l'on désirait, il était conduit aux orifices de chute des latrines.

Des appareils de chasse fonctionnant après chaque visite constitueraient, inutile de le faire remarquer, un procédé très supérieur.

Il résulte des expériences faites qu'il est nécessaire que la canalisation soit en métal galvanisé ou en poterie pour ne pas être attaquée par le

(1) Voir Espitallier, *Note sur l'amélioration du système de vidange au camp de Châlons* (*Revue du Génie militaire*, t. IX, 1895, p. 131).

chlore. Les dilueurs ne doivent laisser passer aucun grumeau ; le système des deux paniers a donné un résultat suffisant. On fera toujours bien de faire précéder le dilueur d'un dispositif où les papiers, chiffons, etc. se déposeront pour être enlevés de temps en temps.

Laissant de côté la complication du fonctionnement qui nécessite dynamo, appareils agitateurs, dilueurs, chasse d'eau, dosage du liquide antiseptique, etc. (si l'on ne fait pas usage d'eau de mer), les expériences bactériologiques de Christmas, de Piton, d'Albert Billet, de Rœser, etc. ont démontré les propriétés antiseptiques et désodorisantes du procédé.

Christmas (d'après Espitallier, *loc. cit.*), en opérant sur un demi centimètre cube de bouillon pour $0^{m3},20$ d'antiseptique Hermite, à 1^{gr} de chlore par litre, a tué le bacille du choléra après deux minutes de contact, la bactérie charbonneuse, le bacille de Lœffler, le bacillus pyocyanus, celui d'Eberth, le pneumocoque en cinq minutes, le staphylococus aureus après cinq à dix minutes, les spores du bacillus subtilis en quatre à six heures.

Le médecin de 1re classe de la marine Piton, (1) a obtenu des résultats analogues en faisant réagir par parties égales l'antiseptique et la culture.

Le médecin-major A. Billet (2) conclut de ses expériences que la désodorisation des matières fécales s'obtient rapidement ; que la décoloration se produit lentement et n'est jamais complète ; que l'eau de mer électrolysée d'après le procédé Hermite, possède des propriétés microbicides remarquables qui la rangent parmi les agents antiseptiques les plus actifs. Avec une solution de 1^{gr} à $0^{gr},7$ p. 1.000, la stérilisation des germes aérobies et dépourvus de spores est pour ainsi dire instantanée ; mais pour détruire rapidement les germes aérobies et anaérobies pourvus de spores, il faut employer un volume d'eau électrolysée cinq fois plus considérable que celui du liquide à désinfecter ; enfin l'eau électrolysée ne désinfecte pas le centre des matières fécales dures.

Du Bois-Saint-Sévrin (3) a montré que des cultures pures de bacille typhique ont été stérilisées en cinq minutes ; les matières fécales typhiques ont été stérilisées après une durée minima de une heure, grâce à une agitation lente et continue, la quantité de liquide employée étant de 10^{lit} contenant 5^{gr} de chlore. La dose du chlore étant inférieure, l'agitation ou le contact intime et prolongé faisant défaut, la stérilisation n'a été obtenue qu'après deux heures dans une expérience et est restée incomplète dans une autre.

Le pharmacien-major Rœser, au camp de Châlons, a obtenu des résultats analogues.

(1) PITON, *Rapport au conseil municipal de Brest sur des expériences relatives à l'eau de mer électrolysée*, Brest, 1894.

(1) A. BILLET, *Rapport concernant les analyses microbiologiques du pouvoir désinfectant des systèmes de MM. Hermite et Howatson faites au nom de la commission de l'exposition internationale d'hygiène de Boulogne-sur-Mer*, Boulogne-sur-Mer, 1894.

(2) DU BOIS-SAINT-SÉVRIN, *Rapport sur les expériences de désinfection de matières fécales par le procédé Hermite, effectuées au laboratoire bactériologique de l'hôpital maritime de Lorient (Archives de médecine navale et coloniale*, t. 61, 1894, p. 375).

Il semble donc que, dans des circonstances spéciales, particulièrement lorsqu'on pourra utiliser l'eau de mer, ce mode de vidange deviendra peut-être applicable à la condition que les constructeurs arrivent à simplifier les appareils. Pourtant le Conseil d'hygiène de la Seine-Inférieure n'accorde qu'une légère confiance au procédé, après des épreuves expérimentales faites au Havre et qui lui ont été présentées dans plusieurs rapports (1895).

Une société qui s'est constituée à Paris pour l'exploitation de la méthode Hermite, a construit et exposé à l'exposition d'hygiène du Champ de Mars (1895), un appareil électrolyseur qui est actionné par un courant électrique disposé comme celui d'une lampe Edison. Cet appareil de faibles dimensions, qui peut s'installer partout où l'on emploie la lumière électrique, s'adapte au-dessus des réservoirs de chasse des latrines ou urinoirs et y envoie la solution désinfectante.

Il n'est pas douteux que si le procédé donne ce qu'il promet, il devra prendre une place importante dans les casernes non seulement pour la stérilisation des latrines mais encore pour fournir un liquide désinfectant utilisable pour le lavage des chambres et le nettoyage du linge des soldats.

Page 144. — *Latrines de nuit.* — L'instruction ministérielle du 30 mars 1895 dit à propos des latrines de nuit : « Lorsque les latrines sont éloignées des bâtiments principaux, il faut soustraire les hommes aux dangers nombreux *(pleurésie, pneumonie, bronchite, angine, grippe, rhumatisme, etc.)* résultant du brusque passage d'une chambre chaude à l'air froid, et par suite, pendant l'hiver, il est nécessaire d'installer, dans les escaliers, des tinettes ou des latrines de nuit. En raison de la proximité des chambres, ces latrines doivent être l'objet d'une surveillance minutieuse au point de vue de la propreté des locaux et de la désinfection des tinettes. En attendant qu'on ait pu doter les casernements de pavillons spéciaux pour les latrines de nuit, on disposera à chaque étage, dans les escaliers, des tinettes ou des baquets bien étanches permettant aux hommes d'uriner en cas de besoin pressant. Dès le réveil, ces récipients seront enlevés, désinfectés et replacés seulement après l'appel du soir ; on déposera à ce moment, dans chacun d'eux quelques cristaux de sulfate de cuivre. Ils devront être isolés du sol et leur emplacement sera imperméabilisé dans une large périphérie ».

Page 151. — *Ventilation à l'aide de vitres parallèles contrariées.* — Un autre dispositif pour rendre mobile une des vitres et permettre ainsi le nettoyage des deux est indiqué par le médecin-major Castaing (1), l'inventeur du système. La vitre extérieure est placée dans sa feuillure, maintenue par des pointes et du mastic, comme les vitres ordinaires, avec cette particularité qu'elle est coupée trop courte de quatre centimètres,

(1) CASTAING, *Aération des habitations par les vitres parallèles à ouvertures contrariées*, La Rochelle, 1894.

de façon à ménager cette distance entre le bord inférieur de la vitre et la partie inférieure de la feuillure. La vitre intérieure est placée parallèlement à la première, dans la feuillure que l'on trouve toujours pratiquée sur le pourtour des fenêtres du côté de l'intérieur. Cette vitre est aussi coupée trop courte, mais la partie trop courte est placée en haut. On obtient la mobilité de la vitre intérieure en garnissant son bord inférieur et ses deux bords latéraux d'un mince boudin de caoutchouc fendu qui, par sa forme particulière, a une adhérence suffisante pour rester fixé et qui du reste peut être collé. La vitre est maintenue en place par de petits taquets excentriques assujettis au moyen de vis à tête ronde sur le bord du cadre. Il importe que le boudin de caoutchouc qui garnit la vitre fasse légèrement saillie sur le cadre de la fenêtre, afin que le caoutchouc puisse être serré entre les excentriques et la feuillure intérieure.

Les vitres de Castaing ont été placées dans la plupart des casernements du 2ᵉ corps d'armée et ils assurent, conjointement avec l'appareil Renard, ou sans cet appareil, une excellente ventilation sans courant d'air. Nos propres expériences anémométriques nous ont donné des résultats analogues à ceux du médecin-major Dardignac.

Page 158. — *Réfectoires*. — L'instruction ministérielle du 30 mars 1895 conseille d'installer les réfectoires de préférence au rez-de-chaussée et de veiller strictement à leur propreté ; celle des tables sera l'objet d'un soin tout particulier ; on évitera, à l'aide de toile cirée ou par tout autre moyen, qu'elles présentent des fentes dans lesquelles s'accumuleraient les débris d'aliments.

Page 158. — *Parois des chambres*. — La même instruction dit : « Le blanchiment périodique des murailles intérieures est généralement insuffisant ; il vaut mieux procéder à des blanchiments partiels au fur et à mesure des besoins ».

Page 161. — *Coaltarisation*. — Le mode suivant d'application du coaltar sur les planchers donne de très bons résultats.

Sur le plancher nettoyé avec le plus grand soin, on applique, à l'aide d'un pinceau, une couche très mince de coaltar bien liquide, additionné de cire jaune (50ᵍʳ de cire pour 5ˡ à 6ˡ de coaltar) ; quelques jours après, lorsque cette couche est parfaitement sèche, on passe une seconde couche très mince, avec un mélange de coaltar et de siccatif liquide (vingt centilitres de siccatif pour 5ˡ à 6ˡ de coaltar). On ne pénètre dans la chambre qu'après séchage complet.

Page 166. — *Propreté des chambres*. — Il est prescrit (*Instruction du 30 mars 1895*), pour éviter de soulever et de remettre en mouvement dans l'atmosphère les poussières déposées sur les objets composant les meubles des chambres, d'essuyer ceux-ci avec un linge légèrement humide ; « dans le même but on devra opérer avec précaution le balayage des planchers ; s'ils sont coaltarisés, il suffira généralement d'y passer une serpillière légèrement mouillée pour les nettoyer, en tout cas il faut se garder de les laver à grande eau ». On peut ajouter à l'eau, ou aux diverses substances dont on fera usage, une petite quantité d'acide phénique.

Plusieurs commandants de compagnie ont pris l'habitude de cirer, à l'aide du bâton de cire, les parquets coaltarisés : n'était la dépense qu'entraîne cette pratique, elle ne saurait être considérée que comme avantageuse.

Dans un assez grand nombre de casernes on a placé des décrottoirs au bas des escaliers et des paillassons dans les corridors ou même dans les chambres. Ces mesures sont régulièrement prescrites, dans l'étendue de son commandement, par le général d'Aubigny, commandant le 2ᵉ corps d'armée. N'introduire dans les chambres ni boue ni poussière, tel est le principe dont il importe de poursuivre la réalisation.

L'instruction du 20 mars 1895 défend aussi de faire sécher du linge ou des effets mouillés à l'intérieur des chambres et ordonne de n'y placer que des crachoirs de grande dimension et garnis de sable arrosé avec un liquide désinfectant ou antiseptique. Les solutions de crésil à 2 p. 100 ou de chlorure de zinc à 2 ou 3 pour 100 nous paraissent les plus convenables.

Page 173. — *Ameublement des chambres.* — Le ministre a décidé que, contrairement à la circulaire ministérielle du 2 septembre 1891 qui prescrivait l'installation d'armoires à pain, ces dernières étant reconnues trop dispendieuses, les planches à pain resteront en usage, mais qu'elles seront abritées par des toiles. Dans beaucoup de compagnies, on emploie heureusement de la toile à voile ou quelque autre tissu tendu sous forme de toit, débordant la planche et maintenu rigide par des lattes et des tringlettes de fer.

Page 185. — *Couchage dans les casemates en temps de paix.* — Dans certains forts, les chalits sont occupés simultanément par un homme à l'étage supérieur et par un homme à l'étage inférieur, ce qui rend plus indépendants l'un de l'autre les deux camarades d'un même chalit et évite la respiration bouche à bouche.

Page 203. — *Bivouac.* — Notre nouveau *règlement sur le service des armées en campagne* (décret du 28 mai 1895) dit à l'article 70 : « Les troupes qui sont installées en plein air ou sous des abris improvisés sont au bivouac... Le bivouac, en raison des inconvénients qu'il présente pour la santé des troupes, ne doit être employé que si la situation militaire l'exige ou s'il y a lieu de concentrer des effectifs considérables dans une zone déterminée dont les ressources ne permettent pas de cantonner la totalité des troupes ». Les articles 78 et suivants déterminent les règles du service dans ce mode d'installation. L'article 77 stipule que

« lorsque les ressources du cantonnement ne permettent pas d'abriter la totalité des troupes qui l'occupent, celles-ci s'installent en *cantonnement-bivouac*. A cet effet chaque corps ou fraction de corps utilise aussi complètement que possible les logements mis à sa disposition ; les fractions qui ne peuvent y trouver place bivouaquent dans les caves et jardins attenant à ces locaux, ou dans leur voisinage immédiat. Dans aucun cas les rues et chemins ne doivent être utilisés par le bivouac ».

Page 206. — *Cantonnement.* — Le décret du 28 mars 1895 portant règlement sur le service de nos armées en campagne dit à l'article 70 : « Les troupes qui occupent des lieux habités, sans y être casernées, sont en *cantonnement*. Le mode normal de stationnement des troupes en campagne est le cantonnement ». Les articles 73 à 78, 80 à 89 donnent les règles pour l'installation et le service dans ce mode d'installation.

« Lorsqu'une troupe cantonne très près de l'ennemi, ou qu'il est nécessaire de lui donner le moyen de se préparer très rapidement à sortir du cantonnement, on l'installe en *cantonnement d'alerte*. A cet effet on utilise de préférence les rez-de-chaussée et on réunit les troupes, par fractions constituées, dans de grands locaux qu'on éclaire la nuit... Les hommes couchent tout habillés... ».

CHAPITRE V

Page 221. — *Rations alimentaires.* — La ration alimentaire de nos soldats à Madagascar a été fixée comme il suit :

Pain		750gr
Viande fraîche		500
Riz	40gr.	
Haricots	30	soit 100gr. de légumes.
Julienne	30	
Sel		20
Sucre		35
Graisse de saindoux		30
Café vert		25
Thé		40
Vin (ou en cas d'impossibilité une boisson de substitution)		0l,40
Tafia		0 ,01

Celle des troupes indigènes est déterminée par le tableau suivant (décision ministérielle du 29 mars 1895) :

	Tirailleurs haoussas.	Tirailleurs malgaches.
Pain	750gr.	750gr.
ou Riz	700	700
Viande fraîche	400	400
Sel	24	24
Sucre	21	0
Café vert	19	0
Haricots	60	60
ou Riz	60	60
Tafia	0	0l,06

Page 229. — *Amélioration du régime alimentaire en Autriche.* — La possibilité donnée aux corps de troupe autrichiens de faire eux-mêmes l'acquisition de la viande est considérée par les officiers de cette armée comme favorisant particulièrement l'amélioration des ordinaires, très heureusement modifiés par l'institution des *Grossmenagewichshaffen* (grandes commissions d'ordinaire). Encouragé par les bons résultats obtenus au 11ᵉ hussards, le commandant du 5ᵉ corps a ordonné l'établissement d'une *Fleischregie* (régie de la viande) à titre d'essai dans la garnison de Komorn (1). C'est la même idée que celle qui a donné naissance aux boucheries militaires françaises et allemandes (2).

Page 237. — *Examen des viandes d'alimentation.* — Une instruction ministérielle du 4 décembre 1894 sur le contrôle de l'inspection de la viande destinée à l'alimentation des troupes, prescrit les mesures suivantes :

« *Dispositions générales sur l'inspection et le contrôle de la viande destinée aux troupes.* — Dans les corps de troupe, la fourniture de la viande, en temps de paix, est assurée, soit par la commission des ordinaires, soit directement par les capitaines ou commandants d'unités, selon les ordres donnés par le chef de corps, d'après les instructions du commandement.

La composition des commissions, les attributions des membres qui en font partie, sont déterminées par un règlement spécial (3). Le médecin chef de service, membre de la commission avec voix consultative, doit être convoqué à toutes les réunions de la Commission ; dans les troupes à cheval, le vétérinaire chef de service est également membre consultatif et doit être convoqué comme le médecin (4).

Dans les casernes ou quartiers, il sera mis à la disposition de chacune des commissions d'ordinaire ou des commandants d'unité, au fur et à mesure que les ressources du casernement le permettront, un local spécial dit *boucherie*, affecté aux opérations de réception, d'examen, et, s'il y a lieu, de dépeçage et de répartition de la viande, ainsi qu'à l'emmagasinement des parties qui ne doivent pas être employées immédiatement à la préparation des repas. (5).

Quel que soit le mode de fourniture, aucun quartier ou morceau débité ne peut être admis dans les cuisines avant d'avoir été examiné dans la boucherie.

Lorsque la gestion de la commission s'étend à la fourniture de la viande, l'examen de la viande livrée est passé dans la boucherie soit par un médecin, ou (dans les troupes à cheval) par le vétérinaire, membre de la commission, ou par un membre délégué de cette commission.

Lorsque de petites unités se procurent la viande par des achats effectués

(1) *Armeeblatt*, 1893, nᵒˢ 16 et 29.
(2) Voir *Boucherie militaire de Toul*, Paris, 1895.
(3) *Règlement sur la gestion des ordinaires du 23 octobre* 1887.
(4) Modification à l'art. 10 du règlement.
(5) Modification à l'art. 35 du règlement.

directement, le chef de corps fixe l'heure à laquelle la viande ainsi achetée doit être déposée chaque jour à la boucherie pour y être examinée avant d'être remise aux cuisiniers. L'examen en est fait soit par un médecin ou un vétérinaire, soit par le chef de bataillon de semaine, soit par tout autre officier désigné par le chef de corps ou de détachement.

Si l'officier chargé de la visite de la viande a des doutes sur la qualité de celle-ci, il rend compte immédiatement au chef de corps ou de détachement ; dans ce cas, le médecin (et le vétérinaire dans les troupes à cheval) doivent toujours être appelés à se prononcer.

Lorsque l'importance de la fourniture comporte la livraison de bêtes entières ou de quartiers entiers, il est organisé un service de contrôle et d'inspection chargé de la reconnaissance et de l'examen des animaux sur pied et abattus.

Ce service, confié à un vétérinaire ou, à défaut, à un médecin militaire de la garnison, est assuré dans les abattoirs mêmes, ou, en cas d'impossibilité, à l'intérieur des casernes et quartiers.

Les mesures de détail relatives à l'exécution du service sont réglées, dans chaque garnison, par le commandement, suivant les circonstances particulières locales.

La constatation de l'examen est assurée par la marquage des animaux sur pied et l'estampillage de la viande abattue.

Les officiers de distribution ne doivent autoriser le découpage de la viande, pour la répartition entre les parties prenantes isolées, qu'après avoir vérifié que les quartiers de viande ou les demi-bêtes sont revêtus des estampilles servant à constater qu'ils ont été contrôlés et inspectés conformément aux prescriptions de la présente instruction.

Tout quartier de viande ou toute demi-bête non revêtu, d'une façon très apparente, de l'estampille d'admission, devra être rigoureusement refusé. Il en sera de même si la date remonte à plus de trois jours en hiver ou plus de deux jours en été.

Il est bien entendu, d'ailleurs, que les droits et les devoirs ordinaires des officiers de distributions demeurent entiers en ce qui touche les altérations qui auraient pu survenir postérieurement à l'estampillage.

Les officiers de distribution doivent assister au découpage de la viande et ne s'éloigner qu'après achèvement complet de la distribution aux parties prenantes.

Ils veillent à ce que le découpage ait lieu exclusivement à l'aide de la scie et du couteau.

Marquage des animaux avant abat. — Les animaux reconnus, avant abat, propres à fournir la viande destinée à l'alimentation des troupes, sont marqués d'un signe apparent à une corne ou à un pied de devant. On peut employer, pour apposer cette marque, le fer rouge, le plombage ou tout autre procédé fournissant des indications certaines et indélébiles.

Estampillage des quartiers ou des demi-bêtes après abat. — Les quartiers de viande ou les demi-bêtes provenant des animaux reconnus, après abat, définitivement propres à la consommation, sont estampillés à l'aide d'un timbre humide en deux endroits au moins, dont un proche du point habituellement usité pour placer le crochet de suspension.

Il en sera de même pour les quartiers de viande ou les demi-bêtes examinés dans les casernes ou quartiers, lorsque cet examen n'a pas lieu à l'abattoir.

Le timbre humide employé pour l'estampillage aura 0ᵐ,05 environ de diamètre. Il portera en exergue le nom de la place ou de la ville de garnison, et les mots « Alimentation des troupes ». Les chiffres mobiles, placés au centre du timbre formant composteur, permettront d'indiquer la date du jour de l'admission et le mois.

On pourra, pour l'estampillage, utiliser le mélange suivant, préconisé par M. Villain, inspecteur du service des viandes à Paris :

Couleur (rouge ou bleue) d'aniline..........   40 parties.
Alcool à 90°...........................   150   —
Glycérine.............................   40   —
Eau distillée.........................   Quantité suffisante.

Registre de visite. — Le vétérinaire ou le médecin chargé du service tient un registre de visite coté et paraphé par le sous-intendant militaire, sur lequel il inscrit à la date voulue : l'espèce et le nombre des animaux marqués, la nature et le nombre des quartiers de viande estampillés, ainsi que le nom du fournisseur ou de l'entrepreneur et la désignation du corps de troupe auquel la viande est destinée.

Lorsque la visite a eu lieu à l'abattoir, des extraits de ce registre peuvent être pris par le corps de troupe qui jugeraient opportun de faire accompagner la viande depuis l'abattoir jusqu'à leur caserne ou quartier.

Dépôt des marques, timbres et registres. — L'appareil destiné à marquer les animaux sur pied, ainsi que le timbre humide pour l'estampillage, seront renfermés dans une boîte déposée à l'abattoir ou bien au corps de garde et dont le vétérinaire ou le médecin chargé du service aura seul la clef.

Le registre de visite est déposé au même endroit.

Ces marques, timbres et registres seront fournis par les soins du dépôt des modèles, et les demandes centralisées par chaque directeur du service de l'Intendance de la région, seront adressées à M. le Sous-Intendant militaire, directeur du dépôt des modèles à l'hôtel des Invalides à Paris.

Ces objets seront ensuite compris dans les comptes de l'officier d'administration comptable de la gestion à laquelle chaque place est rattachée.

Devoirs spéciaux des vétérinaires. — Les vétérinaires devront se conformer aux prescriptions de l'article 3 de la loi du 21 juillet 1881, en ce qui concerne les déclarations à faire à la Mairie dans les cas prévus à l'article 1ᵉʳ de ladite loi et à l'article 1ᵉʳ du décret du 28 juillet 1888, relatif à la police sanitaire ».

Cette instruction est complétée par la suivante qui donne les conseils techniques pour l'examen de la viande sur pied et abattue :

§ 1ᵉʳ. — *Dipositions générales*

« La fourniture de la viande peut, suivant les circonstances, exiger la livraison d'une bête entière ou ne comporter seulement que la livraison de morceaux débités.

Dans le premier cas, l'officier chargé de l'inspection devra toujours examiner l'animal avant et après l'abat ; il examinera également les organes de l'animal abattu. Dans le second cas, il ne peut être question que de l'examen de la qualité de la viande présentée ; mais, s'il est possible, on ne devra pas négliger de se faire montrer la bête dont proviennent les morceaux et d'examiner ses organes.

Examen des animaux vivants. — Les animaux sont examinés d'abord sur pied, c'est-à-dire vivants, dans le but d'apprécier leur conformation générale, leur état convenable de chair et leur bon état de santé. Cet examen est celui qui fournit les meilleures indications générales.

Examen des animaux abattus. — Ces mêmes animaux sont examinés ensuite après abatage pour contrôler les premières indications et s'assurer définitivement de la qualité et de la salubrité de la viande.

L'examen doit avoir lieu après refroidissement et raffermissement des chairs ; toutefois, certaines circonstances peuvent nécessiter que cet examen ait lieu plus tôt et aussitôt après la préparation et l'habillage de la bête ; il sera bon de ne pas oublier alors que la viande chaude est moins ferme et plus odorante que celle qui est complètement refroidie.

La bête à examiner doit être présentée séparée en deux parties, sauf au cou, de manière que la peau reste adhérente au sommet de la tête, afin de pouvoir constater son identité avec celle précédemment examinée vivante.

Tous les organes thoraciques et abdominaux, à l'exception des intestins, — sauf pour le porc, dont l'intestin pourrait contenir des points ladriques, et que, par suite, il y a intérêt à examiner, — doivent être adhérents à la trachée, et par elle à la tête ; la plèvre pariétale doit couvrir intégralement la face interne des côtes. Toute tentative d'enlèvement, même partiel, doit entraîner le rejet absolu de l'animal, sans autre examen.

Examen de la viande par quartiers. — L'examen direct de la viande par quartiers permet également de se prononcer avec assez de sécurité sur la qualité et sur la salubrité. Mais les conclusions à en tirer ne présentent évidemment pas le même degré de certitude.

Il en est de même, a fortiori, pour l'examen des morceaux découpés examinés isolément.

§ 2. — *Animaux acceptés pour l'alimentation des troupes.*

Espèces diverses. — Les animaux fournissant habituellement la viande pour l'alimentation des troupes sont le bœuf et la vache.

Dans le but de varier l'alimentation, on y joint le plus souvent possible : le veau, le mouton et le porc.

Quant au cheval, au taureau, au bélier, au bouc, à la chèvre et au verrat, ainsi qu'au porc monorchide ou cryptorchide, ils doivent être rigoureusement écartés.

Les animaux doivent être adultes et les mâles avoir été émasculés depuis plus de six mois. Tous doivent être de conformation régulière, parfaitement sains et en bon état de chair.

Conditions d'âge. — De plus, les animaux doivent remplir les conditions d'âge ci-après et la préférence doit être donnée à ceux d'âge moyen :

Le veau doit avoir plus de six semaines ;

Le bœuf et la vache plus de trois ans et moins de dix ;

Le mouton plus de deux ans et moins de six.

Pour le porc, la constatation de l'âge est assez difficile, mais l'intérêt même des éleveurs est de tuer les porcs au bout d'un an.

§ 3. — *Signes généraux distinctifs de l'âge*

Caractères de la jeunesse. — La jeunesse se traduit par la physionomie éveillée et l'allure générale alerte de l'animal, un nombre plus ou moins considérable de dents de lait non encore remplacées, l'aspect et la fraîcheur des cornes, qui sont courtes et plus ou moins dépourvues de cercles ou sillons.

Caractères de la vieillesse. — La régularité et l'harmonie des formes sont plus ou moins rompues ; la démarche est lente, la physionomie peu expressive ; les dents sont branlantes et à l'état de chicots ; les cornes portent de nombreux cercles ou sillons ; les onglons sont longs et chevauchent l'un sur l'autre ; les ergots sont contournés ; la peau est sèche et comme adhérente aux parties sous-jacentes.

Veau. — La bouche du veau n'est faite qu'à six semaines ; à cet âge, les incisives sont mises ; le palais, la langue et les gencives ont acquis une coloration uniformément blanchâtre.

Bovidés. — Les dents de lait subsistent jusqu'à dix-huit mois ; à partir de cet âge, les dents de remplacement font successivement éruption. De dix-huit à vingt-quatre-mois, chûte des pinces et nivellement des coins de lait.

De deux ans à trois ans, remplacement des premières mitoyennes :

De trois à quatre ans, remplacement des secondes mitoyennes ;

De quatre à cinq ans, remplacement des coins ;

De cinq à six ans, les incisives sont au rond, les pinces moins élevées que les mitoyennes ;

De six à sept ans, rasement des premières mitoyennes, nivellement des pinces, achèvement de celui des premières mitoyennes ;

De huit à neuf ans, rasement des coins ; la table des pinces et des premières mitoyennes commence à présenter une concavité.

De neuf à dix ans, nivellement complet des pinces, concavité des mitoyennes, changement de forme des pinces et apparition sur leur table de l'étoile dentaire ; la mâchoire est au ras, les dents commencent à s'écarter.

Ovidés. — De quinze à dix-huit mois, les pinces de remplacement émergent ; on les reconnaît à leur largeur et à leur évasement.

De deux ans à deux ans et demi les premières mitoyennes font leur éruption.

De deux ans et demi à trois ans et demi, les secondes mitoyennes sortent des alvéoles ;

De trois ans et demi à quatre ans et demi, éruption des coins de remplament.

A cinq ans l'arcade incisive est ronde ; à partir de cet âge le rasement commence, mais il est trop irrégulier pour donner aucune indication probante.

Suidés. — Les coins de la mâchoire inférieure tombent vers six mois ; le crochet (défense) apparaît vers le huitième mois ; la nouvelle dentition est complète à deux ans.

Les incisives ont la forme de chevilles ; à l'encontre de ce qui a lieu chez les bovidés et les ovidés, le remplacement des incisives, au lieu de commencer au centre par les pinces pour finir par les coins, débute par les coins, se continue par les pinces et se termine par les mitoyennes.

§ 4. — *Caractères généraux de l'animal vivant*

Bonne conformation. — La bonne conformation résulte d'un ensemble harmonieux des formes dans les diverses régions. Elle indique un bon rendement en viande, le plus souvent aussi un bon état de santé et un âge peu avancé, car la vieillesse entraîne toujours des déformations plus ou moins accusées.

Bon état de chair. — L'état de chair doit être suffisant pour autoriser l'acceptation des animaux ; il est toujours plus prononcé chez le mâle que chez la femelle.

Un bon état de chair se caractérise :

Chez les bovidés, par un développement musculaire convenable, par un peu de graisse de couverture sur les côtes et par l'apparition des maniements du grasset et de la base de la queue ;

Chez les ovidés, par la largeur et la rondeur du dessus, par le maniement du cimier (bas de la queue) ;

Chez les suidés, par l'absence de saillies osseuses et par la présence d'une couche superficielle de lard ferme et élastique ; un lard mou indique toujours une qualité inférieure de l'animal.

Bon état de santé. — L'état de santé se caractérise par une marche aisée, une physionomie éveillée, un œil ouvert et brillant, une conjonctive colorée, un mufle frais, un peu luisant et souple, un poil lisse et lustré, une colonne vertébrale légèrement flexible, une rumination régulière et active. Chez la vache, on ne devra constater aucun écoulement par la vulve. Chez le porc, la peau devra être rosée, exempte de taches sanguines, surtout au pourtour des oreilles, aux fesses, sous le ventre et entre les membres.

État de maladie. — L'état de maladie se dénonce par une attitude pénible et comme embarrassée, une physionomie triste, des yeux ternes, sans expression et quelquefois larmoyants. Le mufle est sec, avec ou sans écoulement par les naseaux, la bouche chaude et souvent baveuse ; la peau sèche et chaude manque de souplesse, le poil est terne.

La colonne vertébrale est voussée en contre-haut ou trop sensible ; on remarque souvent de l'empâtement et un peu de météorisation dans le flanc gauche. Il y a parfois de la plainte ou de la toux. La rumination est irrégulière et interrompue.

Un écoulement par la vulve chez la vache, une queue salie et gluante indiquent une parturition récente ou la non-délivrance. Des engorgements œdémateux sous la gorge ou sous la poitrine, chez le bœuf, la vache et le mouton, sont toujours des indices morbides. Des taches rouges ou violacées chez le porc, des grognements plaintifs, indiquent des maladies fébriles.

§ 5. — *Caractères généraux de l'animal abattu.*

Tout animal qui ne présenterait pas la rigidité cadavérique, douze heures, au maximum, après l'abatage, doit être refusé.

Animal sacrifié en bonne santé. — Lorsque l'animal a été sacrifié en bonne santé et sans précipitation, lorsqu'il a été préparé avec soin, l'aspect général est séduisant. On ne constate extérieurement ni taches sanguines, ni arborisations vasculaires, ni infiltrations.

L'humidité naturelle de la viande, manifeste avant son refroidissement, diminue assez rapidement par l'évaporation.

Les muscles peauciers sont d'un rouge vif, plus pâles si les animaux sont jeunes.

Le tissu musculaire est de teinte uniforme pour les mêmes groupes de muscles ; il est ferme, d'un beau rouge et exempt de sérosités.

L'incision faite dans les muscles de l'animal récemment abattu donne une coloration rouge violacée qui, au contact de l'air, après refroidissement, passe rapidement au rouge vif.

Le jus qui s'écoule est d'un beau rouge et présente une réaction légèrement acide.

Le tissu cellulaire, très blanc, est sans infiltrations. La graisse de couverture, de même que celle qui entoure les rognons et celle qui tapisse l'intérieur du bassin, est ferme, de couleur blanc rose ou légèrement jaunâtre, suivant les races.

C'est dans le bassin et dans les interstices des apophyses épineuses des vertèbres dorsales que l'on peut le mieux apprécier l'état de consistance de la graisse, qui doit être ferme à la fois et onctueuse au toucher.

La section de la colonne vertébrale est nette, d'un rouge vif ou rosé, sans tache de sang ni infiltrations. Les séreuses, plèvres et péritoine sont transparents et laissent apercevoir les muscles sous-jacents ; leur examen attentif, aussi bien que celui des viscères, doit toujours précéder celui de la viande. Si les viscères sont sains, il en sera presque toujours de même pour la viande ; si l'on y remarque au contraire des lésions plus ou moins étendues, la viande présentera, le plus souvent, elle aussi, des avaries susceptibles de la rendre inacceptable ou même dangereuse.

Les ouvertures des veines sont exsangues, et la pression exercée sur leur trajet ne fait sortir ni sang ni caillot ; le tissu cellulaire qui les entoure est blanc, sans sugillations.

Chez les animaux adultes, les os sont blanc jaunâtre et leurs épiphyses soudées ; chez les animaux en voie de développement, il sont plus rouges et leurs épiphyses sont encore réunies au corps de l'os par une substance cartilagineuse.

La moelle des os est ferme et compacte au point que le doigt ne peut l'entamer.

Les ganglions lymphatiques sont blanc grisâtre, sans nodosités et sans infiltrations périphériques.

Animal sacrifié en état de maladie — Lorsque l'animal est sacrifié en état de maladie, avec précipitation ou par des gens étrangers à la profession de boucher, et habillé dans de mauvaises conditions d'installation, l'aspect général est peu séduisant. On constate souvent de nombreux signes certains qui ne laissent alors aucun doute sur l'état de maladie. La saignée est parfois irrégulière ; des ecchymoses, des arborisations, des infiltrations, se montrent un peu partout. Le tissu musculaire a une teinte blafarde peu uniforme, d'un brun noirâtre ou d'un gris terne.

La viande, sans fermeté, est gommeuse et collante aux doigts. La section des faisceaux musculaires donne des reflets indécis, ternes, si l'état fébrile s'est prolongé ; les muscles passent rapidement, au contact de l'air, à la couleur saumonée ou de viande cuite. Il est bon, cependant, de ne pas oublier que, par les temps humides, la chair des animaux sains eux-mêmes reste souvent molle et blafarde.

Le suc musculaire est en plus grande abondance ; il coule à terre à la moindre incision ; il est pâle et présente souvent une réaction légèrement alcaline.

Parfois, la viande répand une odeur dite de fièvre, analogue à celle de l'haleine des fébricitants. Cette odeur est plus particulièrement perceptible en incisant les muscles du dessous de l'épaule ou de la face interne de la cuisse. Souvent aussi, la viande accuse l'odeur spéciale des médicaments qui ont été ingérés par l'animal au cours de la maladie : éther, chloroforme, ammoniaque, assa-fœtida, camphre, etc.

Dans l'épaisseur des muscles, on trouve quelquefois des points hémorrhagiques.

Le tissu cellulaire est de couleur sale et infiltrée ; celui qui entoure les gros vaisseaux est injecté.

La graisse est également injectée ; elle est fluide ou pulvérulente et a perdu son caractère onctueux.

Les séreuses sont ternes, sales, livides et comme imbibées ; elles sont parfois recouvertes de tubercules et de fausses membranes.

En pressant sur le trajet des gros vaisseaux, on fait sourdre du sang et même des caillots, ce qui prouve que la bête a été mal saignée et sacrifiée in extremis.

Des ecchymoses, des infiltrations dans le bassin, indiquent toujours un part laborieux qui a entraîné le sacrifice de l'animal.

Les os sont plus rouges qu'à l'état normal et leur moelle est fluide, sans consistance.

La section des vertèbres manque de netteté ; la coupe en est terreuse et presque noire.

Les glanglions lymphatiques sont plus ou moins atteints, volumineux, engorgés, tachés de noir et entourés d'infiltrations séreuses.

§ 6. — *Caractères différentiels des viandes saines.*

Les caractères des viandes saines, tels qu'ils sont indiquées ci-après, doivent permettre de reconnaître, d'une part, la qualité des viandes à admettre (bœuf, vache, veau, mouton et porc), et, d'autre part, la nature des viandes qui, quoique saines, sont à rejeter (cheval, taureau, bélier, bouc, chèvre, verrat).

Bœuf. — La coloration de la viande varie du rouge clair au rouge brun, suivant l'âge, la race et le mode de nourriture. Toutefois, une viande de bonne qualité doit, à la coupe, être d'un rouge franc et laisser suinter un liquide rosé.

La fibre musculaire doit être fine, ferme, parsemée de graisse ou persillée. Le gras de couverture doit être brillant et plus foncé que la graisse interne. La moelle des os doit être ferme et grenue, de couleur analogue à celle de la graisse de l'animal. Les aponévroses sont minces, nacrées et transparentes.

Cheval. — La viande de cheval a une couleur rouge brun plus ou moins foncé, prenant assez promptement, au contact de l'air, une teinte rouillée ou de terre de Sienne. Aux surfaces articulaires, la couleur est rose ou légèrement blanc nacré. Lorsque la viande provient d'animaux étiques, maigres ou consumés par la fièvre ou la maladie, elle a une couleur rouge particulière qui fait dire qu'elle est animée.

La consistance est ferme et même dure chez les sujets adultes, molle et gluante chez les animaux âgés et fatigués ; la fibre musculaire manque de ténacité ; elle est plus friable que celle du bœuf et se dissocie avec une grande facilité. Si l'on malaxe dans la main un morceau de viande fraîche, celle-ci adhère fortement aux doigts et se réduit presque en bouillie.

La coupe est résistante, à grain grossier, léger, aplati, non persillée. La surface de la section révèle une fibre luisante et comme vernissée, oléagineuse ; barbouillée avec du sang frais, la surface de la section prend rapidement et d'une manière accentuée la teinte rouillée ou de terre de Sienne ; si l'on place du papier buvard sur les parties nouvellement incisées, il est maculé de nombreuses taches huileuses, ce qui ne se produit pas avec la viande de bœuf.

L'odeur, peu sensible chez les sujets en bon état, rappelle celle de palefrenier ou d'écurie chez les chevaux maigres ou fatigués ; on rend l'odeur plus sensible en mettant la viande hachée dans une éprouvette, en versant dessus de l'acide sulfurique concentré, et en agitant avec une baguette.

La graisse de couverture fait ordinairement défaut et est remplacée par le nacré des enveloppes aponévrotiques. La graisse intérieure est le plus ordinairement jaunâtre, huileuse, souvent d'aspect muqueux, colloïde et d'odeur *sui generis.*

Les fibres musculaires sont longues, larges et réunies par un tissu cellulaire condensé ; elles donnent un grain moins grossier à la vue et présentent au toucher une certaine élasticité.

Les os du cheval sont moins épais que ceux du bœuf. A la cuisson, qui est très lente, la viande donne un bouillon pâle ; elle devient ferme, compacte et diminue beaucoup de volume.

Ces caractères s'appliquent, d'une manière générale, à la viande de mulet et à celle de l'âne. La chair de ce dernier se rapproche plus de celle du veau ou du porc que de celle du bœuf.

Vache. — La viande de vache, à qualité égale, ne diffère de celle du bœuf que par un développement moindre des muscles. La fibre musculaire est plus fine, la tranche moins épaisse ; la graisse des rognons est moins onctueuse et se pulvérise légèrement sous les doigts.

La vache ne se caractérise sûrement que si l'on peut trouver l'emplacement des mamelles. Chez les bêtes qui n'ont pas encore porté, ces organes restent sur l'animal et y forment un gras fin et soyeux sur lequel les bouchers font parfois des incisions quadrillées, qui ne peuvent d'ailleurs tromper qu'un œil fort peu expérimenté. Si les mamelles, au contraire, sont gorgées de lait, on les enlève et leur ablation se traduit par une cavité appréciable.

Taureau. — Les formes du taureau sont plus épaisses et plus massives. L'aspect nacré gris bleuâtre des aponévroses est plus prononcé. La coupe donne une tranche rugueuse, d'un rouge bleu clair. La graisse est sèche, d'un blanc mat ou légèrement rosé et disposée par îlots. La viande dégage une odeur *sui generis.*

Le taureau au repos depuis quelque temps et bien nourri peut acquérir une couche de graisse de couverture qui lui donne l'apparence d'un bœuf de première qualité.

Le volume du corps caverneux du pénis est double de celui du bœuf, ses muscles ischio-caverneux ont acquis un grand développement.

Le trajet inguinal renferme un moignon de cordon dont le volume permet de reconnaître si l'animal a subi une castration tardive.

Veau. — La viande de veau n'a pas de couleur bien déterminée, celle-ci variant avec le mode de nourriture suivi. Les veaux nourris au lait et aux œufs ont une chair naturellement plus blanche ; ceux nourris avec des farineux ou des racines ont une chair présentant une coloration rouge plus ou moins foncée.

Mouton. — La viande de mouton est d'un rouge légèrement brunâtre. La graisse est blanche, répandue en couverture et autour des rognons ; elle ne filtre jamais dans l'épaisseur des muscles.

Le peaucier est ordinairement très développé et se dessine sur le dos en lignes ou zébrures.

Le mouton se distingue facilement de la brebis par l'inspection du scrotum. Chez le mâle, on constate la présence soit des testicules atrophiés, soit d'un amas lobulé de graisse. Chez la femelle cette graisse est lisse et non lobulée.

La chair du bélier se reconnaît facilement à la forte odeur toute particulière qu'elle dégage.

Chèvre. — La chèvre porte sa graisse à l'intérieur, agglomérée autour des rognons.

La conformation diffère essentiellement de celle du mouton. Elle a les jambes postérieures plus longues, les extrémités plus déliées, le gigot plus droit. La poitrine est haute, le thorax aplati dans le sens latéral. Les apophyses des vertèbres dorsales sont saillantes ; le cou est long et frêle.

Le peaucier est d'une intensité de couleur remarquable.

Les muscles sont très rouges.

Certains moutons d'Algérie ont une conformation se rapprochant beaucoup de celle de la chèvre ; le seul moyen de n'être pas trompé est d'exiger que les pieds restent adhérents aux membres.

Porc. — La viande de porc a une couleur rose se rapprochant beaucoup de celle du veau ; néanmoins, elle revêt divers tons selon les régions examinées, certaines d'entre elles étant naturellement décolorées.

Le tissu musculaire du porc est d'un grain plus serré que celui du veau ; la section en est sèche.

Sur de faibles morceaux de muscles, on reconnaîtra le porc à la grande friabilité de ses fibres ; celles du veau sont plus résistantes.

La chair de la truie est brune et flasque ; sa graisse est peu consistante, surtout après une mise-bas récente.

La chair du verrat est d'un brun violacé ; elle exhale, surtout si l'animal a été tué à un certain âge, une odeur puante qui se répand au loin.

§ 7. — *Caractères généraux et différentiels des viandes malsaines.*

Caractères généraux. — Toutes les maladies qui sont accompagnées d'une fièvre intense et qui ont dans l'organisme un retentissement suffisant pour y produire des altérations plus ou moins sensibles, doivent être considérées comme une cause de rejet de la viande.

La viande des animaux abattus en cours de péripneumonie n'est pas considérée comme insalubre ; elle pourra être consommée si l'animal n'est pas trop maigre et si sa chair ne reste pas trop molle et comme gélatineuse après refroidissement.

La bronchite vermineuse, les échinocoques du poumon, l'actinomycose, l'adénie et la leucémie, n'entraînent le rejet que si l'animal est en mauvais état général.

Il peut exister dans les poumons ou dans le foie certaines lésions qui, quoique présentant une réelle importance, n'ont pas eu pour effet d'altérer la viande ; celle-ci par suite ne sera pas rejetée.

La présence de quelques tubercules dans les poumons, de séquestres plus ou moins volumineux, ne doit pas être une cause absolue du rejet de la viande.

Les pétatites suivies d'ictères, l'ascite accompagnée de maigreur ou d'infiltration, la cachexie aqueuse, l'anémie et l'hématurie entraînent le plus souvent le rejet de la viande. La rupture de la vessie l'entraîne toujours, ainsi que l'asphyxie, la métrite, les affections septiques, charbonneuses ou gangréneuses.

Les viandes malsaines et qui comme telles doivent être absolument rejetées de la consommation ont été groupées en six classes par M. Villain, inspecteur du service des viandes à Paris :

1° *Viandes gélatineuses.* — Outre les viandes qui restent molles après refroidissement par suite de l'état de maladie du sujet, on comprend sous cette dénomination les viandes provenant d'animaux trop jeunes.

Les tissus sont alors flasques et comme gélatineux. La graisse, peu abondante, est grisâtre et même bistrée, grenue et nullement onctueuse. Les rognons sont foncés en couleur d'un brun verdâtre ou violacé. Les articulations sont volumineuses ; les cartilages des côtes sternales mous et flexibles. La moelle des os est sans consistance, boueuse et d'un rouge intense ; leurs épiphyses sont sans adhérence.

2° *Viandes maigres.* — La maigreur peut être pathologique ou physiologique.

Dans le premier cas, le rejet est surtout prononcé à cause de la maladie même dont la maigreur n'est qu'une conséquence.

Dans le second cas, il n'y a lieu à rejeter que si la maigreur est très prononcée et diminue le rendement en viande d'une façon assez notable pour que le poids des os atteigne 35 à 40 p. 100 du poids total.

3° *Viandes fiévreuses et médicamentées.* — Le tissu musculaire des viandes fiévreuses est décoloré, d'un gris terne ; le jus augmenté est fluide et coule à terre à la moindre incision.

Le tissu cellulaire présente un fin réseau de capillaires gorgés de sang et d'infiltrations séro-sanguinolentes.

Les ganglions, la graisse de couverture et la graisse intérieure sont injectés par places.

Les séreuses (plèvres et péritoine) sont imbibées et livides.

La viande répand une odeur caractéristique qu'il faut bien se garder, d'ailleurs, de confondre avec l'odeur particulière de la chair pantelante, dite odeur de chaud.

Les viandes asphyxiques, apoplectiques ou météoriques, ont une coloration rouge brun ; le tissu cellulaire est vascularisé, la section des os spongieux, du rachis notamment, est noirâtre ; les séreuses sont ternes, marbrées d'ecchymoses, les vaisseaux sont gorgés d'un sang noir rougissant à l'air.

Chez le porc asphyxique, les plèvres et les reins sont violacés ; le lard est d'un rouge sombre et piqué ; la viande, qui a perdu son éclat, a une teinte très foncée et présente des marbrures.

La viande des animaux météoriques est colorée, ferme et répand parfois une odeur excrémentitielle.

Les viandes urineuses, aussi bien que celles répandant une odeur médicamenteuse quelconque, doivent être rejetées avec le plus grand soin. L'odeur dite de *relent*, premier signe de la putréfaction, doit également entraîner le rejet.

4° *Viandes virulentes.* — Ces viandes présentent au plus haut point les caractères des viandes fiévreuses, sauf dans la majorité des cas de tuberculose.

Les viandes provenant d'animaux tuberculeux ne sont expressément exclues de la consommation que dans les cas suivants :

1° Si les lésions sont généralisées, c'est-à-dire non localisées dans les organes viscéraux et leurs ganglions lymphatiques ;

2° Si les lésions, bien que localisées, ont envahi la plus grande partie d'un viscère ou se traduisent par une éruption sur les parois de la poitrine ou de la cavité abdominable.

Toutefois, on devra se montrer extrêmement prudent avant d'accepter comme propre à la consommation la viande provenant d'un animal reconnu tuberculeux à un degré moins avancé.

Les viandes charbonneuses dégagent une légère odeur ammoniacale ; la graisse est injectée ; les interstices musculaires présentent des taches noirâtres ; il y a des suffusions sanguines, des ecchymoses, de la congestion et de l'hypertrophie des ganglions. Les muscles, un peu mous, sont brun rougé pâle, parfois un peu jaunâtres, à l'aspect lavé. Le sang, noirâtre, poisseux, reste livide dans les vaisseaux, tache les doigts en brun rouge et garde à l'air sa teinte foncée.

Les viandes d'animaux atteints de charbon symptomatique dégagent une odeur de beurre rance ; leur tissu offre l'aspect de la viande bouillie et l'on y rencontre parfois des tumeurs caractéristiques.

Le rouget, maladie spéciale au porc, se reconnaît à des plaques rougeâtres sur la peau.

La peau, le lard, le tissu cellulaire se montrent teintés en rouge vif ; les ganglions lymphatiques sont noirs ; le reste des lésions rappelle les viandes asphyxiques.

5° *Viandes parasitaires.* — Parmi les viandes parasitaires, ne sont rigoureusement refusées que celles provenant d'animaux atteints de ladrerie ou de trichinose.

La ladrerie du porc se manifeste principalement par la présence, sous la muqueuse linguale, de vésicules. Ces vésicules peuvent se trouver également dans les muscles du cou, du sternum et des côtes, dans le diaphragme, dans le cœur et surtout sur l'intestin. Le tissu musculaire donne à la coupe un aspect caractéristique.

Le bœuf peut être atteint de ladrerie. Les cysticerques se rencontrent, comme chez le porc, dans le voisinage de la langue. On les retrouve fréquemment aussi dans le larynx, le masseter, le cœur, le diaphragme, les lombes, les cuisses et les épaules où ils s'enkystent rapidement.

La trichinose du porc peut envahir tous les muscles. Mais elle se présente le plus souvent sous forme de kystes larvaires dans le lard, le diaphragme, les filets, le larynx et la muqueuse intestinale.

6° *Viandes putréfiées et phosphorescentes.* — Les caractères différentiels des viandes putréfiées sont assez manifestes et l'odeur qu'elles dégagent est assez désagréable pour qu'il soit inutile d'insister.

Quelques altérations de même nature, auxquelles il convient de rattacher les viandes phosphorescentes, sont cependant assez peu apparentes quelquefois pour qu'il soit nécessaire d'appeler l'attention sur elles, attendu qu'elles sont tout aussi dangereuses.

La viande se décolore, ternit, devient brunâtre et se recouvre ensuite d'une couche grisâtre à odeur fade de relent.

Dans le cas de traumatisme, les morceaux de viande provenant des parties lésées doivent être éliminées.

Pendant les fortes chaleurs de l'été, les viandes sont rapidement altérées par les œufs que les mouches viennent y déposer. Ces viandes doivent être écartées. »

Les médecins-majors Darde et Viger (1) ont insisté avec raison sur la nécessité de procéder à des visites inopinées dans les boucheries, pour y rechercher la viande qui y aurait été introduite sans passer par l'abattoir municipal. « On sait », disent-ils, « que l'assurance sur les bestiaux est devenue une pratique courante dans les campagnes, surtout dans les pays d'élevage : par une redevance peu élevée, le propriétaire se met à l'abri des pertes lourdes qu'une épizootie ou des affections isolées pour-

---

(1) E.-F. DARDE et VIGER, *Des intoxications par la viande de veau* (*Arch. de méd. et de pharm. milit.*, t. XXV, 1895, p. 433).

raient causer, et c'est fort légitime. Mais certains agents peu scrupuleux ne se bornent pas à rembourser au propriétaire la valeur de l'animal malade ; cet animal, devenu leur propriété et digne seulement d'être envoyé à un atelier d'équarrissage, sera souvent présenté à un boucher que l'appât d'un gain sérieux attire. Ce dernier achètera l'animal pour un faible prix, sous la réserve qu'il ne sera pas refusé à l'abattoir.

Si l'acceptation paraît douteuse, il est encore bien plus simple de s'en passer : on sacrifie la bête à la campagne, on rejette les régions anatomiques suspectes, on pare les morceaux, on paye la taxe à l'octroi et... la viande est consommée ! Nous n'inventons rien, car des faits de cette nature ont pu être dévoilés publiquement, à l'audience du tribunal d'Abbeville, en 1894, et être confirmés par *une enquête de la gendarmerie*.

Si de tels faits prouvent que l'inspection des viandes à l'abattoir doit être très sévère, surtout quand il s'agit de viandes d'animaux abattus à la campagne, ils démontrent aussi la nécessité de compléter cette inspection par des visites inopinées dans les boucheries ».

Ils font remarquer en outre la nécessité de choisir les vétérinaires civils, experts des municipalités, parmi les plus instruits, et de leur assurer une rétribution convenable pour qu'ils consacrent à leurs examens quotidiens un temps suffisant ; il importe en outre de bien définir leur responsabilité et d'entourer de garanties toute contre-expertise qui serait demandée.

Page 237. — *Intoxication par la viande.* — Le 24 juin 1894, on distribua à trois compagnies du 72e, à Abbeville, à l'occasion de la fête du régiment, un petit banquet composé d'un ragoût de mouton, auquel on fit honneur, et d'un rôti de veau. Dans la soirée et les jours suivants, tous les hommes moins 20 (dont 8 n'avaient pas touché au rôti), furent malades à des degrés divers : on compta 7 cas graves qui amenèrent 2 décès.

L'enquête démontra que les accidents étaient dus à l'absorption de viande de veau mort-né et malade. Le boucher qui avait livré cette viande fut cité en justice et condamné au maximum de la peine qu'il avait encourue ainsi qu'à des dommages et intérêts.

Les faits dont il a été témoin ont engagé le médecin-major E.-F. Darde à étudier, en collaboration avec le médecin-major Viger, les observations analogues, et dans le travail déjà cité, ces deux médecins militaires arrivent à admettre que les intoxications dues à l'absorption de viandes proviennent : 1° soit « de la viande d'un animal conservée dans des conditions fâcheuses de local et de température, consommée plusieurs jours après l'abat ; cas très rares constatés une fois sur huit ; 2° soit de la viande d'animaux malades ou athrepsiques, consommée plusieurs jours après l'abat ; dans l'immense majorité des cas, sept fois sur huit, les choses se sont ainsi passées ».

Les intoxications causées par la viande de veau sont, du reste, d'après

Darde et Viger, assez fréquentes, mais difficiles à dévoiler en dehors du groupe militaire.

Cette question de l'intoxication par la viande de veau a été portée à l'Académie de médecine par le médecin-inspecteur Vallin (1) et discutée dans les séances du 28 mai et du 4 juin 1895. Dans cette dernière séance, l'Académie a émis le vœu suivant : « Toute viande destinée à l'alimentation publique ne peut être mise en vente et colportée que pourvue d'une estampille prouvant qu'elle a été reconnue saine par un inspecteur compétent ; l'inspection doit être faite partout, dans les villages comme dans les villes ; on peut l'organiser aisément et à peu de frais, sur des bases analogues à celles qui sont adoptées en Belgique ».

Page 239. — *Intoxication par la chair de grenouilles.* — A côté des intoxications par la viande de boucherie, il convient de noter l'observation recueillie en 1869 par le médecin-major Meynier qui constata, chez des hommes du 2e zouaves, des accidents attribuables à l'absorption de chair de grenouilles nourries d'insectes vésicants, d'un genre voisin des *cantharis,* variété de *mylabus* qui était la cantharide des Grecs. D'après le médecin principal Vézien, cette intoxication ne serait pas rare en Algérie et a été vue par le médecin-inspecteur Dieu.

Page 256. — *Sucre cristallisé.* — Une décision ministérielle du 12 mars 1894 a substitué le sucre cristallisé au sucre raffiné, dans tous les approvisionnements de réserve. On pensa tout d'abord pouvoir le conserver dans des sacs, mais, dès décembre 1894, il fut prescrit de placer les sacs dans des caisses à biscuit.

Page 261. — *Pain de guerre.* — Ligne 19. — Au lieu de *pain de troupe,* lisez : *pain de soupe.*

Une note ministérielle du 25 novembre 1894 fait connaître qu'à l'avenir l'expression *pain de guerre* devra être substituée à celle de *biscuit* dans tous les documents où figure cette dernière dénomination.

On serait arrivé en effet, d'après la *Revue du Cercle Militaire* du 30 décembre 1894, à fabriquer un pain avec levain, comprimé, mais se conservant tendre, pouvant tremper dans la soupe, possédant les qualités de conservation du biscuit sans en présenter la dureté et le manque de sapidité.

Page 264. — *Ligne 28.* — Au lieu de Merry Delabost a *préparé,* lisez : a *expérimenté.*

Page 267. — *Fabrication des conserves de viande en France.* — Dans la séance de la *Chambre des députés* du 8 mars 1895, le général

____

(1) Vallin, *Les intoxications alimentaires par la viande de veau (Revue d'hygiène et de police sanitaire,* t. XVII, 1895, p. 473).

Zurlinden, ministre de la guerre, a été amené à faire connaître qu'en temps de paix nous avons besoin de 47.000 quintaux de conserves de viande par an et qu'en temps de guerre les besoins sont de 1.200 quintaux par jour. L'outillage existant en France dans l'industrie privée, assurerait largement la production nécessaire, aussi les industriels qui désirent fabriquer, sous la surveillance de l'État, ont ils été admis à prendre connaissance, à l'usine de Billancourt, du procédé qu'ils auraient à mettre en pratique. Le gouvernement se propose de réserver, en 1896, à la fabrication française, 17.648 quintaux de conserves, en attendant que les crédits alloués par le Parlement soient suffisants pour qu'on puisse donner exclusivement à des établissements français la fourniture de cette denrée.

Les principales dispositions du cahier des charges sont les suivantes : Le service consiste à livrer, dans l'un des établissements militaires choisis, des conserves de viande fabriquées en France avec du bétail indigène. Les centres d'adjudication sont : Bordeaux, Limoges, Lyon, Nantes, Paris et Toulouse ; la fabrication doit commencer au mois de décembre 1895.

Les conserves devront être préparées selon le procédé Appert et stérilisées à l'autoclave ; cette dernière condition est de rigueur.

La fourniture est divisée en lots de 25 quintaux métriques ou 2.500 boîtes du poids net d'un kilogramme. Nul ne peut être adjudicataire de moins d'un lot ni de plus de huit. Le fournisseur est responsable de la conservation pendant vingt-quatre mois ; les boîtes avariées durant ce délai sont remboursées par lui au prix de son marché, augmenté des droits d'octroi, s'il y a lieu.

Les conserves seront renfermées dans des boîtes en fer-blanc neuf, étamé à l'étain fin de première qualité, ne contenant pas plus de 4 millièmes de plomb ; ces boîtes sont de trois modèles différents.

L'administration se conserve le droit de surveiller la fabrication ; à cet effet, les fonctionnaires de l'intendance, les officiers, médecins et vétérinaires ont, de jour et de nuit, libre accès dans toutes les parties de l'établissement du fabricant. Elle se réserve également le droit de faire appliquer, pour la vérification et le marquage de la viande sur pied, ou abattue, les dispositions de contrôle actuellement en vigueur.

Page 272. — *Etamage et soudure des boîtes de conserves.* — Le Comité consultatif d'hygiène de France a constaté la possibilité d'avoir dans le commerce des étains presque purs, puisque celui des boîtes du Canada contiennent à peine 1 de plomb par 1.000 d'étain et a acquis la certitude que des soudures sont possibles avec cet étain ; aussi a-t-il adressé au Préfet de la Seine les conclusions suivantes :

1° On doit entendre par les mots *étain fin* celui qui contient au moins 997 millièmes d'étain pur, les trois derniers millièmes pouvant être constitués par diverses impuretés ;

2° Le fer blanc employé à la confection des boîtes de conserves alimentaires doit être étamé à l'étain fin ;

3° On doit entendre par *soudure intérieure* celle qui, de quelque façon qu'elle ait été pratiquée, ne met en aucun point cette soudure en contact avec les matières alimentaires contenues dans les boîtes ;

4° Toute soudure qui n'est pas extérieure, c'est-à-dire qui par ses bords, ses bavures, les gouttes qu'elle laisse pénétrer à l'intérieur des boîtes, arrive au contact des aliments conservés, doit être faite avec de l'étain ne contenant jamais au delà de 1 sur 1.000 de plomb.

Page 272. — *Viande conservée par l'addition de sulfites.* — Il résulte d'un rapport du Dr Riche au Conseil d'hygiène et de salubrité de la Seine que, dans le commerce, on emploie fréquemment deux produits pour la conservation de la viande et des denrées alimentaires.

L'un, désigné sous le nom de *liquide conservateur*, est d'une densité de 1.095 et renferme, par litre, 99,20 d'acide sulfureux uni à de la chaux. C'est un bisulfite calcique. Le second, appelé *poudre conservatrice*, contient 32 p. 100 d'acide sulfureux à l'état de bisulfite de soude mélangé de sel marin.

Les viandes traitées par ces préparations renferment du sulfate de soude ou de chaux, et il n'est pas impossible, aujourd'hui que l'acide sulfurique industriel est fabriqué avec des pyrites arsénicales, que les sulfites et les sulfates obtenus par la réaction ne retiennent des traces de composés arsénicaux. En conséquence, l'addition des sulfites aux viandes fraîches ne peut avoir qu'une action fâcheuse sur leur nature. (*Union médicale* du 20 février 1894).

Page 279. — *Transport de la viande conservée par le froid.* — Pendant les prochaines grandes manœuvres, des expériences doivent être continuées sur la conservation et le transport des viandes réfrigérées d'une façon particulière pour être consommées après un temps de conservation relativement court.

Page 285. — *Cantines et mess.* — Dans un certain nombre de corps de troupe, nos sous-officiers vivent aujourd'hui en mess, géré soit par un industriel, soit par les sous-officiers eux-mêmes ; cette expérience a généralement bien réussi : outre que les intéressés améliorent ainsi leur pension, ils y gagnent en dignité et, grâce à la bienveillance du commandement, ont à leur disposition des locaux bien aménagés où ils rencontrent, à côté de la salle à manger, une salle de café et une bibliothèque (V. p. 307 et 495).

Page 286. — *Alimentation en campagne.* — Voir le *décret du 28 mai 1895 portant règlement sur le service des armées en campagne,* titre VIII, articles 95 à 103.

Page 304. — *Appareils culinaires.* — Le ministre de la Guerre a prescrit le 5 mars 1895 l'ouverture d'un concours d'appareils culinaires à la date du 30 avril. Le concours a du s'étendre à trois séries d'appareils : 1° appareils complets permettant la préparation des repas variés, soupes, légumes, rôti, café, pour un effectif de 500 hommes, chaque compagnie disposant de récipients distincts ; 2° appareils destinés exclusivement à la préparation de rôtis pour un effectif de 500 hommes, chaque compagnie disposant de récipients distincts ; 3° appareils complets permettant la préparation de repas variés pour un effectif de 50 hommes.

En attendant le résultat de ce concours, le nombre des fours à rôtir s'est multiplié dans les cuisines de nos quartiers. Des appareils fréquemment employés au 2ᵉ corps sont les fours Chauvé ou Rolland, de forme circulaire, en fonte, qui se chauffent facilement et qui offrent une sole mobile qui se meut à l'aide d'une manivelle, de façon à présenter les différents points de sa circonférence à l'orifice de l'appareil pour permettre d'entrer et de sortir facilement les morceaux de viande.

Page 306. — *Étamage.* — Il est toléré, dans les bains d'étamage, 5 p. 100 de cuivre et 0,5 de plomb (*Formulaire des hôpitaux militaires*, p. 362).

Page 306. — *Vaisselle.* — La vaisselle la plus fréquemment employée dans les quartiers est en faïence épaisse ou en fer battu émaillé. — Pour transporter les aliments de la cuisine sur les tables, on fait usage de récipients, plats et soupières, de même composition, ou de marmites particulières. Celles-ci, analogues à la marmite de campement, sont constituées par un vase en fer battu qui reçoit les légumes, surmonté d'un autre vase formant couvercle où l'on place la viande, et pourvu lui-même d'un couvercle : ce système conserve bien la chaleur des aliments.

La gamelle individuelle réglementaire est quelquefois remplacée, pour les hommes de garde, par une gamelle garnie de feutre sur sa face externe, ce qui retarde notablement le refroidissement de son contenu.

Page 343. — *Choix d'une eau en pays inconnu.* — Max Gruber (1), de Vienne, fait remarquer le danger que peuvent présenter les eaux de source en pénétrant à travers les couches superficielles de terrain, toujours riches en germes et conseille de capter les sources à 3ᵐ ou 4ᵐ de profondeur. Le sol est un excellent filtre à condition qu'il ne soit pas pollué lui-même et les circonstances locales ont toujours, pour le choix d'une eau de boisson, une importance très grande, aussi bien que le mode de captation de l'eau et la construction des fontaines.

Page 344. — *Désinfection des puits.* — Dans un travail sur cette

(1) Max GRUBER, *Die Grundlagen der hygienischen Beurtheilung des Wassers* (*Deutsche Vierteljahrsbericht für öff. Gesundheitspflege*, 1893, p. 415-431.

question, le professeur Hankin (1), tout en reconnaissant les services que peut rendre la chaux, lui reproche de n'être utilisable que lorsqu'elle est fraîche et note l'inconvénient qu'elle présente de tuer les grenouilles, dont les cadavres deviennent une source d'infection, tandis que les grenouilles vivantes (ces animaux sont nombreux dans les puits indiens) agissent comme épurateurs des eaux. Comme procédé général, l'auteur préfère le permanganate de potasse.

Page 347. — *Transport de l'eau potable.* — Le ministre de la Guerre a adopté pour le service de nos colonies la voiture Lefebvre qui déjà a fait ses preuves dans le Haut-Sénégal, au Tonkin, au Soudan et au Dahomey. C'est un véhicule métallique, bas, assez léger pour être traîné par un âne; il est muni de deux roues larges; les organes rigides sont formés de tubes d'acier étirés et sans soudure. On a admis trois types de ces voitures : *la voiture étanche et démontable à couvercle; la voiture étanche et démontable à ridelles; le réservoir ambulant.*

Le réservoir ambulant et démontable est destiné au transport de l'eau potable. Il offre une capacité de 700^{lit} et est constitué par deux caisses en tôle d'acier de 0^{m},002 et de 0^{m},0015 d'épaisseur, séparées par un corps mauvais conducteur de la chaleur, afin d'assurer la fraîcheur de l'eau. Ces caisses pourraient être construites en aluminium. L'appareil est muni d'une pompe utilisable soit pour le remplir si l'on ne fait pas usage de seaux, soit pour donner des douches, quand on le désire.

Page 348. — *Boissons hygiéniques.* — L'instruction ministérielle du 30 mars 1895 conseille de faire préparer l'hiver, dans chaque unité administrative, en quantité suffisante, une boisson chaude (thé ou café léger) que les hommes prendront dans les chambres, au retour de l'exercice, pour se réchauffer et se réconforter.

Page 350. — *Purification de l'eau par le permanganate de chaux.* Dans une communication à l'Académie des sciences, Friedel a exposé, le 23 mars 1895, les avantages de l'épuration de l'eau par le permanganate de chaux, tel que l'emploient Th. Girard et Bordas.

Le permanganate de chaux se décompose à froid, au contact des matières organiques et des microorganismes, en oxygène, oxyde de manganèse et chaux. Pour rendre l'action de l'oxygène encore plus active et enlever l'excès du permanganate qu'on est obligé d'ajouter afin de brûler complètement les matières organiques contenues dans l'eau, on fait passer l'eau additionnée de permanganate de chaux sur du bioxyde de manganèse : il se produit dans ces conditions une certaine quantité

---

(1) HANKIN, *Desinfection of Wels;* — Congrès médical des Indes (*Britisch med. Journal,* 9 février 1895 ; — d'après CATRIN (*Revue d'hygiène et de police sanitaire,* t. XVII, 1895, p. 543).

d'oxygène à l'état naissant qui contribue à brûler les matières organiques et fait disparaître l'excès de permanganate.

Il reste dans l'appareil des oxydes inférieurs qui ne tardent pas à se réoxyder et qui fournissent ainsi à nouveau une certaine quantité de bioxyde de manganèse. L'eau épurée contient de faibles quantités de chaux à l'état de bicarbonate et des traces d'eau oxygénée.

D'après les auteurs, il suffit de vingt milligrammes de permanganate de chaux par litre d'eau de Seine, puisée au pont d'Austerlitz, pour la rendre stérile et la priver à peu près complètement de matières organiques. Il faudrait donc employer, disent-ils, 20^{gr} de permanganate de chaux pour 1^{m3} d'eau de Seine afin de rendre cette eau aussi parfaite que la meilleure eau de source.

Page 350. — *Purification de l'eau par l'alun.* — Werner (1) admet comme démontrée la proposition de Babès que $0^{gr},10$ à $0^{gr},25$ d'alun par litre d'une eau contenant 1.200 bactéries par centimètre cube, suffisent à la rendre potable sans danger. Mais en ajoutant par litre, outre l'alun, $0^{gr},10$ de carbonate de soude, il rend la purification plus rapide (12 à 15 heures). Après le repos, cette eau serait très pure et d'une saveur excellente. Les bactéries ne sont pas tuées mais entraînées au fond avec le dépôt. Des expériences ont été faites par l'auteur à Varsovie avec l'eau de la Vistule. Cette eau, qui contient 3.000 bactéries par centimètre cube, n'en renferme plus que 16 après l'action de l'alun et de la soude. Le prix de cette purification n'atteindrait pas six centimes par 1.000 litres. Il y a une grande analogie entre ces expériences et les recherches de Burlureaux (Voyez p. 348).

Page 353. — *Filtres dégrossisseurs.* — Il importe que le sable ou les autres substances destinées à agir comme filtres dégrossisseurs soient entretenus avec soin et de veiller à leur fréquent nettoyage, surtout lorsque l'eau qui a passé par ces filtres est distribuée sans passer ultérieurement par des filtres en porcelaine. Il a été établi que l'épidémie de choléra qui a sévi en 1894 parmi les troupes de Lucknow, est due à l'emploi qu'on a fait, dans les filtres des casernes, de sable contenant des germes cholériques (*Britisch med. Journal* du 26 janvier 1895, p. 230).

Page 358. — *Nettoyage des filtres Chamberland.* — Pour nettoyer les filtres à l'aide du permanganate, on brosse les bougies démontées, on les lave à l'eau froide et on les immerge, le téton en haut, dans un bocal contenant 1^{gr} de permanganate de potasse ou de soude. Au bout d'un quart d'heure on vide la bougie en la renversant, on rince à l'eau pure et l'on visse l'armature. La première eau filtrée est légèrement rosée, mais absolument inoffensive.

(1) S. Broïdo (d'après *Gazetta lekarska*, février 1894) ; — *Revue d'hygiène et de police sanitaire*, t. XVI, 1894, p. 922.

D'après le médecin-inspecteur Vallin (1), des expériences faites au Val-de-Grâce par les médecins principaux A. Laveran et Vaillard, prouvent que si l'on se borne à introduire la solution entre la garniture métallique et la bougie, on ne stérilise cette dernière, après un quart d'heure de contact, qu'à la condition de faire usage d'une solution d'un titre beaucoup plus élevé; soit 1^{gr} de permanganate pour 150^{gr} d'eau ; la solution au sublimé est presque toujours insuffisante pour empêcher le passage des germes. En employant la solution de permanganate à 1 p. 100, la stérilisation de 100 bougies, renouvelée tous les dix jours, reviendrait au plus à 12^f par an, au prix fort de 3^f le kilogramme de permanganate. Et l'auteur ajoute : « Pour éviter les chances de bris et de fêlure qui sont fréquentes quand on démonte complètement les appareils, il suffirait sans doute de dévisser l'armature de sa jonction avec le robinet ou la rampe d'admission : par l'orifice supérieure devenu libre, on introduirait avec une spatule à grain 0^{gr},75 à 0^{gr},80 de permanganate dans la cavité de l'armature ; les 80^{gr} d'eau qui remplissent cette cavité dissoudraient rapidement le caméléon, et après une ou deux secousses pour agiter le mélange, on revisserait le filtre sur la rampe d'admission. Au bout d'un quart d'heure ou d'une demi-heure, on ouvrirait les robinets et on laisserait couler l'eau jusqu'à ce qu'elle ne fût plus colorée ; on serait assuré de la sorte de stériliser à la fois l'armature et la bougie ; l'opération serait rapide et n'exposerait pas aux ruptures. Il serait bon, tous les trois mois, de faire suivre l'opération d'un nettoyage avec la solution de bisulfite de soude au vingtième ».

Si les expériences faites au Val-de-Grâce ont démontré que le permanganate de potasse au vingtième stérilise les bougies isolées, elles ont donné des résultats moins probants pour ce qui regarde les bougies du nettoyeur André, pour lesquelles il convient d'employer le bisulfite de soude. On fait usage de la solution commerciale de bisulfite à 1.300° qui vaut 25^f les 100 kilogrammes.

Pour les filtres à une bougie il conviendrait, pense le médecin-inspecteur Vallin, « de les dévisser de la rampe d'arrivée de l'eau, de remplir la cavité de l'armature d'une solution de bisulfite de soude au vingtième (0^{m3},50 par litre), de revisser l'appareil et au bout d'une demi-heure de rétablir la pression ; après un quart d'heure d'écoulement, l'eau ne garde plus trace de goût sulfureux et peut être recueillie. Il ne semble pas que les surfaces métalliques puissent être altérées par l'action du sel alcalin. Cette opération qu'il suffirait de faire tous les trois mois, restituerait aux bougies leur débit ; la stérilisation serait obtenue deux fois par mois par la solution de permanganate à 1^{gr} p. 100^{gr}, employée comme nous l'avons dit plus haut, ou par l'ébullition » (*loc. cit.*).

(1) VALLIN, *La régénération par agents chimiques des filtres Chamberland* (*Revue d'hygiène et de police sanitaire*, t. XVI, 1894, p. 946 ; — Voir GUINOCHET, *Les eaux d'alimentation, épuration, filtration, stérilisation*, 1 vol. in-16 de 369 pages. Paris, 1894.

Pour la stérilisation des bougies du nettoyeur André, une instruction ministérielle du 28 juillet 1894 règle ainsi l'usage du bisulfite de soude.

« Lorsque le débit des filtres Chamberland à nettoyeur André a considérablement diminué et que le nettoyage simple n'est plus suffisant pour le faire remonter à un chiffre voisin du débit normal, il y a lieu d'employer le bisulfite de soude en se conformant aux indications suivantes :

1° Nettoyer le filtre par le procédé ordinaire, puis, le filtre étant sous pression, ouvrir le robinet d'admission et faire monter l'eau jusqu'au dessus de l'arête supérieure du regard. Fermer l'admission et laisser ouverte la valve du couvercle ;

2° Verser dans le filtre les quantités suivantes de bisulfite de soude du commerce à la densité moyenne de 1.300 :

Pour un filtre de 50 bougies	....	3ᵏ,750
id.	35 id...............	2 ,500
id.	15 id.	1 ,000
id.	6 id......................	0 ,500
id.	3 id....	0 ,300

Donner un tour complet de manivelle pour bien mélanger avec l'eau contenue dans l'appareil ;

3° Fermer la valve d'introduction et laisser le filtre à lui-même pendant un quart d'heure, laisser perdre l'eau qui filtre ;

4° Rétablir la pression en ouvrant l'admission et faire fonctionner le filtre comme à l'ordinaire, pendant un quart d'heure laisser perdre l'eau qui filtre ;

5° Vider et rincer le filtre, introduire la poudre d'entretien ;

6° Rétablir la pression en ouvrant l'admission et laisser, pendant dix minutes, perdre l'eau qui filtre.

La régénération des filtres par les opérations ci-dessus, sera faite à la diligence et sous la direction du service de santé. Les dépenses relatives à l'achat du bisulfite de soude seront à la charge des corps et imputées au compte des ordinaires ».

L'instruction du 30 mars 1895 complète, par les recommandations qui suivent, les règles afférentes à l'emploi de l'eau de boisson.

« La qualité de l'eau de boisson doit être l'une des préoccupations constantes du commandement et des médecins militaires. Il appartient au commandant d'armes de s'entendre avec la municipalité pour être informé, en temps utile, de toute substitution éventuelle de l'eau de rivière à l'eau de source alimentant habituellement les casernes, afin que l'on puisse préserver les troupes de l'action nuisible de l'eau de rivière non filtrée, eaux reconnues cause de la plupart des épidémies de fièvre typhoïde. Lorsque, dans un casernement, il existe des eaux de provenance et de qualité différentes (eau de source ou de rivière, de puits ou de citerne), des écriteaux portant en gros caractères : « Eau bonne à boire » ou « Défense de boire cette eau », seront apposés sur les prises d'eau des infirmeries, cuisines, cantines, robinets isolés, lavabos, auges, réservoirs, puits, pompes, etc....

Toutes les fois qué, même momentanément, l'arrivée de l'eau de boisson de bonne qualité sera interrompue ou que les filtres ou appareils stérilisateurs ne pourront fonctionner, le médecin chef de service provoquera auprès du chef de corps des mesures en vue de faire prendre dans la ville, pour les besoins de la troupe, l'eau la moins défectueuse, que l'on fera, en outre, bouillir, avant de la distribuer aux hommes dans les réfectoires et dans les chambrées.

A cet effet, le service de santé constituera, au chef-lieu du corps d'armée et dans les hôpitaux régionaux, un dépôt d'appareils (bassines, réservoirs, cuillers, etc.), propres à faire bouillir l'eau, à l'emmagasiner pour la faire rafraîchir et à la distribuer entre les compagnies, escadrons ou batteries. Les percolateurs pourront être utilisés à cet usage.

Lorsqu'on devra faire bouillir l'eau de boisson, il sera alloué une ration de 2^{gr} de thé par homme et par jour. Une réserve de cette substance sera entretenue à l'hôpital militaire destiné à approvisionner les corps de la région.

Dès l'annonce du retrait prochain de l'eau de bonne qualité ou, à défaut de cet avis, dès l'apparition dans la troupe des premiers symptômes paraissant se rattacher à une eau de cette nature, le chef de corps, sur la proposition du médecin chef de service, demandera d'urgence au commandant du corps d'armée l'envoi immédiat des ustensiles destinés à l'ébullition de l'eau et l'allocation d'une ration de thé; sur l'ordre de cet officier général, le directeur du service de santé régional fera parvenir au corps les ustensiles et la quantité de thé présumée nécessaire. En cas d'urgence, le corps achètera lui-même le thé indispensable aux besoins des trois ou quatre premiers jours. La dépense sera remboursée sur les fonds du service de santé. Le combustible sera prélevé par le corps sur sa ration fixe annuelle.

Il sera rendu compte au Ministre (7e direction) de ces dispositions, de l'état sanitaire qui les a précédées, accompagnées ou suivies, et de la dépense qu'elles ont entraînée.

Lorsqu'un puits, une pompe ou une prise d'eau auront été condamnés par ordre supérieur, le balancier sera démonté, le puits sera hermétiquement fermé, le robinet entravé, de telle sorte qu'il soit complètement hors d'usage. Les prises d'eau ainsi condamnées ne seront rouvertes que sur l'ordre du commandant de corps d'armée, ou, par force majeure, en cas d'incendie.

Les médecins militaires sont personnellement responsables de la surveillance et du bon fonctionnement des filtres (1) et des accumulateurs (instructions ministérielles du 22 juillet 1889 et 24 mars 1892); ils surveilleront le

---

(1) NOTA. — On se reportera pour le nettoyage et l'entretien des filtres aux dispositions des instructions des 22 juillet 1889 et 24 mars 1892.

On a constaté quelquefois que, pour éviter que la fêlure ou la cassure d'une bougie ne soit décelée par l'excès de débit, les hommes chargés de l'entretien des filtres limitent l'écoulement en fermant presque complètement le robinet du filtre ou en ne produisant qu'une pression insuffisante dans l'accumulateur

Il faut éviter de garnir de filasse les robinets venant à avoir un jeu trop considérable, l'eau non filtrée pouvant, à travers cette substance, se rendre dans le récipient destiné à recueillir l'eau stérilisée. Il faut remplacer ces robinets et, en attendant, démonter le manchon pour mettre le filtre correspondant hors d'usage.

Il arrive souvent que les pompes des accumulateurs fonctionnent mal; l'huile versée dans

nettoyage et la stérilisation périodique des bougies, proposeront au chef de corps les mesures pour les préserver de la gelée, constitueront une réserve de bougies, de rondelles et écrous de rechange, afin de faire procéder, sans délai, aux réparations nécessaires.

Chaque chambrée disposera d'un double jeu de cruches, l'un se remplissant aux filtres, l'autre à la disposition des hommes. Ces récipients seront munis d'un couvercle pour préserver leur contenu des poussières de la chambre ; on les rincera chaque jour soigneusement avec de l'eau filtrée et chaque semaine avec de l'eau bouillante.

Lorsqu'on sera obligé d'aller chercher de l'eau à une source éloignée ou à une fontaine de la ville, un gradé surveillera le puisage de l'eau.

Le tonneau employé à cet usage devra, autant que possible, être en tôle et non en bois ; il sera nettoyé chaque jour avec soin et même, dans la saison chaude, après chaque voyage. Sans cette précaution, les récipients s'infectent rapidement et souillent l'eau la plus pure. L'adjudant-major de semaine s'assurera de la ponctuelle exécution de cette mesure ».

Page 360. — *Filtre Berkefeld.* — Il résulte des expériences du professeur Severin Jolin, de Stockholm (1), que le rendement de ce filtre va continuellement en décroissant quand on ne le nettoie pas. Avec l'eau de Stockholm qui est assez pure, son débit diminue de moitié après quatre jours, du tiers après huit jours, du vingt-cinquième après quinze jours. Les microorganismes ne sont arrêtés que pendant quatre jours. Si on néglige de le nettoyer et de le stériliser avant de le faire travailler, l'eau qui sort du filtre renferme plus de bactéries que celle qui y entre.

D'autre part, les expériences de G. Sims Woodhead et G. E. Cartwright Wood (*Britisch med. Journal*, n° des 10, 17, 24 novembre, 15 et 29 décembre 1894, d'après Catrin, *Revue d'hygiène et de police sanitaire*, t. XVII, 1895, p. 263) qui ont porté sur les appareils de vingt et un fabricants ont montré que des trois filtres, qui seuls protègent contre les maladies propagées par l'eau : Chamberland, aërifiltre Maillé à la porcelaine d'amiante et Berkefeld, ce dernier faillit à sa tâche bien plus rapidement que les filtres Chamberland et Maillé.

Page 366. — *Filtre Breyer.* — Le 8 mars 1895, l'ingénieur autrichien Breyer a fait, devant un auditoire comprenant de hautes personnalités militaires, une conférence dans laquelle il a décrit une *fontaine portative filtrante* imaginée par lui pour l'armée austro-hongroise. L'élément filtrant est l'amiante disposée comme il est dit plus bas ; l'eau est amenée

---

le cylindre attaque la surface des soupapes en caoutchouc qui deviennent poissantes et adhèrent, par suite, aux parois du corps de pompe. La manœuvre du balancier devient très dure, et comme il faut longtemps pour obtenir la pression nécessaire, il arrive souvent qu'elle n'est pas atteinte et que l'eau des auges et des lavabos vient suppléer à l'insuffisance de l'eau filtrée.

Au moment du dégel, malgré les précautions prises contre la gelée, il faut examiner minutieusement chaque bougie.

dans l'appareil par une pompe démontable : ces deux parties sont portées, pendant la marche, dans deux sacs attachés l'un sur le dos et l'autre sur les reins d'un même soldat. L'appareil complet, sac compris, pèse 8^{kg},800, mais pourra être réduit à 5^{kg}. L'homme porteur du filtre peut en outre être chargé d'un fusil et de deux cartouchières, tout en gardant la complète liberté de ses mouvements. « Cet appareil débite au commencement, et par minute, douze litres d'eau d'une limpidité cristalline ; cette quantité décroît graduellement au cours de la filtration, notamment quand l'eau est très sale. Pour reconstituer le pouvoir filtrant réduit par le dépôt des crasses, on nettoie la surface filtrante avec une brosse ou une éponge, en sorte que pendant une période de dix minutes de fonctionnement, l'appareil fournit en réalité 100^{lit} ou 200 rations d'eau d'une limpidité cristalline, à n'importe quelle aiguade, que ce soit une rivière, un ruisseau ou un marais. L'appareil se monte en deux minutes et il ne faut que trois minutes pour le paqueter de nouveau sur le dos de l'homme chargé de porter ce filtre. Un tel appareil peut en conséquence livrer 200 portions d'eau pendant une halte de quinze à vingt minutes. L'eau filtrée obtenue de cette manière pendant la marche est bien meilleure que celle donnée par le meilleur filtre à sable, mais n'est pas aussi absolument exempte de germes que le produit des grands filtres Breyer. Ce défaut de stérilité absolue est dû, d'une part à la simplicité de manipulations de l'appareil, d'autre part à l'absence de stérilisation à l'eau chaude ou à la vapeur. Dans les campements où les hommes préparent les aliments chauds, on rincera de temps en temps l'appareil avec de l'hypochlorite de soude, en même temps qu'on régénèrera les couches d'amiante, et grâce à ces opérations, on obtiendra, pendant ces arrêts prolongés, de l'eau presque absolument exempte de germes. Je dois insister expressément sur ce point, que l'hypochlorite de soude ne doit jamais être employé pour stériliser l'eau à boire, mais seulement pour laver l'appareil, comme on lave à la soude et au savon les ustensiles de cuisine (1) ».

La Société Blumenfeld et Cie de Vienne (Autriche) a exposé au Champ de Mars (1895) un grand filtre Breyer à l'amiante, destiné à la filtration en grand des eaux d'alimentation des villes.

Les éléments filtrants sont contenus dans une caisse de fonte de 1^m de côté et 1^m,80 de haut. Cette caisse est elle-même composée de caissons qui reçoivent l'eau à filtrer envoyée par une pompe et desquels partent les tuyaux de distribution de l'eau épurée.

Les filtres placés verticalement les uns à côté des autres dans les casiers, au nombre de vingt, représentent une surface filtrante de 20^{m2}. Chacun a la forme d'une large palette de rame de bateau ; il se compose

____

(1) BRÉYER, *La production en grande quantité, de l'eau stérilisée, par le procédé de la filtration à froid*. Paris, 1895, p. 66.

d'une plaque métallique creusée de cannelures et enfermée dans des feuilles de métal percées de trous très nombreux et petits. Le tout est entièrement recouvert de tissu. De l'amiante réduite à l'état de fibrilles et dont on a fait une émulsion est mêlée à l'eau à filtrer, va se déposer en une couche de un dixième de millimètre sur les deux faces des palettes et constitue alors la véritable matière filtrante.

L'appareil est capable de servir 500^{m3} d'eau filtrée pendant vingt-quatre heures. Le nettoyage des palettes se pratique à l'aide de brosses mues mécaniquement, sans qu'il soit besoin de rien démonter. La stérilisation peut se faire par la projection d'un jet de vapeur à 130°.

Des expériences, dont les premières remontent à 1889 et les dernières à 1895, ont établi la rapidité de la filtration de l'appareil Breyer et la parfaite épuration physique de l'eau traitée par ce filtre. Quant à sa valeur comme filtre arrêtant les germes, nous ne saurions nous prononcer d'une façon absolue. Il semble cependant résulter des recherches bactériologiques des professeurs Weichselbaum et Gruber, du Dr Schnirer, du Dr Wichmann à Vienne, du professeur Joseph Fodor et du Dr Cekus Miklos à Budapest, que le filtre Breyer s'oppose plus ou moins complètement, et pendant un temps variable, au passage des microbes.

Page 370. — *Vin de raisins secs*. — Au cours d'une petite épidémie de fièvre typhoïde à Évreux, en janvier 1895, on a constaté la présence du coli bacille dans du vin de raisins secs. Ce vin avait été sans doute préparé à l'aide d'eau souillée.

CHAPITRE VI

Page 379. — *Expériences relatives à l'hygiène des vêtements*. — Rübner et sous ses auspices Schierbeck, dans une série de recherches publiées dans *Arch. f. Hygiene*, t. XVI et XVII, ont étudié plusieurs questions touchant l'hygiène des vêtements. Des expériences sur le pouvoir rayonnant des différentes étoffes ont été faites par Rübner à l'aide d'un tube de Leslie rempli d'eau à une température déterminée et couvert des étoffes mises à l'essai ; les rayons calorifiques étaient mesurés par un appareil thermo-électrique. On est arrivé à cette conclusion générale que le pouvoir rayonnant du vêtement est la propriété la plus importante à considérer dans la pratique et l'auteur démontre expérimentalement le fait que, dans les vêtements secs, la perméabilité à la chaleur est fonction de l'épaisseur de la couche de vêtement qui empêche la déperdition du calorique.

(1) Severin JOLIN, *Linige Untersuchungen über die Leistungfähigkeit der Kieselguhr-filter* (*Zeits. f. Hygiene*, 1893).

Moins un vêtement est perméable à l'air, plus il emmagasine d'acide carbonique : l'industriel doit s'ingénier à obtenir que les vêtements de coton et de lin deviennent perméables à l'air pour leur donner à cet égard les mêmes qualités que possèdent les étoffes de laine. (Schierbeck) (1).

L'air des vêtements contient souvent $0^{gr},098$ p. 100 d'acide carbonique de plus que l'air atmosphérique ambiant et la sécrétion d'acide carbonique par la peau est en raison directe de la température à laquelle celle-ci est soumise. L'expérience montre que le contenu des vêtements en acide carbonique ne doit jamais dépasser $0^{gr},08$ p. 100.

La quantité d'air emmagasinée dans un vêtement a son importance ; elle est en relations avec le rapport entre le volume des pores de l'étoffe et la capacité qu'a cette étoffe pour l'absorption de l'eau (le maximum de l'absorption étant donné quand l'étoffe est complètement plongée dans l'eau, le minimum quand elle a été fortement pressée au sortir du bain). C'est le rapport entre ces deux éléments qui explique ce fait bien connu, que la flanelle, même mouillée, tient chaud : ce qui provient de ce que 87 p. 100 de ses pores renferment encore de l'air (2).

Page 381. — *Faculté des étoffes de recéler les microbes.* — La contagion d'un grand nombre de maladies par les vêtements ou les objets de couchage des malades a démontré depuis longtemps que les matières vestimentaires sont capables d'emmagasiner des germes nocifs. Quelques recherches ont été entreprises récemment sur la facilité plus ou moins grande avec lesquelles certaines étoffes recèlent des microbes. Nikolski (3) a observé que la toile, le calicot et la soie unie se souillent moins que les tissus épais, poreux et velus qui attirent l'humidité et présentent des conditions favorables au séjour prolongé des microbes pathogènes. Ceux-ci persistent sur les étoffes de laine plus longtemps que sur les tissus d'origine végétale. L'aération, l'exposition au soleil, le brossage font diminuer le nombre des bactéries emmagasinées dans les vêtements.

Page 383. — *Casque de l'armée allemande.* — Dans la tenue de campagne, d'après le règlement de 1894, le casque, dans l'armée allemande, est toujours recouvert d'une coiffe de couleur foncée.

Page 384. — *Calotte de la cavalerie française.* — Notre cavalerie est dotée, depuis le 22 juillet 1891, d'une calotte qui affecte à peu près la forme de l'ancien bonnet de police et dont les oreilles peuvent se

---

(1) Voir aussi Lehmann (de Wurtzbourg), *Hygienische Arbeten über Kleidung ;* — Wurzburg, *Münchener mediz. Wochenschrift,* 1893.

(2) Rübner, *Abhänhgigkeit der Wärmedurchgangs durch trockene Kleidungstoffe von der Dicke der Schlicht (Arch. f. Hygiene).*

(3) Nikolski, *Thèse de Saint-Pétersbourg,* analysée par S. Broïdo dans la *Revue d'hygiène et de police sanitaire,* t. XVI, p. 1.006

rabattre. Cette coiffure ne doit être confectionnée pour les hommes qu'après épuisement des approvisionnements de l'ancienne calotte et être portée par les officiers et par les sous-officiers, au lieu du képi, seulement dans les marches, les manœuvres et en campagne.

Page 389. — *Cuirasse dans l'armée allemande.* — La cuirasse n'est plus portée dans l'armée allemande que dans la tenue de parade ou pour le service d'escorte.

Page 392. — Dans notre armée « *le port des tricots, gilets de chasse, caleçons de laine, chemises et gilets de flanelle* est autorisé, surtout pour les hommes habitués à faire usage de ces effets avant leur incorporation. La ceinture de flanelle roulée ou placée double autour du ventre et sur la peau, sans être serrée, est un préservatif excellent contre les coliques, les troubles digestifs et la dysenterie causés par le froid. » (*Instruction ministérielle du 30 mars 1895*).

Page 392. — *Vêtement des soldats japonais.* — D'après le médecin en chef de l'armée japonaise, docteur Ishiguro, les vêtements d'hiver ordinaires des soldats se composent d'une chemise et d'un gilet en flanelle de coton, de chaussettes de coton, d'un pantalon et d'un vêtement en drap de laine, de gants, d'une couverture et d'un foulard.

Aux hommes qui ont fait campagne en Chine, on a fourni un équipement ainsi composé : une chemise de laine, un tricot de laine, des chaussettes de laine, un caleçon de fabrication spéciale fait avec un mélange de papier et de bourre de soie, un pantalon et un habit en drap de laine, une seconde capote avec col fourré, un capuchon en fourrure, des gants de peau et deux couvertures.

Les coolies qui reçoivent une paye dix fois supérieure à celle des soldats et sont tenus par conséquent de s'habiller à leurs frais, ont été également pourvus de vêtements d'hiver.

Au cours de la guerre de 1894-95, les soldats japonais ayant particulièrement souffert du froid aux pieds, il leur a été distribué des bottes fourrées avec des chaussures de paille (*Progrès Militaire* du 13 mars 1895.)

Page 396. — La légende de la figure de droite se rapporte à la figure de gauche et vice versâ.

Page 408. — *Chaussettes du soldat anglais.* — Après plusieurs années d'essais, des chaussettes sans couture viennent d'être données au soldat anglais. Cependant la première adjudication de la fourniture a été réduite de moitié, l'autre moitié pouvant être remplacée par des chaussettes avec couture.

Page 413. — *Ustensiles en aluminium.* — En France, pendant les manœuvres d'armée de 1894, des essais ont été faits avec deux séries d'ustensiles de campement en aluminium. Le campement dit *faible* (gamelle collective pour quatre hommes pesant 385^{gr}, gamelle individuelle pesant 215^{gr}, quart pesant 40^{gr} : soit au total 640^{gr}) n'a pas résisté à l'épreuve. Le campement dit *fort*, pesant au total 875^{gr} (gamelle collective pour quatre hommes 540^{gr} ; gamelle individuelle 285^{gr} ; quart 50^{gr}) n'était pas plus bossué à la fin des manœuvres que le campement en fer battu, dont le poids total pour les éléments similaires est de 1.385^{gr}.

On a expérimenté en outre une gamelle en aluminium dite *gamelle rognon*, à cause de sa forme plate à concavité sur une de ses tranches. Elle contient une cuiller adhérente. Sa hauteur est de 0^m,07, sa capacité de 1^l,25. Elle s'adapte mieux sur le sac que la gamelle ordinaire. La partie concave tournée vers la tête du porteur facilite la position du tireur couché, notamment chez les hommes de petite taille chez lesquels la cartouchière d'arrière, fixée au ceinturon, tend à rejeter le havresac sur la tête lorsqu'ils s'étendent sur le ventre.

Il a été démontré que l'aluminium s'oxyde moins facilement que le fer battu ; que le vinaigre ne l'altère pas et que de plus l'ébullition est très rapide dans les vases faits de ce métal.

On étudie la fabrication en aluminium de tous les autres ustensiles de cuisine et celle des outils portatifs, pelles, pioches, scies, avec manches creux, etc.

Si les modèles construits étaient adoptés, ainsi qu'un sac dont le cadre serait en aluminium, on diminuerait le poids de la charge de notre fantassin de 5^{kg} à 6^{kg}. La question budgétaire semble seule capable de faire obstacle à cette réforme.

Page 415. *Allégement du poids du sac.* — Parmi les modèles de sacs proposés dans le but d'alléger la charge du soldat, on aurait remarqué un modèle dont le cadre serait formé de six baguettes en bois ou en aluminium. Cette armature serait recouverte d'une toile rendue rigide par un apprêt qui l'imperméabilise. La réduction de poids ainsi obtenue atteindrait 3^{kg}. (*Echo de l'armée* du 29 avril 1894).

Ce n'est cependant pas ce sac qui a été adopté, mais le modèle dit de 1893 qui est entré en service à la fin de 1894 pour remplacer le modèle précédent, lequel datait de 1882. Dans le modèle de 1894, le cadre en bois est conservé, mais il est moins épais et de 0^m,05 moins haut, c'est-à-dire qu'il est diminué de la hauteur de la boîte en fer blanc qui contenait les cartouches ; cette boîte est supprimée. A elle seule, sans le cadre, elle pesait 180^{gr}. La doublure en toile de l'intérieur du sac a disparu, sauf celle de la patelette. Les boucles et les martingales destinées à faire joindre intérieurement les flancs du sac sont beaucoup plus petites et, partant, plus légères. L'ancien sac pesait 2.485^{gr} et le nouveau n'excède pas 1.780^{gr}.

Des études sont continuées au Ministère de la guerre, comme nous l'avons dit, sur la possibilité d'établir la carcasse du sac en aluminium.

Page 416. — *Nouvel équipement belge.* — Dans l'armée belge, on a expérimenté, au camp de Beverloo, en 1894, un nouveau havresac à cadre en rotin, qui a paru assez satisfaisant, quoiqu'il donne un sac moins rigide que le sac à cadre en bois ; le poids mort du sac passe, avec le sac proposé, de $2^k,800$ à $1^k,600$. Il ne donne place à aucune cartouche. Il y a lieu d'ajouter à l'allégement du sac, celui de 500^{gr} obtenu sur le poids du bidon et de la gamelle désormais en aluminium, et celui qui résulte de la suppression de quelques cartouches (120 au lieu de 180). Au total, la charge tombe de $28^{kg},850$ à $24^{kg},600$. De plus, la besace, la gourde, l'outil de pionnier, autrefois portés en sautoir, sont suspendus au ceinturon, dont le poids devenu trop lourd pour les hanches, est supporté par les épaules à l'aide de bretelles (*Revue militaire de l'étranger,* t. XLVI, p. 348).

CHAPITRE VII

Page 426. — *Bains par aspersion.* — On trouvera dans l'*Encyclopédie d'hygiène et de médecine publique,* t. III, p. 733, un résumé de l'histoire des bains par aspersion et l'on verra la part importante qu'a eue, dans leur application en France, le docteur Merry-Delabost qui fit installer, à la prison de Rouen, un appareil qu'il imagina en 1872, si l'on s'en rapporte à son mémoire présenté au Congrès d'hygiène et de démographie de 1889. Mais il est juste de remarquer que l'idée des bains-douches est antérieure à 1872. Le travail de Dunal (*Mémoires de méd., chirurg. et pharm. milit.,* 2e série, t. V, p. 309) est de 1861 ; il s'agissait, il est vrai, de laver les soldats du 33e de ligne, à Marseille, à l'eau froide. Mais, Riolacci, en 1867 (*Nouveau système de bains appliqué au 13e régiment de chasseurs. — Ibidem,* t. XVIII, p. 108) fait connaître un moyen de donner des bains-douches tièdes.

Le premier travail de Merry-Delabost sur cette question a été publié dans les *Annales d'hygiène* en 1875, sous le titre *Note sur un système d'ablution pratiqué à la prison de Rouen et applicable à tous les grands établissements pénitentiaires ou autres,* et on y lit : « Le système d'ablution peut être établi partout avec économie et devient fécond en excellents résultats, maintenant démontrés par l'expérience décisive faite dans la prison de Rouen. Ne pourrait-on les appliquer aussi dans les casernes ? » A ce moment déjà, les bains par aspersion étaient donnés dans un certain nombre de quartiers, quoique par des procédés encore primitifs et rudimentaires.

En 1878, le médecin-major Haro fit connaître le système en usage au 69e de ligne (*Mémoires de médecine, chirurg. et pharm. milit.,* 3e série, t. XXXIV, p. 502). — En 1878 aussi, parut la thèse de Villedary : *Essai sur la question du lavage des soldats dans les casernes.*

En 1879, le t. I de la *Revue d'hygiène* (p. 520) publie un mémoire du professeur du Val-de-Grâce, Vallin, sur l'organisation de bains-douches dans un asile de nuit à Paris. On peut voir dans ce travail que la question des bains par aspersion préoccupait vivement à ce moment les médecins militaires : « Il y a deux ans », dit l'auteur, « nous avions été désigné par le Ministre de la guerre pour faire partie d'une commission chargée d'améliorer la salubrité des locaux militaires. Nous avons insisté sur la nécessité d'installer dans les casernes un système permettant de donner à chaque homme au moins un bain tous les mois. Dans le rapport que nous avons été chargé de présenter sur le sujet à la commission, nous avons préconisé un mode d'aspersion qui ne diffère pas en principe de celui que nous venons de décrire. Ce rapport se trouve reproduit en partie dans la thèse d'un de nos élèves, M. le Dr Villedary. Des expériences multiples nous avaient montré qu'on pouvait réduire la quantité d'eau dépensée pour chaque homme à 10^l et 12^l, et que pendant la saison froide ou fraîche une température de 25° était suffisante pour que le contact de l'eau ne fût pas désagréable. Dans l'armée tout au moins, où les hommes sont jeunes, bien choisis et bien portants, une simple douche d'eau froide avec une friction savonneuse suffirait sans doute ; mais il faut tenir compte des préjugés qui existent encore dans notre pays contre l'hydrothérapie usuelle ; d'ailleurs, la réaction n'est pas aussi assurée après une ablution qui dure deux ou trois minutes qu'après la douche classique de dix à quinze secondes ».

Depuis 1878, de nombreux mémoires ont fait connaître les améliorations successivement apportées à ce mode de balnéation.

Page 428, *ligne 1*. — Au lieu de *Herbert* lisez *Herbet*.

Page 436. — *Choix d'un système de bains par aspersion*. — Ce choix dépend essentiellement des conditions locales dans lesquelles on se trouve. Lorsque l'eau arrive au quartier sous pression, l'appareil Herbet à circulation (appareil modèle C) est particulièrement indiqué. Quand on n'a pas de pression, l'appareil Barois (de la maison Bouvier) se recommande spécialement par sa simplicité, surtout s'il s'agit d'un petit effectif, mais il nécessite pour l'installation une salle assez haute. Le prix des différents combustibles dans chaque garnison, l'abondance plus ou moins grande de l'eau sont également des facteurs à faire entrer en ligne de compte, ainsi que les dimensions des locaux destinés à servir de bains et de vestiaire.

Ce dernier local doit toujours être beaucoup plus vaste que la salle de douches ; c'est son étendue qui déterminera le nombre de soldats à doucher simultanément, selon qu'on laissera les hommes sous la douche pour se mouiller, se savonner et se rincer, ou selon qu'on formera des séries doubles, les uns se savonnant pendant que les autres se mouillent ou se rincent : il faudra assurer au vestiaire, d'après Herbet, quatre places par jet dans le premier cas, huit places par jet pour les séries simples.

Enfin le vestiaire sera toujours chauffé.

Nous pensons qu'il vaut beaucoup mieux aménager le sol de façon à assurer l'écoulement continu de l'eau versée par les pommes que de se servir de baquets dans lesquels l'homme se tient debout et se lave les pieds ; la propreté de ces baquets sera toujours très difficile à entretenir et le lavage des pieds peut très bien se faire sans ces ustensiles.

L'expérience a montré que la température la plus convenable de l'eau est de 36° à 39°.

Pour faciliter et régulariser la succession des séries pendant la durée des bains, et par suite ne pas perdre inutilement l'eau, le dispositif d'Ocana (p. 433) est excellent. Herbet a construit, pour donner les signaux, un timbre dit *balnéomètre* qui se règle de façon à sonner au bout d'une minute 1/2, 2 minutes, 2 minutes 1/2, etc.

Page 437. - *Brosse à dents.* — Depuis que les effets d'équipement des hommes ne sont plus leur propriété personnelle, la brosse à dents ne figure plus parmi les objets régulièrement contenus dans la *trousse* de nos soldats. Il appartient aux commandants de compagnie d'engager les hommes à se munir de cet objet de toilette ou de trouver le moyen de le leur fournir. Il semble que cet instrument pourrait être ajouté à la nomenclature des objets dont on est autorisé à faire l'achat sur la masse d'infirmerie lorsque cette masse est florissante.

Page 438, *ligne 24.* — Au lieu de *Boisard*, lisez *Boissard*.

Page 440. - *Lessivage du linge au pétrole.* — Dans les buanderies des casernes, il pourrait probablement être fait usage du pétrole pour remplacer une certaine quantité de savon, ce qui permettrait de réaliser une économie notable. Ce système est employé couramment dans certaines régions de la Russie et actuellement expérimenté dans plusieurs hôpitaux allemands. On ajoute $0^{gr},15$ de pétrole à 15^l d'eau contenant un peu de savon et de la lessive ; on verse sur le linge et l'on fait bouillir. Le nettoyage est rendu beaucoup plus facile, le linge est moins détérioré et devient plus blanc (*Deutsch. militär. Zeits.*) ; — *Gaz. hebd. de méd. et de chirg.*, du 30 mars 1895).

Page 478. — L'instruction ministérielle du 30 juin 1895 renferme les *recommandations* ci-dessous *pour les marches et les manœuvres :*

« Au cours des marches, l'excès de la chaleur, le froid rigoureux et prolongé, les pluies glaciales ou torrentielles, ont une influence funeste sur les troupes et l'on devra s'efforcer de garantir les hommes contre leurs effets.

En général, pendant la saison chaude, il est sage de ne pas faire marcher une troupe d'infanterie (1) de 9 heures du matin à 3 heures du soir, pour les 13 premiers corps d'armée, du 15 juin au 1er septembre ; pour les 14e, 15e, 16e, 17e et 18e corps, du 1er juin au 10 septembre ; pour le 19e corps et la Tunisie, du 1er mai au 15 septembre.

(1) Les troupes de cavalerie et d'artillerie ne portant pas le sac, ne sont point dans les mêmes conditions physiques que l'infanterie et pourront prolonger la marche du matin jusqu'à 10 heures ; il est cependant prudent de ne le faire qu'exceptionnellement.

Certaines circonstances atmosphériques résultant de l'altitude, des pluies, des orages, de la douceur exceptionnelle de la température, peuvent cependant motiver ou même imposer une atténuation de cette règle. D'autres circonstances peuvent, au contraire, rendre nécessaire une augmentation des mesures de précaution. Les chefs de colonne, de corps ou de détachements, responsables de la santé des troupes sous leurs ordres, tiendront compte de ces circonstances et feront sans hésiter preuve d'initiative en se rapprochant, autant que la température le permet, des heures de départ les plus propres à assurer le repos et le sommeil des hommes, ou, au contraire, si les circonstances l'exigent, en avançant l'heure du départ, en coupant l'étape par une grand'halte ou un long repos, et même en provoquant à temps les ordres nécessaires pour raccourcir la marche.

Pendant les marches, lorsque la chaleur sera forte, on fera desserrer les rangs et marcher le plus possible sur les accotements des routes pour diminuer la poussière. On ralentira l'allure, tout en veillant à éviter les allongements, qui obligent de temps en temps la queue de la colonne à allonger le pas pour conserver sa distance.

Avant de partir les hommes doivent remplir leurs petits bidons à la meilleure source de la localité.

Quand le commandant de la colonne jugera utile de faire renouveler la provision d'eau en cours de route, il enverra en avant un ou plusieurs officiers montés et quelques vélocipédistes pour faire préparer de l'eau, en quantité suffisante, dans les localités où la troupe doit s'arrêter pour cette opération.

Le maire et les habitants seront invités par eux à déposer sur les bords de la route des récipients en bon état de propreté (baquets, tonneaux défoncés, seaux, cruches, arrosoirs, etc...) auxquels les hommes pourront remplir leurs bidons tout en restant en ordre de marche.

Pendant la route, on empêchera soigneusement les hommes de boire directement aux ruisseaux et fontaines.

On devra empêcher ou réprimer les excès alcooliques qui rendent graves et même mortels les accidents dus à la chaleur ou au froid ».

D'autre part, l'article 66 du décret du 28 mai 1895 *portant règlement sur le service des armées françaises en campagne* est ainsi conçu :

« Lorsque les marches s'effectuent par la chaleur, on doit, si la situation militaire le permet, augmenter les distances entre les éléments ainsi que le nombre des haltes, diminuer la vitesse, suspendre le mouvement pendant les heures les plus chaudes de la journée. Une des précautions les plus importantes est de faire boire les hommes pendant la marche.

Par le froid, il faut augmenter la ration et empêcher les hommes de rester immobiles pendant les haltes.

Par la neige on relève fréquemment les fractions formant tête de colonne ».

Page 479. — *Hygiène pendant les marches et manœuvres dans les Alpes.* — *La Revue du Cercle militaire* du 19 août 1894 donne les conseils suivants dictés par l'expérience de l'auteur :

« L'exagération des combustions internes rend la ration alimentaire normale insuffisante. Mais on n'éprouve qu'un besoin médiocre de viande aux altitudes élevées, et c'est sur la graisse et les féculents que doit surtout porter l'augmentation ; il faut au moins 60^{gr} par tête de la première, sous forme de saindoux.

Le café continuera à former la base des déjeuners du matin et des repas de grand'halte. C'est un excitant et un fébrifuge. A ce titre on n'en distribuera jamais assez.

L'eau est toujours pure et saine en montagne. Il faut seulement éviter de la puiser au sortir des glaciers et des sagnes ; car alors, ou bien elle est trop froide, non aérée, et par conséquent lourde à digérer, ou bien elle est souillée par des matières organiques. On ne la recueillera que plus bas quand elle aura été purifiée par l'agitation sur les cailloux, et que l'air dissous l'aura rendue plus légère.

On a dit souvent qu'il fallait éviter les boissons alcooliques : eau-de-vie, cognac, etc., et que ces liqueurs donnaient le vertige, coupaient les jambes, rendaient la transpiration plus abondante. La vérité, c'est que leur mauvaise qualité peut souvent occasionner de pareils accidents, et que, vu la difficulté de s'en procurer de bonnes, il vaut mieux s'en abstenir.

En ce qui concerne l'hygiène de l'habitation et du couchage, il n'est rien à dire de particulier. Il faut autant que possible éviter les maisons malsaines et sales des naturels, et préférer toujours, même le plancher nu d'une grange ou d'un grenier, au mauvais grabat que l'on achète quelquefois au prix de l'or.

Pendant la nuit on aura soin de se bien garantir les yeux. On devra se déshabiller toutes les fois qu'il sera possible, car le repos est alors bien plus réparateur.

Au bivouac, on évitera de se coucher directement sur la terre.

On ne devra jamais partir à jeun ; c'est le meilleur moyen d'éviter les rares effets du froid matinal, et dans quelques cas, rares il est vrai dans les Alpes, d'échapper à l'influence délétère des endroits marécageux. Pour ce repas du matin, on prendra un peu de pain trempé dans du café chaud, en évitant l'absorption du lait froid ou du vin, qui occasionnent des pesanteurs d'estomac.

Pendant la marche, on ne cédera pas trop facilement à des besoins naturels. Outre que l'obligation d'augmenter l'allure pour rejoindre la colonne impose un surcroît de fatigue, il est essentiel que les hommes s'habituent à vaquer à ces fonctions à une heure déterminée, cette régularité contribuant beaucoup à empêcher les dérangements intestinaux.

On recommande pendant l'ascension de respirer en fermant la bouche, afin d'éviter le dessèchement. Ceci est facile à dire ; mais du moment que le travail fourni est plus considérable, les combustions internes sont aussi plus actives. Le principe comburant, l'oxygène, doit donc être amené en plus grande quantité et le nez n'est pas toujours suffisant pour cela.

On prétend aussi qu'il ne faut pas boire en marchant. Nous avons fait les manœuvres des Alpes pendant quatre ans, nous avons toujours habité le pays, et jamais nous n'avons vu se produire aucun accident occasionné par l'eau. Bien plus, toutes les insolations, tous les coups de chaleur, que nous avons remarqués, ont eu pour victimes des gens qui s'étaient forcés à ne point boire. Un quart d'eau pris en marchant ne peut faire de mal, il vient remplacer le liquide évacué par la transpiration. — Dans le cours de la marche, les hommes pourront ouvrir leur veste, mais il faudra exiger qu'ils se reboutonnent aux pauses et les empêcher de se coucher sur le ventre.

A la grand'halte, les hommes doivent avoir le temps de faire le café. Il est essentiel qu'ils puissent prendre quelque chose de chaud, d'autant plus que la portion de viande froide aura certainement été consommée pendant les premières pauses.

Ils doivent profiter de ce moment pour enlever la chemise inondée de sueur ; elle sera remplacée par le jersey et reprise sèche au départ.

Aux altitudes élevées, par le froid et la neige, souvent les montagnards eux-mêmes se sentent une tendance invincible au sommeil, qui fait qu'ils veulent absolument se coucher ou s'asseoir. Si l'on cède à ce désir, l'engourdissement ne tarde pas à envahir l'être tout entier et la mort vient peu à peu.

Aussi, dans les marches en montagne, est-il important de ne laisser personne derrière soi, et ne doit-on pas hésiter à user même de violence pour secouer la torpeur de ceux qui veulent s'arrêter.

Contre le vertige il n'est aucun remède qu'une volonté ferme et froide, capable de commander aux nerfs et de surmonter l'épouvantable impression de l'à-pic.

Le mal de montagne ne se fait sentir qu'au delà de 3.600ᵐ à 4,000ᵐ ; il est causé par l'affaiblissement de la pression qui permet aux principes gazeux en dissolution dans le sang de se dégager et d'interposer leurs globules entre les gouttes de sang. Il se produit par des lourdeurs, des vertiges, un abattement général, une propension invincible au sommeil, c'est en réalité une sorte d'asphyxie. Il n'affecte en général que des hommes déjà fatigués. D'énergiques frictions avec de l'eau-de-vie, une bonne gorgée d'un liquide spiritueux, d'élixir de chartreuse par exemple, sont des remèdes contre ce mal ».

Page 481. — Voir dans la *Revue militaire de l'étranger*, t. XLVII, 1895, p. 407 et 524, une étude sur *les moyens de transport employés par les Anglais dans leurs expéditions africaines.*

Lorsqu'on emploie des porteurs, on calcule que 23 hommes portent la charge d'un éléphant, 4 celle d'un mulet ou d'un bœuf et 2 celle d'un âne.

Les charges habituelles d'un porteur sont de 20ᵏᵍ à 40ᵏᵍ. Pendant la guerre contre les Achantis, durant laquelle tous les transports ont été assurés par des indigènes, le poids ordinaire des charges a été de 22^{kg},680 pour les hommes, de 18^{kg},144 pour les femmes. Chaque bataillon anglais fort en moyenne de 30 officiers et 650 hommes, disposait de 650 porteurs, dont 240 porteurs de hamacs pour malades et blessés (à raison de 6 porteurs par hamac).

Page 482. — *Marches de guerre.* — Les prescriptions réglementaires relatives à ces marches dans notre armée viennent d'être édictées par le décret du 28 mai 1895 portant *règlement sur le service des armées en campagne,* titre V, articles 45 à 70.

Page 486. — *La souillure des eaux par les microorganismes à la suite des bains* a été étudiée par Edel (*Arch. f. Hygiene* t. XVIII). Il a trouvé notamment que l'eau de la piscine d'un gymnase de Berlin qui ne contenait que 500 à 1.780 germes avant le bain, en renfermait après le bain 23.233 et 41.418. Dans les baignoires, les proportions relevées sont 2.500 : 9.700, ou 20.500 : 37.400. Edel estime en moyenne à 3.860 millions le nombre des microbes qu'un corps humain peut céder à l'eau pendant un bain, et encore ce nombre est-il calculé dans l'hypothèse d'un homme faisant usage d'ablutions quotidiennes. Parmi les germes, outre les penicillium, les mucor, les sarcines, etc., il a constaté le bacille coli communis.

Page 490. — *Chant et musique.* — Le 1er mai 1895, le général Poilloüe de Saint-Mars, commandant le 12e corps d'armée, a fait paraître l'ordre suivant dont on ne peut que désirer et espérer l'heureux effet :

« Le coq gaulois n'a-t-il donc plus le droit ni la force de chanter? On le croirait vraiment quand on voit nos colonnes cheminer tristement et lourdement sur les routes.

Lors des dernières grandes manœuvres, le commandant du corps d'armée a rejoint plusieurs fois des bataillons qui gagnaient leurs cantonnements après une journée de fatigues et qui suivaient les chemins comme de monstrueux millepattes rampant silencieusement dans la poussière. Il a voulu les distraire, leur faire relever la tête et réveiller l'élasticité de leurs poumons et de leurs glottes par l'émission de quelques vieilles chansons de route. Vains efforts : les soldats muets ne savaient rien, et les officiers étonnés de cette invitation, semblaient y voir comme une atteinte à la discipline. Les chants étaient défendus.

Pendant le long hiver de six mois que nous venons de subir, le moment n'était pas opportun pour réagir contre cette interdiction. Mais aujourd'hui 1er mai, le printemps éclate de toutes parts. Tout chante dans la nature et les soldats vont chanter aussi. Vivent les bons cœurs et la gaieté des gars robustes de la France, armés pour la défendre, et frappant fièrement son sol bien aimé de leurs pas cadencés par leurs jeunes et mâles voix :

Afin d'atteindre ce but, aussi utile à la bonne humeur des marcheurs, à la vigueur de leurs jarrets qu'au jeu hygiénique de leurs organes respiratoires, on suivra les conseils ci-après :

43

Les musiques régimentaires donneront l'exemple. Elles ne se borneront plus à souffler dans le cuivre et dans le bois. Elles se rappelleront que la voix humaine est, elle-même, un instrument excellent, économique, toujours disponible et très portatif.

Les chefs de musique s'attacheront à choisir et à faire apprendre des chœurs dignes de leur habileté personnelle et de l'art dont ils sont les représentants dans l'armée.

Les tambours et les clairons prendront part à ces études, avec la musique du régiment.

Les commandants de compagnie organiseront les chants dans leur compagnie. Ils n'y astreindront personne et prendront pour règle la bonne volonté des chanteurs qu'ils ont, d'ailleurs, cent moyens d'exciter par des récompenses.

Toute composition ridicule, grossière ou obscène sera impitoyablement écartée du répertoire. Il ne manque pas d'innombrables chants héroïques et guerriers, de chansons sentimentales, lestes ou gaies, de couplets spirituels ou humoristiques, de complaintes berceuses qui allègent la marche, tout en élevant les esprits et les cœurs.

Les causes d'insuccès du chant dans les régiments ont toujours été la grossièreté des sujets, la brutalité des paroles et l'excès de la réglementation militaire. On réussira donc en adoptant les principes contraires, l'épuration des pensées et des textes et la liberté de l'action dans l'exécution.

Le chef de corps pourra affecter quelques musiciens à chaque compagnie pour y faciliter l'instruction et, pendant les étapes ou les marches, quand la musique accompagnera le régiment, ces musiciens ainsi que les tambours et clairons, au lieu de rester constamment groupés en tête de la colonne, seront répartis quelquefois dans les compagnies où ils serviront à attaquer les chants et à en assurer la justesse.

On utilisera les petits instruments, tels que les flageolets, pour soutenir les chanteurs, et surtout les mandolines, les accordéons et leurs congénères, qui sont très commodes à manier en marchant.

Par-dessus tout, il faudra éviter de se jeter d'un excès dans l'excès contraire. On ne chantait jamais, il ne faut pas se mettre à chanter toujours, car l'abus dégoûte des meilleures choses. Il suffira d'employer avec tact et dans les conditions convenables les éléments dont on disposera et qui restaient improductifs.

Les musiques militaires absorbées par les concerts publics, sont rarement à la tête des troupes qui, d'ailleurs, se dispersent pour travailler. Il est illogique de laisser à ces musiques le monopole de l'harmonie tandis que tout groupe d'hommes peut se donner, à sa volonté et sans frais, un concert vocal, si on a pris la peine de leur donner quelques leçons.

Cette note s'adresse principalement aux régiments d'infanterie, mais les colonels des autres armes pourront en rechercher l'application dans certaines limites.

En 1894, le 21ᵉ chasseurs avait obtenu de remarquables résultats dans des chœurs chantés par ses escadrons ».

Page 493. — *Patins à roulettes.* — L'armée anglaise, qui a donné à son service vélocipédique une extension la plus considérable que les armées du continent, expérimente en ce moment le patin à roulettes qui est également essayé dans l'armée italienne. Ce patin, qui a eu en France son heure de vogue, permettrait d'obtenir, sur une route ordinaire, des vitesses de 16^{km} à 18^{km} à l'heure. Lorsque le chemin est mauvais, le fantassin, en quelques secondes, enlève ses patins et les accroche à la poignée de son sabre-baïonnette, pour les chausser de nouveau avec une extrême rapidité, quand le mauvais passage est franchi.

Il convient d'attendre, pour se prononcer sur les avantages et les inconvénients pratiques et hygiéniques de ce mode de locomotion, que l'expérience se soit prononcée.

Page 503. — *Alcoolisme.* — Parmi les mesures prises pour empêcher l'empoisonnement alcoolique chez nos soldats, nous ne saurions trop louer l'interdiction faite, dans certains de nos corps de troupe, de vendre des alcools, dans les cantines, avant la soupe du matin. Cette interdiction a fait prendre aux hommes l'habitude de consommer du lait, du café au lait, du chocolat, etc. D'après nos informations, dans la plupart des garnisons du 2ᵉ corps d'armée, la vente de l'eau-de-vie, le matin, par les cantinières, est aujourd'hui une exception. Les conférences faites aux officiers et aux sous-officiers par les médecins militaires, les conseils donnés aux hommes par leurs chefs ainsi renseignés sur le danger des alcools du commerce sont en grande partie la cause de cet excellent résultat.

On lit dans la *Revue d'hygiène*, t. XVI, 1894, p. 1012, que d'après *The Britisch med. journal* du 8 septembre 1892 (p. 551), les officiers les plus distingués de l'armée des Indes ne cessent de louer l'heureuse influence de la Société de tempérance. Le général Collette estime que dans une armée d'abstentionnistes, les fautes seraient réduites au centième et les maladies au dixième. Les admissions dans les hôpitaux militaires des Indes, en 1892, ont été de 5 p. 100 pour les abstentionnistes et de 10,4 pour les autres. Les délits légers ont été commis par 1,5 p. 100 parmi les abstentionnistes et par 6,7 pour 100 parmi les autres.

Page 512. — *Duel dans l'armée allemande.* — Dans la discussion au Reichstag en 1895, à propos d'un amendement adjoignant la répression du duel à celle des menées subversives, le général Bronsart de Schellendorf, Ministre de la Guerre, a prononcé les paroles suivantes : « Dans l'armée, il est de principe d'arranger les affaires d'honneur amicalement pour prévenir des conflits tragiques et l'on estime que l'officier remplit le mieux sa mission s'il conserve sa vie pour la défense du drapeau et de la patrie, mais nous pensons, en outre, que l'officier qui, dans certaines circonstances, expose sa vie pour défendre son honneur, a droit à des circonstances atténuantes ».

Après ce discours du Ministre de la Guerre, le Reichstag a refusé d'inscrire dans la loi contre les menées subversives des dispositions contre le duel.

Page 512. — *Duel dans l'armée russe*. — L'ordre du 20 mai/1er juin 1891 règle comme il suit la question du duel entre officiers :

« Lorsqu'un officier a été insulté par un de ses camarades dans des conditions portant atteinte à la dignité d'officier, le colonel du régiment doit soumettre le cas au tribunal du corps, lequel, présidé par un officier supérieur, comprend deux capitaines commandants. Ces trois officiers, nommés par le chef de corps, restent en fonctions : le président pendant un an, les juges pendant six mois. Un officier subalterne les assiste en qualité de secrétaire.

Ce tribunal, après avoir étudié l'affaire, décide s'il considère la conciliation comme compatible avec l'honneur et les traditions du corps, ou si le duel lui semble indispensable.

Lorsque les deux parties, se conformant à ce jugement, sont d'accord pour régler le différend par les armes, le tribunal du corps exerce son influence sur les témoins pour obtenir que les clauses du duel correspondent le plus possible aux conditions de l'affaire.

Si le duel n'a pas eu lieu dans les deux semaines qui suivent la décision du tribunal, et si l'officier qui a refusé de se battre n'a pas de lui-même demandé à quitter le service, le colonel doit rendre compte à l'autorité supérieure, qui prononce d'office son exclusion de l'armée ».

En portant ces dispositions à la connaissance des troupes de la circonscription militaire de Kiev, le général Dragomirov ajoute :

« Le décret impérial, qu'on vient de lire, nous accorde une nouvelle faveur : le droit de défendre, les armes à la main, ce que nous avons de plus cher, notre honneur. Cette faveur nous impose, plus étroitement encore que dans le passé, l'obligation de nous conduire au milieu de nos camarades ou en public de manière à ne donner lieu à aucune critique, et de ne jamais oublier, même une minute, que du jour de notre entrée au service notre vie ne nous appartient plus.

Je désire vivement, par suite, que les officiers appartenant aux troupes de la circonscription, tout en ayant le souci le plus strict de leur dignité, sachent bien en même temps distinguer les cas où l'outrage fait à l'honneur exige du sang et ceux où les différends qui se produisent n'ont que peu d'importance. Ces derniers, dans un corps d'officiers bien constitué, pénétré de l'esprit de camaraderie et où les chefs jouissent de l'autorité qui est due, peuvent et doivent toujours se dénouer pacifiquement » (1).

Page 513. — *Suicides dans l'armée allemande*. — En 1889-90, les suicides dans l'armée allemande ont été de 267, soit 64 pour 100.000 hommes d'effectif. On a noté, comme précédemment, leur plus grande fréquence pendant la première année de service.

(1) *Revue militaire de l'étranger*, t. XLVI, 1894, p. 435.

Dans une analyse d'un travail d'un médecin militaire allemand attaché à la direction du service de santé militaire à Berlin, Antony (1) nous fait connaître qu'en Prusse la mortalité par suicide suit une progression continue : de 0,66 pour 10.000 habitants en 1870, elle s'est élevée jusqu'à 2,1 en 1891.

Dans les différents Etats d'Europe, la proportion pour 10.000 habitants a été, d'après cet auteur :

Allemagne, de	2,71	Suède, de	0,90
Danemarck	2.58	Norvége	0,56
Suisse	2.30	Hollande	0,52
France	1,87	Italie	0.46
Autriche	1,63	Espagne	0,35
Finlande	1,25		

L'Allemagne tient la tête de ce classement. Cependant en rapprochant ce tableau du suivant qui indique, d'après le même auteur allemand, le rapport du nombre des suicides dans les armées au chiffre des effectifs, on voit que dans certaines armées le rapport entre le nombre des suicides militaires et le nombre des suicides comptés dans la population dont elles émanent, ne donne pas une proportion dont les termes soient comparables, ce qui montre qu'il faut rechercher les causes des suicides en dehors d'une question de race et non dans l'hérédité de la race comme le prétend l'auteur. Il estime que

L'armée autrichienne perd par suicide			2,53 p. 10 000 hommes d'effectif.
id.	allemande	id	6,33	id.
id.	italienne	id	4,07	id.
id.	française	id	3,33	id.
id.	belge	id	2.44	id.
id.	anglaise	id	2,33	id.
id.	russe	id	2,09	id.
id.	espagnole	id	·,40	id.

D'après le médecin militaire de Berlin, on aurait considérablement exagéré, en temps que cause de suicides, l'influence des mauvais traitements. Il reste établi cependant que la crainte d'une répression qui n'amène dans notre armée que le cinquième des attentats des individus contre eux-mêmes détermine le tiers des suicides dans l'armée prussienne.

Page 513. — *Suicides dans l'armée autrichienne.* — En 1891, d'après Antony (2), on a compté dans l'armée autrichienne :

11,8 suicides	pour 100.000 hommes d'effectif.
44 tentatives de suicide	id
30 mutilations volontaires	id.

(1) ANTONY, *Le suicide dans l'armée allemande (Arch. de méd. et de pharm mil.,* t. XXV, 1895, p. 489).

(2) ANTONY, *État sanitaire de l'armée autrichienne (1889 à 1891*; — *Arch. de méd et de pharm. milit.,* t. XXV, 1895, p. 320).

Les causes invoquées ou admises se classent dans l'ordre suivant :

Horreur du service......	31,9 p. 100.		Dégoût de la vie... ...	7,2 p. 100.
Crainte de punition,.....	23,8 id.		Débats de famille.......	4,0 id.
Folie..................	9,0 id.		Nostalgie.........	3,5 id.
Amour contrarié........	7,5 id.		Ambition déçue.........	3,2 id.

Page 358. — *Influence de la désinfection par la vapeur sur la solidité des étoffes.* — Kratschner et Schäfer (1) ont, de leur côté, étudié cette question et ont admis, à la suite de leurs expériences, que sous l'influence de la vapeur surchauffée, la laine subit une altération chimique qui se manifeste par un dégagement d'acides gras, de soufre et d'ammoniaque et ultérieurement une transformation moléculaire appréciable au microscope et à l'œil nu, qui entraîne une perte de poids considérable.

A 100° la vapeur d'eau sans tension ou sous une tension extrêmement faible (les expériences ont été faites avec l'étuve de Thursfield) ne diminue, après un contact d'une demi heure, que d'une façon insignifiante la résistance des étoffes ; mais cette résistance est notablement amoindrie après quelques heures d'action de la vapeur.

Les étoffes bien étalées et non pressées éprouvent une perte de résistance moindre que celles qui sont plissées et serrées et c'est en tenant compte de ce fait, disent les auteurs, que doivent être traités les vêtements militaires.

Page 540. — *L'étuve de Geneste et Herscher* par la vapeur fluente à très basse pression, à laquelle on a annexé un séchoir et un appareil à douche, est préconisé par le docteur G. Drouineau (2) pour être employée dans les asiles de nuit, et en général dans les installations où l'on recherche l'économie.

Page 540. — *Étuve Vaillard et Besson.* — Au laboratoire de bactériologie de l'école d'application du service de santé (Val-de-Grâce), le médecin principal Vaillard, chef du laboratoire et le médecin aide-major Besson son adjoint, viennent d'inventer une nouvelle étuve à vapeur sous pression qui a été construite par l'ingénieur Lequeux. Ils ont recherché les qualités suivantes : « extrême simplicité du dispositif et du maniement, efficacité certaine, fonctionnement presque automatique, excluant tout mécompte dans la désinfection et toute chance d'accident, enfin prix très modéré (3) ». Cette étuve peut, lorsqu'on le désire, opérer avec la

(1) KRATSCHNER et SCHÆFER, *Ueber die Einwirkung des Dampfesdesinfection auf die Festigkeit von Thierwolle und daraus gefertigten Kleidungstoffen (Der Militärartz,* 1893, n°.2-2).

(2) C. DROUINEAU, *La désinfection dans les asiles de nuit et abris ruraux (Revue d'hygiène et de police sanitaire,* t. XVII, 1895, p. 136).

(3) VAILLARD et BESSON, *Étuve à désinfection par circulation d'un courant de vapeur sous pression (Annales de l'Institut Pasteur,* janvier 1895 : — *Arch. de méd. et de pharm. milit.,* t. XXV, 1895, p. 161).

vapeur d'eau à 100° et, dans ce cas, il est facile d'adjoindre à l'action de la vapeur celle d'un antiseptique volatilisable, de l'acide phénique, par exemple.

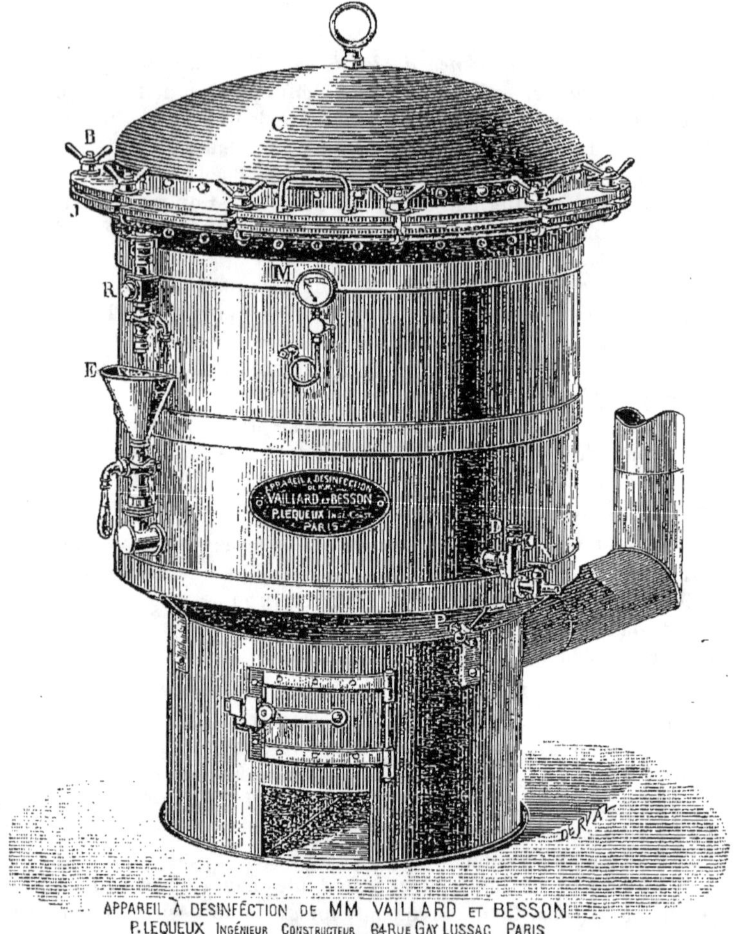

APPAREIL À DESINFÉCTION DE MM VAILLARD ET BESSON
P. LEQUEUX Ingénieur Constructeur 64 Rue Gay Lussac Paris

Étuve verticale. Perspective.

L'appareil se compose d'un fourneau en tôle garnie de terre réfractaire, formant un socle sur lequel repose l'étuve, et de l'étuve proprement dite.

Celle-ci, disent les auteurs, « en tôle d'acier galvanisée, est constituée par deux cylindres concentriques, formés à leur partie inférieure par un fond embouti et écartés l'un de l'autre, sauf à leur partie supérieure où ils sont réunis par une pièce en fer forgé. Le cylindre intérieur S (Voir la figure de la page 680) limite la chambre de désinfection qui mesure 0^m,70 de haut sur 0^m,75 de diamètre ; sa capacité est de 0^m,350. Ces dimensions peuvent du reste être modifiées suivant les besoins.

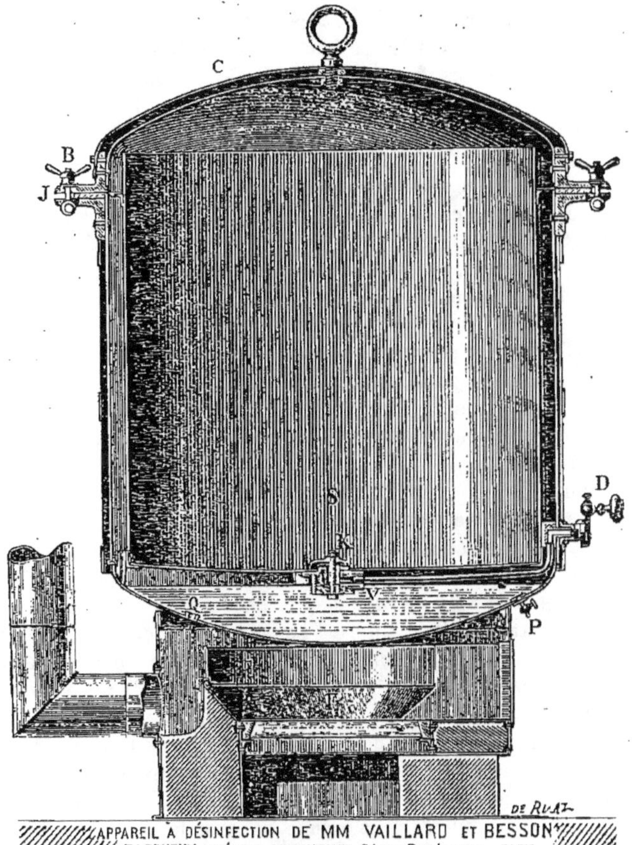

Étuve verticale. Coupe verticale.

Le cylindre extérieur est écarté du précédent de 0^m,025 suivant la circonférence. Son fond emboîté est distant de 0^m,10 du cylindre intérieur. L'espace compris entre les deux fonds constitue la chaudière. Celle-ci reçoit l'eau au moyen d'un entonnoir latéral à robinet E (figure p. 679). Un robinet de niveau N marque la hauteur de l'eau nécessaire à chaque opération.

Le cylindre intérieur est amovible ; en l'enlevant, on peut visiter la chaudière.

La vapeur produite au fond de cette chaudière circulaire dans le manchon qui entoure le cylindre intérieur, aborde la chambre de désinfection par la partie supérieure et s'échappe ensuite par la partie inférieure ; sa circulation dans le cylindre se fait de haut en bas.

A cet effet, près de son extrémité supérieure, le pourtour de ce cylindre S (figure p. 680) est percé d'une série de trous d'environ 0ᵐ,006 de diamètre ; c'est par eux que la vapeur débouche. Le fond du même cylindre est également perforé à son centre par un trou circulaire de 0ᵐ,045 de diamètre. Ce trou correspond à un canal dans l'âme duquel est vissé un tube en fer galvanisé VD, servant à l'échappement de la vapeur. Ce tube parcourt le double fond qui constitue la chaudière et se termine au dehors, en D, par une soupape que nous décrirons tout à l'heure. Toute communication entre la chaudière et la chambre de désinfection est rendue impossible par l'étanchéité du joint K.

Le cylindre extérieur porte à sa partie supérieure une forte cornière étanche J, dont la partie horizontale est munie de dix échancrures portant chacune un boulon à oreille ; c'est sur cette pièce que s'applique le couvercle par l'intermédiaire d'un joint en caoutchouc assurant la fermeture hermétique.

Le couvercle se compose de deux parois de tôle assemblées sur un cercle en fer forgé, l'espace compris entre les deux parois n'a aucune communication avec l'air extérieur. Le bord du couvercle est creusé de dix échancrures destinées à recevoir les boulons ; il porte en outre deux poignées pour le maniement.

La face externe du cylindre I est garnie d'une enveloppe isolante en feutre, recouverte elle-même d'une feuille mince de tôle ou de cuivre, maintenue par trois cercles métalliques serrés au moyen de boulons. Cette paroi porte : 1° un manomètre M (figure p. 679) protégé par un grillage, indiquant la pression et la température à l'intérieur de l'étuve ; 2° à la partie supérieure et en communication directe avec la chaudière, une prise de vapeur sur laquelle est branché un T en bronze, portant à une de ses extrémités une soupape de grande sûreté, et à l'autre un robinet de vapeur R. Ce dernier établit et supprime à volonté la communication entre l'extérieur et l'espace limité par les deux cylindres. La soupape de sûreté est destinée à fonctionner pour une pression supérieure à celle du régime normal de l'appareil (1).

Une claire-voie mobile, en toile métallique, garnit le fond du cylindre S, et supporte les objets à désinfecter.

____

(1) La soupape de sûreté n'était pas encore prévue au moment où les dessins représentant l'appareil ont été exécutés : ceux-ci ne figurent que le robinet de vapeur R ; c'est sur la même prise de vapeur que se branche la soupape.

Un dispositif placé à l'orifice de sortie de la vapeur, représenté par la figure page 682, joue un rôle assez essentiel dans l'économie de l'appareil. Il se compose : 1° d'un tube en bronze *a* vissé à la partie terminale du tube V D ; 2° d'un clapet en cuivre oscillant sur une chape *c*, et servant à la fois de moyen de réglage et de soupape de sûreté.

Ce clapet s'appuie sur les rebords amincis et bien dressés du tube en bronze. En position verticale, il obture l'orifice de sortie de la vapeur ; soulevé, il le démasque.

A la face extérieure du clapet est fixé une tige verticale *d*, qui reçoit une douille servant de support à un court levier muni d'une boule métallique *p*. Cette boule, mobile autour de la tige *d*, est destinée à agir sur le clapet pour *augmenter, diminuer ou annihiler* la charge que cet opercule exerce sur l'orifice de sortie ; ce résultat est obtenu par le simple

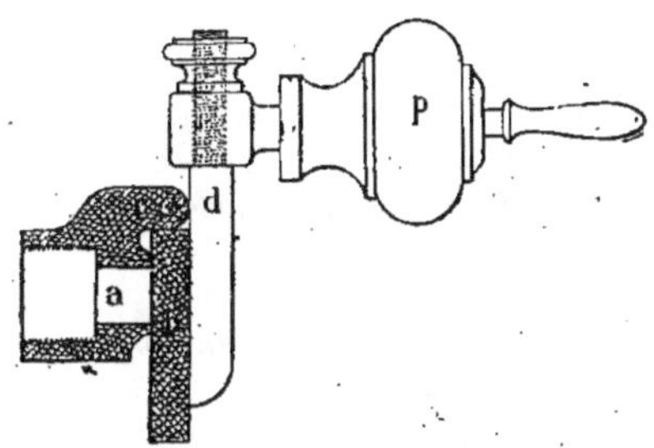

Dispositif placé à l'orifice de sortie de la vapeur.

déplacement de la verticale, passant par son centre de gravité. La charge est *maxima* lorsque la boule est placée dans la position indiquée par la figure, c'est-à-dire perpendiculairement à l'axe *c* ; elle est minimale lorsque, après avoir décrit un quart de cercle, le levier se trouve parallèle au plan de l'axe *c* ; pour chaque position intermédiaire aux deux précédentes, la charge varie entre le maximun et le minimum. Enfin, lorsque après avoir décrit plus du quart de cercle, la boule se trouve en arrière de l'axe *c* ; pour chaque position intermédiaire aux deux précédentes, la charge varie entre le maximum et le minimum. Enfin, lorsque après avoir décrit plus du quart de cercle, la boule se trouve en arrière de l'axe *c*, son poids agit pour soulever le clapet.

Le levier et la boule métallique sont prévus de telle sorte que *le maximum de leur charge sur le clapet fasse équilibre à une pression déterminée de la vapeur qui s'écoule par le tube a.* Cette pression a été fixée à 450-500ᵍ par centimètre carré ; elle correspond à la température de 110-112°, largement suffisante pour assurer la désinfection. Pour des pressions supérieures le clapet se soulève, et l'échappement de vapeur maintient la pression au degré voulu. En déplaçant plus ou moins la boule de la position où elle exerce le maximum de charge, il est facile de réduire son action sur le clapet et, par conséquent, de diminuer à volonté la pression et la température dans l'appareil. Les différentes positions de la boule par rapport à l'axe *c* peuvent être fixées au moyen d'un écrin moleté, placé à l'extrémité de la tige *d*.

De la description qui précède ressortent les principales caractéristiques de l'appareil :

1° *La forme de la chaudière réalise les conditions les plus favorables à la rapidité de la mise en fonction.* La surface de chauffe est très grande et la tranche de l'eau à chauffer relativement peu épaisse ;

2° *La chambre à désinfection est emboîtée dans le générateur de vapeur, et se trouve entourée dans toute son étendue par la vapeur produite.* Cette disposition déjà appliquée à certaines étuves à courant de vapeur (étuves de Thursfield, étuves de Van Overbeck, de Meyer) offre un avantage appréciable. L'échauffement de la chaudière élève la température de la chambre à désinfection et, par suite, celle des objets qu'elle contient. Aussi lorsque la vapeur aborde les effets, elle les trouve déjà à une température qui empêche sa condensation, du moins la réduit au minimum. Le mouillage des objets se trouve ainsi évité ; le séchage en devient très rapide, presque inutile ;

3° *La vapeur est introduite dans la chambre à désinfection par le haut, et elle en sort par le bas.* Ce mode de circulation déjà employé par Walz et Windscheidt, puis par Van Overbeck, est le plus favorable à la facile expulsion de l'air interposé autour des objets ou dans les mailles des tissus ; il se prête ainsi le mieux à la pénétration de la vapeur dans les objets à purifier, et par suite à l'uniformisation des températures des divers points de l'étuve ;

4° Le dispositif qui termine la voie d'échappement permet :

a) D'utiliser l'étuve pour la désinfection par un courant de vapeur à la pression normale ;

b) De réunir à volonté la pression à la circulation de vapeur ;

c) D'élever cette pression jusqu'à une limite qu'il est impossible de franchir, ou de la régler pour des degrés inférieurs.

Lorsque le clapet est soulevé, l'orifice de sortie est tel que, même avec une chauffe très active, la vapeur reste et circule à la pression normale ;

5° *Lorsque l'étuve est mise en pression et le clapet disposé pour la charge maxima, la pression se règle invariablement, automatiquement pour la température de 110°-112°.* L'appareil ne nécessite alors d'autre surveillance que celle qui a trait à l'entretien du foyer. La manœuvre est si simple qu'elle peut être confiée aux personnes les plus étrangères à la conduite des machines ; tout danger se trouve en outre prévenu par la soupape de grande sûreté, et par la résistance de l'appareil, établi pour une pression au moins égale à $1^{kg},500$ par centimètre carré ;

6° *La vapeur est toujours en circulation à tous les moments de la désinfection.* — La fermeture de l'orifice par le clapet n'est pas, en effet, tellement hermétique qu'elle ne puisse livrer aucune issue à la vapeur ; celle-ci s'échappe *toujours*, faiblement il est vrai au début de la mise en marche sous pression, plus abondamment par la suite, mais sans cesse d'une manière suffisante pour établir un courant. Cette particularité est une garantie de l'efficacité de l'étuve.

Tous les travaux sur la désinfection ont établi que l'expulsion de l'air contenu dans les objets constituait le point essentiel à réaliser ; sa présence entrave en effet la pénétration de la vapeur, l'élévation uniforme de la température dans les objets à purifier, et, par conséquent, l'action microbicide de l'agent employé. Certaines conditions ont été reconnues éminemment propres à favoriser cette expulsion de l'air, ce sont : l'échauffement préalable des effets, l'arrivée de la vapeur de haut en bas, l'augmentation de la pression et *surtout la circulation continue de vapeur ;*

7° *La disposition de l'appareil qui assure l'échauffement du cylindre intérieur permet d'opérer le séchage des effets.* — Lorsque le robinet R (figure p. 679) est ouvert et le couvercle enlevé, le courant de vapeur cesse de traverser les effets, et la chambre de désinfection devient une sorte de bain-marie permettant le séchage. A vrai dire cette opération sera le plus souvent inutile. Les effets sont retirés de l'étuve légèrement moites, mais à une température tellement élevée qu'il suffit de les agiter et de les exposer à l'air pour que le séchage en soit complet en peu de temps. Seuls les matelas peuvent conserver encore un peu d'humidité, et c'est pour eux surtout qu'il y a lieu de pratiquer le séchage ;

8° *Au point de vue de sa construction, l'étuve ne comporte aucun organe fragile ou d'un maniement délicat.* Les accessoires sont assez massifs pour être très résistants, et leur saillie est restreinte au strict minimum. Le tuyautage se réduit à l'unique tube qui sert à l'échappement de la vapeur : encore est-il inaccessible du dehors. Un agencement laissé de côté dans la description permet l'enlèvement du cylindre intérieur et la visite de la chaudière. Les avaries peuvent être réparées sur place, sans avoir recours à des mécaniciens spéciaux. Seuls, le clapet qui termine la voie d'écoulement de la vapeur, et la soupape de sûreté, s'ils venaient à être faussés par un choc violent, exigeraient un remplacement ; mais ils constituent des pièces indépendantes, vissées sur les orifices, facilement démontables, interchangeables ;

9° *Le fonctionnement est économique* (8^{kg} à 9^{kg}. de houille par opération), et le prix de cette étuve est très peu élevé. Son poids (280^{kg}) permet de la traîner à bras d'homme sur un train à deux roues.

En raison de la certitude que la désinfection emprunte à l'emploi de la vapeur sous pression, c'est surtout à cette dernière que l'on aura le plus souvent recours. Ce mode d'opération est d'ailleurs le plus rapide, parce que la température à laquelle la vapeur est portée (110°-112°) ne nécessite qu'un temps d'application très court pour détruire les bactéries pathogènes. C'est à ce dernier point de vue que le fonctionnement de l'étuve a été particulièrement étudié, tant en ce qui concerne la marche de la température que ses effets sur les objets souillés ».

L'examen prolongé du fonctionnement de l'étuve a permis d'établir comme constantes les données suivantes :

« Avec 25ˡ d'eau dans la chaudière et une chauffe régulière (effectuée soit en plein air, soit dans un local clos), l'ébullition est obtenue en 18 ou 20 minutes. Le robinet R étant fermé et le clapet D (fig. p. 679 et 680) soulevé, la vapeur commence bientôt à s'échapper. Cinq minutes après le moment où le jet est devenu abondant, la pénétration de la vapeur à 100° est suffisamment assurée dans toute l'épaisseur des effets. Si alors le clapet est abaissé, la pression s'établit et monte rapidement à la limite fixée. Cinq minutes après l'instant où l'aiguille du manomètre a marqué la température de 110° ou 112°, les thermomètres à maxima placés à la partie *inférieure* de l'étuve, au centre de paquets mauvais conducteurs de la chaleur (étoupes grossières) indiquent exactement 110° ou 112°, comme ceux qui sont disposés dans les effets des parties supérieure ou moyenne de l'étuve.

L'élévation de la température est donc rapidement obtenue dans les parties les plus profondes, et sa répartition est régulière ».

De nombreuses expériences sur de la terre de rue ou de jardin, sur des excrétions humaines, crachats ou matières fécales, ainsi que sur des matières virulentes ont démontré l'efficacité de cette étuve quant à la destruction des microbes pathogènes ou des principes virulents ; la stérilisation, pour tous les microbes, a toujours été obtenue à la température de 110° à 112°. Ces expériences, en démontrant l'efficacité de l'étuve, ont prouvé en même temps une fois de plus que la désinfection par la vapeur d'eau à 100° ne donne pas toute sécurité.

Pour pallier cette insuffisance, les auteurs proposent, lorsque, dans la crainte d'altérer certains objets à désinfecter, on ne voudra pas dépasser cette température, d'opérer avec de l'eau contenant en solution 1,5 à 2 p. 100 d'acide phénique.

« Les essais directs démontrent que lorsqu'on chauffe une solution phéniquée titrée, l'acide phénique ne se volatilise pas d'une manière saisissable, tant que la température du liquide ne dépasse pas 90° ou 95°. La volatilisation ne commence guère qu'avec l'ébullition. Elle est surtout active pendant les premiers temps de l'opération : à ce moment, en effet, le produit de la distillation est un peu plus riche en acide phénique que la solution soumise au chauffage. La volatilisation se continue pendant tout le temps de l'ébullition, en s'affaiblissant toutefois à mesure que s'appauvrit la solution que l'on vaporise : après vingt-cinq ou trente minutes de vaporisation, la proportion d'acide phénique contenue dans le liquide résiduel représente à peine la moitié du titre primitif de la solution et souvent moins encore.

Il résulte de ces détails que dans une désinfection opérée avec une solution phéniquée, les deux agents mis en œuvre, vapeur d'eau et acide phénique, viennent agir de concert, au même moment. L'un et l'autre actionnent simultanément les microbes à détruire, et, en combinant leurs effets dans le même temps, les multiplient ; de là, une action désinfectante plus accentuée. Les faits établissent que, pour la même température, on obtient, avec la vaporisation de l'eau phéniquée à 1,5 ou 2 p. 100, des effets supérieurs à ceux que donne la vapeur d'eau simple.

La vapeur d'eau phéniquée n'altère pas plus les objets, linges ou étoffes, que la vapeur d'eau ordinaire, à la condition que la solution soit faite avec de l'acide phénique pur. Son emploi semble devoir être réservé à la désinfection d'objets susceptibles de détérioration par de plus hautes températures : tels sont surtout les matelas de laine. Le prix aujourd'hui si peu élevé de cet acide n'augmentera que faiblement la dépense de chaque désinfection ».

Vaillard et Besson tracent les règles suivantes pour le fonctionnement de l'appareil :

« Les objets à désinfecter sont disposés dans le cylindre intérieur ; on les recouvre d'un linge pour les protéger contre la faible quantité d'eau condensée au niveau du couvercle. Le couvercle est mis en place et solidement fixé au moyen des écrous.

Le robinet de l'entonnoir E étant ouvert, ainsi que le robinet de niveau N (fig. p. 679 et 680), on introduit l'eau dans la chaudière jusqu'à ce qu'elle s'écoule par le robinet de niveau : la quantité introduite est de 25ˡ environ. Les robinets E et P sont fermés complètement. (S'il est indiqué de recourir à la désinfection par la vapeur d'eau phéniquée, on verse par l'entonnoir la quantité voulue d'acide phénique pour obtenir avec le volume d'eau contenu dans la chaudière une solution à 1,5 ou 2 p. 100). *Le clapet D est fixé dans la position soulevée. Le robinet latéral R est fermé.* On allume le foyer.

Dix-huit ou vingt minutes après l'allumage, l'eau est portée à l'ébullition ; la vapeur circule dans l'espace compris entre les deux cylindres, aborde et traverse les effets, et commence bientôt à s'échapper par le tube V D (fig. p. 680) d'abord faiblement, puis en jet vigoureux.

A. Désinfection par la vapeur d'eau à 100°. — Si la désinfection se fait par la vapeur d'eau à 100°, *le clapet doit être maintenu soulevé pendant tout le temps de l'opération.*

Le temps nécessaire à la désinfection commence à partir du moment où la vapeur s'échappe en jet fort et corsé par l'orifice VD. Sa durée doit être de quarante minutes au moins.

L'opération terminée, on procède au *séchage*. Le robinet R est ouvert ;

le couvercle de l'étuve est enlevé ainsi que le linge recouvrant les effets, et on continue la chauffe pendant une dizaine de minutes.

Le séchage terminé, les effets sont *immédiatement* retirés de l'étuve, agités et exposés à l'air.

On retourne la grille du foyer et on éloigne le feu pour arrêter l'évaporation de l'eau dans la chaudière, si une seconde opération ne doit pas être faite.

B. — *Désinfection par la vapeur d'eau sous pression.* — La chaudière étant pourvue de l'eau nécessaire, les robinets E, N et P sont fermés, ainsi que l'orifice latéral R. *Le clapet D est placé en position soulevée.* Le foyer est allumé.

Lorsque la vapeur s'échappe en jet vigoureux, on laisse cet échappement se produire librement pendant *cinq minutes : le clapet est alors abaissé.*

Si la désinfection doit être faite à 110°-112°, le levier qui actionne le clapet est placé dans la position du maximum de charge. Aussitôt s'élèvent la pression et la température dans l'intérieur de l'étuve : on en suit la marche au moyen de l'aiguille du manomètre qui indique sur le même cadran la charge en grammes et la température correspondante. A mesure que la pression s'élève, l'échappement de la vapeur se fait plus vivement sous le clapet. Dès que la pression atteint 450^{gr} à 500^{gr}, c'est-à-dire la charge correspondant à la température de 110°-112°, la vapeur s'écoule davantage. Avec une chauffe convenablement dirigée, la pression reste absolument stationnaire ; mais si le feu vient à se trop ralentir, la pression baisse.

Le temps nécessaire à la désinfection commence à partir du moment où l'aiguille du manomètre indique la température de 110°-112° ; on le prolonge pendant vingt minutes, en ayant soin de maintenir la pression au degré fixé.

Lorsque la désinfection doit être faite à une température inférieure à 110°-112°, le clapet étant abaissé, on place le levier qui l'actionne dans une position plus ou moins éloignée de la précédente. Moins la boule est éloignée de la position perpendiculaire au clapet, plus aussi la température restera voisine de 112° ; plus au contraire elle en est distante et moins aussi la température s'élèvera au-dessus de 100°. Dans le quart de cercle que la boule peut décrire avant d'arriver au point où son action est nulle ou négative, il est facile de trouver la position qui donne et maintienne la température désirée ; l'indication du manomètre servira de guide pour cette manœuvre bien simple.

La désinfection terminée, on procède à l'ouverture de l'étuve et au séchage.

Pour cela, et tout d'abord, *la pression intérieure de l'étuve est ramenée à la pression normale.* A cet effet, le robinet R est ouvert *progressivement, petit à petit, et avec lenteur,* de façon à éviter une détente trop

brusque qui déterminerait une condensation de la vapeur et le mouillage
des effets. Lorsque l'aiguille du manomètre est revenue au zéro, on
déboulonne et on enlève le couvercle ; le linge qui recouvre les effets
est également enlevé. La chauffe est entretenue pendant cinq ou dix
minutes pour opérer le séchage ; celui-ci est d'ailleurs singulièrement

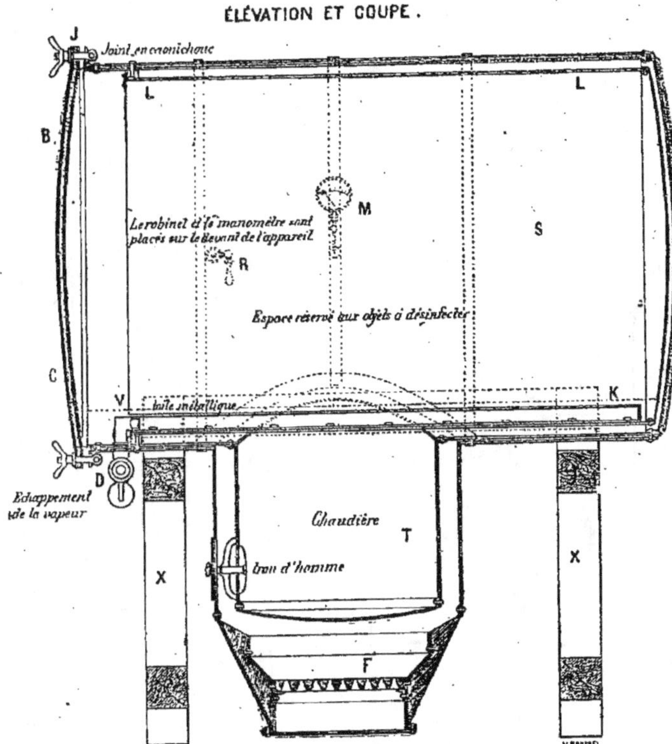

APPAREIL A DÉSINFECTION DE MM. VAILLARD & BESSON.
P. LEQUEUX, Ingr-Const! 64, rue GAY-LUSSAC, PARIS.

Étuve horizontale.

abrégé par la faible humectation des effets et la haute température à
laquelle ils se trouvent. Les objets sont ensuite retirés de l'étuve et
exposés à l'air.

On retourne la grille du foyer et on fait tomber le feu.

*L'alimentation de la chaudière doit être rigoureusement faite à chaque
opération et le remplissage effectué jusqu'à la hauteur marquée par le
robinet de niveau N (fig. p. 679).*

La capacité de la chaudière est de 25ᵈ et, pour une marche sous pression prolongée durant une heure, la consommation d'eau ne dépasse pas 10ᵈ; il n'en est pas moins indispensable, si une opération succède à une autre, de parfaire la provision d'eau à *chaque reprise*.

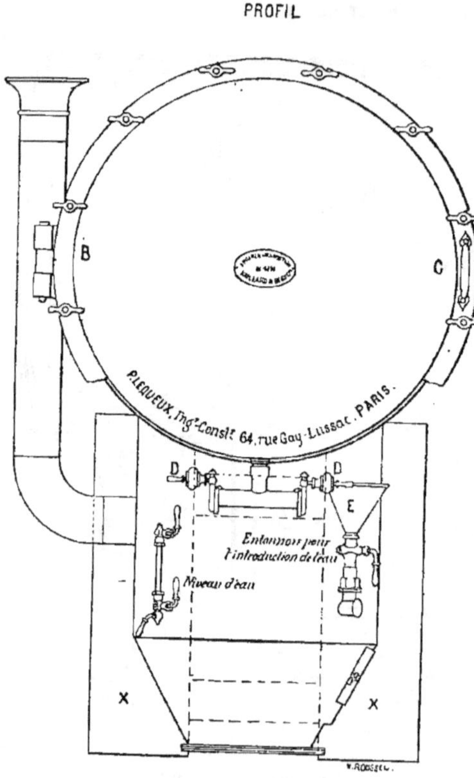

APPAREIL A DÉSINFECTION DE MM. VAILLARD & BESSON

Étuve horizontale.

Partant de la mise en marche pour un fonctionnement sous pression, la durée totale d'une désinfection est de soixante minutes environ, séchage compris; mais l'opération qui la suit immédiatement est abrégée du temps nécessaire pour échauffer l'eau et la porter au voisinage de l'ébullition, c'est-à-dire de quinze minutes environ ».

Cette étuve, et c'est par ce motif que nous l'avons décrite en détails, a été adoptée par notre service de santé militaire à la date du 26 février 1895.

Son prix modéré, ses dimensions restreintes qui rendent son installation facile vont permettre d'en doter les plus petites garnisons et désormais les effets d'habillement et de literie de tout malade suspect pourront être facilement désinfectés : on peut espérer qu'ainsi plus d'une épidémie sera éteinte à sa première apparition, avant que l'incendie dont le cas primitif était une menace d'éclosion, ait pu propager la contagion bien loin.

De plus on a construit et l'on va construire des étuves de dimensions plus grandes, quoique basées sur les mêmes principes : ces appareils ne tarderont sans doute pas à faire partie de notre matériel sanitaire militaire réglementaire ; suivant leur destination, ils sont fixes ou locomobiles. Les figures p. 668 et p. 669 en montrent les dessins.

Dans ces appareils, l'étuve proprement dite, affecte la forme *horizontale* et se dispose perpendiculairement au générateur de vapeur : c'est la seule variante d'avec l'étuve *verticale*, car la circulation de vapeur se fait de la même façon dans les deux appareils.

L'étuve horizontale se compose essentiellement 1° du fourneau et de la chaudière ; 2° de l'étuve proprement dite ; et ces deux pièces forment un tout inséparable, le générateur de vapeur s'accordant et s'embouchant directement avec le cylindre extérieur de l'étuve qui lui est superposé.

Les dimensions de l'étuve horizontale sont variables suivant les besoins et les indications. Cette étuve peut-être montée sur un train à quatre roues avec caisse à charbon, réserve d'eau et accessoires. Les figures des pages 668 et 669 donnent une idée suffisante de cet appareil dont l'étude se poursuit encore actuellement et qui va subir quelques modifications. dans les détails de construction.

Page 546. — Putzeys a présenté à l'Académie de médecine de Bruxelles un nouveau système d'étuve à vapeur fluente, dans le but de doter les petites communes d'un appareil commode et de prix peu élevé. Cette étuve se compose essentiellement d'un fourneau avec douche sur lequel se trouve un tonneau qui reçoit l'eau vaporisée et dans lequel est placé un bac métallique où l'on met les objets à désinfecter.

Page 557 — Miquel a publié (1) une importante étude sur la désinfection des poussières sèches des appartements et est arrivé à admettre que, sous le rapport de l'activité et de la rapidité d'action, les antiseptiques utilisables se rangent dans l'ordre suivant : chlore gazeux, gaz acide chlorhydrique, aldéhyde formique, hypochlorite de soude, chlorure de benzile.

Le *chlore* cependant altère les métaux et les tissus et ne peut guère être employé que dans certaines écuries. On prépare une solution saturée de chlore contenant 8^{gr} de gaz par litre ; on verse ce liquide dans des vases plats et on laisse évaporer après avoir bien clos l'espace à désinfecter.

L'*acide chlorhydrique* a les mêmes inconvénients que le chlore. Pour s'en servir on fait d'abord dégager des vapeurs, puis on chauffe le local. Avec 1^l d'acide chlorhydrique du commerce on peut désinfecter un espace clos de 60^{m3} en vingt-quatre heures, en plaçant l'acide dans des cuvettes en grès très plates et ne contenant qu'une couche de liquide de 0^m,01 d'épaisseur.

L'*aldéhyde formique* ou *méthylique* ou *hydride de formyle* (*formol*,

(1) MIQUEL, *De la désinfection des poussières sèches des appartements* (*Annales de micrographie*, juin à décembre 1894, p. 57 et s. ; février 1895, p. 60 ; — voir *Revue d'hygiène et de police sanitaire*, t. XVII, 1895, p. 279 et 350).

formaline, méthanol, formaldéhyde de certains industriels brevetés) se vend sous son véritable nom, en solution commerciale, de 33 à 40 p. 100. On peut l'utiliser : 1° en aspergeant les planchers avec une solution de 1 à 5 p. 100 ; 2° en exposant les mêmes solutions dans des cuvettes très plates ; 3° en suspendant dans les appartements à désinfecter des linges imbibés de la solution commerciale, dans laquelle on a fait dissoudre une forte proportion de chlorure de sodium cristallisé, de façon à porter la densité du liquide à 1.200° ; 4° en comburant lentement de l'alcool méthylique dans des lampes entourées de toile de platine : l'aldéhyde formique qui se forme et se dégage n'altère ni les métaux, ni les étoffes et ce procédé de désinfection peut être mis en pratique dans tous les appartements, pourvu qu'on ait soin de calfeutrer les portes et les fenêtres par des bandes de papier, comme pour la sulfuration. Les vapeurs qui se dégagent pendant l'opération sont très irritantes.

Quand on fait usage des solutions, il vaut mieux en employer de faibles (1 ou 2 p. 100) que de fortes (20, 30 et même 40 p. 100), parce que l'aldéhyde formique en solutions trop concentrées se polymérise et se transforme en une poudre blanche le trioxyméthilène. Cette poudre constitue un désinfectant utilisable comme l'iodoforme, mais qui pourrait devenir une cause d'intoxication pour les personnes qui occuperaient la chambre après la désinfection.

Il résulte des expériences de E. Van Ermengen et E. Sugg (1) que les solutions de formaline (les expériences ont été faites avec le produit vendu sous ce nom par la maison Schering), en aspersion ou en pulvérisation désinfectent bien les étoffes, toutes réserves faites pour les taches que peut produire le liquide et pour l'irritation des muqueuses causée chez les opérateurs. La formaline employée à sec est au contraire sans action désinfectante.

Miquel méconseille les produits brevetés dont la composition est incertaine.

Cambier et Brochet (2) sont arrivés, après une longue série de recherches, à cette conclusion qu'une quantité relativement faible d'aldéhyde formique gazeuse suffit pour anéantir la presque totalité des germes des poussières d'une salle. Ils conseillent d'employer ou l'évaporation ou mieux encore, pour les petits appartements, le brûleur qu'ils ont fait construire pour comburer de l'alcool méthylique sur du platine.

L'hypochlorite de soude ou *eau de Javel* (mélange de chlorure de sodium

---

(1) E. Van Ermengen et E. Sugg, *Recherches sur la valeur de la formaline à titre de désinfectant* (*Archives de pharmacodynamie*, 1894, vol. 1, fasc. 2-3 et tirage à part ; — d'après *Revue d'hygiène et de police sanitaire*, t. XVII, 1895, p. 353).

Voir aussi Bardet, *Etudes sur les propriétés thérapeutiques de la formaldéhyde ou formol*, revue critique publiée dans le *Bulletin de thérapeutique* du 16 mars 1895, p. 293.

(2) Cambier et Brochet, *Sur la désinfection des locaux par l'aldéhyde formique gazeuse* (*Revue d'hygiène et de police sanitaire*, t. XVII, 1895, p. 120).

et d'hypochlorite de sodium) est un excellent désinfectant pour les locaux qui craignent peu les détériorations. Au bout de quatre-vingt-seize heures, en employant par 1^{m3} seulement 0^{m3},300 d'eau de Javel commerciale, additionnée de trois fois son volume d'eau, on stérilise toutes les poussières du local dans lequel on opère. Le même effet est obtenu en vingt-quatre heures avec 0^{m3},500 d'eau de Javel par mètre cube d'espace.

Le *chlorure de benzyle* n'altère en rien les métaux. Il constitue un désinfectant énergique, applicable dans tous les appartements où on laisse évaporer ses solutions.

Page 560, *ligne 26*. — Lisez *Hermite* et non *Hermitte*.
Voir page 631 les expériences sur le procédé Hermite.

Page 561. — *Désinfection des matières fécales*. — Le médecin aide-major Vincent a entrepris, au laboratoire de bactériologie de l'hôpital militaire du Dey, à Alger, une série d'expériences personnelles sur la désinfection des matières fécales (1). Il arrive à classer les désinfectants usuels des selles dans l'ordre suivant selon leur activité : crésyl, sulfate de cuivre, chlorure de chaux, carbonate de chaux, acide phénique, liqueur de Labarraque, chaux éteinte, huile lourde de houille, chlorure de zinc, bichlorure de mercure, sulfate de fer, ce dernier étant le désinfectant le moins actif.

Le sulfate de fer, et nous partageons entièrement l'opinion de Vincent, ne doit donc plus être employé : il ne détruit pas les germes et même dissous à raison de 75^{gr} par litre de matières fécales mélangées d'urine, il ne stérilise pas les matières.

Le *bichlorure de mercure* comme l'*acide phénique* sont peu efficaces, à moins qu'on n'emploie de très fortes doses, ce qui entraîne conséquemment d'énormes dépenses. L'acide phénique pur du commerce ne détruit les microbes de la putréfaction dans les selles normales ou cholériques qu'à la dose de 10^{gr} par litre de selles, et il faut 30^{gr} pour tuer le colibacille.

Le *chlorure de zinc* désodorise bien mais stérilise mal, à la dose de 40^{gr} par litre de matières fécales.

L'*huile lourde de houille* a paru à Vincent un désinfectant très faible, puisqu'un mélange à volume égal de matières fécales et d'une solution à 1/10e d'huile n'amène pas la désinfection. Il y a lieu de remarquer cependant que l'huile lourde de houille si variable de composition (p. 631) agit surtout comme désodorisant, lorsqu'il forme à la surface des fosses une couche d'épaisseur suffisante : on peut donc rationnellement en conseiller l'usage, en l'adjoignant à d'autres désinfectants.

La *chaux éteinte* n'a pas été trouvée aussi active qu'on le suppose

____

(1) G.-C. VINCENT, *Recherches bactériologiques et pratiques sur la désinfection des matières fécales ; étude de la valeur comparée des divers désinfectants chimiques habituels* (*Bulletin de l'Académie de médecine*, 1894, p. 451).

généralement. Les essais de l'auteur, en contradiction avec ceux d'autres expérimentateurs, ont besoin d'être repris et comparés ; mais il reste établi que le *crésyl* et le *sulfate de cuivre* sont d'excellents désinfectants des fosses, des cabinets et des urinoirs.

Le crésyl s'est montré le meilleur désinfectant des selles cholériques ; il détruit le bacille typhique à la dose de 6^{gr} par litre de matières, mais 20^{gr} sont nécessaires pour stériliser 1^l de selles de toute espèce. On obtient le même résultat avec 10^{gr} de *lysol* ou de *solvéol* qui stérilisent également, à dose moindre, les germes cholériques et typhiques.

Pour ce qui est du sulfate de cuivre, en vingt-quatre heures on obtient une désinfection excellente avec 7^{gr} à 8^{gr},50 de sel de cuivre pour 0^{m3},100 de matières, soit 7^{kg} à 8^{kg},500 pour 1^{m3} de celles-ci. En hiver, la dose nécessaire du désinfectant est moindre qu'en été. Les matières liquides se désinfectent plus facilement que les solides. Lorsque les fèces sont putréfiées, il est nécessaire d'ajouter un acide pour empêcher l'ammoniaque de décomposer le sulfate. L'auteur a employé à cet effet l'acide sulfurique. Ses conclusions sont les suivantes : 1° pour les selles normales, putréfiées ou non, mélangées à l'urine à la température de 16°, en moyenne, la désinfection a été obtenue en vingt-quatre heures, en employant 6^{gr} de sulfate de cuivre pour 0^{m3},100 de matières ; 2° pour la désinfection des selles typhoïdiques et la destruction du bacille d'Eberth, la proportion nécessaire n'est plus, dans les mêmes conditions de température, que de 5^{gr} de sulfate de cuivre pour 0^{m3},100 de matières ; 3° il suffit de 3^{gr},50 de sulfate de cuivre pour neutraliser 0^{m3},100 de matières contenant le bacille du charbon. Dans les deux derniers cas, la désinfection est achevée après douze heures de contact de l'antiseptique.

Il demeure établi aussi que si l'on cherchait à stériliser complètement les matières fécales, il serait indispensable d'employer des doses assez considérables de désinfectant, mais qu'il est inutile de rechercher la stérilisation absolue : il suffit d'arriver à la destruction des germes pathogènes ; or, les selles pathologiques, surtout lorsqu'elles sont fraîches, sont plus faciles à stériliser que les selles normales ; cependant, lorsque les selles morbides sont envahies par la putréfaction, la résistance de leurs germes augmente considérablement.

De son côté, Scheurlen (1), à Stuttgart, a expérimenté l'action du *saprol* sur les selles. Ce produit est un mélange de 50 à 60 p. 100 d'acide carbolique (phénol) et de 20 p. 100 d'huile minérale. Il surnage au-dessus des fosses d'aisance et, par suite, entrave leurs émanations et abandonne son phénol aux liquides putrides. Les végétations microbiennes sont tuées après six à vingt-quatre heures de contact.

Page 563. — Voir dans la *Revue d'hygiène et de médecine publique,*

(1) Scheurlen, *Ueber Saprol und die Saprolirung der Desinfecktionsmittel* (*Arch. f. Hygiene*, t. XVIII).

t. XVII, 1895, p. 363, le compte-rendu par E. Richard, d'un travail du *Vierteljahrsbericht f. off. Gesundheitsphlege*, 1895, 1ᵉʳ fasc., p. 115 et celui, par Vallin, d'un travail d'Efferre (*Génie civil* du 6 octobre 1894, p. 363) qui traitent de l'incinération des balayures des villes.

Page 563. — Au lieu de *VII*, lisez : *VI*.

Page 564. — Au lieu de *VIII*, lisez : *VII*.

Page 572. — *Ligne 7*, ajoutez : et de l'arrivée libérale de l'air et de la lumière, l'expérience ayant démontré que les rayons solaires détruisent rapidement le bacille de la tuberculose.

Page 577. — *Pulpe vaccinale glycérinée.* — Le médecin principal Vaillard a poursuivi pendant une période de sept mois, et conformément aux instructions du médecin inspecteur général Colin, président du comité technique de Santé, une série de recherches sur la pulpe vaccinale glycérinée et est arrivé aux conclusions suivantes :

« 1° Par le fait du vieillissement, les germes naturellement contenus dans la pulpe glycérinée diminuent considérablement de nombre, mais ne disparaissent pas complètement ; même après une période de sept mois, cette pulpe peut renfermer des microbes vivants (bacillus subtilis et un staphylocoque blanc, d'ailleurs inoffensif) ;

» 2° Les spores de certains microbes pathogènes (bacille du tétanos, vibrion septique, bactéridie charbonneuse), ne paraissent subir aucune diminution de vitalité par le séjour prolongé dans un milieu glycériné ;

» 3° Les microbes pathogènes plus fragiles, comme le staphylocoque pyogène doré et le streptocoque, disparaissent dans un délai variant de deux à quatre mois, peut-être plus bref pour le dernier microbe (1) ».

D'autre part, le médecin principal Antony (2), à la suite d'expériences conduites parallèlement, admet que « le vaccin avec le temps se purifie peu à peu des microbes vulgaires ou autres qui s'y trouvent au moment de la récolte, et même des microbes pathogènes qu'on y a introduit volontairement ou inconsciemment ; que même, dès le deuxième mois, le staphylocoque doré, organisme très résistant, manifeste déjà une sensible atténuation et il paraît avoir succombé du quatrième au cinquième mois » ; aussi l'auteur est-il amené « à considérer l'emploi d'une pulpe glycérinée, âgée de quatre à cinq mois comme dénuée de dangers, dans l'immense majorité des cas ».

Page 585. — *Désinfection des selles des cholériques.* — Nous avons noté, page 693 que le crésyl, le sulfate de cuivre, le saprol sont d'excel-

---

(1) VAILLARD, *Note sur l'influence du vieillissement sur la purification spontanée de la pulpe vaccinale glycérinée* (*Arch. de méd. et de pharm. milit.*, t. XXIV, 1894, p. 369).
(2) ANTONY, *Ibidem*, p. 374.

lents stérilisateurs des selles cholériques. Jolles (1) estime que des solutions de savon, toujours faciles à préparer et jamais dangereuses, peuvent être très utilement employés comme désinfectants de ces selles.

Page 590. — *Prescriptions réglementaires en cas de choléra.* — L'instruction ministérielle du 30 mars 1895 ajoute aux prescriptions réglementaires indiquées p. 587 et s. d'établir, s'il y a lieu, des feuillées et de les désinfecter.

De plus, le commandement est tenu de faire connaître quels seraient les moyens supplémentaires d'hospitalisation et de secours qui pourraient être utilisés ou envoyés d'urgence, si la maladie menaçait de prendre de l'extension.

Page 598. — *Prescriptions réglementaires en cas d'épidémie de grippe.* — L'instruction ministérielle du 30 mars 1895 prescrit les mesures suivantes en cas d'épidémie de grippe :

« La durée des exercices en plein air, spécialement le matin, sera aussi courte que le permettront les nécessités de l'instruction ; ces exercices seront réglés de telle sorte que les périodes d'immobilité soient aussi peu prolongées que possible, et que les hommes soient presque continuellement tenus en mouvement. Cependant un entraînement progressif et modéré est un des meilleurs moyens d'obtenir la résistance à l'influence épidémique.

Les exercices auront lieu, s'il est possible, dans des endroits clos et couverts (manèges, magasins, halles, etc.), déjà à l'usage des troupes ou momentanément mis à leur disposition par les municipalités.

Les postes et corvées devront être réduits au strict nécessaire. Les sentinelles seront relevées toutes les heures et devront porter leur manteau de guérite.

En dehors du quartier, les troupes à cheval devront avoir le manteau ; dans l'infanterie, la veste sera toujours portée sous la capote.

En raison des complications abdominales fréquentes dans la grippe, on fera usage de la ceinture de flanelle.

Si la maladie tend à se propager dans un corps de troupe, le général commandant le corps d'armée pourra, sur l'avis du directeur du service de santé, ordonner l'allocation temporaire d'une infusion légère de thé sucré (3^{fr} de thé et 10^{fr} de sucre par homme et par jour), à distribuer aux hommes matin et soir dans l'intervalle des repas. Le combustible sera fourni par le corps.

La dépense sera remboursée au corps par le service de santé pour le thé, et par le service de l'intendance pour le sucre ».

Page 599. — *La persistance des germes de la diphthérie dans l'arrière-gorge des individus guéris de cette maladie,* et sur laquelle on a beaucoup insisté depuis quelque temps, commande comme mesure

---

(1) JOLLES, *Ueber Desinfectkionsfähigtkeit von Seifenlösungen gegen Cholerakcine* (*Zeits. f. Hygiene,* t. XV).

prophylactique importante la destruction *in situ* de tout bacille pathogène, avant de permettre aux soldats de rentrer dans leurs quartiers ou de partir en congé de convalescence. Il appartient au médecin traitant de s'assurer par des expertises appropriées de l'innocuité du malade dont il signe le billet de sortie.

Page 599. — *Méningite cérébro-spinale.* — A la date du 29 juin 1895, le Ministre a prescrit les mesures prophylactiques suivantes lorsque vient à paraître la méningite cérébro-spinale :

« Cette maladie ayant récemment sévi dans un certain nombre de garnisons, le Ministre rappelle les mesures à prendre d'urgence en vue de limiter l'extension de cette redoutable maladie, soit qu'elle ne se produise que par des cas isolés, soit qu'elle prenne d'emblée le caractère épidémique.

Tout homme reconnu malade sera sans aucun délai envoyé à l'hôpital et mis en observation dans une chambre d'isolement. Ses effets et sa fourniture de literie seront immédiatement désinfectés. On lotionnera avec une solution forte d'acide phénique ou de crésyl les châlits, les soubassements et les planchers dans un rayon de 6ᵐ autour du lit contaminé ; on fera suivre ces lavages de pulvérisations au sublimé.

Si une chambre est menacée du développement d'un foyer épidémique, on l'évacuera et on la désinfectera à fond. Les hommes seront installés dans un autre local, après désinfection de leurs fournitures de literie ; les lits seront le plus espacés possible ; la ventilation de la chambre sera rendue permanente et largement assurée.

Qu'elle se manifeste à l'état simple ou qu'elle complique une épidémie de grippe, la méningite cérébro-spinale est plus redoutable par la gravité de ses atteintes que par leur nombre : aussi exigera-t-elle bien rarement l'évacuation totale d'un casernement. Si toutefois cette nécessité s'imposait, on ne ferait camper la troupe que si la température était exceptionnellement favorable, le froid et l'humidité presque inévitables avec l'habitation sous la tente pendant la moitié de l'année, étant au nombre des causes occasionnelles les plus efficaces de la maladie.

En tout cas, les hommes porteront leurs vêtements les plus chauds et on redoublera de vigilance à l'égard de la propreté corporelle. Tout ce qui est susceptible d'exciter ou de déprimer outre mesure le système nerveux sera soigneusement évité. Les hommes seront mis en garde contre le danger des excès alcooliques et autres ; sans cesser d'exécuter le tableau de service journalier, on réduira ces exercices au strict nécessaire ; on ne les commencera qu'après 6 et même 7 heures ; on ne fera pas de marches prolongées ni d'exercices d'entraînement. Les travaux exigeant des efforts considérables et soutenus seront abrégés ou provisoirement suspendus. En ce qui concerne la concession des permissions, on ne perdra pas de vue que la maladie, sans être aussi contagieuse que la diphtérie, la dysenterie ou la grippe, est néanmoins transmissible. On évitera donc d'envoyer en permission les hommes qui, ayant été en contact plus ou moins intime avec des malades, peuvent être considérés comme suspects. Si la nécessité d'une permission ou d'un congé s'impose, les vêtements de l'homme seront désinfectés avant son départ.

En résumé, la méningite cérébro-spinale réclame les mesures prophylactiques générales dirigées contre les autres maladies infectieuses ; mais la vigilance du commandement devra plus spécialement s'attacher à élargir la surface d'habitation de l'homme, à assurer le renouvellement incessant de l'air qu'il respire, à le préserver des intempéries et de toutes les causes susceptibles d'exalter ou de déprimer à l'excès son système nerveux ».

Page 600. — *Sérumthérapie dans la diphtérie.* — Depuis le 3 novembre 1894 la sérumthérapie est mise en pratique dans l'armée française, et il est constitué dans les directions du service de santé et dans les hôpitaux des dépôts de sérum antidiphtéritique avec les instruments nécessaires à son emploi.

CHAPITRE X

Page 615. — *Crémation sur le champ de bataille.* — L'incinération des cadavres sur le champ de bataille a été pratiquée par les Japonais pendant la guerre sino-japonaise. Ils plaçaient les corps dans des caisses légères et opéraient la crémation dans de vastes foyers allumés à cet effet.

La question de l'incinération en temps de guerre est actuellement à l'étude en Allemagne.

NOTES

Page 641. — Entre le 2e et le 3e alinéa du § 2, intercaler l'alinéa suivant : « Le taureau qui ne mérite pas, surtout lorsqu'il est jeune, le discrédit dans lequel on le tient généralement, ne doit pas être rejeté systématiquement ».

1re ligne du 3e alinéa, supprimer « au taureau ».

Après la dernière ligne de la page « le veau doit avoir plus de 6 semaines, ajouter : « le taureau plus de deux ans et moins de trois ».

Page 645. — 3e ligne du dernier alinéa, après « bœuf » ajouter « taureau ».

5e ligne du dernier alinéa, supprimer « taureau ».

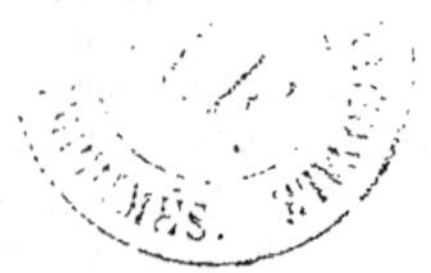

TABLE ANALYTIQUE DES MATIÈRES

CHAPITRE IV

HABITATION DU SOLDAT

HABITATION PERMANENTE

HABITATION TEMPORAIRE

CHAPITRE V

ALIMENTATION DU SOLDAT

CHAPITRE VI

VÊTEMENT ET ÉQUIPEMENT DU SOLDAT

CHAPITRE IX

PROPHYLAXIE HYGIÉNIQUE DES PRINCIPALES MALADIES DU SOLDAT

CHAPITRE X

HYGIÈNE DU CHAMP DE BATAILLE

NOTES. — ERRATA. — ADDENDA.

———

CHAPITRE V

ALIMENTATION DU SOLDAT

CHAPITRE VI

VÊTEMENT ET ÉQUIPEMENT DU SOLDAT

CHAPITRE VII

PROPRETÉ DU CORPS ET DU LINGE DE CORPS

CHAPITRE VIII

ÉDUCATION MILITAIRE

CHAPITRE IX

PROPHYLAXIE HYGIÉNIQUE DES PRINCIPALES MALADIES DU SOLDAT

CHAPITRE X

HYGIÈNE DU CHAMP DE BATAILLE

NOTES

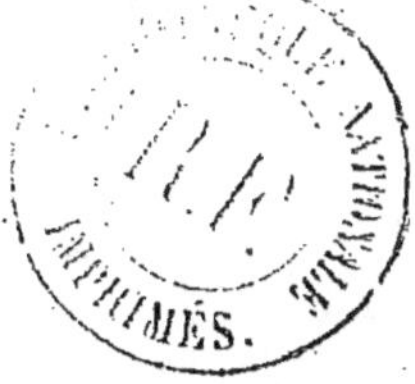

TABLE ALPHABÉTIQUE DES MATIÈRES

TABLE DES FIGURES

Pages.

Saint-Brieuc. — Imprimerie Francisque Guyon, rue Saint-Gilles.

ANCIENNE MAISON DELAHAYE

L. BATAILLE ET Cie, ÉDITEURS
PARIS — 23, Place de l'École de Médecine — PARIS

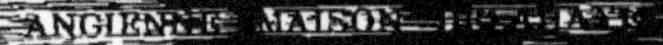

ENCYCLOPÉDIE D'HYGIÈNE
ET DE
MÉDECINE PUBLIQUE

Directeur : Dr Jules ROCHARD

COLLABORATEURS

MM. Arnould, Bergeron, Bertillon, Brouardel, [illegible] Du [illegible]
Léon Faucher, Gariel, Arnould, Gréhant, Proust,
Layet, Leroy de Méricourt, [illegible] Martin, Henry Napias,
Napias, Nocard, Pouchet, Proust, De Chaumont, Richard, [illegible]
Eugène Rochard, Sérates, Tardieu, Vry.

TOME I.	Hygiène générale, 1 vol.		
TOME II.	— alimentaire, 1 vol.		
TOME III.	— urbaine, 1 vol.		
TOME IV.	— rurale, 1 vol.		
TOME V.	— hospitalière et assistance publique, 1 vol.		
TOME VI.	— industrielle, 1 vol.		
TOME VII.	— militaire et navale.		
TOME VIII.	— infantile. — Hygiène internationale et administrative.		

en cours de publication

Souscription à forfait à l'ouvrage complet [illegible]

BENOIST DE LA GRANDIÈRE. — Notions d'hygiène à l'usage des instituteurs et des écoles normales primaires [illegible]

DUPUY. — Manuel d'hygiène publique et industrielle et Manuel pratique des attributions des membres des conseils [illegible] in-18, 1881 [illegible]

FONSSAGRIVES, *professeur à la Faculté de médecine de Montpellier*, etc. — [illegible] d'hygiène infantile, 1 vol. in-8, 1882.

HERMEL (L.) — Aide-mémoire du médecin militaire. Recueil [illegible] sur l'hygiène des troupes, les ambulances militaires [illegible] 1 vol. in-18 [illegible] 1876.

MERCHIE. — Guerre de 1870-71. Les secours aux blessés [illegible] bataille de Sedan, avec documents officiels [illegible] 1 vol. in-8 [illegible] 1876.

NIELLY. — Hygiène des Européens dans les pays intertropicaux, 1 vol. in-8 avec planches, 1881.

ROCHARD (Jules), *inspecteur général du [illegible] de la marine [illegible]* membre du conseil d'hygiène et de salubrité de la Seine, membre de l'académie de médecine, etc. Traité d'hygiène sociale, 1 vol. [illegible]

ROCHARD et HUETT. — Traité d'hygiène de médecine et de chirurgie navales (*sous presse*).

SAINT-VEL. — Hygiène des Européens dans les climats tropicaux, des créoles et des races colorées dans les pays tempérés, 1 vol. in-8 [illegible] 1891.

VRY, *médecin principal de 1re classe*. — Manuel d'hygiène militaire. Précis des premiers secours à donner en attendant [illegible] 1 vol. in-8 avec 68 figures dans le texte, 1886.